AV

AISTHESIS *psyche*

Reihe:
Vergleichende Psychotherapie, Methodenintegration, Therapieinnovation –
Studientexte Integrativer Therapie

Lotti Müller / Ilse Orth (Hrsg.)

Integrative Therapie heute

Vielfalt und Zukunftsorientierung

Hilarion G. Petzold zum 80. Geburtstag

Beiträge zum „neuen Integrationsparadigma“
in der Psychotherapie

AISTHESIS VERLAG

Bielefeld 2025

Bibliografische Information der Deutschen Nationalbibliothek

Die Deutsche Nationalbibliothek verzeichnet diese Publikation in der Deutschen Nationalbibliografie; detaillierte bibliografische Daten sind im Internet über http://dnb.d-nb.de abrufbar.

Oberntorwall 21, D-33602 Bielefeld
E-Mail: info@aisthesis.de
Telefon: +49 521 172604

Coverfoto: Bettina Ellerbrock
Satz: Germano Wallmann, geisterwort.de
Druck: Majuskel Medienproduktion GmbH, Wetzlar

Print ISBN 978-3-8498-2078-7
E-Book (PDF) ISBN 978-3-8498-2079-4
www.aisthesis.de

Inhaltsverzeichnis

Epitome

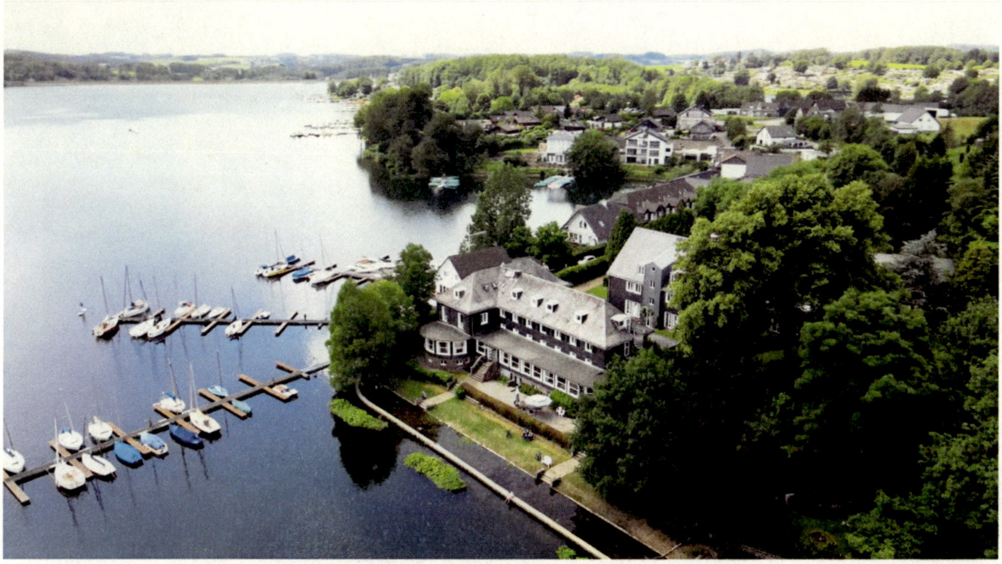

Europäische Akademie für bio-psycho-soziale Gesundheit, Naturtherapien und Kreativitätsförderung (EAG), Hückeswagen

Dieses Bildungshaus wurde 1981 erworben und 1982 vom Land Nordrhein-Westfalen als staatlich Bildungseinrichtung anerkannt. Die Bebilderung dieses Bandes zeigt die Akademie und ihr Gelände im «Naturpark Bergisches Land» als einen besonderen Ort des Integrativen Lehrens und Lernens.

Alle Fotos aus dem Bildarchiv der EAG

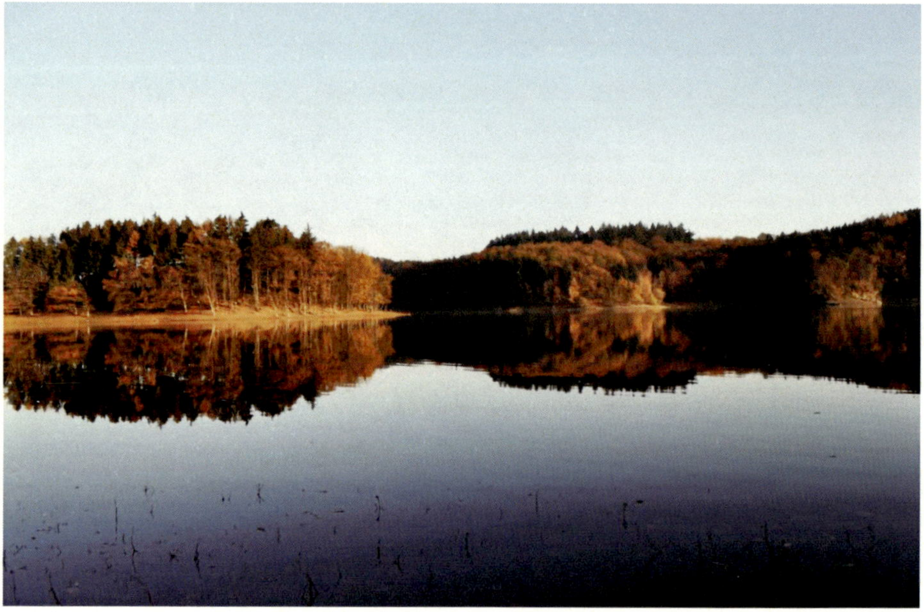

Bevertalsperre / Beversee, Ufer der Akademie

Vorwort

Der vorliegende Band versteht sich als ein Beitrag zum **„neuen Integrationsparadigma in der Psychotherapie“**, jener Integrationsbewegung in der modernen Psychotherapie, die seit Mitte der 1960er Jahre aufgekommen ist. Sie war bemüht, in der wachsenden Vielfalt der Therapiemethoden, die immer überbordender wurde und sehr oft in unfruchtbaren „Schulenstreit“ entgleiste, verbindende Konzepte zu erarbeiten. Bemühungen um Verbindungen werden nicht zuletzt durch die Arbeiten von WissenschaftlerInnen vorangebracht, die methodenübergreifende und methodenverbindende Konzepte und Praxen zu entwickeln suchen. Unter ihnen hat *Hilarion Gottfried Petzold* eine Pionierrolle eingenommen (*Petzold* 1992g). Mit Fachtagungen und Kongressen zum Integrationsthema, der Gründung der Zeitschrift „Integrative Therapie“ [1975], die Herausgabe von Buchreihen zur Methodenintegration usw. seit 1972 bis in die Gegenwart war und ist er für die Integrationsbewegung tätig. Er wurde am 25.03.2024 achtzig Jahre alt. Das war ein Anlass, für ihn diesen Band herauszugeben. Es ist eine **„Festschrift und mehr“**, eine Dokumentation zu Petzolds Werkleben und zu seinen Integrationsbemühungen für das Gesamtfeld der Psychotherapie, spezifisch zu dem Weg der Entwicklung „seiner“ **Integrativen Therapie**. Die hier zusammengetragenen Beiträge von KollegInnen aus der Integrationsbewegung und der Integrativen Therapie sind zugleich eine Dokumentation von Entwicklungen in der „dritten Welle“ Integrativer Therapie und der Lebendigkeit dieses Feldes.

Hilarion Petzold kann als Psychologe, Philosoph, Human-, Sozial- und Kulturwissenschaftler auf ein weitgreifendes, transversales *theoretisches* Werk blicken. Als *Praktiker* und *Praxeologe* sieht er auf ein nicht minder umfängliches Lebenswerk zurück. Er arbeitete und arbeitet als Psychotherapeut mit Erwachsenen, Kindern, Jugendlichen und AlterspatientInnen und setzt stets in dieser Arbeit ko-kreativ und theoriegeleitet „Bündel von Maßnahmen“ ein: Leib- und Bewegungstherapie, Kreativ- und Naturtherapien, Soziotherapie und meditative Methoden/ Green Meditation usw. Dabei wurden netzwerk- und familientherapeutische Perspektiven und soziale und ökologische Umweltbedingungen stets mitbetrachtet und durch seinen Blick als Supervisor und Supervisionsforscher überprüft – ein umfassendes Unterfangen, das er in einem großen Lebenswerk zusammen mit seinen MitbegründerInnen *Ilse Orth* und *Johanna Sieper* angegangen und Schritt um Schritt aus- und weitergeführt hat. *Hilarion Petzold* hat zu all diesen Bereichen in Theorienbildung, Methodenentwicklung, klinischer Praxis, Forschung, Projektarbeit und Lehre seit Mitte der 1960er Jahre bis zum heutigen Tage beigetragen. Das ist fürwahr ein Grund, eine Festschrift zu diesem runden Geburtstag herauszubringen. Und das ist keine leichte Aufgabe. *Rolf Zundel,* Redakteur bei „Die Zeit“, hatte in einer Serie zu „Leitfiguren der Psychotherapie“ 1987[1] ein Portrait über

1 *Zundel, R.* (1987/1993): Ein Gang durch viele Landschaften: Hilarion Petzold – sein Schlüsselwort für die moderne Therapie heißt Integration. In: *Petzold, H. G., Sieper, J.* (1993a):

Hilarion Petzold getitelt: „*Ein Gang durch viele Landschaften – sein Schlüsselwort für die moderne Therapie heißt Integration*". Wir halten als Herausgeberinnen diese Charakterisierung für sehr treffend und haben uns ihr angeschlossen – auch als Leitlinie für diese Festschrift, ihren Aufbau und ihre Gestaltung. *Hilarion G. Petzold* ist im Bereich der neueren Psychotherapiegeschichte eine Ausnahmeerscheinung aufgrund der Breite seiner theoretischen, praxeologischen und praktischen Perspektiven und Interessen, die von der Anthropologie und Mundanologie, von den Human- und Sozialwissenschaften bis zur Ökologie und Neurobiologie ausgreifen. Er sucht stets aus diesen Wissensgebieten Entwicklungen und Erkenntnisse fruchtbar zu machen durch ihre praktische Umsetzung in die Psychotherapie und ihre Methoden und Praxisfelder, wie auch in die Aus- und Weiterbildung von PsychotherapeutInnen und Angehörigen helfender Berufe. Das hat auch in das Umfeld, die psychotherapeutischen Szenen im deutschsprachigen und europäischen Raum ausgestrahlt.

Die vorliegende Festschrift versucht, aus dieser Fülle ein Netz von Materialien und Konzepten, von Methoden und Techniken in ihren Einsatzbereichen zu knüpfen. In diesem Netzwerk wird die „Integrative Therapie" als komplexes Verfahren für die Arbeit mit PatientInnen und zugleich als polyzentrische „Humantherapie und Kulturarbeit" sichtbar.

Dieses Werk sieht *Hilarion G. Petzold* als ein *gemeinsames Werk* mit seinen Mitbegründerinnen (*Hildegund Heinl, Ilse Orth, Johanna Sieper*) und heute mit seinen Kolleginnen und Kollegen im europäischen Raum und darüber hinaus, die dieses Denken und Handeln weitertragen. Auf diese ko-kreative und genderplurale Dimension seines Schaffens in länderübergreifender Ausrichtung hat er immer Wert gelegt. Er betont, dass das **„neue Integrationsparadigma"** – so sein Begriff 1992g – weit über einen Versuch einer Konkretisierung in Theorie und Praxis hinaus geht. Es ist „eine Bewegung im psychotherapeutischen Feld, dem die Zukunft gehört". Sie müsse alle Therapieschulen einbeziehen, keine ausgrenzen, denn Differenzierung und Integration sei eine schulenübergreifende Entwicklungsaufgabe. Zu dieser Aufgabe will die Integrative Therapie zusammen mit anderen Protagonisten in der Integrationsbewegung ein Modell bieten und Anstöße geben. So hat diese Festschrift eine doppelte Absicht: den Jubilar zu ehren und seine Ideen, Impulse und Methoden dem Feld der Psychotherapie zur Verfügung zu stellen für die kollektive Differenzierungs- und Integrationsarbeit, die wachsend von vielen Kollegen und Kolleginnen geleistet wird.

Ihnen und insbesondere denjenigen KollegInnen und Mitarbeitenden, die zur vorliegenden Festschrift und ihrem Anliegen Beiträge geleistet haben, möchten wir als Herausgeberinnen unseren Dank aussprechen.

Ilse Orth, Lotti Müller

Integration und Kreation. Band 1. Paderborn: Junfermann. 407-419, aus: Zundel, R., „Die Zeit" 17.04.1987 https://www.zeit.de/1987/17/ein-gang-durch-viele-landschaften, auch und in: Zundel, E., Zundel, R., Leitfiguren der Psychotherapie. München: Kösel. 191-214.

Einführung

Ilse Orth, Lotti Müller

In dieser Festschrift versuchen wir, zu *Hilarion G. Petzold* anlässlich seines 80sten Geburtstags einen Überblick über sein weit ausgreifendes theoretisches, methodisch-praktisches und kulturkritisches Werk zu geben und auch Eindrücke von seiner Wirkung im deutschsprachigen psychotherapeutischen Feld zu vermitteln. Sein komplexes Lebenswerk macht eine breite Streuung von Themen erforderlich, um *H. Petzolds* Anliegen gerecht zu werden, einen möglichst umfassenden Ansatz von *Leibtherapie* (*Orth* 1994q; *Petzold* 1974k), *Psychotherapie* (ders. 1993a), *Soziotherapie* (ders. 1965, *Petzold, Sieper* 2011a, b), *Agogik/Bildungsarbeit* (*Petzold, Sieper* 1971, 1993c), kurz von einer **„Integrativen Humantherapie** und **Kulturarbeit**" zu entwickeln (*Petzold* 1988n, 2002a, 2017f, 2020f; *Petzold, Orth* 2017b; *Sieper* et al. 2021) und sie wo immer möglich und notwendig umzusetzen. Wir wollen mit dieser Herausgabe versuchen, die Dimensionen dieses Werkes in seiner konzeptuellen Weite, gedanklichen Tiefe, seinem praxeologischen Umsetzungs- und Anwendungspotenzial und seinem humanitären und ökologischen Engagement sichtbar werden zu lassen, wie es sich bis zu seiner und in seiner „Dritten Welle" konkretisiert hat (*Petzold* 2015k, 2017f, 2022o; *Petzold, Orth, Sieper* 2014a; *Petzold, Sieper, Mathias-Wiedemann* 2022).

Wir möchten an dieser Stelle allen KollegInnen und Kollegen danken, die zu dieser Festschrift aus Verbundenheit mit der Integrativen Therapie, mit *Hilarion G. Petzold* oder mit dem Integrationsgedanken in der aktuellen Psychotherapie Texte verfasst und Beiträge geschrieben haben. Sie haben diesen Band bereichert und unser Anliegen einer Würdigung des „neuen Integrationsparadigmas in der Psychotherapie" (*Petzold* 1992g) unterstützt.

Einleitend wird der Festschrift ein „Psychologie Heute-Portrait" des Jubilars vorangestellt, das *Ulfried Geuter* (dieses Buch, **S. 35**) aufgrund einer Auseinandersetzung mit *Petzolds* Leben und Werk verfasst hat. Er nannte ihn einen „universalen Denker in der Psychologie", eine Zuschreibung, die auch von anderen KollegInnen im Feld der Psychotherapie und Psychologie immer wieder gemacht wird (vgl. in diesem Buch *Schiepek, Schuch, Stefan* S. 45, S. 177, S. 195). *Tilmann Moser* (1994) bezeichnete *Petzold* als „Polyhistor" der Integrationsbewegung in der Psychotherapie.

Hilarion G. Petzold sah das stets mit Bescheidenheit. „Ich komme nicht umhin einzuräumen, dass ich in gewissen Bereichen und bei bestimmten Themen eine ‚Leitfigur' geworden bin, wie *Rolf Zundel* (1987) das sah – für einige Zeit. Ich habe das nicht angestrebt. Es ist geschehen. Ich hatte nie das Bestreben, ‚die Welt zu retten'. Sie zieht ihre Bahn bis zur Supernova der Sonne. Man kann nicht ‚fünf Minuten vor Zwölf' beginnen, die Welt zu retten. Wir leisten mit dem Integrativen Ansatz immer wieder Beiträge dazu, Lebensverhältnisse zu verbessern, melioristische Hilfe zu leisten (*Petzold, Orth* 2023). Ja, das sollte man tun, wo immer man das kann, und manchmal muss man engagiert einschreiten, ‚dazwischen gehen'!" (*Leitner, Petzold* 2005/2010).

Die Integrative Therapie ist durchaus ein *melioristisches* Verfahren, das wurde von *Petzold* und den Mitbegründerinnen des Verfahrens immer unterstrichen. Wie dem auch sei, von Bedeutung ist, dass *Hilarion Petzold* Psychotherapie stets als eine *„Humantherapie"* sah und sieht, als eine Disziplin, die *Humanität* praktizieren und fördern will. Sie betrachtet die Menschen – Gesunde wie Belastete und Kranke – als „Leibsubjekte" in ihren *sozialen*, *kulturellen* und *ökologischen* Zusammenhängen eingebettet und sucht sie in ihren biographischen und sich entwerfenden Lebensvollzügen zu verstehen – ein *lifespan develomental approach* (*Sieper* 2007b). Es war der erste im Bereich der Psychotherapie. Mit einer solchen Ausrichtung war auch ein methodenvergleichender Blick auf das Feld der Psychotherapie der 1960er Jahre verbunden, auch aus der Einsicht, dass eine derart breite Sicht auf den Menschen und seine Welt- und Lebensverhältnisse kaum in nur „einer" Therapieschule hinreichende Unterstützung finden würde. Das Paris der 1960er Jahre, eine Zeit, in der *Hilarion Petzold* und *Johanna Sieper* zum Studium nach Frankreich gekommen waren – 1963 im Jahr des Élyseé-Vertrages, der Vertrag über die deutsch-französische Zusammenarbeit – war ein Ort vielfältiger geistiger Strömungen, Bewegungen und auch von Aufbrüchen in der Psychotherapie. In diesem Klima sammelten sie in breit gefächerten Studien und in den vielfältigen Diskursen dieses inspirierenden Zeitgeists eine Fülle von Informationen und wurden mit offenen Fragen konfrontiert – es waren Zeiten, in denen *Maurice Merleau-Ponty, Jean-Paul Sartre, Simone de Beauvoir, Gabriel Marcel, Paul Ricœur, Emmanuel Levinas, Michel Foucault* mit Werken nicht nur im akademischen Raum, sondern in einer breiten Öffentlichkeit im Gespräch waren, DenkerInnen, die *Petzold* und *Sieper* erleben konnten. Sie konnten damals auch erste Erfahrungen machen in der Arbeit mit PatientInnen, AlterspatientInnen in der Gerontotherapie, verhaltensauffälligen Kindern und Jugendlichen in belasteten Vorstadtfamilien, eine Klientel, für die die damalig gängigen Therapieformen meist psychoanalytischer Orientierung konzeptuell und methodisch wenig, eigentlich nichts zu bieten hatten. Auch das waren Erfahrungen, die zu einer entwicklungstherapeutischen Ausrichtung „in der Lebensspanne" führten, zu einem Interesse an Hilfen für Menschen in prekären Lebensverhältnissen, für die die Integrative Therapie bis heute engagiert ist (*Scheiblich*, dieses Buch, S. 613). Das führte zu Projekten, in denen man für Betroffene – Suchtkranke, Menschen in belasteten Lebensverhältnissen – eintreten muss (*Leitner, Petzold* 2005/2010). Weil für die Praxis der Behandlung und Förderung bei diesen Zielgruppen so wenig an Wissen und Hilfen zu Verfügung stand, begannen sich *Petzold* und *Sieper* im damaligen Feld der Psychotherapie umzusehen und suchten neben psychoanalytischen Erfahrungen „auf der Couch" auch andere Wege therapeutischer Weiterbildung etwa in dramatherapeutischen und imaginativen Verfahren oder bewegungstherapeutisch-psychomotorischen Angeboten. In diesen Suchbewegungen, die *Petzold, Sieper* und ihre Freunde damals unternommen haben, wurde ihnen deutlich: All diese Therapieansätze haben ihre Stärken und Schwächen und Defizite, meist haben sie ein hohes Maß an Einseitigkeiten und werden Menschen in komplexen Lebenssituationen und mit vielgestaltigen Störungsbildern nicht gerecht. Sie fokussieren, eingleisig auf Pathologie zentriert, Störungen und Schäden und vernachlässigen überwiegend gesunde Fähigkeiten und Fertigkeiten, hatten keine „Salutogeneseorientierung", wie man es Jahre später mit *Aaron Antonovsky* (1979) nennen sollte. *Petzold* und *Sieper* trugen dieser Einseitigkeit in ihren Arbeiten und Projekten dadurch Rechnung, dass sie immer auch agogische Elemente zur Gesundheitsförderung in ihre Behandlungen einbezogen, eine frühe Form der „Psychoedukation". „Agogik in der Lebensspanne" und „therapy in the lifespan" teilen miteinander „komplexes Lernen" und „Beziehungsarbeit" als Gemeinsames. Vor allem aber waren es die Herausforderungen in der komplexen Praxis mit den schwierigen PatientInnengruppen, die es erforderlich machten, neue Wege zu gehen und die „Psycho-Dimension" in den Behandlungen zu überschreiten und zu ergänzen. So wurden schon in den Anfängen der praktischen Arbeit von *Petzold* (1965, 1974k) und *Sieper* (*Petzold, Sieper* 1970) *Leibtherapie* und *Soziotherapie* in lebensweltlichen, ökologischen Kontexten berücksichtigt. Es wurden kreative Methoden und „kreative Medien für eine kreative Therapie" (*„médias créatifs, une thérapie créative"*, *Petzold* 1965, 15) einbezogen, aber auch naturtherapeutische Ansätze (*Petzold, Petzold-Heinz, Sieper* 1972) spezifisch mit den PatientInnen zusammengestellt, in „Bündeln von Maßnahmen", die für eine differentielle und ganzheitliche „Behandlung und Förderung" der Menschen für notwendig erachtet wurden. Dazu „werden neue Aufgaben in der angewandten Humanmedizin in Pädagogik, Psychoanalyse bzw. Psychotherapie als Humantherapie und Sozialarbeit bzw. Soziotherapie erforderlich"[1] (*Petzold* 1965, 2) – so die Sicht der Integrativen Therapie noch heute (ders. 2015k), auch wenn schon vieles weitergegangen ist, weil vieles noch offensteht und in sich wandelnden, komplexen Weltverhältnissen immer neu *S i n n* gesucht und geschaffen werden muss (*Petzold, Orth* 2004, 2005a).

Das geschieht in ständig wachsender *„Sinnwahrnehmungskapazität, Sinnerfassungs-* und *Sinnverarbeitungskapazität* und schließlich *Sinnschöpfungskapazität"* (*Petzold* 2001k) auf der individuell-persönlichen und auf der kollektiv-gemeinschaftlichen Ebene.

Sinn entsteht und wird geschaffen „durch Konsens-Dissens-Prozesse kollektiv in der Breite, *gemeinschaftlicher S i n n* (*Petzold* 1991e, *Petzold, Orth* 2004b), und durch ein meditatives Ausloten der eigenen Tiefen (*Petzold* 1983e, 2015b),

1 „Il faudra créer de nouvelles tâches en médecine appliquée à l'homme, en pédagogie, en psychanalyse ou en psychothérapie comme thérapie humaine ainsi que dans le domaine du travail social et en sociothérapie" (*Petzold* 1965, 2).

als höchst persönlicher, *abskonditiver Sinn* (*Sieper* et al. 2021, 16, 36). All diese Außen- und Inneneindrücke führen zu Einschreibungen in die ultrakomplexen neurozerebralen Vernetzungen des Gehirns in seiner Qualität des **Konnektoms** (*Seung* 2013) und damit als inkarnierte Leibzeit in das **Leibgedächtnis** (*Petzold* 1981h, 2002j). Solche Engrammierungen geschehen über die gesamte **Biosodie** hin, solange der menschliche **Lebensweg** währt und sedimentieren als **Biographie**, die dabei immer auch Boden aller Zukunftsentwürfe ist" (*Petzold, Orth* 2023).

Das war auch die Haltung und Überzeugung, die *Johanna Sieper* [† 26.9.2020] in der „prospektiven Biographiearbeit" ihres eigenen Lebens bis ins letzte Lebensjahr vertreten hat (*Petzold, Orth* 2020a, 2023; *Sieper, Orth, Petzold, Mathias-Wiedemann* 2021).

Es entwickelte sich aus diesen Anfängen nach und nach eine methodenübergreifende, integrative Praxis, ein *differentieller* und *ganzheitlicher* Ansatz, denn es war „unverzichtbar, daß eine integrative Therapie, Sozialarbeit und Bildungsarbeit geleistet werden muß, die den Menschen in seiner körperlichen Realität ernst nimmt und seine medizinische und pflegerische Versorgung gewährleistet durch *Somatotherapie*, die seine emotionale Realität ernst nimmt und damit seine psychische Betreuung sicherstellt durch *Psychotherapie*, und die den Menschen in seiner geistigen Realität ernst nimmt und *Nootherapie* oder seine seelsorgerliche Begleitung gewährleistet"[2].

Denn „L'homme est un être corporel, psychique et noétique dans un espace de vie social et écologique donné (Lebenswelt). *C'est pourquoi il nous faut aller à la rencontre de l'homme dans ce monde et dans ces dimensions*" (*Petzold* 1965, 20) – *„Der Mensch ist ein Körper- Seele- Geist-Wesen in einem gegebenen sozialen und ökologischen Lebensraum (Lebenswelt). Deshalb müssen wir hingehen, um dem Menschen in dieser Welt und in diesen Dimensionen begegnen."* Heute schreiben wir „Körper-Seele/Geist-Welt-Wesen", mit Slash, denn „Seele/Geist" werden im klinischen Kontext als emergente Phänomene gesehen, und „Welt" gehört strukturell zum Menschen (*Petzold, Orth* 2017b).

Mit dieser „anthropologischen Grundformel" wurde der Grundstein für die Entwicklung der Integrativen Therapie gelegt, der – theoretisch weiter begründet und praxeologisch umgesetzt (*Petzold* 2003e) – bis heute für das Menschenbild (*Anthropologie*) und für das Weltbild (*Mundanologie*) des Verfahrens und seiner Methoden das Fundament ist, auf dem sie aufbauen, um den Menschen besser zu begreifen und die Welt von der Welt her besser zu verstehen (*Petzold*

---

2 „Il est impératif de mettre en place une thérapie intégrative, un travail social et éducatif à forme intégrative qui prenne l'être humain dans sa réalité corporelle au sérieux, et qui par le biais de la *somatothérapie* apporte une solution médicale et paramédicale. La réalité émotionnelle ainsi que l'encadrement *psychologique* de la personne doivent également être pris au sérieux et assurés par une psychothérapie; tout comme sa réalité spirituelle au moyen de la *noothérapie* ou de son accompagnement spirituel – celui-ci ne se limite pas à la conception traditionnelle, religieuse" (*Petzold* 1965, 20).

2015k, 2020f). Auch der Jubilar und seine engsten Mitarbeiterinnen und Mitbegründerinnen: *Johanna Sieper* († 2020), *Hildegund Heinl* († 2005) und *Ilse Orth* (siehe *Petzold, Sieper* 1993a, Bd. II 395-398) haben auf dieser Basis vertiefend zusammen- und weitergearbeitet und dabei immer unterstrichen, dass es sich um ein „gemeinsames Werk" handelt, zu dem jeder und jede beigetragen hat, also um keine paternalistisch begründete „Therapieschule" (ebenda; *Petzold, Leeser, Klempnauer* 2018), sondern um eine neue, s c h u l e n ü b e r g r e i f e n d e Richtung im Strom moderner, forschungsorientierter Psychotherapie. *Petzold, Sieper* (1993a, 14) schrieben dazu in einer ersten Jubiläumsschrift zum zwanzigjährigen Bestehen ihrer Einrichtung 1993: „Durch FPI und EAG und die Menschen, die an diesen Einrichtungen mitgearbeitet haben und mitarbeiten, wurden in 20 Jahren eine Vielzahl von Innovationen angestoßen und verwirklicht, die zeigen, daß die Leitideen des Integrativen Ansatzes – *Differenzierung, Integration* und *Kreation* – mehr sind als abstrakte Philosophie, daß sie aus einem unmittelbaren Bezug zur Lebenswelt, aus einer Verschränkung von Theorie und Praxis und aus Ko-respondenz von Menschen mit Menschen geboren wurden und ihre Lebendigkeit erhalten – Kokreativität in Aktion" (ebenda S. 14). Das hat sich über die Jahrzehnte nicht verändert, sondern wurde mit gleicher Intensität fortgeschrieben (*Sieper, Orth, Schuch* 2007), wie die hier vorgelegte Festschrift zeigt.

Petzold sprach 1992 von einem „**neuen Integrationsparadigma**" in der Psychotherapie und klinischen Psychologie (ders. 1992g), das Mitte der 1970ger Jahre begonnen habe (ders. 1975a). Dieses Paradigma hat sich seitdem entwickelt und an Stärke gewonnen. Zu ihm haben viele therapeutische Richtungen beigetragen, aus denen auch unsere eigene integrative Orientierung selbst schöpfen konnte und kann. In ihr wurden natürlich auch nützliche Erkenntnisse und Erfahrungen anderer Integrationsbemühungen seit frühen Zeiten (*J. C. Reil* 1803, *P. Janet* 1919, *S. Ferenczi, O. Rank* 2024 usw., *Orth, Petzold* 2008) angeschaut und auf der Grundlage einer umfassenden Integrationstheorie verarbeitet (*Sieper* 2006; *Petzold* 2002a). Dabei ist der Ansatz von *Petzold* und MitarbeiterInnen bestrebt, eine moderne, phänomenologische und hermeneutischen Grundorientierung mit allgemeinpsychologischen, sozialwissenschaftlichen und neurowissenschaftlichen Kenntnisständen systematisch, also *nicht-eklektisch* zu verbinden (ders. 2017f), ein Unterfangen, wie es auch *Klaus Grawe* (1998, 2004; ders. et al. 1994), gleichfalls mit prinzipieller Ausrichtung an Psychologie und Neurowissenschaft und mit etwas unterschiedlichen Akzentsetzungen (ders. 2005) unternommen hat (*Petzold* 2005q; *Petzold, Sieper, Orth* 2005).

Die BegründerInnen der Integrativen Therapie hatten sich bewusst dazu entschieden, sich k e i n e m der großen Therapeutischen Mainstreams zuzuordnen: Verhaltenstherapie, Psychoanalyse/Psychodynamik, Systemische Therapie, Humanistische Psychotherapie, Körperpsychotherapie. Mit der Gründung der Zeitschrift „Integrative Therapie" 1975 vertrat *Hilarion Petzold* die Position, dass die Zeit der therapeutischen Schulen zu Ende ginge bzw. gehen müsse. „Der berechtigten Sorge über die ‚Methodeninflation' in der Psychotherapie und insbesondere der humanistischen Psychologie läßt sich nur begegnen, wenn Gemeinsamkeiten im theoretischen Ansatz und in der praktischen Handhabung gesehen und zusammengefaßt werden. Dies setzt eine Relativierung ‚dogmatischer Positionen' bei den verschiedenen psychotherapeutischen Schulen voraus, damit die oft unter unterschiedlicher Terminologie verborgenen synonymen Inhalte gefunden werden können. Unterschiede in der Technik sind von geringer Bedeutung, wenn *Gemeinsamkeiten* im Menschenbild, in der therapeutischen Haltung, im Gesundheits-/Krankheitsbegriff und in den Therapiezielen gefunden werden können; und dort, wo *Divergenzen* stehen bleiben, müssen sie sich durchaus nicht destruktiv auswirken, sondern können zu anregender Auseinandersetzung führen." (*Petzold* 1975a). Die Therapieschulen müssten integrativer werden.

Inzwischen, fünfzig Jahre später, finden sich dazu starke Ansätze (*Wampold, Imel, Flückiger* 2018), und man ist unterwegs, open ended. Die Integrative Therapie von *Hilarion Petzold* wird oft der Humanistischen Psychotherapie zugeordnet, was aber von ihm und den anderen Begründerinnen der IT zurückgewiesen wird. Zwar gäbe es gute Schnittflächen und Verbindungen, aber die gäbe es auch zum systemischen Paradigma oder zu neobehavioralen Entwicklungen in der „dritten Welle" der Verhaltenstherapie oder zu *Klaus Grawe* (*Petzold* 2006x) oder auch zu den Intersubjektivisten in der neueren Psychoanalyse. *Petzold* hat in seinen Studien zur „vergleichenden Psychotherapie" – eine von ihm bei Junfermann herausgegebene Buchreihe – zahlreiche psychotherapietheoretische und -historische Arbeiten verfasst, um sich vertieft mit Theorien und Praxeologien auseinander zu setzen: zu *Ferenczi* (*Petzold* 2006w), zu *Janet* (*Petzold* 2007b), *Moreno* (*Petzold, Mathias* 1982), zu *Perls* (*Petzold* 2014j), *Lurija, Bernšteijn, Vygotskij* (*Petzold, Michailowa* 2008) – dies eine kleine Auswahl. Er hatte ein großes, mit Bundesmitteln gefördertes Forschungsprojekt „Wege zum Menschen. Methoden und Persönlichkeiten moderner Psychotherapie" mit *Ludwig Pongratz* durchgeführt, in dem bedeutende Protagonisten der Psychotherapie interviewt und bei ihrer Arbeit gefilmt wurden – Materialien für einen Methodenvergleich. Dazu gibt es ein zweibändiges Handbuch (*Petzold* 1984a). Als Pionier der Integrationsbewegung in der Psychotherapie seit Ende der 1960er Jahre kam *Hilarion Petzold* zu der Überzeugung, es könne und müsse Ansätze der Methodenintegration geben ohne Anbindung an die traditionellen Richtungen bzw. Schulen, so im ersten Werk zur „Methodenintegration in der Psychotherapie" in den deutschsprachigen Ländern (*Petzold* 1982). Ja, so müsste es sein, aber in bestimmten Therapiegesetzgebungen ist heute eine Schulenzugehörigkeit festgeschrieben. Das wirft Schwierigkeiten auf und es können Zuordnungen dann zum Prokrustesbett werden. Ein eigener Mainstream für methodenintegrative Ansätze wäre ein Weg.

Beigetragen zur Theorie, Praxeologie und Praxis der Integrativen Therapie haben die verschiedenen großen Therapierichtungen im Feld der Psychotherapie, in denen die GründerInnen im persönlichen Erleben durch Weiterbildung und Selbsterfahrung lebendige Eindrücke gewonnen haben wie *Ferenczi*anische Psychoanalyse, *Gindler*sche Leibtherapie, *Reich*ianische Körper Therapie mit *Ola Råknes*, *Moreno*sches Psychodrama, *Perls*sche Gestalttherapie, Systemische Therapie nach *Virginia Satir*, Verhaltenstherapie mit *Frederick Kanfer* (et al. 1998), Imaginationsverfahren in der Tradition von *Pierre Janet* (1909, 1919) und *Robert Desoille* (1945; *Frétigny, Virell* 1968), Initiatische Therapie bei *Graf Dürckheim* (1978, 1987) in Rütte, neurorehabilitative Methoden in der Tradition *Alexander Lurija*s. All diese Erfahrungen wurden kritisch diskutiert und ausgewertet, und nur große Einflusslinien wurden aufgegriffen: die beziehungszentrierte Ausrichtung der *Ferenczi*-Tradition (*Petzold* 2006w, 2012c), die Erlebnisaktivierung von *Moreno* und *Perls*, eine behaviorale „komplexe Lernkonzeption“ (*Sieper, Petzold* 2002), eine systemische Betrachtung der Gesamtelemente (*Petzold* 1974k, 302/1988n, 74). Das erforderte eine Analyse nach *„common and divergent concepts“*, funktionalen Äquivalenten und synonymen Inhalten (ebenda S. 300/1988n, 72) und verlangte Prinzipien integrierter Umsetzung in Behandlungsprozessen mit therapeutisch-pathogeneseorientierter und/oder agogisch-salutogeneseorientierter Ausrichtung (ebenda 1974j, 310/1988n, 81). Es entstand das „Tetradische System“ der Prozessstrukturierung, eine differenzierte, über Jahre ausgearbeitete Praxeologie mit Heil- und Wirkfaktoren und -prozessen (ders. 1993a, m, p; 2003a, 2012h). Als eigenständige Beiträge wurde von *Petzold, Heinl* und *Orth* die integrative leib- bzw. körpertherapeutische Theorie und Behandlungspraxis eingebracht (siehe *Stefan*, dieses Buch, S. 195), weiterhin die Arbeit mit „kreativen Medien und Methoden“, die von *Petzold, Orth* und *Sieper* als originärer Beitrag zur modernen Psychotherapie inauguriert wurde (*Petzold* 1965; *Petzold, Orth, Sieper* 2019b). Dann wurden die naturtherapeutischen Behandlungswege von *Petzold* und Mitarbeiterinnen in den Bereich der Psychotherapie eingeführt (*Petzold, Petzold-Heinz, Sieper* 1972; *Petzold, Ellerbrock, Hömberg* 2018).

All das wird durch das zentrale anthropologische und mundanologische Konzept der IT, ihr Menschenbild und Weltbild, die Theorie des komplexen Lernens, des personalen, in die Welt eingebetteten und in vielfältigen Beziehungen stehenden „Subjekts in Kontext/Kontinuum“ integriert – so das dreibändige *magnum opus* des Jubilars (*Petzold* 1993a/2003a, vgl. 2003e, *Petzold, Orth* 2017b).

Die Möglichkeiten, mit Integrativen Therapiemethoden zu arbeiten, wurden durch *Petzold* und *Sieper* mit der Ausarbeitung und Durchführung strukturierter Weiterbildungscurricula nach modernen, methodisch-didaktischen Konzepten seit Anfang der 1970er Jahre bereitgestellt, eine Innovationsarbeit im Bereich psychotherapeutischer Weiterbildung, die die gesamte deutschsprachige Therapieszene beeinflusst hat (*Frühmann, Petzold* 1993a). Die Konzepte und Praxen wurden in den Weiterbildungszweigen der Integrativen Institute, Akademien, Hochschulabteilungen genutzt, gelehrt, weiterentwickelt und beforscht. Sie wurden zumeist von *Hilarion Petzold* mit KollegInnen begründet oder angeregt, begleitet und auch berufspolitisch vertreten. Das war in den Zeiten der Psychotherapiegesetzgebungen in vielen europäischen Ländern eine immense Aufgabe, an der sich *Hilarion Petzold* über viele Jahre durch Verbandsgründungen, in Gremienarbeit, in Foren engagiert hat. Das führte zu gesundheitspolitischen, ökologischen und politischen Fragen, in denen sich die GründerInnen positioniert haben (*Petzold* 1986a, 2022o; *Petzold, Orth, Sieper* 2013a). Sie sahen und sehen Psychotherapie als Methode der Krankenbehandlung, Gesundheitsförderung, Persönlichkeitsentwicklung und Kulturarbeit immer auf dem Boden einer freiheitlichen, demokratischen Grundordnung stehend, die es zu nutzen, zu bewahren und zu entwickeln gilt und deren Einsatz für Frieden, Freiheit, Gerechtigkeit, ökologische Nachhaltigkeit und soziale Hilfeleistung unbedingt zu unterstützen ist (*Neuenschwander, Sieper, Petzold* 2018; *Petzold, Orth, Sieper* 2013a).

All diese Aktivitäten wirkten natürlich in das europäische Feld der Psychotherapie. *Hilarion Petzold* trug maßgeblich dazu bei, dass um 1970 die „neuen Körpertherapien" (1974j; 1977n), und zeitgleich die „neuen Kreativitätstherapien" (*Petzold, Orth* 1990a), die „neuen Naturtherapien" (*Petzold, Petzold-Heinz, Sieper* 1972; *Petzold, Ellerbrock, Hömberg* 2018) sowie Gestalttherapie und Psychodrama (ders. 1972a, 1973a) in die deutschsprachigen Länder kamen, denn er lehrte und verbreitete diese Verfahren und Methoden in einer Weise, dass sie heute noch zum Spektrum bekannter und geschätzter Therapieangebote in der psychotherapeutischen Landschaft zählen – trotz der Hindernisse und Ausgrenzungen, die ihnen von den etablierten Richtlinienverfahren in den Weg gelegt wurden. Zugleich mit dieser Vielfalt hat sich der Jubilar für die Methodenintegration eingesetzt und die Integrationsbewegung in der Psychotherapie auf den Weg gebracht (*Petzold* 1974j, 1975a, 1982, 1984a usw.). Inzwischen wurde für Entwicklungen der Integrativen Therapie mit der Millenniumswende 2000 eine „Dritte Welle" (*Petzold* 2002a, *Petzold, Orth* 2017b, 2024a, b, *Sieper* 2000) vorgestellt aufgrund konzeptueller Vertiefungen in Theorie, Praxeologie und Praxis (*Petzold, Orth, Sieper* 2014a; *Petzold, Orth* 2017b, 2024a). Es erschienen Übersichtswerke zur Integrativen Therapie (*Apfalter* et al. 2021; *Leitner, Höfner* 2020), zu ihrer Diagnostik (*Osten* 2024), ihren Kreativmethoden und Medien (*Cubasch-König* et al. 2023), ihrer Leib- und Bewegungstherapie (*Höhmann-Kost* 2018; *Waibel* 2023; *Waibel, Jacob-Krieger* 2018; *Stefan* 2020) usw. Der Ansatz hat sich gut verbreitet.

Das alles sind Hintergründe, diese Festschrift auf den Weg zu bringen, auch als ein Dokument der neueren Psychotherapiegeschichte in den deutschsprachigen Ländern.

Der Band gliedert sich in drei Teile.

I. Integrative Entwicklungen in der Psychotherapie

Hilarion G. Petzold ist ein wichtiger Protagonist der Integrationsbewegung in der europäischen Psychotherapie und Begründer eines spezifischen, eigenständigen Psychotherapieverfahrens, wie *Günter Schiepek* in seinem Beitrag herausstellt. Er ist Teil einer Integrationsbewegung, die sich in der Psychotherapie seit Mitte der 1970er Jahre zu entwickeln begann und in der er eine Pionierrolle hatte. In diesem Teil der Festschrift haben Psychotherapeuten und Psychotherapeutinnen aus dem klinischen Feld, die dem Integrationsgedanken und den Anliegen *Hilarion Petzold*s zum Thema Methodenintegration und schulenübergreifender therapeutischer Praxis verbunden sind, Texte zu diesem Festband beigesteuert. Sie dokumentieren damit ihre Positionen zu integrativen Entwicklungen in der Psychotherapie. *Jürgen Kriz* (dieses Buch, S. 55) liefert einen „Polylogischen Beitrag der Personzentrierten Systemtheorie zur einer Integrativen Psychotherapie". Er greift *Petzold*s Polylog-Begriff auf und weist einen systemischen Weg zu einem Integrationsmodell. *Josef W. Egger* (dieses Buch, S. 71) stellt Psychotherapie als „integrativen Arbeitsbereich einer bio-psycho-sozial fundierten Humanmedizin" dar und zeigt das Thema der Schnittflächen von Psychotherapie und Medizin auf, die biologische, psychologische und soziale Dimensionen des Menschen fokussieren müssen, sollen sie nicht zu kurz greifen. *Yari Or* (dieses Buch, S. 107) stellt eine wichtige Perspektive neben die psychologische und humanmedizinische, nämlich eine soziotherapeutische, sozialarbeiterische, die auf das Modell einer „regenerativen Praxis zu ökosozialen Transformationen" als Beitrag zu einer integrativen Arbeit abstellt. Damit wird deutlich, dass Ansätze integrativer therapeutischer Arbeit *interdisziplinär* und *intermethodisch* zusammenwirken müssen, um *transtheoretisch* Effekte für eine breit ausgreifende Praxis zu erzielen, was besonders für Menschen mit komplexen Störungen in komplexen Lebenssituationen und schwierigen Weltverhältnissen erforderlich ist. *Wolfgang Tschacher* (dieses Buch, S. 123) thematisiert mit seinem Beitrag „Wege der Integration in der Psychotherapieforschung" die so wichtigen Fragen der wissenschaftlichen Begründung und Evaluation für integrative Modelle, denen künftig weitere Aufmerksamkeit zu schenken ist und besonders für „junge Verfahren" – die Integrationsansätze sind ja noch nicht „alt" – eine Herausforderung darstellen. Mit dem Text von *August Flammer* (dieses Buch, S. 131) „Entwicklungspsychologie im Dienst der Psychotherapie" wird betont, dass ohne eine dezidierte Entwicklungsorientierung und ohne Rückgriff auf die Entwicklungspsychologie therapeutische Arbeit zu kurz greifen wird. Die Integrative Therapie von *Hilarion Petzold* und MitarbeiterInnen hat sich stets als „entwicklungsorientierte Psychotherapie" dargestellt, ausgerichtet an einem *lifespan developmental approach* (*Sieper* 2007b), zu dem sie für die Bereich Kleinkind- und Kindertherapie, Jugendlichenpsychotherapie bis hin zur Alterspsychotherapie zahlreiche Beiträge geliefert hat (ebenda und dieses Buch, Teil II).

Von *Thomas Fuchs* (dieses Buch, S. 145) wurde ein für die Integrative Therapie grundlegendes Thema zu diesem Band beigesteuert: „Phänomenales Feld und Lebensraum. Skizze einer phänomenologischen Konzeption der Psychotherapie". Die phänomenologische Tradition von *Merleau-Ponty* ist eine wichtige Quelle der Integrativen Therapie, aus der viele seiner Anregungen aufgenommen und beziehungstheoretisch und sozioökologisch für therapeutisches Handeln umgesetzt wurden.

Der Beitrag von *Heinrich Dauber* (dieses Buch, S. 161) „Wer bin ich? Wem fühle ich mich verbunden?" beschreibt Menschen mit einer engagierten Lebenspraxis, Menschen auch, die das Leben in Bezogenheit in das Zentrum des Lebens stellen. Es sind höchst eigenständige, besondere Persönlichkeiten, zu denen er hinführt. Sich ihnen verbunden zu fühlen, kann man als Herausforderung sehen und wirft die Frage auf, wer man selbst ist. Das ist eine zentrale Frage in der integrativen Therapie, die man sich als „Menschenarbeiter" – als Pädagoge oder Therapeutin oder Pflegekraft – stellen sollte, immer wieder. Das unterstreicht aus unserer Sicht die Bedeutung der Selbsterfahrung für die Selbstfindung und Selbstverwirklichung, die für die BegründerInnen der Integrativen Therapie ein zentrales Thema in der Weiterbildung ist und in der persönlichen Lebenspraxis sein sollte (*Petzold, Leitner* et al. 2008; *Petzold, Sieper, Orth* 2005).

II. Zur „Dritten Welle" der Integrativen Therapie

In einem inhaltlichen Rückblick auf die Entwicklung der Integrativen Therapie seit 1965 hat *Johanna Sieper* (2000), Mitentwicklerin des Integrativen Verfahrens seit der „ersten Stunde", drei „Wellen im herakliteischen Fluß" für diese Entwicklung beschrieben und mit *Orth* und *Petzold* diskutiert. Sie hatten Konsens:

- Die „erste Welle des Aufbruchs" 1965-1982,
- die „zweite Welle der Konsolidierung" 1982-2000,
- die „dritte Welle" transversaler Elaboration und innovativer Überschreitung 2000.

Das Konzept der Wellen (lat. *unda*) als Ausdruck für Entwicklungsdynamik (Undanität, *Petzold, Orth* 2017b) ist für die Integrative Therapie, ihre Zukunftsorientierung charakteristisch. Es werden in der IT alle Zeitdimensionen, Vergangenheit, Gegenwart, Zukunft, fokussiert (*Petzold* 1991o/2018). Dabei wird der „Zukunftsorientierung" – anders als in den psychodynamischen, vergangenheitszentrierten und humanistisch-psychologischen, Hier-und-Jetzt-zentrierten Therapierichtungen – besondere Bedeutung zugeordnet (ders. 1979f/1919; *Petzold, Müller* 2005b; *Petzold, Orth* 2024a, b). Zukunftsarbeit erfordert eine „Transversale Vernunft" (*Petzold, Sieper, Orth* 2019c), „komplexe Achtsamkeit" (*Wölfle* et al. 2023), „kritische Kulturarbeit" (*Petzold, Orth, Sieper* 2013a, 2014a) und humanitäres und ökologisches Engagement (*Petzold, Sieper, Mathias-Wiedemann* 2022; *Leitner, Petzold* 2005/2010). Weiterhin sind grundlegende klinische Perspektiven zu „Identität und Identitätsarbeit" entwickelt worden (*Nitsch-Berg, Kühn* 2000; *Petzold* 2001p, 2012a) und zu „Wille und Willenstherapie (*Petzold* 2001i; *Petzold, Sieper* 2003a, 2008a) – alles Konzepte aus der „Dritten Welle".

Im zweiten Teil dieses Bandes wurden Beiträge gesammelt, die vor dem Hintergrund einer mehr als fünfzigjährigen Entwicklung der Integrativen Therapie von Kollegen und Kolleginnen geschrieben wurden, die als TherapeutInnen, meist LehrtherapeutInnen, seit langem mit dem Integrativen Verfahren vertraut sind und sich bei seiner Ausarbeitung und Weiterentwicklung engagieren. *Waldemar Schuch,* seit den 1970er Jahren die Integrative Therapie praktizierend, lehrend, durch eigene Beiträge bereichernd und gleichsam als Chronist in intellektueller Auseinandersetzung begleitend, legt einen Kerntext dieses Bandes vor: „Integrative Therapie als ‚Polylog' der Wissenschaften" (dieses Buch, S. 177). Er führt durch die theoretischen Entwicklungen, die „geistige Entwicklung", wenn man so will, des Verfahrens und macht auf seine Bedeutung für die Disziplin Psychotherapie aufmerksam. *Petzold* (2007h) selbst hatte einmal im Kommentar zu seiner damals schon umfänglichen Bibliographie von seiner Arbeit als von „Randgängen der Psychotherapie" gesprochen, die allerdings „polyzentrisch vernetzt" seien, also auch Kernzonen umkreisen, zentrische und exzentrische Perspektiven und Erfahrungen „konnektivieren", Leib und Welt verbinden. Daraus entstand ein besonderer Ansatz der Leibtheorie, *Petzolds* Konzept des „Informierten Leibes in der Lebenswelt", *embodied* and *embedded,* das von *Robert Stefan* dargestellt wird: „Hilarion Petzold als Philosoph des Leibes" (dieser Band, S. 195).

Die Psychotherapie wird verschiedentlich kritisiert, dass sie die Dimension der Spiritualität auslasse, andererseits gibt es Strömungen, die versuchen, Spiritualität, ja Religiosität in die Praxis der Psychotherapie einzubringen. Die Integrative Therapie hat sich zu diesen zum Teil konflikthaft gesehenen Standpunkten positioniert. „Menschen brauchen geistiges Leben" – ästhetisches, ethisches, kulturelles, weltanschauliches (agnostisches, religiöses, atheistisches). Darüber gilt es nachzudenken. *Ludwig Frambach* (dieses Buch, S. 213) befasst sich mit dem Thema: „Transzendenz, transversale Vernunft und säkulare Mystik" und entfaltet ein Konzept „transdifferenter Wirklichkeit". Religiöse Konzepte und Praktiken in der Psychotherapie einzusetzen erachten wir in der Integrativen Therapie aber als professionell nicht vertretbar (*Petzold, Orth, Sieper* 2009). Säkulare, wissenschaftlich überprüfbare Konzepte sind hier gefragt, die indes wertetheoretisch unterfangen werden müssen: Verbundenheit, Mitmenschlichkeit, komplexe Achtsamkeit, darum geht es, um an einer konstruktiven Zukunftsgestaltung mitzuwirken, wie der Beitrag von *Bettina Mogorovic* aufzeigt (dieses Buch, S. 239). *Peter Osten* (2024) stellt Entwicklungen einer „Integrativen Psychotherapeutischen Diagnostik" (IPD) vor, die er über viele Jahre auf dem Boden von *Petzolds* Integrativer Therapie erarbeitet hat (dieses Buch, S. 247). Sie verbindet die großen diagnostischen Systeme mit dem Integrativen Ansatz. *Claudia Höfner* schliesst mit einem Kapitel an zu „Geschlechtertheorien in der Integrativen Therapie" (dieses Buch, S. 285). Dem Genderthema wird in der Integrativen Therapie und Supervision seit langem besondere Aufmerksamkeit geschenkt (*Petzold* 1998h; *Abdul-Hussain* 2011; *Schigl* 2018), da es aus behandlungsmethodischen Gründen und aus gesellschaftspolitischen und machtkritischen Perspektiven unbedingt erforderlich wird, sich um differentielle Sichtweisen und Praxen zu bemühen, damit „Genderintegrität" (*Petzold, Orth* 2011) gewährleistet, ja kultiviert wird. Der Teil II wird abgeschlossen mit einem Beitrag von *Hans-Christoph Eichert*, „Methodenintegration in der psychotherapeutischen Praxis" (dieses Buch, S. 307). Im Rahmen einer Befragung von PsychotherapeutInnen im deutschsprachigen Raum hat er untersucht, ob sich die in der Psychotherapiewissenschaft diskutierte Integration in der Praxis widerspiegelt und welche Fragen in einem Forschungsprojekt zur Wirksamkeit theoriebasierter integrativer Psychotherapie zu untersuchen sind. Hierzu Konzepte und Konsens zu finden wird für zukünftige Forschung wichtig werden.

III. Methodische Wege und Anwendungen der Integrativen Therapie – ko-kreative Entwicklungen

Der dritte Teil dieser Festschrift ist darauf gerichtet, die Praxis der Integrativen Therapie mit der Vielfalt ihrer Methoden in den Blick zu nehmen, wie sie von *Hilarion Petzold* und seinen beiden kongenialen Mitbegründerinnen inauguriert und entwickelt worden ist, mit dem, was sie von ihren Erfahrungen und Vorbildungen mitgebracht hatten (*Sieper* u. a. das Kunststudium, *Orth* u. a. das Germanistikstudium, beide auch Philosophiestudium). Das Zentrum war die Integrative Sicht auf den Menschen als *„multisensorisches, multiexpressives, multimnestisches* und *polykreatives* Wesen", als durch die Welt **informiertes Leibsubjekt in der Um- und Mitwelt**. Das führte zu einem **bio-psycho-sozio-ökologischen** Ansatz (*Petzold* 1965), aus dem sich alles ergab: eine „Anthropologie des schöpferischen Menschen" mit seinem „totalen Sinnes- und Ausdrucksorgan des Leibes" (*Orth*, dieses Buch, S. 703, Abb. S. 686). In der therapeutischen Praxis mit den verschiedenen PatientInnen und KlientInnengruppen entstanden dann praktische Interventionen aus den gegebenen Kontexten, aus der Gefordertheit der Lage, durch die die Begründerinnen die klassischen, verbalen Vorgehensweisen der Therapien, mit denen sie in Kontakt gekommen waren, überschritten hatten – in der Gerontotherapie (*Petzold* 1965, *Bubolz-Lutz,* dieses Buch, S. 559) in der Kindertherapie (*Petzold* 1972e; *Plüss-Staubli*, dieses Buch, S. 521), wo auch immer. Die Arbeit mit einer leibzentrierten, Verbales und Nonverbales nutzenden Therapiearbeit (*Freitas-Magalhães* 2009, 2010; *Petzold* 2004h), in der sich *Bewegung* als therapeutisches Element als sehr wirksam erwies, war ein zentrales Element. Daraus entwickelte *Petzold* seit 1968 den methodischen Kern der **Integrativen Therapie** als „körperorientierte Psychotherapie", würde man heute sage (*Geuter* 2015). „Leibtherapie" sagten *Petzold* und *Sieper* – sie waren damals bei *Lily Ehrenfried* (1956), einer *Gindler*-Schülerin, in Selbsterfahrungsprozessen, studierten bei *Gabriel Marcel* und in der Tradition von *Merleau-Ponty*. Daher der Leibbegriff. Zugleich mit dem Verfahren der „Integrativen Therapie" wurde damit ihre erste Methode, die „Integrative Leib- und Bewegungstherapie" erarbeitet (https://de.wikipedia.org/wiki/Integrative_Bewegungstherapie *Petzold* 1974k, 1988n). Sie wird an der Europäischen Akademie am Beversee curricular gelehrt (*Waibel, Jakob-Krieger* 2009) und hier von *Klara Kreidner-Salahshour* vorgestellt (S. 329). Natürlich wurde in solcher Bewegungsarbeit auch immer wieder getanzt, und so nimmt es nicht Wunder, dass TanztherapeutInnen sich dem Integrativen Ansatz anschlossen und insbesondere durch die Aktivitäten von *Elke Willke* (2020; *Willke, Hölter, Petzold* 1991/2014) einen eigenen Zweig aufbauten. Hier berichtet *Andrea du Bois* (S. 351) über Aspekte der Integrativen Tanztherapie. Eine weitere integrative Methode leib- und bewegungsorientierter Arbeit wurde von *Hilarion Petzold* angeregt, die „Integrative Budō-Therapie", bei der sich Schnittstellen zur *Gindler-Ehrenfried*-Arbeit ergeben (*Lange-Böhm* 2022; *Dauber* 2003; *Ludwig* 2002). *Petzold* hat selbst seit Kindertagen Kampfkünste (Budō) praktiziert und sie in der Arbeit mit drogenabhängigen Jugendlichen, dann auch in der Therapie mit psychiatrischen und anderen PatientInnen eingesetzt und beforscht (*Petzold, Bloem, Moget* 2004; *Bloem* et al. 2004). Es entwickelte sich daraus ein methodischer Zweig an der EAG durch die Arbeit von *Frank Siegele* und KollegInnen, der ihn in diesem Band vorstellt (dieses Buch, S. 383). *Petzolds* Aktivitäten im Bereich der körper- und bewegungs-psychotherapeutischen Methoden mit seinem Band „Die neuen Körpertherapien" (1977n) haben in der Integrativen Therapie und weit darüber hinaus ein Echo gefunden.

Ähnlich steht es mit den Kreativtherapeutischen Methoden, die er mit *Johanna Sieper* und *Ilse Orth* seit den frühen 1970er auszuarbeiten und zu lehren begann: „Die neuen Kreativitätstherapien" (*Petzold, Orth* 1990a) und die Arbeit mit „kreativen Medien" sind beides von ihm und seinen MitgestalterInnen begründete Konzepte und Praxeologien (*Petzold, Orth, Sieper* 2019b; *Petzold, Brühlmann-Jecklin* et al. 2008). Dahinter steht die „Anthropologie des Schöpferischen Menschen" (*Orth, Petzold* 1993; vgl. dieses Buch, S. 703) und die fundamentale Idee von *Petzold,* den Menschen, sein Selbst als „Künstler und Kunstwerk" (ders. 1999q) zu betrachten, Therapie über das Heilen hinaus als eine Möglichkeit der Selbstgestaltung und Lebensgestaltung zu sehen und zu nutzen – eine salutogenetische und potentialorientierte Perspektive. Die Arbeit mit kreativen Medien und Methoden, die von der Integrativen Therapie ausgegangen ist, hat eine immense Wirkung in der Psychotherapieszene gehabt und wurde in vielen Bereichen aufgenommen (*Cubasch-König* et al. 2023), leider zuweilen oft aktionistisch, ohne den dahinterstehenden Fundus entwicklungs- und persönlichkeitstheoretischer und klinischer Theorien aufzunehmen (vgl. z. B. *Petzold, Goffin, Oudhof* 1993; *Petzold, Orth* 1994a/2012). In dieser Festschrift wird dieser zentrale Ansatz intermedialen, ko-kreativen, immer wieder auch nonverbalen Arbeitens in allen Bereichen der Integrativen Therapie von *Ilse Orth* (dieses Buch, S. 703) vorgestellt. Auch in dieser Ausprägung integrativer Therapeutik ist es zu vielfältigen Vertiefungen gekommen. Die „Integrative Poesie- und Bibliotherapie" wurde entwickelt (*Petzold, Orth* 1985a; *Petzold, Leeser, Klempnauer* 2018). Hier wird diese sprach- und literaturorientierte Methode im integrativen Ansatz von *Hildegard Kokarnig* und *Brigitte Leeser* dargestellt (dieses Buch, S. 409). Damit wird nicht nur die „Heilkraft der Sprache" genutzt, sondern auch ihr schöpferisches, kreativierendes Potential – auch für die sprachliche Seite der Integrativen Therapie insgesamt, ja jeder verbalen Therapieform, wie die „Integrative Theorie der Sprache" (*Petzold* 2010f) aufzeigt. Sprache, Sprechen und poetisches Sagen muss in der und für die Psychotherapie thematisiert werden! Neben der Sprache liegt die Musik. Auch sie fand im Integrativen Ansatz schon früh ihren Ort durch MitarbeiterInnen, die von der Musik her kamen und sie mit der Integrativen Therapie verbunden haben wie *Isabella Frohne-Hagemann* (1996, 2004), *Josef Moser* (*Moser, Levin* 2018) u. a. Als „Integrative-Intermediale Musiktherapie" wird sie heute gelehrt, weiterentwickelt und hier von *Dorothea Dülberg* und *Hanna Skrzypek* dargestellt (dieses Buch, S. 433).

Die Ö k o l o g i e gehört zu den bedeutendsten Themen des 21sten Jahrhunderts (*Lesch, Kamphausen* 2018a, b; *Petzold* 2022o), denn sie ist in immenser Weise bedroht – Klimawandel, Naturzerstörung, Artensterben sind nur einige Stichworte. In der Integrativen Therapie steht die Ökologie als Lebenswelt aber auch als anthropologische und mundanologische Grundkonstante im Zentrum, wie in ihrer Anthropologischen Grundformel und ihrer Positionierung als **„bio-psycho-sozio-ökologisches"** Verfahren (1965) deutlich wird. Naturtherapeutische Interventionen finden sich seit den Anfängen in der Praxis der IT (*Petzold, Petzold-Heinz, Sieper* 1972). Sie haben gegenwärtig in der „Dritten Welle" des Integrativen Ansatzes im Kontext der ökologischen Krisen eine höhere Bedeutung gewonnen, was in der Einrichtung und Durchführung naturtherapeutischer Weiterbildungscurricula, der Gründung der Zeitschrift „Grüne Texte" [2015], der Herausgabe des Handbuchs „Die neuen Naturtherapien" und in vielfältigen Öko-Initiativen Ausdruck fand (*Petzold, Ellerbrock, Hömberg* 2018a). Der Mensch gehört zur Welt/Natur und die Natur/Welt gehört zum Menschen! Diese Maxime verlangt auch von der Psychotherapie, das Thema Natur bzw. Ökologie aufzugreifen. In diesem Band wird die von *Petzold* und MitarbeiterInnen konzipierte Form der „Waldtherapie" (*Petzold* 2016i, 2017e; *Heule* 2020) von *Ralf Hömberg* (dieses Buch, S. 473) dargestellt, die im „Bündel von Maßnahmen" auch in Kombination mit kreativtherapeutischen Ansätzen (*Orth, Petzold* 2021a; *Petzold, Petzold-Heinz, Sieper* 1972; *Häusle-Paulmichl* 2023) integrativtherapeutische Prozesse unterstützen kann. Zu den naturtherapeutischen Verfahren, die im Integrativen Ansatz entwickelt wurden, praktiziert und gelehrt werden, ist die Integrative Gartentherapie zu rechnen (*Neuberger* 2011; *Petzold* 2011h; 2022j). Gartentherapie wird in vielen klinischen und rehabilitativen Einrichtungen eingesetzt – seit dem 19. Jahrhundert (*Reil* 1803) – und hat heute erneut Bedeutung im Arsenal therapeutischer Maßnahmen gefunden. Sie wird hier von *Marina Cerea* (dieses Buch, S. 451) dargestellt. Schließlich ist noch die tiergestützte Therapie im Kreis der integrativen naturtherapeutischen Verfahren zu nennen, die *Hilarion Petzold*, ursprünglich gelernter Landwirt, im „Bündel von Maßnahmen" in seiner Praxis berücksichtigt hat – beginnend in den therapeutischen Wohngemeinschaften in den Anfängen der Drogentherapie (*Petzold* 1974d, 2018e). An der Europäischen Akademie wird sie auf Initiative von *Bettina Ellerbrock* in einem sehr beliebten Curriculum gelehrt (*Petzold, Ellerbrock* 2017), aus dem hier *Daniela Pörtl* berichtet (dieses Buch, S. 493).

Die Naturtherapien sind eine hervorragende Gruppe von ergänzenden Interventionsmöglichkeiten in der „Dritten Welle" Integrativer Therapie – ein „Bündel" tiergestützter, garten- und landschaftstherapeutischer Interventionen, für die *Hilarion Petzold* (2013g, 2015c, 2022o) im Feld der Psychotherapie und des „Green Care" einen neuen Zugang geschaffen hat (https://de.wikipedia.org/wiki/Hilarion_Petzold). Sie können durch die „Naturmeditation/Green Meditation" unterfangen werden (ders. 2015b; *Orth*, dieses Buch, S. 681) und kommen Patientinnen offenbar sehr zugute, um negative *Lebensstile* zu verändern.

Die weiteren Beiträge in diesem dritten Teil der Festschrift befassen sich mit Anwendungsbereichen und Zielgruppen, in denen das Verfahren eingesetzt wird. Sie sind vielfältig und betreffen das gesamte psychotherapeutische Feld. Exemplarisch wurde hier eine Auswahl getroffen. *Susan Plüss-Staubli* (dieses Buch, S. 521) mit ihrem Text für den Bereich Kinderpsychotherapie, zu dem *Hilarion Petzold* und seine KollegInnen mit vielen Veröffentlichungen aus der Arbeit mit Säuglingen, Kleinkindern, aber auch mit Jugendlichen beigetragen haben (*Müller* 1997; *Petzold* 1993c, 1994j, 2007d; *Petzold, Ramin* 1987; *Petzold, Feuchtner, König* 2009). Integrative Kindertherapie soll ein Weggeleit und Schutzschild in der Arbeit mit protektiven Faktoren und an Resilienzbildungen sein und positive Entwicklungen fördern, sowie immer die Familien- und Netzwerksysteme der Kinder einbeziehen im Sinne integrativer Familientherapie (*Petzold* 1995a; 2006v, 2010d; *Petzold, Müller* 2004c).

Am andern Ende der Lebensspanne hat *Hilarion Petzold* sich mit den Themen Alter, Gerontotherapie, Hochaltrigkeit, Sterbebegleitung befasst und kann als ein Pionier in diesem Bereich betrachtet werden (*Müller* 2008). Er hat erste Grundlagenbücher zu diesen Themen in der Psychotherapie herausgegeben und zahlreiche Projekte in diesem Feld initiiert (*Petzold, Bubolz* 1979; *Spiegel-Rösing, Petzold* 1984/2019; *Petzold, Horn, Müller* 2010). Der Artikel in diesem Band ist von seiner damaligen Mitarbeiterin und heutigen Kollegin *Elisabeth Bubolz-Lutz* (dieses Buch, S. 559) verfasst worden, mit der er seit den frühesten Zeiten der IT an diesem Thema zusammenarbeitet. *Rudolf Sanders* (dieses Buch, S. 579) berichtet zur integrativen Paartherapie, die wie auch die Familientherapie eine integrative Ausarbeitung erfahren hat, und über seine „Partnerschule" bekannt geworden ist. Paar-, Familien- und Netzwerkorientierungen können in *Petzold*s

Sicht aus keinem Therapiegeschehen ausgeklammert werden (*Hass, Petzold* 1999; *Brühlmann-Jecklin, Petzold* 2004). Das kommt besonders im Bereich der Suchttherapie zum Tragen, mit dem sich *Hilarion Petzold* seit den Anfängen der Drogenwelle hierzulande 1970ff. befasst hat und in der er umfassende Beiträge geleistet hat. Er konnte die ersten therapeutischen Gemeinschaften aufbauen und „Therapieketten", d.h. Therapieverbundsysteme konzipieren und ihren Aufbau beraten und supervidieren. Er blieb diesem Arbeitsbereich bis in die Gegenwart als Berater, Dozent und Supervisor verbunden. *Wolfgang Scheiblich* (dieses Buch, S. 613), ein Integrativer Suchttherapeut, der über die gesamte angesprochene Zeitspanne in diesem Feld mitgearbeitet hat, hat das Kapitel „Soziotherapie und klinische Sozialarbeit bei Suchterkrankungen – Entwicklung und Praxis moderner integrativer Suchttherapie" geschrieben. Und wo man mit dem Thema Sucht befasst ist, ist es unvermeidlich mit dem Thema Forensik in Kontakt zu kommen. So erging es auch *Hilarion Petzold*. In der Beratung und Therapie kam er immer wieder in die Situation, PatientInnen, KlientInnen auch im Bereich ihrer kriminellen Karrieren zu beraten und zu begleiten. Jahrelang hat er dann auch im Bereich des Strafvollzugs als Supervisor gearbeitet. Gefängnisarbeit braucht Supervision. Aus einem solchen Projekt ist der Beitrag von *Mathias Stürm* und MitarbeiterInnen (dieses Buch, S. 639) hervorgegangen, der zeigt, wie die humanisierende Perspektive der Integrativen Therapie auch in den Gefängnisbereich hineinwirkt (*Prieger, Schwinn* 1988).

Es ist ein Charakteristikum der Arbeit von *Hilarion Petzold*, dass er immer bereit war – neben allem anderen – auch in die dunklen Bereiche des menschlichen Lebens, z.B. die Lebenssituationen von Randgruppen zu blicken und mit Menschen in solchen Situationen zu arbeiten, als Therapeut, Berater, Supervisor, Projektleiter. Projekte der Traumatherapie mit Opfern politischer Gewalt (*Petzold* 1986b, *Petzold, Regne*r 2005) und in Kriegsgebieten im ehemaligen Jugoslawien über die gesamte Kriegszeit hin gehörten dazu (*Petzold, Josić* 2003) mit der Entwicklung von Modellen integrativer Traumatherapie (*Petzold, Wolf* et al. 2002), aber auch Reflexionen und Recherchen zu traumatisierenden Hintergründen in unserer Kultur, der Vergangenheit des Dritten Reiches, der Gegenwart rechtsradikaler Auswüchse (*Petzold* 1996j, 2013b, 2021f, 2022d). Es führt zu Grundsatzfragen der Anthropologie – Ist der Mensch vom Wesen her gut? – und der Ethik – Was gilt es zu tun und was schafft **Sinn**? Die Antworten darauf sind vielfältig und zu tiefgreifend, um sie hier abzuhandeln. Ja, der Blick in die Menschheitsgeschichte zeigt sehr **Böses, zu allen Zeiten** (ders. 2022d). Die modernen Diskussionen um die Vulnerabilität der Welt durch katastrophische Ereignisse (*Bostrom* 2013, *Bostrom, Tegmark* 2005) und anthropogene Zerstörungen (*Blom* 2022; *Lesch, Kamphausen* 2018; *Petzold, Sieper, Mathias-Wiedemann* 2022) lassen bei vielen Menschen eine düstere Zukunftssicht aufkommen – andere verdrängen, dissoziieren. Es gibt derzeit keinen Grund für unproblematische Zukunftsaussichten. Es sieht eher düster aus, schaut man in den Fortgang dieses Jahrhunderts und auf das

Verhalten der Menschen – 8 Milliarden sind es jetzt seit der ersten Milliarde um 1810 geworden, in zweihundert Jahren! Das ins Bewusstsein treten zu lassen braucht **Mut** (*Ulsperger, Petzold* 2024). Wegsehen geht nicht mehr (*Blühdorn* 2024a, b). Mit einigem **Mut** hat das in der Integrativen Therapie zu einer „desillusionierten Anthropologie" geführt, aber „einer hoffnungsvollen" (*Ulsperger, Petzold* 2024; *Petzold* 1996j). *Meller, Michel, van Schaik* (2024) bieten Argumente, dass die Gewalt „nicht in unserer Natur" liege und wir nicht gewalttätig sein müssen. Mag sein, so wirklich überzeugend klingt das aber nicht. Sei es wie es sei, Menschen können Vieles tun, Furchtbares, und auch nicht nur Furchtbares. Auf jeden Fall können sie k o o p e r i e r e n und sie können ihr Handeln in richtige Bahnen lenken, wenn sie wollen (*Petzold, Sieper* 2008). *Michael Tomasello* (2010, 2016, 2019) bringt dafür mit seinen Forschungen wichtige Belege. Das ist keine Entwarnung, denn ob sie kollektives Wollen aufbringen, weltweit?? In jedem Fall folgt daraus ein Aufruf, eine Forderung zu Anstrengungen, in die richtigen Richtungen zu gehen (*Petzold, Orth* 2004b; *Petzold, Orth, Sieper* 2013a), ***Rechtes zu tun***, „dunkle Empathie" zu ächten (*Breithaupt* 2017; *Petzold, Mathias-Wiedemann* 2019a) und bedingungslos für die I n t e g r i t ä t des Anderen, d. h. von Menschen und Natur einzutreten. Darum wird es gehen (*Petzold* 2022d, 2220o; *Petzold, Sieper, Mathias-Wiedemann* 2022). *Hilarion Petzold* und *Ilse Orth* (2023) haben immer wieder im Sinne von *Mark Aurel* (1998; *Hadot* 1992) betont: Es gehe in der Tat um *rechtes Tun als solches* und nicht nur um das Erreichen von Zielen. Das mag Trost und Zuversicht geben in der Unruhe, die die schnell laufende Zeit der fortschreitenden Naturzerstörung und die geringen Möglichkeiten der Einwirkungsmöglichkeiten für den Einzelnen in Menschen aufkommen lässt. Man muss sich mit solcher „tätigen Zuversicht" wappnen und zusammenschließen. Dazu will die Integrative Therapie ermutigen (*Petzold* 2019d, 2022o; *Petzold, Orth* 2020d). Das Denken von *Pierre Hadot* (1999), seine Art, die antike Philosophie für unsere Zeit fruchtbar zu machen, hat die BegründerInnen der IT zu diesem Unterfangen nachhaltig beeinflusst in ihrer Haltung einer gelassenen, aber klaren **Überschau über die Dinge des Lebens** und einer aktiven melioristischen Lebenspraxis.

Das leitet über zu einem Bereich, der es im Integrativen Ansatz ermöglichen soll, Vielfalt zu überblicken, der Bereich der „Supervision", der im Werkleben von *Hilarion Petzold* (1998a/2007a, 2016m) eine besondere Rolle spielt. In vielen frühen Projekten war er gezwungen, auch supervisorisch **tätig zu sein**. 1974 baute er die erste curricular strukturierte Supervisionsausbildung in Deutschland auf (vgl. *Schreyögg* 1993, 595; *Sieper, Schmiedel* 1993, 426) und danach bis heute weitere sieben Ausbildungen in sechs Ländern. Er entwickelte eine komplexe, sozialwissenschaftlich fundierte Supervisionsmethode mit seinen Mitarbeiterinnen: die „Integrative Supervision" (*Petzold* 1998a/2007a; *Schreyögg* 1992/2004), die einzige im deutschsprachigen Feld, die sich dezidiert auf die Sozialpsychologie gründet. Dazu betrieb er umfangreiche Multicenter-Projekte der Supervisionsforschung (*Möller, Märtens* 1999). „Supervision auf dem Prüfstand" dokumentierte longitudinal die internationale Supervisionsforschung (*Petzold, Schigl* et al. 2003; *Schigl* 2020) und führte Untersuchungen zu Supervisionsschäden durch (*Ehrhardt, Petzold* 2011; *Petzold, Leitner* et al. 2004). In diesem Band wird die Integrative Supervision von *Brigitte Schigl* (in diesem Buch, S. 659) dargestellt, welche zur Beforschung und Entwicklung der Supervision viel beigetragen hat und beiträgt. Hochwertige, forschungsgestützte Supervision bietet hervorragende Möglichkeiten, professionelle Arbeit zu fördern und kritische Kulturarbeit voranzubringen. Die Qualität vieler Supervisionsangebote jedoch, so die empirische Supervisionsforschung, läßt zu wünschen übrig, und die empirische Evidenz ist bislang noch schwach (*Petzold* 2019g).

Die Übersicht zu den Anwendungsmöglichkeiten schließt mit einem Beitrag über eine Methode der Naturmeditation, die *Petzold* und *Orth* entwickelt haben, die „Green Meditation". Sie wird hier von *Ilse Orth* dargestellt (dieses Buch, S. 681). Meditation in einer säkularen Ausrichtung, so wie sie im Integrativen Ansatz konzipiert wurde, ist ein Weg, die persönliche Selbstentwicklung zu fördern, die Selbstregulationskräfte zu unterstützen und komplexe Lebensfragen und Themen vertieft zu durchdringen und auszuloten. Die empirische Meditationsforschung bestätigt diese Möglichkeiten, und *Hilarion Petzold* (2018k) hat dargelegt, wie ihm selbst seine Meditationspraxis in seinem Leben und in belastenden Situationen geholfen hat, aber auch beim Durchdringen theoretischer und praxeologischer Fragestellungen. Es gibt Menschen, denen ein „meditativer Lebensstil" Gewinn bringt. Er ist kein „Muss" für ein gelingendes Leben, aber er vermag zu ihm beizutragen. Green Meditation nutzt den „Aufforderungscharakter der Natur" und ist gut zu erlernen, bietet Lebenshilfe und gibt Impulse zu persönlichem Wachstum.

Mit einigen „Integrative Überlegungen zu Lebenskunst, Lebensgestaltung und Oikeiosis" von *Ilse Orth* schließt dieser Band ab. Es sind Gedanken einer Mitbegründerin und Mitgestalterin zu dem gemeinsamen Werk der Integrativen Therapie. Die andere Mitbegründerin, *Johanna Sieper* (2019), hat ihre Sicht mitgeteilt in einem „Liber amicorum" für *Hilarion Petzold*, herausgegeben von *Martin Waibel* (2019), der leitend in der „Integrativen Leib und Bewegungstherapie" tätig ist. Für alle drei BegründerInnen kann ausgesagt werden, dass sie in einer *„Freude am Schöpferischen und gelebter Ko-kreativität"* ein Leben lang verbunden waren und aus einer „herakliteischen Sicht" des *„πάντα ῥεῖ panta rhei*' des *„alles fließt"* (*Rapp* 2007; *Seiderer* 1999) an der Integrativen Therapie gearbeitet haben.

Heraklit ist ein Leitphilosoph der Integrativen Therapie (*Petzold, Sieper* 1988c, *Sieper* 2000). Seine Spirale, die sich an der Walkerschraube einer Weinpresse orientiert, ist nach beiden Seiten offen. „Der Weg der Walkerschraube, vor und zurück ist ein und derselbe" (*Heraklit* DK 22, B 59). Sie wurde von *Hilarion Petzold* und *Johanna Sieper* 1965 als Symbol Integrativen Denkens und Arbeitens gewählt und von ihr graphisch gestaltet. Mehrperspektivische, integrative Offenheit bestimmt den Integrativen Ansatz und seine Ausrichtung. **„Psychotherapieverfahren entwickeln sich"** in transversaler, nach allen Seiten offener Weise, sonst erstarren sie und stehen in Gefahr zu dogmatisieren *(Sieper* et al. 2021). Deshalb wurde die Integrative Therapie „transversal" als offenes System (*Schuch*, dieses Buch, S. 177) und als polyzentrisches Netzwerk zukunftsgerichtet konzipiert und entwickelt – das war und ist von den GründerInnen bewusst entschieden (*Petzold* 2023e)!

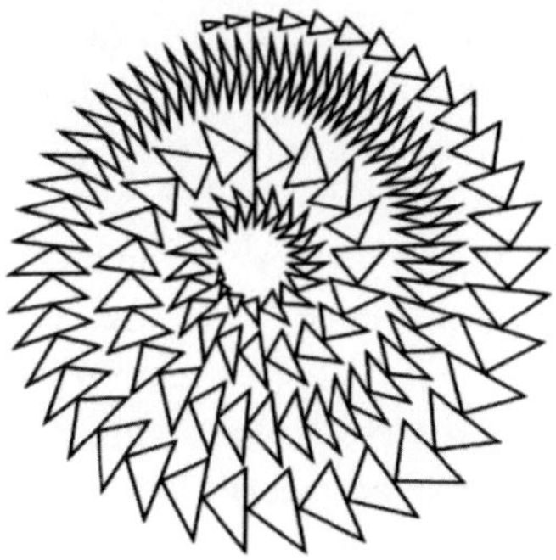

Abb. 1: Die „herakliteische Spirale"
(Graphik *Johanna Sieper* 1965)

1972 haben *Petzold* und *Sieper* in Düsseldorf und Basel das *„Fritz Perls Institut für Integrative Therapie, Gestalttherapie und Kreativitätsförderung" (FPI)* gegründet *(Sieper, Schmiedel* 1993, 425). Der Name von „Fritz Perls" wurde gewählt, weil er als ein kreativer, nonkonformistischer und aufbruchsorientierter Protagonist der damaligen Psychotherapieszene galt (*Petzold* 2014j). Curricular wurden zu dieser Zeit „am FPI" folgende Verfahren gelehrt: Integrative Leib- und Bewegungstherapie/Integrative Therapie (*H. Petzold, Angelika Berger* 1974a, 1977), Gestalttherapie (*Petzold, Sieper*), Therapie mit Kreativen Medien (*Katharina Martin, Johanna Sieper*) – also ein breites Angebot an erlebnisaktivierenden Verfahren. 1974 wurde das FPI dann als gemeinnützige GmbH in Düsseldorf gegründet (*Sieper, Schmiedel* 1993, 426) mit einem breiten Programm und internationalen DozentInnen (Psychodrama *Z. Moreno,* Gestalttherapie *J. Simkin*, Familientherapie *V. Satir,* Bioenergetic, *A. Lowen,* Verhaltenstherapie *F. Kanfer*, Transaktionsanalyse *F. English*) und viele andere. Das FPI wurde zu einem der größten Weiterbildungsträger für innovative Psychotherapie im deutschsprachigen Bereich und wurde von *Hilarion Petzold* und *Johanna Sieper* geleitet. 1974 kamen noch *Hildegund Heinl* und *Ilse Orth* dazu. Im Jahre 1981 konnte *Petzold* das alte Seehotel an der Bevertalsperre bei Hückeswagen erwerben. Nach Umbauten und mit einem neuen Programm konnten sie dann die wissenschaftliche Weiterbildungsinstitution einrichten, die heute **„Europäische**

Akademie für Biopsychosoziale Gesundheit, Naturtherapien und Kreativitätsförderung" (EAG) heißt und **1982** durch das Land Nordrhein-Westfalen staatlich anerkannt wurde (*Sieper, Schmiedel* 1993, 428). Sie wurde seitdem geleitet von Prof. Dr. mult. *Hilarion G. Petzold* (wissenschaftlicher Leiter), Prof. Dr. phil. *Johanna Sieper* (pädagogische Leiterin bis zu ihrem Todesjahr 2020), Dr. med. *Hildegund Heinl* († 2005, **ärztliche Leiterin bis 2003**, jetzt Dr. med. *Susanne Orth-Petzold,* MSc.) von Dipl.-Sup. *Ilse Orth,* MSc (Fachbereichsleiterin, jetzt pädagogische Leiterin), und von Dipl. Soz-Päd. *Bettina Ellerbrock* (Fachbereichsleiterin Naturtherapien, Geschäftsführung). 1996 konnte in der Schweiz die „Stiftung Europäische Akademie für bio-psycho-soziale Gesundheit und Integrative Therapie" (SEAG) gegründet werden, in deren Leitung *Hilarion Petzold, Lotti Müller* und Kolleginnen tätig sind und die 2018 die staatliche Anerkennung als Weiterbildungsinstitut für „Integrative Psychotherapie" in der Schweiz erhalten konnte (Reakkreditierung 2024). Ein solches großes, europaweit wirkendes Bildungswerk für psychosoziale und klinische Berufe, aber auch als allgemeine gesundheitsbildende Einrichtung bis in die Gegenwart zu leiten, stellt eine enorme ko-kreative Arbeit und Leistung da, für die *Hilarion Petzold* und seine MitgestalterInnen einen über Jahrzehnte währenden engagierten Einsatz erbracht haben (vgl. *Petzold, Sieper* 1993a; *Sieper, Orth, Schuch* 2007).

Diese Festschrift ist auch ein Dokument einer solchen *gemeinschaftlichen* Lebensleistung, einer Ko-Kreation – darauf legt *Hilarion Petzold* Wert. Sie konnte und kann nur in einem ko-respondierenden Miteinander gelingen, das in Problemen und Erfolgen durchträgt. Solchen Geist ko-kreativen Miteinanders im Verstehen von Menschen und Welt (*Petzold* 2015k, 2017f, 2020f; *Petzold, Orth* 2017b, 2024a, b) und im Gestalten von konvivialen Lebens- und Weltverhältnissen will die Integrative Therapie mit ihren Konzepten und Methoden anregen und weitergeben.

Literatur am Ende des Bandes, Seite 739ff.

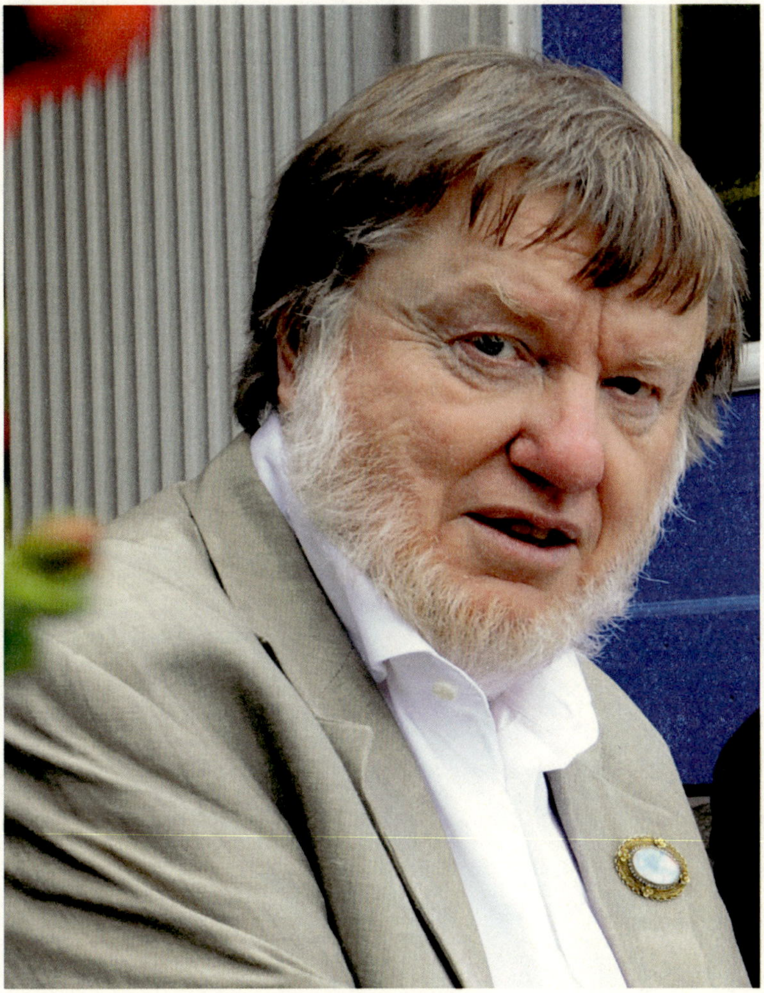

Hilarion G. Petzold

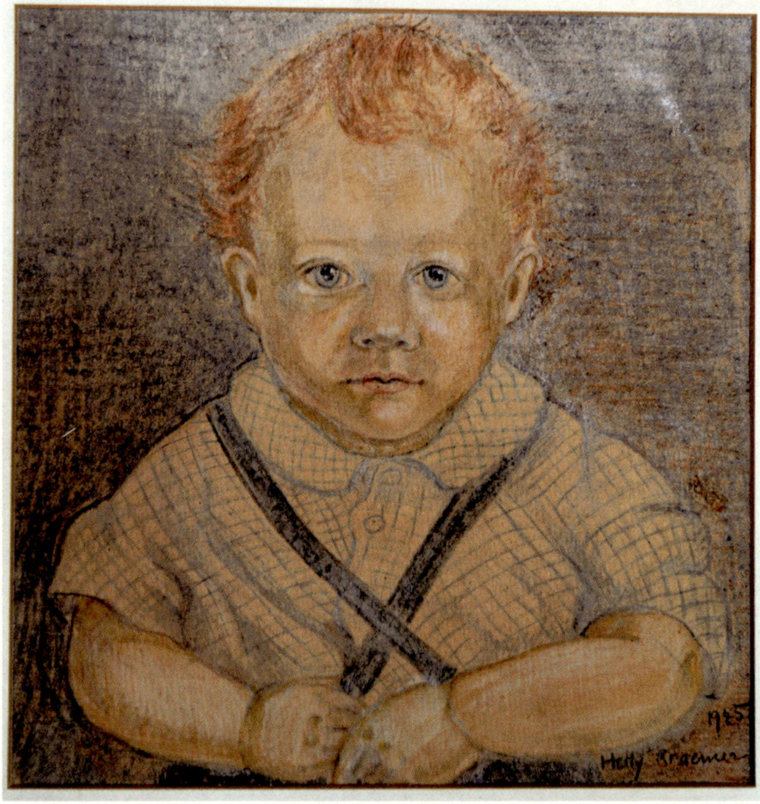

Hilarion Gottfried Petzold – gezeichnet 1946 von Hetty Krämer

Das Porträt: Hilarion G. Petzold

Ein universaler Denker in der Psychologie[1]

Ulfried Geuter

Hilarion Petzolds wissenschaftliches Werk ist von einer Breite, die für einen einzelnen Wissenschaftler im Bereich der Psychotherapie einzigartig ist. Und von einem Umfang, dass es ein eigenes Studium ausfüllen kann. Will man ihn porträtieren, weiß man wirklich kaum, wo man anfangen und wo man aufhören soll. In Frankreich, Holland, Österreich und der Schweiz war *Petzold* Professor, er baute therapeutische Ausbildungsgruppen in Spanien, Norwegen oder Jugoslawien auf, bildete Coaches bei den Skoda-Werken in Tschechien aus und spricht zahlreiche europäische Sprachen, in denen er auch lehrt.

In vielen Bereichen war *Petzold* der Erste: In Paris gründete er 1967 die erste Wohngemeinschaft für Drogenabhängige in Europa, ein Jahr später die erste Alten-WG. Er supervidierte 1972 das erste Methadonprogramm für Drogenabhängige in der BRD, initiierte 1971 ersten Gruppen von „Grauen Panthern" und gehörte zu denen, die Gestalttherapie, Psychodrama, Transaktionsanalyse und Bioenergetik in Deutschland verbreiteten. Keine 30 Jahre war er alt, als er mit *Johanna Sieper* und *Hildegund Heinl* das „Fritz-PerlsInstitut für *Integrative Therapie*, Gestalttherapie und Kreativitätsförderung" in Düsseldorf aufbaute. Später initiierte er Fachgesellschaften für Gestalttherapie, Integrative Bewegungstherapie, therapeutisches Puppenspiel, Kunsttherapie, Poesie- und Bibliotherapie und den ersten schulenübergreifenden Dachverband, die „Arbeitsgemeinschaft psychotherapeutischer Fachverbände". Seit 1982 leitet er die „Europäische Akademie für psychosoziale Gesundheit" im bergischen Hückeswagen, eine staatlich anerkannte Einrichtung der beruflichen Weiterbildung. Er arbeitete mit Kindern, Jugendlichen, alten Menschen, Psychotikern, Süchtigen und schwer traumatisierten Menschen.

Hilarion Petzold wollte nie eine Therapieschule gründen. Aber mit seiner *Integrativen Therapie* hat er die theoretische Arbeit eines Enzyklopädisten geleistet und in der Praxis so vieles zusammengeführt wie wohl kaum ein anderer in seinem Fachgebiet.

---

1 Dem Beitrag liegt ein Portrait in „Psychologie Heute" zugrunde. *Geuter, U.* (2008): Ein Universalgelehrter der Psychologie. Das Portrait: Hilarion Petzold. In: *Psychologie Heute* 2, Februar (2008) 36-41. https://www.psychologie-heute.de/archiv/detailansicht/news/ein_universalgelehrter_der_psychologie/.

Ein großes Werk

Das Gesamtverzeichnis der wissenschaftlichen Veröffentlichungen *Hilarion Petzolds* von 1965 bis 2007 zur Psychologie, Psychotherapie, Pädagogik und Sozialwissenschaft umfasst über 800 Titel – heute sind es weit über 1000. Hinzu kommen Veröffentlichungen auf den Gebieten Landwirtschaft, Theologie, Philosophie und Orientalistik wie über altserbische Kirchenmusik oder Geisteskrankheiten im byzantinischen Eherecht.
Die Summe seines psychotherapeutischen Schaffens ist niedergelegt in den drei Bänden ‚Integrative Therapie' (Junfermann), die ‚Arbeit mit kreativen Medien' in zwei Bänden ‚Die neuen Kreativitätstherapien' (mit *I. Orth*, edition sirius), die supervisorische Arbeit in ‚Integrative Supervision' (Verlag für Sozialwissenschaften), die Arbeit mit Süchtigen in zwei Bänden ‚Integrative Suchtarbeit' (mit *P. Schay* und *W. Scheiblich,* Verlag für Sozialwissenschaften), seine gerontologische Arbeit in zwei Bänden ‚Mit alten Menschen arbeiten' (Pfeiffer bei KlettCotta). Mit Büchern wie ‚Methodenintegration in der Psychotherapie' (Junfermann), ‚Die Mythen der Psychotherapie (mit *I. Orth*, Junfermann), Therapieschäden – Risiken und Nebenwirkungen von Psychotherapie' (mit *M. Märtens, Grünewald*), ‚Sinn, Sinnerfahrung, Lebenssinn' (mit *I. Orth*, 2 Bände, Aisthesis) leistete er thematische Pionierarbeit. Ein neues Werk: ‚Der Wille, die Neurowissenschaften und die Psychotherapie' (mit *J. Sieper*, 2 Bände, Sirius Verlag). Zum 25-jährigen Jubiläum der Europäischen Akademie für Psychosoziale Gesundheit und Kreativitätsförderung (EAG) erschien 2007 zugleich als Festschrift für *Hilarion Petzold* ‚Neue Wege Integrativer Therapie. Klinische Wissenschaft, Humantherapie, Kulturarbeit' (hg. v. *J. Sieper, I. Orth, W. Schuch*, edition sirius).

In seinem Elternhaus fand *Petzold* die Bausteine für seine Art der Therapie. Von der Mutter, die Musik- und Theaterwissenschaften studiert hatte, erbte er das Kunstverständnis. Er lernte Flöte, Gambe und Laute und spielt bis heute die Theorbe, eine Basslaute. Zu Hause wurden Puppen gebastelt, musiziert, gemalt. Vom Vater lernte er russischen Kolo, eine Kampfkunst, die er immer noch praktiziert. Der Vater, ein Agronom, lehrte ihn auch die wissenschaftliche Denkweise, wenn er bei Spaziergängen im Neandertal Paläontologie und Prähistorik erklärte und die Pflanzen mit ihren lateinischen Namen benannte.

Beide Eltern waren ehrenamtlich in der Suchtkrankenhilfe tätig. Zusammen mit seiner Schwester begleitete der kleine Hilarion sie manchmal zu ihren Gruppen ehrenamtlicher Hilfeleistung; mit der Schwester spielte er als Kind auch für Menschen im Altenheim Puppentheater. In der Nazizeit hatte der Vater den Kriegsdienst verweigert und aus dem Wehrmachtsgefängnis geschrieben: „Man muss die Menschen lieben, um nicht an ihnen zu verzweifeln." Die Mutter war damals Mitglied in der Bekennenden Kirche. Nach dem Krieg engagierten sich die Eltern bis ins hohe Alter in der Friedensarbeit.

Es hat mit diesem Elternhaus zu tun, dass *Petzold* als Psychotherapeut bis heute das Leid des Einzelnen immer auch vor dem Hintergrund der Ungerechtigkeit in der Welt sieht. Psychotherapie soll in seinen Augen eine politisch bewusste, „engagierte, kulturkritische Humantherapie" sein und keine reparative Technik, die Menschen nur hilft, sich besser anzupassen. In seiner Theorie gibt es daher, im Unterschied zu manchen anderen Psychotherapieverfahren, Begriffe wie Frieden, Menschenrechte, Patientenwürde und Werte. Und eine Kritik an den „gesellschaftlichen Verursachungen von Leid, Entfremdung, Krankheit, Verelendung". *Petzold* will, wie er schreibt, Professionalität mit Humanität verbinden.

Eigentlich wollte *Hilarion Petzold* tropische Landwirtschaft studieren. Daher verließ er das Gymnasium und machte eine Landwirtschaftslehre, musste sie aber nach einem schweren Unfall abbrechen. Das Interesse daran hat er bis heute bewahrt. In den 1970er Jahren kaufte er eine Finca auf La Palma, wo er selbst mit dem Traktor die Weinberge terrassierte und Amazonas-Aras zu züchten begann. Zwei- bis dreimal im Jahr ist er mehrere Wochen dort, kümmert sich um die Landwirtschaft und schreibt in der Ruhe der Natur seine Werke. Natur ist für ihn der Ort der Regeneration.

Noch etwas bekam er zu Hause mit, das sein Wissenschaftlerleben prägte: *Petzold* ist ein Europäer. Der Vater seiner Mutter stammte aus Flandern, die ersten Lebensjahre verbrachte er in Frankreich. Die väterliche Familie kommt aus Russland und Polen, mit den Großeltern sprach man Russisch. Zu Hause wurden Tolstoi und Kropotkin gemeinsam gelesen. So wuchs er in einer deutschen, slawischen und französischen Kulturwelt auf. Französische Philosophen und russische Psychophysiologen zählen heute für ihn zu den großen Referenztheoretikern seiner Integrativen Therapie.

Hilarion Petzold kennt die Menschen nicht nur aus dem Experimentallabor oder dem Therapieraum, sondern aus konkreter helfender Begegnung. Als er 19 war, setzte er sich nach einem Erdbeben in Skopje mit Freunden in seine „Ente", den Citroen der Studenten, um bei Aufräumarbeiten zu helfen. Zwei Jahre später half er bei einer Flutkatastrophe in Zagreb. Danach fuhr er jedes Jahr nach Jugoslawien, lehrte dort Integrative Therapie und gründete ein Ausbildungsinstitut. Während des Balkankriegs setzte er bis nach dem Zusammenbruch Jugoslawiens diese Arbeit fort, um Gruppen mit traumatisierten Menschen zu leiten und die Helfer zu unterstützen.

Petzold studierte in Paris russisch-orthodoxe Theologie, dann auch Philosophie und Psychologie. Paris bot ihm die großen Intellektuellen dieser Zeit: *Michel Foucault, Paul Ricoeur, Gabriel Marcel, Gilles Deleuze, Emmanuel Levinas, Lucien Goldmann, Lucien Sève, Serge Moscovici*. Wissenschaftler, die über die Grenzen ihrer Disziplinen, der Philosophie, Theologie oder Psychologie, hinausdachten. In ihrer Unterschiedlichkeit fand Petzold sie alle auf ihre Art überzeugend. Sie lehrten ihn, die Vielfalt des Denkens zu schätzen und Einseitigkeiten gegenüber misstrauisch zu sein.

Nach theologischer und psychologischer Dissertation wurde er Professor für Pastoralpsychologie in Paris. Diese Stadt war damals voller Anregungen. 1964 fand hier der erste Kongress für Psychodramatherapie statt. Auch Gestalt- und Bewegungstherapeuten lehrten in Paris. *Petzold* lernte sie kennen, machte eine *ferenczi*anische Psychoanalyse bei *Vladimir Iljine* und fuhr auch in die USA, um an Blockkursen bei *Jacob Moreno* und *Fritz Perls* teilzunehmen. Er erlernte Gestalttherapie bei *Dick Price* am Esalen-Institut in Kalifornien, Gruppendynamik bei den National Training Laboratories in Bethel/Maine und ließ sich von *Ola Råknes* in Oslo Stunden in *reich*ianischer Körperpsychotherapie geben.

Für seine therapeutischen Lehrer gilt für *Petzold* das Gleiche wie für seine akademischen: „Die Vielfalt war interessant." Keiner wurde für ihn zu einer Leitperson. Aber von allen lernte er etwas, das er in seine Konzeption psychotherapeutischer Praxis integrierte.

Hilarion Petzolds „Integrative Therapie" ist sowohl eine Rahmentheorie für die Psychotherapie allgemein wie auch ein psychotherapeutisches Verfahren. Anders als Verhaltenstherapie, Psychoanalyse oder Gesprächspsychotherapie hat die *Integrative Therapie* aber kein Modell mit einigen wenigen theoretischen Grundannahmen, aus denen sich ein bestimmtes therapeutisches Vorgehen ableitet. *Petzold* versteht sie vielmehr als ein „Netz von Konzepten" mit vielen Zentren des Wissens, zu denen Philosophie, Biologie und Neurowissenschaften, Sozialwissenschaften und Psychologie gehören. Denn eine Theorie des lebendigen Menschen müsse komplex sein, weil der Mensch als ein bio-psycho-sozial-ökologisches Wesen in einem ökologischen Kontext selbst komplex sei.

Petzolds Integrative Therapie bedient sich unterschiedlicher Kanäle der Kommunikation, mehrerer therapeutischer Medien wie Malen, Modellieren, Tanzen oder Puppenspiel und vieler verschiedener Methoden. *Petzold* spricht von den „fünf Zugangsweisen zum Menschen": Körper, Seele, Geist, sozialer Kontext und ökologischer Kontext. Ihnen entsprechen Leibtherapie, Psychotherapie, Nootherapie (das heißt Geistiges, Sinn, Werte, Meditatives), Soziotherapie und Interventionen in den Lebenskontext eines Menschen als Bestandteile einer umfassenden „Humantherapie".

„Im Zentrum des integrativen Ansatzes steht der altertümlich wirkende Begriff Leib", schreibt *Petzold* in seinem Hauptwerk Integrative Therapie. Philosophisch begründet er dies mit dem Konzept des „inkarnierten Sinns" von *Maurice Merleau-Ponty* und dem der Leiblichkeit von *Gabriel Marcel*: Der Mensch hat einen Körper und ist Leib; er kann sich selbst zum Objekt haben und Subjekt sein. Er ist immer ein „Leibsubjekt" und niemals nur ein Wahrnehmender ohne Leib, wie ihn die akademische Psychologie vielfach sieht. Als Leibsubjekt nimmt er in jedem Moment des Lebens Informationen auf und wird so „informierter Leib".

Dieses Konzept liegt zum Beispiel der therapeutischen Methode der Body Charts von *Hilarion Petzold* und *Ilse Orth* zugrunde, bei denen frei gestaltete Körperbilder gemalt werden. Das soll den Patientinnen und Patienten helfen, „leibliche Gestimmtheiten" und Bereiche sprachloser Erfahrungen zu erschließen, wahrzunehmen, was in den „Archiven des Leibes“ aufzufinden ist. Der Psychoanalyse hält *Petzold* entgegen, dass die multiple Stimulierung des Patienten, die sich der leiblichen Wahrnehmung und der verschiedenen Sinneskanäle bedient, weit mehr an Gedächtnisinhalten zutage fördere als eine rein assoziationsgeleitete Therapie.

Die *Integrative Therapie* betrachtet den Menschen immer in seiner Lebensspanne. Deshalb arbeitet *Petzold* zum Beispiel mit seiner Methode des „dreizügigen Lebenspanoramas“. Dabei sollen die Patienten malen, was ihnen in ihrem Leben gefehlt, was sie geschädigt und was ihnen gutgetan hat. Er geht dabei davon aus, dass Defizite, traumatisierende oder schmerzliche Erfahrungen und das Erleben von Rückhalt und Ressourcen das weitere Leben des Menschen prägen – Therapie als angewandte klinische Entwicklungspsychologie. Dem Gedanken, dass Menschen auf der Lebensstraße nicht allein, sondern „im Konvoi“ fahren, so ein häufig von *Petzold* verwendetes Bild, trägt er dadurch Rechnung, dass er sie auch ihre Netzwerke malen lässt und als Teil der Therapie an einer heilsamen Veränderung dieser Netzwerke arbeitet.

Das Spiel des Lebens

Hilarion Petzold geht in seiner Arbeit davon aus, dass „der Mensch auf der Bühne dieser Welt so manche Rolle spielt“ (*Shakespeare*). In seine therapeutische Methode sind daher auch Elemente dramatischer Gestaltung eingegangen. In dem bereits 1982 erschienenen Buch ‚Theater oder Das Spiel des Lebens‘ (Verlag für Humanistische Psychologie, Werner Flach KG, Frankfurt/Main) veröffentlichte er seine Überlegungen zur Integrativen Dramatherapie, aber vor allem auch literarische Theateraphorismen zu Begriffen wie „Szene“, „Vorhang“, „Regisseur“, „Bühne“, „Rolle“, „Pause“ – und zum Thema „Maske“:

Ich möchte dir die Maske herunterreißen.
Was ist dahinter? Eine Maske.
Ich werde dir die Maske einschlagen, die verdammte.
Ich werde schon herausfinden, was dahintersteckt! – Eine Maske.
Und wenn du tausend Masken hättest, ich finde dein wahres Gesicht.

Deine brummige Maske versteckt dein freundliches Gesicht.
Deine freundliche Larve tarnt deine grimmige Visage.
Und dieses barsche Visier schützt dein verwundbares Antlitz.
Doch die Maske der Verwundbarkeit verbirgt deine kalte Berechnung.
Deine berechnende Maske verdeckt die Fratze der Angst.
Der Schleier der Angst aber verhüllt das Entsetzen, das darum weiß,
dass unter der letzten Maske die Leere hervorgähnt.

Deshalb gilt: Jede Maske ist ein wahres Gesicht.

Petzold gehört auch zu den Pionieren der Lauftherapie. Darüber forschte er bereits in den 1970er Jahren. Wie er mit seinen Mitarbeitern herausfand, ist diese übungszentrierte Form der Psychotherapie bei Depressionen gleichermaßen wirksam wie Psychopharmaka. So schlägt sich in seiner Praxis nieder, dass er den Menschen als ein bio-psycho-sozial-ökologisches Wesen ernst nimmt. Das gilt auch für die Traumatherapie: Traumatisierte Menschen müssten sich auch körperlich von den stressphysiologischen Folgen der Traumata erholen und bräuchten dazu beides: biologische Regeneration und mitmenschlichen Trost. Und soziale Unterstützung, die ihnen hilft, sich in der realen Lebenswelt wieder zurechtzufinden. Er führte das Konzept der „Trostarbeit" in die Psychotherapie ein.

Hilarion Petzold geht in der Psychotherapie wahrlich viele Wege. Aber keinen nimmt er im Laufschritt. Überall schaut er sich gründlich um, studiert die Einzelheiten und verschafft sich einen Überblick. Bis er alle Wege des jeweiligen fachlichen Feldes und deren Verbindungen untereinander kennt. Einer seiner zentralen Leitbegriffe lautet daher „Konnektivierung". Denn das „eigentliche Anliegen von Wissenschaft" sei, „Beziehungen zwischen Bereichen oder Gegenständen der Realität aufzuzeigen".

Petzolds Wissenschaftssprache zeichnet sich aus durch Leitbegriffe, die jenseits der einzelnen Disziplinen gelten. Neben dem Begriff der Konnektivierung benutzt er oft den der „Transversalität", worunter er ein offenes, nichtlineares, prozessuales Denken in vielen Formen und in beständiger Veränderung versteht. Andere Begriffe sind der „Polylog", die Rede nach vielen Seiten mit vielen Gesprächspartnern, die „Kokreation", das gemeinsame Schaffen von etwas, oder die „Ko-respondenz", der wechselseitige Bezug. Seine zahlreichen Schriften quellen über vor kreativer Begrifflichkeit und Programmatik, immer geht er ins Grundsätzliche. Rastlos zählt er seine Referenztheoretiker auf, wird nicht müde, die Listen derer zu verlängern, mit deren Denken er übereinstimmt oder mit denen er Dissens hat, und zitiert doch am häufigsten eigene Arbeiten, die er zusammen mit seinen Mitarbeiterinnen und Mitarbeitern erarbeitet hat, weil ein Text, wie er sagt, auf den anderen aufbaut.

Bei so viel Wissen ist er nicht nur ein begehrter, sondern manchmal auch ein gefürchteter akademischer Diskussionspartner, da er zu jeder These eines anderen mühelos wissenschaftlich gut unterfütterte Gegenthesen begründen und durchaus heftig in die Kontroverse gehen kann. Im Gespräch ist *Petzold* bescheiden. Hält er aber Ansichten anderer für nicht genügend fundiert, kann er heftig angreifen. Schätzt er sie, geizt er nicht mit Lob.

In der deutschsprachigen klinischen Psychologie hat *Petzold* eine Ausnahmestellung, nicht nur weil er von 1979 bis zu seiner Emeritierung 2004 Professor für Psychologie, Klinische Bewegungstherapie und Psychomotorik in Amsterdam war und blieb und nie an eine deutsche Universität wechseln wollte. Aufgrund seiner therapeutischen Orientierung hätte er ohnehin nicht so leicht in die Welt der deutschen akademischen Psychologie gepasst, die verhaltenstherapeutisch beherrscht ist. Seit Jahrzehnten stieß er wie keiner vor ihm das schulenübergreifende Denken in der Psychotherapie an und musste feststellen, dass gerade in Deutschland angesichts der Macht- und Denkkartelle der kassenzugelassenen Therapieverfahren wenig Austausch in Gang kam.

An seinem Lehrstuhl an der Freien Universität Amsterdam konnte er die Psychotherapie mit der wissenschaftlichen Psychologie, der Psychomotorik, den Traditionen der Psychophysiologie und mit einer praktisch-klinischen Arbeit verbinden. In Bern lehrte er von 1980 bis 1989 als Gastprofessor bei *Klaus Grawe* erlebnisaktivierende Psychotherapieverfahren. Solche Bedingungen hätte er in der deutschen Klinischen Psychologie nicht so leicht finden können. Nach seiner Emeritierung in Amsterdam setzte er seine universitäre Lehrtätigkeit in den Bereichen Psychotraumatologie und Supervision an der Donau-Universität Krems in Österreich fort, Europas einziger staatlicher Weiterbildungsuniversität, an der neben der *Integrativen Therapie* auch Konzentrative Bewegungstherapie, Psychodrama, Integrative Gestalttherapie, Logotherapie und klientenzentrierte Psychotherapie gelehrt werden.

Petzold allerdings geht es weniger um die Lehre der *Integrativen Therapie* als einer Therapieschule, weil Schulen zu Dogmatismus neigen. Ebenso wenig will er selbst als Schulengründer gesehen werden. Denn „die Zeit der Schulengründer sollte vorbei sein". Er gestattet es daher auch nicht, dass irgendwo ein „Hilarion-Petzold-Institut" gegründet wird.

Seine akademische Heimat sieht *Petzold* in einer allgemeinen klinisch-psychologischen Psychotherapie, die sich dem Integrationsgedanken verschreibt, wie dies auch sein verstorbener Freund *Klaus Grawe* aus Bern in den letzten Jahren tat. Die *Integrative Therapie* ist daher auch etwas anderes als die neue, fast modische Rede von Integration, bei der es in Deutschland vielfach darum geht, dass die etablierten Schulen lediglich Methoden der nicht etablierten Psychotherapieverfahren ihrem Vorgehen hinzufügen, um ihr begrenztes Behandlungsrepertoire zu erweitern. Integration ist für *Petzold* vielmehr durchdachte Theorie und Praxis. Sie ist zugleich die Leistung eines Mannes, den man als einen der wenigen Universalgelehrten in der Psychologie bezeichnen mag, der gar nicht anders konnte, als die vielfältigen Bestandteile seines Wissens zu vernetzen, wenn er nicht simplifizieren wollte. Er schreibt selbst: „Aufgrund der verschiedenen, jeweils für mich überzeugenden Erfahrungen, die ich machen konnte, wurde die Integration der unterschiedlichen Wissensbestände und methodischen Wege der ‚Schulen' für mich eine persönliche Aufgabe." Die vielen Äste des Baums der Wissenschaft, die vielen Wege des Denkens, die vielen Landschaften der Theorie gehören zum Leben dieses Denkers.

„Psychologie Heute" – Februar 2008

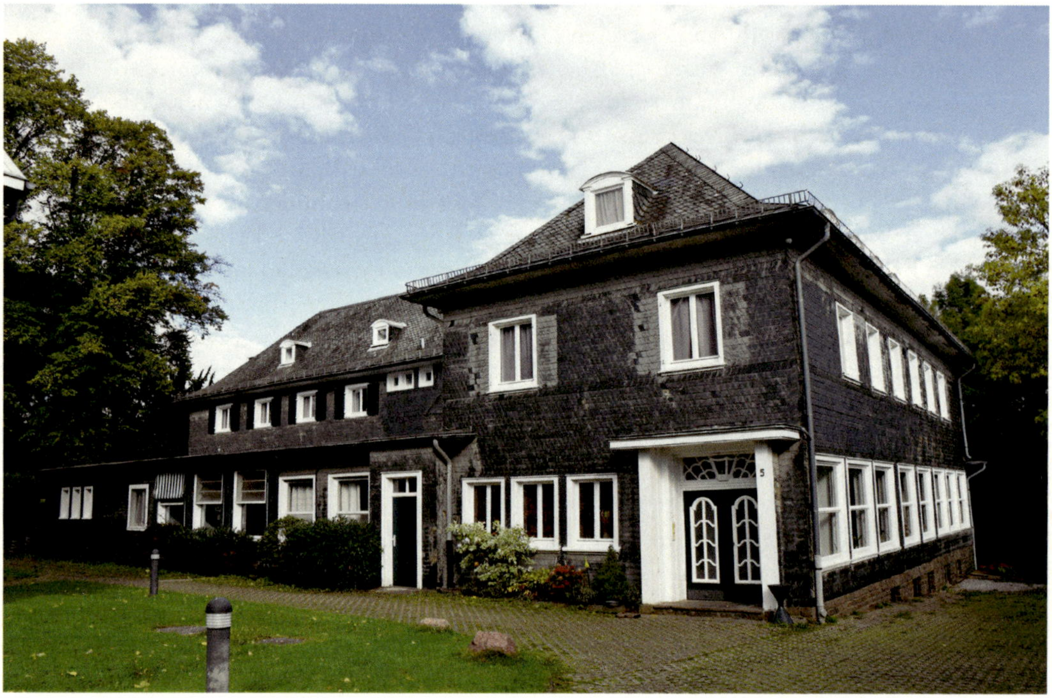

Eingang zur Akademie, Haus am See

Teil I

Integrative Entwicklungen in der Psychotherapie

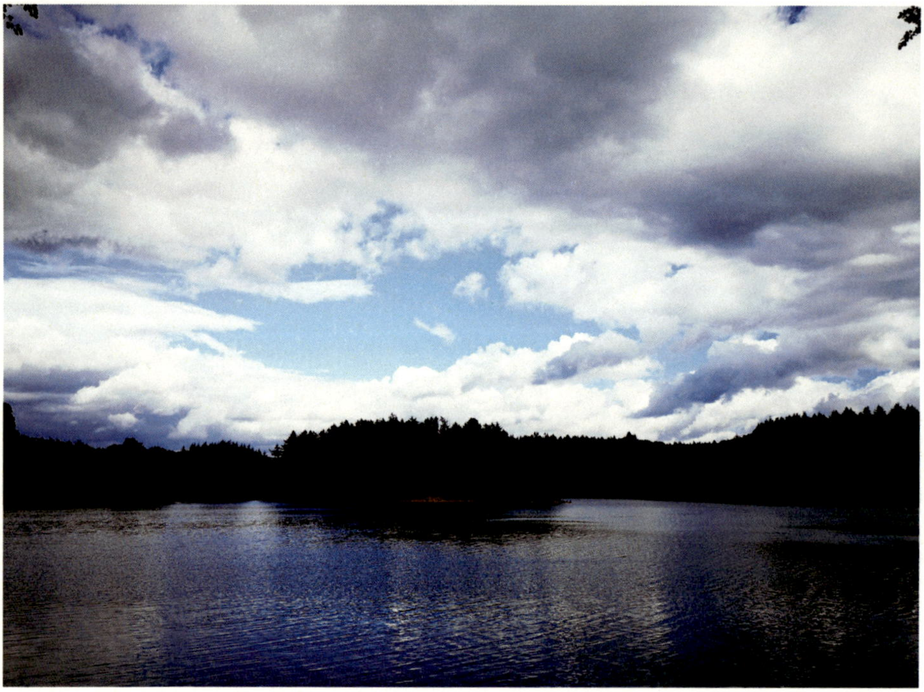

Hilarion G. Petzold – Universalgelehrter und Begründer der Integrativen Therapie

Günter Schiepek

Inhalt

1. Hilarion G. Petzold als Universalgelehrter

Es ist mir eine Freude und Ehre, die umfassenden Leistungen von *Prof. Dr. mult. Hilarion G. Petzold* für die Psychologie, die Psychotherapie, die Sozial- und Kulturwissenschaften würdigen zu dürfen – hier in Form eines Beitrags für diesen Band, der zum Anlass seines 80. Geburtstags erscheint. Angesichts seiner vielfältigen Aktivitäten in akademischen, aber auch praktischen und sozialen Bereichen, und seines riesigen schriftlichen Oevres, welches viele Monographien, Herausgeberbände, Zeitschriften- und Buchbeiträge umfasst (Textarchiv *Hilarion G. Petzold* et al.), kann ich dem nicht annähernd gerecht werden und möchte eine Perspektive einnehmen, die meiner eigenen Tätigkeit auf dem Gebiet der Psychotherapie und Psychotherapieforschung entspricht.

Die Breite seiner Betrachtungsmöglichkeiten und die Vielfalt seiner Perspektiven auf die Welt waren *Prof. Petzold* gewissermaßen schon in die Wiege gelegt, da er eine umfassende Erziehung genoss und in verschiedenen kulturellen Kontexten aufwuchs. Sein Vater war Agrarwissenschaftler und Maler, seine Mutter war Autorin und Dramaturgin. Seine gymnasiale Bildung war humanistisch geprägt und er lernte die deutsche ebenso wie die französische Kultur von klein auf kennen und lieben. An verschiedenen Universitäten studierte er Philosophie, Theologie, Psychologie, Pädagogik, Medizin und Soziologie. Drei Fächer schloss er mit dem Doktortitel ab. Er ist Träger des Bundesverdienstkreuzes am Bande und des Verdienstordens des Landes Nordrhein-Westfalen.

Prof. Petzold war Mitglied der Forschergruppe um *Klaus Grawe* an der Universität Bern und gründete das Fitz Perls Institut für Integrative Therapie, Gestalttherapie und die Förderung von Kreativität, die Europäische Akademie für bio-psycho-soziale Gesundheit (bereits die Bezeichnung bringt sein umfassendes

Verständnis menschlicher Gesundheit zum Ausdruck) sowie die Foundation „European Academy of Psychosocial Health and Integrative Therapy“. Auch die Zeitschrift „Integrative Therapie“ geht auf seine Initiative zurück. Er war Professor an der Freien Universität Amsterdam und Gastprofessor an der Donau-Universität Krems. Die von ihm gegründete Integrative Therapie zählt zu den 23 in Österreich anerkannten Psychotherapieformen und wird nicht nur dort, sondern in vielen Ländern Europas gelehrt und praktiziert.

2. Die Persönlichkeitstheorie: Selbst, Ich, Identität

Seiner Integrativen Therapie liegt ein sehr interessantes und umfassendes Verständnis der lebenslangen menschlichen Entwicklung und Entwicklungsmöglichkeiten zugrunde, welches er aufgrund seines breiten persönlichen und intellektuellen Horizonts erarbeiten konnte. Während die üblichen Erklärungsansätze (Ätiologiemodelle) der Psychopathologie, aber auch der gesunden Entwicklung in die biographische, vielleicht auch transgenerationale Vergangenheit gerichtet sind – dies gilt für die psychodynamischen Ansätze ebenso wie für die Lerntheorie (Lerngeschichte), aber auch für die Bindungstheorie – hat er diese um die Gegenwart und Zukunft erweitert. Aus der Gestalttherapie (z. B. *F. Perls*) hat er die Bedeutung der Gegenwart, d. h. die Möglichkeiten, die der Mensch bei der Gestaltung seines Lebens und seiner Beziehungen im Hier und Jetzt hat, in das Verständnis psychosozialer Probleme eingeschlossen. Darüber hinaus hat er aber auch die Bedeutung der Zukunft erkannt, die als erwartete, antizipierte Entwicklung, als Ereignishorizont bereits aktuell eine Rolle für die gegenwärtige Lebensgestaltung und die Handlungsmöglichkeiten spielt. Diese Dimension der Potentialität ist ein wichtiges Thema in Psychotherapien und auch in der Pädagogik und hat einen großen Impact für pathogenetische, aber auch salutogenetische Entwicklungen.

Das Leben ist nicht nur Geschichte, es ist auch Projekt. Identität – ein großes Thema in den Schriften von *Hilarion Petzold* – ist Identität im Prozess. In eine Formel gepackt:

I = Kt(L, Kn) mit folgenden Bedeutungen der Abkürzungen: I: Identität, Kt: Zeitkontinuum, L: Leib, Kn: Kontext (*Petzold* 1984). Identität bedeutet, sich im „Lebensganzen“ zu verstehen und impliziert dabei Rückgriff und Vorgriff, Memoration und Antizipation, Form und Phantasie, Rollenmuster und Rollenkreation. Graphisch wurde die Person und ihr Umfeld als räumlich und zeitlich gestaffelte Figur/Hintergrund-Relation dargestellt.

In seiner Persönlichkeitstheorie, die der Integrativen Therapie zugrunde liegt, verbindet er das Selbst als Leib-Selbst, Rollen-Selbst und Ich-Selbst, womit ein Zusammenhang hergestellt wird zwischen Kognition, Affektivität, Rationalität und Trieben/Motiven. Das Konzept des „Ich“ führt er ein als „Selbst in actu“, als einen Prozess bewusster Wahrnehmung und Handlung. Der aktionale Charakter des Ich resultiert aus einer Synergie aktionaler Rollen, womit es als „flüchtiges

Phänomen" (fugitiv und transient), als „Jetzt-Zustand" von Wahrnehmung und Handlung im Prozess zu verstehen ist (*Petzold* 1984, S. 82ff.). Damit enthält seine Persönlichkeitstheorie wesentliche Merkmale einer dynamischen Systemtheorie, die das Selbst als eine „Instanz des Seins" mit verschiedenen Konzepten von Rollen (Leib- und Rollen-Selbst) und Rollenentwicklung und mit einem fugitiven Ich auf unterschiedlichen Zeitskalen verbindet.

Auch das Konzept der Identität wird dynamisch gedacht, sie ist ihrem Wesen nach *Identität im Prozess* (*Petzold* 1984, S. 88). Wie in der zitierten Formel zusammengefasst, „... artikuliert sich Identität im Schnittpunkt von Kontext und Kontinuum, im Hier-und-Jetzt der Leiblichkeit und der Begegnung, das als historisches hic et nunc (*Petzold* 1981) die Dimension individueller und kollektiver Geschichtlichkeit sowie privater und gesellschaftlicher Zukunft umfasst" (*Petzold* 1984, S. 87). Identität wird gewonnen, nicht nur indem ich meine Geschichte habe, sondern weil ich meine Geschichte *bin*. Inhaltlich wirken dabei unterschiedlich Identitätsbereiche oder Säulen der Identität zusammen, nämlich Leib (der auch sozialer Leib ist), soziale Netzwerke, Arbeit und Leistung, materielle Sicherheiten und Werte.

3. Integrative Therapie

Daraus lassen sich für eine Integrative Therapie verschiedenste Maßnahmen und Interventionen ableiten, die es auch erfordern, Schnittstellen zu den geläufigen Ansätzen der Psychotherapie herzustellen, nämlich den psychoanalytisch/tiefenpsychologischen, den (kognitiv-)behavioralen, den systemischen und den humanistisch-existenziellen (*Orth, Sieper, Petzold* 2014). Neben einer Vielfalt an Interventionsmethoden aus dem psychosozialen Bereich kommen auch verschiedene körperorientierte Methoden zum Einsatz, kreative und künstlerische Methoden sowie intermediale Arbeit, bei der Farben, Formen, Collagen, Puppen, Masken, Instrumente, Bewegung und Poesie eingesetzt werden. In den letzten Jahren wurde die Naturerfahrung zunehmend wichtiger, also naturtherapeutische Ansätze (*Petzold, Orth* 2024), welche die bio-psycho-sozialen Struktur der Integrativen Therapie um eine vierte, nämlich eine ökologische Dimension erweitern. Dabei geht es nicht nur um Naturerfahrung, um deren heilende Kraft in Wäldern und im Gebirge zu nutzen, sondern auch um die Verantwortung für die Natur als Beitrag zur Werte-Dimension der Identität und der Persönlichkeitsbildung. Was über das Spektrum der verwendbaren Methoden – letztendlich sind prinzipiell alle verfügbaren Methoden einsetzbar – als verbindendes Band gelten kann, ist die transversale Reflexion, die als offenes, dynamisches und pluriformes Denken, Fühlen, Wollen und Handeln in einer Kaskade von Übergängen auftritt – ähnlich wie Psychotherapie als Kaskade von Ordnungsübergängen in einem bio-psycho-sozialen und ökologischen Selbstorganisationsprozess (*Haken, Schiepek* 2010).

Im offenen Brief zum Jahreswechsel (*Petzold, Orth* 2024, S. 6) wird „Transversalität" wie folgt beschrieben: „*Transversalität* ist ein Kernkonzept, das das Wesen des integrativen Ansatzes in spezifischer Weise kennzeichnet: ein offenes, nichtlineares, prozessuales, pluriformes Denken, Fühlen, Wollen und Handeln, das in permanenten Übergängen und Überschreitungen (*transgressions*) die wahrnehmbare Wirklichkeit und die Welten des Denkens und der Imagination, die Areale menschlichen Wissens und Könnens durchquert, um Erkenntnis- und Wissensstände, Methodologien und Praxen zu konnektivieren, ein „Navigieren als „systematische Suchbewegungen" in Wissenskomplexität und Praxisbereichen, in denen die Erkenntnishorizonte und Handlungsspielräume ausgedehnt werden können". Wer sollte dabei nicht an die Phasenübergänge zwischen Kognitions-Emotions-Verhaltensmustern in komplexen, selbstorganisierenden Systemen, also an *Synergetik* denken?

4. Wie lassen sich Hypothesen und Modelle geringer Reichweite kombinieren?

Die Komplexität der integrativen Persönlichkeitstheorie und der disziplinübergreifenden Annahmen bzw. der Befunde zu den Wirkprinzipien und -prozessen der Integrativen Therapie machen deutlich, dass monolithische Vorstellungen über gesunde Entwicklung oder Pathogenese unzureichend sind. Würde man allein nur eine einzige der verschiedenen, zum Teil sehr divergierenden Entwicklungstheorien aus dem Spektrum der Psychoanalyse präferieren oder für gültig betrachten, würde man in eine „Entwicklungstheologie" verfallen. Ontogenetische Überlegungen können daher nur zu vorläufigen Konzepten, Konstrukten oder Modellen führen, welche die menschliche Entwicklung facettenhaft und von verschiedenen Seiten beleuchten. Für die klinische Praxis ist deshalb eine Methodologie vonnöten, wie man Konzepte zu Aussagen, Strategien, Theorien mittlerer Reichweite und Gültigkeit verbindet (*Petzold* 1984, S. 92).

Von dieser Aussage fühle ich mich angesprochen, da wir in der klinischen Praxis eben vor diesem Problem stehen. Die Psychologie und die Sozialwissenschaften bieten in der Regel nur Einzelhypothesen an, meist als Wenn-Dann-Aussagen formuliert, oder allenfalls Theorien geringer Reichweite, die selten ausreichen, um auch nur die Komplexität eines einzigen Falls zu verstehen, man denke nur an die Komorbidität oder auch die Entwicklungsfacetten, die fast jeder Mensch als bio-psycho-soziales System für seine gesunde Entwicklung (Salutogenese) einsetzen kann. Seit mehreren Jahrzehnten gibt es daher eine Methode der Fallkonzeption, die genau dieses Problem zu lösen versucht – die so genannte idiographische Systemmodellierung (*Schiepek* 1986; *Schiepek* et al. im Druck). Systemmodelle kombinieren meist lineare Einzelannahmen zu rekursiven, rückgekoppelten Systemen, welche verständlich machen sollen, wie die Dynamik eines komplexen bio-psycho-sozialen Systems im Einzelfall funktioniert, welche Aspekte bzw. Komponenten dabei zusammenwirken und wo mögliche Ansatzpunkte für Veränderung liegen (Abb. 1). Es handelt sich dabei eben um Modelle, die immer durch Abstraktion, Selektion und Perspektivenabhängigkeit charakterisiert sind und die in einem ko-kreativen Prozess gemeinsam mit dem/den Klienten erarbeitet werden. Damit handelt es sich um eine „integrative" Fallkonzeption, die sowohl dem Geist als auch dem Methodenspektrum der Integrativen Therapie entspricht.

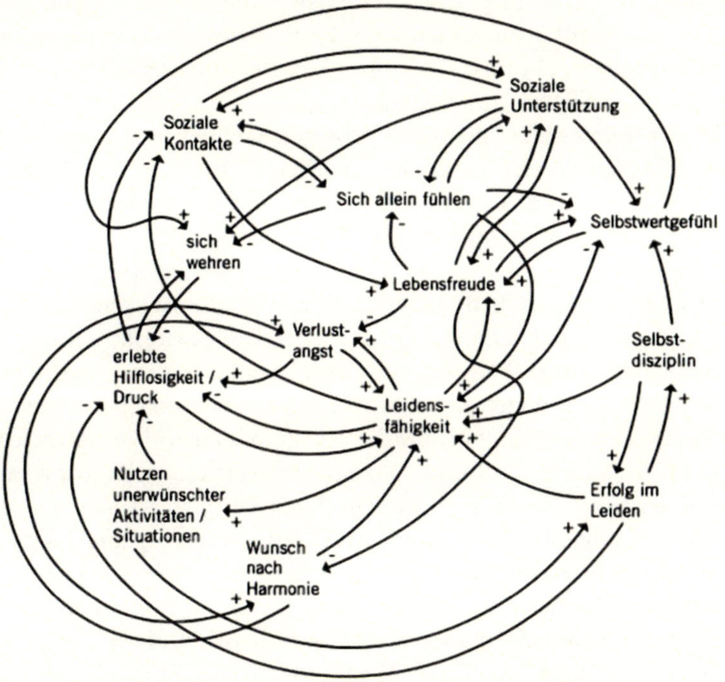

Abb. 1: Beispiel für ein idiographisches Systemmodell.

Bezogen auf wesentlich größere Dimensionen und in einem völlig anderen Wissenschaftsgebiet scheint es ebenfalls so zu sein, dass eine einheitliche Theorie für Alles nicht existiert und daher verschiedene Theorien kombiniert werden müssen. Mit Bezug auf die M-Theorie stellen *Hawking* und *Mlodinow* (2010, S. 13) fest, dass diese „... keine Theorie im üblichen Sinne (ist). Sie besteht aus einer ganzen Familie verschiedener Theorien, deren jede nur für einen Teilbereich physikalischer Situationen eine gute Beschreibung liefert. Sie hat damit eine gewisse Ähnlichkeit mit einer Landkarte." So also auch in der Psychologie und in der Integrativen Therapie.

5. Komplexität, Kontext und Kasuistik

Interessant ist auch *Petzolds* Position zum Thema Komplexität und Kontextualität. Eine einheitliche Form der Komplexitätsreduktion erscheint ihm unmöglich, was bedeutet, mit der Komplexität leben zu lernen. Ähnlich wie *Gottfried Wilhelm Leibniz* spricht er von „Verbundenheit in der Vielfalt“ (*Petzold* 1984, S. 107). Bringt man seine Vorstellungen von Dynamik auf verschiedenen Zeitskalen der Persönlichkeitsdynamik (Selbst, Ich, Identität) mit der Frage nach den Möglichkeiten einer nicht-reduktiven Komplexitätsbearbeitung in Zusammenhang, könnte man seinen Ansatz durchaus als Form einer *complexity science* verstehen, zwar nicht beruhend auf einer naturwissenschaftlichen und mathematischen Grundlage, aber auf Basis einer Meta-Hermeneutik bzw. transversalen Hermeneutik und Phänomenologie.

Gleichzeitig findet sich in mehreren Schriften eine Fokussierung auf den Einzelfall, wobei kritisiert wird (z. B. *Petzold* 1984, S. 101), dass ein hermeneutischer Prozess, wie er im therapeutischen Prozess stattfindet und darin zu einem Verstehen der Strukturen individueller Biographien führt, vielfach generalisiert und kategorial verfestigt wurde (z. B. in der Psychoanalyse). Dies sei – mit *Habermas* (1968) gesprochen – ein „szientistisches Mißverständnis“, wenn dabei aus wenigen Fällen generalisierende Schlussfolgerungen auf die Persönlichkeitsentwicklung und Pathogenese großer Populationen gezogen werden. Die „Wahrheit“ dürfe nicht in Form von Generalisierungen festgeschrieben werden, sondern muss in jedem einzelnen Fall gefunden und verstanden werden (*Gadamer* 1975). Sinnfindung und, so könnte man ergänzen, Begründungen für therapeutisches Handeln, müssen den jeweiligen Kontext des Klienten und der Therapie berücksichtigen, kontextfreies Verstehen und Vorgehen sind sinnlos. Der erkenntnistheoretische Hintergrund ist hier ein anderer als in der *complexity science* und in der neueren Psychotherapieforschung, kommt aber zu einem ähnlichen Ergebnis. Bezieht man sich auf Chaostheorie und Synergetik, so wird deutlich, dass individuelle Verläufe (Trajektorien) einer Entwicklung aufgrund ihrer sensiblen Abhängigkeit von Startwerten, Mikroeinflüssen (dynamic noise) und der jeweiligen Parametrisierung (Kontrollparameter) nicht nur komplex, nicht vorhersehbar und nicht linear steuerbar, sondern auch hochgradig individuell sind. Mit den Möglichkeiten, die in der feedback-gestützten integrativen Psychotherapie inzwischen vorliegen (*Schiepek* et al. 2015), erlebt daher die *Kasuistik* als Forschungsgenre fröhliche Urstände. Therapeutische Entwicklungen können in Form von engmaschig erfassten Zeitreihen und auch von Tagebuchtexten (quantitativ und qualitativ) dargestellt und analysiert werden. Es existiert damit eine praxisbasierte Forschung (*practice-based research*), die flächendeckend in unterschiedlichen Settings genutzt werden kann.

Ein weiterer Grund, warum es kaum möglich ist, vom Einzelfall auf Populationen und umgekehrt, von Befunden aus populationsbezogenen Daten auf den Einzelfall zu generalisieren, ist die Nicht-Ergodizität menschlicher Entwicklung.

Schlüsse vom Einzelfall auf eine Population oder anders herum wären nur möglich, wenn die statistischen Eigenschaften des Einzelfalls mit denen der Population übereinstimmen und sich auch über die Zeit nicht verändern, also stationär sind. Beides ist aber in menschlichen dynamischen Systemen nicht der Fall (*Molenaar, Campbell* 2009), vor allem nicht in Psychotherapien, die je darauf angelegt sind, qualitative Musterwechsel (Phasenübergänge) zu vollziehen.

Schließlich ist die Kontextabhängigkeit des therapeutischen Vorgehens und seiner Begründung bzw. Rechtfertigung (Indikationsentscheidungen) durch die Vielzahl der Einflussfaktoren gegeben, die hierfür eine Rolle spielen. Es geht nicht nur um Diagnosen, für die im Sinne einer spezifischen Indikation ein bestimmtes Vorgehen vorgehalten wird, sondern um verschiedene Klientenmerkmale (Ressourcen und Kompetenzen, Veränderungsmotivation, Persönlichkeitsmerkmale), Qualitäten des sozialen Umfeldes, Therapeutenmerkmale (Präferenzen und Kompetenzen), die langfristige und aktuelle Dynamik des Therapieprozesses (z. B. dessen Stabilität oder Instabilität) und vieles mehr. Derartige Systemmerkmale werden in verschiedenen Schriften zur Integrativen Therapie beschrieben, woraus sich ergibt, dass Integrative Therapie eine *personalisierte Therapie* sein sollte, welche die Struktur und Dynamik des jeweiligen Klientensystems zu berücksichtigen hat. Die Struktur, d. h. das Netzwerk der Wechselwirkungen zwischen den relevanten Variablen wird in Form einer Fallkonzeption (Systemmodellierung) erarbeitet, die Dynamik mit Hilfe eines Prozessmonitorings (Synergetisches Navigationssystem, SNS) (*Schiepek* et al. 2015) (Abb. 2). Man könnte dies als eine Form der Umsetzung und der Realisierung der *Transversalität* verstehen.

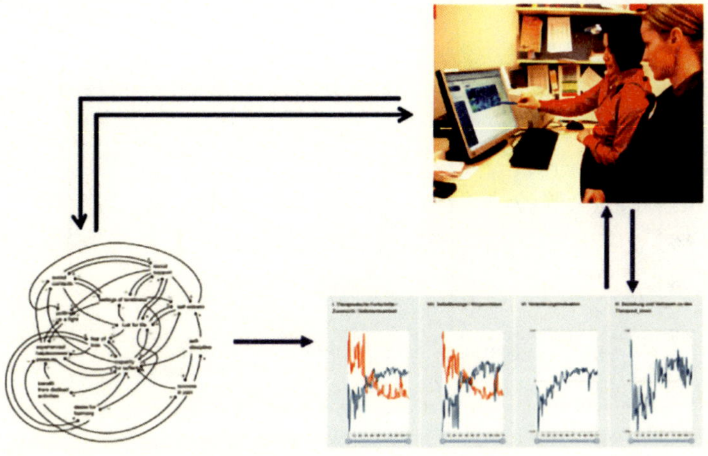

Abb. 2: Prozessreflexion mit Bezug auf ein idiographisches Systemmodell und die Verlaufsdiagramme, die aus einem personalisierten Prozessfragebogen (erfasst mit dem SNS) resultieren.

6. Das Konnektom und seine dynamische Konnektivität

In neuerer Zeit beziehen die Schriften von *Hilarion Petzold* auch die Neurowissenschaften ein. Es geht unter anderem um das Konnektom (Netzwerkstrukturen zwischen funktionell-anatomischen Hirnarealen) und seine Dynamik (*Functional Connectivity Dynamics*), wozu vor allem *Viktor Jirsa* und seine Mitarbeiter bahnbrechende Arbeiten geleistet haben. In einer Untersuchung konnten wir – unter Mitarbeit von *Jirsa* und seinem Team in Marseille (z. B. *Battaglia* et al. 2020; *Hansen* et al. 2015) – zeigen, dass die neuronale Flexibilität bei Zwangsstörungen reduziert ist. Die neuronale Konnektivitätsdynamik wurde bestimmt, indem wir die Gehirnaktivität in etwa 120 Arealen (*full brain model*) mit fMRT in einer 10-minütigen Resting State Situation (Ruhezustand ohne Stimulation) erfassten und deren Korrelation in einem Gleitfenster berechneten (funktionelle Konnektivität). Die *Nicht*-Veränderung dieser funktionellen Konnektivität, also deren Rigidität und Stabilität, kann als Marker für Psychopathologie interpretiert werden. Es handelt sich hierbei möglicherweise um ein generelles Merkmal von Psychopathologie, da die Konnektivitätsdynamik nicht nur mit der Ausprägung von Zwangshandlungen und Zwangsgedanken *negativ* korrelierte, sondern auch mit der von Depression, Angst und Stress (vgl. *Kashdan, Rottenberg* 2010). Im Verlauf der Psychotherapie (ca. drei Monate) nahm die Konnektivitätsdynamik, also die neuronale Flexibilität, zu, was gezeigt werden konnte, da bei den 17 Patienten insgesamt 5 fMRT-Scans während des gesamten Klinikaufenthalts durchgeführt wurden (Abb. 3). Bei den gemachten gesunden Kontrollpersonen, die zu vergleichbaren Abständen ebenfalls bei resting states fMRT-Scans durchführten, änderte sich nichts (*Schiepek* et al. 2021).

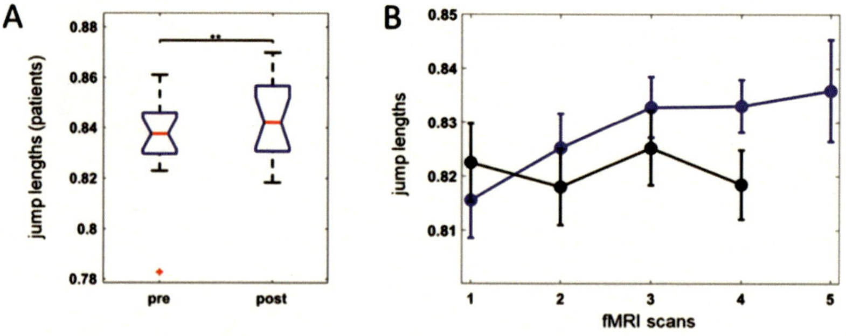

Abb. 3: Die Veränderung (Sprunglängen) der funktionellen Konnektivität von Zwangspatienten (fMRT von resting states) im Verlauf von Psychotherapie. (A) Vergleich Vorher-Nachher (pre-post). (B) Funktionelle Konnektivität zu fünf Messpunkten im Verlauf. Blau: Patienten, rot: gesunde Kontrollen.

Dies sei ein kleiner Hinweis auf die Bedeutung der funktionellen Konnektivitätsdynamik als neuronaler Gesundheitsmarker, der auch in der Integrativen Therapie unterstrichen wird. Das therapeutische Vorgehen in der zitierten Studie war multi-methodisch und integrativ – unter anderem wurde mit SNS-basiertem Prozessfeedback gearbeitet – womit ein weiterer empirischer Hinweis auf die Effekte und Funktionsweise von integrativer Psychotherapie möglich wurde. Wir sehen einmal mehr, dass es Sinn macht, Therapie nicht verfahrensspezifisch zu denken, zumal auch der gesamte Wissensstand der Wirkfaktorenforschung (*Wampold, Imel* 2015) für eine schulenübergreifende Psychotherapie spricht, die disziplin- und methodenübergreifend konzipiert und gleichzeitig personalisiert ist. Dies schon früh und mit großen Weitblick erkannt zu haben, ist eines von vielen Verdiensten von *Hilarion Petzold*.

Literatur

Battaglia, D., Boudou, T., Hansen, E. C. A., Lombardo, D., Chettouf, S., Daffertshofer, A., Jirsa, V.K. (2020): Dynamics of resting state functional connectivity through the human adult lifespan. *Biorxiv*. https://doi.org/10.1101/10724.

Gadamer, H.-G. (1975): Wahrheit und Methode. Tübingen: Mohr.

Habermas, J. (1968): Erkenntnis und Interesse. Frankfurt/Main: Suhrkamp.

Haken, H., Schiepek, G. (2006, 2. Aufl. 2010): Synergetik in der Psychologie. Selbstorganisation verstehen und gestalten. Göttingen: Hogrefe.

Hansen, E. C. A., Battaglia, D., Spiegler, A., Deco, G., Jirsa, V.K. (2015): Functional connectivity dynamics: Modeling the switching behavior of the resting state. NeuroImage, 105, 525-535. https://doi.org/10.1016/j.neuroimage.2014.11.001.

Hawking, S., Mlodinow, L. (2010): Der große Entwurf. Eine neue Erklärung des Universums. Reinbek: Rowohlt.

Kashdan, T. B., Rottenberg, J. (2010): Psychological flexibility as a fundamental aspect of health. *Clinical Psychology Review, 30*(4), 865-878. https://doi.org/10.1016/j.cpr.2010.03.001.

Molenaar, P. C. M., Campbell, C. G. (2009). The new person-specific paradigm in psychology. *Current Directions in Psychological Science, 18*(2), 112-117. https://doi.org/10.1111/j.1467-8721.2009.01619.x.

Orth, I., Sieper, J., Petzold, H. G. (2014): Integrative Therapie als methodenübergreifende Humantherapie. Paderborn: Junfermann.

Petzold, H. G. (1984): Vorüberlegungen und Konzepte zu einer integrativen Persönlichkeitstheorie. *Integrative Therapie, 10* (1-2), 73-115.

Petzold, H. G. (1997): Das Ressourcenkonzept in der sozial-interventiven Praxeologie und Systemberatung. *Integrative Therapie, 23,* 435-471.

Petzold, H. G. (2004): Integrative Therapie. Modell, Theorien und Methoden einer schulenübergreifenden Psychotherapie (2. Aufl.). Paderborn: Junfermann.

Petzold, H. G., Orth, I. (2024): Integrative Therapie als Zukunftsarbeit – ihre Multimethodik und Intermedialität fördert das „Konnektom" komplexer Leiblichkeit im Kontext/Kontinuum. Hückeswagen: Rundbrief zum Jahreswechsel 2023/24.

Schiepek, G. (1986): Systemische Diagnostik in der Klinischen Psychologie. Weinheim: Beltz/PVU.

Schiepek, G., Eckert, H., Aas, B., Wallot, S., Wallot, A. (2015): Integrative Psychotherapy. A Feedback-Driven Dynamic Systems Approach. Boston, MA: Hogrefe International Publishing.

Schiepek, G., Viol, K., Aas, B., Kastinger, A., Kronbichler, M., Schöller, H., Reiter, E.-M., Said-Yürekli, S., Kronbichler, L., Kravanja-Spannberger, B., Stöger-Schmidinger, B., Aichhorn, W., Battaglia, D., Jirsa, V. (2021): Pathologically reduced neural flexibility recovers during psychotherapy of OCD patients. *Neuroimage: Clinical, 32,* 102844. https://doi.org/10.1016/j.nicl.2021.102844.

Schiepek, G., Siebert-Blaesing, B., Hausner, M.B. (Hrsg.) (im Druck). Systemische Fallkonzeption. Idiographische Systemmodellierung und personalisierte Prozessbegleitung. Göttingen: Hogrefe.

Wampold, B.E., Imel, Z.E. (2015): The Great Psychotherapy Debate: The Evidence for What Makes Psychotherapy Work (2nd ed.). New York: Routledge.

Polylogischer Beitrag der Personzentrierten Systemtheorie zu einer Integrativen Therapie

Jürgen Kriz

Inhalt

1. Vorbemerkungen

Hilarion G. Petzold hat sehr frühzeitig im deutschen Sprachraum – und außer den explizit als „Körpsychotherapeuten" arbeitenden Kolleginnen und Kollegen auch am umfangreichsten – die Prozesse des Körpers bzw. des Leibes als eine wesentliche Basis für das Verständnis psychotherapeutischer Dynamiken in seine Konzeption einer „Integrativen Psychotherapie" einbezogen (u. a. *Petzold* 1988, 1993).

Inzwischen ist von den vier sogenannten „Grundorientierungen" einiges an Nachholarbeit geleistet worden: Nicht zuletzt durch übergreifender Diskurse zu „Embodiment", neuen Erkenntnissen der Säuglingsforschung, Bindungstheorie, Traumatherapien und ihren Verflechtungen mit neurowissenschaftlichen Befunden haben die deutschen „Richtlinienverfahren" endlich ihre oft allzu engen Fokussierungen erweitert: Die verhaltenstherapeutischen Ansätze berücksichtigen nun stärker dien Stellenwert von Emotionen, die psychodynamischen Ansätze beschäftigen sich stärker mit dialogischen, sozialstrukturellen und mentalisierungsbasierten Aspekte, die systemischen Ansätze haben ihren Blick von Interaktionsstrukturen auf die subjektiven Bedeutungsgebungen und deren körperliche Beeinflussungen erweitert, und auch die (innerhalb Deutschlands noch immer formell ausgegrenzten) humanistischen Ansätze verflechten die ihnen zugehörigen körperpsychotherapeutischen Vorgehensweisen stärker mit den psychodramatischen, personzentrierten, transaktionsanalytischen, gestalttherapeutischen und existenzanalytischen Konzepten und Aspekten ihrer therapeutischen Arbeit.

So erfreulich diese Entwicklungen auch sind, stärker der Komplementarität von körperlichen und kognitiven Prozessen (einschließlich deren jeweilige

Kontexte) etwas besser gerecht zu werden: sie bleiben noch weit zurück hinter den Konzepten, die *Petzold* seit langem im Rahmen seiner Polyloge zur Begründung einer „Integrativen Therapie" vorgeschlagen und ausgearbeitet hat. Denn von einer Wahrnehmung der von *Petzold* seit Jahrzehnten einbezogenen philosophisch-therapeutischen Perspektive französischer Provenienz (*Maurice Merleau-Ponty, Gabriel Marcel, Paul Ricoeur Emmanuel Jacques Derrida und Michel Foucault*) kann in diesen Ansätzen ebenso wenig die Rede sein, wie die Beachtung der umfassenden Sichtweise, die dem Konzeption Begriff „Szene" von *Moreno* zugrunde liegt (außerhalb des engen Kreises von Psychodramatikern), der in *Petzolds* Denken eine wesentliche Rolle spielt. Àhnliches gilt für den Einbezug der russischen Psychologie und Neurobiologie (*Bernstein, Lurija, Vygotskij, Uchtomskij*, s. *Petzold, Michailowa* 2008; *Reisecker-Schaufler* 2021). Schon gar nicht ist *Petzolds* jüngere Einbeziehung der „heilenden Kraft der Landschaft und der Natur" (*Petzold* 2011) in die derzeitigen Diskurse zur Psychotherapie aufgenommen worden (s. auch *Petzold, Ellerbrock, Hömberg* 2019). Im Vergleich zu diesen Diskursen, ist *Petzolds* Ansatz einfach zu umfangreich, fundamental und weitreichend.

Daher mag es auf den ersten Blick auch vermessen erscheinen, mit einigen Aspekten der „Personzentrierten Systemtheorie" (*Kriz* 2017) etwas Relevantes zu den Polylogen und der „Integrativen Therapie" im Sinne *Petzolds* beisteuern zu wollen. Gleichwohl gibt es Gemeinsamkeiten zwischen beiden Ansätzen. Zum einen teilen wir die Sicht, dass wir ohnedies immer nur auf den Schultern von Riesen stehen – und die Gruppen dieser Riesen, auf denen die Integrative Therapie und die Personzentrierte Systemtheorie stehen, haben beträchtliche Überlappungen (ohne dies hier im Detail ausführen zu wollen). Zum anderen teilen wir die Intention, mit dem Anliegen einer humanistisch orientierten Konzeption wichtige Befunde aus den Diskursen und Forschungen anderer Richtungen und Disziplinen nicht ausblenden zu wollen und dabei insbesondere neben dem Blick auf psychische und interpersonelle Prozesse auch die wichtigen körperlichen (bzw. je nach Perspektive, biosomatischen und leiblichen) und kulturellen (bzw. symbolischen) Einflüsse zu berücksichtigen (u. a. *Petzold* 2003; *Petzold, Leeser, Klempnauer* 2018; *Petzold, Orth* 2005).

Angesichts des überaus umfassenden Werkes von *Hilarion Petzold* (neben den genannten besonders *Petzold* 1993, 1994, 2012, 2015), ist der folgende Beitrag (dem wesentlich *Kriz* 2023b zugrunde liegt) eher als bescheidener Eintragung ins Gästebuch der Integrativen Therapie anlässlich und zu Ehren *Hilarion Petzolds* 80. Geburtstag zu sehen. Immerhin hat *Petzold* auch selbst Interesse an einer systemtheoretischen Perspektive im Rahmen seiner Integrativen Therapie geäußert (s. *Nausner* 2017, oder auch *Petzold* 2012).

2. Die vier Prozessebenen der Personzentrierten Systemtheorie

Man darf wohl davon ausgehen, dass die meisten Therapeuten heute sowohl auf psychische wie auch auf interpersonelle Prozesse achten und Phänomene auf beiden Ebenen für Ihr Verständnis des Geschehens und für ihre therapeutische Arbeit berücksichtigen. Das gilt gleichermaßen für das, was sich konkret im therapeutischen Raum abspielt, auch für das, was das Leben der Klienten außerhalb des Therapieraumes ausmacht und beeinflusst – auch wenn wir über letzteres weitgehend nur von aus den Narrationen der Klienten Kenntnis haben. Auch dürfte unter Therapeuten dahingehend Konsens bestehen, dass die Prozesse der psychischen und der interaktionellen Ebene stets zusammenspielen. Das interpersonelle Handeln einer Person ist zwar nicht von ihren Wahrnehmungen, Gedanken, Gefühlen usw. determiniert, aber doch in den meisten Fällen davon erheblich beeinflusst. Andersherum werden diese Handlungen von weiteren Personen wahrgenommen, bewertet und beeinflussen deren Handlungen darauf – was dann wieder von der ersten Person wahrgenommen und bewertet wird. Solche ständigen Rückkopplungen sind essenziell. Die Literatur zur Psychotherapie ist voll von Aspekten, die auf diesen beiden Ebenen und deren Wechselwirkung berücksichtigt werden müssen. Es reicht daher, diese beiden Prozessebenen hier nur ganz kurz zu kennzeichnen.

Mit **„psychischen Prozessen"** soll grob jene Ebene unseres komplexen Daseins gekennzeichnet werden, auf der Sinn und Bedeutung von den beteiligten Menschen generiert wird. Durch Wahrnehmen, Denken und Fühlen erfahren und bewerten sie „die Welt". Sie können sich dabei selbst beobachten und darüber nachdenken oder auch dies gefühlmäßig bewerten (z. B. sich darüber ärgern, dass sie sich ärgern). Mit den daraus resultierenden Handlungen (z. B. auch Sprechhandlungen) wirken sie in „die Welt" hinein.

Mit **„interpersonellen Prozessen"** soll die Ebene der mikrosozialen Strukturen von Paaren, Familien oder Gruppen bezeichnet werden, deren Beachtung vor allem die Familientherapie in die psychotherapeutische Praxis und deren Diskurse eingebracht hat. Klare oder diffuse Abgrenzung der Eltern gegenüber den Kindern, Koalitionen zwischen Mutter und Sohn gegen den Vater, manipulatives Verhalten usw. sind Aspekte, die von Therapeuten mit Blick auf die Prozesse dieser Ebene beschrieben werden. Begriffe wie „Interaktionsmuster" oder „Kommunikationsregeln" verweisen darauf, dass die Äußerungen der Akteure regelhaft aufeinander bezogen sind.

Die weit über hundertjährige Geschichte der Psychotherapie und die Vielfalt der Phänomene, Aspekte und daraus abgeleiteten Konzept auf diesen beiden Ebenen begründet zu Recht die typische Zentrierung auf psychische und interpersonelle Prozesse – vernachlässigt nicht selten den weiteren Kontext, in den diese Vorgänge eingebettet sind und teilweise überhaupt erst umfassenderen Sinn erhalten. Denn psychische und interpersonelle Prozesse finden in einem

Rahmen statt, der einerseits durch kulturelle und andererseits durch körperliche Prozesse gekennzeichnet ist.

Abb. 1 stellt diese vier Prozessebenen dar, die aus Sicht der „Personzentrierten Systemtheorie" mindestens (!) berücksichtigt werden müssen, wenn nicht wesentliche Wirkungen im Gesamtgeschehen systematisch ausgeblendet werden sollen. Dabei ist in der Abbildung hervorgehoben, dass die Unterscheidung in diese vier Prozessebenen natürlich nur eine analytisch-klassifikatorische ist – real spielen sich in jedem Augenblick Prozesse auf allen vier Ebenen ab, die in komplexer (vor allem: nicht linearer) Weise aufeinander einwirken (ausführlich in *Kriz* 2017). Ebenso ist wichtig zu beachten, dass diese vier Ebenen quasi das „Mindestmaß" an Differenzierung darstellen und für viele Fragestellungen weitere Systemebenen einbezogen werden müssen (beispielswiese die Prozesse am Arbeitsplatz des Vaters oder die in der Schule des ältesten Kindes usw.).

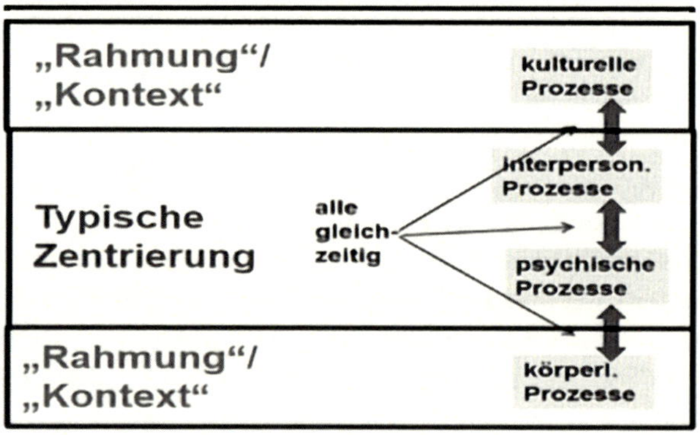

Abb 1.: Die vier Prozessebenen der Personzentrierten Systemtheorie

Trotz der Kürze dieses Beitrags, soll die kulturelle und die körperliche Prozessebene etwas näher erläutert werden.

3. Kulturelle Prozessebene

Die Bedeutungen von Wörtern und Sätzen, von inneren Bildern über das Zusammenleben oder über die Erwartungen der Mitmenschen, welche in den interpersonellen Prozessen relevant sind, stehen in einem umfassenderen sozialen Kontext. Viele dieser makrosozialen, übergreifenden Sinnstrukturen sind weitgehend längst vorgegeben, wenn wir die Lebensbühne betreten, eine Partnerschaft eingehen oder eine Familie gründen.

Am deutlichsten nehmen wir die Einbettung unserer Lebensprozesse in der Kultur anhand von „Werkzeugen" wahr: Die meisten Dinge des täglichen Lebens, die Gesetze und Regeln des gesellschaftlichen Miteinanders, die massenmediale

Durchdringung und kommunikative Vernetzung (Handy, Internet) der Alltagswelt – all dies sind ja Errungenschaften, die im Laufe vieler Generationen hervorgebracht worden sind.

Bei den eben genannten kulturellen Werkzeugen ist uns deren Werkzeugcharakter gewöhnlich mehr oder minder bewusst. Wir haben die Vorstellung, dass sie uns bereichern und das Leben vereinfachen – aber mit unserem „eigentlichen Mensch-Sein“ haben sie scheinbar wenig zu tun. Dies ist bei einem anderen Kulturwerkzeug, nämlich der „Sprache“, deutlich anders: Wir können die „Welt“, die anderen Menschen und auch uns selbst überhaupt nur verstehen, indem wir Sprache verwenden. Zwar können wir – ganz ohne Sprache und rein auf organismischer Ebene – Empfindungen haben, wie das für viele Tiere zutrifft. Und unser Organismus kann wahrgenommene Objekte und Situationen als nützlich oder schädlich bewerten und entsprechend reagieren. Er kann sich sogar sachgerecht und angemessen in der Umgebung bewegen oder unsere Beziehungen zu Sozialpartnern regulieren – beispielsweise für sie sorgen, mit ihnen gemeinsam etwas unternehmen oder sich mit ihnen sexuell vereinen. All dies sind Fähigkeiten, zu denen unser Organismus auch ohne jede Sprache in der Lage ist.

Um aber zu *verstehen*, welche Empfindungen wir haben, benötigen wir sprachliche Bezeichnungen. So unterscheiden wir, ob also ein drückendes Gefühl im Magen z. B. auf Sättigung oder auf etwas nicht gut Verträgliches oder aber auf Anspannung wegen einer bevorstehenden Prüfung hinweist. Ebenso benötigen wir Sprache dafür, um anderen zu beschreiben oder zu erklären, wie wir uns fühlen und warum wir uns in einer bestimmten Umgebung und Situation gerade so verhalten, wie wir das tun.

Sprache dient somit sowohl der Verständigung mit anderen als auch dem Verständnis unseres eigenen Erlebens. Sogar für das Verstehen unserer intimsten, ureigenen, individuell-subjektiven Empfindungen benötigen wir den kulturellen Werkzeugkasten, den wir „Sprache“ nennen – eine wichtige Erkenntnis, die allzu oft übersehen wird. Dabei geht es keineswegs nur um die grammatische Abfolge von Sprachlauten oder um die semantische Bedeutung von Wörtern und um deren situativ angemessene Verwendung. Dies ist fraglos wichtig. Aber genauso bedeutsam sind die mit der Sprache „selbstverständlich“ vermittelten Bedeutungsbilder, Prinzipien, Regeln, Verstehens-, Lebens- und Handlungsweisen. Doch obwohl diese innerhalb einer bestimmten Kultur typisch sind und zwischen unterschiedlichen Kulturen (und partiell auch zwischen Subkulturen, Familien, Organisationen usw.) stark differieren können, werden sie im Alltag üblicherweise kaum hinterfragt. Meist werden sie nicht einmal bemerkt. Sie üben somit eine erhebliche Wirkung aus, obwohl sie weitgehend unbewusst bleiben (*Kriz* 2017, 2018).

4. Körperliche Prozessebene

Übereinstimmend mit dem Konzept der Affektlogik von *Ciompi* (1982) betont auch die Personzentrierte Systemtheorie, dass in jedem Moment sowohl kognitiv-psychische als auch affektive Prozesse gleichzeitig im menschlichen Organismus ablaufen. Dabei bilden die affektiven Prozesse wegen der langsameren Veränderung biochemischer Parameter die Rahmung für die schnell veränderbaren kognitiven Prozesse mit ihrer bioelektrischen Basis. Denn eine bedrohliche Situation durch einen Fast-Unfall kann man sekundenschnell rational-kognitiv auflösen: „Ich bin nicht überfahren worden." Die ausgeschütteten Hormone und andere Körperreaktionen können aber oft Stunden und länger nachwirken. Und noch am Abend, wenn das Ereignis längst der Aufmerksamkeit entschwunden ist, kann man selbst (oder ein sorgsam empathischer Beobachter) an manchen Reaktionen die Auswirkungen feststellen.

Es geht aber nicht nur um die starke Wirkung von Affekten auf unser bewusstes Erleben. Vielmehr haben Hirn- wie auch Säuglingsforschung die überaus bedeutsamen strukturierenden Leistungen des menschlichen Organismus aufgrund evolutionärer erworbener Präformierungen aufgedeckt (auf die unten noch näher eingegangen wird). Dazu gehören unser *fight-flight-freeze*-Reaktionssystem, aber auch die somatische Basis von „Grundbedürfnissen" oder z. B. von dem, was wir mit „Bindungsverhalten" beschreiben und typisieren. Diese evolutionären Prästrukturierungen wurden lange unterschätzt, inzwischen werden sie aber allgemein unter dem Begriff des *social brain* (*Dunbar* 1998) diskutiert: Die ökologische Nische, an deren Bedingungen sich jedes Lebewesen im Laufe der Evolution adaptiert hat, um zu überleben, ist beim Menschen weniger durch physische Merkmale im Zusammenhang mit Nahrungsressourcen, Fressfeinden, Kraft, Schnelligkeit, Tarnung, Paarungsverhalten usw. bestimmt. Vielmehr ist es die evolutionäre Architektur unseres Gehirns als „soziales Organ", das eine hochdifferenzielle dynamische Einbettung in die Sozialgemeinschaft gewährleistet.

Berücksichtigt man Argumente und Befunde aus den biosemiotischen Diskursen (von *Uexküll* 2014 [1909]; *Kriz* 2017, 2022, 2023a), so ist die Vorstellung inadäquat, dass es physikalisch-chemische „Reize" aus der „Umgebung" von Organismen sind, auf welche diese „reagieren". Vielmehr wird entsprechend der biologischen Ausstattung eines Organismus selektiv bestimmten Merkmalen aus der Umgebung Bedeutungen in Form von Zeichen zugeteilt. Und auf diese Zeichen wiederum reagiert der Organismus entsprechend seinen Möglichkeiten. Daher leben beispielsweise die Tiere auf einer Sommerwiese zwar alle in derselben („objektiven") *Umgebung*, aber jedes in seiner spezifischen („subjektiven") *Umwelt*. „Ameisen", „Bienen", „Käfer" usw. gibt es nur in menschlichen Lehrbüchern; für jedes Tier haben nur bestimmte Merkmale der anderen Tiere eine Bedeutung, auf die sie reagieren.

Bei der Evolution sogenannter „höherer" Lebewesen sind zwischen die sensorischen und motorischen Systeme immer umfangreichere und zunehmend ausdifferenzierte „innere Verarbeitungssysteme" in Form von komplexen Nervensystemen geschoben. Der evolutionäre Vorteil ist, dass dadurch auch komplexer werdende Sachverhalte in der Umgebung eines Organismus zu dessen lebensrelevanter Umwelt werden können. Dazu bedarf es freilich einer erheblichen Integrationsleistung der unmittelbaren Sinneserfahrung der Rezeptoren. Dies führt faktisch zu „übersinnlichen" Bedeutungsgebungen (*Mausfeld* 2005) – zu Bedeutungskategorien also, die gar nicht durch Sinnesorgane selbst, sondern nur durch deren funktionelles Zusammenwirken realisierbar sind. So gibt es schon für distale Objektkategorien wie „Nahrung", „Feind", „Paarungspartner" oder verborgene Attribute von Objekten wie „essbar", „gefährlich" usw. keine sensorischen Rezeptoren bzw. Sinnesorgane. Aber durch die Architektur des menschlichen Gehirns sind – wie die Hirn- und Babyforschung zeigt – eine überaus große Fülle weiterer Bedeutungskategorien vorgegeben – wie „Gesicht", „unbelebte Gegenstände", „Belebtes", „Meinesgleichen", „Körperteile", „Früchte", „Gemüse", „Kausalität" und „Intentionalität" (ebd.) bis hin zu Konzepten und Prinzipien der Alltagsphysik, von Quantitäten, oder von „Gerechtigkeit" (siehe die Zusammenstellung und Diskussion in *Kriz* 2022, S. 133ff.).

Auch wenn dieses noch vor wenigen Jahrzehnten nicht erahnte umfangreiche Spektrum differenzieller Funktionsweisen unseres *social brains* mit den Prozessen der erwähnten drei anderen Ebenen „nur" zusammenwirkt und daher entsprechend moderiert werden kann, wäre es doch unangemessen, diese Wirkungen aus dem Organismus zu ignorieren, oder unspezifisch auf „Triebe", „Affekte" usw. zu reduzieren.

5. Zur systemtheoretischen Modellierung

Die Benennung und Beschreibung von Prozessebenen stellen natürlich noch keine Theorie dar. Wesentlich sind daher die Konzepte, wie diese Prozesse miteinander vernetzt sind und gemeinsam ihre Wirkung entfalten. Dies ist in der Personzentrierten Systemtheorie auf der Basis synergetischer Systemtheorie ausführlich entwickelt und im Detail dargestellt (*Kriz* 2017), und kann hier nicht in Kürze referiert werden. Grob lässt sich aber sagen, dass es auf jeder Prozessebene um Fragen der Stabilisierung (oft: problematisch-symptomatische Überstabilisierung) und daher um eine „angemessene Verstörung" (ebd. S. 271-278) im Rahmen therapeutischer Veränderung geht. Zu jeder Ebene sind die anderen Ebenen jeweils „Umgebung" und tragen somit zur Stabilisierung bzw. Destabilisierung bei. Die Prozesse auf den vier Ebenen wirken dabei nicht als *Teile*, sondern in Form von *Wirkungsfeldern* zusammen, die Sinn- und Bedeutung erzeugen („Bedeutungsfelder"; ebd., S. 175-186), die sich in dynamischer Weise überlagern.

Für die genauere Untersuchung der überstabilen Ordnungen wurde entsprechend den synergetischen Modellierungen auf das Konzept der Attraktoren zurückgegriffen. Attraktoren sind in der Systemtheorie Ordnungen (bzw.

Muster), die sich in einem Prozess selbstorganisiert bilden und typischerweise durch Rückkopplungen in den miteinander vernetzten Prozessen entstehen. Da es im psychosozialen Bereich nicht, wie in den Naturwissenschaften, um energetische Wirkungen geht, sondern um Sinn- und Bedeutungsgebung, wurde speziell das Konzept des „Sinnattraktors" eingeführt. Dies ist bei interpersonellen Sinnattraktoren am leichtesten verständlich, weil dort in der Regel A auf B und B auf A wirkt (wobei auch weit mehr Akteure beteiligt sein können – etwa in einer Familie) und sich so eine gemeinsame Interpretation von „Wirklichkeit" herausbildet und stabilisiert. Aber auch im psychisch-kognitiven Bereich ist gut nachvollziehbar, dass ein bestimmtes Verständnis erster Eindrücke (etwas dessen, was mein Gegenüber sagt) die Aufnahme und Interpretation des weiter Wahrgenommenen beeinflussen. Vorteil der synergetischen Modellierung ist, dass sich die Bildung und Veränderung solcher Attraktoren genau beschreiben lässt und sich daraus bestimmte Annahmen ableiten lassen, die wiederum experimentell überprüft werden können (und somit dann auch leicht als Handlungsheuristiken in Therapien eingesetzt werden können).

Die Grundkonzeption (freilich ohne mathematische Modellierungsmöglichkeiten) geht bereits auf die Gestaltpsychologie der Berliner Schule (*Wertheimer*, *Koffka*, *Köhler* und vor allem *Goldstein*, der den Begriff der Selbstaktualisierung prägte und entsprechende Forschungen unternahm).

Eine Melodie besteht ja letztlich nur aus Tönen. Sie hat aber als Melodie eine klare Struktur, so dass man sie z. B. um ½ Ton transponieren kann – kein Ton ist dann identisch mit dem zuvor – und doch erkennt man dieselbe Melodie. Dass einzelne „Elemente" (Töne) sich zu einer Struktur (Melodie) ordnen, nennt man „bottom-up" Dynamik. Wichtig ist allerdings auch, dass die Melodie wiederum „top-down" auf die Wahrnehmung der Töne zurückwirkt: Derselbe physikalische Reiz – z. B. das A mit 440 Hertz – wirkt mal „beruhigend" (wenn die anderen Töne bzw. die Melodie als A-Dur wahrgenommen werden) oder „drängend" (wenn die anderen Töne bzw. die Melodie als D-Dur wahrgenommen werden). Dies ist in Abb. 3 links schematisiert dargestellt. Eine Gestalt im Sinne der Gestalttheorie – also beispielsweise Melodien – sind somit systemtheoretisch als Attraktoren zu verstehen, die selbstorganisiert bottom-up entstehen und sich (zirkulär-kausal) top-down auf die weitere Dynamik auswirken. Dies ist in Abb. 2 für unterschiedliche Phänomenbereiche dargestellt (Melodie, Interaktionsmuster, Bedeutung von Gehörtem).

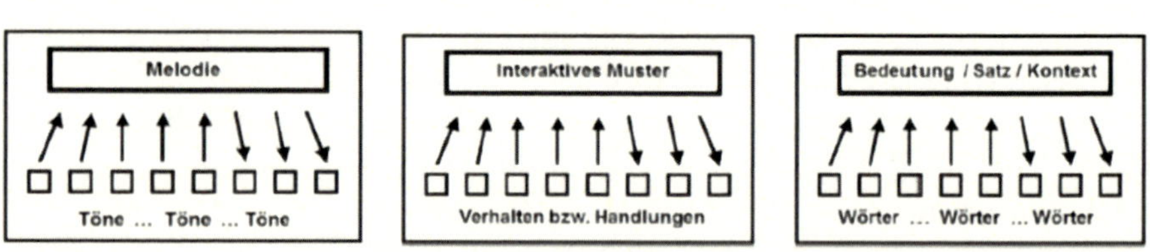

Abb. 2: bottom-up entsteht eine Ordnung, die top-down die weitere Dynamik beeinflusst

Soweit wahrgenommene Probleme oder Symptome mit überstabilen Beschreibungen, Deutungen und Verstehensweisen der Motive und Handlungen anderer beziehungsweise eigener innerer und äußerer Lebensprozesse zusammenhängen, ist es Aufgabe von Psychotherapie, diese Sinnattraktoren – die sich als Symptome und Probleme bei psychischen und interaktiven Prozessen zeigen – in ihrer Veränderung und neuen Adaptation an die veränderten Entwicklungsaufgaben zu unterstutzen. Dies geschieht in einem Ordnungs-Ordnungs-Übergang, bei dem (leidvolle) Ordnungen destabilisiert werden, sodass neue Ordnungen entstehen können, die den neuen Bedingungen besser gerecht werden. Denn viele Symptome waren in früheren Entwicklungsphasen angemessen und funktionell, haben sich aber nicht mehr an neue Bedingungen adaptiert. Immerhin besteht menschliche Entwicklung – sowohl auf der Ebene des Einzelnen als auch in sozialen Systemen – darin, dass immer wieder gut wirksame prozessuale Muster aufgegeben werden müssen, weil sich neue Entwicklungsaufgaben stellen. Beispielsweise sind auf familiärer Ebene jeweils andere Interaktionsmuster nötig, je nachdem, ob ein Kind gerade geboren wurde, in den Kindergarten oder in die Schule geht, in die Pubertät kommt, eine Berufsausbildung beginnt usw. Ähnliches gilt für die Organisation der psychischen Prozesse des Kindes selbst. In der Psychotherapie ist daher die Frage nach Stabilität – beziehungsweise Überstabilität – sowie nach Veränderung und neuer Adaptation an Entwicklungsaufgaben zentral. Für genauere Darstellungen muss auf die Literatur hierzu verwiesen werden (ausführlich: Kriz 2017).

6. Zur Komplementarität objektiver und subjektiver Perspektiven

Neben den (mindestens) vier Prozessebenen und der systemtheoretischen Modellierungen ihres Zusammenwirkens (aus der sich etliche Unterkonzepte ergeben) ist ein dritter wichtiger Aspekt der Personzentrierten Systemtheorie, die Komplementarität von subjektiver und objektiver Perspektive auf das Geschehen zu berücksichtigen.

Ausgangspunkt ist die Erfahrung, dass wir uns bei einem bestimmten Klienten nicht selten wundern, dass er eine gewisse Änderung (noch) nicht vollzieht, obwohl doch scheinbar alle wichtigen Bedingungen und Aspekte dafür erarbeitet wurden und nun vorliegen. „Eigentlich“ verfügt dieser Mensch über hin-reichende Kompetenzen und Ressourcen, den anstehenden Wachstumsschritt nun endlich zu machen. Unser Wundern zeigt aber tatsächlich nur, dass wir den ***inneren Bezugsrahmen*** – die Lebenswelt, aus der heraus er sich und seine Welt und damit auch die Bedingungen seines Handelns und möglicher Veränderungen sieht – noch nicht hinreichend verstanden haben. Denn in den subjektiven („inneren“) Lebenswelten der Beteiligten sind oft andere Aspekte von Bedeutung als in den fachlichen, objektiven („äußeren“) Beschreibungen.

Die Personzentrierte Systemtheorie hat daher den zentralen Merksatz formuliert: *Die „Welt", wie sie beschrieben wird („objektive"/intersubjektive Aspekte), und die „Welt", wie sie erlebt wird (subjektive Aspekte), sind zwei komplementäre Perspektiven. Beide müssen berücksichtigt werden.*

Diese Komplementarität ist in Therapie und Medizin anhand der Unterscheidung von intersubjektiven („objektiven") „Befunden" und subjektiven „Befindlichkeiten" leicht nachvollziehbar. Es wäre einseitig, das psychische Geschehen allein aufgrund der „objektiv" beobachtbaren bzw. erhebbaren „Faktoren" verstehen oder modellieren zu wollen (von denen zudem viele dem Subjekt gar nicht bewusst sind). Aber auch die vom Subjekt erlebte Lebenswelt allein wäre zu einseitig. Üblicherweise aber werden als Einflüsse für das Erleben und Verhalten weitgehend nur jene Aspekte berücksichtigt und thematisiert, welche Beobachter intersubjektiv feststellen. Die komplementäre Perspektive – die des Subjekts in seiner Lebenswelt – wäre zwar für Therapie und Beratung mindestens ebenso relevant. Aber oft wird sie weit weniger berücksichtigt.

Auch wenn diese Komplementarität von subjektiven und „objektiven" (besser: intersubjektiven) Perspektiven hier nur sehr kurz erläutert werden kann, ergibt sich daraus eine wichtige Forderung: Es ist Vorsicht geboten, die Beschreibungen von Diagnostikern und anderen Beobachtern als „Wahrheit" zu (über)nehmen. Denn hier handelt es sich nur um eine – durchaus wichtige – Außen-Perspektive. Genauso wichtig sind die sorgfältige Erhebung und Berücksichtigung der subjektiven Perspektiven der Klienten, besonders ihrer Bedürfnisse und ihres Erlebens. Allerdings – dies wird unten noch genauer thematisiert – ist es keineswegs trivial, was genau damit gemeint ist. Denn die Frage an Klienten danach, wie sie sich fühlen, ergibt ja zunächst nur Selbst-Reports von Selbst-Beobachtern, was noch keineswegs die Befindlichkeit abbilden muss, sondern den narrativen Restriktionen und Transformationen sprachlicher Darstellungen unterliegt. Dies soll abschließend im folgenden Abschnitt näher erläutert werden.

7. Zur Komplementarität der biosemiotischen und symboltheoretischen Perspektive

Unter der eben aufgeworfenen Frage der Berücksichtigung der subjektiven Perspektive lassen sich die vier Prozessebenen nicht nur, wie oben geschehen, in „typische Zentrierung" und „Rahmung" differenzieren. Vielmehr zeigt sich – wie in Abbildung 3 rechts dargestellt – dass es bedeutsam ist, die Prozesse in „leiblich-organismisch" einerseits und „kognitiv-sprachlich-symbolisch" andererseits zu einzuteilen. Dabei werden Anschlüsse an ganz andere Diskurse deutlich, bei denen der Fokus darauf liegt, dass wir als Menschen auf zwei komplementäre Weisen in der Welt sind:

Zum einen sind wir *leibhaftig* in der Welt, mit der evolutionär organismischen Architektur unseres *social brains*. Diese biosemiotischen Perspektive betont, dass wir – vor aller sprachlich-rationalen und bewussten Erkenntnis – „die Welt“ in der oben skizzierten Fülle und Differenziertheit nicht nur in sinnlich erfassbaren, sondern besonders auch in den o. a. „übersinnlichen“ Bedeutungskategorien (*Mausfeld* 2005) erfassen. Hierzu zählen auch die Suchstrategien, mit denen in der frühkindlichen Entwicklung diese Welt nach Mustern abgesucht und in biografisch relevante Strategien transformiert wird: So wird der Lautstrom u. a. nach Phonemen abgesucht und führt so zur Grammatik eigenen Sprechens in Übereinstimmung mit der umgebenden Sprachgemeinschaft; und in Stresssituationen eruiert das Kleinstkind die Verlässlichkeit der Bindungspersonen und entwickelt dementsprechend seine inneren *working-models* (*Bowlby* 1969) – um nur zwei Beispiele zu nennen.

Zum anderen gestaltet der Mensch seine Beziehung zur äußeren Lebenswelt und zu sich selbst auch als *reflexives, sprachlich, rational und logisch operierendes Wesen*. Auch wenn die *biologische Basis* dieser Funktionen vor allem im Neokortex zu sehen ist, sind die Funktionen selbst nur aufgrund und über die dynamische Einbettung der kognitiven Prozesse in die symbolisch-sprachlichen Systeme des Menschen leistbar. Wegen der großen Relevanz dieser Symbolsysteme für unsere Weise, „in der Welt zu sein“, spricht *Ernst Cassirer* (2010 [1923-1929]) in Bezug auf den Menschen vom *animal symbolicum*, das sein Weltverständnis eben nicht nur auf Basis der biologisch verankerten *Zeichen* gestaltet, sondern durch einen unbegrenzten Raum an künstlich geschaffenen und sozial abgestimmten *Symbolen* erweitert. Neben Sprache sind nach *Cassirer* vor allem Magie, Mythos, Religion, Recht, Politik, Kunst und Wissenschaft symbolische Formen geistiger Gestaltung (was von *Freuds* Symbolbegriff deutlich abweicht, aber eine wichtige Basis der Konzepte von *Susanne Langer*, *Alfred Lorenzer* und anderen Analytikern darstellt).

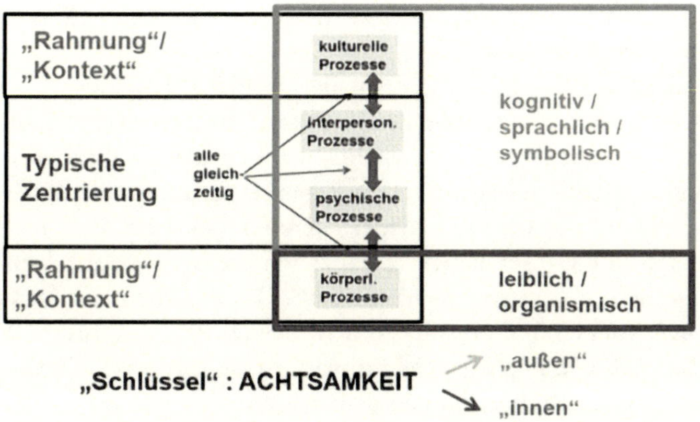

Abb. 3: Die zentrale Rolle des Symbolisierens in der Psychotherapie

Beide Weisen, „in der Welt zu sein", müssen in jedem Moment unseres Lebens zusammengebracht werden. Das ist keineswegs immer einfach, zumal unsere immer komplexer werdenden Gesellschaftsformen und ihre vielfältigen Symbolsysteme ebenso vielfältige Abstraktionsleistungen und Perspektiven erfordern – beispielsweise, um überhaupt Ironie oder nicht-wörtliche Bedeutungen erkennen zu können. Daher bringen etliche Kliniker, die über eine oberflächliche DSM- oder ICD-Klassifikation hinaus an einem prozessualen Verständnis von psychopathologischen Phänomenen interessiert sind, viele Symptome in Zusammenhang mit einem Verlust des adäquaten Gebrauchs von symbolischen Strukturierungen unserer Erfahrung (*Andersch, Barfi* 2008; *Andersch* 2014).

Zudem lassen sich beide Weisen, „in der Welt zu sein", keineswegs immer kongruent und stimmig aufeinander beziehen. Wenn wir unsere organismischen Prozesse und das damit verbundene „implizite Wissen" nicht „zur Sprache" bringen, d. h. die Kulturwerkzeuge nicht (auch) auf uns selbst anwenden, können wir uns selbst nicht verstehen, geschweige denn uns anderen erklären. Daraus ergeben sich erhebliche Spannungsfelder in unseren Lebensszenen. Andererseits gilt auch: Wenn wir nur in „abgehobenen Sprechblasen" über die Welt und unser (vermeintliches) Befinden reden, sind wir von unserer eigentlichen Lebensbasis entfremdet. Unsere Bedürfnisse, Emotionen und unser „leibhaftiger" Kontakt zur Welt werden dann nicht einmal von uns selbst achtsam registriert. Stattdessen stülpen wir unseren Körperprozessen fremde Erklärungen, Beschreibungen und Bedeutungen über (beispielsweise „Introjekte"). Mit dieser mangelnden Stimmigkeit (bzw. Inkongruenz) tun wir unserem Organismus Gewalt an und missachten unsere Bedürfnisse und Empfindungen. Kein Wunder, wenn wir dann als Gesamtsystem „Mensch" mit unserem Körper und/oder Geist ggf. längerfristig nicht gut in die Welt passen bzw. uns unpassend in der Welt fühlen – also das entwickeln, was als „Symptome" beschrieben wird.

Ein beträchtlicher – wenn nicht gar der größte – Teil sowohl der organismischen wie auch der symbolischen Strukturierungsvorgänge läuft fern des Bewusstseins ab. Dabei wäre es wichtig, zwischen den strukturierenden Kräften und deren inhaltlich benennbarem Ergebnis zu unterscheiden: So können wir beispielsweise das, was wir „Ärger" nennen, bei achtsamer Aufmerksamkeit auf unser inneres Geschehen (ergänzt um die Selbstbeobachtung unserer Verhaltensweisen) als „Ärger" symbolisieren. Damit haben wir das Geschehen *inhaltlich* beschrieben und als solchen dem Bewusstsein zugeführt. Wie und in welchem Ausmaß dieser „Ärger" allerdings als *Operator* unsere Wahrnehmung, unser Denken, Entscheiden und Handeln beeinflusst sowie ggf. weitere Gefühle stimuliert, können wir mit unserem Bewusstsein noch weit weniger erfassen als den inhaltlichen Aspekt. Interpersonell kann mimischer Ausdruck zudem statt als Ausdruck innerer Befindlichkeit als appellativer Operator unseres *social brains* eingesetzt werden (*Benecke* 2000).

Ebenso laufen wohl die meisten strukturierenden Wirkungen aus den Symbolsystemen fernab des Bewusstseins ab. Psychologische Bücher und diverse Gazetten sind voll mit Beispielen für typische Denkfehler, logische Fehlschlüsse und *irrational beliefs*. Ergänzt um jene Phänomene, die bereits 1904 bzw. 1901 in *Freuds* Untersuchung von Alltagspathologien waren – wie Versprechen, Irrtümer, Fehlleistungen oder Pannen –, belegt dies die fragile Struktur unserer Ratio. Dass wir auf der makrosozialen Ebene mit unserer indo-europäischen Grammatik, die sprachliche Symbolisierungen weitgehend in Substantiven, Attributen und entsprechenden (festen) Relationen vorgibt, zu verdinglichenden Beschreibungen unserer Erfahrungen und „der Welt" neigen, ist längst nicht allen (auch Psychotherapeuten) bekannt. Uns ist auch wenig bewusst, wie stark unsere Sicht der „Welt" und unser Handeln in dieser durch einfaches Ursache-Wirkung-Denken oder durch Glaube an „ausgleichende Gerechtigkeit" beim Lotto, Roulette, „Glück" und „Pech" im Lebenslauf bestimmt wird. Aber selbst innerhalb des Symbolsystems Wissenschaft" sind sich die wenigsten Wissenschaftler in ihren Handlungsroutinen bewusst, wie stark ihr scheinbar rationales Tun durch die formierende Kraft von undiskutierten Weltbildern und damit verbundenen methodischen Zugängen in der Begegnung mit der Welt bestimmt werden.

Mit Blick auf die Wirkungen der Symbolsysteme müsste hier auch deren massive Erweiterung und Veränderung durch das Internet mit seinen Social-Media-Netzwerken diskutiert werden. Denn diese verändern gerade erheblich die Strukturierungsprozesse unserer Erfahrung – von den makrosozialen (Alternative Fakten, „Lügenpresse", Trumpismus) über interpersonelle (Mobbing, Shitstorm, Influencer) bis in die psychischen Prozesse (was erregt die Aufmerksamkeit der Subjekte, was muss und darf geglaubt werden, wie groß ist der Anpassungsdruck der *political correctness* für die Subjekte?). Ebenso ist die Kompetenz und Performanz des Sprechens über uns und die „Welt" erheblich von die Medien beeinflusst – von der Struktur des Messenger-Dienste bis hin zu sprachlichen Eingriffen durch künstliche Intelligenz wie ChatGPT. Diese Prozesse nicht zu übersehen, ist wichtig – aber für eine seriöse Diskussion, aus der gar Handlungsheuristiken folgen könnten, fehlt mir neben Platz und Zeit auch die Kompetenz.

Die unbewussten Kräfte, die unsere Welterfahrung wesentlich mitbestimmen, wirken daher sowohl im Bereich organismischer wie symbolischer Formierungen. Die derzeit so in Mode gekommenen Debatten und Bücherfluten über Achsamkeit sollten sich daher nicht nur auf „innere" Prozesse, sondern auch auf die interpersonellen und kulturellen Prozessebenen richten. Denn auch von hier gehen Wirkungen aus, die ebenso mehr ins Bewusstsein gehoben werden sollten.

Literatur

Andersch, N. (2014): Symbolische Form und psychische Erkrankung. Argumente für eine „neue" Psychopathologie. Würzburg: Königshausen & Neumann.

Andersch, N., Barfi, D. (2008): Kronfeld, Goldstein, Cassirer, Lewin: Verschüttete Ansätze einer „neuen Psychopathologie". In: *G. Keil, B. Holdorff* (Hrsg.), Schriftenreihe der DGGN. Band 14 (S. 215-242). Würzburg: Königshausen & Neumann.

Benecke, C. (2000): Mimischer Affektausdruck und Sprachinhalt. Interaktive und objektbezogene Affekte im psychotherapeutischen Prozess. Berlin: Peter Lang.

Bowlby, J. (1969): Attachment and loss. Vol. 1: Attachment. New York: Basic Books.

Buchholz, M. B. (Hrsg.) (1993): Metaphernanalyse. Vandenhoeck & Ruprecht.

Buchholz, M. B., Gödde, G. (Hrsg.) (2005): Das Unbewusste in aktuellen Diskursen. Anschlüsse. Band 2. Psychosozial-Verlag.

Cassirer, E. (2010 [1923-1929]): Philosophie der symbolischen Formen (3 Bände). Hamburg: Felix Meiner.

Ciompi, L. (1982): Affektlogik. Über die Struktur der Psyche und ihre Entwicklung. Stuttgart: Klett-Cotta.

Dunbar, R. (1998): The social brain hypothesis. Evolutionary Anthropology, 6(5), 178-190

Kriz, J. (2017): Subjekt und Lebenswelt. Personzentrierte Systemtheorie für Psychotherapie, Beratung und Coaching. Göttingen: Vandenhoeck & Ruprecht.

Kriz, J. (2018): Über das Unbewusste in der Systemischen Therapie. Systeme, 32(1), 28-52.

Kriz, J. (2022): Konzept-Formen menschlicher Welterfahrung. In: *E. Franke* (Hrsg.), Wissen um die Form. Zur Voraussetzung kultureller Theoriebildung (S. 125-150). transcript.

Kriz, J. (2023a): Humanistische Psychotherapie. Grundlagen – Richtungen – Evidenz. Kohlhammer

Kriz, J. (2023b): Zur Thematik unbewusster Wirkkräfte, Psychoanalytische Familientherapie Nr. 47, 24 (2) 2023, S. 37-53.

Mausfeld, R. (2005): Vom Sinn in den Sinnen. Wie kann ein biologisches System Bedeutung generieren? In: *N. Elsner, G. Lüer* (Hrsg.), ..."sind eben auch nur Menschen" – Verhalten zwischen Zwang, Freiheit und Verantwortung (S. 47-79). Göttingen: Wallstein.

Nausner, L. (2017): Gestalt und Wandel. Hilarion Petzold und die Gestalttherapie. Resonanzen. E-Journal für biopsychosoziale Dialoge in Psychosomatischer Medizin, Psychotherapie, Supervision und Beratung, 5(1), S. 3-28. Verfügbar unter https://www.resonanzen-journal.org/index.php/resonanzen/article/view/397 (Zugriff am 28.05.2024)

Petzold, H. G. (1988): Integrative Bewegungs- und Leibtherapie. Ein ganzheitlicher Weg leibbezogener Psychotherapie. Bd. 1 und 2. Paderborn: Junfermann.

Petzold, H. G. (1993): Integrative Therapie. 3 Bände: 1. Klinische Philosophie 2. Klinische Praxeologie 3. klinische Theorie. Paderborn: Junfermann.

Petzold. H. G. (2011): Die heilende Kraft der Landschaft. Integrative Naturtherapie, Green Activity & Green Meditation. Integrative Therapie, 37,3, 313-353.

Petzold, H. G. (Hrsg.) (1994): Wege zum Menschen, 2 Bde., 6. Edition, Paderborn: Junfermann.

Petzold, H. G. (Hrsg.) (2003): Lebensgeschichten erzählen: Biographiearbeit – Narrative Therapie – Identität. Sonderausgabe der Zeitschrift *Integrative Therapie.*

Petzold, H. G. (2012): Transversale Identität und Identitätsarbeit. Die Integrative Identitätstheorie als Grundlage für eine entwicklungspsychologisch und sozialisationstheoretisch begründete Persönlichkeitstheorie und Psychotherapie – Perspektiven „klinischer Sozialpsychologie". In Petzold, (Hrsg.). Identität. Ein Kernthema moderner Psychotherapie – Interdisziplinäre Perspektiven. Wiesbanden: VS, Verlag Sozialwissenschaften, 407-603.

Petzold, H. G. (Hrsg.) (2015): Die Menschenbilder in der Psychotherapie: Interdisziplinäre Perspektiven und die Modelle der Therapieschulen. Bielefeld: Aisthesis Verlag.

Petzold, H. G., Ellerbrock, B., Hömberg, R. (Hrsg.) (2019): Die Neuen Naturtherapien: Handbuch der Garten-, Landschafts-, Wald- und Tiergestützten Therapie, Green Care und Green Meditation. Band I: Grundlagen – ... und Landschaftstherapie. Bielefeld: Aisthesis Verlag.

Petzold, H. G., Leeser, B., Klempnauer, E. (Hrsg.) (2018): Wenn Sprache heilt. Handbuch für Poesie- und Bibliotherapie, Biographiearbeit und Kreatives Schreiben. Festschrift für Ilse Orth. Bielefeld: Aisthesis Verlag.

Petzold, H. G., Michailowa, N. (2008a): Alexander Lurija – Neurowissenschaft und Psychotherapie. Integrative und biopsychosoziale Modelle. Wien: Krammer. https://www.fpi-publikation.de/downloads/?doc=integrative-therapie_it-2007-4-alexander-romanowitsch-lurija-neuropsychologie-biopsychosoziale-therapie-integrative-ansaetze.pdf

Petzold, H. G., Orth, I. (Hrsg.) (2005): Poesie und Therapie: Über die Heilkraft der Sprache. Poesietherapie, Bibliotherapie, Literarische Werkstätten. Bielefeld: Aisthesis Verlag (Edition Sirius).

Reisecker-Schaufler, B. (2021): Der Einfluss der russischen Psychologie und Philosophie auf die Integrative Therapie. POLYLOGE 7/2021; https://www.fpi-publikation.de/downloads/?doc=reisecker-schaufler-einfluss-russische-psychologie-philosophie-auf-integrative-therapie-polyl-07-2021.pdf*von Uexküll, J.* (2014 [1909]): Umwelt und Innenwelt der Tiere. Heidelberg: Springer.

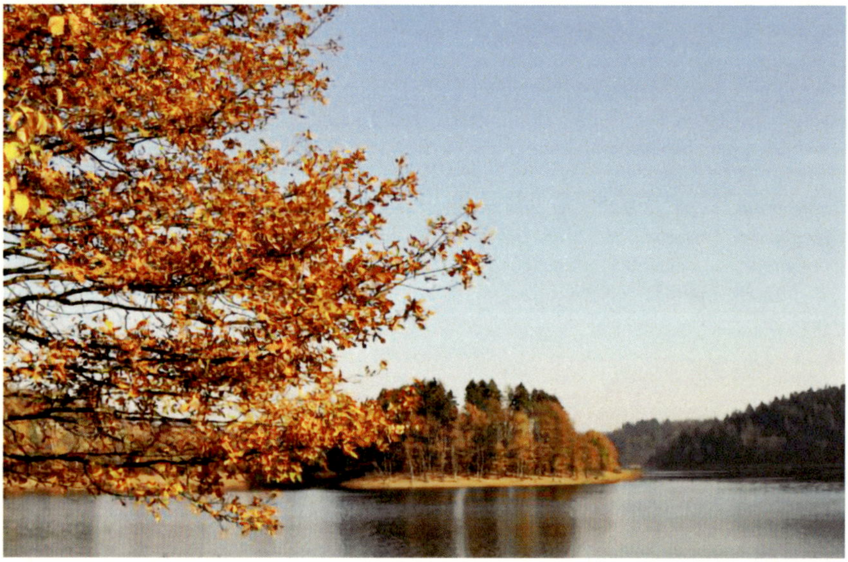

Psychotherapie als Integraler Arbeitsbereich einer bio-psycho-sozial fundierten Humanmedizin

Josef W. Egger

Inhalt

A. Der menschliche Organismus in seiner unverzichtbaren Einbettung und Abhängigkeit von „Umwelten"

1. Kein Mensch ist ohne seine „Lebenswelt" hinreichend verstehbar[1]

Jeder Mensch lebt von der ihn umgebenden Welt (der „Umwelt"), d. h. von der jeweils gegebenen physiko-chemischen bzw. ökologischen sowie sozio-kulturellen Umwelt. Jede Energie für sein Überleben bezieht er aus dieser Umwelt (seiner spezifischen „Lebenswelt"). Gleichzeitig ist er selbst physische wie soziale Umwelt für andere und wirkt auf die ihn umgebenden Bedingungen ein. Für die psycho-sozialen wie medizinischen Wissenschaften gilt es daher, dieser Komplexität besser gerecht zu werden und das gängige Konzept „Der Mensch als komplexe Maschine" zu überschreiten. Es braucht dazu die Erweiterung auf einen Ansatz, der den Menschen als bio-psycho-soziales Wesen fasst, das untrennbar mit seinen physiko-chemischen und sozio-kulturellen Lebenswelten (den die „Innenwelt" des Menschen mitprägenden „Außenwelten") verbunden ist. Nur so ist der Mensch in seiner Gesamtheit verstehbar. Am Beispiel des

1 Mit Arzt* oder Patient* sind immer beide Geschlechter, also Arzt und Ärztin, Patient und Patientin gemeint; dies dient der besseren Lesbarkeit.

systemtheoretisch fundierten (und wissenschaftstheoretisch inzwischen erweiterten) *bio-psycho-sozialen Modells* werden die Implikationen für den Wirkungsbereich der Humanmedizin erörtert. In diesem Kontext wird die Psychotherapie als Arbeitsbereich der Humanmedizin konzipiert.

Die *Allgemeine Systemtheorie* – sie ist eine Metatheorie, die über den Einzelwissenschaften steht und sich bisher in allen Wissenschaften des Lebens beispiellos bewährt hat – vermittelt uns das Verständnis, wie die Welt von den subatomaren Teilchen bis zur Psyche und weiter bis zum Universum als hierarchisch aufgebaute Systeme strukturiert ist. Auf jeder Systemebene zeigen sich eigene Phänomene und gelten besondere Gesetzmäßigkeiten. An den jeweiligen Enden dieser gedachten Hierarchie – also den kleinsten erkennbaren oder errechneten Einheiten unserer Welt einerseits und den größten nachweisbaren oder theoretisch wahrscheinlichen Bestandteilen des Universums – ist mit unseren bisherigen Erkenntnismöglichkeiten äußerste Bescheidenheit angesagt. – Aus menschlicher Perspektive liegen wir mit unserem Sein im sog. Mesokosmus (sensu Vollmer 1980, 1983) – also zwischen Mikrokosmos und Makrokosmus. Unter dieser Perspektive erscheint bspw. auch die *Seele* (d. h. alle Phänomene des Psychischen) *nicht als etwas Immaterielles*, sondern als etwas, was ohne materielle Strukturen nicht vorstellbar ist. Das *Leben* als solches ist dann auch weniger ein unbegreifliches Mysterium, sondern mehr eine der Materie prinzipiell innewohnende Option.

Wesentliche Grundlagen der *Allgemeinen Systemtheorie* stammen von *Ludwig von Bertalanffy* (1949); die Propagierung dieser Metatheorie innerhalb der medizinischen Wissenschaften wurde insbesondere durch *George L. Engel* (1976) mit dem Begriff des „bio-psycho-sozialen Modells" betrieben, wenngleich zur Fundierung und Weiterentwicklung dieses Ansatzes viele weitere Wissenschafter und Forscher beigetragen haben (z.B. *Herbert Weiner* 1977, *Eric R. Kandel* 2006, Aviel Goodman 1991, *Alexander Romanowitsch Lurija* 1962 u.v.a.). Die aktuellste Form der bio-psycho-sozialen Medizin nutzt das sogenannte „erweiterte bio-psycho-soziale Modell" als *Theorie der Körper-Seele-Einheit* (body mind unity). Diese überwindet erstmals auch die herkömmliche *Psychosomatik* mit ihrer Dichotomie von Körper und Seele und postuliert die Gleichzeitigkeit von psychologischen und physiologischen Prozessen innerhalb ein und desselben Ereignisvorgangs, der seinerseits immer unter öko-sozio-kulturellen Rahmenbedingungen abläuft: Jedes seelische Ereignis (jeder Gedanke, jedes Gefühl, jeder Handlungsimpuls etc.) ist immer zugleich auch ein physiologisches Ereignis. Bestätigungen für dieses Postulat der „parallelen Verschaltung" kommen aus allen relevanten Forschungsbereichen, im Besonderen z.B. auch aus der Psychoimmunologie, Neurobiologie, Verhaltensmedizin und Gesundheitspsychologie (*von Bertalanffy* 1949, *Malmgren* 2005).

Gesundheit wird hier nicht als Fehlen von pathogenen Keimen oder öko-sozialen Störfaktoren definiert, sondern als die Kompetenz des Organismus, mit beliebigen pathogenen Faktoren (z.B. Bakterien, Viren, Giften, belastenden psychischen oder öko-sozio-kulturellen Lebensumständen) autoregulativ fertig zu werden (d. h. diese mit den eigenen Ressourcen unter Kontrolle zu halten). *Krankheit* stellt sich ein, wenn diese autoregulative Kompetenz in keinem ausreichenden Maß vorhanden ist bzw. die dafür zuständigen Regelkreise überfordert sind. Damit wird deutlich, dass *Gesundheit* kein Zustand ist, sondern ein funktionelles, dynamisches Geschehen – Gesundheit muss gleichsam in jeder Sekunde des Lebens „geschaffen" werden (*Egger* 2005).

Ist die komplexe „Außenwelt" des Menschen noch einigermaßen gut dingbar zu machen, trifft dies für die „Innenwelt" kaum zu. Mit dem Begriff der Psyche (alltagssprachlich „Seele") erwächst nämlich ein dramatisches wissenschaftliches Problem, wenn diese als etwas Eigenständiges aufgefasst wird, das in Wechselwirkung mit dem Physischen (alltagssprachlich „Körper") treten soll, ohne angeben zu können, was denn das Substrat dieser Seele sein soll. Genau das war das Dilemma der herkömmlichen Psychosomatik, das dort nicht zufriedenstellend gelöst werden konnte. Erst mit der Anwendung der Allgemeinen Systemtheorie (*Bertalanffy* u. a.) wurde verständlich, dass die „Seele" selbst aus dem Physischen als emergentes Geschehen erwächst. D. h. ohne die körperlichen Strukturen wie dem Gehirn bzw. dem Nervensystem – oder besser: ohne den gesamten Organismus – ist auch kein Gedanke, kein Gefühl und auch kein Handlungsimpuls vorstellbar. Die Seele ist also nichts, was vom Physischen losgelöst existiert, wenngleich die seelischen Ereignisse selbst einen eigenen Phänomenbereich beschreiben, der sich eben nicht auf das physiogische Geschehen reduzieren lässt. Das seelische Ereignis ist demnach mehr, oder genauer: etwas Anderes als all das, was wir auf der physiologischen Ebene beobachten können.

Der Begriff der *Seele* ist jedenfalls Kontext abhängig und mehrdeutig. Aus wissenschaftlicher Perspektive hat die „Seele" – genau genommen – nirgendwo im Körper ihren Sitz. Sie ist ein *emergentes Phänomen des Gesamtorganismus* und ist daher dort als solches nicht zu finden. Fest steht allerdings auch, dass die entscheidenden materiellen Strukturen für seelische Phänomene in den physischen Strukturen des neuronalen Systems liegen (*Roth* 2001, 2003). Fehlen wichtige derartige organische Strukturen oder sind solche insuffizient entwickelt oder zerstört, dann sind die davon abhängigen seelischen Leistungen nicht möglich. So gesehen ist die *Seele* dann doch überwiegend eine emergente Hervorbringung unseres Nervensystems – sie kann allerdings niemals auf die neuronalen Strukturen reduziert werden bzw. dort nicht ausreichend valide erklärt werden (*Egger* 2015, 2017).

Wissenschaftstheoretisch gilt: In Wechselwirkung treten können nur Entitäten, also für sich genommene „echte" Strukturelemente oder Wirkelemente der Welt. Im Schema von Descartes wird dies für Körper einerseits und Seele (Psyche) andererseits postuliert, auf dessen angenommener Wechselwirkung auch die herkömmliche Psychosomatik aufbaut. Dieser Ansatz ist allerdings längst als wissenschaftstheoretisch unlogisch erkannt und verworfen worden. Denn wo soll die „Seele" verortet sein (wo soll das Seelische „sitzen"), das als eigenständiges Phänomen in Wechselwirkung mit dem Körperlichen treten und die physikalische Entität des materiellen Körpers beeinflussen soll? Dazu müssten wir unsere Grundgesetzte der Welterklärung (physiko-chemische Grundgesetze) zertrümmern, wozu kein Anlass besteht.

Dieses althergebrachte Problem konnte inzwischen mit der Integration der „Leib-Seele-Identität" von Spinoza gelöst werden. Damit haben wir allerdings auch das ursprüngliche bio-psycho-soziale Modell, wie es von G. L. Engel in den späten 70er Jahren des vorigen Jahrhunderts propagiert wurde, erheblich erweitert. Wir müssten ab sofort von einem *revidierten* oder *erweiterten bio-psycho-sozialen Modell* sprechen oder genauer von der „Theorie der Körper-Seele-Einheit" (body mind unity-theory): Die Seele – oder besser: all das, was wir als seelische Phänomene bezeichnen – erwächst aus der Evolution. Sie ist das erkennbar komplexeste Phänomen der Entwicklungsgeschichte des Lebens. Alles Seelische ist damit nicht jenseits der Biologie angesiedelt oder verstehbar, sondern erwächst aus ihr. Im Sinne der Allgemeinen Systemtheorie bildet sie zugleich einen eigenen „Wirklichkeitsbereich", der sich allerdings nicht mehr auf die darunterliegenden (biologischen) Systemebenen reduzieren lässt.

Das *Subjektive* (das individuelle Erleben und sein darauf bezogenes Verhalten) und das *Objektive* (die beobachtbaren bzw. messbaren körperlichen Vorgänge bzw. das konkrete Handeln) erscheinen hier als zwei fundamentale und zueinander komplementäre Perspektiven von lebenden Systemen, die allerdings immer als *Ganzheiten* zu beschreiben und verstehen sind, wie bspw. Uexküll (*Uexküll, Wesiack* 1988) nach einem lebenslangen intellektuellen Kampf gegen die Verarmung der Medizin als „seelenlose Reparaturwerkstatt" indigniert anmerkt. In dieser Kritik enthalten ist die Erkenntnis, dass die Medizin wissenschaftstheoretisch gesehen in der Naturwissenschaft des 19. Jahrhunderts stecken geblieben ist. Die Erkenntnisse der psychologischen Wissenschaften wurden weitgehend ignoriert und die metatheoretischen Angebote – insbesondere die Bedeutung der Allgemeinen Systemtheorie – für die Weiterentwicklung in Richtung einer integrierten Medizin des 21. Jahrhunderts bisher weder ausreichend erkannt noch zu nützen verstanden.

Ein weiteres höchst bedeutsames Problem ist sprachwissenschaftlicher Natur: Weil wir weiterhin zwei unterschiedliche Sprachsysteme zur Beschreibung des Körperlichen einerseits und des Seelischen andererseits haben, bleibt die Schwachstelle bestehen, dass wir bis auf Weiteres über kein vereinheitlichtes Begriffssystem verfügen, in der die biologischen und psychologischen Phänomene als zusammengehörende Wirklichkeitsaspekte beschreibbar wären.

Zur Erinnerung: Wie uns bereits *A. F. Whitehead* (1929/1987) gelehrt hat, gilt: Die *Materie* ist nicht „tot", sondern als hochdynamisches Phänomen zu sehen, in dem alle komplexeren Phänomene (und somit auch das Leben) in seinen Grundbausteinen bereits enthalten sind. Der „Sternenstaub", aus dem alles besteht, was ist, kann unter hochkomplexen Bedingungen Organisches hervorbringen, wobei dieses Lebendige wiederum unter höchst aufwändigen evolutionären Prozessen auch seelische Phänomene generieren kann. Diese Phänomene sind aber wiederum von einer höheren Komplexität als die darunterliegenden materiellen Strukturen, sodass wir auf der Ebene der Materie für das sogenannte Seelische kein ausreichendes Verständnis erlangen können. Seelische Phänomene wie z. B. Denken oder Fühlen bilden (sensu Allgemeine Systemtheorie), wie bereits erwähnt, einen eigenen – *emergenten* – Phänomenbereich. Die Erkenntnis, dass der (fälschlicherweise als „tot" bezeichneten) Materie die prinzipielle, inhärente Möglichkeit zum Hervorbringen von Lebendigem und im Weiteren auch von Formen des Seelischen inhärent ist, ist allerdings aufgrund jahrtausendealter gegenläufiger Denktraditionen und sprachlichen Konventionen noch nicht weit verbreitet.

Die hier angesiedelten *Kategorienfehler* (also die unerlaubte Übertragung von kategorialen Begriffen von einer Systemebene auf eine gänzlich andere) erwachsen aus unserem veralteten Sprachsystem. Wir denken weiterhin in dichotomen Kategorien von „toter Materie" und „lebendigem Sein". Im Sinne der Allgemeinen Systemtheorie emergiert „Leben" immer dann, wenn die entsprechenden physikalisch-chemischen Bedingungen dafür gegeben sind. Was wir als Natur bezeichnen, erscheint als Kontinuum von Einheiten geordnet: Größere, komplexere Einheiten (= Systeme oder Ganzheiten) stehen hierarchisch über weniger komplexen Einheiten, und jedes Niveau in dieser Hierarchie repräsentiert ein dynamisches System (oder Ganzheit) mit ganz spezifischen Eigenschaften; nichts existiert isoliert, alle Ebenen sind prinzipiell verbunden; die „Person" ist z. B. ihren Organsystemen, aus denen sie besteht, übergeordnet (sie bildet ein komplexeres System als die Summe aller Organe).

2. Psychotherapie innerhalb medizinscher Arbeitswelten ist primäre „sprechende Medizin"

Unser Medizinsystem arbeitet nach (bewussten wie unbewussten) Vorstellungen vom Menschen. Unmittelbar damit verknüpft ist die Antwort auf die Frage: Was ist der Gegenstand der Medizin und was ihr konkretes Arbeitsfeld? Es geht hier um das „Menschenbild" der wissenschaftlichen Medizin. Für physiologisch überschaubare krankhafte Vorgänge mag auch ein simpleres mechanistisches Verständnis wie das *biomedizinische Krankheitsmodell* ausreichen. Bei komplexeren (bspw. „somatoformen") Krankheitsprozessen kommt dieser Ansatz allerdings schnell an seine Grenzen, wie sich dies bei der Erfassung von multidimensional angelegten ätiopathogenetischen Wirkfaktoren und davon abgeleiteten multimodalen therapeutischen Interventionsmöglichkeiten deutlich zeigt. Auch bei allen chronifizierten Störungen braucht es ein Verstehensmodell, das den Menschen nicht nur als komplex organisierte Materie oder als eine Aneinanderreihung von einzelnen Organsystemen begreift. Vielmehr wird man dem kranken Menschen nur gerecht, wenn er auch als denkendes, fühlendes und zur Mitgestaltung seiner Behandlung prinzipiell befähigtes Wesen berücksichtigt.

Diese Erkenntnisse haben langsam dazu geführt, dass der Patient* nicht nur als Objekt sondern auch als Subjekt zur begreifen ist. Es gilt, mit ihm als „Leid-Tragenden" zu kommunizieren und ihn zum Mitgestalter der Behandlung zu machen. So hat sich der Begriff *Sprechende Medizin* als Sammelbegriff für alle ärztlichen Interventionen etabliert, die die *Kommunikation* zwischen Arzt* und Patient* als Wirkfaktor nutzen. Damit wird eine Vielzahl von unterschiedlichen und zum Teil sich stark überschneidenden Themen zu umfassen versucht, wie z. B. *Arzt*-Patient*-Beziehung*, *Arzt*-Patient*-Kommunikation*, Ärztliches Gespräch, *Psychoedukation*, *Angehörigen-Information*, *Patienten*-Aufklärung* (Erarbeiten adäquater Vorstellungen zu den beklagten Beschwerden bzw. gesundheitlichen Störungen, *breaking bad news*, Erwartungen zur Behandlung und Prognose), Erteilen von medizinischen Ratschlägen, Fragen der Therapietreue (Einwilligung und Befolgung von diagnostischen und therapeutischen Prozeduren; *compliance, adherence, coherence*), *Balint-Gruppen* (inkl. interaktionsbezogene Fallarbeit, „Beziehungsmedizin"). – Im Rahmen der medizinischen Ausbildung und Patienten*versorgung ergeben sich damit enge Überschneidungen zu den Begriffen *psychosoziale Medizin*, *psychosomatische Medizin* und *psychotherapeutische Medizin* (als Anwendung psychotherapeutischer Interventionen im ärztlichen Setting) und *Psychotherapie* (verstanden als Heilbehandlung mit psychologischen Mitteln).

In ihrer Gesamtheit versteht sich die „sprechende Medizin" als Gegenpol und zugleich Erweiterung der „Apparate-Medizin" – gelegentlich auch als „Reparaturmedizin" oder „Ingenieursmedizin" bezeichnet, welche auf dem strikt naturwissenschaftlich orientierten *biomedizinischen Modell der Humanmedizin* fußt. In dieser bis heute dominierenden Medizintheorie erscheint der Mensch nicht primär als (denkendes, fühlendes und gestaltendes) Subjekt, sondern als Objekt: der menschliche Organismus als komplexe Maschine, die im Schadensfall pharmakologisch oder chirurgisch-technisch zu reparieren ist.

In Bezug auf die Medizin als Anwendungswissenschaft wurde immer wieder die Frage gestellt: Was hilft, nützt und bewirkt mehr? Die Einflussnahme auf die subjektive Welt – dies kommt dem Wirken durch das *Wort* gleich, wie dies beispielsweise in der Psychotherapie der Fall ist – oder ist es die Einflussnahme auf biologische Prozesse durch „Arznei" und „Messer", wie dies die biologistisch orientierte Medizin propagiert. Es sind über lange Zeit hinweg erbitterte Kämpfe gefochten worden, welcher Zugang der „richtige" ist. Mit der zunehmenden Nutzung der Allgemeinen Systemtheorie für die medizinischen Wissenschaften kommt es langsam zu einem besseren Verständnis und der Einsicht: Nach allem, was wir bisher wissen, ist beides hilfreich, nützlich und wirksam – allerdings in unterschiedlichem Maße bei unterschiedlichen Prozessphasen der Erkrankung. Erst aus einer metatheoretischen Position (aus einer Hochsitzperspektive) wird ersichtlich, dass beide Einflusswege denselben Prozess erreichen können (aber nicht müssen), wenn auch ihre Methoden (griechisch *methodos* = Weg) unterscheidbar sind und ihre Wirkung stark vom Menschen mit seinem Krankheitsphänomen abhängig ist.

B. Vom bio-medizinischen zum bio-psycho-sozialen Modell der wissenschaftlichen Medizin

Seit weit über hundert Jahren dominiert in der Medizin die naturwissenschaftliche Orientierung mit einer relativ streng auf die Gesetzmäßigkeiten der Physik und Chemie ausgerichteten Begrenzung. Es ist unbestreitbar, dass diese Vorgehensweise zu einem erheblichen Erkenntnisfortschritt und zu Behandlungsmöglichkeiten geführt hat, auf die heute wohl niemand vernünftigerweise verzichten möchte. Die Fokussierung auf pharmakologische und technisch/chirurgische Wirkfaktoren hat allerdings zu einer Art *Ingenieursmedizin* oder *Reparaturmedizin* geführt, in der der menschliche Organismus als komplexe Maschine erscheint und dementsprechend „behandelt" wird. In der Öffentlichkeit wird diesbezüglich vor allem die Dominanz der „Apparatemedizin" und die Vernachlässigung der „Arzt*-Patient*-Interaktion" kritisiert. Es ist zu einer Verarmung der Kommunikation zwischen medizinischem Vorgehen und Patienten* orientierten Bedürfnissen (Verstehensmöglichkeiten, Wünschen und Mitgestaltungsansprüchen) gekommen.

Aus wissenschaftlicher Sicht wiegt besonders die Kritik an der biomedizinisch ausgerichteten Humanmedizin schwer, dass dieses Modell nur wenig bis gar nicht geeignet ist für die große Gruppe der chronisch Kranken (wo per definitionem nichts zu heilen ist, sondern achtsame Begleitung gefordert ist). Auch bei den sogenannten somatoformen Störungen (der großen Sammelkategorie von Beschwerden, für die keine ausreichende organische Erklärung gefunden werden kann), erweist sich das biomedizinische Modell recht hilflos. Und gänzlich untauglich ist dieses bei der Gesundheitsförderung, wo es auf das Gesundheitswissen, die Gesundungsmotivation und die Gesundheitsverhaltenskompetenz der Bevölkerung ankommt.

Als logischer Widersacher des biomedizinischen Modells hat sich daher von Anfang an – aber mit bescheidenem Erfolg – die *psychosomatische Perspektive* entwickelt. Sie wollte nachweisen, dass seelische Einflüsse auf das körperliche Geschehen keine Einbildung, sondern Tatsache sind. Dies hat in der Folge zu sogenannten *psychosomatischen Krankheiten* geführt, also solchen, wo dieser Nachweis einigermaßen empirisch glaubhaft gemacht werden konnte. Allerdings bleibt die konventionelle Psychosomatik ganz der Dichotomie von Körper und Seele verhaftet, weswegen trotz vielfältiger Versuche, diese Wechselwirkung zu erklären, die sogenannte *hardcore medicine* wenig Notiz von diesen Erkenntnissen nehmen musste. Es brauchte also einen anderen, kompetenteren Ansatz, um dieses Problem zu lösen.

Bis heute dominiert also im Bereich der wissenschaftlichen Heilkunde das sog. *biomedizinische* Modell. Es ist im Kern streng naturwissenschaftlich orientiert und basiert auf bahnbrechenden physikalischen und chemischen Erkenntnissen über den menschlichen Körper. Die (westliche) Welt ist zurecht stolz auf diese Errungenschaften. Allerdings ist mit dem Triumph dieses Modells eine deutliche Verengung von potenziell weiteren, relevanten Dimensionen einhergegangen, weswegen das dahinterliegende Menschenbild „der Mensch als komplexe Maschine" auch immer wieder kritisch beschrieben und diese Form der „modernen Medizin" salopp auch als „Reparaturmedizin" oder „Ingenieursmedizin" einerseits bejubelt, aber zugleich auch verächtlich gemacht wurde. Tatsächlich fehlt im biomedizinischen Modell die Dimension des Menschen als denkendes und fühlendes bzw. als erlebendes und planerisch-handelndes Wesen, das immer in physiko-chemischen und sozio-kulturellen Umwelten eingebettet ist.

Die Schwachstelle des *biomedizinischen* Modells der Humanmedizin hat wohl auch damit zu tun, dass sich der öko-sozio-psychologische Wirklichkeitsbereich nicht oder nur rudimentär in das physiko-chemische Grundmodell integrieren ließ. Seit Jahrhunderten wurden theoretische Überlegungen angestellt, wie die Beziehung zwischen *Körper* und *Seele* (besser: zwischen *Gehirn* und *Geist*) zu erklären sei. Von all diesen Ansätzen ist – aus wissenschaftstheoretischen Gründen und auch aus Gründen der Kompatibilität mit dem naturwissenschaftlich-biomedizinischen Modell – bisher nur einer in der Lage, diese Problematik wenigstens einigermaßen zu bewältigen: Das *bio-psycho-soziale Modell* (*Goodman* 1991; *Egger* 1995, 2017) ist hier das mit großem Abstand meistgenutzte Paradigma. Keine andere infrage kommende Theorie hat zur Zeit eine größere Reichweite. Wie sich seit der ersten Ausformulierung vor ca. 50 Jahren inzwischen herausgestellt hat, ist dieser Ansatz für eine *integrierte Medizin* zwar wissenschaftlich äußerst fruchtbar und stellt alles, was die wissenschaftliche Medizin bis dato an Rahmentheorien zur Verfügung hatte, in den Schatten. Aber sie bereitet den potenziellen Nutznießern doch einiges Kopfzerbrechen, weil das dahinterliegende Denkmodell ungeläufig und auch einigermaßen komplex erscheint.

3. Das bio-psycho-soziale Modell als aktuelle Rahmentheorie der Humanmedizin

Zum Verhältnis von Theorie und Praxis gibt es einen klugen Spruch: *Nichts ist praktischer als eine gute Theorie!* Dies gilt auch für das bio-psycho-soziale Modell für die Humanmedizin. Keine andere Rahmentheorie hat hier eine größere Reichweite. Wie sich seit der ersten Ausformulierung vor ca. fünfzig Jahren inzwischen herausgestellt hat, ist diese Theorie für eine integrierte Medizin zwar wissenschaftlich äußerst fruchtbar und stellt alles, was die wissenschaftliche Medizin bis dato an Grundlagentheorie zur Verfügung hatte, in den Schatten.

Aber sie bereitet den potenziellen Nutznießern doch einiges Kopfzerbrechen, weil das dahinterliegende Denkmodell ungeläufig und auch einigermaßen komplex erscheint. Selbst viele Vertreter der sogenannten „Psychosomatik" tun sich schwer mit den Implikationen des bio-psycho-sozialen Modells. Das hat gute Gründe: In der *klassischen Psychosomatik* ging es ja um die Frage, ob psychologische Faktoren eine schädigende Wirkung auf körperliche Vorgänge haben. Konnte dies empirisch halbwegs plausibel gemacht werden, sprach man von „psychosomatischen Erkrankungen" (siehe auch *Wesiack* 1983; *Meyer* 1987; *Reinecker* 1994). Dieses *Psychogenese-Modell* ist im Lichte der bio-psycho-sozialen Theorie allerdings obsolet. Hier gilt nämlich, dass bei *jedem* Krankheitsprozess prinzipiell auch psychologische und öko-soziale Faktoren als potenzielle Einflussgrößen zu kalkulieren sind – die beteiligten Leben generierenden bzw. Leben erhaltenden Prozesse interagieren nämlich immerwährend, einerlei, ob das molekulare Geschehen oder die Lebensumwelten eines Organismus ins Auge gefasst werden.

Es muss hier angemerkt werden, dass inzwischen namhafte Vertreter der „Psychosomatik" (bzw. der „psychosomatischen Medizin") diesen Begriff zwar als solchen weiterverwenden, nun aber in einer begrifflichen Extension, die sehr nahe an das systemtheoretische Grundverständnis des aktuellen bio-psycho-sozialen Modells heranreicht oder dieses explizit meint (vgl. *Kapfhammer* 2011a). Da der Terminus *Psychosomatik* historisch eng mit dem Psychogenese-Modell der Psychoanalyse verknüpft ist, besteht allerdings die Gefahr, dass es durch diese Erweiterung und Re-Definition des traditionellen Begriffs zu einer Überfrachtung kommt, welche zwangsläufig Unschärfe und befürchtete Kategorienfehler (unerlaubte Analogieschlüsse führen zu Pseudo-Erklärungen) erzeugt.

Jedenfalls ist der bereits in die Laiensprache eingewanderte Begriff der „psychosomatischen Krankheiten" (oft mit dem simplifizierenden Motto „Was kränkt, macht krank" assoziiert) nicht länger haltbar. Er suggeriert, wie erwähnt, zwei Klassen von Krankheiten, nämlich *psychosomatische* und *nicht-psychosomatische*. Eine solche Dichotomie ist wissenschaftstheoretisch (auf der Basis des bio-psycho-sozialen Modells) weder logisch richtig noch wissenschaftlich nützlich (*Egger* 1992a, 2008a,b, 2017; *Goodman* 1991).

Die Entwicklung des bio-psycho-sozialen Modells ist das Ergebnis eines weltumspannenden wissenschaftlichen Netzwerks, von dem hier nur einige der bedeutenden Proponenten erwähnt werden sollen: Das *theoretische Modell* ist überwiegend aus Studien zur *Allgemeinen Systemtheorie* (siehe z. B. die Zusammenfassungen von *Kriz* 1997, *Schiepek* & *Spörkel* 1993, *Suls* & *Rothman* 2004) und deren Anwendung auf die Biologie hervorgegangen und in wesentlichen Punkten das Verdienst von *L. v. Bertalanffy* (1950, 1968) sowie *Weiss* u. a. (vgl. *Petzold* 2006). Die Ausformulierung und Propagierung des Modells samt Benennung als „bio-psycho-sozial" war wiederum im Wesentlichen die Arbeit von *George L. Engel* (1976, 1977, 1980, 1982, 1992, 1997) und den Verhaltensmedizinern *Schwartz & Weiss* (1977, 1978, *Schwartz* 1982), aber auch von

Matarazzo (1980), *Anderson* (1998), *Kaplan* (1990), *Goodman* (1991) und einigen anderen, von denen *Herbert Weiner* (1986, 1990, 1991, 1998, 2001) hervorzuheben ist, der bis zu seinem Tod unermüdlich empirische Belege aus allen Forschungsbereichen der naturwissenschaftlichen Medizin zusammengetragen hat. Er orientierte sich eng am Modell, wie es *Engel* (1976/1977) entworfen hat und verstand seine Arbeit als Beitrag für einen grundlegenden und grenzüberschreitenden Ansatz einer psychosomatischen Medizin. *Weiner* war stark empirisch orientiert, wobei er sich insbesondere für die Verbindung von Hirnforschung und Medizin interessierte. Auch der Nobelpreisträger *Eric Kandel* (2006) widmet in der Zusammenschau über sein Forscherleben der Überwindung der Leib-Seele-Dichotomie und der Begründung einer *Theorie der Materie-Geist-Einheit* – genau so müsste übrigens das bio-psycho-soziale Modell in seiner neuesten Fassung heißen – breiten Raum (*Egger* 2005, 2008a, 2015, 2017).

Jenseits der psychosomatischen Wissenschaften haben sich eine Reihe weiterer theoretischer Ansätze um ein „ganzheitliches" Verständnis von Krankheit und Gesundheit im Sinne eines bio-psycho-sozialen Modells bemüht. Hier sind stellvertretend die russischen Arbeiten von *Lurija* zu nennen, der zusammen mit *Vygotskij* eine der frühesten bio-psycho-sozialen Forschungskonzeptionen entwickelt hat (*Lurija* 1978, 1992, 1993; pers. Hinweis v. *H. Petzold*), oder jene von *H. Petzold* (*Petzold* 2001, 2006; *Orth, Petzold* 2000), welche wiederum von den vorgenannten russischen Forschern beeinflusst sind und ebenfalls einen mehr psychologischen Zugang aufweisen. Einen ähnlichen bio-psycho-sozialen Ansatz verfolgen auch Vertreter der *Gesundheitspsychologie* (health psychology) wie *Matarazzo* (1980, siehe *Egger* 1995b) und *Anderson* (1998) oder – in Verbindung mit der damals noch relativ jungen Disziplin der *Verhaltensmedizin* (behavioral medicine, z. B. *Kaplan* 1990, *Grawe* 2004) und deren Kooperation mit der Psychoimmunologie (*Ader, Cohen* 1975; *Ferstl* 1989; *Schubert* 2011 u. a.).

Im Sinne der Allgemeinen Systemtheorie erscheint – wie bereits an anderer Stelle erwähnt – die Natur als Kontinuum von Einheiten (Systemen) geordnet: Größere, komplexere Einheiten (= Systeme oder Ganzheiten) stehen hierarchisch über weniger komplexen Einheiten und jedes Niveau in dieser Hierarchie repräsentiert ein dynamisches System (oder eine Ganzheit) mit jeweils System gebundenen, spezifischen Eigenschaften. Nichts existiert isoliert, alle Ebenen sind prinzipiell verbunden.

Der hier zentrale Begriff der *Emergenz* beschreibt das Natur-Phänomen, dass ab einem gewissen *Komplexitätsniveau* sich eine nächst höhere Ebene (ein neues SYSTEM) herausbildet mit bis dahin völlig neuen (noch nicht da gewesenen) Eigenschaften (vgl. auch *K. Lorenz*: „Fulguration" / Evolutionsbiologie: plötzliches Auftreten von neuen Eigenschaften in der Entwicklung des Lebens; *Egger* 2009a). Weiters gilt, dass sich bestimmte *Eigenschaften* eines Systems nicht aus der Summe seiner Bestandteile erklären lassen („Das Ganze ist mehr – genauer:

etwas Anderes, nämlich Neues und Komplexeres – als die Summe seiner Teile"). So ist z. B. der *Mensch* nicht die Summe seiner Organe, er ist vielmehr ein *komplexeres System* als die Aneinanderreihung seiner Subsysteme

Die *bio-psycho-soziale Medizin* nutzt – wie erwähnt – die Allgemeine Systemtheorie, um die bisherige Leib-Seele-Dichotomie zu überwinden. Jeder Mensch ist demnach nicht nur als *biologisches* Wesen zu verstehen („bio"), sondern zugleich auch als ein Wesen mit jeweils typischen Eigenheiten des *Denkens, Fühlens* und *Handelns* („psycho") und auch ein Wesen mit individuellen *sozialen, kulturellen* und ökologischen Lebensumwelten („sozio"). (Cave: „psycho" umschreibt hier die Gesamtheit *aller* seelischen Phänomene – also z. B. auch die sog. Spiritualität –, und „sozio" umfasst *alle* sozialen, kulturellen und ökologischen Lebenswelten.)

Für unsere Diskussion zur Frage der Psyche bedeutet dies: Seelische Phänomene (wie Fühlen, Denken, planerisches Handeln) sind auf der Ebene der neurobiologischen Gegebenheiten (der neurologischen Körperstruktur) weder adäquat erfassbar noch ausreichend zu verstehen, wenngleich sie als höchstkomplexe und vielfach verschaltete Rückkoppelungsprozesse zwischen den Systemebenen immer auf diesen Vorgängen aufgebaut zu verstehen sind. – Erst wenn die *Allgemeine Systemtheorie* (nicht zu verwechseln mit Kybernetik oder systemischen Algorhythmen) als Grundlage für das Verständnis des *bio-psycho-sozialen Modells* ausreichend verstanden wird, lässt sich auch eine ernsthafte Diskussion um dieses Modell führen. Es ergeben sich nämlich zwei inhärente wissenschaftstheoretische Problembereiche, wovon bisher einer als halbwegs gelöst einzustufen ist, für den anderen allerdings weiterhin eine Lösung aussteht.

Problem Nr. 1: In Wechselwirkung stehen können nur Entitäten (für sich genommene „echte" Strukturelemente oder Wirkelemente) der Welt. Im Schema von *Descartes* wären dies *Körper* (das Physische) und *Seele* (das Psychische), auf deren angenommener Wechselwirkung auch die herkömmliche Psychosomatik aufbaut. Dieser Ansatz ist allerdings längst als wissenschaftstheoretisch unlogisch erkannt und verworfen worden. Denn wo soll denn die „Seele" verortet sein (wo soll das Seelische „sitzen"), das als eigenständiges Phänomen in Wechselwirkung mit dem Körperlichen treten und die physikalische Entität des materiellen Körpers beeinflussen soll? Dazu müssten wir unsere Grundgesetzte der Welterklärung (physiko-chemische Grundgesetze) zertrümmern, wozu kein Anlass besteht.

Dieses Problem konnte mit der Integration der „Leib-Seele-Identität" von *Spinoza* gelöst werden. Damit haben wir allerdings auch das ursprüngliche bio-psycho-soziale Modell, wie es von *G. L. Engel* in den späten 70er Jahren des vorigen Jahrhunderts propagiert wurde, erheblich erweitert. Wir müssten ab sofort von einem *revidierten* oder *erweiterten bio-psycho-sozialen Modell* sprechen oder besser von der „Theorie der Körper-Seele-Einheit" (body mind unity): Die Seele – oder besser: all das, was wir als seelische Phänomene bezeichnen – erwächst aus der Evolution. Sie ist das erkennbar komplexeste Phänomen der Entwicklungsgeschichte des Lebens. Alles Seelische ist damit nicht jenseits der Biologie angesiedelt oder verstehbar, sondern bildet ein emergentes Ereignis von biologischen Strukturen. Im Sinne der Allgemeinen Systemtheorie bildet die Psyche zugleich einen eigenen „Wirklichkeitsbereich", der sich allerdings nicht mehr auf die darunterliegenden (biologischen) Systemebenen reduzieren lässt.

Problem Nr. 2: Weil wir weiterhin zwei unterschiedliche Sprachsysteme zur Beschreibung des Körperlichen einerseits und des Seelischen andererseits haben, bleibt die Schwachstelle bestehen, dass wir bis auf Weiteres über kein vereinheitlichtes Begriffssystem verfügen, in der die biologischen und psychologischen Phänomene als zusammengehörende Wirklichkeitsaspekte in einer gemeinsamen Sprache beschreibbar wären. Ein solches vereinheitlichtes Sprachsystem ist eine gewaltige grundlagenwissenschaftliche Aufgabe, die uns wahrscheinlich noch lange beschäftigen wird.

Gelegentlich taucht die Frage auf, ob es sich beim *bio-psycho-sozialen Modell* um eine weitere der vielen Definitionsversuche zum Thema Krankheit handelt. Die Antwort dazu lautet: Beim Konzept des bio-psycho-sozialen Modells handelt es sich um keine bereichsspezifische Theorie zu Krankheit oder Gesundheit, sondern um eine metatheoretische Position. Diese Metatheorie basiert u. a. auf der gemeinsamen Nutzung der sogenannten *Allgemeinen Systemtheorie* und der *Leib-Seele-Identitätstheorie* von *Spinoza*. Erst dadurch wurde es möglich, die alte Dichotomie der *Psychosomatik* bezüglich Körper und Seele (oder zwischen krank und gesund bzw. zwischen organisch und seelisch bedingter Krankheit) aufzulösen bzw. dieser Zwei-Welten-Theorie zu entgehen.

Allen Einwänden zum Trotz: Das inzwischen revidierte und erweiterte bio-psycho-soziale Modell ist als aktuelle *Theorie der Körper-Geist-Einheit* das gegenwärtig kohärenteste, kompakteste und auch bedeutendste Theoriekonzept, innerhalb dessen der Mensch in Gesundheit und Krankheit erklärbar und verstehbar wird (*Goodman* 1991; *Suls, Rothman* 2004; *Spitzer* 2005; *Adler* 2009; *Fava, Sonino* 2008; *Malmgren* 2005). Trotzdem ist dieses Verstehensmodell der Humanmedizin in Relation zu seiner Bedeutung nach wie vor wenig geläufig bzw. verstanden und wird in seiner Tragweite nach wie vor unterschätzt.

4. Der Streit um die „Ganzheitlichkeit" in der Medizin

Das *Subjektive* (das individuelle Erleben und sein darauf bezogenes Verhalten) und das *Objektive* (die beobachtbaren bzw. messbaren körperlichen Vorgänge bzw. das konkrete Handeln) erscheinen sprachlich als zwei fundamentale und zueinander komplementäre Perspektiven von lebenden Systemen (vgl. *Pieringer, Egger* 2005; *Damasio* 1997, 2002, 2003), die allerdings immer als *Ganzheiten* zu beschreiben und verstehen sind, wie bspw. *Uexküll* 1997 in seinem Geleitwort von *Ulrichs* „Biomedizin – die folgenschweren Wandlungen des Biologiebegriffs"

(*Ulrich* 1997, siehe auch *Uexküll* 1991; *Uexküll, Wesiack* 2003), nach einem langen intellektuellen Kampf gegen die Verarmung der Medizin als seelenlose Reparaturwerkstatt indigniert anmerkt. In dieser Kritik enthalten ist die Erkenntnis, dass die Medizin wissenschaftstheoretisch gesehen in der Naturwissenschaft des 19. Jahrhunderts stecken geblieben ist. Die Erkenntnisse der psychologischen Wissenschaften wurden weitgehend ignoriert und die metatheoretischen Angebote – insbesondere die Bedeutung der Allgemeinen Systemtheorie – für die Weiterentwicklung in Richtung einer integrierten Medizin des 21. Jahrhunderts bisher weder ausreichend erkannt noch zu nützen verstanden.

Neben dieser Bruchlinie zwischen den Wirkgrößen „Physis“ und „Psyche“ gilt es auch noch eine weitere „Kampfzone“ in der Medizin zu berücksichtigen: „Komplementärmedizin“ und „Alternativmedizin“. Nüchtern betrachtet ist ein „Glaubenskrieg“ zwischen der wissenschaftlichen Medizin und den vielen Mini-Theorien und sonstigen Ansätzen am Rande der wissenschaftlichen Medizin wenig sinnvoll oder gar hilfreich (*Smolle* 1995, 2002). Die meisten dieser „alternativen“ oder „komplementären“ Ansätze (die sich teilweise fälschlich als „ganzheitlich“ titulieren, obwohl sie nur einen kleinen Ausschnitt aus der komplexen Wirklichkeit erfassen, siehe *Ernst, Singh* 2013; *Stalker, Glymour* 1985) enthalten den einen oder anderen beachtenswerten Aspekt bzw. die eine oder andere überprüfbare Aussage, die es zu testen gilt. Sofern sie der *unabhängigen* wissenschaftlichen Überprüfung unterworfen werden und dabei ein *beständiges* affirmatives Resultat zu liefern imstande sind, werden diese Teile zwangsläufig Bestandteil der wissenschaftlichen Medizin. Denn diese stellt die Summe aller überprüften und haltbaren Resultate dar, die zugleich in ein komplexes Verstehensmodell von Krankheit und Gesundheit eingearbeitet werden müssen. Der Rest verbleibt allerdings als nicht-wissenschaftlich und aus guten Gründen außenstehend, d. h. nicht in die wissenschaftliche Medizin integrierbar.

5. Medizinische Praxis: Simultandiagnostik und Simultantherapie als jeweils paralleles Vorgehen

Im Rahmen der *Theorie der Körper-Seele-Einheit* geht es – wie erwähnt – um nichts weniger als um die Erklärung der Natur des Menschen als leib-seelisches Wesen, wobei nicht mehr wie bisher von zwei separaten Entitäten – dem Stofflichen (Körperlichen) einerseits und dem anscheinend Immateriellen (Seelischen) andererseits – ausgegangen wird. Das Seelische ist selbst ein emergentes Phänomen des Materiellen, d. h. eine der komplexest organisierten Materie prinzipiell innewohnende Potenz.

Nach *A. F. Whitehead* (1861-1947) gilt: Die *Materie* ist nicht „tot“, sondern als hochdynamisches Phänomen zu sehen, in dem alle komplexeren Phänomene (und somit auch das Leben) in seinen Grundbausteinen bereits enthalten sind. Der „Sternenstaub“, aus dem alles besteht, was ist, kann unter hochkomplexen

Bedingungen Organisches hervorbringen (*Whitehead* 1929/1978), wobei dieses Lebendige wiederum unter höchst aufwendigen evolutionären Prozessen auch seelische Phänomene generieren kann. Diese Phänomene sind aber wiederum von einer höheren Komplexität als die darunterliegenden materiellen Strukturen, sodass wir auf der Ebene der Materie für das sogenannte Seelische kein ausreichendes Verständnis erlangen können. Seelische Phänomene wie z. B. Denken oder Fühlen bilden (sensu Allgemeine Systemtheorie) einen eigenen – *emergenten* – Phänomenbereich. Die Erkenntnis, dass der (fälschlicherweise als „tot" bezeichneten) Materie die prinzipielle, inhärente Möglichkeit zum Hervorbringen von Lebendigem und im Weiteren auch von Formen des Seelischen gegeben ist, ist allerdings aufgrund jahrtausendealter gegenläufiger Denktraditionen und sprachlichen Konventionen noch nicht weit verbreitet.

Gesundheit wird – wie bereits an anderer Stelle ausgeführt – nicht als Fehlen von pathogenen Keimen oder öko-sozialen Störfaktoren definiert, sondern als die Kompetenz des Organismus, mit beliebigen pathogenen Faktoren (z. B. Bakterien, Viren, Giften, belastenden psychischen oder öko-sozio-kulturellen Lebensumständen) autoregulativ fertig zu werden (d. h. diese mit den eigenen Ressourcen unter Kontrolle zu halten). *Krankheit* stellt sich ein, wenn diese autoregulative Kompetenz in keinem ausreichenden Maß vorhanden ist bzw. die dafür zuständigen Regelkreise überfordert sind. Damit wird deutlich, dass Gesundheit kein Zustand ist, sondern ein funktionelles, dynamisches Geschehen – Gesundheit muss gleichsam in jeder Sekunde des Lebens hergestellt werden.

Für die praktische Umsetzung des erweiterten bio-psycho-sozialen Modells gilt, dass alle relevanten Daten (also Informationen aus der körperlichen, psychologischen und Lebenswelt-bezogenen Ebene) parallel zu erfassen und zu integrieren sind. Wir nennen dies „Simultandiagnostik". Auch die davon abgeleiteten Interventionen sollten in einer verschränkten, multimodalen und parallel zu organisierenden Behandlungsstrategie erfolgen, die sich idealerweise nicht nur auf den Patienten*, sondern auch auf seine Lebenswelt beziehen sollte. Dies wird als „Simultantherapie" umschrieben (nach einem Vorschlag von *P. Hahn/Heidelberg*, *Egger* 2017). In jedem Fall wird dabei versucht, sowohl die Risikofaktoren als auch die protektiven Faktoren („Schutzfaktoren") auf den relevanten Lebensdimensionen zu erfassen.

RISIKOFAKTOREN	SCHUTZFAKTOREN
externe und interne Bedingungen, die einen Krankheitsprozess „verursachen", auslösen, zum Vorschein bringen, beschleunigen oder aufrechterhalten können	externe und interne Bedingungen, die einen Krankheitsprozess verhindern oder verzögern („abpuffern") sowie die Heilung beschleunigen können
Erbanlagen und aktueller **Zustand** des Organismus	**Erbanlagen** und aktueller **Zustand** des Organismus
physiko-chemische (ökologische) und sozial-kulturelle **Umweltbedingungen** (Noxen) (z. B. Überforderung unserer Bewältigungskapazitäten durch Schadstoffe in Luft und Nahrung, Lärm, Drogen, hohe soziale Dichte/ Überbevölkerung)	physiko-chemische (ökologische) und sozial-kulturelle **Umweltbedingungen** (Ressourcen) (biologisch „passende" Lebensbedingungen, adäquates psychosoziales Netzwerk)
Gesundheitsverhalten persönlichkeitsabhängige und situativ gebundene *Verhaltensrisikofaktoren*: *physiologisch* *sozial-motorisch* *gefühlsmäßig-gedanklich* (z. B. Fehlernährung; Drogenkonsum in Form von Zigarettenrauchen, Alkoholabusus, Medikamentenabusus; Bewegungsmangel; Konfrontation mit Noxen; Angst; Hoffnungslosigkeit; Überforderung der psychologischen Bewältigungsmöglichkeiten)	**Gesundheitsverhalten** persönlichkeitsabhängige und situativ gebundene *psychologische Schutzfaktoren*: *physiologisch* (Bedachtnahme auf und Training der eigenen körperlichen Möglichkeiten) *sozial-motorisch* (erlebter sozialer Rückhalt bzw. soziale Sicherheit, „sinnerfüllte" Lebensroutine) *emotional-kognitiv* (ausgeprägtes Kohärenzgefühl: Optimismus/Zuversicht, Humor/ Distanz, aktive sicherheitsvermittelnde Alltagsrituale)

Tab. 1: Risiko- und Schutzfaktorenkonzept: Ansatzpunkte für theoretische und praktische Zugänge (*Egger* 1995b, 2015)

Natürlich lassen sich diese eben geschilderten Ableitungen aus der bio-psycho-sozialen Theorie in der Praxis nie ganz verwirklichen, aber das Bemühen sollte in diese Richtung gehen. Nur so lassen sich die unterschiedlichen Informationen aus der „Lebenswelt" des Patienten* für das Verständnis und für den Umgang mit seiner gesundheitlichen Störung auch nutzen. Jedenfalls wird damit der wissenschaftliche und praktische Aktionsraum der herkömmlichen Ingenieurs- oder Reparaturmedizin deutlich erweitert.

<table>
<tr><th>BEOBACHTUNGS-
EBENE</th><th>DIAGNOSTIK
bisherige diagnostische Erkenntnisse (Fakten von Interpretationen trennen!)</th><th>THERAPIE
Konsequenzen für die weitere Behandlung (konkrete Schritte und Überlegungen)</th></tr>
<tr><td>biologisch
organmedizinische Aspekte, biomedizinische Daten, materielle Befunde</td><td>z. B. ätiologische und pathogenetische Aspekte, Risikofaktoren; weitere Abklärung?</td><td>physikalische, medikamentöse, chirurgische Interventionen</td></tr>
<tr><td>psychologisch
Eigenheiten des Erlebens u. Verhaltens („Persönlichkeit“), individueller Lebensstil</td><td>z. B. auslösende oder aufrechterhaltende Faktoren; Persönlichkeitsaspekte, Bewältigungsstil, subj. Krankheitstheorie</td><td>Ärztliches Gespräch, psycholog. Beratung, psychophysiolog. Regulationsverfahren; Überweisung zur Psychotherapie? ...</td></tr>
<tr><td>ökosozial
familiäre, beruflich-gesellschaftliche und andere umweltbezogene Lebensbedingungen</td><td>z. B. soziales Netzwerk/ sozialer Rückhalt, akut oder chronisch belastende Stressoren in Beruf/Familie/ Wohnbedingungen ...</td><td>informative Beratung, Vermittlung von helfenden Kontakten zu Familie, Arbeitsplatz, Behörden, psychosozialen Beratungsstellen oder Vereinen ...</td></tr>
<tr><td colspan="3">zum Verständnis des Zusammenhangs (Parallelität) der einzelnen Beobachtungsebenen:

1. Krankheitsverständnis („Expertenmodell“): Wie könnte der Patient* mit seinen beobachtbaren Krankheitsphänomenen „verstanden“ werden? (Wechselwirkungs-Hypothesen im Sinne des bio-psycho-sozialen Erklärungsmodells)
2. welche prinzipiellen Interventionsmöglichkeiten ergeben sich (aus Punkt 1) auf jeder der drei Ebenen des bio-psycho-sozialen Modells?
3. Wo würden Sie den Therapie-Fokus setzen bzw. womit würden Sie beginnen?</td></tr>
</table>

Tab. 2: Praxis des bio-psycho-sozialen Krankheitsverständnisses
Simultandiagnostik und *Simultantherapie im klinischen Alltag als parallel organisiertes Vorgehen*

6. Zur Frage der Spiritualität im Konzept der Materie-Geist-Einheit

Für das prima vista schwer begreifbare Phänomen oder gar Mysterium, wie aus einer *leblos gedachten Materie* etwas *Lebendiges* entstehen kann, hat der Mensch schon vor Jahrtausenden Lösungen ersonnen, in dem er dies mit übernatürlichen Kräften oder Gottheiten erklärt und für sein eigenes Leben zudem die

Idee einer „unsterblichen Seele" erfunden hat. Diese Vorstellungen haben im Wesentlichen bis zur abendländischen Aufklärung den meisten Menschen auch gereicht. – Erstaunlich ist allerdings, dass mit der Vorstellung der Unsterblichkeit ein hochwissenschaftliches Postulat – nämlich das physikalische Grundgesetz zur Erhaltung der Masse und Energie – in gewisser Weise vorweggenommen wurde. Trotz aller Transformationen bleibt nämlich die Gesamtheit der Energie bzw. Masse (im Sinne der Physik, nicht im Sinne der „Metaphysik"!) gleich.

Der Begriff der *Seele* ist Kontext abhängig und mehrdeutig. Aus wissenschaftlicher Perspektive hat die *„Seele"* – genau genommen – nirgendwo im Körper ihren Sitz. Sie ist – wie bereits an anderer Stelle erwähnt – ein *emergentes Phänomen des Gesamtorganismus* und daher dort als solches nicht zu finden. Fest steht allerdings auch, dass die entscheidenden materiellen Strukturen für seelische Phänomene in den physischen Strukturen des neuronalen Systems liegen. Fehlen wichtige derartige organische Strukturen oder sind solche insuffizient entwickelt oder (durch Krankheit oder Unfall) gar zerstört, dann sind die von diesen körperlichen Strukturen abhängigen seelischen Leistungen nicht möglich. So gesehen ist die *Seele* dann doch überwiegend eine emergente Erscheinung unseres Nervensystems; sie kann allerdings niemals auf die neuronalen Strukturen reduziert werden bzw. dort valide erklärt werden (s. a. *Egger* 2015; *Markl* 2005).

Im Bereich der *Sinnfragen* menschlicher Existenz hat die Seele eine ganz andere Bedeutung. Weil der Mensch in den physiko-chemischen Gegebenheiten der Welt keinen darüber hinausgehenden Sinn erkennt und noch weniger Trost für seine befristete Existenz findet, hat er seit Jahrtausenden – und wird er auch weiterhin – nach einer idiosynkratischen Interpretation seines Daseins suchen. Die Vorstellung einer *unsterblichen Seele* ist dabei wohl die erfolgreichste Erlösungsphantasie. Aber das liegt außerhalb der Wissenschaft und ist wohl ausschließlich ein Problem des homo sapiens sapiens; kein anderes Lebewesen hat offensichtlich diesen Anspruch.

Auf der Basis der *Geist-Materie-Einheit* – also des erweiterten bio-psycho-sozialen Modells – ist der Mensch tatsächlich ohne seine „Lebenswelt" (seine bio-psycho-öko-soziokulturellen „Umwelten" und „verinnerlichten Welten") nicht ausreichend erfassbar bzw. verstehbar. An dieser Stelle ist auch eine Anmerkung zur Semantik des Begriffs *bio-psycho-sozial* angebracht: Ein weit verbreiteter Irrtum hinsichtlich des Begriffs „bio-psycho-sozial" besteht nämlich darin, dass angenommen wird, es handle sich hier um drei separierte Wirklichkeitsaspekte, die nun additiv zusammengeführt werden sollen. Die Bezeichnung „bio" meint jedoch – als begrifflicher Platzhalter – die Gesamtheit aller materiell festmachbaren Entitäten des menschlichen Organismus (das „Körperliche"). Das Kürzel „psycho" meint die Gesamtheit aller seelischen Phänomene (jede Form von Denken, Fühlen und Handeln), und die Kurzform „sozial" umfasst die Gesamtheit aller physiko-chemischen, sozialen und kulturellen Lebensbedingungen (oder „Umwelten") des menschlichen Organismus. Alle diese Bereiche sind Aspekte ein und derselben Wirklichkeit, sie sind untrennbar – hierarchisch geordnet und dynamisch – miteinander *vernetzt.* Sie können zwar zu Zwecken des Detailstudiums separiert betrachtet werden, sind aber immer Teile ein und desselben Geschehens, sodass durch die Reduktion auf eine dieser Systembereiche immer auch Information verloren geht.

Alles Seelenleben – Gefühle, Gedanken, spirituelle Vorstellungen und jeweils darauf begründete Handlungen – sind untrennbar mit dem Materiellen verbunden (vgl. z. B. *Roth* 2003, 2006; *Riedl* 1987): Es gibt kein einziges seelisches Phänomen, das ohne ein entsprechend geartetes Nervensystem denkbar ist. Ergo zählen Aspekte des *Spirituellen* zu den Phänomenen des menschlichen Geistes und sind Teil einer „ganzheitlichen" Betrachtung des menschlichen Seins. Die spirituelle Dimension umfasst keine Phänomene der dinglichen Welt, sie gehört zur Welt der Vorstellungen und bildet im bio-psycho-sozialen System – logisch richtig – einen Teil der psychischen Welt („Innenwelt") des Menschen ab. Anders formuliert: Sie ist ein Phänomen, das den Leistungen der menschlichen Psyche zuzuordnen ist. Dort hat sie ihren Platz – egal, ob das Spirituelle religiös oder nicht-religiös verstanden wird.

So gesehen wäre auch der Zuständigkeitsbereich der „Spiritualität" die gedankliche Beschäftigung mit dem „Sein an sich" und dem Bemühen, Antworten zu finden, wie wir unsere Existenz verstehen könnten. Den größten Beitrag in der bisherigen Menschheitsgeschichte leistet dazu – paradoxerweise – die Wissenschaft, obwohl ihr Zuständigkeitsbereich sich auf Aussagen bezieht, die überprüfbar (und damit falsifizierbar) bleiben müssen. Demzufolge entziehen sich einige der abstrakten Gedankenwelt angehörende Fragen der wissenschaftlichen Kontrolle, wie z. B. „Hat der Mensch eine göttliche Seele?" etc. Es bleibt eine Unauflösbarkeit zwischen dem, was wissenschaftlich erkannt werden kann (der erkennbaren und damit „wissbaren" Welt) und dem, was in unterschiedlichen Glaubenssystemen (den Glaubensbekenntnissen oder Ideologien) vorgegeben wird.

Unbestreitbar ist, dass der Mensch immer schon nach einer Erklärung von für ihn schwer begreifbaren Phänomenen gesucht hat und nach einer Orientierung in einer zunehmend komplexeren und schwer durchschaubaren Welt Ausschau hält. Dabei haben die Wissenschaften keine guten Karten, denn sie liefern die Erklärungen ja nur als Puzzle-Stücke und nicht in der gewünschten einfachen „Verdaubarkeit" für unser (genetisch bedingtes) denkfaules Gehirn. Wissenschaft ist verbunden mit einer unvermeidlichen Unschärfe und erhebt keinen Anspruch auf letztgültige Wahrheit, weil es diese logisch nicht geben kann.

7. Das Menschenbild der bio-psycho-sozial orientierten Humanmedizin

Unter dem Begriff *Menschenbild* (bzw. Menschenmodell) werden Annahmen über das Wesen des Menschen verstanden. Derartige Modelle leiten bewusst und unbewusst all unser forscherisches wie praktisches Handeln. Modelle vom Menschen sind auf einer Wertungsbasis, d. h. auf den Werten und Einstellungen der jeweiligen Gesellschaft gegründet und können streng genommen daher empirisch weder bestätigt noch widerlegt werden. Sie sind von den gesellschaftlichen, philosophischen, kulturellen, ökonomischen sowie politischen Tendenzen der jeweiligen Zeit abhängig. Andererseits werden sie auch von den innerhalb einer wissenschaftlichen Gemeinschaft tradierten (bzw. sich durchsetzenden) Vorstellungen über den Menschen, dem zur jeweiligen Zeit vorherrschenden wissenschaftlichen Klima, von biographischen Momenten sowie vom Selbstbild der Theorie- bzw. Therapiegründer mitbestimmt. Sämtliche dieser Determinanten üben freilich einen wechselseitigen Einfluss aufeinander aus (*Petzold* 2012).

Menschenbilder als implizite Voraussetzungen für Theorien im Geltungsbereich der Humanmedizin sind natürlich für das ärztliche Handeln von weitreichender Bedeutung (s. z. B. *Singer* 2003, *Hüther* 2012, *Petzold* 2012). Die wichtigste Funktion ist neben der *heuristischen* die *konstituierende* Funktion von Menschenmodellen. Mittels medizinischer Modelle, zumeist in Form von Metaphern, wird der Gegenstand der Medizin konstituiert und somit gleichzeitig Realität geschaffen, die sich im Sinne einer „self-fulfilling prophecy" fortwährend selbst bestätigt. Indem nämlich bestimmte Aspekte der Wirklichkeit beleuchtet werden, folgt daraus, dass sich auch die Forschungsmethoden der Medizin und die Praxeologie des ärztlichen Tuns (und damit das gesamte Handlungsspektrum medizinischer Interventionen) an diesen Gesichtspunkten orientieren. Daraus ergibt sich ein latentes Gefahrenmoment, dass wissenschaftliche Forschung – im Besonderen auch im Bereich der Humanmedizin – durch einen nicht ausreichend reflektierten *mainstream* auf bestimmte Aspekte der Wirklichkeit eingeengt wird. Dies behindert schon aus methodischen Gründen den Erkenntnisprozess und hat signifikante Folgen für das davon abgeleitete Handeln (...).

Mithilfe des bio-psycho-sozialen Modells ist das „Maschinenmodell" der Medizin nicht bloß um die psychologischen, sozio-kulturellen und ökologischen Dimensionen erweitert worden. (Aber selbst einer solchen Aneinanderreihung der Wirkbereiche für eine Ergänzung des medizinischen Arbeitsbereiches begegnen die strengen Vertreter des biomedizinischen Modells mit großer Skepsis.) Das Missverständnis bezüglich des bio-psycho-sozialen Modells liegt schon in seinem von *G. L. Engel* etwas unglücklich gewählten Terminus, der suggeriert, dass es sich doch um eine Summenbildung bzw. summative Nutzung von biologischen + psychologischen + öko-sozialen Determinanten handeln könnte. Tatsächlich ist aber mit der Integration der Allgemeinen Systemtheorie in die Medizin klar, dass diese Einflussgrößen bei jedem Prozess oder gesundheitlichen Ereignis immer gleichzeitig wirksam sind. *Engel* wollte mit dem synthetischen Begriff „bio-psycho-sozial" seine vehemente Kritik an der vorherrschenden und gänzlich auf das Körperliche eingeengte „Reparaturmedizin" zum Ausdruck bringen und den Blick auf das komplexe Zusammenwirken von scheinbar subjektiven und objektiven Welten – oder von „Lebens*in*welten" und „Lebens*um*welten" – schärfen.

Dabei handelt es sich um ein evolutionäres Verständnis, wie sich das Leben auf unserem Planeten bis zu den (höchst komplexen) psychologischen Phänomenen des Menschen weiterentwickelt hat. Erst mit Erarbeitung der „Allgemeinen Systemtheorie" – einer Metatheorie für das Verständnis, wie alles Materielle und Lebendige zusammenhängt – wird mit dem Naturphänomen der „Emergenz" ersichtlich, dass es ab einem gewissen Grad der Komplexität zu Sprüngen auch in der Qualität von Lebenserscheinungen kommt. Zwar sind diese neuen Eigenschaften des Lebendigen vollkommen auf den jeweils darunterliegenden Elementen des Seienden aufgebaut, sie bilden aber einen eigenen Phänomenbereich (ein eigenes System) mit jeweils dafür typischen Eigenschaften. Eine Reduktion auf die darunterliegende Systemebene vermag das Typische dieser neuen Entität nicht ausreichend zu erklären, weil es auf der darunter liegenden Ebene diese Eigenschaften noch gar nicht gibt. – Die sich ergänzenden und gegenseitig stärkenden Fundamentaltheorien des Lebens, insbesondere die „Evolutionstheorie", „evolutionäre Erkenntnistheorie" und „Allgemeine Systemtheorie", bilden heute in der gesamten aufgeklärten Welt das Grundverständnis unseres Daseins.

Es gilt demnach festzuhalten: Die philosophisch relevante Frage nach dem „Menschenbild" der wissenschaftlichen Medizin ist zwar berechtigt, für den Patienten* wichtiger ist allerdings, wie sehr ihm bei der Behandlung seines Leidens tatsächlich geholfen werden kann. Für einfach gelagerte krankhafte Vorgänge mag auch ein simpleres mechanistisches Verständnis wie das *biomedizinische Krankheitsmodell* ausreichen. Bei komplexeren (bspw. „somatoformen") Krankheitsprozessen kommt dieser Ansatz allerdings schnell an seine Grenzen, wie sich dies bei der Erfassung von multidimensional angelegten ätiopathogenetischen Wirkfaktoren und davon abgeleiteten multimodalen therapeutischen Interventionsmöglichkeiten deutlich zeigt. Auch bei allen chronifizierten Störungen braucht es ein Verstehensmodell, das den Menschen nicht nur als komplex organisierte Materie oder als eine Aneinanderreihung von einzelnen Organsystemen begreift. Vielmehr wird man dem kranken Menschen nur gerecht, wenn er auch als denkendes, fühlendes und zur Mitgestaltung seiner Behandlung prinzipiell befähigtes Wesen berücksichtigt wird.

Die *Body Mind Unity-Theory* (oder *Theorie der Körper-Seele-Einheit)* ist weder pathogenetisch noch salutogenetisch ausgerichtet, sondern hebt auch diese Dichotomie auf: Man kann sowohl gesund als auch krank sein, je nachdem welche Systeme im Fokus stehen und wie sehr die Ausprägungen von Funktionstüchtigkeit oder Funktionseinschränkung auf den unterschiedlichen Systemebenen wirksam werden. So hat auch der kranke Mensch gesunde Anteile und der Gesunde kann durchaus pathogene Aspekte aufweisen, die jedoch der „Mensch in seiner Gesamtheit" (bzw. der ganzheitlich gedachte menschliche Organismus) unter Kontrolle behält. Der Krankheitsbegriff ist in dieser Konzeption ein funktioneller und kein rein materieller bzw. histologisch begrenzter Begriff.

Das dahinterliegende Menschenbild geht weit über das bisher dominierende, rein naturwissenschaftlich-biomedizinisch orientierte hinaus. Das für die Praxis relevante Arbeitsmodell sieht nicht nur den „Heiler", sondern auch den Patienten* in einer Bringschuld: Nur mit abgestimmten, gemeinsamen Anstrengungen werden die komplexeren Störungen auf dem Stand unseres verfügbaren Wissens adäquat bekämpft werden können. Das verringert die Bedeutung des medizinischen Experten keinesfalls, führt aber doch zu einer emanzipatorischen Aufwertung des Patienten*. Als Kontrast zu den Begriffen „Apparatemedizin" oder „Ingenieursmedizin" (deren Aufgaben auch weiterhin zentrale Bestandteile des ärztlichen Tuns bleiben werden) und zugleich als notwendige Erweiterung des medizinischen Handelns in Richtung der einzufordernden besseren Kooperation zwischen Arzt* und Patient* hat sich inzwischen der Begriff „sprechende Medizin" eingebürgert. In den meisten aktuellen Studienordnungen der Medizin finden sich mehr oder minder große Anstrengungen für eine diesbezüglich verbesserte Ausbildung der nächsten Ärztegenerationen.

Die 3 Grundpfeiler *(Säulen)* der Medizin:

WORT	*ARZNEI*	*MESSER*
kommunikative bzw. psychologische Wirkfaktoren	pharmazeutische Wirkfaktoren	chirurgische bzw. technische Wirkfaktoren

Die vor über 3000 Jahren formulierte Aufforderung an Ärzte lautete: *Zuerst heile mit dem Wort, dann mit der Arznei und zuletzt mit dem Messer* (dem altgriechischen Halbgott der Heilkunde *Asklepios* zugeschrieben, später sinngemäß übernommen von *Paracelsus*). dieses Motto lautet – dem aktuellen Verständnis der *bio-psycho-sozialen Medizin* folgend – heute: *„Finde mit ihm gemeinsam heraus, was im jeweiligen Krankheitsstadium deinem Patienten* am besten hilft und unterstütze ihn dabei mit allen gebotenen Mitteln – mit Wort, Arznei und Technik!"* (*Egger* 2003).

Das bedeutet natürlich auch einen Auftrag zum Erwerb und zur Nutzung aller drei ärztlichen Basiskompetenzen, nämlich der technisch-chirurgischen, der medikamentösen und der psychologisch-kommunikativen Befähigung im Behandlungsvollzug. Der *Arzt*beruf* ist und bleibt damit in seinem Kern ein *kommunikativer Beruf.* Neben den *pharmakologischen* und *chirurgisch-technischen* Einflussnahmen besteht ärztliches Handeln zu einem guten Teil auch aus *psychologischen Wirkfaktoren*. Der Arzt* tritt nun wieder mit all seinen 3 Funktionsbereichen in Erscheinung – als *medizinischer Problemlöser*, als *Unterstützer beim Heilungsprozess* (im Sinne der Hilfe zur Selbsthilfe des Patienten*) und auch als *Begleiter des Kranken* in seinem Krankheitsprozess.

Damit verbunden sind auch drei Funktionen *(Rollen)* des Arztes* in der Behandlung von Kranken:

Der Arzt* als ***Begleiter*** des Kranken	Der Arzt* als *Katalysator* in der Krankenbehandlung	Der Arzt* als ***Problemlöser*** im Krankheitsfall

Um den Anforderungen einer wissenschaftlich begründeten bio-psycho-sozialen Medizin einigermaßen gerecht werden zu können, benötigen Ärzte zumindest basale Kenntnisse und Fertigkeiten der zwischenmenschlichen *Kommunikation*, die heute als Grundlagen für ein *„professionelles ärztliches Gespräch"* vermittelt werden. Über dieses Wissen und entsprechende Fertigkeiten soll das permanente Zusammenwirken von ökologisch-kulturellen, psycho-sozialen und somatischen Faktoren dargestellt und einer praktischen Handhabung zugänglich gemacht werden.

Die 3 ärztlichen Grundfertigkeiten (*Kompetenzen*)

basale Kompetenz im Zwischenmenschlichen als *psychosoziale Kompetenz* für eine professionelle Arzt*-Patient*-Kommunikation („Dialogförderer") Kompetenz für bio-psycho-soziales (paralleles) diagnostisches und therapeutisches Vorgehen	erweiternde fachliche Kompetenz *psychotherapeutische Kompetenz:* Wissen und psychologische Fertigkeiten im Umgang mit Verhaltensrisikofaktoren, Aktivierung und Förderung der Hilfe zur Selbsthilfe aufseiten des Patienten*; professionelle psychosoziale Problemlösekompetenz	Primär-Kompetenz im Fachlichen *naturwissenschaftliche Kompetenz:* Wissen und Fertigkeiten der bio-medizinischen Eingriffsmöglich-keiten bzw. der chirurgisch-technischen Medizin; Problemlösekompetenz im Sinne der *hard core medicine*

Fassen wir zusammen:
Bio-psycho-soziale Medizin versteht sich als notwendige Erweiterung der bisher vorherrschenden biomedizinischen Ausrichtung der Humanmedizin. Das in den letzten 150 Jahren vorherrschende wissenschaftliche Modell „der Mensch als komplexe Maschine" hat **überwiegend** zu einer Reparatur- und Ingenieursmedizin geführt und greift in weiten Bereichen zu kurz. Das bio-psycho-soziale Modell erweitert nun diese Hintergrundtheorie zu einem ganzheitlichen Modell und fasst den „Menschen als körperlich-seelisches Wesen in seinen öko-sozialen Lebenswelten". Die dem bio-psycho-sozialen Modell zugrunde liegende und auf der Allgemeinen Systemtheorie aufbauende *Körper-Seele-Einheit* unterstützt in der ärztlichen Praxis ein Vorgehen nach den Regeln der „Simultandiagnostik" und „Simultantherapie" im Sinne eines parallelen diagnostischen und therapeutischen Vorgehens.

Das bio-psycho-soziale Modell ist eine Rahmentheorie und firmiert in der aktuellen Fassung als erweitertes bzw. revidiertes bio-psycho-soziales Modell als *Body Mind Unity-Theory* oder *Theorie der Körper-Seele-Einheit* (siehe z. B. *Egger* 2005, 2008a,b, 2012, 2017).

Es mag sein, dass ein wissenschaftstheoretisch so anspruchsvolles Konzept wie die *Body Mind Unity-Theory* für viele Gesundheitsexperten (insbesondere auch für Ärzte* und Therapeuten*) eine Herausforderung für das Verstehen und Akzeptieren bedeutet. Aber dies wäre kein akzeptabler Grund, sich auf einfachere „Lösungen" für das zu Recht kritisierte gängige Modell der Medizin („der Mensch als komplexe Maschine", „Reparaturmedizin") zurückzuziehen, wenngleich das dies immer wieder versucht wird. Natürlich wird mit solchen simpleren und begrenzten (idiosynkratischen) Konzepten auch einem Bedürfnis breiter Schichten in der Bevölkerung nach möglichst einfachen Erklärungen Rechnung getragen – aber wissenschaftlich redlich ist das nicht. Es ist und bleibt die Bringschuld der aufgeklärten ExpertInnen, den Mitmenschen auch den weniger eingängigen Sachverhalt zugänglich zu machen. Denn die Wahrheit ist den Menschen zumutbar. So war es immer in der Menschheitsgeschichte, z. B. auch mit den Phänomenen der Götterwelt und Geister, des Magnetismus oder der Relativitätstheorie.

C. Von der Psychotherapie zur Integrativen Humantherapie

Die Notwendigkeit für eine Schulen übergreifende, integrierte Behandlung mit psychologischen Mitteln (alias Psychotherapie) ist angesichts des herrschenden Wildwuchses leicht erkennbar, steht in der Realisierung jedoch vor großen Hindernissen. Für die Vertreter einer schulenspezifischen Psychotherapie bedeuten die in den letzten Jahrzehnten verstärkt beobachtbaren Versuche einer theoretischen wie praktischen *Integration* von unterschiedlichen Ansätzen der psychologischen Behandlung einen „Verrat" an den jeweiligen Grundsätzen oder zumindest das Aufgeben historischer Denk- und Handlungsweisen. Sie vermögen sich nicht vorzustellen, dass durch die Versuche zur Überwindung der gegenwärtigen unversöhnlichen Positionen psychotherapeutischer Ansätze eine Entwicklung eingeleitet wurde, die einmal eine *Weltsprache der Psychotherapie* zustande bringen könnte.

Ganz anders ist die Haltung der Vertreter von integrativen Psychotherapieansätzen. Diese würdigen zwar die einzelnen Therapietraditionen mit ihrer jeweiligen historischen und theoretischen Verwurzelung durchaus, sehen aber diese mehr als begrenzte „Glaubensbekenntnisse" und für eine Weiterentwicklung des Forschungs- und Anwendungsgegenstandes *Psychotherapie* als hinderlich an. Diese integrativen Bestrebungen sind mit der Hoffnung oder Zuversicht verbunden, dass wir mit solchen grenzüberschreitenden Ansätzen der großen Komplexität menschlichen Seins und seiner Bewältigung viel besser gerecht werden können als dies jede einzelne Tradition für sich schaffen kann.

Eine der inzwischen weit gediehenen Bewegungen zur Überwindung einzelner Psychotherapietraditionen wird mit dem Begriff *integrative Therapie* überschrieben. Schon die Benennung dieses Ansatzes provoziert in weiten Bereichen der Psychotherapie Widerstand, weil damit eine übertriebene (semantische) Vereinnahmung oder Ausgrenzung der anderen Therapieansätze assoziiert werden könnte. Abgesehen davon gebührt dieser Initiative, die die Psychotherapie zu einer so genannten *Humantherapie* (*Petzold,* in *Leitner* 2010) weiter zu entwickeln verhelfen soll, Respekt. Was dem Ansatz an sich große Bedeutung zukommen lässt, ist das lange überfällige Zurechtrücken, aus welchen Wurzeln die aktuelle Psychotherapie erwächst. In einem großen Teil der herkömmlichen Schriften wird immer wieder – historisch zu Unrecht – Freud als Begründer der Psychotherapie dargestellt. Viele andere, für das heutige Verständnis von psychologischer Behandlung wichtige Persönlichkeiten wurden von Freud schon zu seinen Lebzeiten und auch später von seinen Schülern zum Zwecke der eigenen Mächtigkeit bzw. Bedeutsamkeit abgewertet oder überhaupt übergangen. Insbesondere gilt dies auch für *Pierre Janet* (1855-1947), der als Philosoph, Arzt*, Psychologe* und Psychotherapeut ein exzellenter Vordenker für viele Ansätze der zeitgenössischen verhaltenstheoretischen Psychotherapien, aber auch der integrativen Therapie zu bewerten ist (*Leitner* 2010; *Hoffmann* 1998).

Petzold, ein Mensch mit enzyklopädischer Perspektive, der möglichst alle *Wissenschaften des Lebens* für seine Vorliebe des Integrierens nutzen möchte, kommt zwangsläufig zu einem integrativen Ansatz für die Psychotherapie. Dieser umfassende Anspruch, den *Petzold* als „Humantherapie" bezeichnet, braucht im Theoretischen natürlich auch ein entsprechendes multifaktorielles wie multidimensionales Theoriekonzept, das im potentesten aller gegenwärtigen Grundlagentheorien, nämlich dem systemtheoretisch begründeten bio-psycho-sozialen Modell (inklusive der immer mitzudenkenden öko-kulturellen Perspektiven) seine Heimat findet. Selbstredend kann so ein weit gefasster Ansatz auf keinen der vier Erkenntniswege – also phänomenologische, hermeneutische, dialektische und empirische Methode – verzichten, sondern muss sich offen dazu bekennen.

Petzolds Ansatz überschneidet sich in vielfacher Hinsicht mit der aktuellen Entwicklung, die die klassische Verhaltenstherapie in den letzten 50-60 Jahren durchlaufen hat. Auch sie stellt inzwischen als „integrative Verhaltenstherapie" (*Egger* 2015) ein hoch differenziertes, Schulen übergreifendes, und am neuesten Stand der Neurowissenschaften ausgerichtetes Konzept für eine empirisch überprüfbare Psychotherapie dar (vgl. *Grawe* 2004). Das Ziel ist eine psychologische Heilkunde, die in guter Verschränkung mit den biomedizinischen Erkenntnissen wirksam wird. Sie sollte damit nicht nur integraler Bestandteil einer zeitgemäßen wissenschaftlichen Medizin mit multidimensionaler Perspektive und multiprofessioneller Arbeitsweise sein, sondern darüber hinaus einen unverzichtbaren Beitrag für eine übergeordnete *Gesundheitswissenschaft* leisten.

Bis dahin scheint es noch ein weiter Weg zu sein: Es sind nicht nur berufspolitische Machtansprüche und das unglaubliche Beharrungsvermögen bei Änderungen im Gesundheitswesen. Es sind auch der Mangel an theoretischer Kenntnis der bio-psycho-sozialen Grundlagen einerseits und das Defizit einer gemeinsamen Sprache andererseits, sodass wir weiterhin das körperlich Fassbare mit materiellen Begriffen und alles Seelische mit psychologischen Begriffen beschreiben. Dabei wird übersehen, dass es gar nichts Seelisches geben kann ohne die physischen Gegebenheiten unseres Organismus. Unsere Jahrtausende alte Sprache – und damit unser Denkwerkzeug – ist nicht vorbereitet auf die Erkenntnis, dass das Seelische aus dem Organischen entspringt (emergiert). Es ist unser komplexer Organismus, der Gefühle und Gedanken hervorbringt, welche in einem einzigen psycho-physiologischen Prozess generiert werden. Dieser Prozess lässt sich zwar phänomenologisch aufspalten in körperliche und seelische Aspekte, es bleibt aber dennoch immer ein und dasselbe psycho-physiologische Ereignis – einerlei ob ich nur die Subjekt- oder die Objekt-Position einnehme. Genau dafür fehlt uns aber bis heute eine wissenschaftlich handhabbare Terminologie, wenngleich wir in vielen interdisziplinären Gruppen daran arbeiten.

Bis zu einer brauchbaren Sprachregelung zur Überwindung der Dichotomie von „Körpersprache" und „Seelensprache" – was eine enorme wissenschaftliche Anstrengung für viele Jahrzehnte darstellt – benötigen wir auch Erprobungsfelder für die Alltagstauglichkeit des bio-psycho-sozialen Ansatzes im Gesundheitswesen. Es geht also um die Praxeologie zur Körper-Seele-Einheit. Mit der Realisierung des ÖÄK-Diplom-Curriculums *Psychotherapeutische Medizin* („PSY3" als postgraduelle Ausbildung nach den Richtlinien der Österreichischen Ärztekammer) seit Mitte der 90er Jahre des vorigen Jahrhunderts haben wir ein solches Projekt für den Bereich der psychologischen Heilkunde gestartet (*Egger* 2015). Nach Meinung der damaligen (zahlreichen, insbesondere auch aus den eigenen Reihen stammenden) Kritiker hätten wir als Konzept-Ersteller und Organisatoren ein zum Scheitern verurteiltes Unterfangen begonnen oder seien zumindest ein großes Wagnis eingegangen. Es war nämlich unser Bestreben, entgegen der österreichischen Psychotherapie-Szene die strenge Schulenorientierung hinter uns zu lassen und den Forschungsergebnissen der vergleichenden Psychotherapieforschung Rechnung zu tragen. Danach gibt es keinen einzigen singulären Ansatz der Psychotherapie, der für sich genommen die Vielfalt der erkennbaren Wirkfaktoren in adäquater Weise zu nutzen versteht (vgl. *Grawe* 1994). Natürlich ist ein solcher Schulen übergreifender Ansatz kein leichtes Unterfangen – weder für den Theoretiker, noch für den Lehrenden und erst recht nicht für den Lernenden.

Die *Theoretiker* erkennen den Zustand der Psychotherapie wie jenen der Physik vor Newton: keine gemeinsame theoretische Basis, keine vereinheitlichte Sprache, keine Festlegung auf den empirischen Datensatz ... Die *Lehrenden* vermissen einen verbindlichen Kanon an zu vermittelnden Wissensanteilen, praktischen Fertigkeiten und auch Haltungen (z. B. höchst unterschiedliche Therapie-Ziel-Definitionen oder Menschenbild-Annahmen, die wie Glaubensbekenntnisse und nicht wie zu prüfende Annahmen behandelt werden). Sie bleiben deswegen bei der ihnen jeweils vertrauten Sprache samt dazugehörender Praxis. Die *Lernenden* erfahren die unterschiedlichen Denkweisen und Zugehensweisen mitunter als das Esperanto der Behandlung mit psychologischen Mitteln. Sie suchen sich, den jeweiligen privaten Lebenseinstellungen und Neigungen entsprechend, jene Teile heraus, die ihnen zusagen – ungeachtet der wissenschaftlichen Evaluierung und nachgewiesenen Bedeutung für die therapeutische Arbeit.

Um diesen erkennbaren Schwierigkeiten einigermaßen zu entgehen, haben wir für die Ausbildung in *psychotherapeutischer Medizin* als ersten Schritt zur Überwindung der schulenspezifischen Vorgehensweisen das Konzept des (die Ausbildung dominierenden) Hauptfaches, des Ergänzungsfachs und der beiden Nebenfächer eingeführt (vgl. *Wesiack, Pieringer, Egger, Stix, Söllner, Schüßler* u. a. s *Egger* 2015). In Ermangelung einer vereinheitlichten Sprachregelung innerhalb der Psychotherapietheorien muss also weiterhin eine „Muttersprache“ erlernt werden. Zusammen mit den verpflichtenden Ergänzungs- und Nebenfächern wird sichergestellt, dass aus allen vier Haupttraditionen der Psychotherapie (psychodynamische, verhaltenstheoretische, humanistische und systemische Ansätze) Kenntnisse und Praktiken erworben werden. Mit dieser Konzeption soll eine theoretische wie praktische Blickfelderweiterung möglich werden, die dem medizinischen Alltag wesentlich besser gerecht wird, als dies ein dogmatisches Vorgehen schafft. Zudem fordert der Erkenntnisstand der vergleichenden Psychotherapieforschung eine derartige Weiterentwicklung der arg zersplitterten „Psychotherapie“ geradezu heraus (vgl. *Grawe* 1997).

Langsam soll eine neue Form des Problemlösens erwachsen, die der Realität der medizinischen Versorgung adäquat ist: Ich kann nicht wissen, wer als nächster Patient* mit welchem Problem bei der Tür hereinkommt. Es ist daher zweckmäßig, wenigstens Grundkenntnisse aller maßgeblichen Problemlöse-Ansätze zu besitzen, um dem Patienten* weiterhelfen zu können – entweder durch eigenes Tun oder durch passgenaue Weiterverweisung. Jedenfalls benötige ich hierfür ein Instrumentarium, das sowohl die *innere Welt* des Patienten* (sein Erleben und Denken), seinen Organismus (das Materielle seiner leiblichen Existenz) und seine Lebensbedingungen (die ihn umgebende öko-sozio-kulturelle Welt) zu erfassen versteht. Andernfalls besteht die Gefahr, dass aus dem komplexen Wechselwirkungsgefüge, aus dem ein „Problem“ hervorkommt, wieder nur einzelne und aus ihren (Lebens)Zusammenhängen gerissene Faktoren thematisiert werden – eine Gefahr, die auf dem Hintergrund des erweiterten bio-psycho-sozialen Denkmodells inzwischen durchaus vermeidbar erscheint.

Aber selbst dieser eben skizzierte Minimalkonsens ist bis heute nicht bei allen Dozenten der PSY-Diplom-Lehrgänge erreichbar. Nach wie vor sind etliche Lehrende so sehr in ihrer eigenen schulenspezifischen Ausbildung verhaftet, dass es für sie Verrat an und Preisgabe der eigenen Anschauungen bedeuten würde, wagten sie den wertschätzenden Blick über die eigenen theoretischen wie praktischen Grenzen hinaus. Und tatsächlich würden sie damit den status quo der Psychotherapie in Frage stellen. Aber erst durch dieses Sich-in-Frage-Stellen ist eine echte Weiterentwicklung zu erwarten. Dass eine orthodoxe Haltung fortwährend mehr vom Gleichen produziert und wissenschaftlich wenig fruchtbar ist, braucht keine große Erläuterung.

Einer der inzwischen schon merkbar angewachsenen Schar von Rufern für das Aufgeben von starren Positionen und für die Hinwendung zu neuen, grenzüberschreitenden Haltungen ist auch *Hilarion Petzold* (s. sein Gesamtwerk: https://www.fpi-publikation.de/polyloge/). Es ist ihm zuzustimmen, wenn er sagt, dass *Psychotherapie als Konzept aus dem 19. Jahrhundert* stammt – ein Konzept, das schon in seinem Begriff den abendländischen Körper-Seele-Dualismus fortschreibt. Obwohl wir inzwischen wissen, dass es um den „ganzen Menschen" geht, um Männer und Frauen in ihren jeweiligen komplexen Lebenskontexten, begrenzen wir die herkömmliche Psychotherapie auf einen zu engen Bereich. Es braucht auch Leibtherapie, Sozialtherapie und ökologische Interventionen, wie *Petzold* argumentiert: „Das *Psychische* wird heute als Zusammenwirken von Denken/Kognitionen, Fühlen/Emotionen, Wollen/Volitionen auf der Grundlage von Hirnprozessen, evolutionären Programmen und Entwicklungsprozessen (beschädigenden und protektiven Prozessen) verstanden und verlangt breitere Ansätze der Behandlung und Hilfen. Neurobiologische Hirnforschung, moderne Psychotherapie- und Sozialforschung arbeiten einander zu, und so sind wir auf dem Wege zu „bio-psycho-sozialen Modellen" für eine Humantherapie" (*Petzold* 2007).

Diese die Psychotherapie selbst überwindende *integrative Humantherapie*, wie es Petzold bezeichnet, würde wieder in Einklang mit der fundamentalen Theorie der Körper-Seele-Einheit stehen, jener Theorie, die uns auf systemtheoretischer Basis ein Verständnis des immerwährenden multiplen Zusammenwirkens von Innenwelt und Außenwelt vermittelt. Hier wird der Mensch als *kulturschaffendes Wesen* erkannt, das als solches auch die Wissenschaft selbst als Kulturleistung hervorgebracht hat. „Das darf der naturwissenschaftliche Blick der Forschung – so unverzichtbar er ist – nicht aus dem Auge verlieren, damit einer „Biologie des Geistes" nicht das *Menschliche des Menschen*, das Ethische, Ästhetische, das politisch-humanitäre Engagement verloren geht. Auch hier muss die Psycho-Therapie sich weiten, denn in ihren Lehrbüchern ist von Würde und Gerechtigkeit, von Verzeihen und Trost, von Frieden und Heiterkeit – den „sanften Gefühlen" – nichts zu lesen, und das Herz, der Wille, die Tugenden und die Lebenskunst sind ausgeblendet" (*Petzold* 2007).

Dass sich auch zwischen den etablierten Therapieorientierungen bzw. therapeutischen Schulen eine teilweise noch zaghafte, aber seit etlichen Jahren zunehmende Bereitschaft zum Austausch von Wissen und Fertigkeiten entwickelt hat, ist unverkennbar. Im Rahmen medizinischer Arbeitsfelder ist damit auch die Hoffnung verbunden, dass gerade die „klinische Psychotherapie" der Wegbereiter für eine Psychotherapie sein könnte, in der nicht mehr nach Psychotherapieschulen gefragt wird, sondern nach dem zeitlichen und ökonomischen Aufwand in Relation zur Wirksamkeit jeden psychotherapeutischen Handelns. Eine solche integrative Psychotherapietheorie mit ihren integrativen Anwendungskonzepten in der Medizin ist gegenwärtig – wie schon erwähnt – allerdings nur in Umrissen sichtbar. Noch sind die sprachlichen und an Glaubenssätze gebundenen Eigenheiten der einzelnen psychotherapeutischen Schulen zu stark ausgeprägt, als dass eine Zusammenschau möglich wäre.

D. Könnten Krankenhäuser weniger als Reparaturwerkstätten denn als „Heilende Umwelten" und neuzeitliche „Gesundheitstempel" gestaltet werden?

Prinzipiell gilt: Als Menschen leben wir in unterschiedlichen „Umwelten". Wir sind umgeben von ökologischen Gegebenheiten wie Beschaffenheit der jeweiligen geologischen und klimatischen Welt, in der wir leben, und von größeren kulturellen und kleinräumigeren sozialen Netzwerken. Wir könnten diese Bedingungen gemeinsam als die „Lebenswelt" eines Individuums bezeichnen. In dieser Lebenswelt wird der einzelne Mensch – natürlich auf der Grundlage seiner genetischen Matrix – geprägt, erschafft sich seine individuelle „Innenwelt" und wirkt nun selbst auf diese ihn umgebende Welt zurück. Diese komplexe Wechselwirkung gilt es zu akzeptieren, wenn wir dem Verhältnis „Mensch und Umwelt" gerecht werden wollen.

Was die physische („natürliche") Welt betrifft, bevorzugt der Mensch im Übrigen nicht die originäre, wilde Natur als Lebensumwelt. Er kann dies gar nicht, da er für die Befriedigung seiner komplexen Bedürfnisse einen fortdauernden Einfluss auf alles, was ihn umgibt, ausüben muss. Am wohlsten scheint er sich in einer naturnah umgestalteten und von ihm kontrollierbaren Umwelt zu fühlen. In ihr meint er, die archaischen Ängste gezähmt zu haben, und aus ihr vermag er vielfältige Kraft zu schöpfen (*Egger* 2019; *Petzold* et al. 2019).

Aus sozio-kultureller und geisteswissenschaftlicher Perspektive sind weitere bedeutsame, die Lebenswelt betreffende Wirkfaktoren zu berücksichtigen. So sind z. B. auch politische Ideologien und religiöse Überzeugungen maßgeblich mitgestaltend für unser Denken, Fühlen und Handeln. Zentrale Ideen von religiösem Charakter müssen allerdings in einer Gesellschaft, die durch Wissenschaft und Aufklärung geläutert ist, rational diskutiert werden. Natürlich benötigen auch aufgeklärte Menschen zentralisierende Ideen, um Großartiges zu leisten. Eine solche zentrale Idee, die für große Teile der Bevölkerung in unserer Zeit auszumachen ist, besteht in der Bedeutung von *Gesundheit*. Diese legen wir nicht mehr in Gottes Hand, sondern erkennen sie als Ergebnis komplexer Wechselwirkungen, bei welchen wir als Individuen mit unserem je eigenen

Risiko- und Schutzfaktoren-Profil mehr oder minder immer beteiligt sind. Wir erkennen aber sehr häufig auch unsere Schwächen bei der Erfüllung „gesunder" Lebensweisen, verzagen im Fall der Störung unserer Liebes- und Arbeitsfähigkeit und werden auch schmerzhaft leidend an der Vergänglichkeit unseres Körpers. Für diese Phänomene wird der Mensch in alle Ewigkeit Zufluchtsstätten der Linderung oder Heilung suchen bzw. sich schaffen.

Könnten *Krankenhäuser* nun solche zeitgemäßen Tempel sein? Sie erfüllen im Prinzip viele der zuvor erwähnten Aspekte (zit. nach *Huber* 2008 und persönlicher Mitteilung 2008). Wir sind es heute gewohnt, Krankenhäuser als Reparatureinrichtungen zu sehen, wo es vorrangig um Krankheit, Schmerzen und Sterben geht. Dies muss nicht zwangsläufig so bleiben. Es wäre denkbar, unsere Krankenhäuser weniger als Hort des Leids und der Klage, sondern mehr und mehr als öffentliche Stätten der Krankheitsbewältigung und Gesundheitsförderung zu positionieren. Nicht nur mehr oder minder gelingende Reparatur, sondern die Besinnung auf die vielschichtigen Einflussgrößen für das, was wir Gesundheit nennen, könnte in den Mittelpunkt rücken. Die Rahmentheorie dafür haben wir bereits vor uns: Das erweiterte bio-psycho-soziale Modell der Medizin macht deutlich, dass man Gesundheit nicht hat, sondern dass Gesundheit in jedem Moment des Lebens geschaffen werden muss – und zwar in einem komplexen Wechselwirkungsprozess zwischen *Innenfaktoren* (d. h. der genetischen Ausrüstung und der individuellen psycho-physiologischen Entwicklung mit dem Ergebnis einer einzigartigen Persönlichkeit) und *Außenfaktoren* (d. h. den jeweils am Organismus wirksam werdenden sozio-kulturellen und ökologischen Lebensbedingungen).

Und genau hierin besteht die Option, unsere Krankenhäuser als solche „Orte der Besinnung" zu formen. Eine dafür adäquate Medizin müsste folgerichtig nicht nur das erkennbar Materielle des menschlichen Leids erfassen und behandeln, sondern auch das Denken, Fühlen und Handeln des Leidenden als wesentliche Bestandteile für Diagnostik und Therapie nützen können. Da sich alles Leben in Kontexten abspielt, gilt es natürlich auch, die sozialen Lebensbedingungen und ökologischen Lebensumwelten als pathogene oder salutogene Wirkgrößen ins Kalkül zu ziehen. Mit anderen Worten: Die erwähnte Be-Sinnung meint hier, sich darüber zu verständigen, an welchen Teilen des Störungsprozesses welche Einflussmöglichkeiten denkbar sind und wer für welche Änderungen bzw. Eingriffe die Verantwortung übernimmt. Von Reparieren bis Akzeptanz des Nicht-Änderbaren reicht hier die Palette der Zugangsweisen.

Literatur

Ader, R., Cohen, N. (1975): CNS-immune system interactions: Conditioning phenomina. Behavioral and Brain Science, 8, 379-385.

Adler, R. H. (2009): Engel's biopsychosocial model is still relevant today. J. of Psychosomatic Research; 67, 607-611.

Anderson, N. B. (1998): Levels of analysis in health science: a framework for integrating socio-behavioral and biomedical research. In : *S. McCann, J. M. Lipton* (eds): Annuals of the NY Academy of Sciences, 840, 563-576.

Bertalanffy, L. v. (1950): The Theory of Open Systems in Physics and Biology. *Science*, 1950, Vol. 111, 23ff.

Bertalanffy, L. v. (1968): General System Theory. New York: Braziler.

Damasio, A. (2003): Der Spinoza-Effekt. Wie Gefühle unser Leben bestimmen. München: List.

Damasio, A. R. (1997): Descartes' Irrtum. Fühlen, Denken und das menschliche Gehirn. München: dtv.

Egger, J. W. (1990): Anmerkungen zur Entwicklung der Psychotherapie in Österreich. *Psychologie in der Medizin*, 1, 1, 22-24.

Egger, J. W. (2005): Das bio-psycho-soziale Krankheitsmodell – Grundzüge eines wissenschaftlich begründeten ganzheitlichen Verständnisses von Krankheit. *Psychologische Medizin*, 16, 2, 3-12. Wien: Facultas.

Egger, J. W., Moser, V. (2002): Postpromotionelle PSY-Diplom-Fortbildung zur Förderung der psychosozialen, psychosomatischen und psychotherapeutischen Kompetenz von Ärzten – Grazer Evaluationsstudie zu den PSY-Diplom-Curricula. *Psychologische Medizin*, 2002, *13*, 1, 4-17.

Egger, J. W., Singer, M. (2007): Über PSY-Curricula erworbene psychologische Kompetenzen von Ärztinnen – Evaluationsstudie zu den Grazer ÖÄK-PSY-Diplom-Lehrgängen. *Psychologische Medizin*, 2007; 18(2): 48-62.

Egger, J. W. (1992a): Das Ende der Leib-Seele-Dichotomie? Neue Ansätze für eine Theorie der Psychosomatik. *Psychologie in der Medizin*, 3, 2, 1992, 3-9.

Egger, J. W. (1995a): Psychosomatische Krankheiten gibt es nicht. In: *Hochgerner, M; Wildgruber, E*; editors: Psychotherapie in der Psychosomatik. Wien: Facultas-Universitätsverlag; 20.

Egger, J. W. (1995b): Gesundheitspsychologie. In: *Frischenschlager, O., Hexel, M., Kantner-Rumplmair, W., Ringler, M., Söllner, W., Wisiak,* U. V. (Hrsg.). (1995): Lehrbuch der Psychosozialen Medizin. Grundlagen der Medizinischen Psychologie, Psychosomatik, Psychotherapie und Medizinischen Soziologie. Wien: Springer-Verlag, 47-58.

Egger, J. W. (1997): Empirische Wissenschaft und Evolutionäre Erkenntnistheorie. *Psychologie in der Medizin*, 8, 1, 22-29.

Egger, J. W. (2000): Die evolutionäre Erkenntnistheorie und der bio-psycho-soziale Krankheitsbegriff in der Medizin. In: *Pieringer, W., Ebner, F.* (Hrsg.) (2000): Zur Philosophie der Medizin. Wien/NewYork: Springer, 173-189.

Egger, J. W. (2005): Das biopsychosoziale Krankheitsmodell – Grundzüge eines wissenschaftlich begründeten ganzheitlichen Verständnisses von Krankheit. *Psychologische Medizin*, 16, 2, 3-12. Wien: Facultas.

Egger, J. W. (2008): Theorie der Körper-Seele-Einheit: Das erweiterte biopsychosoziale Krankheitsmodell. *Integrative Therapie*, 33(4): 497-520.

Egger, J. W. (2008a): Grundlagen der „Psychosomatik" – Zur Anwendung des biopsychosozialen Krankheitsmodells in der Praxis. *Psychologische Medizin*, 2008; 19, 2, 12-22.

Egger, J. W. (2008b): Theorie der Körper-Seele-Einheit: das erweiterte biopsychosoziale Krankheitsmodell – zu einem wissenschaftlich begründeten ganzheitlichen Verständnis von Krankheit. *Integrative Therapie*, Wien: Krammer/Edition 2008; 33(4): 497-520.

Egger, J. W. (2009). Das Phänomen der Emergenz im Verständnis von Gesundheit und Krankheit. *Psychologische Medizin*, 20, 4, 10-16.

Egger, J. W. (2012): Biopsychosocial Medicine: The Theoretical Basis of Multidimensional Parallel Diagnosis and Therapy. *Psychologische Medizin*. 2012; 23(3): 45-49.

Egger, J. W. (2015): Integrative Verhaltenstherapie und Psychotherapeutische Medizin. Ein biopsychosoziales Model. Wiesbaden: Springer 2015.

Egger, J. W. (2015a): Psychosomatische Krankheiten per se gibt es nicht – Folgerungen aus dem erweiterten biopsychosozialen Modell für das Verständnis von Leib-Seele-Zusammenhängen. Psychologie in Österreich, 3/4, 2015, 230-241.

Egger, J. W. (2017): Theorie und Praxis der biopsychosozialen Medizin. Körper-Seele-Einheit und sprechende Medizin. Wien: Facultas.

Egger, J. W. (2019): Naturerleben zwischen Angst und Bedrohung einerseits und Freude und Trost andererseits. In: *Petzold, HG; Ellerbrock, B; Hömberg, R.* (editors). Die Neuen Naturtherapien. Handbuch der Garten-, Landschafts-, Wald- und Tiergestützten Therapie. Band I: Grundlagen (Garten- und Landschaftstherapie): Bielefeld: Aisthesis Verlag; S. 131-140. 2019.

Egger, J. W. (2020): Die Einheit von Körper und Seele. Die bio-psycho-soziale Perspektive auf Krankheit und Gesundheit. Baden-Baden: Deutscher Wissenschaftsverlag (DWV) 2020, 288 S.

Egger, J. W. (2022): Psychosoziale, psychosomatische und psychotherapeutische Medizin – Materialien für die biopsychosoziale Praxis. Graz/Wien: Leykam 2022.

Egger, J. W., Stix, P., Pieringer, W. (1994): Integrative Psychotherapie. *Psychologie in der Medizin*, 5, 3, 31-33.

Egger, J. W., Stix, P., Pieringer, W. (2000): Evaluation der PSY-Diplom-Lehrgänge in der Steiermark. *Psychologische Medizin*, *11*, 1, 52-59.

Engel, G. L. (1976): Psychisches Verhalten in Gesundheit und Krankheit. Bern: Huber.

Engel, G. L. (1977): The needfor a newmedicalmodel: a challengeforbiomedicine. *Science*; 196: 129-136.

Engel, G. L. (1980): The clinicalapplicationofthebiopsychosocialmodel. *Am J Psychiatry*; 137: 535-544.

Engel, G. L. (1982): The biopsychosocialmodel and medicaleducation: whoaretobeteachers? *N Engl J Med*; 306:802-805.

Engel, G. L. (1992): How much longer must medicine's science be bound by a seventeenth century world view? *Psychother. Psychosom.* 1992; 57:3-16.

Engel, G. L. (1997): From biomedical to biopsychosocial. *Psychother. Psychosom.*; 66:57-62.

Ernst, E., Singh, S. (2013): Gesund ohne Pillen. Was kann die Alternativmedizin? München: Hanser.

Fava, G. A., Sonino, N. (2008): The biopsychosocial model thirty years later. *Psychother. Psychosom.* 77:1-2.

Ferstl, R. (1989): Psychoneuroimmunologie – Grundlagen und denkbare Aspekte ihrer klinischen Anwendung. In: *Wahl, R., Hautzinger, M.* (Hrsg.): Verhaltensmedizin. Köln: Deutscher Ärzte-Verlag, 4-42.

Goodman, A. (1991): Organic unity theory. The mind-body problem revisited. *American Journal of Psychiatry* 148, 5, 553-563.

Grawe, K. (2004): Neuropsychotherapie. Göttingen: Hogrefe.

Grawe, K., Donati, R., Bernauer, F. (1994): Psychotherapie im Wandel: Von der Konfession zur Profession. Göttingen. Hogrefe.

Hahn, P. (1980): Simultandiagnostik und Simultantherapie; Universitätsklinikum Heidelberg, pers. Mitteilung.

Herzog, W. (2010): DIE ZEIT 2010, Nr. 6, Buch Feuilleton 4.2.2010, S. 45

Hoffmann, N. (1998). Zwänge und Depressionen. Pierre Janet und die Verhaltenstherapie. Berlin: Springer.

Huber, E. (2008): Krankenhäuser als Tempel unserer Zeit? Bad Gleichenberg, Integratives Psychotherapieseminar.

Hüther G. (1998): Wie aus Stress Gefühle werden. Göttingen: Vandenhoek & Ruprecht.

Hüther, G. (1998): Bedienungsanleitung für ein menschliches Gehirn. Göttingen: Vandenhoek & Ruprecht.

Hüther, G. (2003): Perspektiven einer Synthese zwischen Hirnforschung und Psychotherapie. Lindau: Auditorium.

Hüther, G. (2004): Neurobiologische Erkenntnisse und ihre Nutzung für die Psychotherapie. Müllheim: auditorium.

Hüther, G. (2004): Neurowissenschaft als Grundlage der Psychotherapie? Müllheim: auditorium.

Hüther, G. (2004): Die Macht der inneren Bilder. Göttingen: Vandenhoek & Ruprecht.

Hüther, G., Petzold, H. G. (2012): Auf der Suche nach einem neurowissenschaftlich begründbaren Menschenbild. In: *Petzold, H. G.,* Die Menschenbilder in der Psychotherapie. Wien: Krammer.

Kandel, E. R. (2006): Psychiatrie, Psychoanalyse und die Biologie des Geistes. Frankfurt/Main: Suhrkamp.

Kapfhammer, H.-P. (2011a): Psychosomatische Medizin – Einleitung und Übersicht. In: *Möller, H.-J., Laux, G., Kapfhammer, H.-P.* (Hrsg.): Psychiatrie, Psychosomatik, Psychotherapie. Band 2: Spezielle Psychiatrie, Berlin: Springer, 1273-1295.

Kaplan, R. (1990): Behavior as the central outcome in health care. American Psychologist, 45, 1211-1220.

Kriz, J. (1997): Systemtheorie. Eine Einführung für Psychotherapeuten, Psychologen und Mediziner. Wien: Facultas.

LeDoux, J. (2006): Das Netz der Persönlichkeit. Wie unser Selbst entsteht. München: dtv.

LeDoux, J. E. (1998): Das Gedächtnis für Angst. In: *Güntürkyn, O.* (Hrsg.): Biopsychologie. Heidelberg: Spektrum/Akademischer Verlag, 96-103.

LeDoux, J. E. (2001): Das Netz der Gefühle. München: Deutscher Taschenbuch Verlag.

Lehrner, J., Pusswald, G., Fertl, E., Strubreither, W., Kryspin-Exner, I. (Hrsg.) (2006): Klinische Neuropsychologie. Wien: Springer.

Leitner, A. (2010): Handbuch der integrativen Therapie. Wien: Springer.

Lurija, A. R. (1978): Zur Stellung der Psychologie unter den Sozial- und Biowissenschaften. *Gesellschaftswissenschaftliche Beiträge* 31 (1978), 640-647.

Lurija, A. R. (1992): Das Gehirn in Aktion. Einführung in die Neuropsychologie. Reinbek: Rowohlt. 6. Aufl. 2001.

Lurija, A. R. (1993): Romantische Wissenschaft. Reinbek: Rowohlt.

Malmgren, H. (2005): The theoretical basis of the biopsychosocial model. In: *P. White* (ed.): Biopsychosocial Medicine. Oxford University Press, 2005, 21-35.

Markl, H. (2005): Gehirn und Geist: Biologie und Psychologie auf der Suche nach dem ganzen Menschen. *Psychologische Rundschau* 56(1), 1-35.

Matarazzo, J. (1980): Behavioral health and behavioral medicine: frontiers of a new health psychology. American Psychologist, 35, 807-817.

Meyer, A.-E. (1987): Das Leib-Seele-Problem aus der Sicht eines Psychosomatikers. In *Psychotherap. med. Psychol.* 37, 367-375. Stuttgart: Thieme.

Orth, I., Petzold, H. G. (2000): Integrative Therapie: Das „biopsychosoziale" Modell kritischer Humantherapie. *Integrative Therapie* 2/3, 131-144 (auch in 2001a).

Perrig, W., Wippich, W., Perrig-Chielo, P. (1993): Unbewusste Informationsverarbeitung, Huber, Bern.

Petzold – Textarchiv 2008. http://www.fpi-publikation.de/artikel/textarchiv-h-g-petzold-et-al-/index.php.

Petzold, H. G., Sieper, J. (2008c): Integrative Willenstherapie. Perspektiven zur Praxis des diagnostischen und therapeutischen Umgangs mit Wille und Wollen. In: *Petzold, Sieper* (2008a):

Der Wille, die Neurobiologie und die Psychotherapie. 2 Bände, (Bd. 1 Freiheitsproblem, Bd. 2 Klinische Praxis) Bielefeld: Aisthesis, Sirius, S. 473-592.

Petzold, H. G. (2001): Integrative Therapie – Das „biopsychosoziale" Modell kritischer Humantherapie und Kulturarbeit. Ein „lifespan developmental approach". Paderborn: Junfermann.

Petzold, H. G. (2006): Gesamtbibliographie H. G. Petzold. www.fpi-publikationen.de/materialien.htm.

Petzold, H. G. (2007): Auf dem Wege zu einer „Integrativen Humantherapie" – warum Psycho-Therapie sich weiten muss. Vortrag, Universität Graz, 20. November 2007; s. a. *H. G. Petzold* Gesamtbibliographie 1958-2007: www.FPI-Publikationen.de/materialien.htm.

Petzold, H. G. (2012f): Die Menschenbilder in der Psychotherapie. Interdisziplinäre Perspektiven und die Modelle der Therapieschulen. Wien: Krammer.

Petzold, H. G. (2013, in Ko-respondenz mit *Johanna Sieper* und *Ilse Orth*): Integrative Therapie in der „dritten Welle" – Innovation und Vertiefung durch „transversale Vernunft", interdisziplinäre Theoriekonzepte und differentielle Praxeologie und Praxis „Komplexer Humantherapie" (III).

Petzold, H. G., Ellerbrock, B., Hömberg, R. (Hrsg) (2019): Die Neuen Naturtherapien. Handbuch der Garten-, Landschafts-, Wald- und Tiergestützten Therapie. Band I: Grundlagen. I: Bielefeld: Aisthesis.

Pieringer, W., Egger, J. W. (1991): Psychotherapie im Wandel. – Vorwort. In Pieringer, W. & Egger, J. (Hrsg.). Psychotherapie im Wandel. Wien: WUV-Universitätsverlag.

Pieringer, W., Egger, J. W. (2000): Psychotherapeutische Medizin: unterschiedliche Nutzung von basalen Erkenntnismethoden in den Traditionen. *Psychologische Medizin, 11*, 2, 3-11.

Pieringer, W. & Egger, J. W. (2005): Der Mensch als Subjekt in der Medizin. Psychologische Medizin, 16, 4, 3-4.

Pieringer, W., Egger, J., Stix, P. (1985): Wessen Selbstverständnis ist die Psychotherapie. Österreichische Hochschulzeitung. Wien.

Pieringer, W., Egger, J. W., Stix, P. (1991): Zum Selbstverständnis der Psychotherapie. *Psychologie in der Medizin, 2*, 1, 3-5.

Reinecker, H. (1994): Modelle psychischer Störungen. In: *Reinecker, H.* (Hrsg.): Lehrbuch der Klinischen Psychologie. Göttingen: Hogrefe.

Rensing, L., Koch, M., Rippe, B., Rippe, V. (2005): Mensch im Stress: Psyche, Körper, Moleküle. München: Elsevier/Spektrum.

Riedl, R. (1987): Begriff und Welt. Biologische Grundlagen des Erkennens und Begreifens. Berlin.

Roth, G. (1996, 1997): Das Gehirn und seine Wirklichkeit. Kognitive Neurobiologie und ihre philosophischen Konsequenzen. Frankfurt/Main: Suhrkamp.

Roth, G. (2001): Wie das Gehirn die Seele macht. Lindau, Auditorium.

Roth, G. (2003): Fühlen, Denken, Handeln. Wie das Gehirn unser Verhalten steuert. Frankfurt/Main: Suhrkamp.

Roth, G. (2006): Vorwort zu Eric R. Kandel (2006): Psychiatrie, Psychoanalyse und die neue Biologie des Geistes. Frankfurt/Main: Suhrkamp, 19-22.

Roth, G. (2010): Das kooperative Gehirn. Interview. Die Presse 07.11.2010, Buch Wissen, 24.

Rüegg, J. C. (2003): Psychosomatik, Psychotherapie und Gehirn. Neuronale Plastizität als Grundlage einer biopsychosozialen Medizin. Stuttgart: Schattauer.

Schiepek, G., Spörkel, H. (1993): Verhaltensmedizin als angewandte Systemwissenschaft. In: *Schiepek, G., Spörkel, H.* (Hrsg.): Verhaltensmedizin als angewandte Systemwissenschaft. Bergheim: Mackinger. 7-20.

Schubert, C. (2011): Psychoneuroimmunologie und Psychotherapie. Stuttgart: Schattauer.

Schüßler, G. (2011). Psychodynamische Aspekte des Unbewussten – hilft uns die Neurobiologie? In Aichhorn W. et al. Neurobiologie der Psychotherapie. Perspektiven und systemtherapeutische Innovationen. Paracelsus Medizinische Privatuniversität Salzburg. Abstract-Band 2011.

Schwartz, G. (1982): Testing the biopsychosocial model: The ultimate challenge facing behavioral medicine? *Journal of Consulting and Clinical Psychology, 50,* 1040-1053.

Schwartz, G.E., Weiss, S.M. (1977): What is Behavioral Medicine? *Psychosomatic Medicine,* Vol. 39, 6, 377-381.

Schwartz, G.E., Weiss, S.M. (1978): Behavioral Medicine revisited: An amended definition. Journal of *Behavioral Medicine,* 1, 3, 249-251.

Singer, W. (2003). Bindungsprobleme. Neurobiologische Überlegungen. Köln: Supposé.

Singer, W. (2003). Ein neues Menschenbild? – Gespräche über Hirnforschung. Frankfurt/Main: Suhrkamp (ISBN 3-518-29196-3).

Singer, W. Der Beobachter im Gehirn – Essays zur Hirnforschung. Frankfurt/Main: Suhrkamp ISBN 3-518-29171-8.

Smolle, J. (1995): Wissenschaftliche Medizin und Alternativmedizin – reden wir aneinander vorbei? *Hausarzt* 46:381-382, Springer-Verlag 1995.

Smolle, J. (2002): Wissenschaftliche und alternative Medizin. Gemeinsame Strategie, unterschiedliche Gewichtung. *Der Allgemeinarzt* 6/2002.

Spitzer, M. (2005): Lernen – vernetztes Denken. Müllheim: auditorium.

Stalker, D., Glymour, C. (eds) (1985): Examining holistic medicine. Buffalo/New York: Prometheus Books.

Suls, J., Rothman, A. (2004): Evolution of the Biopsychosocial Model: Prospects and Challenges for Health Psychology. *Health Psychology, 23,* 2, 119-125.

Uexküll, T.v., Wesiack, W. (1988): Theorie der Humanmedizin. München: Urban & Schwarzenberg.

Uexküll, T.v., Wesiack, W. (2003): Integrierte Medizin als Gesamtkonzept der Heilkunde: ein biopsychosoziales Modell. In Uexküll – Psychosomatische Medizin. Modelle ärztlichen Denkens und Handelns. München: Urban & Fischer, 3-42.

Uexküll, T.v. (1991): Psychosomatik als Suche nach dem verlorenen lebenden Körper. *Psychotherapie, Psychosomatik, Medizinische Psychologie.* 41, 482-488.

Ulrich, G. (1997): Biomedizin. Die folgenschweren Wandlungen des Biologiebegriffs. Stuttgart: Schattauer.

Vollmer, G. (1980): Evolutionäre Erkenntnistheorie. Stuttgart: Hizel, 1. Aufl. 1975, 2. Aufl. 1980.

Vollmer, G. (1983): Mesokosmos und objektive Erkenntnis. In: *K. Lorenz, F.M. Wuketits* (Hrsg.): Die Evolution des Denkens. München 1983, 29-91.

Weiner, H., Mayer, E. (1990): Der Organismus in Gesundheit und Krankheit. Auf dem Weg zu einem integrierten biomedizinischen Modell: Folgerungen für die Theorie der psychosomatischen Medizin. *Psychother. Psychosom. med. Psychol.* 40 (1990) 81-101. Stuttgart: Thieme.

Weiner, H. (1986): Die Geschichte der psychosomatischen Medizin und das Leib-Seele-Problem in der Medizin. *Psychoth. Med. Psychol.* 36 (1986) 361-391. Stuttgart: Thieme.

Weiner, H. (1990): Auf dem Weg zu einem integrierten biomedizinischen Modell: Folgerungen für die Theorie der psychosomatischen Medizin. *Psychotherapie, Psychosomatik, Medizinische Psychologie,* 40, 81-101.

Weiner, H. (1991): Der Organismus als leib-seelische Funktionseinheit – Folgerungen für eine psychosomatische Medizin. *Psychotherapie, Psychosomatik, Medizinische Psychologie,* 41, 465-481.

Weiner, H. (1998): Immer wieder der Reduktionismus. Das Beispiel des Helicobacter pylori. *Psychother. Psychosom. Med.Psychol.* 48 (1998) 425-429. Stuttgart: Thieme.

Weiner, H. (2001): Auf dem Weg zu einer integrierten Medizin. In: *Deter, H.-C.* (Hrsg.): Psychosomatik am Beginn des 21. Jahrhunderts. Chancen einer biopsychosozialen Medizin. Bern: Huber.

Wesiack, W. (1983): Das Situationskreiskonzept Thure v.Uexkülls und seine Bedeutung für die Theorie und Praxis der Medizin. *Psychother. Psychosom.Med. Psychol.* 33, Sonderheft 41-44. Stuttgart: Thieme.

Whitehead, A. N. (1929/1978): Process and Reality: An Essay in Cosmology. [Macmillan, New York 1929] korrigierte Ausgabe, hrsg. von *David Ray Griffin* und *Donald W. Sherburne*, The Free Press, New York 1979, dt. Prozess und Realität: Entwurf einer Kosmologie, Suhrkamp, Frankfurt/Main 1987.

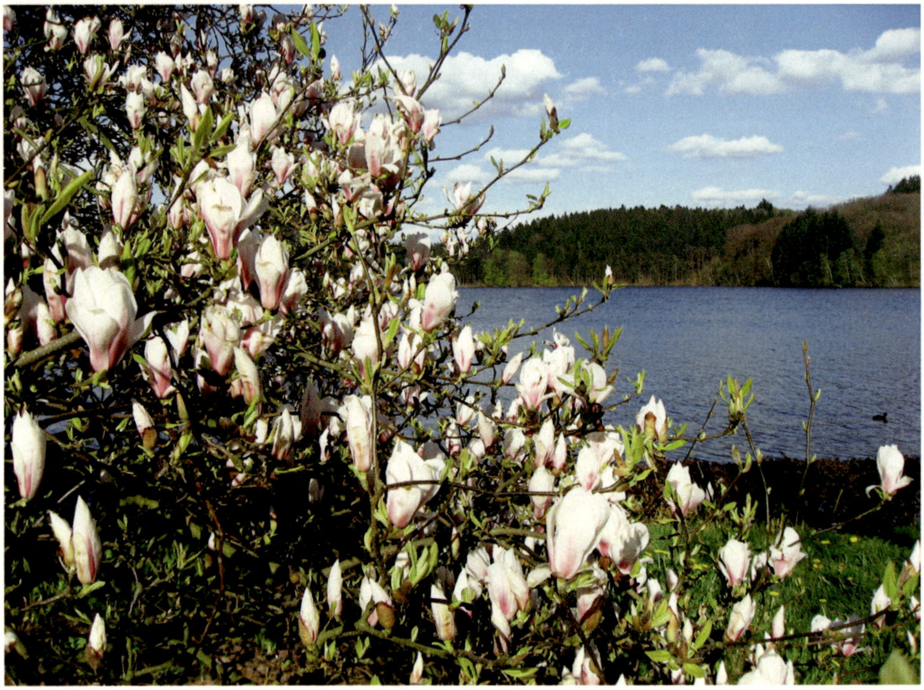

Regenerative Praxis als integrativer Ansatz zur ökosozialen Transformation in der Sozialen Arbeit und Pädagogik

Yari Or

Inhalt

Im Kontext der globalen Polykrise[1] sucht die Weltgemeinschaft nach neuen Ansätzen, um zu einer grundlegenden planetaren Transformation beizutragen. Es besteht eine dringende Notwendigkeit für Zugänge und Methoden, welche die miteinander verflochtenen planetaren Krisen adressieren und Menschen sowie Gesellschaften in die Lage versetzen, diese Herausforderungen effektiv zu bewältigen. Die Praxis-Theorie der regenerativen Praxis in der Sozialen Arbeit (*Or* 2021; *Or* 2022) bietet hier eine mögliche Perspektive, die relationale Ontologien und Praktiken als Grundlage für soziale und ökologische Transformationen betont und verkörpert, soziale und naturbezogene Mikropraktiken entwickelt, um diese zu adressieren.

In diesem Beitrag möchte ich die Praxis-Theorie der regenerativen Praxis im Rahmen einer theoretischen Weiterentwicklung auf drei Achsen mit dem integrativen Ansatz (Petzold, 1993) verbinden.[2] Der integrative Ansatz bietet

1 Angesichts der globalen Polykrise, die Klimawandel, Biodiversitätsverlust, soziale Ungleichheit, wirtschaftliche Instabilität und politische Unruhen umfasst, stehen wir vor einer Vielzahl komplexer Herausforderungen. Diese Probleme sind nicht isoliert, sondern eng miteinander verknüpft, wodurch sie sich gegenseitig verstärken und alle Lebensbereiche auf unserem Planeten beeinflussen. Ein Teufelskreis von Leid und Zerstörung entsteht, der sich in der psychoemotionalen und sozialen Verfassung der Menschheit widerspiegelt, indem psychische Belastungen wie Angst und Depressionen Reaktionen auf diese Missstände sind und auch dazu beitragen, sie zu verschärfen (*Voşki* et al. 2024).

2 Bisher stützte sich die theoretische Fundierung der Theorie der regenerativen Praxis auf eine Vielzahl von einzelnen Theorien und Studien, die Aspekte wie Embodiment, Mensch-Natur-Beziehungen und Emotionen theoretisieren (siehe *Or* 2022).

ein differenziertes theoretisches Modell, das eine biopsychosozial-ökologische Perspektive, die Rolle von Emotionen, von Leiblichkeit und von kollektiver Gestaltung in der menschlichen Entwicklung in einem umfassenden Modell theoretisiert. Im Folgenden werden die theoretischen Konzepte der regenerativen Praxis (im übertragenen Sinne) „vom Kopf auf die Füße" des integrativen Ansatzes gestellt. Das Ziel hierbei ist, die Praxis-Theorie der regenerativen Praxis in der Sozialen Arbeit theoretisch zu stärken, um handlungsorientierte Grundlagen für die verschiedenen Handlungsfelder der Sozialen Arbeit zu schaffen und somit zur planetaren Transformation beizutragen.

1. Regenerative Praxis in der Sozialen Arbeit

Die regenerative Praxis in der Sozialen Arbeit (*Or* 2021; *Or* 2022) ist Teil einer noch jungen Richtung in der Sozialen Arbeit und Pädagogik, die relationale Ontologien und Praktiken sowohl als Ursache als auch Lösung des aktuellen planetaren Status Quo untersucht (*Bozalek, Pease* 2021; *Boulet* 2021; *Damus* 2024). Der Ansatz der regenerativen Praxis thematisiert das Paradox, dass menschliches Leben in vielfältiger Weise mit anderen Menschen und auch anderen Lebensformen verflochten ist, diese Verflechtungen jedoch oft unbewusst bleiben und stattdessen ein gesellschaftliches Narrativ der Trennung dominiert. Regenerative Praxis erkennt an, dass Menschen selbst Teil der Natur sind und dass Menschheit und mehr-als-menschliche Natur in einer wechselseitig vorteilhaften Beziehung stehen (*Whitmee* et al. 2015). Basierend auf der Erkenntnis, dass ein Paradigmenwechsel im Selbstverständnis des Menschen notwendig ist, um eine globale ökosoziale Transformation zu erreichen, strebt die regenerative Praxis danach, bestehende Trennungen aufzuheben und die Verflechtungen sowie Verbindungen bewusst sichtbar zu machen. Sie betont dabei die „posthumane Konvergenz"[3] patriarchaler, kolonialer und anthropozentrischer Ontologien (*Braidotti* 2019) und versteht in Folge ökosoziale Transformation als das Neugestalten von Beziehungen des Menschen zu sich selbst, zu anderen Menschen und zur mehr-als-menschlichen Natur. Regenerative Praxis ist damit

3 *Braidotti* zeigt auf, dass insbesondere Eurozentrismus und Anthropozentrismus notwendigerweise zusammenwirken und sich gegenseitig verstärken. Hierarchisierung, Ausgrenzung und Zerstörung beider Prozesse sind miteinander verflochten und können nicht separat gedacht werden. Ihre politische Antwort ist die Dezentrierung der Idee eines separaten menschlichen Subjektes (*anthropos*), und die gleichzeitige Dezentrierung des europäisch und männlich gedachten Menschen (*homo universalis*) (*Braidotti* 2019). *Braidotti* vollzieht damit einen doppelten Paradigmenwechsel, indem sowohl die Beziehungen zwischen unterschiedlich positionierten und privilegierten Gruppen von Menschen als auch die Beziehungen zwischen Menschen und der mehr-als-menschlichen Natur zusammen überdacht werden. Damit stellt die posthumane Konvergenz eine wichtige Forderung nach einer neuen, multidimensionalen Art von Ethik, Politik, Wissen und Verständnis.

eine Praxis-Theorie, die sich auf die Schaffung und Pflege von Beziehungen als Schlüssel für den ökosozialen Wandel – insbesondere in den Ländern des globalen Nordens – konzentriert.[4]

Weiterentwickelt und theoretisiert aus indigenen und aktivistischen Praktiken, die Wiederverbindung, Beziehungsaufbau und das Verständnis des Menschen als Teil eines größeren Lebensnetzes betonen (*Or* 2022), umfasst der Begriff der regenerativen Praxis sowohl generatives Handeln mit Blick auf die Zukunft als auch die Wiederherstellung von Verbindungen mit der Vergangenheit. Zeitlich gesehen erstreckt sich die regenerative Praxis sowohl in die Vergangenheit (Wiederherstellung von „Verbindungen, die wir kannten") als auch in die Zukunft (mit dem Wissen, dass Geschichte fortschreitend ist und ein Zurück zu einer idealisierten Vergangenheit nicht das Ziel einer zukunftsorientierten Praxis sein kann). Regenerative Praxis hat somit gleichzeitig zum Ziel, das, was verloren gegangen ist zu regenerieren, als auch das Potenzial für Neues zu schaffen. Als Qualität des Handelns drückt regenerative Praxis Intentionalität und Generativität aus, die persönliche Interessen überschreitet und das Fürsorgen für zukünftige Generationen beinhaltet (*Puig de la Bellacasa* 2017; *Boulet* 2021).

2. Mikropraktiken der Transformation

Regenerative Praxis beschreibt drei Dimensionen von Mikropraktiken: die der (Wieder-) Verbindung, der Dekolonisierung von sozialen und ökologischen Beziehungen und des selbstorganisierten Handelns als politischer Praxis ökosozialer Transformation (*Or* 2022). Diese Mikropraktiken ermöglichen Teilnehmer*innen die Erfahrungen des In-Beziehung-Seins und der Verbindung und stellen damit die Basis dar, um auf individueller und kollektiver Ebene die Prozesse der Dekolonisierung und des Handelns im Jetzt anzustoßen, die vom inneren Erfahrungsprozess zur äußeren, politisch-ermächtigten Tätigkeit führen.

2.1 (Wieder-)Verbindung

Die erste Dimension konzentriert sich auf Praktiken, die über diverse Mikro-Praktiken im Individuum die Wahrnehmung des Selbst, der Verbindung mit – anstatt Trennung von – anderen Menschen und der mehr-als-menschlichen Natur erfahrbar machen. Diese Dimension hat eine diffraktive Auflösung

4 Die regenerative Praxis unterscheidet sich vom Ansatz des Transformativen Lernens durch ihren ganzheitlichen Ansatz, der emotionale, körperliche, geistige und ökologische Dimensionen integriert. Sie betont die Beziehung zwischen Mensch und Natur sowie die Dekolonisierung der Wahrnehmung. Zudem umfasst sie Mikropraktiken der Transformation, die über das bloße Lernen hinausgehen und gesellschaftliche Veränderungen bewirken.

des separaten Ichs und der es erhaltenden Dichotomien zum Ziel (*Or* 2022). Die Mikropraktiken dieser Dimension beinhalten verkörperte und emotionale Erfahrungen, die darauf abzielen, die Verbindung der Menschen zu sich selbst, zu anderen und zur Natur durch empathische Resonanz zu fördern. Individuen erfahren diese Verbindung z. B. durch das bewusste Wahrnehmen eigener Gefühle, sensorisches Erfahren von mehr-als-menschlicher Natur und Begegnung und Empathie mit bisher fremden Menschen. Methoden wie expressives Schreiben (*Thompson* 2015; *Thompson, Adams* 2015), Naturtherapien – und pädagogik (*Brazier* 2009; *Brazier* 2018; *Joller* 2008; *Petzold* et al. 2013), Achtsamkeitspraktiken, Ökosomatik (*Rufo* 2023; *Esteves* 2023; *Beauvais* 2012), diverse kreative Praktiken, Bewegungsschulen wie *Authentic Movement*, sowie integrative Prozesse wie *The Work that Reconnects* (*Macy*, *Brown* 1997) unterstützen diesen Prozess.

2.2 Dekolonisierung

Aufbauend auf der ersten Dimension der (Wieder-)Verbindung, hat die zweite Dimension der Dekolonisierung zum Ziel, gesellschaftliche Strukturen der Ungleichheit und Ungerechtigkeit (wie beispielsweise Rassismus, Sexismus, Ableismus, Anthropozentrismus), die Menschen von anderen Menschen und von der mehr-als-menschlichen Natur trennen, aufzulösen. Bei Dekolonisierungspraktiken geht es hier darum, politische Transformation auf der Ebene von Affekt, Leiblichkeit und Beziehungen umzusetzen. Teilnehmende setzen sich damit auseinander, wie Prozesse der Trennung sich in ungleichen gesellschaftlichen Strukturen manifestieren und machen sich die emotionalen und leiblichen Dimensionen dieser Erfahrung bewusst. Rassismus und andere Formen der Unterdrückung werden als gesellschaftliches Trauma verstanden, das körperlich und emotional verarbeitet werden muss. Dies geschieht über die Aktivierung von Körper, Emotionen und neurobiologischen Prozessen (*Menakem* 2017; *Johnson* 2018a). Im nächsten Schritt hinterfragen sie gesellschaftliche Strukturen und Praktiken, die diese Ungleichheiten aufrechterhalten und erkunden Wege, diese Trennungen zu heilen.

Die Dimension der Dekolonisierung adressiert sowohl die Erfahrungen von Ungleichheit und Ausschluß von Betroffenen, als auch von den daran Beteiligten, denn die ihnen zugrunde liegenden Ideologien und Erfahrungen sind in den Körpern, Ideen und Emotionen aller Menschen eingeschrieben. Menschen aus marginalisierten und aktivistischen Communities (wie z. B. Black Lives Matter, Disability Justice) haben mit diesem Ziel diverse Mikropraktiken wie Political Somatics, Healing Justice, Embodied Social Justice und Restorative Justice entwickelt (*Haines* 2019; *Page, Woodland* 2023; *Rotter* 2023; *Burnley, Chakravarti* 2023; *Johnson* 2024), doch auch für Beteiligte werden Praktiken und Zugänge entwickelt (*Endres* 2023; *Or* 2024b).

2.3 Handeln im Jetzt („Just Action Now")

Die dritte Dimension betont gemeinsames Handeln nach dem Motto „Wir tun es gemeinsam" und erkennt an, dass viele lokale Lösungen zusammen Transformation bewirken. Anstatt weiter auf institutionellen oder politischen Wandel zu warten, der irgendwann einmal in einer fiktiven, nie zu erreichenden Zukunft, zur gesellschaftlichen Transformation führen soll, konzentriert sich diese Dimension auf das Wissen, dass die Schaffung gerechter Strukturen und Beziehungen von unseren Handlungen im Jetzt abhängt. Das Verständnis, dass die Ökologie unseres gesamten Lebensnetzes in jedem einzelnen Moment von der Wahrung und Würdigung von menschlichen und inter-spezies Beziehungen abhängt ist grundlegend für die Dimension kollektiven, selbstorganisierten und autonomen Handelns (*Or* 2024a). Die kollektive Gestaltung von Transformation in der pädagogischen und sozialen Praxis passiert im Jetzt und durch jede*n einzelne*n. Das Handeln ist eine wichtige Komponente der regenerativen Praxis, weil sie den inneren Prozess der Wiederverbindung und den relationalen Prozess der Dekolonisierung in die Realität gesellschaftlicher Praktiken und Strukturen überführt.

Insgesamt bietet die Praxis-Theorie der regenerativen Praxis in der Sozialen Arbeit damit einen ganzheitlichen Ansatz, der durch Mikropraktiken der (Wieder-)Verbindung und Dekolonisierung die Basis für soziale und ökologische Gerechtigkeit legt. Um diesen praxisorientierten Ansatz theoretisch weiter zu fundieren, soll dieser nun durch die multidimensionale und interdisziplinäre Theorie des integrativen Ansatzes „untermauert" werden.

3. Der integrative Ansatz

Mit dem integrativen Ansatz in Therapie und Agogik (*Petzold* 1993) entwickelten *Hilarion Petzold*, *Johanna Sieper* und *Ilse Orth* einen inter- und transdisziplinären Ansatz, der Erkenntnisse aus Medizin, Psychotherapie und den Geistes- und Sozialwissenschaften integriert und psychologische, somatische, soziale und ökologische Dimensionen konzeptuell vereint, um ein ganzheitliches Verständnis des Menschen, seiner Entwicklung und seines Wohlbefindens zu ermöglichen. So verbindet der integrative Ansatz Mensch, Natur, ökologisches System, Sozialität und Sinn in einem theoretischen Modell, das immer wieder die essentielle Bedeutung der natürlichen und leiblichen Verfasstheit des Menschen in Verbindung mit der Rolle von Erfahrung und von Sinnfindung für Lern- und Entwicklungsprozesse betont (*Petzold* 2006).

Im Kontext dieses Beitrags ist die zentrale Bedeutung, die der integrative Ansatz der ökologischen Dimension zuweist, hervorzuheben. So werden Fragen der Ökologie sowohl im Hinblick auf ökologische Katastrophen als auch psychologietheoretisch und humanbiologisch als Kernthema identifiziert (*Petzold* 2019): „Natur wirkt auf den Menschen, die Menschen wirken in die Natur, und dieses Tun wirkt wiederum zurück in Form anthropogener Belastung und Destruktion von Natur (*Lesch* 2016; *Petzold* 1986h) – auch des Naturwesens Mensch, das wir trotz aller Naturferne, ja Denaturierung, immer noch sind und immer bleiben werden." (*Petzold* 2019, 11). Das Konzept des „Natur-Seins" (*Petzold* 2019) stellt dabei einen Kompass dar für die Art und Weise, wie integrative Lehr- und Lernumfelder gestaltet werden können, die dem Ziel einer Transformation des Menschen und unserer Gesellschaften gerecht werden können.

4. Drei Achsen der Verknüpfung: Integrativer und Regenerativer Ansatz

Ich möchte mit dem Ziel der Untermauerung der Praxis-Theorie der regenerativen Praxis im Folgenden drei Achsen im Bezug zum integrativen Ansatz hervorheben: die ontologische Verfasstheit des Menschen, die Bedeutung von Leiblichkeit und Emotionen und, als drittes, von kollektiven Gestaltungsprozessen für menschliche Entwicklung und Heilung.

Axis 1: Natur-Sein – Zur ontologischen Verfasstheit des Menschen

Die Konzeption der ontologischen Verfasstheit des Menschen in der Praxis-Theorie der regenerativen Praxis beschreibt eine radikale Abkehr von der traditionellen Sichtweise, die den Menschen als getrennt und überlegen gegenüber der Natur und anderen Lebensformen betrachtet. Stattdessen wird diese ontologische Verfasstheit als relational verstanden, das heißt, der Mensch existiert nicht isoliert, sondern in ständiger Wechselwirkung mit seiner Umwelt und anderen Lebewesen. Diese Perspektive wird entwickelt sowohl mit Bezug auf Indigene und alternative Wissensformen, die die Bedeutung von Fürsorge, Reziprozität und Respekt in den Beziehungen zwischen Menschen und der Natur betonen (*Lwanga-Thomson* 2015; *Cull* et al. 2018), als auch mit Bezug auf kritische posthumanistische und neu-materialistische Perspektiven, die Menschen nicht als isolierte Individuen betrachten, sondern als Knotenpunkte in einem Netzwerk von Beziehungen, die sowohl belebte als auch unbelebte Entitäten umfassen (*Barad* 2007; *Tsing* 2015; *Braidotti* 2013). In beiden Perspektiven sind die Grenzen zwischen belebten und unbelebten Formen durchlässig, was die gegenseitige Abhängigkeit aller Lebewesen betont. In Folge wird auch die Abtrennung und Zentralität des menschlichen Subjekts hinterfragt und eine fließende Grenze zwischen menschlicher und mehr-als-menschlicher Natur postuliert (*Haraway* 2016). Bezugnehmend auf *Bignall* (2020) werden der kritische Posthumanismus und indigene Weltanschauungen als verbündete Perspektiven verstanden, die ein pluralistisches Paradigma des „Alter-Humanismus“ bilden, das von einer relationalen Ethik des „Ex-Kolonialismus“ geleitet wird. Dieser konzeptionelle Ansatz, und die damit verbundenen Mikro-Praktiken, stellen eine tiefgreifende Neuorientierung im Verständnis der ontologischen Verfasstheit des Menschen dar, die über traditionelle anthropozentrische und dualistische Denkweisen hinausgeht und eine engere Verbindung und Verantwortung gegenüber der mehr-als-menschlichen Natur und anderen Menschen betont.

Vor diesem Hintergrund kann nun durch den integrativen Ansatz eine solide bio-psycho-sozial-ökologische Grundlage für diese neue Perspektive geschaffen werden. Die Konzeptualisierung des Menschen als „Natur-Sein“ im integrativen Ansatz betont die tiefe Verflechtung des menschlichen Lebens mit der mehr-als-menschlichen Natur, d. h. er wird nicht isoliert betrachtet, sondern als integraler Bestandteil der natürlichen Welt. Mit klaren Bezügen zur posthumanen Theorie wird der Mensch als „emergentes“ Wesen in geteilten Ökosystemen betrachtet, in denen heterogene Praktiken und Sinngebungen verflochten sind. Das Konzept des Menschen als „Körper-Seele-Geist-Welt-Wesen“ stützt sich jedoch zusätzlich theoretisch stark auf ein biopsychosozial-ökologisches Verständnis menschlicher Entwicklung, die neurobiologische und physiologische Prozesse mitdenkt. Der integrative Ansatz versteht den Menschen somit als „Körper-Seele-Geist-Welt-Wesen“ in „sozialen und ökologischen Lebenskontexten“, d. h. der Mensch ist nicht nur in sozialen Strukturen eingebettet, sondern auch in ökologischen Systemen, die sein Wohlbefinden und seine Entwicklung maßgeblich beeinflussen (s. a. *Myers* 2017; *Voşki* et al. 2024). Mit dieser Konzeptualisierung geht der integrative Ansatz bis heute über zeitgenössische ökologisch orientierte Entwicklungstheorien hinaus, die die Rolle von, und Verbindung mit natürlichen Ökologien in menschlichen Umweltkontexten bisher weitgehend ignorieren (*Bronfenbrenner* 1979; *Stanger* 2011).[5] Diese Theoretisierung führt notwendigerweise zu einer ganzheitlichen Betrachtung von Lernen und Entwicklung, bei der Körper, Seele, Geist und mehr-als-menschliche Natur (oder, natürliche Welt) in einer untrennbaren Einheit gesehen und in den Interventionen einbezogen werden.

Axis 2: Bedeutung von Leiblichkeit und Emotionen für Entwicklung und Heilung

Der Ansatz der regenerativen Praxis formuliert Emotionen und Leiblichkeit als zentrale Elemente einer tiefgreifenden ökosozialen Transformation. Bezugnehmend auf Praktiken, die in aktivistischen Bewegungen entwickelt werden

5 Eine ebenfalls ökologisch-orientierte Konzeptualisierung des Menschen findet sich heute im inzwischen paradigmatischen Planetary Health-Ansatz wieder, der das Wohlbefinden des Menschen als untrennbar mit der Gesundheit des Planeten verbunden sieht und anerkennt, und dass nur durch die Pflege dieser wechselseitigen Beziehungen ein nachhaltiges und gesundes Leben möglich ist (*Myers* 2017).

(z. B. *Embodied Social Justice*), zeitgenössischen Theorien von Embodiment und Somatik, sowie *Damasio* (2000) und *Petzold* (2006) werden Emotionen und Körper als untrennbar und integrale Bestandteile des menschlichen Erlebens betrachtet. Regenerative Praxis verortet daher Mikropraktiken der Wiederverbindung und Dekolonisierung in der körperlichen und sensorischen Arbeit, wodurch die Wahrnehmung und Erfahrung des eigenen Körpers und der Gefühle als entscheidend für die (Wieder-)Verbindung mit sich selbst, anderen Menschen und der mehr-als-menschlichen Natur betrachtet werden. Dekolonisierung erfordert zudem das Wahrnehmen des Schmerzes der Unterdrückung, verstanden als verkörperter Prozess von Emotionen und Beziehungen. Trotz der theoretischen Bezüge bestehen bisher in der Praxis-Theorie der regenerativen Praxis Lücken in der konkreten Theoretisierung dieser Praktiken. Diese Lücken sollen nun durch den integrativen Ansatz geschlossen werden.

Der integrative Ansatz betont die Bedeutung von Leiblichkeit und emotionalem Erleben in sozialen und ökologischen Kontexten (*Petzold* 2019) und bietet eine differenzierte Theoretisierung von Leiblichkeit und Emotionen. Menschen werden als „Körper-Seele-Geist-Welt-Wesen" betrachtet, deren physische, emotionale und geistige Erfahrungen sowie ihre leiblichen Interaktionen mit der Welt zentral sind. Die Konzepte der „personalen Leiblichkeit", des „Leib-Subjektes" und des „Informierten Leibes" dienen dabei als Brücken zwischen phänomenologisch-hermeneutischer Leibphilosophie und Neurobiologie (*Petzold* 2006; *Petzold* 2017). Der Begriff „Leib" betont hier die Subjekt-Dimension des Menschen, deren Grundlage der biologische Organismus/Körper bildet (*Petzold* 2006, 14). Diese Konzepte integrieren jedoch auch eine biopsychosozial-ökologische Perspektive, die kognitive, emotionale, somatomotorische und soziale Dimensionen einschließt. Die entwickelten Praxeologien und Methoden berücksichtigen in Folge nicht nur die rationale Dimension von Lernen und Entwicklung, sondern auch die emotionale und leibliche Seite. Sie arbeiten „mit dem Menschen in seiner personalen „Leiblichkeit", d. h. in seiner biopsychosozial-ökologischen Realität". In dieser hat der Körper „eine Geschichte (...). Das Lebensschicksal [von] Patienten ist die Geschichte ihres Leibes" (*Marcel* 1974, 5). Im bewussten Erleben der Geschichte als Selbst-Erleben wandelt sich der Körper zum Leib, zum Leib-Subjekt" (*Petzold* 2006, 11). Der integrative Ansatz bietet hiermit eine theoretische Grundlage von Leiblichkeit und Emotionen, die für die theoretische Operationalisierung von Transformationsprozessen in der Praxis-Theorie der regenerativen Praxis fruchtbar gemacht werden können.

Axis 3: Bedeutung von kollektiven Gestaltungsprozessen für Entwicklung und Heilung

Das „Handeln im Jetzt“ innerhalb der regenerativen Praxis betont die sofortige Umsetzung sozialer und ökologischer Veränderungen durch dezentralisierte und selbstorganisierte Aktionen, anstatt auf zukünftige gesetzliche Lösungen zu warten. Dies geschieht durch gemeinschaftliches Handeln unter dem Motto „Wir tun es gemeinsam“, wobei lokale Lösungen und kontinuierliches Lernen im Vordergrund stehen. Der Ansatz ist auf der Grundlage praktischer Erfahrungen und aktivistischer Praxis entwickelt wurden, jedoch fehlte ihm bisher eine theoretische Fundierung. Der integrative Ansatz, der es als die „kollektive Entwicklungsaufgabe“ des Menschen versteht, „diese konviviale Welt gemeinschaftlichen Lebens aller Lebewesen zu bewahren, zu pflegen und zu entwickeln“ (*Petzold* 2017, 1), schließt diese Lücke.

Im integrativen Ansatz erschafft und heilt sich der durch die äußere Welt informierte Leib in Gestaltungsprozessen, die er in der realen Alltagswelt – also jenseits rein pädagogischer oder therapeutischer Räume – erfährt. Die Fokussierung auf das Leib-Subjekt in Kontext/Kontinuum schafft die Möglichkeit, innere und äußere Wirklichkeit in individuellen und kollektiven Gestaltungsprozessen zu verbinden, in denen sich der Mensch selbst und seine Welt gestaltet, welche ihn wiederum rückwirkend beeinflusst – als rekursiven Prozess. Nach Petzold kann sich aus eben diesem Grund Leibtherapie nicht auf Körperbehandlung beschränken, wie es in den meisten „Körpertherapien“ geschieht (*Petzold* 2006, 12). Für die regenerative Praxis bedeutet dies, dass es nicht das Ziel sein kann nur an der Oberfläche zu kratzen und symbolische „Schein-Transformationen“ zu begleiten, die sich nur auf von der Alltagswelt getrennte Räume beschränken. Das heisst, es genügt nicht, transformative Prozesse nur in therapeutischen oder pädagogischen Settings zu erleben. Die Erfahrung des Handelns im Jetzt/ der kollektiven Gestaltung muss vielmehr in das reale Leben integriert und hier in seiner Wirkmacht erfahrbar gemacht werden, um tiefgreifende individuelle und gesellschaftliche Veränderungen zu bewirken.

Im Folgenden möchte ich anhand eines Beispiels aus der Praxis verdeutlichen, wie diese drei Achsen nützlich sind, um mit der „vom Kopf auf die Füße“ gestellten Theorie ganzheitliche Transformationsprozesse fassbar zu machen und Fragen zur praktischen Umsetzbarkeit der theoretischen Konzepte zu beantworten.

5. Regenerative Praxis mit *Wounded Places*

Die regenerative Praxis mit *Wounded Places*, verletzten Orten, bietet einen Rahmen, um beschädigte Ökologien – die zerstörte Verbindung zwischen „Mensch“ und „Natur“ und die Verletzungen bei beiden – zu verstehen und zu heilen. Das Konzept der *Wounded Places* stammt aus der aktivistischen Praxis (*Johnson* 2018b) und bezieht sich auf Orte, die durch menschliche Aktivitäten erheblich beschädigt oder zerstört wurden. Diese Wunden können durch Umweltverschmutzung, industrielle Eingriffe, Abholzung oder andere zerstörerische menschliche Handlungen verursacht worden sein. Das Konzept zielt darauf ab, diese Orte nicht nur als geschädigte Landschaften zu sehen, sondern auch als Räume, die auf mehreren Ebenen tief mit der menschlichen Erfahrung verbunden sind. Am Beispiel eines Bildungsprojektes mit Jugendlichen und jungen Erwachsenen möchte ich aufzeigen wie Kollaborationen zwischen Teilnehmer*innen, Fachkräften und der lebendigen Natur möglich werden, die Jugendlichen und jungen Erwachsenen die Erfahrung von regenerativer Verbindung ermöglichen als auch zur Heilung der Ökologie des Planeten beitragen. Ein zentraler Aspekt der regenerativen Arbeit mit *Wounded Places* ist die bewusste Erfahrung der Verbindung mit dem Ort und seinen Verletzungen. Die Teilnehmenden einer Intervention, die regenerative Praxis umsetzt, besuchen den Ort, und werden dabei angeleitet die Verletzungen des Ortes durch ihren Körper und ihre Sinne auf sich wirken zu lassen. Sie nutzen ihre körperliche Präsenz und Empfindungen, um die Wunden des Ortes zu erleben. Die bewusste Wahrnehmung führt häufig zu Gefühlen wie Trauer oder Wut. Diese leibliche und emotionale Verbindung dient als Grundlage für die weitere regenerative Praxis.[6]

Auf einer direkten, therapeutischen, Ebene kann die Verbindung zum Ort im weiteren Prozess als Spiegel für eigene biographische oder aktuelle Erfahrungen genutzt werden. Teilnehmende werden in ökosomatischen, naturtherapeutischen oder schreib- und kreativtherapeutischen Methoden angeleitet, die die sichtbaren und unsichtbaren Wunden des Ortes mit ihren eigenen inneren Verletzungen und persönlichen „Wounded Places“ in Verbindung bringen (können). Für die Teilnehmenden wird dies zu einer potentiell heilsamen Erfahrung, da sie die Möglichkeit erhalten, ihre eigenen biographischen Erfahrungen in Resonanz mit den Wunden der Natur zu erkennen und zu heilen. Der verwundete Ort wird so zu einem Resonanzraum, der persönliche Heilungsprozesse unterstützt.

Auf einer weniger-direkten, ontologischen Ebene, adressiert die regenerative Arbeit an und mit dem Ort aber auch die ontologische Verflechtung der Teilnehmenden mit der Natur *an sich*. Menschliche Emotionen sind tief mit der Ökologie der mehr-als-menschlichen Natur verflochten, und damit auch mit *Wounded Places* im Ökosystem. Die Verwundung dieser Orte beeinflusst

6 Im Integrativen Ansatz findet man theoretisch fundiert ähnliche praktischen Projekte (*Petzold, Orth-Petzold* 2018a) und auch im Integrativen Ansatz der „Green Meditation“ meditiert man an Orten „beschädigter Natur“, um ihre Verletzungen – nicht nur ihre Schönheiten – bewusst zu machen (*Petzold* 2015b; *Petzold, Orth* 2020b, S. 38) und zu Veränderungen beizutragen (ders. 2022o).

uns nicht nur über persönliche Projektionen auf das Naturobjekt (wie es in der damit verbundenen therapeutischen Dimension geschieht), sondern die Verletzung des Ortes *an sich* stellt tatsächlich eine Verletzung der natürlichen Ökologie dar, von der wir ein Teil sind. Durch die bewusste körperliche und emotionale Erfahrung der Verwundung des Ortes entstehen Gefühle von Verletzung, Trauer und Wut, und dadurch werden Impulse zur Verantwortungsübernahme und des Handeln-wollens aktiviert, die über die individuell-therapeutische Dimension hinausgehen.

Ein wichtiger Bestandteil der Arbeit sind in der regenerativen Praxis Methoden wie das Sharing in der Gruppe oder Handlungen, die einer rituellen oder symbolischen Struktur folgen, um Heilungsimpulse für den Ort und für das Selbst umzusetzen. Im Gruppenprozess sitzen die Teilnehmer*innen auf dem, oder an dem verletzten Ort gemeinsam im Kreis auf dem Boden und teilen in einem sicheren und unterstützenden Rahmen ihre Erfahrungen und Emotionen, die durch die Arbeit am verwundeten Ort ausgelöst wurden. Der Gruppenprozess fördert die Verbundenheit unter den Teilnehmenden und schafft ein Gefühl der Gemeinschaft und des kollektiven Gehaltenseins durch die Natur und die Gruppe. Durch das Teilen und gegenseitige Zuhören wird eine tiefere emotionale Verarbeitung und Heilung ermöglicht.

In der Dimension des praktischen „Handelns im Jetzt" sind heilende Tätigkeiten möglich, die die ökologische Wiederherstellung des Ortes, wie das Pflanzen von Bäumen, die Reinigung von verschmutztem Boden oder Wasser und die Wiederherstellung natürlicher Lebensräume beinhalten. Diese praktischen Schritte stellen nicht nur ökologische Reparaturen dar, sondern sie sind gleichzeitig Handlungen, die – über die eigene Verbindung zur Natur – das eigene Lebensnetz und das eigene Wohlbefinden regenerieren. Jenseits ihrer symbolischen Funktion, ermöglichen Handlungen zur Heilung dieser Wunden die tatsächliche Regeneration des Ökosystems. Auch hier ist Leiblichkeit zentral, indem die Teilnehmenden mit ihren Körpern/Leibern regenerative Praktiken am realen Körper/Leib des Ortes vollziehen.

Die regenerative Praxis mit *Wounded Places* kann noch erweitert werden, indem verschiedene Akteur*innen einschließlich der lokalen Gemeinschaft, Umweltaktivist*innen, Künstler*innen und Politik mit einbezogen werden. Vor allem wirkt sie aber zeitlich über den Rahmen der Intervention vor Ort hinaus, wenn für die Teilnehmenden die Verbindung zum Ort wie auch die Erfahrung der eigenen Tätigkeit und Wirkmächtigkeit, Teil des eigenen Erlebens geworden ist, das zukünftige Handlungen beeinflusst. Die erfolgte (Wieder-)Verbindung zum Ort bleibt im Individuum und strahlt über diesen hinaus auf andere Orte und die Verbindung zur mehr-als-menschlichen-Natur im Allgemeinen.

Das Praxisbeispiel illustriert, wie die drei verbundenen Achsen der regenerativen Praxis und des integrativen Ansatzes in der Praxis umgesetzt werden können. Zusammenfassend betont die Arbeit mit *Wounded Places* die ontologische Verflechtung des Menschen mit der Natur, indem sie körperliche und emotionale

Erfahrungen der Verletzungen eines Ortes nutzt, um die Verbindung und Verantwortung der Teilnehmenden gegenüber der Natur erfahrbar zu machen. Emotionen und Leiblichkeit sind dabei zentrale Elemente, die durch ökosomatische und kreative Praktiken individuelle und kollektive Heilungsprozesse fördern. Kollektive Gestaltungsprozesse, wie gemeinschaftliches Handeln und rituelle Strukturen, stärken die Verbundenheit unter den Teilnehmenden und tragen zur Heilung des Ortes bei, indem praktische ökologische Maßnahmen symbolische und reale regenerative Wirkungen erzielen und das Bewusstsein sowie die Beziehung zur Natur festigen. Das Praxisbeispiel verdeutlicht hiermit, wie beschädigte Ökologien und die damit verbundenen Verletzungen sowohl auf individueller als auch kollektiver Ebene verstanden und geheilt werden können. Regenerative Praxis ermöglicht damit tiefgreifende Veränderung, die über die physische Heilung hinausgehen und auch das Bewusstsein über, und die Beziehungen zur mehr-als-menschlichen Natur transformieren.

6. Schluss

In diesem Beitrag wurde die regenerative Praxis als ein ganzheitlicher Ansatz vorgestellt, der die Verflechtung von emotionalen, körperlichen, geistigen und ökologischen Dimensionen des Menschseins anerkennt. Durch die Betonung der Beziehung zwischen Menschen und mehr-als-menschlicher Natur stellt die regenerative Praxis eine Praxis-Theorie für die komplexen ökosozialen Herausforderungen unserer Zeit dar. Durch Bezug auf den integrativen Ansatz wurde eine theoretische Fundierung der regenerativen Praxis entwickelt. Diese Weiterentwicklung der regenerativen Praxis bietet vielversprechende Möglichkeiten für die zukünftige forschende Praxis der Transformation im sozialen Bereich. Dies umfasst die Untersuchung der Wirksamkeit von Mikropraktiken in verschiedenen Kontexten und die Erforschung der langfristigen Auswirkungen von regenerativen Praktiken auf Gemeinschaften und ökologisches System. Ich hoffe, dass die Zukunft der regenerativen Praxis in der Sozialen Arbeit – theoretisch fundiert auf den Beinen eines integrativen Ansatzes – somit einen Beitrag zur Gestaltung einer gerechteren Welt leisten kann.

Literatur

Barad, K. (2007): Meeting the Universe Halway. Quantum Physics and the Entanglement of Matter and Meaning. Durham & London: Duke University Press.

Beauvais, J. (2012): Focusing on the natural world: An ecosomatic approach to attunement with an ecological facilitating environment. *Body, Movement and Dance in Psychotherapy* 7: 277-291.

Bignall, S. (2020): Colonial Humanism, Alter-humanism and Ex-colonialism. In: *Herbrechter, S., Callus, I., Rossini, M.* et al. (eds) *Palgrave Handbook of Critical Posthumanism*. Cham: Springer International Publishing, S. 1-22.

Boulet, J. (2021): Restorative and regenerative relational praxis must include the non-human. In: *Bozalek, V., Pease, B.* (eds) *Post-Anthropocentric Social Work: Critical Posthuman and New Materialist Perspectives* First published ed. London: Routledge, S. 46-57.

Bozalek, V., Pease, B. (2021): Towards post-anthropocentric social work. In: *Bozalek, V., Pease, B.* (eds) *Post-Anthropocentric Social Work: Critical Posthuman and New Materialist Perspectives.* Milton, UNITED KINGDOM: Taylor & Francis Group, S. 2-15.

Braidotti, R. (2013): The Posthuman. Cambridge: Polity Press.

Brazier, C. (2009): Other-centred therapy: Buddhist psychology in action. Winchester, UK.

Brazier, C. (2018): Ecotherapy in practice*:* a Buddhist mode*l*. London.

Bronfenbrenner, U. (1979): The Ecology of Human Development. Cambridge, MA: Harvard University Press.

Burnley, C. E. Chakravarti, J. (2023): Was tun, wenn alles zerfällt? Community Accountability als essenzielle Praxis. In: *Or, Y.* (ed) *Praxisbuch Transformation dekolonisieren: ökosozialer Wandel in der sozialen und pädagogischen Praxis.* 1. Auflage ed. Weinheim: Beltz Juventa.

Cull, I., Hancock, R. L. A., McKeown, S. et al. (2018): Indigenous Ways of Knowing and Being. *Pulling Together: A Guide for Front-Line Staff, Student Services, and Advisors.* https://opentextbc.ca/indigenizationfrontlineworkers/chapter/indigenous-ways-of-knowing-and-being/.

Damasio, A. R. (2000): The Feeling of What Happens: Body and Emotion in the Making of Consciousness. New York: Marina Books.

Damus, O. (2024): Regenerative and restorative pedagogy: The foundation of a new contract for cognitive justice. *PROSPECTS.* DOI: 10.1007/s11125-024-09683-y.

Endres, T. (2023): Achtsamkeit, Antirassismus und Transformation. Erfahrungen der Plum Village White Awareness Sangha in Europa. In: *Or, Y.* (ed) *Praxisbuch Transformation dekolonisieren: ökosozialer Wandel in der sozialen und pädagogischen Praxis.* 1. Auflage ed. Weinheim: Beltz Juventa.

Esteves, C. (2023): Heilung der Mensch-Natur-Beziehung in Mutterleib, Geburt und Mutterschaft durch die Ökosomatik. In: *Or, Y.* (ed) *Praxisbuch Transformation dekolonisieren: Ökosozialer Wandel in der sozialen und pädagogischen Praxis.* 1. Auflage ed. Weinheim: Beltz Juventa, S. 217-236.

Haines, S. K. (2019): *The Politics of Trauma: Somatics, Healing, and Social Justice.* Berkeley, California: North Atlantic Books.

Haraway, D. (2016): Staying with the trouble: making kin in the Chthulucene. *Experimental futures: technological lives, scientific arts, anthropological voices.* Durham: Academic Press.

Johnson, R. (2018a): Embodied Social Justice. Milton Park: Routledge.

Johnson, R. (2024): Embodied Activism. Engaging the body to cultivate liberation, justice, and authentic connection. Berkeley, California: North Atlantic Books.

Johnson, T. (2018b): Radical Joy for Hard Times. Finding Meaning and Making Beauty in Earth's Broken Places. Berkeley, California: North Atlantic Books.

Joller, K. (2008): Naturerfahrung mit allen Sinnen: ein Praxisbuch mit vielen Übungen. Baden u. a.

Lwanga-Thomson, A. (2015): A Juxtaposition of Worldviews: How Emerging Regenerative Frameworks can be Enriched by Plains Cree Ways of Knowing. The University of British Columbia (Vancouver), Vancouver.

Macy, J., Brown, M. Y. (1997): Coming Back to Life. Practices to Reconnect Our Lives, Our World.

Menakem, R. (2017): My grandmother's hands: racialized trauma and the pathway to mending our hearts and bodies. Las Vegas, Nev.

Myers, S. S. (2017): Planetary health: protecting human health on a rapidly changing planet. *The Lancet* 390(10114): 2860-2868.

Or, Y. (2021): Regenerative Practice as Transformative Design Framework. In: *Leitão, R.M., Men, I., Noel, L.-A.* et al. (eds) *PIVOT 2021 – Dismantling/Reassembling: Tools for Alternative Futures.* OCAD University: Design Research Scoiety (DRS), 225-229.

Or, Y. (2022): Verflechtungen sehen, Verbindungen leben: Regenerative Praxis in der Sozialen Arbeit. *Zeitschrift für Sozialpädagogik (Themenheft: Soziale Arbeit im Anthropozän)* (4).

Or, Y. (2024a): Community-led Healing and Empowerment Practices as Paths toward Transformation: Decolonizing Social Work in the Face of a Global Polycrisis. *Decolonising Methodologies: Transcending Eurocentrism and Foregrounding Pluriversality in Social Work Research and Education*. London: Bloomsbury.

Or, Y. (2024b): Expressive Writing as Decolonizing Tool. In: *Kleibl, T., Afeworki-Abay, R., Klages, A.-L., Rodriguez Lugo, S.,* (ed) *Decolonising Methodologies: Transcending Eurocentrism and Foregrounding Pluriversality in Social Work Research and Education*. London: Bloomsbury.

Page, C., Woodland, E. (2023): Healing justice lineages: dreaming at the crossroads of liberation, collective care, and safety. New York.

Petzold, H. G. (1993): Integrative Therapie. In: *Petzold, H. G., Sieper, J.* (ed) *Integration und Kreation*. 2. Auflage 1996 ed. Paderborn: Junfermann, S. 17-24.

Petzold, H. G. (2006): Der „informierte Leib" – „embodied and embedded" als Grundlage der Integrativen Leibtherapie. *Polyloge. Materialien aus der Europäischen Akademie für biopsychosoziale Gesundheit* (10).

Petzold, H. G. (2015b): „Green Meditation" – Ruhe, Kraft, Lebensfreude.Green Care 2, 2-5; http://www.fpi-publikation.de/artikel/textarchiv-h-g-petzold-et-al-/index.php und erw. POLYLOGE Ausgabe 05/2015. http://www.fpi-publikation.de/polyloge/alle-ausgaben/05-2015-petzold-hilarion-g-2015b-green-meditation-ruhe-kraft-lebensfreude.html

Petzold, H. G. (2019): Natur sein, Natur-Sein – Nature embodied in time and space, in Kontext/Kontinuum. „Ökologische Intensivierungen" im Integrativen Ansatz der Therapie und Supervision. *Polyloge. Materialien aus der Europäischen Akademie für biopsychosoziale Gesundheit.* (10).

Petzold, H. G. (2022o): Das „Summen des Lebens" am Rande ökologischer Desaster: mutiges Eintreten für das Lebendige – Heilsames Nature Embodiment, Arbeit mit Honigbienen in tiergestützter Integrativer Therapie *POLYLOGE* 17/2022. https://www.fpi-publikation.de/downloads/?doc=petzold-2022o-summen-des-lebens-nature-embodiment-heilsame-arbeit-honigbienen-gruene-texte-17-2022.pdf.

Petzold, H. G., Orth, I. (2017): Interozeptivität/Eigenleibliches Spüren, Körperbilder/Body Charts – der „Informierte Leib" öffnet seine Archive: „Komplexe Resonanzen" aus der Lebensspanne des „body-mind-world-subject". *Polyloge* (22).

Petzold, H. G., Orth, I. (2020b/2021c): Green Meditation und Oikeiosis: Wege zu ökologischem Selbstverstehen und Naturbezug, zu „ökophiler Lebenspraxis" und aktiver „ökologischer Kultur" – Gedanken und Materialien. Hückeswagen: Europäische Akademie für biopsychosoziale Gesundheit. *Grüne Texte* 10/2021. https://www.fpi-publikation.de/downloads/?doc=petzold-orth-2021a-green-meditation-oikeiosis-oekophile-lebenspraxis-arbeitsversion-gruene-texte-10-2021pdf.pdf.

Petzold, H. G., Orth-Petzold, S. (2018a): Naturentfremdung, bedrohte Ökologisation, Internetsucht – psychotherapeutische und ökopsychosomatische Perspektiven In: *Petzold, H. G., Ellerbrock, B., Hömberg, R.* (2018a): Die neuen Naturtherapien. Handbuch der Garten-, Landschafts-, Waldtherapie und Tiergestützten Therapie, Green Care und Green Meditation. Bd. I. Bielefeld: Aisthesis. S. 327-448. http://www.fpi-publikation.de/artikel/gruene-texte/03-2019-petzold-h-g-orth-petzold-s-2018a-naturentfremdung-bedrohte-kologisation-internet.html.

Petzold. H. G., Orth-Petzold, S., Orth, I. (2013): Freude am Lebendigen und weiser Umgang mit Natur. Die Frische, Kraft und Weisheit integrativer Garten- und Landschaftstherapie – „Green Meditation", „Therapeutic Guerilla Gardening". *Polyloge. Materialien aus der Europäischen Akademie für biopsychosoziale Gesundheit* (20).

Puig de la Bellacasa, M. (2017): Matters of Care. Speculative Ethics in More Than Human Worlds. Minneapolis, London: University of Minnesota Press.

Rotter, P. V. (2023): Muskelkater in den Ahnen – „Ja" zum Körper, Tor zur Befreiung. Über den Körper als Ausgangspunkt politischen Empowerments. In: *Or, Y.* (ed) *Praxisbuch Transformation dekolonisieren: ökosozialer Wandel in der sozialen und pädagogischen Praxis.* 1. Auflage ed. Weinheim: Beltz Juventa, S. 190-193.

Rufo, R. (2023): Dekolonisierung der Wahrnehmung: Den Verlust ökologischer Verbindungen durch ökosomatische Tanzpraxis betrauern. In: *Or, Y.* (ed) *Praxisbuch Transformation dekolonisieren: Ökosozialer Wandel in der sozialen und pädagogischen Praxis.* 1. Auflage ed. Weinheim: Beltz Juventa, S. 194-216.

Stanger, N. (2011): Moving „eco" back into socio-ecological models: A proposal to reorient ecological literacy into human developmental models and school systems. *Human Ecology Review* 18(2): 167-173.

Thompson, K. (2015): Expressive Writing: Counseling and Healthcare. Rowman & Littlefield Publishers.

Thompson, K. Adams, K. (2015): Expressive Writing. Classroom and Community. Lanham & Boulder: Rowman & Littlefield Publishers.

Tsing, A. L. (2015): The Mushroom at the End of the World. On the Possibility of Life in Capitalist Ruins. Princeton and Oxford Princeton University Press.

Voşki, A., Wong-Parodi, G., Ardoin, N. M. (2024): Eco-emotions as the planetary boundaries: framing human emotional and planetary health in the global environmental crisis. *The Lancet Planetary Health* 8: S1.

Whitmee, S. et al. (2015): Safeguarding human health in the Anthropocene epoch: report of The Rockefeller Foundation – Lancet Commission on planetary health. *The Lancet* (286): 1973-2028.

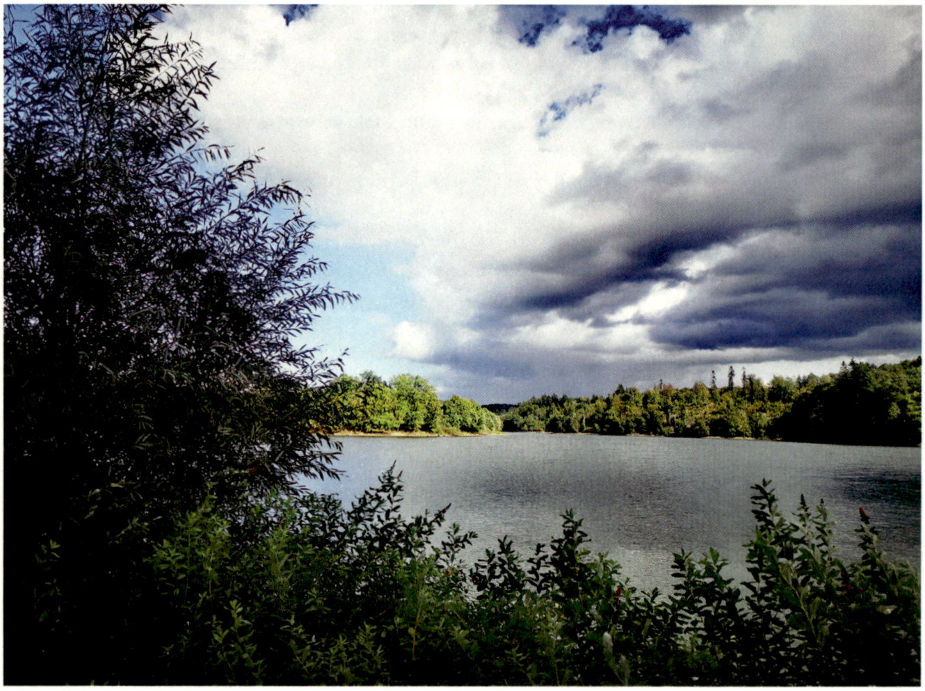

Wege zur Integration in der Entwicklung der Psychotherapieforschung

Wolfgang Tschacher

Inhalt

1. Phasen in der Entwicklung der Psychotherapieforschung

Ich möchte Schritte der Integration in der Psychotherapieforschung beleuchten. Man mag einwenden, dass es die Integrative Therapie ja bereits gibt: sie wurde bekanntlich in den vergangenen Jahrzehnten von *Hilarion Petzold* und Mitarbeiterinnen *Johanna Sieper* und *Ilse Orth* als methodenpluraler bio-psycho-sozial-ökologischer Ansatz begründet und seitdem weiterentwickelt (*Petzold, Sieper* 2012). Dieser Ansatz wurde von der Gestalttherapie, dem Psychodrama und körpertherapeutischen Schulen geprägt und beeinflusst und hat sich durch therapeutische Techniken aus Bereichen der Arbeit mit kreativen Medien und der Meditation erweitert. Die Integrative Therapie erfreut sich grosser Verbreitung in verschiedenen therapeutischen Disziplinen im deutschsprachigen Europa und ist in Österreich und der Schweiz auch als Psychotherapieverfahren anerkannt. Nun jedoch kommt ein „Aber“: im Diskurs der internationalen Psychotherapieforschung spielt die Integrative Therapie keine bedeutende Rolle, obwohl es zahlreiche Hinweise dafür gibt, dass die Entwicklung der Psychotherapie weltweit sich in vielerlei Weise gleichermassen in Richtung auf eine Integration bewegte und weiterhin bewegt. Hier zeigt sich eine auffallende Diskrepanz zwischen diesen Tendenzen und der relativ geringen Rezeption der Integrativen Therapie.

Die Gründe dieser Diskrepanz mögen verschiedener Art sein, und es wäre eine wissenschaftssoziologische Aufgabe, sie zu eruieren. Es mag daran liegen, dass deutschsprachige Veröffentlichungen in der internationalen Psychotherapieforschungs-Szene kaum mehr rezipiert werden. Ein anderer Grund mag sein, dass randomisiert-quantitativen Studien der höchste Grad an Evidenz zugeschrieben wird, wohingegen theoretische sowie qualitative Argumente erst in zweiter Linie Gehör finden. Ich möchte im Folgenden auf diese und ähnliche Gründe nicht weiter eingehen und stattdessen auf die Entwicklungslinien der allgemeinen Psychotherapieforschung abheben. Dabei wird eine zunehmende Tendenz hin zur Integration deutlich.

Die Entwicklung der Psychotherapieforschung lässt sich in Phasen einteilen, denen jeweils eigene Fragestellungen und Paradigmen zugrunde liegen. *Meyer* (1990) identifizierte in seiner „Taxonomie der bisherigen Psychotherapieforschung“ drei Phasen. Die *Klassische Phase* (1) markierte den Beginn der Psychotherapieforschung, durch *Sigmund Freuds* Psychoanalyse initiiert, und basierte überwiegend auf Einzelfallbeschreibungen. Die *Rechtfertigungs-Phase* (2) begann in den 1950er Jahren, motiviert durch Kritik von *Hans Jürgen Eysenck*, der die Wirksamkeit von Psychotherapie grundsätzlich in Frage gestellt hatte. Im Zentrum stand nun, die Wirksamkeit der verschiedenen Formen von Psychotherapie überhaupt erst zu belegen. Die dritte Phase, *Differentielle Psychotherapieforschung* (3), widmete sich, nachdem die generelle Wirksamkeit nachgewiesen war, der Frage, welche Psychotherapiemethode, zu welchem Zeitpunkt, bei wem, und bei welchen Problemen am wirksamsten sei. Diese Phaseneinteilung wurde von *Klaus Grawe* aufgenommen und um eine gegenwärtige *Prozessforschungsphase* (4) erweitert (*Grawe* 1992).

Die quantitative und systematische Psychotherapieforschung war das Resultat der notwendig gewordenen Legitimation von psychotherapeutischer Praxis überhaupt in Phase 2. Jahrzehnte der Forschung in dieser Phase erbrachten viele tausende veröffentlichte Wirksamkeitsstudien, die durch Metaanalysen statistisch zusammengeführt wurden. Gegenwärtig über 500 solcher Analysen ergaben eine generelle Evidenz für die Wirksamkeit unterschiedlicher Therapieformen im Bereich mittlerer bis grosser Effektstärken. Der grösste Anteil an Wirksamkeitsstudien stammte von kognitiven Verhaltenstherapien, die in der Tradition des Behaviorismus standen; ihre Vertreter waren lange Zeit am ehesten einer quantitativ-statistischen Forschung gegenüber aufgeschlossen.

Die dritte Phase der Psychotherapieforschung entwickelte sich zu einer Überraschung. Zunächst schien es eindeutig zu sein, dass kognitive-verhaltenstherapeutische Verfahren den empirisch am weitaus besten abgesicherten Psychotherapieansatz darstellten und psychoanalytischen, gesprächstherapeutischen und systemischen Psychotherapien klar überlegen seien (*Grawe* et al. 1994). Es ergaben sich aber zunehmend Befunde, die für geringe bis nicht vorhandene differentielle Unterschiede in der Wirksamkeit unterschiedlicher Psychotherapien sprachen. Dieses „Äquivalenzparadox“ der vergleichenden Wirksamkeitsforschung wird auch als Dodo-Verdikt bezeichnet (nach dem Märchen „Alice in Wonderland“, in dem der Dodo-bird als Schiedsrichter nach einem Wettlauf der Tiere [also: Therapien] feststellt: „Everybody has won, and all must have prizes“). Aus dem Dodo-Verdikt entwickelte sich folgerichtig der Ansatz der unspezifischen oder allgemeinen Wirkfaktoren (common factors), also von Faktoren, die ihre Effektivität bei allen Psychotherapieansätzen und bei allen behandelten Störungen entfalten. Hier hatte sich offensichtlich eine integrative Position entwickelt, die aus dem weitgehenden Fehlen differentiell unterschiedlicher Wirksamkeit hervorging.

Es gibt verschiedene Klassifikationen solcher allgemeiner Wirkfaktoren. Einflussreich war das „Common Component Model“ von *Jerome Frank* (1971), das vier allgemeine Eigenschaften wirksamer Psychotherapie beinhaltet: erstens, die legitime Erwartung, durch Therapie Hilfe zu bekommen; zweitens, die vertrauensvolle und stützende Therapeut-Patient-Beziehung; drittens, ein plausibles Erklärungsmodel für die Probleme und Symptome des Patienten („Mythos"), sowie viertens, aus diesem Erklärungsmodell abgeleitete Vorgehensweisen („Ritual"). Eine kürzlich durchgeführte und empirisch gestützte Klassifikation basiert auf umfangreichen patientengenerierten Daten einer Psychotherapiestation und Tagesklinik (*Meier* et al. 2022). Mit faktorenanalytischen Methoden ergaben sich vier globale allgemeine Wirkfaktoren: *Bewältigung, Therapeutische Allianz, Kognitive Integration* und *Affektive Verarbeitung*. Die therapeutische Allianz, bestehend aus den Unterpunkten Empathie, emotionale Verbindung und Zusammenarbeit, gilt als bedeutendster allgemeiner Wirkfaktor, der bereits in der Mitte des 20. Jahrhunderts bei *Carl Rogers* im Zentrum seiner klientenzentrierten Psychotherapie stand. Die Allianz bildet auch den Kern in der Wirkfaktorentheorie von *Bruce Wampold*, dessen „contextual model" besagt, dass jede Psychotherapiewirkung auf einem Prozess der emotionalen Heilung im Kontext der Therapiebeziehung beruht (*Wampold* 2015).

Das integrative Therapiemodell der allgemeinen Wirkfaktoren blieb als alleiniges Resultat der Phase der Differentiellen Psychotherapieforschung jedoch nicht unwidersprochen. So gibt es durchaus Belege auch für die störungsspezifische Wirkung einzelner Techniken, etwa der Technik der Reizexposition bei der Behandlung von Angst- und Zwangsstörungen. Besonders Vertreter der kognitiv-verhaltenstherapeutischen Verfahren verteidigten die Spezifizitätsannahme von gezielt eingesetzten Techniken. Es bildeten sich gewissermassen zwei in Opposition stehende Lager in der Psychotherapieforschung: das Lager der auf Integration bedachten Anhänger der allgemeinen Wirkfaktoren und das Lager der Anhänger spezifischer Therapietechniken. Eine Auflistung der Bedeutung verschiedener Komponenten von Psychotherapie führte *Michael Lambert* (2013) durch (Abbildung 1).

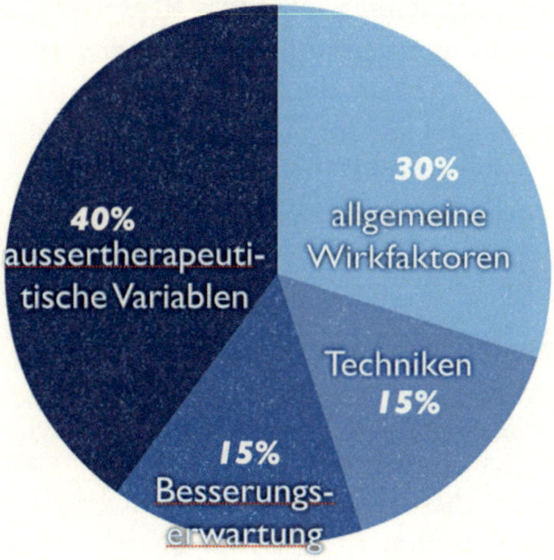

Abbildung 1: Bedeutsamkeit verschiedener Therapiekomponenten nach *Lambert* (2013). „Besserungserwartung" seitens der Patienten wird als Placebo-Effekt, gelegentlich auch als Allgemeiner Wirkfaktor gesehen.

Diese Frontstellung der beiden Lager rief nach einer Integration auf höherer Ebene, die nach meiner Ansicht in der aktuellen Prozessforschungsphase der Psychotherapieforschung weiterhin im Gange ist. Wirkfaktoren und Therapietechniken sind nicht Ingredienzien des Therapieprozesses, die sich in einer Entweder-oder-Konstellation gegenseitig ausschliessen würden (*Tschacher, Haken* 2019). Stattdessen handelt es sich um miteinander verknüpfte Wirkkomponenten, die erst in ihrem Zusammenwirken den therapeutischen Prozess ausmachen (*Pfammatter, Tschacher* 2016). Man kann damit sagen, dass auch die häufig angeführte Kuchendarstellung der Psychotherapiebestandteile wie in Abbildung 1 unzutreffend ist, da sie eine additive Zusammensetzung der Wirksamkeit suggeriert, wenn stattdessen doch von einer Wechselwirkung auszugehen ist.

2. Verschiedene Ebenen von Integration

Die Entwicklung der Psychotherapie war immer stark von einzelnen Persönlichkeiten und den von ihnen begründeten Psychotherapieschulen geprägt. Bis heute orientieren sich die Psychotherapieausbildungen an diesen teilweise seit über einem Jahrhundert bestehenden Theorien der Therapieschulen. In der Praxis verschwinden jedoch die Grenzen zwischen den Schulen zunehmend, Therapeuten wenden nebeneinander Methoden und Techniken aus verschiedenen Schulen an, auch wenn diese auf inkompatiblen Hintergrundsannahmen beruhen. Die Bindung an eine je eigene Therapieschule, deren Philosophie man sich ganz verschreibt, wird schwächer. Dieser weithin praktizierte, und dabei weitgehend theoriefreie, *technische Eklektizismus* stellt die einfachste Form von Integration dar.

Hierzu treten jedoch Integrationsschritte, bei denen die aus verschiedenen Quellen zusammengefügten Therapieelemente in einen neuen theoretischen Rahmen gestellt werden (*Herpertz, Matze* 2017). Als *assimilative Integration* wird bezeichnet, wenn das Repertoire eines psychotherapeutischen Verfahrens durch Interventionstechniken aus anderen Psychotherapieformen erweitert wird, ohne dass die Grundlage des grundlegenden Verfahrens in Frage gestellt wird. Dies gilt zum Beispiel für die sogenannten Third-wave-Therapien, die psychodynamische Elemente in die kognitive Verhaltenstherapie aufgenommen haben, wie im Beispiel der Schematherapie nach *Jeffrey Young*. Die dialektisch-behaviorale Therapie (DBT) nach *Linehan* ist ein anderes Beispiel assimilativer Integration; DBT integrierte achtsamkeitsbasierte Techniken aus dem buddhistischen Kulturkreis in einen kognitiv-behavioralen „westlichen“ Rahmen.

Eine weitergehende Integrationsstufe ist die Ebene der *theoretischen Integration* in dem Sinne, dass verschiedene Therapietechniken und Wirkfaktoren in ein neues theoretisches Konzept eingebettet werden. Dabei kann man zwei Arten theoretischer Integration unterscheiden: die Zusammenführung bestehender

Psychotherapietheorien und die Formulierung eines neuen metatheoretischen Modells. Als Beispiel einer metatheoretischen Integration von Interventionstechniken unterschiedlicher Schulen der Psychotherapie kann man die verschiedenen Bestrebungen der vergangenen Jahre anführen, bei denen versucht wird, Psychotherapie im Rahmen einer allgemeinen Theorie dynamischer Systeme und der Selbstorganisationstheorie zu fassen (*Tschacher*, *Haken* 2019; *Haken, Schiepek* 2006).

Kann die Selbstorganisationstheorie auf Prozesse der Psychotherapie angewendet werden? Meiner Auffassung nach ist diese zentrale Frage einer metatheoretischen Integration positiv zu beantworten: Erstens handelt es sich bei therapeutischen Interaktionen um ein komplexes System, also um ein soziales System einer therapeutischen Allianz, die bei Therapiebeginn noch nicht geformt ist und sich erst mit der Zeit zu organisieren beginnt. Dies spricht für die Betonung der Temporalität, auf der die dynamische Systemtheorie beruht (*Atzil-Slonim*, *Tschacher* 2020). Zweitens ist dieses System in besonderer Weise durch motivationale Parameter angetrieben, etwa durch das Erleben von Dissonanz und durch den Leidensdruck auf Seiten der Patienten. Weiterhin bietet die Symptomatik, die in die Therapie eingebracht wird, eine Reihe von „offenen Gestalten" an, deren Schliessung im Sinne einer neuen Musterbildung gerade das Ziel der Psychotherapie ist. Frühe Studien zu Therapieprozessen zeigten dahingehend eine Tendenz zur Selbstorganisation auf, dass sich die Einschätzungen der untersuchten Therapeuten und Patienten im Therapieverlauf zunehmend synchronisierten. Hieran schliesst sich eine neue empirische Forschungsrichtung zur „interpersonalen Synchronie" an, die gezeigt hat, dass sich in Therapiesitzungen regelmässig motorische und physiologische Synchronien zwischen Therapeut und Patient ausformen, die als Signatur der therapeutischen Allianz angesehen werden können (*Tschacher*, *Meier* 2020).

3. Ausblick

Die angesprochenen Entwicklungslinien der Psychotherapieforschung zeigen deutlich, dass sich das Feld in einem Prozess der Integration befindet, der ganz im Sinne der Integrativen Therapie nach *Hilarion Petzold* ist. Der Integrationsprozess fand in verschiedener Hinsicht statt. Zunächst bildete sich im Zuge der dritten Phase der Psychotherapieforschung, bei der differentielle Wirkungen verschiedener therapeutischer Interventionsverfahren gesucht wurden, die Überzeugung aus, dass es vor allem die gemeinsamen Wirkfaktoren sind, die im Therapieprozess hilfreich auftreten. Es entstand eine Integration hinsichtlich der Ebene der common factors. Es kam zu einer vorübergehenden Lagerbildung in der Psychotherapieforschung – ist Therapie wirksam wegen der allgemeinen Wirkfaktoren oder wegen der spezifischen Therapietechniken? Diese Dichotomie mit ihrer vermeintlichen Ausschliesslichkeit führte zu Bemühungen in

Richtung einer theoretischen Integration. Zum Integrationsschritt der allgemeinen Wirkfaktoren kommt also die derzeit im Gang befindliche metatheoretische Integration hinzu: die schulspezifischen Konzepte und Techniken der hergebrachten Psychotherapieverfahren werden in einen gänzlich neuen theoretischen Kontext eingefügt, wie er etwa in Form der Metatheorie „Synergetik" vorliegt (*Haken* 1984; *Tschacher* 1997).

Allgemein kann man also dialektische Entwicklungsprozesse in der Psychotherapieforschung beobachten. Die Diversität und Widersprüchlichkeit der ursprünglichen Therapieschulen wurden durch im Modell der allgemeinen Wirkfaktoren integriert. Die nachfolgende Dichotomie der beiden Thesen Wirkfaktoren versus Therapietechniken wird im neuen metatheoretischen Kontext ebenfalls im Sinne einer Synthese aufgehoben.

Weitere Schritte theoretischer Integration stehen bevor. Seit Jahrzehnten befindet sich die Kognitionswissenschaft in einem Prozess, die Bedeutung der körperlichen Prozesse anzuerkennen und in eine Theorie der „Embodied Cognition" einzubauen. Dieser Ansatz des Embodiment ist eine Entwicklung, die immer schon die Philosophie (als Leib-Seele-Problem), und neu nun auch die Psychologie und Psychiatrie beschäftigt. Mentale Prozesse seien demnach stets als verkörpert zu denken, sie sind eingebettet in den Körper und zusätzlich in fortwährenden sensomotorischen Schleifen „enaktiv" mit ihrer Umwelt verbunden. Diese Sichtweise war bereits in der europäischen Phänomenologie *Edmund Husserls* und *Martin Heideggers* vertreten, und wurde auch früh integriert in *Petzolds* Integrative Therapie. Die akademische Kognitionswissenschaft und kognitive Psychologie sah dagegen lange Zeit Kognition gemäss der vorherrschenden Computermetapher als abstrakte Informationsverarbeitung an. Entsprechend kam der Körper in der akademischen Psychotherapieforschung schlicht kaum vor (*Tschacher, Pfammatter* 2016). Die Körperlichkeit von Tanz- und Bewegungstherapie, Bioenergetik, Gestalttherapie und Psychodrama waren ihrerseits, da lange Zeit befindlich in einem Entfremdungsmodus statistisch-quantitativer Forschung gegenüber, in der offiziellen Therapieforschung nicht vertreten. Es mehren sich nun die Zeichen, dass auch nonverbale körperliche Prozesse und Techniken vermehrt in den Kanon der Psychotherapieforschung aufgenommen werden. Sie sind gut kompatibel mit dem neuen empirischen Thema der interpersonellen Synchronie, die fast vollständig auf körperlichen Prozessen beruhen.

Der Integrationsprozess in der Psychotherapieforschung wird nicht zum Stillstand kommen. Notwendige noch ausstehende Schritte sind die Entwicklung einer allgemein gültigen Taxonomie, also eine fundierte und verbindliche Terminologie der Wirkfaktoren und therapeutischen Komponenten. Dies könnten im gleichen Schritt mit der Ausarbeitung einer mehrheitlich geteilten Metatheorie der Psychotherapie durchgeführt werden. Der Weg dahin jedoch ist wahrscheinlich lang und steinig.

Literatur

Atzil-Slonim, D., Tschacher, W. (2020): Dynamic dyadic processes in psychotherapy: Introduction to a special section. *Psychotherapy Research, 30*, 555-557. https://doi.org/10.1080/10503307.2019.1662509.

Grawe, K. (1992): Psychotherapieforschung zu Beginn der neunziger Jahre. *Psychologische Rundschau, 43*, 132-162.

Grawe, K., Donati, R., & Bernauer, F. (1994): *Psychotherapie im Wandel. Von der Konfession zur Profession*. Göttingen: Hogrefe.

Frank, J. D. (1971): Therapeutic factors in psychotherapy. *American Journal of Psychotherapy, 25*, 350-361.

Haken, H. (1984): Erfolgsgeheimnisse der Natur. (Synergetik: Die Lehre vom Zusammenwirken). Frankfurt/Main: Ullstein.

Haken, H., Schiepek, G. (2006): Synergetik in der Psychologie. Selbstorganisation verstehen und gestalten. Göttingen: Hogrefe.

Herpertz, S. C., Matzke, B. (2017): Psychotherapie – eine Übersicht. In: *H.J. Möller, G. Laux, H. P. Kapfhammer* (Hrsg.), Psychiatrie, Psychosomatik, Psychotherapie (S. 903-921). Berlin: Springer. https://doi.org/10.1007/978-3-662-49295-6_35.

Lambert, M.J. (2013): The efficacy and effectiveness of psychotherapy. In: *M.J. Lambert* (Ed.), *Bergin and Garfield's Handbook of Psychotherapy and Behavior Change* (S. 169-218). New York: Wiley.

Meier, D., Tschacher, W., Moggi, F., Frommer, A., Küttel, L., Pfammatter, M. (2022): Allgemeine Wirkfaktoren der Psychotherapie empirisch konzeptualisieren: Die Faktorenstruktur des Wochenerfahrungsbogens (WEB). *Psychiatrische Praxis, 49*, 262-270. https://doi.org/10.1055/a-1673-3867.

Meyer, A. E. (1990): Eine Taxonomie der bisherigen Psychotherapieforschung. *Zeitschrift für Klinische Psychologie, 19* (*H.J. Möller, G. Laux, & H. P. Kapfhammer* 4), 287-291.

Petzold, H. G., Sieper, J. (2012): „Leiblichkeit" als „Informierter Leib" embodied and embedded – Körper-Seele-Geist-Welt-Verhältnisse in der Integrativen Therapie. In H. G. Petzold (Ed.), *Die Menschenbilder in der Psychotherapie. Interdisziplinäre Perspektiven und die Modelle der Therapieschulen* (S. 243-321). Wien: Krammer.

Pfammatter, M., Tschacher, W. (2016): Klassen allgemeiner Wirkfaktoren der Psychotherapie und ihr Zusammenhang mit Therapietechniken. *Zeitschrift für Klinische Psychologie und Psychotherapie, 45*, 1-13. https://doi.org/10.1026/1616-3443/a000331.

Tschacher, W., Pfammatter, M. (2016): Embodiment in psychotherapy – A necessary complement to the canon of common factors? *European Psychotherapy, 13*, 9-25.

Tschacher, W. (1997): Prozessgestalten – Die Anwendung der Selbstorganisationstheorie und der Theorie dynamischer Systeme auf Probleme der Psychologie. Göttingen: Hogrefe.

Tschacher, W., Haken, H. (2019): The process of psychotherapy: Causation and chance. Cham: Springer Nature.

Tschacher, W., & Meier, D. (2020): Physiological synchrony in psychotherapy sessions. *Psychotherapy Research, 30*, 558-573. https://doi.org/10.1080/10503307.2019.1612114.

Wampold, B. E. (2015): How important are the common factors in psychotherapy? An update. *World Psychiatry, 14*, 270-277. https://doi.org/10.1002/wps.20238.

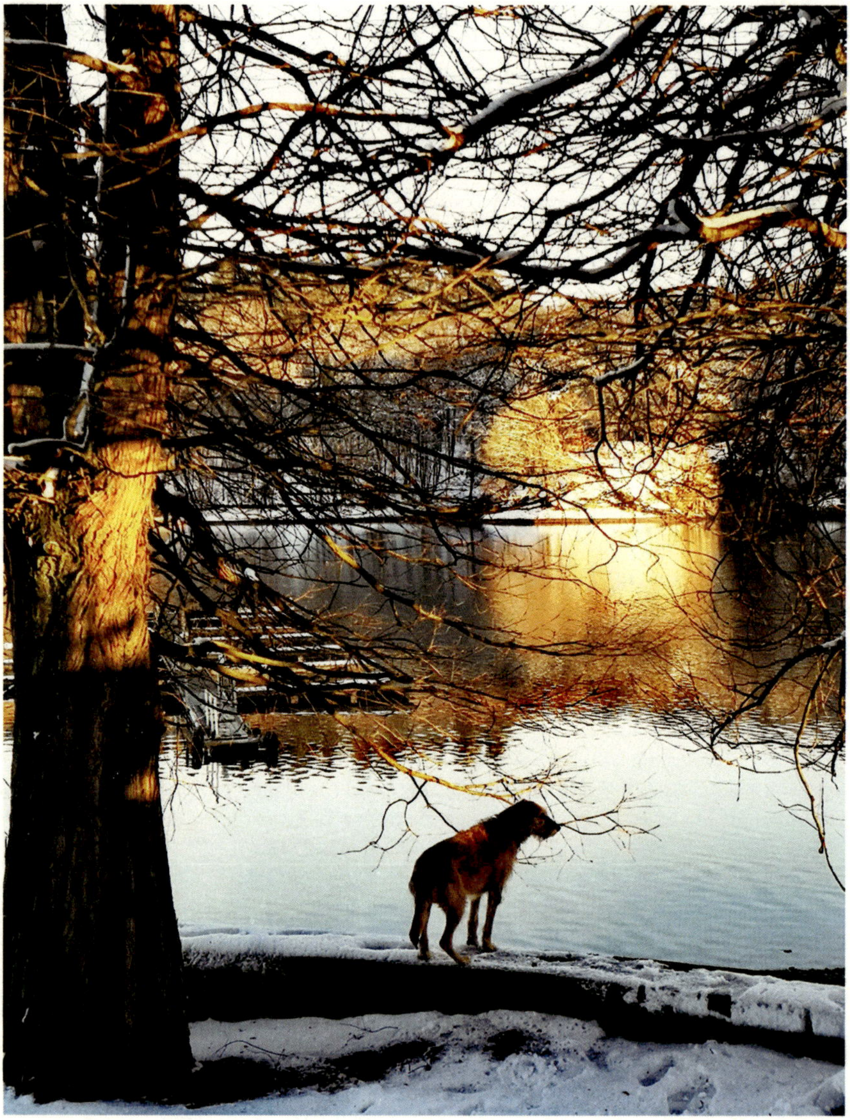

Entwicklungspsychologie im Dienst der Psychotherapie[1]

August Flammer

Inhalt

Psychotherapie dient der Entwicklung von Patientinnen und Patienten. Sie stützt, befördert, korrigiert, deblockiert oder lenkt die (lebenslange) Entwicklung der Betroffenen. Im Unterschied zur Entwicklungspsychologie ist Psychotherapie als Wissenschaft an präskriptiven Aussagen interessiert, nämlich an Aussagen über Bedingungen und Möglichkeiten, solche Entwicklungsveränderungen zu veranlassen. Die Entwicklungspsychologie hingegen arbeitet primär deskriptiv. Sie beschreibt Veränderungen, interessiert sich aber auch für deren Auslöser und deren Folgen.

Im Folgenden stelle ich mir die Frage, ob und was die Entwicklungspsychologie der Psychotherapie an Verstehenshilfen und Orientierung für ihre Maßnahmen prinzipiell bieten kann. Es ist nicht meine Meinung, dass die Entwicklungspsychologie eine Lehrmeisterin der Psychotherapie sei oder werden sollte; es geht mir hier nur um die Präsentationen von entwicklungspsychologischen Denk- und Erklärungsfiguren, die der Psychotherapie hilfreich sein könnten. In diesem Beitrag wird auch sichtbar werden, dass die Entwicklungspsychologie ihrerseits von der Psychotherapie lernen kann und schon mehrfach gelernt hat. Dass Verwandtschaften zwischen diesen beiden Disziplinen bestehen, müsste eigentlich trivial sein, ist es aber nicht, weil die Entwicklungspsychologie und die Psychotherapie im akademischen Forschungsalltag so ziemlich nebeneinanderher betrieben werden.

Die Entwicklungspsychologie produziert und sichert im Wesentlichen folgende drei Typen von Aussagen:

1) Lebensaltersbezogene Phänomene resp. Veränderungen. Diese können genetisch bedingt oder mitbedingt sein, und sie schließen auch lebenslaufwirksame Lernprozesse ein. Lebensaltersbezogenheiten generieren auch Reihenfolgen von entwicklungsrelevanten Veränderungen.

---

1 Diesem Text liegt ein Vortrag des Autors zugrunde (*Flammer*, A. 2011: „Der Beitrag der Entwicklungspsychologie zur Psychotherapie." *Integrative Therapie, 36,* 145-159).

2) Entwicklungsbedingungen, das heißt notwendige oder wenigstens hinreichende Voraussetzungen für Entwicklungsschritte.
3) Entwicklungs- und entwicklungsrelevante Lernprozesse, die nicht an Lebensalter resp. Entwicklungsniveaus gebunden sind.

1. Lebensalterbezogene Phänomene und Reihenfolgen

Die Reihenfolge meiner Aufzählung spiegelt in groben Zügen die Geschichte der Entwicklungspsychologie. Die Beschreibung alterstypischer Verhaltensweisen stand mehrfach am Anfang der entwicklungspsychologischen Wissenschaft. Solche Altersreihenfolgen oder Entwicklungsskalen betrafen z. B. die Sprachentwicklung oder die Motorik. Die altersmäßige Lokalisierung der lange als obligatorisch geglaubten Trotzphase ist ein anderes Beispiel. Hier zwei Zitat-Beispiele aus der ersten Hälfte des 20. Jahrhunderts:

> 15 Monate: Wünscht seinen eigenen Weg zu gehen. Kann nicht mehr mit „Nein nein" zurückgehalten werden. (*Gesell, Ilg* 1946, S. 415-417).
> 30. Monat: Als der Vater beim Stiefelschnüren einen Fuß auf den Stuhl setzte, ermahnte Bubi, dem solches oft verboten worden war, sofort: „Du, nicht Füßel da drauf setzen, kommt sonst ein Mann und schneidt Füßel ab!" (*Scupin, Scupin* 1907).

Später haben die Entwicklungspsychologinnen und -psychologen den aufwändigen Weg unternommen, aus einer großen Zahl von Einzelfall-Beobachtungen statistische Durchschnitte zu ermitteln.

Solche tabellarischen Beschreibungen dienen der Psychotherapie wahrscheinlich wenig, weil sie zwar die Diagnose allfälliger Defizite unterstützen können, aber kaum Handlungsanweisungen abzuleiten gestatten. Überdies sind Soll-Aussagen aus der Populationsstatistik immer dann übergenau, wenn sie die interindividuelle Variation ausblenden.

Überhaupt ist Alter grundsätzlich eine problematische Referenz, denn Alter ist kein Wirkfaktor. Die Zeit, in der man älter wird, ist nur das Medium, in dem Veränderungen stattfinden, darum werden wir im Lauf der Veränderungen älter. Etwas zugespitzt: Nicht das Alter bringt Veränderungen, sondern im Verlauf von Veränderungen werden wir älter.

Dennoch gibt es in der Entwicklungspsychologie für sehr bestimmte Situationen z. B. ein Konzept, bei dem die altersbezogene Beschreibung doch relevant ist. Ich denke an die so genannten Entwicklungsaufgaben (*Robert J. Havighurst* 1956). Neben gewissen organismischen und individuell-subjektiven gibt es nämlich auch Entwicklungsaufgaben, die gesellschaftlich bedingt oder gar konkret sozial verordnet sind. Wir haben in eigenen Studien zeigen können, dass gewisse Entwicklungsschritte zur Befriedigung externer Erwartungen in bestimmten Altersphasen erfolgen „müssen", wenn man negativen gesellschaftlichen Sanktionen entgehen möchte. Ich denke z. B. an den Schuleintritt, an Schritte der sog. Ablösungsprozesse von den Eltern (Auszug aus dem Elternhaus, ökonomische Selbstständigkeit), an die erste Berufswahl oder an die Zeitfenster, außerhalb welcher man normalerweise noch nicht oder nicht mehr Mutter werden kann (oder sollte). Solche Entwicklungsfenster sind per se oder aufgrund spezifischer gesellschaftlicher Erwartungen altersgebunden; da muss einiges eben „zu seiner Zeit" geschehen.

Damit ist auch gleich aufgezeigt, wie sehr individuelle Entwicklung mitunter von außen, ja regelrecht gesellschaftlich diktiert wird, häufig auf Grund generationenalter Weisheit, manchmal aber auch basierend auf dysfunktionalen und unreflektierten Vorurteilen. Im Störungsfall ist da oft Psychotherapie gefragt, die externe Lenkung individueller Entwicklung zurückzudrängen oder aber ihr gerade zum Durchbruch zu verhelfen. Einen von der sozialen Norm abweichenden Entwicklungsweg zu gehen, birgt viele Risiken. Wenn aber irgendwelche Behinderungen gelegentlich einen „abweichenden" Weg verlangen, kann pädagogische oder therapeutische Unterstützung gefordert sein.

Ich nenne nochmals ein Beispiel aus unseren eigenen Studien: Junge Erwachsene, die noch weit ins dritte Lebensjahrzehnt hinein bei ihren Eltern wohnen, können in ihrer Umgebung Kopfschütteln oder gar Abneigung auslösen. Wenn aber Menschen aufgrund spezifischer und wahrnehmbarer körperlicher oder psychischer Beeinträchtigungen von der Verhaltensnorm abweichen, reagiert die Umwelt meistens verständnisvoller. Dennoch stellt es meistens eine große Belastung für die Betroffenen dar, einen non-normativen Entwicklungsweg gehen zu müssen. Auch hier kann eben eine therapeutische Stütze hilfreich sein.

2. Bedingungen resp. notwendige oder wenigstens hinreichende Voraussetzungen für Entwicklungsschritte

Zwar ergeben lebensaltersbezogene Phänomene eine Reihenfolge, aber Entwicklungs-Reihenfolgen müssen sich nicht notwendigerweise aufs Lebensalter beziehen; sie können im Einzelfall schneller, langsamer oder in unregelmäßigem Rhythmus erfolgen. Als frühes Beispiel für so eine Entwicklungstheorie[2] ist *Sigmund Freuds* Beschreibung der Abfolge der Sexualentwicklung zu nennen. Manchmal fällt es schwer, Reihenfolge-Aussagen wirklich altersunabhängig zu

2 Ich spreche in diesem Artikel häufiger von Entwicklungstheorien als von Entwicklungspsychologie. Der Unterschied zwischen Entwicklungstheorie und Entwicklungspsychologie ist für mich der, dass Entwicklungstheorien Befunde aus der Entwicklungspsychologie in größere Wissens- und Erklärungsstrukturen einordnen. Diese Strukturen enthalten generelle und mehr oder weniger bewährte allgemeine Annahmen über Entwicklung, wodurch sie auch heuristisch wertvoll sind, etwa im Sinn der Generierung von empirischen Hypothesen. Entwicklungstheoretische Aussagen beanspruchen eine hohe Generalisierbarkeit, was man von einzelnen entwicklungspsychologischen Befunden und Aussagen nicht erwarten kann.

verstehen; das gilt zum Teil auch für die Psychoanalyse, aber noch viel mehr für die breite Rezeption der Theorie von *Jean Piaget* (1947). Während *Piaget* selber noch Altersangaben machte, meistens mit Betonung auf „ungefähr", hat seine Theorie später ohne Altersbezüge besser überlebt, soweit sie überhaupt überlebt hat. Interessanterweise brüsteten sich eine Weile lang einzelne Forscher und Forscherinnen damit, herausgefunden zu haben, dass gewisse Leistungen schon früher auftreten, als was *Piaget* geschrieben hatte; bald aber galt das als bedeutungslos, solange die Reihenfolge der Phänomene die gleiche blieb.

Auch altersunabhängige Reihenfolgeaussagen können die Wahl von Erziehungs- und Therapiezielen und -zwischenzielen leiten. Sie sind überdies heuristisch wertvoll: Es könnte ja sein, dass die Vollendung einer vorausgehenden Stufe eine tatsächliche Voraussetzung ist für die erfolgreiche Bearbeitung der nachfolgenden Stufe und zwar unabhängig vom chronologischen Alter. Genau dieser Idee ist z. B. die Autismustherapie von *Félicie Affolter* (*Affolter* et al. 1980) verpflichtet. Sie geht davon aus, dass alle Menschen frühe sensumotorische Leistungen beherrschen müssen, um fähig zu sein, die nachfolgenden Stufen zu erklimmen. Aus dieser Überzeugung entwickelte sie die Methode des „geführten Spürens", womit die Therapeutin oder der Therapeut sensu-motorische Wahrnehmung unterstützt und so elementare Wahrnehmungsschemata als Basis für fortgeschrittene und komplexere Wahrnehmungen zu etablieren versucht.

Gesichertes Wissen über Reihenfolgen hat sich auch auffällig gut bewährt an einer Theorie, die allerdings mehr pädagogisch als therapeutisch relevant ist, nämlich an *Lawrence Kohlberg*s Theorie der Entwicklung des moralischen Urteils. *Kohlberg* (deutsch 2006) postulierte und belegte, dass seine sechs Stufen nur in einer einzigen Reihenfolge durchlaufen werden können, weil jede Stufe für die nächste eine logisch notwendige Voraussetzung darstelle. So lässt sich dann diagnostisch fragen, auf welcher moralischen Stufe bestimmte Leute argumentieren und was für Zusammenhänge sich im sozialen Umgang daraus ergeben. Wenn es dann darum geht, das moralische Urteil zu einer höheren Reife zu führen, ist zuerst die Beherrschung der Stufe t zu identifizieren, und erst dann kann pädagogische Herausforderung mit Argumenten der Stufe t+1 erfolgreich sein. Das nennt man in dieser Tradition die Plus-eins-Methode.

Muss man für die Intervention wirklich immer zuerst die Voraussetzungen identifizieren? Wenn man die Etablierung einer bestimmten Stufe erreichen möchte, kann man unter Umständen mit ausgiebigen Hilfen schon einmal vorangehen. Genau diese Idee liegt der Pädagogik nach *Lev S. Wygotskis* (1981) Theorie der „Zone der nächsten Entwicklung" zugrunde. Wenn es gelingt, Leistungen einer bestimmten Entwicklungsstufe mit sozialer Stützung zu erbringen, dann ist damit die besagte Zone der nächsten Entwicklung identifiziert; dann kann man mit Erfolgsaussicht versuchen, die Person zur selbständigen Beherrschung der nächsten Stufe zu führen.

Zwischenruf: Bis in die letzte Jahrhundertmitte hat sowohl die Psychologie als auch die Pädagogik trotz allem Interesse an notwendigen Entwicklungsvoraussetzungen durchaus auf Maßnahmen zur Stützung der weiteren Entwicklung verzichtet. So hat man bei der Einschulung zwar mehr als nur Lebensalter, sondern auch notwendige kognitive Voraussetzungen für die „Schulreife" gefordert, bei Noch-nicht-Erfüllung derselben aber einfach zugewartet (*Arthur Kern* 1950). Das heisst: Man hat Schulanwärterinnen und -anwärter statt explizit zu fördern ganz einfach um ein Jahr zurückgestellt.[3]

Erik H. Erikson (1968) hat im Rahmen seiner Theorie der psychosozialen Entwicklung die Bedeutung von Entwicklungsbedingungen in einer ganz anderen Art erkannt. *Erikson* ging bekanntlich von *Sigmund Freud*s Beschreibung der kindlichen Libidoentwicklung aus, erweiterte *Freud*s Phasen resp. Stufen aber über den gesamten Lebenslauf und auch inhaltlich auf den sozialen Entwicklungskontext. Die Grundaussage, die uns hier interessiert, ist die, dass im Lauf der lebenslangen Entwicklung immer neue Herausforderungen oder Krisen auftauchen, deren Bewältigung die Lösung der nachfolgenden Krisen zwar nicht einfach ermöglicht resp. verhindert, sondern nur auf diese abfärbt.

Erikson hat acht solche Krisen oder Lebensthemen genannt, bestimmt ohne zu meinen, es seien sicher für jedermann genau diese acht und nur acht. Diese acht Themen – *Erikson* selbst nannte sie gelegentlich auch Entwicklungsaufgaben – sind: Vertrauen, Autonomie, Initiative, Werksinn, Identität, Intimität und Solidarität, Generativität sowie Integrität. *Erikson* hat für jedes dieser positiv formulierten Themen einen Gegenpol definiert, auf dem zu landen das Risiko bei einer unbefriedigenden Bearbeitung des Themas oder der Entwicklungsaufgabe lauert. Das sind die großen Risiken des (Ur-) Misstrauens, der Scham resp. des Zweifels, der Schuld, der Minderwertigkeit, der Identitätsdiffusion, der Isolierung, der Selbstabsorption und der Verzweiflung.

Leider legte *Erikson* nie genau fest, was eine gelungene und was eine misslungene Lösung der Krise ist. Man kann aber annehmen, dass bei einer befriedigend gelösten Krise durchaus noch beide Krisen-Pole aktuell bleiben (also zum Beispiel Initiative und Schuld), dass aber der positive Pol im Verhalten und im Selbstvertrauen der Person deutlich überwiegt. Entwicklungstheoretisch attraktiv an dieser Theorieformulierung ist nun das Postulat, dass die Nichtlösung der Krise einer Stufe nicht etwa die Lösung der nachfolgenden Stufe verunmöglicht, die Art ihrer Meisterung aber wesentlich mitbestimmt. Das ist offensichtlich empirisch so. Das lässt sich auch aus der Analyse der jeweiligen Krisenthematiken ableiten, wonach Elemente früherer Krisen auch Bestandteile in späteren Krisen sind.

So können im ausgewählten Beispiel der Stufe 3 Initiativen und die Risiken der Schuld einigermaßen gefahrlos gewagt werden, wenn ein verlässliches Urvertrauen besteht (Stufe 1) und wenn erfolgreich erste Unabhängigkeitsschritte gegangen worden sind (Stufe 2). Bei vorherrschendem Misstrauen in die soziale

---

3 Und auch der jüngere *Piaget* soll mal auf die Frage nach Entwicklungsförderung geantwortet haben, dass das Entwicklungstempo irrelevant sei, seien doch z. B. Katzen mit neun Monaten schon erwachsen und brächten es doch nicht weiter.

und übrige Weltordnung hingegen kann es sein, dass Unabhängigkeitsschritte nur extrem zögerlich gewagt und dann Initiativen immer eine umständliche Selbstversicherung des Vertrauens in die Umgebung und in sich selbst verlangen. Und andererseits bewirken gehäufte unglückliche Initiativeerfahrungen hernach, also proaktiv, eine Bremsung der kreativen Kräfte (Stufe 4); sie präjudizieren weiter auch schon die Identitätsfindung ein Stück weit (Stufe 5), lassen später eher einmal vor verantworteter Intimität zurückschrecken oder gar unkontrolliert in die Intimität stürzen (Stufe 6) etc. etc. – Das lässt sich mit jeder Stufe rein analytisch retro- und proaktiv durchspielen.

Erikson betonte aber aufgrund seiner psychotherapeutischen Erfahrung, dass schlecht gelöste frühere normative Krisen nicht ein Leben lang eine Hypothek darstellen müssen, sondern dass später an den gleichen Themen noch immer gearbeitet werden könne resp. dass die Arbeit an nachfolgenden Krisen wegen der Verwandtschaft mit den vorausgehenden Krisen sich durchaus auch positiv auf die früheren Polaritäten auswirken könne: sozusagen ein Mitnahme-Effekt. In *Erikson*s (1950, S. 164) Worten: „There is little that cannot be remedied later, there is much that can be prevented from happening at all." Die Vergangenheit ist also in der Gegenwart präsent und erfährt mit dieser allenfalls eine Korrektur; natürlich ist nicht die Vergangenheit an sich gemeint, sondern ihre funktionale Repräsentation und Wirkung auf die Gegenwart und die Zukunft.

Die Diskussionen um *Erikson*s Theorie geben mir Anlasse für eine kritische Zwischenreflexion. Zwar gibt es eine Reihe empirischer Studien, z. B. zur Aktualität oder Virulenz verschiedener Thematiken, welche die Abfolge der Krisen als empirisch plausibel bestätigen; in neueren Studien werden aber doch immer wieder Ausnahmen und Abweichungen von den theoretischen Vorhersagen gefunden, was wie üblich viele methodologische Nachfragen auslöst, z. B. ob die Messinstrumente auch genügend reliabel sind und ob die operationalisierte Fragestellung auch wirklich den Kern der Theorie treffe.

Das tut einem leid. Ja, Theoretiker können unter der Empirie leiden. Insbesondere Theorien, die logisch einleuchtend sind, möchte man doch einzelnen falsifizierenden empirischen Studien nicht opfern. So möchte ich z. B. dieser ausgewählten Theorie von *Erikson* wegen der überzeugenden Logik auch bei mäßigen empirischen Stützbefunden einen großen heuristischen Wert zubilligen. Der Respekt vor der Theorielogik geht bei mir sogar so weit, dass ich die Frage, ob man im Fall von bisher unglücklich verlaufener Entwicklung therapeutisch auf mehrere Stufen zurückgehen soll, aufgrund einer logischen Analyse theorie-pragmatisch mit Verweis auf einen „Mitnahmeeffekt" beantworten möchte: Therapeutisch gestützte Arbeit an der aktuellen Stufe unter Einbezug der Elemente, die ja schon früher aufgetreten waren, verspricht durchaus ganzheitlichen Erfolg. Diese Entwicklungslogik verlangt nicht zwingend eine „therapeutische Regression" über mehrere Stufen (vgl. Urschrei, Rebirthing etc. als Therapiemethoden). Man kann an aktuellen Problemen arbeiten und dabei durchaus auch Defizite aus früheren Phasen der Biografie bereinigen.

Es gibt noch eine andere entwicklungspsychologische Erfahrung, die mir das Vertrauen in die Möglichkeit von Mitnahmeeffekten begründet, nämlich die Befunde zur Bindungspsychologie (*Mary D. S. Ainsworth* et al. 1978). Da war die ursprüngliche Überzeugung resp. Befürchtung, die erste Bindungserfahrung mit der – wenn immer möglich – biologischen Mutter präjudiziere definitiv die gesamte spätere soziale Biografie, z. B. den Umgang mit Lebenspartnern und Kindern. Diese strikten Annahmen von *John Bowlby* (1969) und Nachfolgenden sind hernach sukzessiv gelockert worden. Heute weiß man, dass Kinder im Allgemeinen simultan mehr als eine enge Bezugsperson haben können; meistens ist allerdings darunter eine, die ihnen besonders wichtig ist. Sehr häufig ist diese Hauptbezugsperson die leibliche Mutter, es kann aber auch der Vater sein oder eine Großmutter oder sonst eine Betreuungsperson. Überdies können Kinder zu verschiedenen Bezugspersonen unterschiedliche Bindungsmuster haben. Zwar haben Längsschnittuntersuchungen durchaus statistische Zusammenhänge nachweisen können zwischen frühkindlichen Bindungsmustern und späterer Neugier- oder Explorationsbereitschaft, späterem Kindergartenverhalten, späteren verbalen Kommunikationsleistungen, Kindheitserinnerungen, ja der Gestaltung von späteren Freundschafts- und Partnerschaftsbeziehungen sowie der Beziehung zu eigenen Kindern (davon weiß auch die psychoanalytische Übertragungspsychologie einiges zu berichten); aber die strenge Annahme einer kritischen Periode für den definitiven Erwerb des inneren Arbeitsmodells ist sicher nicht gerechtfertigt: Bei geeigneten Partnerpersonen, entsprechender Sorgfalt und allenfalls externer Unterstützung können ungünstige alte Bindungsmuster in einzelnen Fällen durchaus überwunden werden.

Nun aber zurück zu weiteren Entwicklungstheorien, die Voraussetzungsbedingungen formulieren. Härtere Bedingungsaussagen als bisher finden wir in den Theorien zur kognitiven Entwicklung, z. B. von *Kurt Fischer* (1980) und ganz besonders im Verständnis von *Jean Piaget* (1947). Diese Autoren postulieren ausdrücklich – und empirisch erfolgreich – die Beherrschung einer Entwicklungsstufe t-1, bevor die Erklimmung der Entwicklungsstufe t möglich ist. Allerdings sind die Inhalte dieser kognitiven Entwicklungstheorien psychotherapeutisch weniger von Interesse. Von den Stufen und Stadien, die Piaget beschrieb, sind in unserem Zusammenhang mindestens die drei grossen Stufen der sukzessiven Verinnerlichung von Operationen nennenswert: die sensumotorischen Operationen, die konkreten Operationen und die formalen (oder abstrakten) Operationen.[4]

4 Konzepte der Verinnerlichung von physischen Operationen durchziehen das Denken über Entwicklung schon lange und immer wieder. Zu nennen ist etwa *Pierre Janet* (1936), der Denken als Verinnerlichung von Diskussion, Gedächtnis als Verinnerlichung von Berichterstattung, Glauben als Verinnerlichung von Versprechen und Verstehen als Tun-Können konzipierte. Eine andere große Tradition des Verständnisses von Entwicklung als Interiorisierung finden wir bei russischen Theoretikern, z. B. bei *Wygotski* (s. unten).

Ich möchte diese Art von Voraussetzungen an *Piagets* Konzepten und Aussagen zur Entwicklung durch Akkumulation und gegenseitiger Integration von Fertigkeiten oder Teilkompetenzen illustrieren. Die von *Piaget* formulierten Entwicklungsstufen stellen in ihrer Vollendung immer eine Art systemischer Verbindung einer Menge von Teiloperationen dar; er nennt den Prozess der Erreichung dieses jeweiligen Stufenziels majorisierende Äquilibration.

Das lässt sich an einem besonders einfachen Beispiel darstellen, nämlich am Zahlbegriff auf der konkret-operatorischen Stufe. Für ein voroperatorisches Kind ist die gleiche Menge von Gegenständen eine andere, wenn diese weit auseinander liegen als wenn sie eng zusammen liegen. Manchmal sind es im ersten Fall für das Kind „mehr", weil sie weit ausgebreitet sind, und manchmal sind es doch „weniger", weil sie so locker liegen. Erst die majorisierende Äqulibration gestattet dem (konkret-operatorischen) Kind, in beiden Fällen „gleich viel" zu sehen, weil die Gegenstände im ersten Fall zwar mehr Raum einnehmen, aber viel leeren Zwischenraum haben, und im zweiten Fall wenig Raum einnehmen, aber eindrücklich eng liegen. Dieses entscheidende und richtig eingesetzte „aber" macht den Mengenbegriff frei von irrelevanten visuellen Eindrücken.

Diese und andere kognitiven Entwicklungstheorien basieren auf Aufgabenanalysen und postulieren Entwicklung einfach als die Abfolge der – meistens logisch einzig möglichen – Syntheseschritte der identifizierten Teilelemente. Solche Theorien sind durchaus hilfreich für die Didaktik; die Psychotherapie könnte die Didaktik um die einfache Anwendung solcher Theorien beneiden.

3. Lebensalter- und entwicklungsstufenunabhängige Entwicklungsprozesse

Wir bleiben noch bei *Piaget*. Psychotherapeutisch interessant ist bestimmt die seiner Entwicklungstheorie zugrundeliegende Erkenntnistheorie des Konstruktivismus. Nach dieser Auffassung bestehen Erkenntnis und Verständnis in der Assimilation von Gegebenheiten (auch von Gedanken) an ein subjektives Verständnis-Schema (im Einzelfall kann so ein Schema ein Begriff, ein Vorurteil, ein Handgriff etc. sein). Wenn die Menschen aber spüren, dass der aktuelle Weltausschnitt nicht in ihr Schema resp. in ihre Schemata passt, versuchen sie, diese Schemata zu akkommodieren. Oder kurz und allgemein formuliert: Das Erlebnis von Widersprüchen fördert die Bereitschaft, sich zu reorganisieren resp. zu entwickeln, natürlich immer unter der Bedingung, dass die Widersprüche überwindbar sind und dass man nicht bereits in Folge Stress und Frustrationsakkumulation Zuflucht in der Rigidität und Blockierung sucht.[5]

5 *Piaget* hat die Begriffe der Assimilation und der Akkommodation nach dem Vorbild von *James M. Baldwin* (1894) aus der Biologie entlehnt.

Diese konstruktivistische Auffassung von *Piaget* und vielen anderen ist aber nicht nur in der Entwicklungspsychologie fruchtbar, und erst recht nicht nur in der akademischen kognitiven Psychologie. Das haben seither auch namhafte Psychotherapeuten wie *Klaus Grawe* (1988), *Jeffrey E. Young* (2008) und *Eckhard Roediger* (2009) längst erkannt.

Auch immer wieder attraktiv an der *piaget*ianischen Entwicklungstheorie finde ich das Konzept der Zirkulärreaktion. Menschen freuen sich an Wirkungen, an denen sie beteiligt sind oder die sie gar selbst hervorbringen. Sie perseverieren darum gerne für eine Weile in einer neuen Erfahrung. Dadurch üben und vertiefen sie – sozusagen gratis —, was sie neu entdeckt oder gelernt haben, ohne dass sie von außen motiviert werden müssen (primäre Zirkulärreaktion). Wenn sie später die gleiche oder eine ähnliche Situation wahrnehmen, initiieren sie oft spontan und lustvoll die gleichen Handlungen oder Verhaltensweisen und erleben sich dadurch als erfolgreich kontrollierende Wesen (sekundäre Zirkulärreaktion). Und es kommt noch schöner: Die tertiäre Zirkulärreaktion besteht darin, dass wir Menschen dann, wenn uns etwas sehr geläufig ist und schon fast langweilt, anfangen zu variieren und dadurch unsere Erfahrungen spontan und vielfältig ausbauen, d. h. unsere Schemata differenzieren. Durch solche Variationen entstehen neue Schemata, und die Hierarchie der Zirkulärreaktionen kann von Neuem durchlaufen werden.

Diese drei Zirkulärreaktionen stellen einen fantastischen Entwicklungsmotor dar; ihnen sollten wir in der Erziehung und sicher auch in der Psychotherapie Anlass und Raum geben. Das bedeutet nicht Laisser-faire, sondern Begleitung von innen-getriebener Entwicklung.

In der Entwicklungspsychologie sind auch Entwicklungsprozesse formuliert und untersucht worden, die sie aus Nachbardisziplinen bezogen hat und die überhaupt keinen Biografiebezug haben. Damit meine ich behavioristische, humanistische, systemische und dialektische Entwicklungstheorien.

Der Behaviorist *Burrhus F. Skinner* (1966) und in seinem Gefolge etwa *Sidney Bijou* und *Donald Baer* (1961) interessierten sich für Veränderungen und beanspruchten unter Applaus vieler Entwicklungspsychologen, damit auch Entwicklungspsychologie geschrieben resp. diese sogar ersetzt zu haben. Entwicklung bestand für *Skinner* aus Hunderttausenden von kleinen Lernprozessen. Darum lehnte er die Auffassung ab, so etwas wie Entwicklung würde überhaupt über Stufen oder große qualitative Sprünge erfolgen. Im behavioristischen Verständnis ist Entwicklungspsychologie eigentlich Lernpsychologie, wodurch der ganze Fundus der Lerntheorien als Kandidaten für das Verständnis von Entwicklungsprozessen zur Verfügung steht. Und selbstverständlich hat die Lernpsychologie klassischer wie auch neuerer Prägung durchaus erfolgreich therapeutische Ideen und Methoden generiert, die heute unter Verhaltenstherapie, kognitiver Verhaltenstherapie und ähnlichen Bezeichnungen breite Anwendung finden.

Wenn ich als nichtbiografische Entwicklungstheorie auch die humanistische nenne und aus ihr abgeleitet die Gesprächstherapie anführe, sieht es vielleicht aus wie ein Übergriff eines Entwicklungspsychologen auf das Feld der Psychotherapie. Nicht ganz zu Unrecht: Wir sprechen zwar von einer humanistischen Entwicklungspsychologie; die Eingeweihten wissen aber, dass sie eigentlich ein Ergebnis therapeutischer Vorstellungen und Erfahrungen ist. *Charlotte Bühler* (1982), *Abraham Maslow* (1962), *Carl Rogers* (1961), aber auch *Ruth Cohn* (1993) gingen therapeutisch einen dritten Weg zwischen Verhaltenstherapie und Psychoanalyse und wandten sich den spontanen positiven Entwicklungstendenzen im Menschen zu.

Man mag der humanistischen Entwicklungstheorie, wie sie schließlich formuliert worden ist, eine zuweilen verharmlosend optimistische Sicht auf den Menschen vorwerfen; einen Teil ihrer Attraktivität verdankt sie sicher auch der Verwandtschaft mit dem schon vielfach angerufenen Postulat des Gleichgewichts in der Ganzheit. Laut humanistischer Entwicklungstheorie besteht eine zentrale Bedingung für die positive Entwicklung des Menschen in der subjektiven Kongruität mit sich selbst; einfacher gesagt: Die Akzeptanz seiner selbst, so wie man ist und wohin es einen zieht. Das ist verwandt mit dem Gleichgewichtskonzept von *Kurt Lewin* (1946) und dem von *Piaget* (1947), *Kohlberg* (2006) und *Fischer* (1980), aber auch verwandt mit den vielen Konsistenz-, Konsonanz- und Homöostasekonzepten von *Heinz Werner* (1953), *Sigmund Freud* (1933) und *Leon Festinger* (1957). Vielfältige Forschung hat gezeigt, dass große erzieherische, therapeutische und überhaupt soziale Weisheit im humanistischen Korollar steckt, wonach gestörte Selbstakzeptanz am besten wieder hergestellt werden kann auf der Basis erlebter bedingungsloser Akzeptanz durch andere. Auch da hat die Entwicklungspsychologie von der psychotherapeutischen Erfahrung gelernt!

Noch eine Entwicklungstheorie ist zu erwähnen, die wir durchaus therapeutischen Ideen und Erfahrungen verdanken, nämlich die systemische Konzeption von Entwicklung. Natürlich gab es systemisches Denken in der Biologie schon früher, aber fachpsychologisch wurde die Systemidee zuerst und am umfassendsten im Zusammenhang mit Psychotherapie rezipiert und diskutiert. Als ich mein heute noch verwendetes Buch über Entwicklungstheorien 1988 erstmals publizierte, waren einige Rezensenten überrascht, darin eine systemische Entwicklungstheorie auf gleicher Stufe mit anderen, etablierten Entwicklungstheorien zu finden. Ich bezog mich damals zunächst auf Biologie, Kybernetik und Gestaltpsychologie; die eigentliche Ausgestaltung der Theorie im Sinne der Entwicklungsprozesse aber, sozusagen das Fleisch am Knochen, fand ich in der therapeutischen Literatur, damals z. B. von *Gregory Bateson* (1981), *Paul Watzlawick* (et al., 1967), *Salvador Minuchin* (1976), *Mara Selvini* (1907) und von *A. D. Hall* und *R. E. Fagen* (1956). Über die Rezeption von Sozialpsychologie durch die systemischen Therapeuten konnte sich die Entwicklungspsychologie hier zusätzlich bereichern.

Nur in einem speziellen Sinn systemisch, dafür aber doch in Ansätzen biografisch verstehe ich die ökologische Entwicklungstheorie von *Urie Bronfenbrenner*

(2006). Diese Entwicklungstheorie befriedigt jene nicht, die von Psychologie immer Prozessaussagen erwarten; sie hat aber die besondere Stärke, Entwicklungsbedingungen originell und griffig zu thematisieren.

Bronfenbrenner hat mit seinen konzentrischen Beziehungskreisen darauf aufmerksam gemacht, dass die Entwicklungsmöglichkeiten wesentlich mitbedingt sind von Ereignissen, die sich nahe beim oder auch mal in einiger Distanz vom Individuum abspielen. Damit hat er Erzieherinnen und Erzieher darauf hingewiesen, wie wichtig die Berücksichtigung sozialer, auch sozial-distaler Elemente ist. Der Arbeitsplatz des Vaters, die Vereinskolleginnen der Mutter oder die Sportclubaktivitäten der Geschwister ermöglichen dem Individuum in Entwicklung Ein- und Ausblicke in fremde und zukünftige Welten und generieren spezielle Erfahrungen und Erwartungen. Da findet die Psychotherapie bestimmt reichhaltigen Anschluss.

Damit ist auch das Stichwort gegeben für eine Entwicklungstheorie nochmals anderen Zuschnitts, nämlich für die dialektische Konzeption. Wie in manchen anderen Fällen würde man hier besser von einer Theoriefamilie sprechen als von der Theorie. Ich konzentriere mich hier auf die sowjetische Auffassung oder die kulturhistorische Schule der Entwicklungspsychologie.

Ein guter Einstieg zum Verständnis dieser Entwicklungsauffassung geht über den zentralen Begriff der Tätigkeit im Verständnis von *Alexei Leontjew* (1959) und von *Tadeusz Tomaszewski* (1978). Tätigkeiten sind das efferente und sinnstiftende Bindeglied zwischen Individuum und Welt, auch zwischen Individuum und Gesellschaft. Tätigkeiten sind produktiv, d.h. sie bewirken etwas, hinterlassen Spuren resp. Produkte. Durch Tätigkeit verändern die Menschen fortlaufend ihre Welt; ihre Welt ist darum historisch. Aber natürlich sind die Menschen immer in einer sie umgebenden Welt, insbesondere im Rahmen ihrer Kultur tätig. So sind Menschen immer historisch – oder besser kulturhistorisch – verortet. Kurz: Die Menschen entwickeln sich in – und teilweise in Abhängigkeit von – ihrer Kultur und entwickeln gleichzeitig ihre Kultur weiter. Das hat mindestens zwei zusammenhängende große Konsequenzen für die Entwicklungspsychologie: Erstens verlangt das Verständnis von Entwicklung immer auch die Berücksichtigung der objektiv herrschenden Entwicklungs-Bedingungen, und zweitens sind entwicklungspsychologische Erkenntnisse nicht ohne weiteres über historische Zeiten und Kulturen generalisierbar.

Post-hoc entwickelte diese theoretische Sicht auch eine biografische Gliederung. Diese ist allerdings auf den ersten Blick trivial, bei näherer Betrachtung aber doch erhellend. *Alexei Leontjew* (1959) nannte als Stufen oder Phasen z.B. die Zeit vor der Schule, die Schule, die Pubertät, die Berufsausbildung usw. Man könnte meinen, damit sei nur Äußerliches beschrieben, aber eigentlich kommt hier die spezifische Eingebundenheit in die Lebenssituation, für die *Leontjew* diese Stufen formuliert hat, zum Ausdruck. Die jeweilige gesellschaftliche Situation des Kindes bewirkt, dass verschiedene Tätigkeiten dominant resp. adäquat resp. gefordert sind. Beispielsweise ist die Schule eine gesellschaftliche

Institution, die dem Kind ernsthafte Pflichten auferlegt. In der Schule wird nach *Leontjew* gearbeitet und nicht gespielt; Nichterfüllung der Pflichten wird sanktioniert. Das wirkt sich aus auf das Selbstverständnis des Kindes und gibt ihm neben Pflichten auch Rechte, eben eine neue Rolle. *Leontjew* schrieb mit Bezug auf eingeschulte Kinder:

> Die jüngeren Geschwister dürfen den kleinen Schüler nicht ablenken, und auch die Erwachsenen verzichten auf viele Dinge, um ihn ungestört lernen zu lassen... Einem Vorschulkind kann man ein Spielzeug schenken oder auch nicht. Braucht aber der Schüler ein Heft oder ein Buch, dann muss man es ihm kaufen. Er bittet um ein Buch oder Heft auch ganz anders als um ein Spielzeug. (*Leontjew*, 1959, dt. 1980, S. 399-400)

Ich denke, schon nach dieser kleinen Einführung ist verstehbar, dass die kulturhistorische Schule die Entwicklungsprozesse vor allem in Prozessen der Nachahmung, der sozialen Kontrolle mittels Sprache und der Verinnerlichung oder Interiorisierung (*Wygotski*) der zunächst externen Kontrolle ansiedelt. Und genau das produzierte eine interessante Kontroverse für die Psychotherapie, wobei sich verständlicherweise die stärkste Polarität mit der humanistischen Entwicklungspsychologie resp. der Gesprächspsychotherapie herausschälte. Hier folgen ein paar Statements im O-Ton (*Jäggi* 1980):

> In der humanistischen Entwicklungspsychologie gibt es nur einen subjektiven Sinn der Erfahrungen, in der dialektisch-materialistischen Philosophie/Psychologie [gibt es] neben (oder vor) dem subjektiven Sinn auch eine objektive (= gesellschaftliche, materialisierte) Bedeutung der Welt und ihrer Teile. Entsprechend orientiert sich die Psychotherapie im Fall der humanistischen Entwicklungspsychologie ausschließlich am subjektiven Sinn und im Fall der dialektisch-materialistischen Philosophie/Psychologie (idealiter) zusätzlich an objektiven Bedeutungen. Darum hält der Therapeut oder die Therapeutin in der humanistischen Psychotherapie mit seinen resp. ihren Werten zurück, nimmt also nicht Stellung; in der Linie des dialektisch-materialistischen Philosophie/Psychologie nimmt er oder sie durchaus Stellung.

Und die Schlussfolgerung daraus kann knallhart sein:

> Psychotherapie verläuft im Fall der humanistischen Entwicklungspsychologie über Worte, in der dialektisch-materialistischen Philosophie/Psychologie über Tätigkeit. Im Fall der humanistischen Entwicklungspsychologie ist die Psychotherapie „psychologisiert", im Fall der dialektisch-materialistischen Philosophie/Psychologie geht sie gleitend über in Sozialarbeit und Politik.

An diesem Punkt will ich mit meinem Tour d'horizon innehalten. Offensichtlich gibt es viele und sehr unterschiedliche Entwicklungstheorien. Im Vergleich dazu meine ich, dass es im Fall der Psychotherapie zwei Bewegungen gibt, nämlich die mit der Entwicklungspsychologie geteilte Freude über die Vielfalt, weil verschiedene Methoden bei unterschiedlichen Störungen indiziert sein können, aber auch die Bemühung, die Vielfalt an Methoden zu integrieren. Letzteres gehört zu den grossen Verdiensten des mit dieser Schrift Gefeierten, nämlich *Hilarion G. Petzold*. In der Entwicklungspsychologie sind wir insofern nicht glücklich über die Vielfalt, als wir ja als Theoretiker immer daran interessiert sind, mit möglichst wenig möglichst viel zu erklären. Wir hätten am liebsten eine einzige bewährte Entwicklungstheorie, die alle Aspekte der Entwicklung schlüssig erklärt (analog zur angestrebten physikalischen „Theory of Everything"). Aber davon sind wir weit entfernt. Aktuell aber sind wir dankbar für die grosse Vielfalt der Zugänge, mit denen wir den Phänomenen in ihrer eigenen Vielfalt gerechter werden können.

Literatur

Affolter, F. D., Stricker, E., Bischofberger, W., Guyer, K., Davies, P., Rolf, G., Franklin, W., Sonderegger, H., & Stockman, I. J. (1980): Perceptual processes as prerequisites for complex human behavior. A theoretical model and its application to therapy. Bern: Huber.

Ainsworth, M. D. S., Blehar, M. C., Waters, S., & Wall, S. (1978): Patterns of attachment. Hillsdale, NJ: Erlbaum.

Baldwin, J. M. (1894): The development of the child and of the race. New York: MacMillan.

Bateson, G. (1981): Ökologie des Geistes. Frankfurt/Main: Suhrkamp.

Bijou, S. W., Baer, D. M. (1961; 1965): Child development I, II. New York: Appleton-Century-Crofts.

Bowlby, J. (1969): Attachment. London: Hogarth (dt. Bindung. München: Kindler, 1975).

Bronfenbrenner, U., Morris, P. A. (2006): The bioecological model of human development. In: *R. E. Lerner, W. Damon* (Hg.): Handbook of child psychology, volume 1 (S. 793-828). Hoboken, NJ: Wiley.

Bühler, C., Allen, M. (1982): Einführung in die humanistische Psychologie. Stuttgart: Klett.

Cohn, R. C., Terfurth, C. (1993): Lebendiges Lehren und Lernen. Stuttgart: Klett-Cotta.

Erikson, E. H. (1950): Growth and crises of the „healthy personality". In M. J. E. Senn (Hg.), Symposium on the healthy personality. New York: Macy.

Erikson, E. H. (1968): Identity. Youth and crisis. New York: Norton (dt. Jugend und Krise. Weinheim: Klett-Cotta, 1981).

Festinger, L. (1957): A theory of cognitive dissonance. Stanford, CA: Stanford University Press (dt. Theorie der kognitiven Dissonanz. Bern: Huber, 1978).

Fischer, K. W. (1980): A theory of cognitive development. Psychological Review, 37, 477-531.

Flammer, A. (2017): Entwicklungstheorien. Psychologische Theorien der menschlichen Entwicklung, 5. Auflage. Bern: Huber.

Freud, S. (1933): Neue Folge der Vorlesungen zur Einführung in die Psychoanalyse. Nachdruck. Frankfurt/Main: Fischer, 1981.

Gesell, A., Ilg, F. L. (1946): The child from five to ten. New York: Harper & Row (dt. Das Kind von fünf bis zehn. Bad Nauheim: Christian, 1954).

Grawe, K. (1988): Heuristische Psychotherapie. Eine schematheoretisch fundierte Konzeption des Psychotherapieprozesses. Integrative Therapie, 4, 309-325.

Hall, A. D., Fagen, R. E. (1956): Definition of system. General Systems Yearbook, 1, 18-28.

Havighurst, R.J. (1956): Research on the developmental-task concept. *The School Review*, 64, 215-223.

Jäggi, E. (1980): Die Privatheit von Erfahrungen: Auseinandersetzung mit dem erlebniszentrierten Element in der humanistischen Psychologie (S. 285-303). In: *U. Völker* (Hg.), Humanistische Psychologie. Weinheim: Beltz.

Janet, P. (1936): L'intelligence avant le langage. Paris: Flammarion.

Kern, A. (1950). Sitzenbleiberelend und Schulreife. Freiburg: Herder.

Kohlberg, L. (2006): Die Psychologie der Moralentwicklung. Frankfurt/Main: Suhrkamp.

Leontjew, A.N. (1959, dt. 1980): Probleme der Entwicklung des Psychischen. Königstein/Ts.: Athenäum.

Lewin, K. (1946): Verhalten und Entwicklung als eine Funktion der Gesamtsituation. In Lewin, K., Hg., Feldtheorie in den Sozialwissenschaften. Bern: Huber, 1963, 271-329.

Maslow, A.A. (1962): Toward a psychology of being. New York: Van Nostrand Reinhold (dt. Psychologie des Seins. München: Kindler, 1973).

Minuchin, S. (1976): Families and family therapy. Cambridge, MA: Harvard University Press (dt. Familie und Familientherapie. Freiburg/Br.: Lambertus, 1977).

Petzold, H. G. (1993): Integrative Therapie. 3 Bände. Paderborn: Junfermann.

Piaget, J. (1947): La psychologie de l'intelligence. Paris: Colin (dt. Psychologie der Intelligenz. Zürich: Rascher, 1948).

Roediger, E. (2009): Praxis der Schematherapie. Stuttgart: Schattauer.

Rogers, C. R. (1961): On becoming a person. Boston: Mifflin (dt. Entwicklung der Persönlichkeit. Stuttgart: Klett-Cotta, 1982).

Scupin, E., & Scupin G. (1907; 1910): I. Bubis erste Kindheit; II. Bubi im vierten bis sechsten Lebensjahr. Leipzig.

Selvini, M., Bosculo, L., Cecchin, G., Prata, G. (1975): Paradosso e controparadosso. Milano: Feltrinelli (dt. Paradoxon und Gegenparadoxon. Stuttgart: Klett, 1978).

Skinner, B. F. (1966): The phylogeny and ontogeny of behavior. *Science*, 153, 1205-1213.

Tomaszewski, T. (1978): Tätigkeit und Bewusstsein. Weinheim: Beltz.

Watzlawick, P., Beavin, J. H., Jackson, D. D. (1967): Pragmatics of human communication (dt. Menschliche Kommunikation. Bern: Huber, 1969).

Werner, H. (1953): Einführung in die Entwicklungspsychologie. Leipzig: Barth (1. Auflage: 1926).

Wygotski, L. S. (1981): The genesis of higher mental functions. In: *J. V. Wertsch* (Hg.), The concept of activity in Soviet Psychology (S. 144-188). Armonk, NY: Sharpe.

Young, J. E. et al. (2008): Schematherapie, 2. Aufl. Paderborn: Junfermann.

Phänomenales Feld und Lebensraum

Skizze einer phänomenologischen Konzeption der Psychotherapie[1]

Thomas Fuchs

Inhalt

1. Zusammenfassung

Ausgehend von der Phänomenologie des Leibes und der ökologischen Psychologie stellt der Beitrag eine Reihe von Konzepten vor, die geeignet sind, die immer noch vorherrschende Vorstellung einer Innenpsyche und eine entsprechende individualistische Sicht der Psychopathologie zu überwinden. Diese Konzepte sind das phänomenale Feld, der gelebte Raum, die Zwischenleiblichkeit und das Leibgedächtnis; sie entsprechen einer verkörperten, enaktiven und ökologischen Sicht des Geistes. Auf ihrer Grundlage können psychiatrische Erkrankungen als Beziehungsstörungen aufgefasst werden, die zu verschiedenen Einschränkungen und Beeinträchtigungen des Lebensraums des Patienten führen. Die Hauptaufgabe der Psychotherapie besteht dann darin, das interaktive phänomenale Feld zur Umstrukturierung der Beziehungsmuster des Patienten zu nutzen und seine Fähigkeit zu förderlichen Interaktionen mit anderen zu unterstützen. Auf diese Weise kann die Phänomenologie einen wertvollen Beitrag zu einem tieferen Verständnis der komplexen Prozesse der psychotherapeutischen Begegnung leisten.

---

1 Revidierte Übersetzung des Aufsatzes: *Fuchs, T.* (2019) The interactive phenomenal field and the life space. A Sketch of an Ecological Concept of Psychotherapy. *Psychopathology* 52: 63-70.

2. Einleitung

Eine phänomenologische Konzeption der Psychotherapie sieht sich einer grundsätzlichen Herausforderung gegenüber. Schon der Begriff der ‚Psyche' impliziert nämlich die Vorstellung einer entkörperten, nicht-räumlichen Innenwelt, sei sie bewusster oder unbewusster Natur, die im Individuum, üblicherweise in seinem Gehirn, zu lokalisieren ist. Ob wir die Triebe, Introjekte oder inneren Objekte der Psychoanalyse zugrunde legen, ob wir von den Gedächtnisspeichern, *Theory-of-Mind-* oder Selbst-Modulen der Kognitionswissenschaften überzeugt sind, oder ob wir die Hirnzentren und -kerne einer phrenologisch anmutenden Neurobiologie für das eigentliche Substrat der Psyche halten – in jedem Fall beruhen die dominierenden wissenschaftlichen Paradigmen auf einer letztlich dualistischen Trennung des Subjekts vom lebendigen Leib und von den Beziehungen zu anderen. Eine solche Sichtweise erscheint jedoch als ungeeignet, um das interaktive Geschehen in der therapeutischen Beziehung zu erfassen.

Die Phänomenologie steht solchen Introjektionen des psychischen Lebens in einen entkörperten Innenraum kritisch gegenüber. Sie betrachtet die Person nicht als eine Monade, die die Welt in ihrem Inneren repräsentiert, sondern als verkörpertes Wesen, als leibliches „Zur-Welt-Sein" (*être-au-monde, Merleau-Ponty* 1966). ‚Verkörperung' bezeichnet die menschliche Erfahrung, zugleich Leib zu sein und diesen Leib als Körper zu haben. Dieser Begriff fasst den Leib primär als ein Medium lebendiger, dynamischer Erfahrung auf, nicht als ein physisches, vom Subjekt verschiedenes Objekt. Statt in das Gehirn eingeschlossen zu sein, bewohnen Personen ihren Leib insgesamt, und durch seine Vermittlung gehen sie über den Leib hinaus, vollziehen sie ihr Leben und engagieren sich in ihren Beziehungen. Diese phänomenologische Konzeption des Leibes entspricht einer verkörperten, enaktiven und ökologischen Perspektive auf Geist und Gehirn (*Fuchs* 2017a).

Eine solche Sicht der Person hat weitreichende Konsequenzen für unsere Konzeptionen von Psychopathologie und Psychotherapie. Wenn das leibseelische Leben sich in die Welt erstreckt, dann lassen sich auch psychische Störungen nicht mehr allein im Individuum lokalisieren, weder in der Psyche noch im Gehirn. Sie sind vielmehr Störungen des In-der-Welt-Seins, der Resonanz und der Kommunikation mit der Umwelt. Die phänomenologische Psychopathologie hat in zahlreichen Analysen gezeigt, wie sich psychisches Kranksein in Veränderungen der Leiblichkeit, des gelebten Raums und der persönlichen Welt eines Patienten insgesamt manifestiert. (*Fuchs* 2016) Der Raum der Möglichkeiten schrumpft, die vertraute Umgebung wird fremd, Menschen und Dinge rücken in Distanz, die Beziehungen zu anderen sind beeinträchtigt. „Der Patient ist krank, das heißt, seine Welt ist krank", wie es der Phänomenologe *van den Berg* (1972, 46) ausgedrückt hat.

Die biomedizinische Auffassung von psychischer Krankheit ist daher zu begrenzt; sie muss erweitert und in ein übergreifendes, ökologisches Konzept integriert werden. (*Fuchs* 2017a) Im Folgenden werde ich einige Begriffe entwickeln, die geeignet sind, die Introjektion der Psyche zu überwinden und einen verkörperten, relationalen und ökologischen Zugang zu Psychopathologie und Psychotherapie zu begründen. Sie entstammen der Phänomenologie des Leibes und der Zwischenleiblichkeit (*Merleau-Ponty* 1966, 2003, 256) ebenso wie der ökologischen Psychologie (*Graumann* 1990), weisen aber auch eine besondere Nähe zur Integrativen Therapie (*Petzold* 2004, *Leitner,* Höfner 2020) sowie zu gestalt- und prozessorientierten Konzepten auf (*Greenberg* et al. 2003; *Boeckh* 2015). Besonders *Hilarion Petzold* hat sich um die Integration solcher phänomenologischen Konzepte in die Psychotherapie seit langem verdient gemacht (*Petzold* 1980, 1993, 2004, *Petzold, Maurer* 1985). Zu ihnen gehören insbesondere die Begriffe des phänomenalen Feldes, des Leibgedächtnisses und des Lebensraums (*Fuchs* 2007a, 2012), die ich ausführlicher darstellen und für die Psychotherapie fruchtbar machen werde.

3. Phänomenologische Konzepte

3.1 Phänomenales Feld und Leibgedächtnis

Als Ausgangspunkt für eine phänomenologische Theorie der Psychotherapie wähle ich den Begriff des *phänomenalen Feldes* (*Merleau-Ponty* 1966). Er bezeichnet die räumlich und zeitlich ausgedehnte Sphäre subjektiver Erfahrung in einem jeweiligen Moment, bestehend aus dem Fokus und den Randzonen des Erlebens, dem explizit und dem nur implizit Gegebenen. Dieses Feld wird einerseits konstituiert durch *leibliche Hintergrundgefühle*, Stimmungen oder Atmosphären (*Böhme* 1995; *Fuchs* 2000a; *Ratcliffe* 2008), andererseits durch die *sensomotorischen Beziehungen* zwischen dem Leib und dem Umraum mit seinen Valenzen und Möglichkeiten. Noch spezifischer wird das phänomenale Feld von den je gegenwärtigen *sozialen Interaktionen* bestimmt, die sich in Phänomenen wie leiblicher Resonanz, Zwischenleiblichkeit und Interaffektivität manifestieren (*Fuchs* 2017b). All diesen Phänomenen ist gemeinsam, dass sie nicht einer psychischen Innenwelt zugeschrieben werden können, sondern über den Leib und den Raum ausgedehnt sind:

> Dieses Feld der Phänomene ist keine „Innenwelt", die „Phänomene" selbst sind keine „Bewusstseinszustände" oder „psychischen Tatsachen", die Erfahrung der Phänomene ist keine Introspektion. (*Merleau-Ponty* 1966, 81)

Das phänomenale Feld ist somit um den Leib zentriert, der als Hintergrund aller Erfahrung und als Medium der Beziehungen zur Welt fungiert – die neueren Konzepte der Verkörperung bzw. der „4e Cognition" geben diese Rolle des Leibes aus einer systemtheoretischen Perspektive wieder (*Petzold* et al. 2019; *Fuchs*

2023). Das Feld ist dabei nicht nur räumlich, sondern auch zeitlich ausgedehnt: Es enthält einerseits die *unmittelbare Zukunft*, nämlich in Form leiblicher Antizipationen (die Hand nimmt das Ergreifen der Tasse vorweg, der Fuß den Widerstand des Bodens), andererseits auch die *gelebte Vergangenheit*, nämlich in Form eines impliziten leiblichen Gedächtnisses. Mit dem *Leibgedächtnis* bezeichne ich die Gesamtheit erworbener Dispositionen, Fähigkeiten und Gewohnheiten, die durch den Leib ermöglicht und realisiert werden. Durch Wiederholung und Überlagerung von Erfahrungen hat sich eine habituelle Struktur herausgebildet; gut eingeübte Bewegungsmuster, Handlungs- und Interaktionsformen sind zu einem selbstverständlichen leiblichen Wissen und Können geworden (*Fuchs* 2000a, 2012).

Der Leib ist somit auch das Ensemble erworbener Bereitschaften und Fähigkeiten des Wahrnehmens und Handelns, einschließlich des alltäglichen Umgangs mit anderen. Verankert im Leibgedächtnis, projizieren sich diese Bereitschaften in die Umgebung wie ein unsichtbares Netz, das uns mit Dingen und Menschen verbindet. Der Leib ist damit unser fortwährendes Mittel, unsere Vergangenheit zu aktualisieren und uns mit den gegenwärtigen Situationen vertraut zu machen. Was durch das Leibgedächtnis vermittelt ist, ist dabei meist im Sinne des expliziten Gedächtnisses ‚vergessen', es ist ‚unbewusst' geworden. So ist die einmal erlernte Fähigkeit, flüssig auf einer Tastatur zu schreiben, ein Gedächtnis ‚in den Fingern', das dem expliziten Wissen gar nicht mehr zur Verfügung steht – die Finger finden von selbst die richtigen Buchstaben, doch man könnte ihre Lage nicht aus dem Gedächtnis rekonstruieren.

In den leiblichen Erfahrungsstrukturen ist aber nicht nur die Handhabung von Dingen vorgezeichnet, sondern auch der Umgang mit anderen. Bereits im ‚ersten Eindruck' nehmen wir den Ausdruck des Gegenübers wahr, ohne darauf reflektieren zu müssen, und diese primäre Empathie ist die Grundlage des sozialen Verstehens. Umgekehrt nehmen die eigenen leiblichen Verhaltensmuster die Interaktion mit anderen implizit vorweg. Man denke etwa an die habituelle gebeugt-submissive Haltung, die gehemmte Gestik und den scheuen Gesichtsausdruck eines dependenten Menschen – ein Ausdrucksmuster, das als solches bereits eine bestimmte Art von Beziehung hervorruft. Solche Muster des Umgangs mit anderen werden von früher Kindheit an im Leibgedächtnis verankert – man kann hier auch von einem „zwischenleiblichen Gedächtnis" sprechen, d. h. einem impliziten, praktischen Wissen von sozialen Interaktionen (*Fuchs* 2012, 2017b). Es umfasst zugleich das Selbst und die anderen, Bewusstes und Unbewusstes:

> Die Anderen brauche ich nicht erst anderswo zu suchen: ich finde sie innerhalb meiner Erfahrung, sie bewohnen die Nischen, die das enthalten, was mir verborgen, ihnen aber sichtbar ist. (*Merleau-Ponty* 1974, 166)

Die intersubjektive Dimension eines phänomenalen Feldes wird damit maßgeblich vom jeweiligen zwischenleiblichen Gedächtnis der Interaktionspartner geprägt, wie es sich aufgrund ihrer Erfahrungen entwickelt hat. Es beinhaltet ihre impliziten Erwartungen an andere und damit auch die Haltungen und Beziehungsmuster, die wesentlich die *Persönlichkeit* eines Menschen ausmachen; denn auch diese ist nicht nur eine innere Charakterstruktur, sondern zugleich immer in den Gewohnheiten, Bereitschaften und Antizipationen des Leibes verkörpert (*Fuchs* 2006).

3.2 Lebensraum

Das momentan erlebte phänomenale Feld lässt sich nun durch den Begriff des *Lebensraums* erweitern. Er geht unter anderem auf Kurt Lewins „topologische" oder „Feldpsychologie" zurück (*Lewin* 1934, 1969), die auch auf die Gestalttherapie Einfluss nahm (*Boeckh* 2015, 33f.), und wurde später in der ökologischen Psychologie und Psychotherapie wieder aufgegriffen (*Graumann* 1990; *Willi* 1996). Er bezeichnet die Gesamtheit des von einer Person präreflexiv gelebten und erlebten Raumes mit seinen Situationen, Bedingungen, Wirkungen und Möglichkeiten – also den Umraum eines verkörperten Subjekts im weitesten Sinn.

Dieser Raum ist nicht homogen, sondern um die Person und ihren Leib zentriert. Er ist charakterisiert durch *Qualitäten* wie Nähe oder Distanz, Enge oder Weite, Verbindung oder Trennung, Erreichbarkeit oder Unerreichbarkeit; und er ist strukturiert durch physische oder symbolische *Grenzen*, die der Bewegung Widerstand entgegensetzen können. Daraus ergeben sich mehr oder weniger deutlich abgegrenzte *Bereiche* wie etwa der persönliche Nahraum um den eigenen Körper, das beanspruchte Territorium (Eigentum, Wohnung), die Einflusssphäre einer Person, aber auch Verbots- oder Tabuzonen usw.

Ferner wird der gelebte Raum durchdrungen von Feldkräften oder „Vektoren" (*Lewin* 1969), die in erster Linie von anziehender oder abstoßender Art sind (Attraktion bzw. Aversion). Sie gehen von entsprechenden Angeboten, ‚Relevanzen' oder ‚Valenzen' aus, die sich in der Umgebung zeigen, und die den grundlegenden Bedürfnissen eines Menschen entsprechen, seien sie vitaler oder sozialer Natur: Der klare Bach reizt zum Trinken, die fröhliche Gesellschaft zur Teilnahme u. ä. Konkurrierende attraktive oder aversive Kräfte im Lebensraum führen zu typischen Konflikten wie etwa Appetenz-Aversions- oder Appetenz-Appetenz-Konflikten usw. Sie lassen sich als entgegengesetzte Möglichkeits- oder Bewegungsrichtungen auffassen, die einem Menschen offenstehen. In Analogie zum physikalischen Feld treten auch im Lebensraum ‚Gravitationswirkungen' oder ‚Ausstrahlungen' auf, verursacht etwa durch den Einfluss bedeutsamer Personen oder einer dominierenden Gruppe; und es bestehen gleichsam unsichtbare ‚Krümmungen' des Raums, die eine gerade bzw. spontane Bewegung verhindern, z. B. die schon erwähnten Verbots- oder Tabuzonen.

Als ein anschauliches Beispiel für konfligierende Feldkräfte kann die Situation eines kleinen Kindes dienen, das zwischen Mutterbindung und Neugier hin- und hergerissen ist (vgl. *Stern* 1991, 101). Die Mutter ist zunächst der ‚sichere Hafen', gleichsam das Gravitationszentrum, das den erlebten Raum des Kindes so krümmt, dass es sich zunächst nur in ihrer Nähe bewegt. Der Raum erhält damit einen Gradienten, er wird leerer, einsamer, je weiter das Kind sich von der Mutter entfernt. Zwar verdichtet er sich wieder um andere, fremde Personen, doch macht das Kind um sie lieber einen Bogen: Die Raumkrümmung in ihrer Nähe ist ‚negativ'. Nach und nach lockern der kindliche Explorationstrieb und die ihm entsprechenden attraktiven Umgebungsreize das Band zur Mutter, sodass eine zunehmende Entfernung vom Gradienten möglich wird – allerdings nicht weiter als bis zu jenem Punkt, an dem das Band zu stark gedehnt wird und das Kind doch zur Mutter zurückläuft.

Das Beispiel kann zugleich illustrieren, dass den jeweiligen Feldstrukturen das Leibgedächtnis zugrunde liegt, in diesem Fall die Geschichte der Nähe- und Bindungserfahrungen, die das Kind mit seiner Mutter gemacht hat. Ein anderes sprichwörtliches Beispiel ist in dem Satz ‚Gebranntes Kind scheut das Feuer' zu finden, der die aversive Wirkung des Leibgedächtnisses verdeutlicht: Als Resultat von Schmerzerfahrungen wird das Kind bestimmte Objekte oder Zonen intuitiv vermeiden. Ein drittes Beispiel schließlich bieten die Verbotszonen, die die Bewegungsrichtungen des Kindes einschränken, sodass seine spontanen Regungen mit den elterlichen Imperativen in Konflikt geraten, und zwar insofern sich diese als ‚negativer Gradient' in seinem Lebensraum niedergeschlagen haben.

Der Lebensraum einer Person lässt sich auch als ihre „ökologische Nische" auffassen (*Willi* 1996; *Fuchs* 2007a). Analog zur biologischen Nische bezeichnet der Begriff die physische und soziale Umwelt, die zu den Wahrnehmungs- und Handlungsbereitschaften, den Bedürfnissen und Absichten einer Person passt.[2] Die persönliche Nische lässt sich in konzentrische Sphären ausdifferenzieren, die die Person umgeben, wie die Sphären der Partnerschaft, Familie, Wohnung, Nachbarschaft, des Arbeitsplatzes, der Gemeinde oder der Heimat. Die jeweilige Sphäre zu bewohnen, mit ihr vertraut und in ihr tätig zu sein, ist ein wesentlicher Aspekt des gelebten Raums.

Zwischen den Äußerungen und Handlungen einer Person und den Reaktionen ihrer Umgebung besteht eine fortlaufende kreisförmige Rückkoppelung, die *Willi* (1996) als *„beantwortetes Wirken"*, Rosa auch als *Resonanz* beschrieben haben (*Rosa* 2018). Leitend ist dabei die Annahme, dass die Person

2 Damit wird der Begriff der Nische von der rein phänomenologischen Ebene in eine stärker objektivierende Perspektive auf die Umwelt einer Person überführt. Phänomenologie und Ökologie stehen jedoch zueinander in engen Beziehungen, denn beide gehen von der unauflösbaren Einheit von Subjekt und Welt bzw. Lebewesen und Umwelt aus. Zugleich ergänzt die ökologisch-systemische Perspektive die subjektorientierte Sicht der Phänomenologie. Einschlägig ist hier auch *Jakob von Uexkülls* (1973) Umweltbegriff.

grundsätzlich eine Umgebung für sich sucht und gestaltet, die auf ihre Äußerungen antwortet und für ihre Potenziale die geeigneten Valenzen zur Verfügung stellt. Die intensivste Resonanz finden Menschen in ihren familiären oder Partnerbeziehungen. Die Fähigkeit einer Person, auf die Reize und Anforderungen ihrer Umwelt adäquat zu antworten, lässt sich mit einem Begriff von *Bernhard Waldenfels* (1998) als ihre „*Responsivität*" bezeichnen.

Durch die Wahl einer bestimmten Umgebung oder Nische mit ihren spezifischen Antworten wird die Person indirekt zum Produzenten ihrer eigenen Entwicklung. (*Lerner*, *Bush-Rossnagel* 1981) Menschen beeinflussen ihren Lebenslauf und lenken ihre Entwicklung, indem sie ihre Umwelt gestalten und auf sie einwirken, die wiederum entsprechend auf sie reagiert. Der Lebenslauf entwickelt sich als ein zirkulärer Prozess, der durch das eigene Wirken ebenso wie die Antworten der Umgebung bestimmt wird; dies bezeichnet die historische Dimension des Lebensraums.

4. Das psychopathologische Feld

Wir sehen nun, dass die Konzepte des phänomenalen Feldes, des Leibgedächtnisses und des Lebensraums geeignet sind, die dualistische Introjektion des Seelischen zu überwinden. Sie verlagern, was wir sonst als innere Zustände oder Prozesse der ‚Psyche' betrachten, zurück in die erlebte Welt, wo sie als leibliche Dispositionen, Handlungstendenzen, Feldkräfte und -valenzen erscheinen. Zugleich bringen diese Begriffe zum Ausdruck, dass Subjekt und Welt nicht getrennt voneinander bestehen, sondern einander konstituieren. Die Frage ‚Wer bin ich?' ist nicht zu trennen von der Frage ‚Wie ist die Welt beschaffen, in der ich lebe?'.

In der Konsequenz ist aber auch die Psychopathologie nicht mehr darauf beschränkt, verborgene mentale Zustände zu entdecken, sondern sie wird zu einer *verkörperten und ökologischen Psychopathologie*: Psychische Störungen sind grundsätzlich Störungen der leiblichen und zwischenleiblichen Existenz. Sie lassen sich als spezifische Abwandlungen des phänomenalen Feldes auffassen, die durch beeinträchtigte oder misslingende Interaktions- und Beziehungsmuster charakterisiert sind. Die Freiheitsgrade des Patienten, den eigenen Bedürfnissen gemäß zu agieren, sind reduziert. Dementsprechend zeigen sich in der Psychopathologie verschiedene Einschränkungen oder Deformationen des Lebensraums, etwa die Tabubereiche des Zwangskranken oder die typischen Vermeidungszonen bei phobischen oder posttraumatischen Störungen.

Freilich bestimmen auch interaktive Dynamiken in hohem Maß das Feld, etwa die Reaktionen von Angehörigen; eine relationale Psychopathologie lässt sich schließlich nicht auf das Individuum reduzieren. Die Krankheit ist nicht ‚im Patienten', sondern umgekehrt, der Patient ist gewissermaßen ‚in der Krankheit', nämlich in einer veränderten Welt, die seine Bedürfnisse und Erwartungen nicht mehr erfüllt. Psychisches Kranksein resultiert häufig aus *Störungen der sozialen Resonanz oder des beantworteten Wirkens*, etwa aufgrund einer Trennung von bedeutsamen anderen, eines Verlusts wichtiger Aufgaben und Rollen, oder allgemeiner: aufgrund eines Missverhältnisses zwischen den Potenzialen der Person und den Valenzen ihrer Umgebung. Einmal ausgelöst, hemmt die Krankheit ihrerseits das beantwortete Wirken des Patienten, sie verringert seine Responsivität und schließt ihn in seinen eigenen, ‚egozentrischen' Raum ein.

Um ein Beispiel zu geben: Menschen mit einer „Typus Melancholicus"-Persönlichkeit, die zu schweren Depressionen neigen (*Tellenbach* 1983), verfügen nur über einen eng umgrenzten Lebensraum. Sie sind überidentifiziert mit den räumlichen Grenzen ihrer Wohnung oder ihren sozialen Rollen, ihren Verpflichtungen im Beruf und in den privaten Beziehungen (*Kraus* 1977). Sie leben gleichsam unter einem fortwährenden Normalisierungsdruck und ein Zurückbleiben hinter diesen rigiden Selbstansprüchen kann eine depressive Erkrankung zur Folge haben. Ist der Möglichkeitsraum der Patienten also schon primärpersönlich reduziert, so kommt es in der Depression selbst zu einer *Konstriktion* des Leibes und des gelebten Raums (psychomotorische Hemmung, Antriebsmangel, leibliche Rigidität, Oppression und Angst), verbunden mit einem Verlust der Schwingungsfähigkeit, also der emotionalen Resonanz mit der Umwelt, die der Leib sonst zu vermitteln in der Lage ist. Die Depression wird damit zu einer tiefgreifenden Störung der Zwischenleiblichkeit, der Responsivität und des Austauschs mit der Umwelt (*Fuchs* 2013, 2016).

Ein anderes, eher entgegengesetztes Beispiel: Patienten mit einer Borderline-Persönlichkeitsstörung sind meist nicht in der Lage, stabile, verlässliche Beziehungen und Rollenidentitäten auszubilden und sich damit eine konstante persönliche Nische zu schaffen. Stattdessen wird ihr Erlebnisfeld ständig durchkreuzt von intensiven affektiven Impulsen, von denen sie hin- und hergerissen werden. Das führt zu einer Instabilität und Fragmentierung des Lebensraums, mit meist zahlreichen abgebrochenen Beziehungen, Projekten und Berufswegen (*Fuchs* 2007b). Borderline-Patienten werden also in ihrem Lebensraum gewissermaßen von einem Ort zum anderen geworfen, ohne einen tragenden Grund und ein verlässliches Zentrum ihrer Existenz finden zu können. – In ähnlicher Weise lassen sich auch andere psychopathologische Erkrankungen als Störungen des Lebensraums beschreiben (vgl. *Fuchs* 2000b).

4.1 Zur Phänomenologie des Unbewussten

Die Begriffe des Leibgedächtnisses und des gelebten Raums eröffnen auch ein phänomenologisches Verständnis des Unbewussten, das für die Psychotherapie von besonderer Bedeutung ist. Die Problematik traditioneller psychodynamischer Theorien des Unbewussten als einer Art Kellergeschoss der Seele, in dem finstere Geheimnisse, Bilder und Wünsche verborgen sein sollten, ist wohlbekannt (vgl. zur Kritik z. B. *May* 1964; *Ricoeur* 1969) Aus phänomenologischer Sicht ist das Unbewusste weniger in der Tiefe der Psyche verborgen als im interaktiven Feld selbst gegenwärtig:

> Dieses Unbewusste ist nicht in unserem Innersten zu suchen, hinter dem Rücken unseres „Bewusstseins", sondern vor uns als Gliederung unseres Feldes. (*Merleau-Ponty* 1986, 233)

Unbewusste Fixierungen gleichen daher Verzerrungen oder Einschränkungen im Lebensraum einer Person, verursacht von einer Vergangenheit, die implizit im Gedächtnis und in den Dispositionen des Leibes gegenwärtig bleibt. Ihre Spuren sind freilich nicht in einer psychischen Innenwelt verborgen, sondern manifestieren sich in den ‚blinden Flecken', Leerstellen oder Krümmungen des gelebten Raums: in den Handlungen oder Situationen, die ein Patient vermeidet, oder in den Interaktionsmustern, in die er selbst gegen seine bewussten Absichten immer wieder gerät. Sein Verhalten hat gleichsam eine Rückseite, eine Alterität, die ihm selbst verborgen bleibt – das ‚Andere seiner selbst'. Die Spuren des Unbewussten werden also, wie im Figur-Grund-Verhältnis der Gestaltpsychologie, eher als ‚Negativ' im phänomenalen Feld erkennbar (vergleichbar einem Filmnegativ), eben in Form der Vermeidungen oder blinden Flecke, die für eine Person charakteristisch sind (*Fuchs* 2011). Sie können sich aber auch leiblich aktualisieren, nämlich in psychosomatischen oder Konversionssymptomen.

Auf dieser Grundlage gebe ich eine kurze phänomenologische Interpretation der Traumatisierung (1) und des Wiederholungszwangs (2):

(1) Die Wirkung eines emotionalen Traumas auf die Person lässt sich als eine spezifische Deformation ihres gelebten Raums auffassen: Unbewusst umgehen die Betroffenen dem traumatischen Ereignis ähnliche Situationen oder mit ihm assoziierte Personen. Die Vermeidung ist Teil ihres Leibgedächtnisses geworden, ähnlich einer Schonhaltung, die man nach einer körperlichen Verletzung unwillkürlich einnimmt. Der gelebte Raum ist um diese Zonen herum gewissermaßen negativ gekrümmt, wobei sich deutlich die *Intentionalität* des Unbewussten zeigt: Ein drohender Kontakt mit der Gefahrenzone wird auch ohne ihre bewusste Wahrnehmung bereits vorwegnehmend verhindert, weil es sinnvoll ist, den Stress und die Angst der Traumaerfahrung nicht immer wieder zu reaktivieren.[3]

3 Eine verwandte Auffassung von Vermeidungsmechanismen findet sich in der Gestalttherapie. (*Boeckh* 2015, 50ff.) Auch *Klaus Grawe* hat von „Vermeidungsschemata" gesprochen, die im Laufe der Zeit einen vorwegnehmenden Charakter annehmen und daher nicht mehr bewusst sind: „Kennzeichnend für Vermeidungsschemata ist, dass der gefürchtete Umgebungsbezug und die damit verbundene Emotion in der Regel gerade nicht erlebt werden. Die Zielkomponente von Vermeidungsschemata kann daher immer nur erschlossen werden" (*Grawe* 2000, 358).

(2) Das entgegengesetzte Muster kann man im psychodynamischen Konzept des *Wiederholungszwangs* finden: Hier wird der Patient immer wieder in das gleiche dysfunktionale Verhaltens- und Beziehungsmuster hineingezogen, auch wenn er gerade das zu verhindern versucht. Der gelebte Raum ist um diese Regionen gewissermaßen ‚positiv gekrümmt', d. h. sie üben eine implizite *Attraktion* aus. Wenn z. B. die frühen Erfahrungen einer Person durch missbrauchende und gewaltsame Beziehungen geprägt worden sind, wird die Spannbreite ihrer möglichen Beziehungen später entsprechend eingeengt sein. Ihre impliziten Verhaltensmuster werden sich im Sinne einer Selbsterfüllung ihrer Erwartungen auswirken und den vertrauten Typus von Beziehungen herbeiführen.

Aus phänomenologischer Sicht, so zeigt sich, erscheint das Unbewusste nicht als eine in der Tiefe angesiedelte, intrapsychische Realität, sondern es umgibt und durchdringt vielmehr das bewusste Leben, so wie in einem Vexierbild die ausgeblendete Figur den Vordergrund umgibt. Es ist ein Unbewusstes nicht in der *vertikalen* Dimension der Psyche, sondern vielmehr in der *horizontalen* Dimension des gelebten Raums und der Zwischenleiblichkeit (*Romanyshyn* 1977). Es ist ein in den sozialen Raum ausgedehntes, relationales Unbewusstes, das aus der Geschichte der Individuen resultiert und ihr gegenwärtiges Verhalten beeinflusst. Es manifestiert sich im interaktiven Feld, indem es beide Partner in seine Dynamik hineinzieht, oft durch feinste leibliche Signale wie ein Moment des Zögerns, eine Blickabwendung, eine gesenkte Stimme o. ä. So werden auch frühe Bindungsmuster unbewusst reaktualisiert und inszeniert, besonders in intimen Beziehungen und nicht zuletzt auch in der Psychotherapie.

5. Das phänomenale Feld in der Psychotherapie

Vor dem Hintergrund der damit entwickelten Begriffe besteht die vornehmliche Aufgabe der Psychotherapie darin, den gelebten Raum des Patienten so zu modifizieren und umzustrukturieren, dass seine Freiheitsgrade erhöht, der Spielraum seiner Möglichkeiten erweitert und befriedigendere Beziehungen zu anderen möglich werden. Wie lässt sich nun diese Umstrukturierung erreichen?

Psychotherapie hatte traditionell das Ziel, eine Veränderung primär im Patienten hervorzurufen und so seine Störung zu behandeln. Aus phänomenologischer Sicht hingegen verlagert sich der Fokus von den Vorgängen im Patienten zu den Prozessen im *interaktiven phänomenalen Feld*, die zum Ausgangspunkt der Veränderung werden. Eine solche Perspektive stimmt mit dem gestalttherapeutischen Vorgehen, aber auch mit der relationalen und intersubjektiven Wende überein, die sich in der Psychoanalyse derzeit auch unter dem Einfluss der Säuglings- und Bindungsforschung vollzieht (*Stern* 1998; *Beebe, Lachman* 2003; *Altmeyer, Thomä* 2016).

Das interaktive Feld entfaltet sich zwischen Patient und Therapeut; es geht hervor aus ihrer leiblichen Präsenz, ihrer Haltung, ihrem mimischen und gestischen Ausdruck, ihren Blicken, Stimmen und Äußerungen. All dies erzeugt eine *zwischenleibliche Resonanz*, die sich auch als beiderseitige Ausdehnung und Überlagerung der Körperschemata beschreiben lässt („wechselseitige Inkorporation", *Schmitz* 1989; *Fuchs, De Jaegher* 2009). Die Resonanz schließt Komponenten wie imitative und synchronisierte Bewegungen, rhythmische Wechsel von Ausdrucksformen und andere meist unbewusste Signale ein (*Kendon* 1990; *Levenson, Ruef* 1997; *Tschacher* et al. 2014). Wie sich in Videoanalysen zeigen ließ, ist das Ausmaß der interaktiven Koordination zwischen Therapeut und Patient signifikant korreliert mit der Qualitität der Beziehung, der Empathie, der Bindung und mit einem positiven Ergebnis der Therapie, gemessen an Symptomreduktion und Selbstwirksamkeit. (*Ramseyer, Tschacher* 2011).

Das phänomenale Feld involviert und beeinflusst beide Partner weitgehend ohne ihre bewusste Aufmerksamkeit. Es erzeugt einen gemeinsamen affektiven Raum, der sich auch als interpersonale Atmosphäre manifestiert – etwa in der typischen Atmosphäre der Depression, in der Patient und Therapeut ein Gefühl der Schwere, Resignation und Vergeblichkeit empfinden können, oder in der Atmosphäre der schizophrenen Entfremdung, die als „Praecox-Gefühl" des Psychiaters bekannt ist (*Ruemke* 1941/1990). Bereits diese Qualitäten des Feldes sind diagnostisch aufschlussreich. Darüber hinaus reaktualisieren sich im phänomenalen Feld der Begegnung die Leibgedächtnisse und Beziehungsstile beider Partner.

In der besonderen Ausleuchtung des therapeutischen Feldes können nun auch die Vermeidungszonen, die blinden Flecken oder Lücken im gelebten Raum eines Patienten sichtbar werden. Das Unbewusste zeigt sich dabei weniger im offensichtlichen Verhalten als vielmehr in seiner verborgenen oder ‚Rückseite'. Wenn ein Patient ein etwas gequältes Lächeln zeigt, das eine unbewusste Furcht vor einer vernichtenden Scham verdeckt, dann lässt sich dies nur verstehen, wenn der Ausdruck als ‚Negativ' aufgefasst wird. Dies setzt jedoch voraus, nach dem Verdrängten nicht in der Tiefe der Psyche zu suchen, sondern bereits im scheinbar oberflächlichen leiblichen Ausdruck und Verhalten.

Um solche impliziten Beziehungsmuster zu verändern, müssen sie in der Therapie prozessual aktiviert, d. h. aus dem Leibgedächtnis heraus reinszeniert und durch neue Reaktionsweisen ersetzt werden (*Grawe* 2000, 93ff.). Diese neuen Erfahrungen sollte der Patient möglichst *mit allen Sinnen*, also in der zwischenleiblichen Situation machen. Die bloße Einsicht genügt nicht – erst wenn die zur Situation passenden impliziten Schemata aktiviert und dann ‚überschrieben' werden, führt dies zur Umorganisation des Leibgedächtnisses. Dazu müssen die impliziten Muster nicht unbedingt explizit gemacht werden. Patienten erinnern sich oft lange nach einer Behandlung nicht so sehr an Deutungen oder Einsichten als vielmehr an eine Stunde besonderer Verbundenheit, ein gemeinsames Lachen, einen warmen Austausch von Blicken in einer schwierigen Situation,

z. B. bei einer beschämenden Erinnerung. *Daniel Stern* und die Bostoner „Process of Change Study Group" haben auf der Basis von Mutter-Kind-Forschungen ein Modell des therapeutischen Prozesses entworfen, das sich auf solche „Momente der Begegnung" stützt (*„moments of meeting"*, *Stern* 2010).

Reagiert der Therapeut dabei anders, als es der Patient gewohnt ist und erwartet hat, entsteht der Keim eines neuen Beziehungs- und Gefühlsmusters. Dazu ist es erforderlich, die eigene zwischenleibliche Resonanz – traditionell als Gegenübertragung bezeichnet – sensibel wahrzunehmen, um sie wie einen Seismographen für die Vorgänge im phänomenalen Feld zu nutzen. Wie oben gezeigt, aktualisiert das Feld dabei nicht nur die Vergangenheit, sondern zeichnet auch mögliche Wege in die Zukunft vor. Mit zunehmender Intuition kann der Therapeut einen Sinn und eine Neugier für die impliziten Möglichkeiten des Feldes entwickeln und es durch feine Reaktionen modifizieren, ohne dabei den Prozess kontrollieren zu müssen.

Freilich ist hier empathisches Verstehen und Handeln alleine nicht immer hilfreich. Um die Fallen der Beziehungsmuster des Patienten zu vermeiden, sollte sich der Therapeut des interpersonellen Prozesses wohl bewusst sein, in den er einbezogen ist. Anderenfalls läuft er Gefahr, in die „attraktiven Zonen" des Patienten hineingezogen zu werden oder unwillentlich an seinen Vermeidungsmustern teilzunehmen. (*Krause* 1997, 90f.). Wenn ein Patient z. B. eine beschämende Erfahrung oder eine für ihn kränkende Einsicht vermeidet, wäre es nicht hilfreich, seine Scheu zu teilen und sich sorgsam um die empfindliche Zone herumzubewegen. Therapeuten sollten vielmehr einen Sinn für kritische Zonen im Beziehungsfeld entwickeln, um sie im sicheren Raum der Therapie soweit wie möglich durch korrektive Erfahrungen zu entschärfen. Gerade ein nicht gleichsinniges, unerwartetes Verhalten des Therapeuten kann dem Patienten helfen, eingeschliffene Reaktionsmuster zu durchbrechen. Wiederkehrende Erlebnisse solcher Art können sein implizites Beziehungswissen so umgestalten, dass er auch mit Dritten auf neue Weise umzugehen lernt.

Diese Sensitivität für das phänomenale Feld können Patienten aber auch selbst entwickeln. Eine zentrale Fähigkeit, die sie durch Übung und Wiederholung erlernen können, besteht in der Wahrnehmung leiblicher Regungen, Gefühle und Einfälle unmittelbar bei ihrem Auftreten. Therapeuten können ihre Patienten anleiten, diese Gefühle und Gedanken zu differenzieren, auszudrücken und zu verbalisieren, nach Möglichkeit ohne sie zu bewerten oder abzulehnen. Die zugrundeliegende Annahme besteht darin, dass ein mangelndes Wahrnehmungs- und Unterscheidungsvermögen für leibliche Regungen für psychiatrische Patienten von Nachteil ist, besonders für diejenigen mit Alexithymie, somatoformen oder Essstörungen (*Pollatos* et al. 2008, 2011). Ihre Körperwahrnehmung und Verbalisierung zu fördern, kann wertvolles Material und Hinweise für den therapeutischen Prozess liefern.

Vor einem ähnlichen phänomenologischen Hintergrund hat *Gendlin* (2018) die *Focusing*-Methode entwickelt, die Patienten anleitet, sorgfältig auf ihren leiblichen „felt sense" gegenüber einer gegebenen oder vorgestellten Situation zu achten. Indem abwechselnd der *felt sense* tentativ verbalisiert und der sprachliche Ausdruck dann mit dem Gespürten verglichen wird, differenzieren sich die vagen Hintergrundgefühle und lassen sich auf den intentionalen Kontext beziehen, sodass sie die weitere Selbstklärung und -entwicklung fördern können. Dies zeigt erneut, dass das phänomenale Feld, geprägt vom Leibgedächtnis und unbewussten Richtungstendenzen, auch eine vorwegnehmende, zukunftsgerichtete Bedeutung haben kann, die von besonderer Bedeutung für die Gestaltung des therapeutischen Prozesses ist.

6. Resümee

Phänomenales Feld, Lebensraum, Zwischenleiblichkeit und Leibgedächtnis stellen Konzepte dar, die geeignet sind, die dominierende Vorstellung eines psychischen Innenraums und die entsprechende individualistische Psychopathologie zu überwinden. Interne Persönlichkeitsstrukturen werden ersetzt durch verkörperte Dispositionen des Sich-Verhaltens und Handelns in der Welt. Isolierte mentale Zustände werden ersetzt durch interaktive Beziehungsprozesse, und kognitionswissenschaftlich orientierte Konzepte wie ‚Theory of Mind' oder ‚Mentalisierung' werden ersetzt oder zumindest fundiert durch Zwischenleiblichkeit und Interaffektivität (*Fuchs* 2017b).

Das phänomenale Feld besteht in einer Einheit von leiblichen, sensomotorischen, affektiven und intersubjektiven Prozessen, die in einer präreflexiven Weise erlebt und vollzogen werden. Als solche bilden sie die implizite, vor- oder unbewusste Ebene des psychotherapeutischen Prozesses. Aus einer phänomenologischen Perspektive ist auch das Unbewusste nicht mehr in der Tiefe der Psyche zu suchen, sondern im interaktiven Feld selbst, das aus der Begegnung von Patient und Therapeut hervorgeht. Ihre Leibgedächtnisse, gebildet aus vergangenen Beziehungserfahrungen, werden im therapeutischen Prozess aktualisiert und miteinander verknüpft. Dies wird an den Phänomenen leiblicher Übertragung und Gegenübertragung erfahrbar. Ein phänomenologischer Ansatz erlaubt es dem Therapeuten, seine Aufmerksamkeit für diese verkörperte Interaktion zu schulen, d. h. für die Phänomene von Haltung, Ausdruck, Resonanz oder Dissonanz, Nähe oder Distanz, Synchronie, Präsenz und Atmosphäre. Um diese szenischen Informationen für die Diagnose und Therapie zu nutzen, bedarf es in besonderer Weise der leiblichen Präsenz und der authentischen Interaktion des Therapeuten.

Aus phänomenologischer Sicht ist der Prozess der Psychotherapie viel eher am Erleben orientiert und verkörpert als kognitiv, introspektiv oder ‚archäologisch' auf die Vergangenheit ausgerichtet. Im Zentrum der Therapie steht nicht die explizite, sondern eher die implizite Vergangenheit, insofern sie das phänomenale Beziehungsfeld des Patienten organisiert und strukturiert. Nur im gegenwärtigen

Raum der Therapie werden die impliziten Beziehungsmuster des Patienten reinszeniert und lassen sich durch neue Erfahrungen ersetzen. Wie wir gesehen haben, sind es dabei gerade unerwartete, nicht konsonante Verhaltensweisen des Therapeuten, die eingeschliffene Reaktionsmuster aufbrechen können und damit dem Patienten eine korrektive emotionale Erfahrung ermöglichen.

Eine phänomenologische, verkörperte Sicht auf psychische Krankheit liefert eine Grundlage für verschiedenartige psychotherapeutische Ansätze, von denen nur einige genannt wurden; andere wären noch zu erwähnen, insbesondere zahlreiche erlebnis- und körperorientierte Verfahren, die eine besondere Affinität zur Leibphänomenologie aufweisen (*Payne* et al. 2019). Ihr übereinstimmendes Ziel besteht darin, das interaktive phänomenale Feld zu nutzen, um die Fähigkeit des Patienten zu gelingenden Interaktionen mit anderen wiederherzustellen. Auf diesem Weg ermöglicht die Phänomenologie der leiblichen Erfahrung ein vertieftes Verständnis der komplexen Prozesse der psychotherapeutischen Begegnung.

Literatur

Altmeyer, M., Thomä, H. (Hrsg.) (2016): Die vernetzte Seele. Die intersubjektive Wende in der Psychoanalyse. Stuttgart: Klett-Cotta.

Beebe, B., Lachmann, F. (2003): The relational turn in psychoanalysis: A dyadic systems view from infant research. *Contemporary Psychoanalysis, 39 (3)*, 379-409.

Boeckh, A. (2015): Gestaltherapie. Eine praxisbezogene Einführung. Gießen: Psychosozial-Verlag.

Böhme, G. (1995): Atmosphäre. Essays zur neuen Ästhetik. Frankfurt/Main: Suhrkamp.

Fuchs, T. (2000a): Leib, Raum, Person. Entwurf einer phänomenologischen Anthropologie. Stuttgart: Klett-Cotta.

Fuchs, T. (2000b): Psychopathologie von Leib und Raum. Phänomenologisch-empirische Untersuchungen zu depressiven und paranoiden Erkrankungen. Darmstadt: Steinkopff.

Fuchs, T. (2006): Gibt es eine leibliche Persönlichkeitsstruktur? Ein phänomenologisch-psychodynamischer Ansatz. *Psychodynamische Psychotherapie*, 5, 109-117.

Fuchs, T. (2007a): Psychotherapy of the lived space. A phenomenological and ecological concept. *American Journal of Psychotherapy, 61 (4)*, 432-439.

Fuchs, T. (2007b): Fragmented selves. Temporality and identity in Borderline personality disorder. *Psychopathology, 40*, 379-387.

Fuchs, T. (2011): Body memory and the unconscious. In: *D. Lohmar, J. Brudzinska* (Hrsg.), *Founding Psychoanalysis. Phenomenological Theory of Subjectivity and the Psychoanalytical Experience* (S. 69-82). Dordrecht: Kluwer.

Fuchs, T. (2012): The phenomenology of body memory. In: *S. Koch, T. Fuchs, M. Summa & C. Müller* (Hrsg.), *Body Memory, Metaphor and Movement* (S. 9-22). Amsterdam: John Benjamins.

Fuchs, T. (2013): Depression, intercorporeality and interaffectivity. *Journal of Consciousness Studies, 20 (7-8)*, 219-238.

Fuchs, T. (2016): Anthropologische und phänomenologische Aspekte psychischer Erkrankungen. In: *H.-J. Möller, R. Laux* (Hrsg.), *Psychiatrie, Psychosomatik, Psychotherapie* (S. 383-396). Berlin Heidelberg: Springer.

Fuchs, T. (2017a): Das Gehirn – ein Beziehungsorgan. Eine phänomenologisch-ökologische Konzeption (5. Aufl.). Stuttgart: Kohlhammer.

Fuchs, T. (2017b): Intercorporeality and interaffectivity. In: *C. Meyer, J. Streeck, S. Jordan* (Hrsg.), *Intercorporeality: Emerging Socialities in Interaction* (S. 3-24). Oxford: Oxford University Press.

Fuchs, T. (2023): Psychiatrie als Beziehungsmedizin. Ein ökologisches Paradigma. Stuttgart: Kohlhammer.

Fuchs, T., De Jaegher, H. (2009): Enactive intersubjectivity: Participatory sense-making and mutual incorporation. *Phenomenology and the Cognitive Sciences, 8 (4)*, 465-486.

Gendlin, E. T. (2018): *Focusing-orientierte Psychotherapie* (4. Aufl.). Stuttgart: Klett-Cotta.

Graumann, C.-F. (1990): Der phänomenologische Ansatz in der ökologischen Psychologie. In L. Kruse, C. F. Graumann & E.-D. Lantermann (Hrsg.), Ökologische Psychologie (S. 124-130). München: PVU.

Grawe, K. (2000): *Psychologische Psychotherapie* (2. Aufl.). Göttingen: Hogrefe.

Greenberg, L., Rice, L., Elliot, R. (2003): Emotionale Veränderung fördern. Grundlagen einer prozess- und erlebnisorientierten Therapie. Paderborn: Junfermann.

Kendon, A. (1990): *Conducting Interaction: Patterns of Behavior in Focused Encounters*. Cambridge: Cambridge University Press.

Kraus, A. (1977): Sozialverhalten und Psychose Manisch-Depressiver. Eine existenz- und rollenanalytische Untersuchung. Stuttgart: Enke.

Krause, R. (1997): Allgemeine psychoanalytische Krankheitslehre. Band 1. Stuttgart: Kohlhammer.

Leitner, A., Höfner, C. (2020): Handbuch der Integrativen Therapie. 2. Auflage. Wien/New York: Springer.

Lerner, R. M., Bush-Rossnagel, N. A. (Hrsg.) (1981): Individuals as Producers of Their own Development. A Life-Span Perspective. New York: Academic Books.

Levenson, R. W., Ruef, A. M. (1997): Physiological aspects of emotional knowledge and rapport. In W. Ickes (Hrsg.), *Empathic Accuracy* (S. 44-72). New York: Guilford Press.

Lewin, K. (1934): Der Richtungsbegriff in der Psychologie. Der spezielle und der allgemeine hodologische Raum. *Psychologische Forschung, 19*, 249-299.

Lewin, K. (1969): Grundzüge der topologischen Psychologie. Bern: Huber.

May, R. (1964). On the phenomenological basis of psychotherapy. In: *E. W. Straus* (Hrsg.), Phenomenology: Pure an applied. The First Lexington Conference (S. 166-184). Pittsburgh, PA: Duquesne University Press.

Merleau-Ponty, M. (1966): Phänomenologie der Wahrnehmung. Berlin: De Gruyter.

Merleau-Ponty, M. (1974): Die Abenteuer der Dialektik. Frankfurt/Main: Suhrkamp.

Merleau-Ponty, M. (1986): Das Sichtbare und das Unsichtbare. München: Fink.

Merleau-Ponty, M. (2003): Das Auge und der Geist. Hamburg: Meiner.

Payne, H., Koch, S., Tantia, J., Fuchs, T. (Hrsg.) (2019): Embodied Perspectives in Psychotherapy. London New York: Routledge.

Petzold, H. G. (1980): Modelle und Konzepte zu integrativen Ansätzen der Therapie. Integrative Therapie 6: 323-350.

Petzold, H. G. (1993): Integrative Therapie. Klinische Theorie: Das biopsychosoziale Modell (Bd. 2). Paderborn: Junfermann.

Petzold, H. G. (2004): Integrative Therapie. Modelle, Theorien und Methoden schulenübergreifender Psychotherapie. 2. Auflage. Paderborn: Junfermann.

Petzold, H. G., Maurer, Y. (1985): Integrative Gestaltpsychotherapie. In: *Y. Maurer* (Hrsg.), Bedeutende Psychotherapieformen der Gegenwart (S. 61-86). Stuttgart: Hippokrates.

Petzold, H. G., Orth, I., Sieper, J. (2020): Zwischen Embodiment, Embeddedness und Mentalisierung, innovative Impulse für das Feld integrativer Psychotherapie und Humantherapie – die 4E-Perspektiven. Geleitwort zu: *Stefan, R.* (2020): *Zukunftsentwürfe des Leibes. Grundlagen, Theorien und Begriffe der Integrativen Therapie und deren Bezugspunkte zu den Grundlagenwissenschaften*. Wiesbaden: Springer.

Pollatos, O., Herbert, B. M., Wankner, S., Dietel, A., Wachsmuth, C., Henningsen, P., Sack, M. (2011): Autonomic imbalance is associated with reduced facial recognition in somatoform disorders. *Journal of Psychosomatic Research, 71 (4)*, 232-239.

Pollatos, O., Kurz, A. L., Albrecht, J., Schreder, T., Kleemann, A. M., Schöpf, V., Kopietz, R., Wiesmann, M. & Schandry, R. (2008): Reduced perception of bodily signals in anorexia nervosa. *Eating Behavior, 9 (4)*, 381-388.

Ramseyer, F., Tschacher, W. (2011): Nonverbal synchrony in psychotherapy: Coordinated body movement reflects relationship quality and outcome. *Journal of consulting and clinical psychology, 79 (3)*, 284-295.

Ratcliffe, M. (2008): *Feelings of Being. Phenomenology, Psychiatry and the Sense of Reality*. Oxford: Oxford University Press.

Ricœur, P. (1969): Die Interpretation. *Versuch über Freud*. Frankfurt/Main: Suhrkamp.

Romanyshyn, R. D. (1977): Phenomenology and psychoanalysis. *Psychoanalytic Review, 64 (2)*, 211-223.

Rosa, H. (2018): Resonanz. Eine Soziologie der Weltbeziehung. Frankfurt/Main: Suhrkamp.

Ruemke, H. C. (1941/1990): The nuclear symptoms of schizophrenia and the praecox feeling (übers. *v. J. Neeleman*). *History of Psychiatry, 1 (3 pt3)*, 331-341.

Schmitz, H. (1989): Leib und Gefühl. Materialien zu einer philosophischen Therapeutik. Paderborn: Junfermann.

Stern, D. N. (1991): Tagebuch eines Babys. Was ein Kind sieht, spürt, fühlt und denkt. München: Piper.

Stern, D. N. (1998): Die Lebenserfahrung des Säuglings (6. Aufl.). Stuttgart: Klett-Cotta.

Stern, D. N. (2010): Der Gegenwartsmoment: Veränderungsprozesse in Psychoanalyse, Psychotherapie und Alltag. Frankfurt/Main: Brandes & Apsel.

Tellenbach, H. (1983): Melancholie. Problemgeschichte, Endogenität, Typologie, Pathogenese, Klinik (4. Aufl.). Berlin Heidelberg New York: Springer.

Tschacher, W., Rees, G. M., Ramseyer, F. (2014): Nonverbal synchrony and affect in dyadic interactions. *Frontiers in Psychology, 5*, Art. 1323.

Uexküll, J. v. (1973): Theoretische Biologie. Frankfurt/Main: Suhrkamp.

van den Berg, J. H. (1972): A Different Existence. Principles of Phenomenological Psychopathology. Pittsburgh, PA: Duquesne University Press.

Waldenfels, B. (1998): Response und Responsivität in der Psychologie. In: ders., Grenzen der Normalisierung. Studien zur Phänomenologie des Fremden (S. 99-115). Frankfurt/Main: Suhrkamp.

Willi, J. (1996): Ökologische Psychotherapie. Göttingen: Hogrefe.

Wer bin ich? Wem fühle ich mich verbunden?

Hilarion Petzold zum 80. Geburtstag

Heinrich Dauber

Inhalt

1. Einstimmung

Letztes Wochenende bekam ich Besuch von meinen beiden Söhnen, um mit ihnen meinen Einstand ins achte Jahrzehnt meines Lebens zu begehen. Wir kochten zusammen und setzten uns dann mit schwäbischem Wein, Hessischem Bier und irischem Whisky zusammen, um auf unser aller Wohl anzustoßen: auf mich als Großvater, auf meinen älteren Sohn als Vater und Ehemann und den Jüngeren als Junggesellen. Ich kenne diese jungen Männer seit ihrer Geburt, war beides mal dabei, als sie auf die Welt kamen, hatte aber noch nie einen ganzen Abend allein, nur mit ihnen, ohne Verwandtschaft oder Freunde verbracht. Das war eine ganz neue Erfahrung für mich. Der eine erzählte von seiner Verantwortung in der Leitung eines internationalen Versicherungskonzerns, der andere von seiner Arbeit als Redakteur in einer tagesaktuellen Presseagentur. Mir fiel nichts Besseres ein, als von meiner aktuellen Bettlektüre zu berichten: dem weltberühmten platonischen Dialog zwischen dem in der athenischen Gesellschaft aufstrebenden Jungpolitiker *Alkibiades* und seinem alten philosophischen Lehrer *Sokrates* (ca. 430 v. Chr.). Wonach ist das Leben eines Menschen zu beurteilen? Nach dem Beifall der Menge, nach seiner Macht oder nach seinem moralischen Verantwortungsbewusstsein für das Gemeinwohl? Für *Sokrates* war die Antwort klar, von der sich *Alkibiades* schließlich überzeugen ließ: die wichtigste Sorge soll sein, in Selbsterkenntnis und Besonnenheit nach dem Willen Gottes der Gerechtigkeit nachzustreben.

Mit diesem Hintergrund diskutierten wir unsere unterschiedliche Haltung zum Krieg in der Ukraine und machten uns bewusst, wie vor allem unser Alter, aber auch unsere verschiedenen beruflichen Einflussmöglichkeiten unsere persönliche Verpflichtung auf Gerechtigkeit und Wahrheit uns in unserem Denken und Handeln bestimmen.

Dabei waren wir – unbewusst – ganz selbstverständlich von uns als Erwachsenen ausgegangen, dass wir die Verantwortung für die Zukunft unserer Kinder und Enkelkinder tragen, da Kinder und Jugendliche noch nicht über die Urteilsfähigkeit verfügen, darüber selbst zu entscheiden, mithin ihnen auch kein grundsätzliches Mitspracherecht einzuräumen ist.

2. Bildung als Selbstbeschränkung

Marcus Aurelius (161-180 n. Chr.)

Sonne und frühlinghafte Temperaturen. Ein föhniger Wind hilft, auch im Kopf Luft zu schaffen. Also raus in die Natur und die Gunst der Stunde nutzen, um auf neue Gedanken zu kommen. Als inneren Begleiter und schweigenden Gesprächspartner nehme ich *Mark Aurel* (römischer Kaiser 161-180 n. Chr.) mit, dessen Selbstreflexionen (meditationes) in den letzten Wochen vor Weihnachten meine tägliche Lektüre waren.

Der Wald ist licht geworden, ohne Laub, kein buntes Blätterrauschen mehr, der Wind pfeift durch die kahlen Äste. Eine ganz andere Stimmung als noch vor wenigen Wochen, und doch kann ich sicher davon ausgehen, dass im März zu meinem Geburtstag alles wieder in frischem Grün erstrahlen wird, auch dort, wo die Stürme der letzten Jahre riesige kahle Flächen in die Fichtenbestände gerissen haben und jetzt junge Birken ein undurchdringliches Gestrüpp bilden. Nichts bleibt, wie es ist und aus jeder zerfallenden Struktur bildet sich in der Natur eine neue.

„Erwäge beständig", schreibt *Mark Aurel* auf einem seiner Feldzüge in sein Tagebuch,

> wie alles Werdende kraft einer Umwandlung entstehe, und gewöhne dich so an den Gedanken, dass die Allnatur nichts so sehr liebt, als das Vorhandene umzuwandeln und Neues von ähnlicher Art zu schaffen; denn alles Vorhandene ist gewissermaßen der Same dessen, was aus ihm werden soll... In dem, was in einer Umwandlung begriffen ist, liegt ebenso wenig ein Übel, als ein Gut in dem, was zufolge einer Umwandlung besteht... Wenn du des Morgens so träge aufstehst, so lass dir den Gedanken zu Hand sein: ‚Ich erwache, um als Mensch zu wirken.' Was soll ich nun verdrießlich sein, wenn ich hingehe, zu tun, weshalb ich geboren und wozu ich in die Welt eingeführt worden bin? Oder bin ich dazu geschaffen worden, um auf meinem Lager liegend mich zu wärmen? ‚Aber das ist eben angenehmer.' Du bist also zur Lust geboren und gar nicht zur Tätigkeit? Siehst du nicht, wie die Pflanzen, die Sperlinge, die Ameisen, die Spinnen, die Bienen ihr eigentümliches Geschäft verrichten und jedes

> in seiner Art die Welt zieren helfen? Und da willst du keine menschliche Tätigkeit üben und dem deiner Natur gemäßen Ziele zustreben? ‚Aber man muss doch auch ausruhen?‘. Freilich muss man das. Indes hat auch die Natur ein bestimmtes Maß gegeben, wie sie im Essen und Trinken ein solches gegeben hat. Und doch willst du über das Maß, über das Bedürfnis hinausgehen.

Die Selbstbetrachtungen *Mark Aurel*s waren durch die Jahrhunderte für viele Philosophen und Staatenlenker, vor allem in der Aufklärung, Vorbild und Richtschnur Von Kaiser Hadrian adoptiert wuchs Mark Aurel von früher Jugend an am kaiserlichen Hof auf und wurde von den besten Lehrern seiner Zeit mit den Staatsgeschäften, der öffentlichen Verwaltung, mit religiösen Ämtern und deren Rituale sowie den Denkschulen der späten Stoa vertraut gemacht. Im Original waren seine Überlegungen auf Griechisch verfasst, der neben Latein am weitesten verbreiteten Umgangssprache im Mittelmeerraum. Diktiert und niedergeschrieben wurden seine Betrachtungen in diversen Feldlagern zur Lösung von Grenzkriegen an den Rändern des *imperium romanum*.

Meine Großmutter kannte *Mark Aurel* aus ihrem Elternhaus und hat ihre Erwartungen an mich in einem Brief zu meinem 21. Geburtstag im Februar 1964 auf den Punkt gebracht:

> Die Gewissheit, dass Du dich nicht vordrängst, sondern nur, was an dich herantritt, mit größter Geschicklichkeit und Freundlichkeit durchzuführen dich bemühst, ist mir ein Trost.

Das waren Werte, die ich später mit *Mark Aurel* verbunden habe: bedingungslose Pflichterfüllung in öffentlichen Ämtern, Rücknahme eigener Interessen und Einsatz für die mir anvertrauten Menschen, aber auch Selbstbeherrschung und eine große innere Gelassenheit, die Dinge, die ich nicht ändern konnte, so zu akzeptieren, wie sie waren, also mich auch nicht abhängig zu machen vom Urteil und der Bewunderung anderer, eher Streit zu schlichten, als zu stiften, in den eigenen Ansprüchen und Bedürfnissen bescheiden zu bleiben, schließlich dabei die eigene Unvollkommenheit und Fehlerhaftigkeit nicht aus den Augen zu verlieren, sondern als Teil des Lebens zu akzeptieren. Vor allem: freiwillige Selbstbegrenzung.

Nochmals *Mark Aurel*:

> Noch eine kleine Weile – und dann wirst du selbst nirgends mehr sein, noch etwas von den Dingen, die du jetzt siehst, noch von den Menschen, die jetzt leben. Denn alles ist von Natur zur Umwandlung, zur Veränderung und zum Untergang bestimmt, damit anderes in seine Reihe einrücke. Alles ist Vorstellung, und diese hängt von dir ab. Räume denn, wenn du willst, die Vorstellung aus dem Wege, und gleich dem Seefahrer, der das Vorgebirge umschifft hat, wirst du unter Windstille auf ruhigere See in die wogenfreie Bucht einfahren.

3. Bildung als Prozess der Befremdung

Johann Gottfried Seume (1763-1810)

So wie das Anderswo ein Spiegel ist, der mir zeigt, wer ich nicht bin, so kann das Anderswann, die Geschichte, mich konfrontieren mit unentdeckten Wurzeln meiner Zukunft. Das Anderswo wie das Anderswann, die Begegnung mit dem Fremden, auch in mir, und dem Vergangenen, auch in meiner Geschichte, sind die Medien par excellence, in denen sich Bildung vollzieht. *Johann Gottfried Seume*, der im Jahr 1801 nach nur zwei Jahren „Lohnarbeit" als Lektor des Göschen Verlags von Leipzig nach Syrakus „spazierte", um „sein Zwerchfell auszulüften" ist überzeugt, dass sonst sein ganzes Leben „zu einem einzigen Korrekturfehler" verkomme. *Johann Gottfried Seume* war ein in diesem Sinne Gebildeter, ein „apokryphisch" Gebildeter.

Die Zeit, in der *Johann Gottfried Seume* gelebt hat, leitete in vielen Bereichen die Entwicklungen ein, an deren Ende wir heute stehen, deren Scheitern wir heute erleben: die Entstehung der Nationalstaaten (in Europa und die Unabhängigkeitserklärung der Vereinigten Staaten), der Aufbau moderner Volksheere mit ihren Massenvernichtungswaffen (darüber hat *Seume* in Leipzig promoviert), die Entstehung der Industriegesellschaft mit dem Zwang zur, später mit dem Recht auf (Lohn-)Arbeit, die Verdrängung von Philosophie und Ethik durch die modernen Naturwissenschaften. Das Verhältnis zu seiner Zeit hat *Seume* in den Apokryphen so formuliert: „Alles, was man in dieser Zeit für seinen Charakter tun kann, ist zu dokumentieren, dass man nicht zur Zeit gehört." (a. a. O., 1333).

Mehr können Intellektuelle auch heute – etwa angesichts der weltweiten Aufrüstung – nicht tun, als sich einer Positividentifizierung zu entziehen, öffentlich auf einer negativen Identität zu bestehen, aus der allein die Vielfalt der Kulturen erwächst, um diese „nach der Sonde von Freiheit und Gerechtigkeit zu messen" (*Seume*). Hinter solchem Bestehen auf radikaler Subjektivität als Bedingung der Möglichkeit allgemeiner Freiheitsrechte können wir historisch nicht zurück. Weder Gott noch der aufgeklärten Gesellschaft, weder hochspezialisierten Experten noch einer Partei können wir unsere persönliche Verantwortung abtreten. Vielleicht müssen wir heute aber auch über die Parolen der Französischen Revolution, Liberté, Egalité, Fraternité hinaus: unsere Freiheit ist nicht mehr allein in der Befreiung von Zwängen, etwa denen der uns umgebenden Natur, unserer Herkunft, unserer Beziehung zu anderen Menschen zu sehen, sondern auch darin, alte Formen gemeinschaftlich genutzter Zeit und gemeinschaftlich genutzten Raumes neu zu erproben – jenseits der unsere Tage beherrschenden und alles vereinnahmenden Vergesellschaftung, in der „Gemeinheit" einen ‚gemeinen' Beigeschmack bekommen hat und Erziehung zur Konditionierung für postindustrialisierte Umwelten zu verkommen droht.

Bildung als Prozess der Befremdung könnte auch als ‚Recht auf den eigenen Schatten' verstanden werden. *„Reißt den Menschen aus seinen Verhältnissen, und* *was er dann ist, nur das ist er. Zuweilen können die Verhältnisse etwas von seinem Selbst zu Tage fördern"*, heißt es in den Apokryphen (a. a. O., 1377).

Seume wurde ständig aus seinen Verhältnissen gerissen, darin dem Schicksal heutiger Flüchtlinge aus Afghanistan oder Syrien verwandt. Als Siebzehnjähriger der Universität und ihrer pietistisch-scholastischen Enge entlaufen, um sich in Paris umzusehen, wurde er von Häschern des Hessischen Landgrafen an die Engländer verschachert, nach Amerika verschleppt, später von den Preußen zum Kriegsdienst gepresst; er desertiert, wird eingefangen, desertiert wieder, wird wieder eingefangen... In die Fremde gehen hieß für *Seume* – im Unterschied zu seinem Zeitgenossen *Goethe* – nicht nur, eine Bildungsreise anzutreten, eine Bildungsverpflichtung zu erfüllen.

Das Ausreißen auch zu genießen, dazu gehört auch das Herausgerissen-werden. Dies ist nicht möglich ohne Bruch mit den eigenen Verhältnissen und dem eigenen Selbst, das sich in diesen Verhältnissen etabliert hat. Diese Dialektik von horizontaler und vertikaler Identitätsfindung bildet den Kern einer „Bildung durch Befremdung". Die Bereitschaft zur Befremdung setzt allerdings voraus, dass ich irgendwo ‚daheim' bin und nicht nur ein Zuhause habe. Daheim sein kann ich aber nur dort, wo ich Kontrolle habe über meine Umwelt, wo ich sie selbst gemeinschaftlich mit anderen gestalten kann. Am Anfang des vorletzten Jahrhunderts, bei *Seume*, hat ‚gemein' noch eindeutig den alten Wortsinn: allen zugänglich, zu Nutzen und Frommen der Gemein(d)e, dem Gemeinwohl dienend, frei von Privilegien. Am Ende des 20. Jahrhunderts geht diese Bedeutung verloren. ‚Gemein' wird zu ‚unanständig', ‚ordinär', verächtlich'. Mit der Bedeutung des Wortes verschwindet der gemeinschaftlich genutzte und geschützte Raum. Gemeinheit verschwindet in dem Maße, in dem Privilegien entstehen, die mit neuen Technologien verbunden sind und ihrerseits neue soziale Distanzen schaffen. Das inzwischen klassische Bespiel ist der Siegeszug des Autos und die damit einhergehende Infrastruktur, Straßen, Parkplätze etc. Wo das Auto herrscht, haben die Menschen keinen Raum mehr ‚gemein' zu leben, zu spielen, zu gehen, sich zu begegnen. *Seume*s Argumentation aus der ‚Sommerreise' nach Schweden und Finnland (1805) ist schlagend:

> Wo Alles zu viel fährt, geht Alles sehr schlecht, man sehe sich nur um! Sowie man im Wagen sitzt, hat man sich sogleich einige Grade von der ursprünglichen Humanität entfernt. Man kann Niemand mehr fest und rein ins Angesicht sehen, wie man soll: man thut nothwendig zu viel, oder zu wenig. Fahren zeigt Ohnmacht, Gehen Kraft. Schon deswegen wünschte ich nur selten zu fahren, weil ich aus dem Wagen keinem Armen so bequem und freundlich einen Groschen geben kann.

Wohlgemerkt: das schreibt *Seume* etwa 80 Jahre vor Erfindung des ersten Automobils.

4. Das Menschenrecht auf Achtung

Janusz Korczak (Henryk Goldszmit)

Geb. 1878 in Warschau, ermordet 1942 in Treblinka, polnischer Schriftsteller, Kinderarzt und Pädagoge. Ohne direkt Kontakt mit der reformpädagogischen Bewegung gehabt zu haben, formuliert er schon als 21-Jähriger: „Kinder werden nicht erst zu Menschen, sie sind es schon." Korczak widmet sein ganzes Leben dem Wohlergehen und den Rechten der Kinder, insbesondere in den von ihm geleiteten Waisenhäusern (‚parlamentarische Selbstverwaltung'; mit einer öffentlichen Kinderzeitung, die von Kindern für Kinder geschrieben wird etc.). Seine Bücher für Kinder (‚König Hänschen', 2 Bde.) wie für Erwachsene (‚Das Recht des Kindes auf Achtung' u. a.) sind von einer zeitlosen Humanität geprägt. In diesem Sinne konsequent bis zum letzten, geht er an der Spitze seiner jüdischen Waisenkinder in die Gaskammer. In der pädagogischen Tradition hat sich Theorie und Praxis nur selten so fruchtbar und gegenseitig bereichernd miteinander verbunden wie in der Person von Janusz Korczak.

> Dank der Theorie weiß ich, dank der Praxis fühle ich. Die Theorie bereichert den Intellekt, die Praxis färbt das Gefühl, trainiert den Willen. – Ich weiß – bedeutet nicht, ich handle im Sinne dessen, was ich weiß. Fremde Anschauungen fremder Menschen müssen im eigenen lebendigen Ich zum Durchbruch kommen. Aus theoretischen Prämissen folgere ich nicht ohne Wahl. Ich verwerfe – ich vergesse – ich umgehe – ich lüge mich heraus – ich schätze gering. Im Ergebnis habe ich eine eigene bewusste oder unbewusste Theorie, die mein Handeln leitet. Es ist schon viel, wenn etwas, ein Bruchteil der Theorie in mir ihre Existenz, ihre Daseinsberechtigung wahrt, bis zu einem gewissen Grad eingeflossen ist immerhin Einfluss ausgeübt hat. Häufig entsage ich meiner Theorie, selten meiner selbst. Die Praxis, das ist meine Vergangenheit, mein Leben. Die Summe subjektiver Erlebnisse, die Erinnerung an erfahrene Misserfolge, Enttäuschungen, Niederlagen, Siege und Triumphe, an negative und positive Empfindungen. (*Korczak* 1978, 1924, 14)

Auch wenn es keinen unmittelbaren Zusammenhang zwischen den von *Korczak* vor fast 70 Jahren propagierten Rechten des Kindes und den seit 2010 in einem Bundesgesetz verankerten Kinderrechten gibt, ist doch unübersehbar, dass sich in dieser Zeit doch ein grundlegender Paradigmenwechsel zumindest ansatzweise vollzogen hat.

> Korczak hat wie kein anderer die Beziehung von Erwachsenen und Heranwachsenden konstruktiv als eine Verantwortung umschrieben, die auf Seiten der Erwachsenen den steten Versuch umfasst, aus der Perspektive der Kinder und Jugendlichen und ihrer Erfahrungs- und Vorstellungswelt zu denken, ohne dabei die eigene Perspektive der vergleichsweise größeren Erfahrung aufzugeben oder zu vernachlässigen. ...

> Zuhören, sich Hineindenken und auch der Versuch des Einfühlens sind Zugangsweisen, welche die Perspektive von Kindern und Jugendlichen erschließen helfen, ohne dass eine Gewissheit entstehen könnte, dieser Perspektive gerecht zu werden. (*Waltraut Kerber-Ganse*, Die Menschenrechte des Kindes. Die UN-Kinderrechtskonvention und die Pädagogik von *Janusz Korczak*. Versuch einer Perspektivenverschränkung, Barbara Budrich 2009, S. 149)

Artikel 2 [Achtung der Kindesrechte; Diskriminierungsverbot]
(1) Die Vertragsstaaten achten die in diesem Übereinkommen festgelegten Rechte und gewährleisten sie jedem ihrer Hoheitsgewalt unterstehenden Kind ohne jede Diskriminierung unabhängig von der Rasse, der Hautfarbe, dem Geschlecht, der Sprache, der Religion, der politischen oder sonstigen Anschauung, der nationalen, ethnischen oder sozialen Herkunft, des Vermögens, einer Behinderung, der Geburt oder des sonstigen Status des Kindes, seiner Eltern oder seines Vormunds.

Anstelle und als Ergänzung der Verpflichtung der Eltern und des öffentlichen Bildungswesens zur Förderung kindlicher Anlagen und Fähigkeiten treten nun die Rechte der Kinder selbst in den Mittelpunkt. Was für praktische Konsequenzen damit verbunden sind, hat *Korczak* in den von ihm gegründeten Einrichtungen gezeigt und in seinen Schriften an zahllosen Beispielen verdeutlicht: das Recht des Kindes auf Achtung und die Mitgestaltung seiner Umwelt hervorgehoben.

> Eine neue Generation wächst heran, eine neue Welle erhebt sich. Sie kommt mit Fehlern und Vorzügen; lasst uns die Voraussetzungen schaffen, dass sie bessere Menschen werden können. Wir können den Prozess mit dem Sarg des kranken Erbes nicht gewinnen, wir können Kornblumen nicht befehlen, Getreide zu werden. Wir sind keine Wundertäter – wir wollen aber auch keine Scharlatane sein. Entsagen wir also der trügerischen Sehnsucht nach vollkommenen Kindern. (Das Recht des Kindes auf Achtung, 1970, 37).

5. Bildung als Geschenk der Verbundenheit

Ivan Illich (1926-2002)

Am 2. Dezember 2002 starb *Ivan Illich* im Alter von 76 Jahren in seiner zweiten Wahlheimat in Bremen, wo er in den letzten Jahren stets im Wintersemester gelehrt hatte. Nach einer dreitägigen Totenwache haben seine Freunde ihn zu Grabe getragen.

An der Universität Kassel hatte *Illich* mehrfach Gastprofessuren wahrgenommen.

Ivan Illich, aufgewachsen in einer jüdisch-katholisch-protestantischen Familie und ebenso vielsprachigen Umgebung zwischen Wien und Dalmatien wird durch den Einmarsch der Nazis in Österreich entwurzelt, als Halbjude 1941 der Schule verwiesen, geht in den italienischen Untergrund, studiert nach dem Krieg in Florenz, Rom und Salzburg, promoviert in Kristallographie, Geschichte (über Toynbee) und Theologie, wird katholischer Priester. Eine glänzende kirchliche Karriere schlägt er aus. Ab 1952 arbeitet er in den puertorikanischen Slums von NY/Upper Manhattan, wird dann zum Vice-Rektor der Universität von Ponce in Puerto Rico berufen und dort mit den Folgen nordamerikanischer und kirchlicher Entwicklungshilfe konfrontiert. Die Kritik geplanter und institutionell verwalteter Hilfe, die jenseits bestimmter Schwellenwerte unausweichlich monopolisierenden Charakter annimmt, damit kontraproduktive Folgen erzeugt, indem sie die Selbstversorgung traditioneller sozialer Gemeinschaften untergräbt und Menschen abhängig macht von fremder, professioneller ‚Versorgung' mit Gütern und Dienstleistungen, bestimmt als Grundfigur sein weiteres Lebenswerk; eine Idee, die er zunächst am Beispiel der Schule (‚Schulen helfen nicht', 1971) exemplifiziert, was ihn auf einen Schlag weltberühmt macht.

Ausgedehnte Reisen führen ihn durch ganz Lateinamerika und rund um die Welt. 1961 gründet er in Cuernavaca/Mexiko ein Forschungs- und Dokumentationszentrum (Centro Intercultural di Documentacion), das in den folgenden Jahren all diejenigen anzieht, die sich um die fortschreitende Industrialisierung und Durchkapitalisierung aller Lebensbereiche sorgen und nach Alternativen suchen. In den 70er Jahren wird *Illich* – ohne dies gewollt zu haben – zum ideologischen Vorreiter der sich formierenden alternativ-grünen Bewegungen. In enger Zusammenarbeit mit zahlreichen Freunden und Kollegen rund um den Globus analysiert er die historischen Paradigmenwechsel, die moderne Gesellschaften in eine Welt verwandelt haben, in der es nur noch darum zu gehen scheint, sich systemisch in ‚entkörperte' Funktionen einzupassen. *Illich*s Vision einer auf Selbstgenügsamkeit und gegenseitiger Hilfe in der Gemeinschaft gegründeten Welt scheint gescheitert. Die Prägnanz seiner Gesellschaftskritik hat nichts an Aktualität verloren.

Ivan Illich spricht in seinen nachgelassenen Gesprächen mit *David Caley* vom Geschenk der frei gewählten Begegnung, das er mit Vorliebe am Beispiel der Geschichte vom barmherzigen Samariter erläutert, ein Gleichnis Jesu, das für sein eigenes Leben und Denken von zentraler Bedeutung war:

> Ein Mensch ging von Jerusalem nach Jericho hinab und fiel Räubern in die Hände; die zogen ihn aus und schlugen ihn und gingen davon und ließen ihn halbtot liegen. Zufällig aber ging ein Priester jene Straße hinab; und er sah ihn und ging vorüber. Ebenso kam auch ein Levit an den Ort, sah ihn und ging vorüber. Ein Samariter aber, der unterwegs war, kam in seine Nähe, und als er ihn sah, hatte er Erbarmen mit ihm und trat hinzu, verband seine Wunden, indem er Öl und Wein darauf goss, hob ihn auf sein Tier, brachte ihn in eine Herberge und pflegte ihn. Und am folgenden Tage nahm

> er zwei Denare heraus, gab sie dem Wirt und sagte: Pflege ihn! Und was du mehr aufwenden wirst, will ich dir bezahlen, wenn ich wiederkomme. (Lukas 10, 30-35)

Traditionell wurde diese Geschichte als Gebot zur Nächstenliebe, als Verpflichtung der Christen ausgelegt, den Armen und Misshandelten zu helfen. *Illich* gab ihm eine andere, fundamentalere Bedeutung. In seiner Auslegung sprengt Jesus mit diesem Gleichnis alle Gebote seiner Zeit, in der Nächster nur sein konnte, der derselben Ethnie, Volks- und Glaubensgemeinschaft angehörte. Ausgerechnet ein Samariter, ein Ungläubiger, setzt sich über alle Grenzen anständigen Verhaltens hinweg und der unter die Räuber gefallene Jude gibt ihm die Möglichkeit, eine menschliche Beziehung einzugehen. (*Illich* 2006, 74f.)

Für *lllich* gründet die Bereitschaft, seinen Nächsten frei und außerhalb der eigenen Ethnie zu wählen, in seinem christlichen Glauben an Gott, der sich aus Liebe und in freier Wahl entschieden hat, leibhaftiger Mensch zu werden. Dieser Glaube gründet seine „Gewissheit auf das Wort von jemandem, dem ich vertraue, und macht dieses Wissen, das sich auf Vertrauen baut, grundlegender als alles, was ich qua Vernunft wissen kann... Es gibt nur Sinn, wenn der Eine, dem ich traue, Gott ist. Aber auch auf meine Beziehung zu anderen Menschen färbt dies ab. Es lässt mich danach streben, Menschen mit dem Wunsch zu begegnen, sie so anzunehmen, wie sie sich offenbaren – sie also *beim Wort* zu nehmen –, und nicht durch das, was ich über sie weiß." (*Illich* 2006, 81). Für *Illich* ist deshalb auch die moderne Grundannahme, man könne anderen Menschen dabei helfen, durch psychoanalytische oder marxistische Deutung (ihrer Neurosen oder ihrer Klassenlage) sich selbst besser zu verstehen, eine Sackgasse und Verleugnung des Geschenks, das sich überraschend in der nicht-interpretierten Gegenwart des Anderen zeigt. Folgt man *Illich* in dieser Sichtweise, hat dies erhebliche Konsequenzen für die pädagogische wie therapeutische Arbeit, in der wir heute als professionelle Helfer gezwungen sind, erst aufgrund vorangegangener gründlicher Diagnose zu lehren oder therapeutisch zu intervenieren.

6. Leben aus Liebe

André Gorz (1923-2007)

> Man muss akzeptieren, endlich zu sein:
> hier und nirgendwo anders zu sein,
> dies und nicht jenes zu tun,
> jetzt und nicht nie oder immer;
> nur hier, nur dies, nur jetzt -
> nur dieses Leben zu haben.
> (*André Gorz*, Über das Altern, Rotpunkt., 2008, 391)

André Gorz wurde 1923 in Wien als *Gerhard Horst* geboren. Mit 32 Jahren reflektiert er in Form einer autobiografischen Selbstanalyse seine jüdische Herkunft und persönliche Befreiung aus seinem Herkunftsmilieu. Er publiziert diesen Text 1958 unter dem Titel ‚Der Verräter‘ (‚Le traitre‘), eine Thematik, die er in seinem letzten Buch, ‚Brief an D. Geschichte einer Liebe‘ wiederaufgreift, vertieft und vollendet.

Am 22. September 2007 nimmt er sich im Alter von 84 Jahren zusammen mit seiner schwer leidenden, krebskranken Frau in fast völliger Zurückgezogenheit in seinem Haus in Voissan das Leben. Doreen hatte jahrelang ohne Aussicht auf Besserung unter den Folgen einer medizinischen Fehldiagnose und Fehlbehandlung gelitten. Eine Nachbarin fand an der Haustür nur die Aufforderung, die Polizei zu verständigen.

Sein letztes Buch ‚Brief an D.‘, in zweiter Auflage auf Deutsch erst wenige Tage vor dem gemeinsamen Freitod erschienen, ist eine einzige Liebeserklärung an seine Frau Doreen, in der er bekennt, dass er ohne ihre Liebe nie über sich selbst und seine Biografie als verfolgtes Wiener Judenkind hinausgegangen wäre. In seinem Nachlass hatte er verfügt, dass in allen Neuauflagen noch folgende Passage eingefügt werden solle: „Warum habe ich in Der Verräter ein falsches Bild von Dir gegeben, das Dich entstellt? Dieses Buch sollte zeigen, dass mein Engagement Dir gegenüber die entscheidende Wende gewesen ist, die es mir ermöglicht hat, weiterzuleben.“ (Brief an D., 2007/2008))

Vor dem Hintergrund der biografischen Erfahrung des aus ‚rassischen Gründen‘ Verstoßenen begann er 1939/40 mit 19 Jahren seine Suche nach einer neuen Identität, die (zunächst) in der Ablehnung jedweder Identität bestand, bestimmt von dem Wunsch, niemals wieder ‚identifiziert werden‘ zu wollen. Er beschließt, Franzose zu werden und *die ‚teutonischen Sümpfe mit der universellen Vernunft zu vertauschen: das Universelle war französisch‘.*

Eine eigene Identität zu gewinnen, war ihm zunächst nur durch literarische Verobjektivierung in abstrakter Form mit dem distanzierten Blick des Schriftstellers erreichbar:

> Man muss wollen, dass die Handlung über ihre Absicht hinausgeht, denn ihre Realität hat diesen Preis. Man muss wollen, von den anderen stärker verpflichtet zu werden, als man dachte und als man es allein vermochte. Doch um fähig zu sein, es wirklich zu wollen (statt nur einen imaginären Willen zu produzieren, der den Fatalismus verschleiert), muss man es auch bewusst tun: die Gesamtsituation erkennen, in welche die begonnene Handlung sich einschreiben wird; das Feld und die Richtung erkennen, in der man verpflichtet werden möchte. Eben dies habe ich zu tun versucht. Und in den Grenzen eben dieses Willens akzeptiere ich, >verraten< zu werden (d. h. weitergebracht zu werden, als ich selber gehen kann); es ist meine Wirklichkeit in den Augen derer, die auf derselben Seite stehen wie ich, auf die es mir ankommt. (a. a. O., 309)

Der ‚Brief an D.' endet mit einer versteckten Ankündigung:

> Nachts sehe ich manchmal die Gestalt eines Mannes, der auf einer leeren Straße in einer öden Landschaft hinter einem Leichenwagen hergeht. Dieser Mann bin ich. Und Du bist es, die der Leichenwagen wegbringt. Ich will nicht bei Deiner Einäscherung dabei sein; ich will kein Gefäß mit Deiner Asche bekommen. ... Ich lausche auf Deinen Atem. Meine Hand berührt Dich. Jeder von uns möchte den anderen nicht überleben müssen. Oft haben wir uns gesagt, dass wir, sollten wir wundersamerweise ein zweites Leben haben, es zusammen verbringen möchten. (Brief an D., 2007, S. 84).

Das eigene Leben aus Liebe, aus unauflöslicher Verbundenheit zu beenden, ist die wohl denkbar radikalste Begründung für eine solche Entscheidung.

1991 hat er seine Vorstellungen von einem gesamtgesellschaftlichen Umbau präzisiert:

> Der ökologische Umbau der Gesellschaft verlangt die Unterordnung der ökologischen unter eine ökosoziale Rationalität. Diese Unterordnung ist mit dem kapitalistischen Paradigma der maximalen Effizienz und größtmöglichen Kapitalverwertung unvereinbar. Die ist ebenso unvereinbar mit einer Marktwirtschaft, die den individuellen Konsum ständig dadurch hochschraubt, dass sie die auf freiem Markt konkurrierenden Betriebe zwingt, ihr Angebot ständig zu erneuern, zu differenzieren, neue Gelüste zu schöpfen, um sie mit möglichst großem Aufwand zu befriedigen, individuelle und kooperative Selbstversorgungs- und Selbstbegrenzungsmöglichkeiten zu unterbinden. Wenn der ökologische Umbau nicht einfach eine autoritäre, technokratische Steuerung des wirtschaftlichen durch das administrative Subsystem sein soll, sondern die Wiedergewinnung einer Lebenswelt, muss er das Schrumpfen des Angebots an Waren und warenförmigen Dienstleistungen als emanzipatorische Selbstbegrenzung verwirklichen: d. h. durch eine viel direktere demokratische und basisdemokratische Gestaltung der Wirtschaftsentwicklung bei gleichzeitiger Arbeitszeitverkürzung und Erweiterung der überhaushaltlichen, kooperativen, durch geeignete öffentliche und Gemeinschaftseinrichtungen geförderte Selbstversorgungsmöglichkeiten. (Und jetzt wohin? 1991, S. 38).

Bei einem letzten Spaziergang durch den großen Obstgarten seines Hauses in Vosnon sagte *André Gorz* im August 2007 zu mir: ‚Ich schreibe über Alternativen, Du setzt sie um.'

Seinen schon seit langem gefasstem Beschluss, sich mit *Doreen* das Leben zu nehmen, hat er mit keiner Silbe angedeutet.

7. Humanistische Pädagogik und Erziehung: Autonomie in Verbundenheit

Durch die gesamte humanistische Tradition, insbesondere bei ihren jüdischen Vertretern, zieht sich, soweit ich sehen kann, wie ein roter Faden ein zentrales Gebot: sich vom Andern ‚kein Bild zu machen', ihn nicht zu verobjektivieren oder für welche ideologischen, gesellschaftlichen, politischen oder ökonomischen Zwecke auch immer zu erziehen. In der humanistischen Tradition wurde unter Erziehung immer das Gegenteil von Sozialisierung, Abrichtung und fremdbestimmter Vernutzung verstanden. ‚Humanistische Erziehung' ist zunächst und vor allem Selbsterziehung des Subjekts, die sich nicht in dem erschöpft, was der Einzelne an wissenschaftlichen Kenntnissen, sozialen oder technischen Fähigkeiten und Fertigkeiten erworben hat.

> Im Unterschied zur Konditionierung, zur Indoktrinierung und Dressur sucht die Erziehung wesensgemäß beim Individuum die Fähigkeit entstehen zu lassen, sich seiner selbst auf autonome Weise anzunehmen, das heißt, sich zum Subjekt seines Selbstbezugs und seines Bezugs zur Welt und zu den anderen zu machen. Diese Fähigkeit kann nicht gelehrt werden, sie muss hervorgerufen werden. Sie kann nur durch die affektive Bindung des Kindes oder Jugendlichen an eine Bezugsperson entstehen, die ihm das Gefühl vermittelt, es wert zu sein, bedingungslos geliebt zu werden, und ihm das Vertrauen in seine Fähigkeit gibt, etwas zu lernen, zu machen, zu unternehmen und sich mit den anderen zu messen. Das Subjekt entsteht dank der Liebe, mit der ein anderes Subjekt es dazu aufruft, sich zum Subjekt zu machen, und es entwickelt sich durch das Bedürfnis, von diesem anderen Subjekt geliebt zu werden. (André Gorz, Arbeit zwischen Misere und Utopie, a. a. O., S. 96f.).

Die Erziehungsaufgabe der Lehrerin und des Lehrers, vertrauensvolle Bindungen aufzubauen und gleichzeitig kritische Autonomie hervorzurufen und zu fördern, lässt sich nicht in Formen ‚objektiver' Ergebnisse messen, sondern zeigt sich an der Qualität von Beziehungen. Sicher ist dies nicht der institutionalisierte Regelfall von Erziehung und Unterricht in der Schule. Aber, wir alle wissen als ehemalige Schüler und praktizierende Pädagogen, dass sich solche Beziehungen ergeben können, als unplanbares und nicht einforderbares Geschenk. Die Aufgabe eines so verstandenen erzieherischen und erziehenden Umgangs wird komplementiert durch die Aufgabe, Bildung zu ermöglichen, sich in der sozialen und kulturellen Welt zu verankern, das heißt, eigene Erfahrungen zu machen mit der Tradition, in der wir stehen und die uns individuell und kollektiv geprägt hat, diese geistig zu verarbeiten und das eigene Handeln ethisch begründen zu können (*Sokrates*).

Unter Bildung verstehe ich, in der Tradition einer integrativen humanistischen Pädagogik, den lebenslangen Prozess der Welt- und Selbstaneignung, der zu einer fortschreitenden Integration von Körper, Seele und Geist führt.

Bildungsprozesse vollziehen sich als fortschreitende Differenzierung äußerer und innerer Erlebnis-, Erfahrungs-, vor allem aber auch Gestaltungsräume und führen über die verschiedenen Lebensphasen zu einer immer intensiveren Integration, zu einer ‚persönlichen Beziehungskraft der Verbundenheit' mit allem, was einem in der inneren und äußeren Realität begegnet.

Bildung ist wie Erziehung ein ständiger Prozess von Ergreifen und Sich-Ergreifen-lassen, in der Bindung an einzelne Menschen und dem Kampf um die eigene Autonomie; in der Verankerung in den Traditionen und der Neuschaffung der sozialen und kulturellen Welt. Dieser Prozess ist weder in kognitiven Begriffen noch mit emotionalen Qualitäten hinreichend beschreibbar, er ist grundlegender. Es ist vor allem ein leib/körper-gebundener Vorgang. Spätestens seit *Descartes* hat die westliche Wissenschaft gelehrt, den Körper als ein isolierbares Objekt zu betrachten, dessen Funktionsweise wir objektiv verstehen und beeinflussen können. Den Körper von innen zu fühlen und ihn dabei als Teil einer Situation, einer Umwelt zu begreifen, als lebendigen Organismus, der aus sich selbst heraus lebt und ständig neue Schritte des Lebens hervorbringt, ist modernen Menschen eine ziemlich fremde Vorstellung.

8. Personale Basiskompetenzen im Lehrerberuf

2009 wurde das Seminarmodell ‚Personale Basiskompetenzen für den Lehrerberuf' am Zentrum für Lehrerbildung der Universität Kassel vom Hessischen Kultusministerium und der Hertie-Stiftung mit drei 1. Preisen für Exzellenz in der Lehre ausgezeichnet (*Dauber, Bosse, Döring-Seipel*). Bis zur Beendigung durch die Hochschulleitung im Jahr 2021 nahmen daran mehr als 3.000 Studierende erfolgreich teil. Ziel dieses Seminars war, Studierenden die Möglichkeit zu geben, sich in handlungsorientierten Übungen ihre eigene Studienmotivation im Blick auf die heute von Lehrern und Lehrerinnen geforderten Kompetenzen gemeinsam zu reflektieren und zu überprüfen. Im Zentrum standen die Identifizierung und Förderung der personalen Kompetenzen künftiger Lehrer, mit dem Ziel, diesen Beruf lange, gesund und erfolgreich in der Förderung ihrer Schülerinnen und Schüler ausüben zu können.

Alle, die mit Kindern, Jugendlichen und jungen Erwachsenen beruflich oder im Alltag zu tun haben, wissen, dass Schüler ihre Lehrer immer mit deren ganzer Persönlichkeit wahrnehmen. Die Wirkung des Lehrers beschränkt sich nicht nur auf seine Funktion als Lehrender und als Modell für Lern- und Lösungsprozesse, sondern auch und gerade für Heranwachsende als Orientierungsmodell für existenzielle Sinnfragen. Er ist eine prägende Figur innerhalb der Erwachsenenwelt – sei sie positiv besetzt oder in distanzierender Abgrenzung abgewertet. Kurz: Das Kernproblem im Umgang mit diesen (psychosozialen) Belastungen und damit in der Ausbildung und Weiterbildung lehrender Berufe besteht in der Förderung und Vertiefung personaler Kompetenzen wie Beziehungsfähigkeit,

Empathie, innere Distanzierungsfähigkeit, Perspektivwechsel im Rollentausch etc. Diese Kompetenzen bilden neben fachlichem Wissen und didaktischer Kreativität eine bislang weithin vernachlässigte ‚Dritte Säule' der Lehrerbildung in allen Phasen. Ziel ist ein an den Personen orientierter Umgang mit Schülern, Studierenden und Auszubildenden, aber auch mit sich selbst, mit eigenen Ansprüchen und Gefühlen, um lange, erfolgreich und gesund als Lehrer und Ausbilder tätig zu sein. In diesem Seminarmodell ging es nicht nur um überprüfbare (und nur teilweise standardisierbare) äußere Verhaltenskompetenzen, sondern vor allem um den Aufbau innerer Haltungen im Umgang mit Schülern, Auszubildenden, Klienten, Kollegen und last but not least mit sich selbst.

Um den Belastungen des Lehrerberufs lange gewachsen zu sein und ihn mit Freude auszuüben, bedarf es jedoch nicht nur bestimmter Werte in Persönlichkeitstests, sondern vor allem breiter interaktiver Kompetenzen, sich in sozialen Situationen auf andere einstellen zu können und entsprechend zu handeln. Hier überschneiden sich die Grundlagen und Arbeitsformen einer integrativen therapeutischen und pädagogischen Praxis.

9. Abschließend

Die Lebensläufe der eingangs mit ihren Biographien kurz vorgestellten historischen Personen verdeutlichen, wie diese Menschen versucht haben, im Rahmen ihrer gesellschaftlichen und persönlichen Handlungsmöglichkeiten eigene Profile zu bilden und in sozialer Verantwortung umzusetzen.
Nur einer von ihnen wurde älter als 80: *Sokrates* 70, *Mark Aurel* 59, *Seume* 47, *Korczak* 64, *Illich* 76, *Gorz* 84, *Hilarion Petzold* jetzt 80.
„Ist das wichtig für dich, Papa?", fragte mich mein Sohn gestern.
Darüber muss ich noch nachdenken.
Hilarion Petzold ist nur zwei Wochen jünger als ich.
Eine Festschrift zu seinem Geburtstag ist sicher nicht die die schlechteste Idee.

Teil II

Zur „Dritten Welle" der Integrativen Therapie

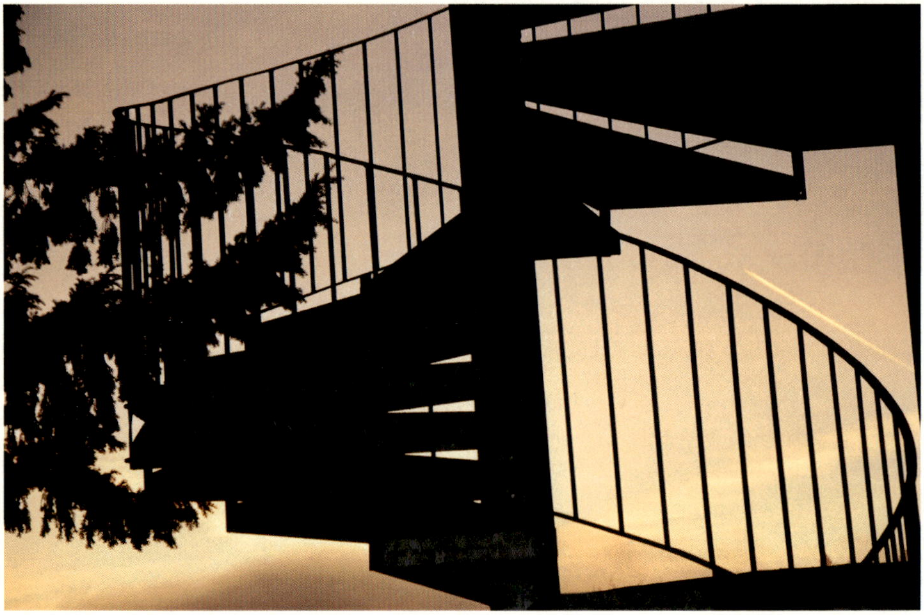

Integrative Therapie als „Polylog“ der Wissenschaften[1]

Hans Waldemar Schuch

Inhalt

50 Jahre sind eine lange Zeit. Mittlerweile dürften hunderte, wenn nicht tausende Menschen Weiterbildungen in Integrativer Therapie besucht haben. Sie alle bilden die Integrative Therapie, indem sie Namens der Integrativen Therapie ihre eigenen Integrationen vornehmen und eigene Akzente setzen. Im Kern geht es allerdings um das Werk von *Hilarion Petzold*, dem Begründer der Integrativen Therapie.

Ich mache keinen Hehl daraus: Es gibt nur wenige Menschen, deren Werk mich, genauer mein wissenschaftliches Denken so nachhaltig beeinflusst haben, wie das von *Hilarion Gottfried Petzold* – bei aller anfänglich empfundenen Fremd- und Andersheit und sonstigen Differenzen im Denken. Dafür empfinde ich zutiefst Dank und Anerkennung. Insofern war es für mich nicht nur eine Ehre, gefragt zu werden, diesen Festvortrag zu halten, sondern es ist mir auch eine Ehrenpflicht, dieses hier zu tun.

Welcher Art war die Beeinflussung? Ich glaube, ich habe durch die Auseinandersetzung mit seinem Werk eine Ahnung von der notwendigen Qualität des Denkens bekommen, die erforderlich ist, um diesem merkwürdigen Tun namens „Psychotherapie“ gut genug gerecht zu werden. Mir wurde insbesondere klar, was ein therapeutisches Verfahren ausmachen sollte, nämlich insbesondere die Kombination einer bestimmten Art des Denkens mit einer bestimmten auf den Menschen bezogenen, philosophisch begründeten Haltung samt einer darin gegründeten, mehrperspektivisch reflektierten Praxis. Dies ist zweifellos ein wichtiger, guter Ertrag.

Dieser Vortrag geht über Polyloge: Integrative Therapie als „Polylog“ der Wissenschaften. Er nimmt mich als Chronisten der Integrativen Therapie in Anspruch.

---

1 Diesem Text liegt ein Vortrag zugrunde, der anlässlich des Jubiläums „50 Jahre Integrative Therapie“ an der EAG gehalten wurde.

Als ich mich vor Jahren mit dem Thema beschäftigte, ich war gefragt, einen Vortrag zum Thema des POLYLOGs in der Schweiz zu halten, hatte ich spontan drei Einfälle resp. Erinnerungen. Zuerst fiel mir ein, dass ich in der Entwicklung meiner persönlichen Erkenntnisprozesse so manchen Höhepunkt genießen durfte. Einer dieser Höhepunkte verdankte sich der Aussage von *Hilarion Petzold*, dass es keinen Monolog ohne Dyade, Dialog und Polylog gebe. Das musste ich mir damals erst einmal in Ruhe zu Gemüte führen und die damit verbundene Kränkung verarbeiten: Jedes Wort, das aus meinem Mund kommt, habe ich schon einmal auf irgendeine Weise von Anderen erfahren: gehört oder gelesen.

Der zweite Einfall – ich glaube, es handelte sich um eine Aussage in einem Supervisionsseminar: *Hilarion Petzold* hatte vorgeschlagen, man müsste eigentlich alle wichtigen Beiträger, Begründer der Psychotherapie in einen Kreis setzen und sie über die therapeutischen Perspektiven diskutieren lassen. Es sollte dabei weniger um eine konkurrierende, die andere Ansicht bekämpfende oder ausschließende Diskussion gehen, sondern mehr um eine Diskussion, die verschiedene Perspektiven eröffnet und den Blick auf Vorteile und Nachteile der Verfahren ermöglicht. Also entstand die Idee, imaginativ z. B. *Janet*, *Freud*, *Adler*, *Jung*, *Ferenczi*, *Rank*, *Moreno*, *Reich*, *Perls*, *Rogers* und andere zum Zweck eines Rollenspiels in einen Kreis zu setzen und sie argumentativ loslegen zu lassen. (Ist es jemandem aufgefallen? Das waren alles Männer! Erweitern wir also diesen Kreis um *Melanie Klein*, *Anna Freud*, *Sabina Spielrein*, *Lou Andreas-Salomé*, *Clara Thompson*, *Helene Deutsch*, *Karen Horney*, *Ruth Silberpfennig Kestenberg*, *Martha Lineham*)

Schon jetzt gibt es einiges zu bedenken: Was drückt eine solche Einstellung aus? Es handelt sich um eine bestimmte Geisteshaltung, die viele Positionen anhört und zu allen Positionen in einer „Guten Distanz" verbleibt. So, wie ich das sehe, heißt diese Geisteshaltung *Skepsis*. Warum Skepsis? Ich weiß, Skepsis wird oft mit einer negativen, misstrauischen, zweifelnden Einstellung in Verbindung gebracht. Ich gebrauche sie eher im Sinne des altgriechischen Wortes σκέψις, das bedeutet Sehen, Betrachtung, Überlegung, Untersuchung, auch Umherschauen und gelehrte Übernahme. In Sachen Skepsis denke ich an meinen Lehrer in Philosophie *Odo Marquard*. *Odo Marquard* hat einige lesenswerte Essays über Skepsis verfasst (*Marquard* 1994, 2003, 2007). Was beutet Skepsis? Was ist ein Skeptiker? *Marquard* sagte sinngemäß: Skeptiker ist nicht der, der keine Position hat, sondern einer, der zu viele hat. Ein Skeptiker ist einer, der mehrere Positionen vertritt, die in der Lage sind, sich gegenseitig zu neutralisieren. Ich glaube, dass diese Sicht auf Skepsis, als eine Position, die es ermöglicht, mehrere Ansichten in einem Problemfeld einzunehmen, sehr gut zur Idee des „Polylogs" und der Multiperspektivität passt, die wir in der Integrativen Therapie vertreten.

Der dritte Einfall, der mir kam, bezog sich auf eine Episode in der Lehrtherapeutenausbildung – ich spreche von den 80er Jahren des vorigen Jahrhunderts. *Hilarion Petzold* wurde von einem Teilnehmer gefragt, was er glaube, was von seinem Entwurf wohl überdauern würde. Er antwortete ohne langes Nachdenken, „Das Ko-respondenzmodell". Ich war damals nur erstaunt, vielleicht sogar etwas enttäuscht. Hatte ich mehr, hatte ich anderes erwartet?

Aus heutiger Sicht und einigem Studium der französischen Philosophie, den Reden von Leibsubjekt, von Intersubjektivität und Alterität samt dem phänomenologischen Begriff der Natur, glaube ich, erst den Bedeutungsumfang dieser seiner Aussage einschätzen zu können. Ich glaube, erst heute in die Lage gekommen zu sein, einigermaßen zu erfassen, wie gehaltvoll das Ko-respondenzmodell ist und um welch treffliche theoretische Modellvorstellung es sich dabei handelt.

Sie wissen das: Ko-respondenz geht nicht in Kommunikation oder Interaktion auf. Es handelt sich nicht um einen soziologischen oder sozialpsychologischen und schon gar keinen sozialtechnischen Begriff. Ko-respondenz stellt im Kern auch keinen Handlungsbegriff dar, etwa nach der Art einer Aufforderung, wir sollten zu anderen Kontakt herstellen, mit Anderen korrespondieren. Ko-respondenz bezeichnet vielmehr ein Geschehen, in dem wir uns immer schon befinden. Wir sind vom Beginn unseres Lebens in komplexe Ko-respondenzprozesse eingebunden. Diese Ko-respondenzprozesse wahrzunehmen und mit Bedeutung zu versehen – sprich Phänomenologie und Hermeneutik – machen wesentlich die Arbeitsweise der Integrativen Therapie aus. Der Polylog wiederum bildet die Sprache der Ko-respondenz.

1. Zum Programm meines Vortrags

Ich möchte heute hier über die Entwicklung der Integrativen Therapie vor allem im Hinblick auf zwei Ebenen sprechen. Zum einen über die Entwicklung der Integrativen Therapie als theoretischer Integrationsansatz und zum andern über die Entwicklung der Integrativen Therapie als praktisches Verfahren. Beide Entwicklungsebenen muss man – gut integrativ denkend – in diverse zeitgeschichtliche Kontexte stellen, damit sie nicht abstrakt bleiben und in ihrer Abfolge und ihrem Aufeinanderwirken verständlich werden.

Das Verhältnis der Integrativen Therapie als theoretischer Integrationsansatz zu dem praktischen Verfahren Integrative Therapie – vice versa – stellt ein interessantes Thema dar, das es eigentlich verdient hätte, gründlicher erforscht zu werden. Ich muss mich hier auf einige Andeutungen beschränken, so, wie sie sich mir als Chronist darstellen.

Zur Theorie: Es war *Jacques Derrida* (1997), der einmal, bei aller Wertschätzung, *Sigmund Freuds* Behauptung (*Freud* 1905) widersprochen hat, er, *Freud*, habe seine Theorie induktiv, durch „unvoreingenommene Beobachtung" gewonnen (1905, 276). *Derrida* hatte vielmehr bei *Freud* einen Schreibstil, eine Rhetorik und Logik entdeckt, die derartig durchtrieben sei, „daß einem schwindelig werden kann" (1997, 21). *Freud* hat keineswegs unvoreingenommen beobachtet und so Theorie gebildet, sondern in seinen Theorien zielvoll seine philosophischen Ansichten realisiert. *Freud* war ein philosophisch wohlgebildeter Mann (*Gödde* 1999).

Hilarion Petzold war in dieser Hinsicht aufrichtiger als Freud. Er hat in seinem Werk nie den Gedanken aufkommen lassen, dass die Theorie der Integrativen Therapie primär induktiv aus der Beobachtung der Praxis der Integrativen Therapie gewonnen worden war. Der unmittelbaren therapeutischen Praxis und der damit verbundenen Erfahrung ging stets schon ein komplexer Aneignungsprozess von Theorie und wissenschaftlicher Forschung voraus und hat diese metatheoretisch begleitet, überformt und strukturiert. Ich denke hier z. B. an die *Konnektivierung* des Leibkonzeptes von *Maurice Merleau-Ponty* mit dem Rollen- und Szenenbegriff von *Jacob L. Moreno*. (*Petzold, Mathias* 1982). Für mich ein Beweis der Bedeutung der Metatheorie für die Praxeologie. Es wäre interessant zu ermitteln, in welchem Umfang auch Reflexionen der Praxis in die Theorie eingegangen sind. Diese anspruchsvolle und weit angesetzte theoretische Vorlage war für viele Ende der 70er/Anfang der 80er Jahre sowohl Ansporn als auch Zumutung und musste erst einmal persönlich verarbeitet werden. Ich habe die Entwicklung des theoretischen Integrationsansatzes damals gern mit der Geschichte von der „Raupe Nimmersatt" verglichen, die beständig sich das vorhandene Wissen aneignet – bis sie dann zu einem schönen Schmetterling wird. Dieses Bild, keineswegs abwertend gemeint, half mir über die Kränkung hinweg, nicht im Entferntesten ein solches Rezeptionspensum zu bewältigen. Obwohl ich auch nicht gerade unbelesen bin.

Bezüglich des Verhältnisses von Theorie und Praxis hatte ich einen „Fliegenden Teppich" imaginiert. Ich sah einen fliegenden Teppich, der den Erkenntnis- und Forschungsinteressen von *Hilarion Petzold* folgend, zeitweise in aufregenden, rasanten, oft genug herausfordernden, immer anspruchsvollen Fahrten über der Praxis kreiste, sich dabei thematisch erweiterte, vertiefte und veränderte. Von ihm aus konnte die Praxis in den Blick genommen, kritisch diskutiert werden und immer wieder in ein neues Licht gesetzt werden. Um vorab zwei Beispiele zu erwähnen, wie die Theorie sich auf die Praxis auswirkte: Ich denke zum einen an die Problematisierung bestimmter Ansichten und Praktiken der sogenannten Bioenergetik sowie zum andern die Veränderung der Einstellung zur Gestalttherapie. Ich komme später noch einmal darauf zu sprechen. – Der von mir so imaginierte fliegende Teppich war aus zahlreichen Materialien gewirkt, enthielt Stoffe unterschiedlicher Herkunft, in unterschiedlicher Dichte, war nicht immer ganz frei von Moden, stand zeitweise merklich unter dem Eindruck zeitgeschichtlicher Kontexte und wissenschaftspolitischer Interessen, ich denke hier u. a. an Trauma-Forschung und Neurobiologie. Er enthielt aber auch Schmuckstücke eigener Provenienz, hier ich denke u. a. an die Werke über Sinn und den Willen sowie insbesondere an die Werke über Kreativität.

Ich imaginierte also einen Teppich, der gleichsam als Lebenswerk in unermüdlicher, sorgfältiger Arbeit über die Jahre kunstvoll geschaffen wurde. Mittlerweile ist er in die Jahre gekommen, also kreist er langsamer. Heute geht es eher darum, innezuhalten, seine Bestandteile zu arrondieren und deren Zusammenhalt zu festigen. Es geht darum, die Bedeutung dieses großartigen Werkes zu ermitteln, hervorzuheben und die Erträge für die Zukunft zu sichern.

2. Die drei Wellen

Ich habe im Folgenden vor, entlang der „Wellen" der Entwicklung der Integrativen Therapie einige Ansichten zum Polylog dieser Entwicklung vorzutragen. Sie werden die „drei Wellen" kennen: Die Entwicklung der Integrativen Therapie hat nach *Hilarion Petzolds* Einteilung mittlerweile 3 Wellen gebildet.

Die erste Welle datierte *Hilarion Petzold* von ca. 1965 bis Anfang der 80er Jahre. Inhaltlich ging es hier um die Formulierung der Grundlagen, die Bio-psycho-sozio-ökologischen Basis-Konzepte, die 5 Dimensionen des Menschen. Zur Erinnerung: Der Mensch – als Frau und Mann – ist Körper (Soma), verfügt über seelisch-emotionale Dimensionen (Psyche) und kognitiv-geistige Strebungen (Nous). Er lebt als soziales Wesen in sozialen Kontexten und als ökologisches Wesen in einer komplexen Lebenswelt, mit der er unlösbar verbunden ist. Damit wären die Dimensionen unserer „anthropologischen Grundformel" benannt, die aus jener Zeit stammen.

Die zweite Welle, von *Hilarion Petzold* auf 1982-2000 datiert, beschreibt er als Phase der Konsolidierung. Thematisch hebt er die „Entwicklungstherapie in der Lebensspanne", also Therapie auf dem Hintergrund der Vorstellung einer lebenslangen Entwicklung sowie die Identitätstheorien und die Definition der 14 Heilfaktoren hervor. Ich fand die Idee der Mehrebenenreflexion bedeutend.

Die dritte Welle datiert ab 2001. Es geht hier um Transversale Überschreitungen, um Transgressionen in Polylogen auf dem Weg zu einer Integrativen Humantherapie.

Ich hatte vor Jahren zusätzlich Verdacht auf eine 4. Welle. Ich glaubte, die von mir so unterstellte „vierte Welle" sei repräsentiert in einer Art „Wende zur Natur". *Hilarion Petzold* (2019) hatte in seinem Essay „Die heilende Kraft der Landschaft und der Natur" eine bedeutsame Akzentuierung vorgenommen. Er wählte nicht die „Permanenz des menschlichen Lebens als Letztbegründung" für sein ökologisches Denken, sondern stellte „die Lebenswelt, die Welt des Lebendigen, die mundane Ökologie, die lebendige Natur schlechthin ins Zentrum" seiner Argumentation (ebenda 847). Mit der Hinwendung zur Natur geht es um das phänomenologisch nicht ganz unheikle Projekt, die Welt nicht primär vom Menschen her, sondern die Welt von der Welt her zu verstehen.

Hilarion Petzold hat mir darin widersprochen und darauf hingewiesen, dass die Natur immer schon eine wesentliche Bezugsgröße in seinem Denken einer Integrativen Therapie war. Ich habe mir daraufhin noch einmal den Begriff der Natur bei *Merleau-Ponty* angeschaut und muss zugeben, dass ich mich im

Hinblick auf diese 4. Welle wohl geirrt habe. Wie sind diese Wellen einzuschätzen? Ich sehe die Abfolge dieser Wellen als eine polylogische Erschaffung und Ausfüllung und Vervollständigung eines „Tree of Science". Ich sehe sie als Ausarbeitung und Vervollständigung einer intentional angelegten Grundidee und nicht als Werdegang, der Vergangenes hinter sich lässt und an dessen Stelle Neues setzt. Also nicht: „Jetzt ist er auf die Natur gekommen" – mit der Thematisierung der Natur erfüllt sich thematisch nur das, was ohnehin im *Petzold*schen Entwurf der Integrativen Therapie – und zwar von Anfang an – angelegt war: Es handelt sich im Rückblick um eine multiperspektivische, polylogische Entfaltung einer intentionalen Grundidee. Mir ist es hier wichtig, noch einen Gesichtspunkt hervorzuheben: *Hilarion Petzold* hat die Integrative Therapie in programmatischer Unfertigkeit konzipiert. Die Integrative Therapie kommt nicht zu einem Abschluss. Sie ist nach vorne offen.

Die Integrative Therapie folgte seinem Erkenntnisinteresse und seinem Aneignungs- und Produktionsprozess und hat sich beständig und keineswegs immer linear fortentwickelt. Zeitweise schienen die aktuellen Themen Lichtjahre von den Themen der Anfänge entfernt zu sein. Ich habe hier bewusst das Verb „scheinen" gewählt, weil die zeitweise im Vordergrund des Erkenntnisinteresses stehenden Forschungs- und Wissenschaftsthemen in der Lage waren, einem später Hinzugekommenen den Blick auf die Tatsache zu verstellen, dass die Themen des Anfangs, insbesondere die philosophischen Referenzen nach wie vor Motiv und Kern, ja den Angelpunkt der Integrativen Therapie bilden.

3. Die erste Welle

Wie war die Lage? Was war die Situation? Um was ging es? Die Entstehung und Entwicklung der Integrativen Therapie ist zweigleisig vonstattengegangen. Zum einen wurde die Integrative Therapie als praktisches Verfahren entwickelt, insbesondere aus Elementen der Elastischen Psychoanalyse (*Sándor Ferenczi*), der Gestalttherapie (*Friedrich Solomon Perls*), dem Psychodrama (*Jacob Levi Moreno*), dem Therapeutischen Theater (*Vladimir Iljine*) sowie Leib- und Bewegungstherapie (*Petzold* 1988) und der Verhaltensmodifikation (*Frederick H. Kanfer*).

Zum andern wurde die Integrative Therapie als theoretischer Ansatz systematischer Methodenintegration begründet. Zentral steht hier die Idee einer Metastruktur für die Psychotherapie in Form eines *Tree of Science*. Der Tree of Science stellt eine wissenssoziologisch angelegte, ordnende und zugleich offene Systematik für Theorien dar. Es geht um Theorien, die für Psychotherapie, Soziotherapie, Leib- und Bewegungstherapie, Kunsttherapie, Musiktherapie, Biblio- und Poesietherapie, Naturtherapie und Supervision relevant sind.

Ich habe den Tree of Science gern mit einem wohlgefüllten und wohlgeordneten Bücherregal verglichen, in dem das für die Therapie relevante Wissen der Welt enthalten war. Wir hatten in der ersten Welle das Problem, mehrere therapeutische Methoden praxeologisch zu kombinieren. Es handelte sich um das Psychodrama, die Gestalttherapie, um Körpertherapien, namentlich die Bioenergetik, es gab Leib- und Bewegungstherapien, die Elastische Psychoanalyse nach Sándor Ferenczi und auch die Verhaltenstherapie – für sich genommen nicht ohne weiteres kompatible Verfahren oder Methoden, zumal sie differente, zum Teil inkompatible – explizite oder latente – Anthropologien enthielten. Erst durch die metatheoretische Integrationsleistung, durch das Integrationskonzept, ergab sich die Möglichkeit des Entwurfs und der Entwicklung eines eigenständigen, konsistenten therapeutischen Verfahrens. Ein eindeutig identifizierbares Verfahren, das eine wie auch immer geartete Eklektik überstieg.

Was war der inhaltliche Ertrag im „Theorie-Himmel"? Aus der Reihe, der in dem Polylog einbezogenen Referenzwissenschaften ist zuerst die Philosophie zu nennen. Die IT beruft sich ausdrücklich auf bestimmte philosophische Ansätze, die sie im Ergebnis zu einer komplexen philosophischen Anthropologie kombiniert (vgl. *Stefan,* dieses Buch). Es handelt sich bei den philosophischen Quellen überwiegend um solche der französischen Provenienz, ohne auf diese festgelegt zu sein.

Ich erwähne hier insbesondere die erlebnistheoretische, intersubjektive *Phänomenologie* (*Maurice Merleau-Ponty*), *Leibphilosophie* (*Gabriel Marcel*), *Hermeneutik* (*Paul Ricoeur*), sowie die Philosophie des Anderen und Fremden (*Emmanuel Levinas*), die zur *Ethik* führte, nicht zu vergessen den Dekonstruktivismus (*Jacques Derrida*) und nicht zuletzt die Analyse von Diskursen mit den Themen der Macht und der Sexualität (*Michel Foucault*) samt dessen Idee des Dispositivs. Die erwähnten therapeutischen Methoden gerieten im Licht der anspruchsvollen Metatheorie unvermeidlich in die Diskussion.

Was kam – im Nachhinein gesehen – problematisch vor, an den Methoden? Wie veränderte sich die Praxis im Lichte der kritischen Diskussion? Ich will mich hier auf einige würzig-launische Andeutungen beschränken: Am unproblematischsten kam zweifellos das Psychodrama vor. Alle Kulturen bilden Szenen und können szenisch verstanden werden. In allen Kulturen gibt es Rollen, befinden sich die Mitglieder in darstellbaren sozialen Verhältnissen. Psychodramatische Inszenierungen waren in der Regel gut nachvollziehbar und gefühlsmäßig ergreifend. Sie eröffneten Möglichkeiten, sich selbst besser zu verstehen (Alter Ego). Sie verhalfen dazu, im Rollenspiel neue, andere Perspektiven einzunehmen und insbesondere auch Verhaltensalternativen zu explorieren. Das Moreno'sche „Soziale Atom" gab und gibt noch immer ein nützliches Tool ab, soziale Verhältnisse darzustellen.

Viel problematischer kam dagegen die Bioenergetik mit ihren spezifischen Körperinterventionen vor. Sie hatte invasive Interventionsformen, die, szenisch gesehen, Fragen aufwarfen („Was macht die Hand des Therapeuten am Becken der Patientin?" oder „Was stellt das szenisch dar, einen Menschen in Rückenlage über den bioenergetischen Atembock zu spreizen?" etc.). Erschwerend kam hinzu, dass die Bio-Energetik ein typologisierendes, biologistisches Menschenbild vertrat – im Hintergrund die „Charakteranalyse" von *Wilhelm Reich*, als deren höchste Entwicklungsstufe der „Genitale Charakter" („Der Mann, der alles kann") stand. Anthropologisch aus unserer Sicht höchst problematisch, um das Mindeste zu sagen.

Die Gestalttherapie – eine Zeitlang das namensgebende Verfahren, das Institut wurde nicht von Ungefähr Fritz-Perls-Institut genannt – geriet in die ausführlichste Kritik. Doch sehen wir zunächst auf die positiven Seiten: Positiv war der Beitrag der Gestalttherapie zur szenischen Arbeit zu vermerken, in Form imaginärer Dramatisierungen oder monodramatischer Inszenierungen, wie sie *Perls* seinerzeit praktiziert hatte; desweiteren, daß die Gestalttherapie durch ihre Ausrichtung auf das „healthy functioning" einen frühen Beitrag zur gesundheitszentrierten Sicht des Menschen geleistet hat – im erklärten Gegensatz zur Pathologiezentrierung der Psychoanalyse; ferner die Körperorientierung der Gestalttherapie, insbesondere die Beachtung körpersprachlicher Phänomene; dann auch die – wenn auch unzulänglich ausgearbeitete – interaktionale Orientierung: das „Dialogische" der Gestalttherapie; nicht zu vergessen das Konzept des „Self Supports", das dem Patienten ermöglicht, im Umgang mit sich selbst Sicherheit zu entdecken und zu begründen, z. B. im Hinblick auf die Erkundung eigener emotionaler Grenzerlebnisse; dann die Arbeit mit dem Widerstand; und „last not least" das „continuum of awareness", verstanden als eine phänomenologische Interventionspraxis.

Kommen wir zur Kritik: Die Gestalttherapie nach *Friedrich Solomon Perls* – im Hinblick auf ihr latentes Menschenbild heute zu Unrecht der Humanistischen Psychologie zugeordnet (*Perls* zählte sie ausdrücklich *nicht* zur Humanistischen Psychologie) – impliziert ganz anders als diese eine merkwürdig abstrakte, geradezu unpersönliche Vorstellung vom Menschen: Der Mensch ist „Organismus im Feld", er funktioniert nach einem gleichsam naturgesetzlichen Gestaltformationszyklus, in dem sich die „Weisheit des Organismus" in Form der organismischen Selbstregulation (Homöostase) realisiert. Der Mensch ist Teil eines kosmologischen Entwicklungsgeschehens, das zu immer größerer ästhetischer Vollkommenheit führt (Holismus/*Jan Christian Smuts*). Therapieziel ist die Auflösung von Blockaden bzw. Abschluss unabgeschlossener Gestalten, die sich ständig wiederholen, dadurch die organismische Selbstregulation und damit den Entwicklungs- und Wachstumsprozess hemmen. Nicht zuletzt hatte *Perls* die *Freud*sche (sexuelle) Triebpsychologie durch eine andere Triebpsychologie, nämlich den Hunger-Aggressionstrieb ersetzt.

Wir teilen grundsätzlich die Kritik von *Maurice Merleau-Ponty* an der Gestaltpsychologie, insofern sie „Gestalt" – einer physischen Realität gleich – als Wahrnehmungsgegenstand ansieht und Gestaltgesetze in die Welt platziert und insofern einem „realistischen" Vorurteil unterliegt. Auf dem Hintergrund der differentiellen Anthropologie des schöpferischen Menschen der Integrativen

Therapie konnte das gestalttherapeutische Denken keine ausreichende Basis für Weiterentwicklung bilden.

Doch auch die Praxis jener Tage war nicht ganz „ohne". Sie wurde immer wieder als stark konfrontativ, direktiv und machtvoll einengend erlebt: nicht zuletzt durch ihre konsequente Gegenwartsfixierung. Wir wurden von machtvollen Gestalttherapeutinnen in unser „Kontinuum of Awareness" geschickt, wenn denn nicht auf dieses gebannt. Viele Interventionen erschöpften sich in der notorisch-nervigen Fragerei „Und jetzt, und jetzt...?". Der Gestalttherapeutische Ansatz lud nach meiner Erfahrung den Therapeuten immer wieder zu eitlen machttrunkenen Selbstinszenierungen ein. Mir kommt es insofern im Nachhinein nur konsequent vor, dass die Integrative Therapie sich praxeologisch in eine andere Richtung entwickelte und die Gestalttherapie auf ein methodisches Element zurückgestuft wurde.

Eine neue Perspektive, insbesondere eine andere therapeutische Atmosphäre kam mit dem Hervortreten der *Ferenczi*-Orientierung herein. Hier wurde das emotionale Klima in Richtung Empathie und Sympathie verändert und ein heilsames, fürsorgliches, aufeinander bezogenes Familienverhalten in den Vordergrund gestellt. Ich gebe nur die Stichworte der „Anpassung der Familie an das Kind" und „Kinderanalysen mit Erwachsenen".

Auch der *Ferenczi*anische Ansatz wäre kritisch zu diskutieren. Patienten wurden da programmatisch als ehemalige zu kurz gekommene, misshandelte, bedürftige Kinder gesehen. Im Gegensatz zu *Ferenczi*s konsequenter Gegenwartsorientierung wurden wir allzu oft in die Vergangenheit geschickt, wurden traurige Biographien erfunden und problematische Identitäten als missbrauchte oder traumatisierte begründet.

4. Kommen wir zur zweiten Welle

In der zweiten Welle ca. ab 1980 ging es vor allem um die theoretische Konsolidierung der Integrativen Ansatzes. Dies ging nicht ohne Auseinandersetzung ab. So stellte sich dem Lehrkörper zu Beginn unter anderem die Frage „Gestalt oder Integration?". Ich erinnere mich an eine Lehrtherapeutentagung, in der argumentiert wurde, dass etwas erst gestaltet sein muss, bevor es integriert werden kann und deshalb der „Gestalt" logisch der Primat vor der Integration gehöre. Der Übergang von der Gestalt zur Integration ging zweifellos an das Selbstverständnis, an die Identität etlicher Kolleginnen und Kollegen. Dieses Argument vom Primat der Gestalt sah nicht, dass es nicht um die Behauptung einer logischen Abfolge ging, sondern um etwas, was mit dem Begriff der Integration für das Verfahren Integrative Therapie erst andeutungsweise ausgedrückt war.

Denn hinter der Idee der Integration – die übrigens schon in den frühesten Schriften von *Hilarion Petzold* (1965) Anliegen war – stand weitaus mehr.

Hinter der Idee der Integration stand das Projekt einer viel größer angelegten, multiwissenschaftlichen, polylogischen Öffnung und Vertiefung des Entwurfs der Integrativen Therapie. Angesicht dieses Projekts konnte das integrative Denken nicht bei dem wahrnehmungspsychologischen Begriff der Gestalt verharren.

Was waren thematische Inhalte dieser zweiten Welle? *Hilarion Petzold* nennt drei Themenbereiche: Die lebenslange Entwicklungspsychologie, beginnend mit der Babyforschung. Das Denken einer lebenslangen Entwicklung entlang von Lebensaufgaben, bildlich darstellbar in Form eines mehrzügigen Panorama-Modells, auf dem die biologische, psychische, soziale, kontextuelle Entwicklung abgebildet werden konnte, über das Leben hin bis zum hohen Senium und zum Lebensende, Themen, die theoretisch und praxeologisch von *Hilarion Petzold* erarbeitet und von den Anfängen in den 1960er Jahren bis heute 2024 in Therapie und Supervision praktisch umgesetzt wurden.

Die Identitätstheorie: Die Identitätstheorie bildet einen wichtigen Aspekt des Modells von Persönlichkeit. Sie werden sich erinnern: Die Modellvorstellung von Persönlichkeit um fasst die Dimensionen Selbst, Ich und Identität. In diesem Modell konnektivierte *Hilarion Petzold* die Leibphilosophie von *Merleau-Ponty* mit dem Rollenbegriff von *Moreno*.

Die 14, jetzt 17 Heil- und Wirkfaktoren: Die siebzehn Wirkfaktoren geben die Ergebnisse der Psychotherapieforschung wieder und ermöglichten die Skizzierung eines gut bekömmlichen und wirkungsvollen therapeutischen Verfahrens.

Im Ergebnis dieser Konsolidierungsphase zeigen sich vier therapeutische Schwerpunktbildungen:

1. Als **klinischer Ansatz** mit kurativer und palliativer Ausrichtung, der Pathogenese begegnen, Störungen beseitigen und Leiden lindern soll.
2. Als **gesundheitsfördernder Ansatz**, der Salutogenese unterstützen und einen gesundheitsbewußten und -aktiven Lebensstil entwickeln soll.
3. Als **persönlichkeitsbildenden Ansatz**, dem es darum geht, persönliche Souveränität und Selbstverwirklichung mit anderen zu realisieren.
4. Als **kulturkritischer Ansatz**, der einer parrhesiastischen und emanzipatorischen Kulturarbeit verpflichtet ist (*Petzold, Steffan* 1999; *Petzold, Orth, Sieper* 1999; *Petzold, Ebert, Sieper* 1999).

5. Zur dritten Welle

Die dritte Welle ist die vielleicht theoretisch anspruchsvollste und weitreichendste. So wie ich das sehe, bildete sie auf jeden Fall diejenige Entwicklungsphase, die des gründlichsten Studiums und des größten Verständnisses bedarf. Doch wird sie auch von den meisten verstanden? Ich hoffe nicht, dass das Bonmot zutrifft „Sie bedarf das meiste Verständnis, aber sie wird von den meisten nicht verstanden". Warum bedarf sie des größten Verständnisses? Die dritte

Welle rüstet die Integrative Therapie wissenschaftstheoretisch für den Begriff der Transversalen Moderne auf. Wir begegneten hier Begriffen wie Transgression, Transversalität. Was bedeuteten diese Trans-Begriffe? Sie wissen das: immer wiederkehrende Begriffe lauten u. a. *Exzentrizität, Mehrperspektivität, Synopse, Konnektivierung, Transversalität.*

Ich hatte einmal in einer früheren Arbeit (*Schuch* 2002) *Petzolds* Art der Theoriebildung eher als durchgängigen Stil als eine formal durchgehaltene Theorie klassifiziert und dies anhand der Begriffe Exzentrizität, Mehrperspektivität, Synopse, Konnektivierung und Transversalität durchdekliniert. Ich dekliniere die Begriffe einmal noch kurz durch: *Exzentrizität*, der abgehobene Blick (im Gegensatz zur *Zentrierung*, dem „In-sich-hineinspüren") und *Mehrperspektivität* bedingen einander. *Exzentrizität* ermöglicht *Mehrperspektivität. Mehrperspektivität* setzt *Exzentrizität* voraus. *Exzentrizität* gilt sowohl für den Blick nach außen, als auch für den Blick nach innen, auf sich selbst. Hier begegnen wir dem Begriff des Obliquen Bewusstseins (*Böhme* 1985).

Die aus exzentrischer Position gewonnene *Mehrperspektivität* legt *Synopse*, Zusammenschau nahe. Die *Synopse* ermöglicht wiederum *Konnektivierung*, d. h. die Vernetzung unterschiedlicher, aktiv in den Blick genommener oder in das Auge fallender Wissensbestände. *Konnektivierung* kann bereits als ein kreatives, ko-kreatives Prozedere verstanden werden. Es handelt sich um ein Prozedere, das ständig aufs Neue vollzogen, neue Interpretationen hervorbringen und so neuen Sinn schöpfen kann. Durch Konnektivierung soll die Bildung vielschichtiger und kontingenter Interpretationen befördert und damit valider Sinn begründet werden – situativ und relational – auf Zeit.

Dem Begriff der *Transversalität* messe ich in diesem Zusammenhang eine besondere Bedeutung zu, weil er das typische theoretische und praktische Verfahren der IT ausgezeichnet charakterisiert. *Transversalität* bezeichnet programmatisch den Typus eines offenen, nichtlinearen, pluriformen, heterotopen, prozessualen Denkens. *Transversalität* meint ein Denken von Vielfalt in permanenten Übergängen. Ein Denken, das charakterisiert ist durch Reflektieren und Metareflektieren. Ein Denken, das durch beständiges Überdenken, Nachdenken und Durchdringen der eigenen Positionen und ihrer Kontexte deren ganze Komplexität mehr und mehr erschließen will, ohne zu einem bestimmten Abschluss kommen zu sollen.

Dieses Denken kommt rastlos vor. Systematische Suchbewegungen werden zum Erkenntnisprinzip. Fortschreitende Erkenntnisse, *Transgressionen,* bilden das Entwicklungsziel. Das für die IT typische *polylogische* Denken zielt auf die Ermöglichung von Vielfalt, auf die Zulässigkeit *heterotopischen* Argumentierens, auf die Gültigkeit *heterogener* Ordnungen bzw. auf die Relativierung von singulären Geltungsansprüchen. Mit *Integration* soll es eben nicht um die Generierung und Behauptung einheitlich verfasster Erkenntnisse und Praktiken gehen, sondern um Erweiterung, Vielfalt und Differenzierung. *Integration* meint in diesem Verständnis nicht Assimilation und Nivellierung sondern *Konnektivierung.*

Hiermit kommt ein Verständnis von Wissenschaft zum Vorschein, das nicht konventionellen, wissenschaftlichen Versuchen entsprechen will, *Komplexität* unpersönlich, formelhaft und abstrakt zu reduzieren, sondern, eher im Gegenteil, *Komplexität*, so gut wie es geht, zu erhalten, zu differenzieren und, als in Zeit und Raum lebendig Gewirktes, vielschichtig aufzufächern, das in seinem Gewordensein und seinen Bezügen darzustellen und nur so angemessen zu begreifen ist.

Dies verweist über ein andersartiges Verständnis von Wissenschaftslogik hinaus auf eine bestimmte intersubjektive und historische Situierung von Denken und Wissen. Denken und Wissen wird sozusagen sozialer und historischer Gehalt zuerkannt, indem sie prinzipiell intersubjektiv und diskursiv, in Kontext und Kontinuum verstanden werden, d.h. in *Ko-respondenz*, in *Konsens* und *Dissens* gewonnen, als Begegnung und Auseinandersetzung in *Polylogen*, unter Berücksichtigung von Anderem und Beachtung und Achtung des Anderen. Ich bin der Überzeugung, dass erst der Begriff der Transversalität die Einstellung öffnet, in ausreichendem Maße „Komplexität" anzuerkennen.

Hermeneutik – nach *Petzold* mit der Phänomenologie verschwistert – nimmt neben der Letzteren eine zentrale Stellung in *Petzolds* Theoriebildung ein. *Petzold* spricht sich für eine transversale Erkenntnissuche durch eine konnektivierende Hermeneutik aus, die nach Art der Kollage vorgeht. Demnach verschaffen immer wieder neu anzufertigende Kollagen immer wieder aufs Neue Möglichkeiten, sich neue Bilder zu machen, neu zu konnektivieren und so in der Erkenntnissuche fortzuschreiten, im Sinne eines transversalen, sich ständig überschreitenden Verfahrens.

Erkenntnis stellt dann kein Ergebnis dar, bildet keinen Abschluss, sondern bleibt programmatisch immer Suche, wird durch Innehalten allenfalls zur Position auf Zeit. Es lohnt auch, einen Blick auf die behandelten Themenbereiche zu werfen. Hier möchte ich einen Themenbereich hervorheben, der beispielhaft für das Polylogische der Integrativen Therapie genommen werden könnte:

6. Das Thema des Willens unter Einbeziehung der Neurobiologie

Also auch ein paar Bemerkungen zum Thema *Willen*. Ich denke hier insbesondere an die Arbeit von *Petzold* und *Sieper* „Polyloge über den Willen zur differentiellen und integrativen Perspektiven und Verantwortlichkeiten in der Psychotherapie" (*Petzold, Sieper* 2004). *Hilarion Petzold* brachte wieder das Thema des Willens ins Spiel (*Kornhuber, Deecke* 2007). Der Wille ist ein sowohl von der Psychologie als auch der am *Unbewussten* fixierten Psychoanalyse/Tiefenpsychologie vernachlässigter, schließlich aus erkenntnis- und wissenschaftstheoretisch fragwürdigen Gründen von deterministischen Neurobiologen bestrittener Aspekt (*Schuch* 2014). Es ist nicht zuletzt auch ein Verdienst *Hilarion Petzolds* (2001), den Willen (*Petzold, Sieper* 2004, 2008) wieder nachdrücklich ins Gespräch gebracht zu haben. Man könnte auch sagen, dass *Hilarion Petzold* das Thema des Willens in der Psychotherapie rehabilitierte. Er tat dies, indem er aufzeigte, dass der Wille ein zu Unrecht vernachlässigtes, ein hochkomplexes Phänomen im menschlichen Verhalten ist.

An dieser Stelle auch ein paar Bemerkungen zur Neurobiologie. Zuerst sei erwähnt, dass die neurobiologische Forschung und die Phänomenologie – die Referenzphilosophie der Integrativen Therapie – ausgezeichnet zusammenpassen. Es konnte einem vorkommen, als sei die Neurobiologie angetreten, um die Philosophie vom Leibsubjekt empirisch zu bestätigen (siehe *Stefan*, dieses Buch). Das Leibsubjekt, das sich, die Welt und sich in der Welt mit seinen Sinnen realisiert. Aus phänomenologischer Sicht störte vor allem der Geltungsanspruch der Neurobiologie und die verdinglichende Sichtweise, das (lebendige) Leibsubjekt durch ein Organ, das Gehirn, zu ersetzen. *Habermas* (2004) sah darin lediglich ein Sprachspiel.

Die Neurobiologische Forschung hat Relevanz für die Psychotherapie. Ich denke hier zunächst an das Ergebnis, dass in jeder Wahrnehmung in hohem Maße Hirnareale beteiligt sind, in denen man das Gedächtnis lokalisiert. Ich denke auch an den Befund, dass einzelne sinnliche Wahrnehmungsweisen, z. B. das Sehen und Hören, unterschiedliche Signalzeiten aufweisen und dass im Hirn unterschiedlich schnelle Signale synchronisiert werden, was wiederum zu einer messbaren Verzögerung unserer Wahrnehmung führt. Und was ja in der Zusammenschau bedeutet, dass unsere Wahrnehmung den Charakter einer zeitversetzten, erinnerungsgeprägten Imagination hat.

Immerhin sollten sich die Ergebnisse der Neurobiologie auf die bewusste Gestaltung des psychotherapeutischen Verfahrens anregend und korrigierend auswirken. Um nur drei wichtige Auswirkungen der Neurobiologie auf die psychotherapeutische Praxis zu erwähnen:

Zum Ersten: Es gilt, Retraumatisierung durch ungeschützte Erinnerung zu vermeiden. Demnach bildet das Erinnern, gar das erneute Durchleben ehemaliger Traumatisierungen offenbar ein zweischneidiges Schwert, insofern Traumatisierungen fortgeschrieben werden können. Hier irrte die Gestalttherapie alten Stils wohl gewaltig. In welchem Umfang das auch für den *Ferenczi*anischen Ansatz zutrifft, der das Durcharbeiten „unter anderen Bedingungen“, sprich der „korrigierenden emotionalen Erfahrung“ anregt (*Alexander* 1950; 1957), müsste ebenfalls kritisch befragt werden!

Zum Zweiten: Die meisten psychischen Vorgänge laufen gemäß den Ergebnissen der neurobiologischen Forschung im impliziten Gedächtnismodus ab, d. h. ohne explizites Bewusstsein. Mit „implizitem Gedächtnismodus“ wird der körperhaft unbewusste Charakter von Erinnerungen bezeichnet. Implizite Gedächtnisinhalte sind deshalb nicht ohne weiteres kognitiv erinnerbar und deshalb auch im therapeutischen Gespräch kaum angemessen benennbar bzw. sprachlich mitteilbar. Dies relativiert auf der einen Seite die Beschränkung der Psychotherapie auf eine reine „talking cure“ erheblich. Auf der anderen Seite erfordert das eine feinsinnige Phänomenologie, praxeologisch ausgedrückt: szenisches Verstehen und atmosphärisches Erfassen. Auf implizite Gedächtnisinhalte kann man durch die Analyse von Interaktions- und Verhaltenssequenzen kommen wie auch durch feinsinnige Leibarbeit, insbesondere durch das szenische Verstehen, das Wahrnehmen von Atmosphären sowie durch die Analyse von Inszenierungen und Lebensstilen in gegebenen Kontexten.

Zum Dritten erscheint mit dem Blick auf die Neurobiologie psychotherapeutisch sinnvoll, nicht allein auf das Erzählen von Lebensgeschichten zu setzen, so sehr dieses auch Gegenstand von *Hermeneutik* bilden kann, sondern insbesondere auch unbewusste Lebensstile und äußere Lebenslagen zu identifizieren und zu analysieren und dem Patienten in der therapeutischen Beziehung die Gelegenheit zu geben, sich mit diesen auseinanderzusetzen, in sich Motivationen, letztlich den Willen zu entdecken oder zu entwickeln, seinen Lebensstil zu verändern, seine Lebenslage zu verbessern und dadurch neue, andere, bekömmlichere Lebenserfahrungen zu gewinnen.

Der Bezug zur Neurobiologie bildet ein weiteres feines Beispiel für Polylog und transversale Integration (*Sieper* 2007). *Hilarion Petzold* interpretiert empirische Befunde dieser medizinischen Grundlagenforschung mit Hilfe der neuropsychologischen Theorie von *Alexander Romanowitsch Lurija* (1992). *Lurija* hatte psychische Prozesse als komplexe funktionelle Systeme gesehen, die aus der Zusammenarbeit der verschiedenen Gehirnfunktionen hervorgehen, von denen jede ihren Anteil am Aufbau dieser Prozesse beisteuert. Das Gehirn sei das Beispiel von Teilfunktionen in einem Ganzen in permanenten Differenzierungs- und Integrationsprozessen über die ganze Lebensspanne hin.

7. Auf dem Weg zu einem Schluss

Thematisch schlägt *Hilarion Petzolds* Gedankenführung einen Bogen von der Leibphilosophie, seinem Begriff von Leiblichkeit, seiner Anthropologie des informierten Leibes, seinen Begriffen von komplexer Achtsamkeit und komplexer Resonanz, über die Neurowissenschaften bis hin zur ökologischen Kontexttheorie. In diesem Durchgang kann „Transversale Hermeneutik" zur Praxis metareflexiver Kulturarbeit werden. Transversalität definiert er hier als Voranschreiten, in immer deutlicher werdenden Suchbewegungen von Menschen, Organisationen, Institutionen – und dieses weltweit. *Hilarion Petzold* erweitert und differenziert auf diese Weise die Formel vom „Leibsubjekt in der Lebenswelt" durch zahlreiche weitere Gesichtspunkte, insbesondere unter Berücksichtigung der neueren wissenschaftlichen Forschung.

Durch seinen Natur- und Ökologiebezug hat *Hilarion Petzold* (2019) „der Lebenswelt, der Welt des Lebendigen, die „embeddedness" aller Lebensprozesse in das Zentrum theoretischer und praktischer Arbeit des Integrativen Ansatzes und seiner methodischen Wege gestellt. Damit unternimmt er einen Gang in die

Peripherie des Leibes. Er sucht immer wieder die Exzentrizität und die von da aus vorgenommenen Formulierungen des Seins. Er nimmt dabei in Kauf, dass die von ihm kollagierten Erkenntnisschritte aus Sicht eines linearen Denkens wissenschaftstheoretisch nicht immer auf einer Linie sind. Insbesondere gerät er durch diese Art der Theoriebildung in Gegensatz zu einer parsimonischen Auffassung von Phänomenologie (*Fuchs* 2020). Aber all das ist nicht sein Problem. Zielt doch sein Denken auf die Ermöglichung von Vielfalt, auf die Zulässigkeit heterotopischen Argumentierens und auf die Gültigkeit heterogener Ordnungen. Mit diesem Ansatz kann er sich dann auf eine erkenntnis- und wissenschaftstheoretische Gratwanderung machen, nämlich die innerhalb der leibphilosophisch nicht überschreitbaren Grenzen des Leibes wahrgenommene, aber außerhalb dieser Grenzen naturwissenschaftlich situierte Realität zu betonen. Seine Haltung ist hier eindeutig: *Hilarion Petzold* glaubt, dass bei der rasant aggravierenden ökologischen Situation ein „pro natura" und eine mundanologische Fundierung (Weltbild) unverzichtbar sei. So hat er sie im Lebensweltbegriff seiner Grundformel (*Petzold* 1965) bereits angelegt (persönliche Mitteilung).

Der Artikel „Epitome – Polyloge in der Integrativen Therapie: Mentalisierungen und Empathie, Verkörperungen und Interozeption – Grundkonzepte für komplexes Lernen in einem intermethodischen Verfahren ko-kreativen Denkens und Schreibens" bildet einerseits einen fokussierten Auszug aus dem umfangreichen Werk von *Petzold* und *Orth* und stellt andererseits den neuesten Stand der integrativen Theorieentwicklung dar. Der Integrative Ansatz wird dort anhand zahlreicher Definitionen erneut als bio-psycho-sozial-ökologische Humantherapie im mundanen Kontext und undanem Kontinuum präsentiert. Integrative Therapie verschränkt naturwissenschaftliche und human- bzw. geisteswissenschaftliche Perspektiven. Sie verknüpft exterozeptives und interozeptives Wahrnehmen, Verarbeiten, Memorieren, Lernen. Sie verdeutlicht das Zusammenspiel des Lernens, auf dem Weg „ein Selbst zu werden", (d. h. Selbst-Lernen, Selbstverstehen) und des" Lernens der Welt" (Welt-Lernen, Weltverstehen). Für *Hilarion Petzold* geht nichts ohne „Lernen". Auch die Generierung von Sinn, die Sinnschöpfung verlangt nach Prozessen komplexen Lernens.

Wie dargelegt, eher wohl nur angedeutet, hat sich die Theorie weiterentwickelt (*Sieper, Orth, Petzold, Mathias-Wiedemann* 2021). Sie hat sich insbesondere differenziert und vertieft. Zwischenräume sind gedanklich gefüllt worden. Es liegen zahlreiche, umfassende Definitionen vor. Die Zahl der polylogischen Bezugnahmen ist Legion. Nicht zuletzt hat sich das Integrationswerk in einem letzten Schritt auf die Natur zu bewegt und damit ausgeführt und konsequent um das erweitert, was wesenslogisch bereits vorgesehen war. Ich hatte darauf hingewiesen, dass auch die Wende oder Hinwendung zur Natur der kritischen Reflexion bedarf, der richtigen Einordnung und Problematisierung, sie bedarf nicht zuletzt des philosophischen Verständnisses. Die Wende zur Natur bildet zwar eine logische Schlussfolgerung des *Petzold*schen Entwurfes, stellt aber noch keineswegs einen Endpunkt dar. Insbesondere heißt es nicht Naturtherapie *anstatt* Psychotherapie. Die Naturerfahrung in Form der *Green Meditation* ist als Bestandteil der Humantherapie zu sehen. Es handelt sich um den Rekurs auf eine Praktik, die ich andeutungsweise schon Anfang der 80er Jahre als „Herzensmeditation" in *Petzolds* Herzensseminar kennengelernt habe.

In der Integrativen Therapie werden in theoriegeleiteten Ko-respondenzprozessen immer wieder aufs Neue auf Grund von Konsens- und Dissensfeststellungen Konzepte auf Zeit zu erarbeiten sein, gültig für konkrete Diskursgemeinschaften bzw. Konsensgesellschaften. Die polylogischen Entwicklungen werden zweifellos weitergehen. Es stellt sich allerdings die Frage, in welche Richtung diese Entwicklungen gehen werden. Mir stellt sich nicht von ungefähr die Frage, bin insofern durchaus in Sorge, ob die Entwicklungen das theoretische Niveau erhalten können werden, die *Hilarion Petzold* mit seinem Entwurf vorgelegt hat.

Ich weiß gar nicht genau warum, aber mich haben schon während meines Studiums der Psychoanalyse die Aussagen von *Herbert Marcuse* (1963) über das „Veralten der Psychoanalyse" fasziniert und mich nicht mehr losgelassen. Mir geht es hier dabei nicht so sehr um die Psychoanalyse, sondern um das, was *Marcuse* damals sorgenvoll bemerkt und als Problem zum Ausdruck bringen wollte: Die zunehmende Entschärfung und Verharmlosung des *Freud*schen Entwurfes z. B. durch die Neopsychoanalyse. *Marcuse* hatte moniert, dass mit der Aufgabe der Triebtheorie zugunsten neopsychoanalytischer Ansichten das Thema der zivilisatorisch geknechteten Menschennatur auf der Strecke geblieben ist. Wenn ich diesen Gedanken auf die Entwicklung der Integrativen Therapie anwende, so komme ich zu der Befürchtung, dass auch hier die Gefahr besteht, unbequeme Ansichten aufzugeben oder nur noch formelhaft zu gebrauchen, mit der Folge, sich letztlich nicht mit deren Bedeutung für die Integrative Therapie produktiv auseinanderzusetzen. Ich denke hier an den Angelpunkt der Integrativen Therapie, die erlebnistheoretische Phänomenologie mit ihren Aspekten des Leibsubjekts, der Intersubjektivität, der Alterität und dem szenischen Verstehen (*Schuch* 2018). Ich denke weiters an die erkenntnistheoretischen Gehalte der Dritten Welle, in der es um Transversalität, Transgression, letztlich um Kulturkritik ging.

Der Versuch, die Integrative Therapie „anschlussfähig" zu machen, sie zu medizinisieren und zu psychologisieren, sie in Module einzusperren und sie lediglich als Krankenbehandlung auszurichten, führt in meiner Befürchtung lediglich dahin, die Phänomenologie zu verraten, die Hermeneutik zu kanalisieren, dem Positivismus die Tür zu öffnen und damit die Idee einer parrhesiastisch zu vertretenden Humantherapie und eines eco-carings preiszugeben. Mir kommt an dieser Stelle eine Zeile aus einem Gedicht in den Sinn, das mich seit Schülerzeiten begleitet: „In den Sümpfen schwängert das Wohl die Wahrheit und festigt den Todeszug mit Leere" (*Filmer* 1961). Der Begriff der *Humantherapie* verweist auf die Kultur menschlichen Miteinanders und auf die Kritik des gegenwärtigen menschlichen Miteinanders. In einer humantherapeutisch geprägten Kultur hätten sich die *Grundqualitäten des Menschlichen* zu erweisen, u. a. Takt,

Würde, Achtung, Aufrichtigkeit, Hingabe, Zuneigung, Liebe, Freundschaft, Opfer, Dienst, Pflicht, Verantwortung, Verlässlichkeit, Barmherzigkeit, Trost, Verständnis. Wir eröffnen mit dem Rekurs auf *Grundqualitäten des Menschlichen* aufs Neue einen scheinbar altmodischen Blickwinkel: Denn wir vermögen mit dem Blick auf menschliches Leid, dessen Erleben und Begriff, nicht ausschließlich an die Folgen fehlgeleiteter Hirnströme oder disparater molekularer Prozesse zu glauben. Wir glauben vielmehr, Menschen können auch aus einem Mangel an Verständnis und Trost, durch das Erleiden von Misshandlung oder Verkennung, durch Imstichlassen, Verwahrlosung, Taktlosigkeit und am Verlust ihrer Würde erkranken.

Literatur

Alexander, F. (1950): Analyse der therapeutischen Faktoren in der psychoanalytischen Behandlung. *Psyche* 4, 401-416.

Alexander, F. (1957): Psychoanalysis and Psychotherapy. Developments in Theory, Technique, and Training. London.

Alexander, F., French, T. (1946): Psychoanalytic Therapy. Principles and Application. Lincoln.

Böhme G. (1985): Anthropologie in pragmatischer Hinsicht. Frankfurt/Main: Suhrkamp.

Derrida, J. (1997): Dem Archiv verschrieben. Eine Freudsche Impression. Berlin: Brinkmann & Bose.

Derrida, J. (1992): „Gerecht sein gegenüber Freud" – Die Geschichte des Wahnsinns im Zeitalter der Psychoanalyse. In: ders. (1998): Vergessen wir nicht – die Psychoanalyse! Frankfurt/Main: Suhrkamp, 59-126.

Filmer, W. (1961): Orion und 41. Augsburg: Verlag die Brigg.

Frostholm, B. (1978): Leib und Unbewußtes. Freuds Begriff des Unbewußten interpretiert durch den Leib-Begriff Merleau-Pontys. Bonn: Bouvier.

Fuchs, Th. (2020): Randzonen der Erfahrung. München: Karl Alber.

Gödde, G. (1999): Traditionslinien des ‚Unbewussten'. Schopenhauer – Nietzsche – Freud. Tübingen (edition diskord).

Habermas, J. (2004): Freiheit und Determinismus. In: ders. (2005): Zwischen Naturalismus und Religion. Philosophische Aufsätze. 155-186. Frankfurt/Main: Suhrkamp.

Kornhuber, H.H., Deecke, L. (2007): Wille und Gehirn. Bielefeld und Locarno: Edition Sirius.

Lurija, A.R. (1992): Das Gehirn in Aktion. Einführung in die Neuropsychologie. Reinbek bei Hamburg: Rowohlt.

Marcuse, H. (1963): Das Veralten der Psychoanalyse. In: ders. (1968), a.a.O., 85-106.

Marcuse, H. (1968): Kultur und Gesellschaft 2. Frankfurt/Main: Suhrkamp.

Marquard O. (1973): Schwierigkeiten mit der Geschichtsphilosophie. Frankfurt/Main: Suhrkamp.

Marquard, O. (1994): Skepsis und Zustimmung. Philosophische Studien. Stuttgart: Reclam.

Marquard, O. (2003): „Ich bin ein Weigerungsverweigerer". Ein Gespräch mit Odo Marquard. Die Fragen stellte Jens Hacke. – In: *O. Marquard* (2007), Skepsis in der Moderne. Philosophische Studien, Stuttgart: Reclam. 13-21.

Marquard, O. (2007): Skepsis in der Moderne. Philosophische Studien. Stuttgart: Reclam.

Merleau-Ponty, M. (1964): Phänomenologie der Wahrnehmung. Berlin: de Gruyter.

Merleau-Ponty, M. (1967): Das Auge und der Geist. Reinbek bei Hamburg: Rowohlt.

Merleau-Ponty, M. (1986): Das Sichtbare und das Unsichtbare. München : Wilhelm Fink.
Petzold, H. G. (1965): Géragogie – nouvelle approche de l'éducation pour la vieillesse et dans la vieillesse. http://www.fpi-publikation.de/images/stories/downloads/textarchiv-petzold/petzold-1965-gragogie-nouvelle-approche-de-lducation-pour-la-vieillesse-et-dans-la-vieillesse.pdf Zugriff am 03.11.2018.
Petzold, H. G. (2003/1993): Integrative Therapie. Modelle, Theorien und Methoden für eine schulenübergreifende Psychotherapie. 3 Bde. Paderborn: Junfermann.
Petzold, H. G. (2001): Wille und Wollen. Psychologische Modelle und Konzepte. Göttingen: Vandenhoeck & Ruprecht.
Petzold, H. G., Sieper, J. (Hg.) (2004): Der Wille in der Psychotherapie. 2 Bde. Göttingen: Vandenhoeck & Ruprecht.
Petzold, H. G., Sieper, J. (2004): POLYLOGE über den Willen zu differentiellen und integrativen Perspektiven und Verantwortlichkeiten in der Psychotherapie. Nachwort. In: *H. G. Petzold, J. Sieper* (Hg.) (2004): Bd. 2, a. a. O., 133-197.
Petzold, H. G., Orth, I. (Hg.) (2005): Sinn, Sinnerfahrung, Lebenssinn in Psychologie und Psychotherapie. 2 Bde. Bielefeld und Locarno: Edition Sirius.
Petzold, H. G., Sieper, J. (Hg.) (2008): Der Wille, die Neurobiologie und die Psychotherapie. 2 Bde. Bielefeld und Locarno: Edition Sirius.
Schuch, H. W. (2002): Integrative Therapie. Ein kurzer Versuch über Denken, Positionen und klinische Verfahrensweise. *Gestalttherapie* 16., 2002, 1, 100-124. https://hwschuch.de/wissen/psychotherapie/integrative-therapie/.
Schuch, H. W. (2008): Darum Integrative Therapie. *Integrative Therapie* 34, 3, 179-198.
Schuch, H. W. (2014): Kann das Gehirn denken? Essays. Wien: Krammer.
Schuch, H. W. (2018): Sprache, Befremdung szenisches Verstehen. *RESONANZEN*, 6, 1. 20-39.
https://www.resonanzen-journal.org/index.php/resonanzen/article/view/416.
Sieper, J. (2007): Transversale Integration: Ein Kernkonzept der Integrativen Therapie. Einladung zu ko-respondierendem Diskurs. In: Sieper, J., Orth, I., Schuch H.W. (Hg.) (2007): a.a.O., 42-151.
Sieper, J. (2000): Ein neuer „POLYLOG" und eine „Dritte Welle" im „herakliteischen Fluss" der INTEGRATIVEN THERAPIE – Transgressionen III. In: POLYLOGE 3/2000.
http://www.fpi-publikation.de/polyloge/alle-ausgaben/03-2000-sieper-j-ein-neuer-polylogund-eine-dritte-welle-im-herakliteischen-fluss.html.
Sieper, J. Orth, I, Schuch H. W. (Hg.) (2007): Neue Wege Integrativer Therapie. Klinische Wissenschaft, Humantherapie, Kulturarbeit. – Polyloge. Bielefeld und Locarno (Edition Sirius).
Sieper, J., Orth, I., Petzold, H. G., Mathias-Wiedemann, U. (2021): Psychotherapieverfahren entwickeln sich – Zwanzig Jahre POLYLOGE Entwicklungen der Integrativen Therapie seit 1965 zu ihrer „Dritten Welle" 2000-2020. POLYOGE 24/2020, https://www.fpi-publikation.de/polyloge/24-2020-sieper-j-orth-i-petzold-h-g-2020-psychotherapieverfahren-entwickeln-sich-zwanzig-jahre-polyloge/.

Hilarion Petzold als Philosoph des Leibes

Robert Stefan

Inhalt

1. Einleitung und Vorbemerkungen

Der vorliegende Beitrag entwickelte sich aus einer Festrede, die von mir für *Hilarion G. Petzold* anlässlich seines 80. Geburtstages bei der Konferenz der *European Association for Integrative Therapy (EAIT)* am 4. Mai 2024 gehalten wurde. Als ich gefragt wurde, diese Festrede zu halten, fühlte ich mich sehr geehrt, denn kaum jemand hat mein Denken so nachhaltig beeinflusst wie *Petzold*. Gleichzeitig ist es nicht leicht, ja es bereitet einiges an Kopfzerbrechen, das enorm umfangreiche Werk dieses Universalgelehrten zu solch einem Anlass zusammenzufassen. Zu meiner Erleichterung hat mich die Konferenzleitung im Zuge der Vorbereitungen ersucht, einen Schwerpunkt auf die Phänomenologie des Leibes von *Hilarion G. Petzold* zu setzen. Dennoch, auch hier könnte man viele Stunden und noch mehr Seiten an Text referieren. Es galt also, einen besonders einschlägigen und prägnanten Fokus auf *Petzold*s Philosophie des Leibes zu finden.

Da ich mich gerne tief in Quellen und alte Bücher einarbeite, habe ich die Arbeit an dieser Festrede zum Anlass genommen, mir zahlreiche vergriffene ältere Bücher von *Hilarion G. Petzold* in Secondhand Läden zu beschaffen.[1] Die sukzessive Lektüre dieser Bücher aus den 1970er und 1980er Jahren haben mir die Geschichte und die Entwicklung der Integrativen Therapie in ganz neuem Lichte vor Augen geführt. Mehr als je zuvor war ich sehr beeindruckt von der innovativen Kraft, der Aufbruchsstimmung sowie dem Umfang und der

1 Inzwischen sind viele auch auf der Internetplattform „Polyloge – e-books" zugänglich gemacht worden.

Akribie der Arbeiten zur Methodenintegration mit dem Ziel, Psychotherapie als Humantherapie zu entwerfen, das Wesen Mensch in seiner Ganzheit und seinen sozialen und ökologischen Bezügen zu begreifen.

Angeregt durch einige Gespräche mit *Hans Waldemar Schuch*, der zuletzt eine Festrede anlässlich *Hilarion G. Petzolds* Emeritierung und zum 25-jährigem Bestehen der *Europäischen Akademie für biopsychosoziale Gesundheit und Kreativitätsförderung (EAG)* (*Schuch* 2007) gehalten sowie viele wichtige Beiträge zur Integrativen Therapie geleistet hat, begann ich mich intensiver mit derjenigen Epoche in *Petzolds* Entwicklung zu beschäftigen, in der die Leibtheorie der französischen Phänomenologie mit Rollentheorien, insbesondere jene von *Vladimir N. Iljine* und *Jakob Levy Moreno* konnektiviert wurde. Ein aus meiner Sicht philosophisch besonders reichhaltiger Schritt in der Entwicklung der Philosophie des Leibes von *Hilarion Petzold* und Ausgangspunkt vieler Begriffe und Theorien der Integrativen Therapie wird hier deutlich.

Um die Entwicklung zu rekonstruieren, werde ich zunächst auf die Zeitgeist-Atmosphäre der 1960er Jahre in Paris, in welcher der integrative Ansatz seinen Ursprung hat, eingehen. In jener Zeit des Umbruchs und des Aufbruchs finden wir die wesentlichen, innovativen Motive, welche in den Jahrzehnten danach von *Petzold* und seinen Kolleginnen *Johanna Sieper, Ilse Orth* und *Hildegund Heinl* sukzessive ausgearbeitet wurden. Dann werde ich genauer auf die Integration von Leibphilosophie und Rollentheorie sowie auf den Begriff des informierten Leibes eingehen, um – dem Titel entsprechend – die Philosophie des Leibes von *Hilarion Petzold* möglichst prägnant darzustellen.

2. Zu den Anfängen

Blicken wir also kurz zurück in die Geschichte, zu den Anfängen in Paris der 1960er Jahre. *Petzold* selbst sagt über jene Zeit des Aufbruchs und des Umbruchs, dass diese eine wesentliche Zeitgeist-Atmosphäre in der Entstehung des integrativen Ansatzes gewesen sei.

> Die **Integrative Therapie** entstand Mitte der 1960er Jahre in Paris im Kontext der soziokulturellen Bewegungen, die durch den deutsch-französischen Freundschaftsvertrag 1963 wesentlich angestoßen worden war. Dieser zentrale *europapolitische* Hintergrund ist genauso wichtig wie die sogenannte 1968er-Bewegung. (*Petzold* 2018r, S. 2)[2]

Der deutsch-französische Freundschaftsvertrag markiert einen bedeutenden Wendepunkt in den Beziehungen der Staaten Europas. Der Vertrag hatte das

2 Ausdrucksstarke und kreative Schriftformatierungen wie fett und kursiv sind ein häufig eingesetztes Stilmittel von *Petzold* und Kolleg:innen und sind in direkten Zitaten hier und nachfolgend aus dem Original übertragen.

Ziel, die immer wieder aufflammende Feindseligkeit zwischen den beiden Nationen zu überwinden, um eine dauerhafte Grundlage für Kooperation, Versöhnung, Frieden und gegenseitiges Vertrauen zu schaffen. Der deutsch-französische Freundschaftsvertrag bewirkte eine enge Abstimmung der politischen Positionen mit dem Ziel der europäischen Integration und förderte den kulturellen Austausch zwischen den beiden Ländern. Die Intensivierung der Kooperation im Bildungsbereich und der Austausch von Student:innen trug zum Aufbruch in ein neues kulturelles Zeitalter sowie zur Entstehung der Integrativen Therapie bei.

Die 1968er-Bewegung war ein Phänomen, durch das eine Vielzahl politischer, sozialer und kultureller Veränderungen angestoßen wurde. Man setzte sie sich für eine Neubewertung der Erziehung und der Beziehung zwischen Eltern und Kindern ein, indem autoritäre Strukturen und hierarchische Machtverhältnisse kritisiert wurden. Die 1968er-Bewegung trug zu grundlegenden sozialen und kulturellen Neuerungen bei, da traditionelle Normen und Werte hinterfragt wurden. All dies führte im Ergebnis zu einer Demokratisierung, Liberalisierung und Veränderung der politischen Institutionen. Zu jener Zeit entstanden einzigartige Bedingungen, die einen starken Einfluss auf die Entwicklung der Integrativen Therapie hatten:

> Wir kamen ja aus Deutschland und brachten diesen kulturellen Hintergrund mit, lebten dann in Paris in russischen Emigranten-Milieus und internationalen Kreisen und haben [...] begonnen, ein philosophisch, sozial- und neurowissenschaftlich, sowie klinisch fundiertes Modell **„bio-psycho-sozio-ökologischen"** Konzeptualisierens (*Petzold* 1965, 2) zu entwickeln. (*Petzold* 2023e, S. 11)

In der sogenannten westlichen Welt bis heute kaum rezipierte russische Wissenschaftler und Philosophen wie vor allem *Lev Semënovič Vygotskij*, *Aleksandr Romanovič Lurija*, *Michail Michajlovič Bachtin Nikolaj Aleksandrovič Bernštejn* oder *Aleksej Alekseevič Uchtomskij*, *Pëtr Kuz'mič Anochin* und *Aleksej Nikolajevič Leont'ev* (vgl. *Reisecker-Schaufler* 2021) haben schon sehr früh Gedanken über den Zusammenhang von Bewegung und neuronalen Prozessen, zu mentalen und sozialen Repräsentationen formuliert und damit Theorien zur Leiblichkeit entwickelt, die für *Petzold* und seine Kolleginnen seit dem Beginn der Integrativen Therapie sehr bedeutsam geblieben sind. An dieser Stelle sei ein Absatz aus einem sehr frühen Werk *Petzold*s zitiert, der sehr deutlich macht, was er und damit die Integrative Therapie seinen russischen Lehrern – hier insbesondere in Bezug auf einen Begründer des therapeutischen Theaters, *Vladimir Nikolajevič Iljine* – verdankt. In gewisser Weise ist ein Großteil der weiteren Entwicklung und Differenzierung von *Petzold*s Philosophie in diesen wenigen Zeilen *in nuce* schon enthalten:

> *Iljne* versuchte als Naturwissenschaftler (Biologie und Medizin), Geisteswissenschaftler (Philosophie, Geschichte) und Künstler (Musik und Theater) Elemente dieser drei Bereiche in das Therapeutische Theater einzubringen, ein Anliegen, das einerseits dem Enzyklopädismus und Universalismus der russischen Intellektuellen jener Zeit entsprang, zum anderen aber in der anthropologischen Grundauffassung vom Menschen als Schöpfer, als „kulturschaffendem Wesen" wurzelt. Der Mensch, der sein Menschsein in Fülle verwirklicht und der damit ein erfülltes Leben gewinnt, ist Künstler, Denker, Forscher zugleich. (*Petzold* 1973, S. 99)

Bereits in den 1950er und dann vor allem in den 1960ern begannen im Paris jener Zeit des Aufbruchs und des Umbruchs intensive Debatten zwischen der Psychoanalyse, dem Existenzialismus, dem Marxismus und der Phänomenologie, welche das Verhältnis von Philosophie, Psychologie und Psychotherapie neu definierten (*Petzold* 2018r). Klingende Namen wie *Simone de Beauvoir*, *Jean-Paul Sartre*, *Albert Camus*, *Michel Foucault*, *Gabriel Marcel*, *Maurice Merleau-Ponty*, *Paul Ricœur* oder *Jaqcues Derrida* prägten mit ihren neuartigen philosophischen Ansätzen die Zeitgeist-Atmosphäre und selbstverständlich auch die akademische und intellektuelle Landschaft nachhaltig. In diesem fruchtbaren Milieu keimte auch die Integrative Therapie, die sich nicht lediglich als Psychotherapie, sondern als „Humantherapie" versteht (*Petzold* 1965), welche ohne klinische Philosophie und philosophische Therapeutik nicht zu denken ist.

> **Klinischer Philosophie** ist es darum zu tun, Perspektiven der Philosophie für die klinische Arbeit fruchtbar zu machen und Referenzwissenschaften, die für die Psychotherapie relevant sind, in einen klinisch-philosophischen Diskurs einzubinden [...] Sie zielt schließlich darauf ab, TherapeutInnen eine *Exzentrizität* zu ihrem Denken und Tun zu vermitteln, einen selbstkritischen Blick, der Dogmatismen entgegenwirkt, was PatientInnen wie TherapeutInnen gleichermaßen zugute kommen soll [...] **Philosophische Therapeutik** nutzt die theoretische und praktische Beschäftigung der Philosophie mit dem Menschen, mit der *conditio humana*, ihre Geistesarbeit und Reflexion von Lebensgeschehen, in denen das Bemühen von Menschen, der Menschheit kulminiert, sich selbst und die Anderen im Lebens- und Weltzusammenhang auf der *individuellen* und *kollektiven* Ebene zu verstehen, um zu lernen, mit sich adäquat umzugehen, sich zu handhaben, das Leben zu bewältigen, zu meistern, zu gestalten aus erworbenem *Lebenswissen* und aus *Lebenspraxen*, aus *Lebensweisheit*, die zu einer *Lebenskunst* führt. (*Petzold* 2005r, S. 135)

Ein wesentliches Charakteristikum der Integrativen Therapie tritt damit deutlich hervor, nämlich ihre interdisziplinäre Orientierung unter besonderer Berücksichtigung der Philosophie. Wenden wir uns also zunächst demjenigen Begriff zu, der, so würde ich meinen, *Hilarion G. Petzold*s Philosophie mehr als jeder andere fundiert, nämlich jener des Leibes. Bereits sehr früh, hier in einer Textstelle aus dem Jahr 1977 argumentiert *Petzold* klar und deutlich:

> Unser leiblicher Organismus ist die Grundlage aller Lebensprozesse, auch der emotionalen und der geistigen. Durch ihn nehmen wir wahr, „produzieren" wir Gefühle und Gedanken, Verhaltensweisen. Durch ihn und mit ihm lernen wir. Der Leib wird damit zum Ausgangs- und Zielpunkt aller Therapie. (*Petzold* 1977a, S. 258)

Dies mag uns heute vor allem innerhalb der von *Petzold, Sieper* und *Orth* entwickelten Tradition als selbstverständlich erscheinen. Blickt man zurück auf die 1970er Jahre, die noch sehr von behavioralen und psychodynamischen Ansätzen dominiert waren und in denen der Leib oder der Körper eine eher geringe Rolle spielte, so ist es das sicherlich nicht. Wie dem auch sei, dass wir als lebende Wesen aus unserer Leiblichkeit heraus existieren, scheint eher trivial. Es ist aber ganz und gar nicht trivial, genau zu explizieren, wie Leiblichkeit unseren Selbst- und Weltbezug herstellt.

3. Die Phänomenologie des Leibes

Beginnen wir mit der französischen Phänomenologie des Leibes, ich beschränke mich hier der Einfachheit halber auf *Maurice Merleau-Pontys* Arbeiten, welche aus seinem frühen Studium am *Edmund Husserl* Archiv entstanden. *Husserl* (1936), der Begründer der Phänomenologie, beabsichtigte in seinen Arbeiten, das menschliche Bewusstsein und dessen sinnstiftende Leistungen detailliert zu beschreiben. In Husserls späterem Werk wird das Phänomen des Leibes wesentlich, da er sukzessive bemerkt, dass in allen Bewusstseinsleistungen die konstitutive Rolle der Leiblichkeit nicht vernachlässigt werden darf: „Derselbe Leib, der mir als Mittel aller Wahrnehmung dient, steht mir bei der Wahrnehmung seiner selbst im Wege und ist ein merkwürdig unvollkommen konstituiertes Ding" (*Husserl* 1952, S. 159). Daran schließt *Merleau-Ponty* (1966; 1974) an:

> Bleibt zu verstehen, durch welchen magischen Vorgang die Vorstellung einer Bewegung gerade eben diese Bewegung im Leibe hervorruft. Das Problem ist einer Lösung nur fähig, wenn man die Unterscheidung zwischen dem Leib als Mechanismus-ansich und dem Bewußtsein als Sein-für-sich überwindet. (*Merleau-Ponty* 1966, S. 168, Anm. 94)

Dieses Problem aufnehmend entwickelt sich vor allem in Frankreich eine Phänomenologie der Leiblichkeit, die wesentlich stärker den empirischen Organismus als gelebten Leib in den Blick nimmt. Der Leib wird zunehmend zum Ausgangspunkt der philosophischen Theoriebildung. *Merleau-Ponty* hält dazu fest: „Ist mein Leib Ding, ist er Idee? Er ist weder das eine noch das andere, er ist der Maßstab der Dinge" (*Merleau-Ponty* 1964, S. 199). Der phänomenologische Begriff des Leibes ist nicht jenem des Körpers gleichzusetzen. Im Phänomen der Leiblichkeit verschränkt sich Körperliches und Mentales. Phänomenologisch betrachtet weist der Leib daher eine Doppelstruktur auf. Er ist Mittelpunkt und Medium des Subjekts und zugleich Gegebenheit oder ein Objekt für das Subjekt. Er ist ein physikalisches Ding unter anderen Dingen in der Welt und zugleich eine irreduzible, subjektive Voraussetzung für alle Erfahrung von Welt. Mit der oft bemühten Sein-Haben-Differenz ausgedrückt: „Ein Mensch *ist* immer zugleich Leib [...] und *hat* diesen Leib als diesen Körper" (*Plessner* 1941, S. 43).

Im Leib verschränkt sich das Subjekt mit der materiellen, physikalischen Welt in einer kreuzweisen Verflechtung, einem Chiasmus, wie es *Merleau-Ponty* (1964) bezeichnet. Der Leib nimmt dabei jederzeit spontan eine Position ein, „die den Dialog mit der Welt ermöglicht und gegebenenfalls erleichtert – er *situiert sich*, damit der Hervorgang sinnlicher Bedeutung möglich wird" (*Fabeck* 1994, S. 25). Mit Blick auf andere Lebewesen und auf Intersubjektivität führt *Merleau-Ponty* aus, dass „in der Erfahrung des Dialogs die Rede des Anderen bei uns unsere Bedeutungen trifft, und unsere Worte, wie es seine Antworten bezeugen, in ihm seine Bedeutungen treffen; wir gehen ineinander über, einer in den anderen" (*Merleau-Ponty* 1966, S. 154).

> Die Kommunikation, das Verstehen von Gesten, gründet sich auf die wechselseitige Entsprechung meiner Intentionen und der Gebärden des Anderen, meiner Gebärden und der im Verhalten des Anderen sich bekundenden Intentionen. Dann ist es, als wohnten seine Intentionen meinem Leibe inne und die meinigen seinem Leibe. (Ebd., S. 215)

Was von *Merleau-Ponty* hier beschrieben wird, ist zum einen die konstitutive Rolle des Leibes für unsere subjektive Erfahrung und zum anderen auch die Art und Weise, wie die Interaktion mit anderen Subjekten als durch und durch leibliche Praxis, als leibliche Intersubjektivität oder vielmehr Zwischenleiblichkeit – wie man es fortan nennen wird – zu verstehen ist.

Gleichwohl *Merleau-Ponty* die Grundlagen dieser, zu jener Zeit neuartigen Philosophie des Leibes aufweist, bleiben seine Beschreibungen doch etwas abstrakt. An dieser Stelle kommt *Hilarion G. Petzold* ins Spiel, der schon in den 1970er und 1980er Jahren eine Verbindung zu rollentheoretischen Annahmen herstellt, welche vom Mainstream der Philosophie und Kognitionsforschung nach meinem Kenntnisstand bedauerlicherweise wenig rezipiert wurde.

4. Leib und Rollentheorie

In dem Werk *Rollenentwicklung und Identität* beabsichtigen *Hilarion G. Petzold* und *Ulrike Mathias* (1982) die theoretischen Arbeiten *Morenos* zum Psychodrama zusammenzutragen und zu systematisieren, um diese in ihrer Bedeutung für die therapeutische und soziologische Theoriebildung und Praxis herauszuarbeiten. Mir scheint besonders bedeutsam, in welcher Klarheit und Prägnanz der Leib als Organ der Verkörperung von Rollenverhalten im sozialen Feld in diesem Werk zur Sprache kommt: „[D]er Leib *ruft* die Rollen; der ‚act hunger', die Spontaneität, das Bedürfnis der Rollenverkörperung (*Moreno, Moreno* 1944) verlangt nach Sozialität" (*Petzold, Mathias* 1982, S. 167). Zum Begriff der Rolle zitiert *Petzold* zunächst seinen Lehrer *Vladimir N. Iljine*:

> Unsere Rollen wurden uns von klein an in den Leib eingegraben. Wir haben sie uns eingegraben. Wir haben sie mit den Augen aufgenommen, jede Geste, mit den Ohren gehört, jedes Wort. Sie wurden uns vorgespielt, gezeigt, abverlangt. Wir haben gute und böse Rollen, nützliche und unbrauchbare übernommen von unseren Vorbildern und deren Vorbildern, und so mischt sich in uns Eigenes und Fremdes, Persönliches und Gesellschaftliches durch die Rollen, die wir spielen. (*Iljine* 1909, zitiert nach *Petzold, Matthias* 1982, S. 37)

Die Rolle eines Individuums ist eine komplexe Mischung aus persönlichen und kollektiven Elementen. Der Begriff der Rolle, wie er vor allem in *Moreno*s Psychodrama sehr bedeutsam wird, verdeutlicht, dass eine Rolle sowohl durch den sozialen Kontext zugeschrieben wird als auch innerhalb gewisser Grenzen persönlich gewählt werden kann. Das bedeutet, dass wir einerseits durch unsere Umgebung und die Gesellschaft bestimmte Erwartungen und Verhaltensmuster übernehmen, andererseits aber auch individuell entscheiden können, wie wir diese Rolle interpretieren und ausfüllen. Rollen sind Modelle, die uns durch Sozialisation gewissermaßen aufgedrängt werden. Sozialisation ist der Prozess, durch den wir die Normen, Werte und Verhaltensweisen unserer Gesellschaft lernen. Dabei werden uns bestimmte Rollenbilder nahegebracht, die wir in unserem Leben verkörpern sollen.

> So ist der Leib als Organ der Verkörperung sozial durchtränkt. Er ist „my body" und „social body" zugleich. Es hat den natürlichen Leib als „corps brut et sauvage", bar jeglicher Sozialität nie gegeben. Der Körper war schon je „Rollenkörper". (*Petzold, Matthias* 1982, S. 150)

Eine Rolle manifestiert sich konkret durch unser Verhalten in Interaktionen mit anderen Menschen im sozialen und kulturellen Kontext. In diesen Rollen kommen verschiedene Aspekte zusammen: Die durch Sozialisation erlernten Muster und die individuelle Verkörperung, die Vorgaben der Gesellschaft und die persönliche Gestaltung, die Zuschreibungen anderer und die eigene Wahl, sowie mentale und soziale Repräsentationen und die entsprechenden Verhaltensmuster. All diese Aspekte sind in der Praxis untrennbar miteinander verbunden und wirken gleichzeitig; man kann sie im faktischen Gebaren, also *in actu*, kaum voneinander trennen. Jede Rolle ist somit das Ergebnis eines dynamischen, kreiskausalen Prozesses, in dem gesellschaftliche Einflüsse und persönliche Entscheidungen ständig miteinander interagieren und sich gegenseitig formen. Wir alle sind Rollenspieler im *theatrum mundi*, im Theater der Lebenswelt (*Petzold* 1982o):

> Die Bühne, auf der wir spielen, auf der alle Szenen ablaufen, ist die Lebenswelt [...]. Ihr gehören wir zu, auf ihr sind alle Spieler in einem Spiel verbunden, sind alle Mit-Spieler. Sie ist Matrix und Ausdruck totaler Ko-Existenz. Alles ist aufeinander bezogen, nichts ist unverbunden, und diese Intentionalität wirkt einen ganz grundsätzlichen, ursprünglichen Sinn: das Drama auf der Bühne dieser Welt ist Sinn-voll. (*Petzold, Matthias* 1982, S. 160)

Die unhintergehbare Verflechtung von Leib und Lebenswelt bedingt, dass wir dem großen Spiel im Theater der Welt, dem dynamischen Prozess, der Dialektik von gesellschaftlichen Einflüssen und persönlichen Entscheidungen letztlich nicht ausweichen können, es sei denn vielleicht in krankmachender Entfremdung von der Lebenswelt, vom Mitmenschen und letztlich der eigenen Leiblichkeit. Unmissverständlich wird hier deutlich, dass das Rollenspiel freilich kein Spiel ist wie das Kartenspiel, das wir gelegentlich betreiben oder auch lassen könnten.

Unsere Rollen determinieren zunächst und zumeist weitgehend unser Erleben und Verhalten in der Lebenswelt, weisen aber dennoch auch indeterminierte Aspekte auf: Das heißt, wir können durch Reflexion und Exzentrizität Bewusstheit über unser Rollenverhalten erlangen und innerhalb gewisser Grenzen einen Spielraum erwirken, der vom Vorgegebenen bzw. vom Determinierten abweicht. Ein solcher Prozess wäre ein wesentlicher Aspekt von Persönlichkeitsentwicklung oder Therapie mit dem Ziel kreativer Lebensführung, die ein gewisses Maß an Rollenflexibilität und Spontanität beinhaltet.

5. Leib und Szene

Mit seinen vielfältigen Fähigkeiten ermöglicht uns der Leib, Ereignisse wahrzunehmen, zu speichern, sich zu erinnern und zukünftige Ereignisse vorherzusehen. All diese Fähigkeiten – Wahrnehmen, Speichern, Erinnern und Antizipieren – sind eng miteinander verbunden. Unser *memorativer* Leib nimmt die Ereignisse unserer Umwelt auf und sedimentiert sie im Leibgedächtnis. Das zwischenleibliche Leibgedächtnis ist eine Art inneres Archiv unserer Lebenserfahrungen in unseren Beziehungen zu Mitmensch und Welt, das ständig aktualisiert wird und uns hilft, die Welt um uns herum zu navigieren und zu verstehen.

So ist der Leib, wie bereits ausgeführt, das Medium unseres Zur-Welt-seins, unseres *être-au-monde*, wie *Merleau-Ponty* (1966) es bezeichnet. Die Erweiterung der Leibtheorie durch die Rollentheorie bliebe allerdings sinnlos, würde man nicht den Begriff der Szene als Hintergrundstruktur in Stellung bringen:

„Die Szene als raum-zeitliche Konfiguration ist zur Welt, die Welt ist zur Szene, die Rolle ist zur Szene, die Szene ist zur Rolle gerichtet: ‚*être-au-scene*'" (*Petzold, Matthias* 1982, S. 162; vgl. ders. 1982g).

> Zur Szene gehört alles, was ich wahrnehmend und handelnd erreiche: Menschen, Dinge, Beziehungen, Bewegungen, Handlungen. Eine Szene ist nie statisch. Sie ist in Bewegung, eine *lebendige Struktur*, in mir, um mich herum, durchmischt. (Ebd., S. 163)

Das zwischenleibliche Leibgedächtnis beinhaltet u. a. ein implizites, praktisches Wissen darüber, wie man in persönlichen Begegnungen mit anderen interagiert. Im zwischenleiblichen Leibgedächtnis sedimentiert sich die Geschichte der Szenen, dessen konstitutiver Bestandteil wir selbst in unseren Beziehungen und Bezogenheiten sind.

> Das ist die Essenz von Sozialisation: die Internalisierung von Szenen und Szenengeschichten, von Rollenkonfigurationen, von Stücken, die ich mit anderen teile. (Ebd., S. 164)

> Der Leib wird damit zu einem Reservoir von Szenen, einem Reservoir von Rollen, einem Archiv von Partituren (Stücken), die mir verfügbar sind und die, da ich zahllose Szenen mit anderen durchlebt habe, zu *„gemeinsamem Besitz"* werden. (Ebd., Hv. R. S.)

Mir scheint an dieser Stelle der Ausdruck des gemeinsamen Besitzes von kaum zu überschätzender Bedeutung nicht nur für viele alltägliche, sondern auch und vor allem für dramatische und erlebnisaktivierende Phänomene der therapeutischen Praxis zu sein: Das Potential für die überwältigende Ausdruckskraft des leiborientierten, szenischen Arbeitens liegt wohl in dem Phänomen begründet, dass wir alle vom Beginn unseres Lebens an in die totale Verbundenheit der Metaszene hinein existieren und unzählige Szenen in unserem gemeinsamen Besitz haben. „Und dann folgt Szene auf Szene: das Leben – eine Geschichte von Szenen" (*Petzold, Matthias* 1982, S. 161). Szenisches Verstehen und szenisches Arbeiten werden damit zu einem zentralen Fokus im integrativen Ansatz. Das szenische Verstehen überschreitet oder erweitert das eher dyadische Denken in Bindungsmustern, das Modell des individuellen Unbewussten und die damit in Zusammenhang stehende Arbeit mit der Übertragung ganz wesentlich. Denn der szenisch konstituierte Rollen-Leib steht im Zentrum einer polylogischen Anthropologie, wie sie für den integrativen Ansatz charakteristisch ist: Der Mensch ist Leibsubjekt in der Lebenswelt, ein „Körper-Seele-Geist-Wesen" in Kontext und Kontinuum (*Petzold* 1965, 18), offen nach vielen Seiten für Vieles. Diese „Grundformel" wurde seit 1965 immer wieder nachgeschärft (*Petzold* 2003e/2006/2011), blieb aber in der Grundstruktur unverändert. Die neueste

Fassung versucht die emergenten „transmateriellen" Qualitäten von Seele/Geist (mit Slash geschrieben) gegenüber Körper und Welt als „materiellen Grundlagen" zu differenzieren und zugleich damit die Welt als Grundlage und Teil des Leibsubjekts als integriert auszuweisen.

> Wir haben uns für ein Konzept der „body-mind-world-relation" (Körper-Seele/Geist-Welt-Beziehung) entschieden und damit für einen differentiellen, emergenten Monismus (*Petzold* 2009c, *Petzold, Sieper* 2012a), der für die Praxis der Psychotherapie und die Arbeit mit PatientInnen eine gute Basis bietet: aus der „materiellen" Basis des Organismus emergiert in komplexen Synergien der Interaktionen und Resonanzen mit der Umwelt „Transmaterielles, nämlich „Leben", d.h. lebendige, lernfähige, organische Substanz, die in unterschiedlicher Weise und auf unterschiedlichen Ebenen „Information" aufnehmen kann und dadurch bei höheren Organismen etwa bei bestimmten Mammalia in Prozessen der „Mentalisierung" „Mentales" hervorbringt (Motivationen, Emotionen, Volitionen, basale und höhere Kognitionen wie Welt- und Menschenbilder). (*Petzold, Orth* 2017a, 45, dieselben 2017b, 903)

6. Der informierte Leib

Die kontinuierliche Entwicklung der Leibphilosophie *Hilarion G. Petzolds* kulminiert im Begriff des informierten Leibes, welcher bereits Ende der 1980er Jahre entstand:

> Der informierte Leib [...] wächst in kommotibler Interaktion in einem fortwährenden schöpferischen Prozeß. (*Petzold* 1988n, S. 192)

Der für das Verfahren charakteristische Begriff des Leibes entstammt hauptsächlich der phänomenologischen Philosophie. Kommen wir also noch mal auf den phänomenologischen Leibbegriff und die sich daraus entwickelnde Anthropologie zu sprechen. *Edmund Husserl* entwickelte die Phänomenologie nicht zuletzt aus der Motivation, reduktive, in Sonderheit naturalistische Zurichtungen des Subjektiven in die Schranken zu weisen. In der *Krisis der europäischen Wissenschaften* (1936) führte er dies detailliert aus. Wahrscheinlich war er einer der letzten großen Philosophen, der ernstlich das Ansinnen hatte, die Philosophie als strenge Disziplin noch einmal zur Leitdisziplin aller Wissenschaften zu machen. Eine gewisse Skepsis, ja Ablehnung der objektivierend-naturalistischen Forschung zum Subjektiven ist seither in vielen, wenn nicht den meisten phänomenologischen Ansätzen spürbar oder zum Teil auch sehr explizit wahrzunehmen. Eine wesentliche Ausnahme ist hier *Merleau-Ponty* (1966; 1974), der als Philosoph und Psychologe in Personalunion um eine Auseinandersetzung auch mit den eher naturalistischen psychologischen Ansätzen seiner Zeit bemüht war. Er setzte sich kritisch mit dem Behaviorismus und der Psychoanalyse auseinander, nahm die Feld- und Gestalttheorie der Berliner Schule produktiv in sein Philosophieren auf. Nicht zuletzt deshalb dürfte *Merleau-Ponty* zu einem der wichtigsten Leibphilosophen der Integrativen Therapie geworden sein.

Petzold, bereits zu seiner Studienzeit in Paris mit der französischen Phänomenologie und darüber hinaus mit weniger bekannten Denkern aus Russland in Berührung gekommen, begann sehr früh, eine breit aufgestellte leibphilosophische Anthropologie zu entwickeln, die über die phänomenologische deutlich hinausging. Er rezipierte und integrierte eine breite Palette von Begriffen der Leiblichkeit verschiedener Autoren wie etwa von *Gabriel Marcel*, *Hermann Schmitz*, *Wilhelm Reich* und der russischen Neurowissenschaftler, Physiologen, Neuropsychologen *Anokhin*, *Bernstein*, *Lurija*, *Ukhtomskij*, *Vygotsky* in Russland sowie *Kandel*, *Damasio*, *Edelman*, *LeDoux* oder *Freeman* im angloamerikanischen Raum (*Petzold* 1988n, 2002j, 2017f; *Petzold, Michailowa* 2008). Damit werden neben den phänomenologischen Grundlagen auch neurowissenschaftliche, kognitionswissenschaftliche sowie evolutionsbiologische und -psychologische Überlegungen sehr bedeutsam. Immer ist es der ganze, leibhaftig Zur-Welt-seiende Mensch, der informiert und geformt wird, das Leibsubjekt, eingebettet in die menschliche Kultur, in Kontext und Kontinuum:

> Durch Wahrnehmung und Verarbeitungsprozesse von Wahrgenommenem wird der Leib durch das soziokulturelle und ökologische Umfeld „informiert", bilden sich neuronale Strukturen, wie die russische Schule (*Vygotsky* u. a.) betont. (*Petzold* 2002j, S. 44)

> Es geht dabei um die Prozesse, in denen das „Leib-Subjekt" – eingebettet (*embedded*) in seine Lebenswelt, d. i. seine Sozialwelt und seine ökologische Umwelt – die aus diesem Kontext/Kontinuum kommenden Informationen in sich *mentalisierend* aufnimmt. Sie werden *internalisiert* oder auch *interiorisiert* und dabei *differentiell*, d. h. in unterschiedlichen Phasen und Milieus seiner Sozialisation, Enkulturation und Ökologisation [...], als **„informierter Leib"**, als **„Leib-Subjekt** in der **Lebensspanne"** **verkörpert.** (*Petzold, Orth*, 2017a, S. 13)

Der Begriff der Information bedeutet in der Integrativen Therapie nicht allein „Information" im Sinne elektronischer oder digitaler Verarbeitung, sondern ist in besonderer Weise im Zusammenhang mit dem Begriff der Form oder des Formens, der Metamorphose als einem Übergang von einer Form zu einer anderen zu sehen (Petzold 1990b). Information ist in diesem Sinne ein Prozess des Lebens und der Leiblichkeit, des informierten Leibes und dessen Metamorphosen. Basale zwischenleibliche Prozesse formieren Einleibungen auf der individuellen Ebene des Leibes. Daraus resultieren Abstraktionsleistungen als basale Kognitionen, welche zu höheren Kognitionen und Emotionen emergieren und Prozesse komplexen Lernens bewirken. Es entstehen komplexe mentale Repräsentationen von Selbst und Welt, welche leiblich konstituiert sind. Der informierte Leib wird durch alle individuellen und kollektiven Vorstellungen oder Repräsentationen, „d. h. Weisen des ‚Denkens, Fühlens, Wollens, Kommunizierens' und Weisen des ‚Perzipierens, neurophysiologischen Verarbeitens und sensumotorischen Handelns'" informiert und geformt (Petzold, Orth 2017a, S. 14). Individuelle und kollektive Prozesse werden zu Mentalitäten, welche bis in die Tiefenstruktur leiblich repräsentiert sind. Dies umfasst auch alle emotionalen und atmosphärischen Ereignisse, die einen Eindruck auf das informierte Leib-Subjekt machen. Alle diese Prozesse formen und informieren den Leib in seiner ambigen Doppelgestalt als Leib und Körper. Sämtliche Informationen, die den Leib formen und formatieren, alle Habitusbildungen, Interiorisierungen und Mentalisierungen konfigurieren wiederum die Lebensbewältigung von Subjekten in ihrer sozialen und ökologischen Lebenswelt (Petzold 1990b), sind Grundlage von Selbststeuerung und Kulturarbeit (Sieper, Petzold 2002). Der informierte Leib ist zu mentalen Antizipationen fähig, von mitbewusst fungierenden bis hin zu vollbewusst reflektierten Vorannahmen, wie er sich in seinem aktuellen So-Sein möglichst optimal erhält, seinem explorativen und kreativen Impetus bestmöglich nachkommen kann, seine Bedürfnisse befriedigt und seine ihm widerfahrenden Herausforderungen und Entwicklungsaufgaben meistert. Das informierte Leib-Subjekt steht in einem Kreislauf von Bewegungswahrnehmung (sensorimotor cycle): „Wahrnehmen führt zum Verarbeiten und wirkt ins Handeln, Verarbeiten führt ins Handeln und wirkt zurück ins Wahrnehmen, Handeln führt zum Wahrnehmen und wirkt zugleich zurück ins Verarbeiten usw." (Petzold et al. 1994, S. 526). Dahinter steht nicht zuletzt eine evolutionstheoretische Annahme, denn diese Fähigkeiten haben sich evolutionär im Verlauf der Hominisation aus dem Lebensvollzug in der Natur herausgebildet (Petzold 2019e).

7. Neuere Entwicklungen in den kognitiven Neurowissenschaften und der Philosophie des Geistes – Gesichtspunkte der Integrativen Therapie

In den 1990er Jahren wurde die sogenannte Dekade des Gehirns ausgerufen. Neurowissenschaftliche Forschung und deren Postulate erreichten eine große Popularität und Breitenwirksamkeit. Bemerkenswerterweise setzt zu dieser Zeit auch eine Wiederentdeckung von *Merleau-Ponty*s Arbeiten mit dem Begriff des *Embodiment* oder des *Embodied Mind* ein.

Zu Beginn der 1990er Jahre veröffentlichten *Francisco Varela*, *Evan Thompson* und *Eleanor Rosch* als Synthese von Ideen aus der Phänomenologie, Kognitionswissenschaft, Evolutionsbiologie, buddhistischen Philosophie und Psychologie das Buch *The Embodied Mind: Cognitive Science and Human Experience* (1991), um ein neues Forschungsprogramm zu postulieren, das die Kluft zwischen empirisch-experimenteller Forschung und phänomenologischer Forschung schließen würde (*Gallagher*, *Varela* 2003). Embodiment Modelle betonen emergente kognitive Strukturen, die sich durch Wechselwirkungen zwischen Organismus und Umwelt selbst organisieren (*Thompson* 2010). Damit wird behauptet, dass sowohl der Organismus als auch die Strukturen in dessen Umgebung aus einer Reihe von selbstorganisierenden dynamischen Prozessen hervorgehen und nur als solche für den Organismus sinnstiftend werden. Bei solchen Organismen emergiert ein Kreislauf von Bewegungswahrnehmung (*sensorimotor cycle*), der durch neuronale Netzwerke ermöglicht wird: Wahrnehmungen haben direkten Einfluss auf Bewegung, Bewegung hat direkte Auswirkungen auf Wahrnehmung. Seither spricht man in der Theoriebildung zu Embodiment von *embodied, embedded, enacted, extended cognition* oder 4E Kognition: Kognition ist verkörpert (*embodied*), in die Umwelt eingebettet (*embedded*), ist durch Bewegung und Handlung realisiert (*enacted*) und dehnt sich in die nächstgelegene Umwelt aus (*extended*), indem sie diese in die Kognition miteinbezieht (*Newen* et al. 2018). Wir finden hier eine phänomenologisch inspirierte Theorie, die – interdisziplinär konnektiviert – durch die Kognitionswissenschaften, die kognitive Psychologie und die kognitiven Neurowissenschaften gestützt, angereichert und weiterentwickelt wird (*Stefan, Petzold* 2019). Diese Entwicklung war in der Verbindung von Entwicklungspsychologie und Neurowissenschaften forschungsgestützt in *Petzolds* neuromotorischer Arbeit mit Säuglingen, Kleinkindern, aber auch alten Menschen therapeutisch ausgearbeitet und auch schon klinisch-praktisch umgesetzt worden (*Petzold, Beek, Hoek* 1994) – eine Entwicklung, die in den 4E-Kognitions-Bewegung noch nicht stattgefunden hatte. Sie blieb vorwiegend im Bereich innovativer theoretischer Konzeptualisierungen.

Ich habe das Thema der 4E-Kognition zum Teil in fruchtbarem Austausch oder in Kooperation mit *Hilarion G. Petzold* mit der Metatheorie der Integrativen Therapie ins Gespräch gebracht (*Stefan* 2020), denn, wie *Petzold*, *Orth* und *Sieper* betonen: „Die Integrative Therapie und 4E-Theoretiker sind einem inter- und transdisziplinären Arbeitsprogramm verpflichtet. Und das ist vielversprechend, bezieht es doch zentrale therapierelevante Themen ein, die für viele Therapieschulen bedeutsam sein dürften" (*Petzold, Orth, Sieper* 2019a, S. 145). Um den etwas „kopflastig" konnotierten Begriff der Kognition zu erweitern, könne auch von 4E-Perspektiven gesprochen werden, welche auf das Leibsubjekt in seiner Ganzheit abzielen und sich „der Sache nach in vielen psychotherapeutischen Kernbereichen der IT finden" lassen (ebd., S. 146).

Hilarion G. Petzold hat viele der aktuellen Entwicklungen in der Kognitionsforschung und den kognitiven Neurowissenschaften in seiner Theoriebildung vorweggenommen. Das zeigt sich einmal mehr mit Blick auf aktuelle Publikationen. Laut dem Philosophen und Kognitionsforscher *Robert McCauley* (2023), der sicherlich noch keine Notiz von der im Grunde nur in deutscher Sprache vorliegenden Theoriebildung der Integrativen Therapie genommen hat, haben die 4E Ansätze dazu beigetragen, die Bedeutung von Emotion und Evolution mit Blick auf eine umfassende Theorie der Subjektivität in die Theoriebildung der Kognitionsforschung miteinzubeziehen. Mit Emotion und

Evolution würden also noch zwei weitere Es zum 4E Ansatz hinzukommen und es müsste dementsprechend von 6E-Kognition gesprochen werden: „A 6E conception of cognition, which gives emotion and evolution their due, will offer a richer account of cognition" (ebd., S. 15).

In den anthropologischen Grundformeln des „informierten Leibsubjekts in der Lebenswelt bzw. dem „Körper-Seele/Geist-Welt-Wesen in Kontext und Kontinuum" (*Petzold* 2009c) kommen die 6E Perspektiven, wie man aus integrativer Sicht sagen würde, immer schon voll zum Tragen. Gerade die evolutionären Aspekte in der Konstitution von Subjektivität kamen in der Postmoderne und durch bestimmte soziologische Reduktionismen in den letzten Jahrzehnten stark in Kritik, von *Petzold* aber wurden sie in ihrer Bedeutung nie vernachlässigt. Umgekehrt ist der seit den 2000er Jahren aufgetretene Trend, alles Subjektive auf individuelle Gehirnaktivitäten zu reduzieren, was eine beispiellose Objektivierung und Pathologisierung der Lebenswelt mit sich brachte, von *Petzold* nicht mitgegangen worden. Ihm war es stets ein Anliegen, wie schon in seiner Theorie eines „komplexen Bewusstseins" (*Petzold* 1988n, S. 278ff.), den „neurowissenschaftlichen Diskurs", den „philosophischen Diskurs" und den „klinischen Diskurs" einander anzunähern (*Petzold* 2003a, S. 204), ohne sie fest verbinden zu wollen: „Der neurowissenschaftliche, der philosophische und der klinische Diskurs zum Bewusstseinskonzept gehen von unterschiedlichen Prämissen und Wissenschaftsparadigmen aus, die miteinander nur schwer zu verbinden sind, weil sie unterschiedliche *Erkenntnisweisen* darstellen, die in ihrer Verschiedenheit auch als Reichtum gesehen werden müssen" (ebenda, S. 215).

Diese Linie des Konzeptualisierens wurde seit den ersten Integrationstexten (*Petzold* 1974k, S. 300ff.) bis heute durchgehalten: Integration durch Näherungen, „Konnektivierungen" („schwache Integrationen") (vgl. *Petzold* 1993a, S. 205, Neuaufl. 2003a, S. 60 und *Sieper* 2006). Hier zeigt sich eine gewisse Standhaftigkeit gegen**über** zeitgeistigen Theoriemoden, welchen die Integrative Therapie mit ihren axiomatischen Weichenstellungen in der Metatheorie nicht anheimfällt. Oder um es mit *Hans Waldemar Schuchs* (2014) Worten zu sagen: die anthropologischen und epistemologischen Vorentscheidungen, die in der Integrativen Therapie mit der phänomenologischen Leibtheorie und der transversalen Metahermeneutik getroffen wurden, sind ein echter Glücksfall, erweisen sie sich doch als äußerst konsistent und tragfähig über viele Jahrzehnte.

8. Schlussbemerkungen

Als Pionier der Psychotherapiewissenschaft hat *Hilarion G. Petzold* nicht nur das Feld der Psychotherapie geprägt, sondern auch unzählige Berufsbiographien durch seine theoretischen Konzepte und seine Praxis verändert. Sein Engagement und sein unermüdlicher Einsatz haben Generationen von Therapeut:innen inspiriert und die Entwicklung der Therapie und Agogik zum Wohle der Menschen entscheidend vorangetrieben. Seine Leidenschaft und Vision, sein Streben nach einer umfassenden Humantherapie haben tiefe Spuren in der *community* hinterlassen. Er hat uns gelehrt, stets nach Wissen zu streben, kritisch zu denken und niemals die Menschlichkeit, oder, wie *Petzold* sagen würde, die Hominität in unserem Tun zu vergessen. Seine Arbeit hat Maßstäbe gesetzt und wird auch in den kommenden Jahren und Jahrzehnten als Leuchtturm der Orientierung und Inspiration dienen.

Es bleibt zu hoffen, dass *Hilarion G. Petzold* noch lange sein humantherapeutisches Projekt vorantreiben wird; in diesem Sinne möchte ich meinen Beitrag mit einer von *Petzold* häufig formulierten Sentenz schließen, die er von einem seiner Lehrer, *Fritz Perls*, adaptiert und um die Idee der Kreation erweitert hat:

There is no end to Integration and there is no end to Creation!
(vgl. *Petzold* 1988, S. 600)

Literatur

Fabeck, H. v. (1994): An den Grenzen der Phänomenologie: Eros und Sexualität im Werk Maurice Merleau-Pontys. München: Wilhelm Fink.

Gallagher, S., Varela, F.J. (2003): Redrawing the Map and Resetting the Time: Phenomenology and the Cognitive Sciences. In: *E. Thompson* (Hrsg.), *The Problem of Consciousness: New Essays in Phenomenological Philosophy of Mind* (S. 93-132). Calgary: University of Alberta Press.

Husserl, E. (1936): Die Krisis der europäischen Wissenschaften und die transzendentale Phänomenologie. Eine Einleitung in die phänomenologische Philosophie. Mit einer Einleitung und Registern herausgegeben von *E. Ströker*. Hamburg: Meiner 2012.

Husserl, E. (1952): Ideen zu einer reinen Phänomenologie und phänomenologischen Philosophie. Zweites Buch. Phänomenologische Untersuchungen zur Konstitution. Herausgegeben von M. Biemel. Den Haag: Nijhoff.

McCauley, R.N. (2023): Darwinian Bases of Religious Meaning: Interactionism, General Interpretive Theories, and 6E Cognitive Science. *Journal of Cognition and Culture, 23*(1-2), 1-28. https://doi.org/10.1163/15685373-12340149.

Merleau-Ponty, M. (1964): Das Sichtbare und das Unsichtbare. Gefolgt von Arbeitsnotizen. Herausgegeben und mit einem Nachwort versehen von C. Lefort. Aus dem Französischen von R. Giuliani und B. Waldenfels. Paderborn: Wilhelm Fink 2011.

Merleau-Ponty, M. (1966): Phänomenologie der Wahrnehmung. Aus dem Französischen übersetzt und eingeführt durch eine Vorrede von Rudolf Boehm. Berlin: de Gruyter.

Merleau-Ponty, M. (1974): Die Struktur des Verhaltens. Aus dem Französischen übersetzt und eingeführt durch ein Vorwort von Bernhard Waldenfels. Berlin: de Gruyter.

Newen, A., de Bruin, L., Gallagher, S. (Hrsg.) (2018): *The Oxford Handbook of 4E Cognition*. Oxford: Oxford University Press.

Petzold, H. G. (1965): Géragogie – nouvelle approche de l'éducation pour la vieillesse et dans la vieillesse. La gérontologie appliquée comme aide à **surmonter les** problèmes de vieillissement dus à l'âge et dans l'âge. *Publications de L'Institut St. Denis, 1*, 1-18. https://www.fpi-publikation.de/downloads/?doc=textarchiv-petzold_petzold-1965-gragogie-nouvelle-approche-de-lducation-pour-la-vieillesse-et-dans-la-vieillesse.pdf.

Petzold, H. G. (1973): Gestalttherapie und Psychodrama. Kassel: Nicol-Verlag.

Petzold, H. G. (1977a): Thymopraktik als Verfahren Integrativer Therapie. In ders. (1977). (Hrsg.), *Die neuen Körpertherapien* (S. 252-313). Paderborn: Junfermann.

Petzold, H. G.(1974k/1996a/2021): Integrative Bewegungstherapie. In: Petzold, H. G., 1974j. (Hrsg.) Psychotherapie und Körperdynamik, 7. Aufl. 1994, Paderborn: Junfermann, S. 285-404; revid. In Petzold, H. G. (1996a): Integrative Bewegungs- und Leibtherapie. Ein ganzheitlicher Weg leibbezogener Psychotherapie. Ausgewählte Werke Bd. I, 1 und Bd I, 2, 3. revidierte und überarbeitete Auflage von 1988n. Paderborn: Junfermann.S. S. 59-172. 2021 als e-book in Polyloge. https://www.fpi-publikation.de/e-books/petzold-h-g-1988n3-integrative-bewegungs-und-leibtherapie-ein-ganzheitlicher-weg-leibbezogener-psychotherapie/.

Petzold, H. G.(1982g): Theater – oder das Spiel des Lebens, Frankfurt/Main: Verlag für Humanistische Psychologie, W. Flach und Hückeswagen: Europäische Akademie.

Petzold, H. G. (1988n): Integrative Bewegungs- und Leibtherapie. Ausgewählte Werke 2 Bände. Paderborn: Junfermann.

Petzold, H. G.(1982o): Welttheater. In: Petzold, H. G., 1982a. Dramatische Therapie. Neue Wege der Behandlung durch Psychodrama, Rollenspiel, therapeutisches Theater, Stuttgart: Hippokrates. S. 22-37. http://www.fpi-publikation.de/downloads/download-polyloge/download-nr-17-2015-hilarion-g-petzold-1982o-neueinst-2015.html.

Petzold, H. G. (1990b): „Form und Metamorphose" als fundierende Konzepte für die Integrative Therapie mit kreativen Medien – Wege intermedialer Kunstpsychotherapie. In: Petzold, Orth (1990a) II, 639-720 (gänzlich überarbeitet und ergänzt von 1987k). http://www.fpi-publikation.de/images/stories/downloads/polyloge/petzold-1987k-1990b-form-metamorphose-integrative-therapie-kunstpsychotherapie-polyloge-11-2017.pdf.

Petzold, H. G.(1993a): Integrative Therapie. Ausgewählte Werke Bd. II, 3: Klinische Praxeologie, Paderborn: Junfermann. Überarbeite Neuauflage (2003a).

Petzold, H. G. (2002j): Das Leibsubjekt als „informierter Leib" – embodied and embedded. Leibgedächtnis und performative Synchronisationen. In ders. (2003a), *Integrative Therapie. Modelle, Theorien & Methoden einer schulenübergreifenden Psychotherapie.* 3 Bände (S. 1051-1092). Paderborn: Junfermann. https://doi.org/10.23668/psycharchives.7592.

Petzold, H. G. (2003e/2006k/2011): Menschenbilder und Praxeologie. 30 Jahre Theorie- und Praxisentwicklung am „Fritz Perls Institut für Integrative Therapie, Gestalttherapie und Kreativitätsförderung" (1972-2002). Teil I, Gestalt 46 (Schweiz) 3-50. Teil II, Gestalt 47, 9-52, Teil III, Gestalt 48, 9-64. Updating 2006k als: Integrative Therapie als „angewandte Anthropologie" in einer „transversalen Moderne" – Menschenbild und Praxeologie. Bei www. FPI-Publikationen. POLYLOGE: Materialien aus der Europäischen Akademie für psychosoziale Gesundheit 2/2011. http://www.fpi-publikation.de/polyloge/alle-ausgaben/02-2011-petzold-h-g-2006k-update2011-integrative-therapie-anthropologie-menschenbild-u.html.

Petzold, H. G. (2005r): Integrative Therapie – neue Wege einer Humantherapie in der Lebensspanne Das „erweiterte" biopsychosoziale und entwicklungszentrierte Modell moderner Psychotherapie. *POLYLOGE, 4,* 1-135. https://www.fpi-publikation.de/downloads/?doc=polyloge_petzold_2005r_neue_wege_einer_humantherapie_polyloge_4-2010a.pdf.

Petzold, H. G. (2009c): Körper-Seele/Geist-Welt-Verhältnisse in der Integrativen Therapie. Der „Informierte Leib", das „psychophysische Problem" und die Praxis. *Psychologische Medizin* 1 (Graz) 20-33. http://www.fpi-publikation.de/artikel/textarchiv-h-g-petzold-et-al-/petzold-h-g-2009c-koerper-seele-geist-welt-verhaeltnisse-der-informierte-leib-das-psychoph.html.

Petzold, H. G. (2017f): Intersubjektive, „konnektivierende Hermeneutik", Transversale Metahermeneutik, „multiple Resonanzen" und die „komplexe Achtsamkeit" der Integrativen Therapie und Kulturarbeit. In H. G. Petzold, B. Leeser & E. Klempnauer (Hrsg.), *Wenn Sprache heilt. Handbuch für Poesie- und Bibliotherapie, Biographiearbeit und Kreatives Schreiben. Festschrift für Ilse Orth* (S. 131-185). Bielefeld: Aisthesis.

Petzold, H. G. (2018r): Das Verfahren der Integrativen Therapie – ein methodenübergreifender Ansatz moderner Psychotherapie. Einreichpapier für das Akkreditierungsverfahren in der Schweiz. *POLYLOGE: Materialien aus der Europäischen Akademie für biopsychosoziale Gesundheit, 3* (2020), 1-21. https://doi.org/10.23668/psycharchives.7683.

Petzold, H. G. (2019e): Natur sein, Natur-Sein – Nature Embodied in Time and Space, in Kontext/Kontinuum. „Ökologische Intensivierungen" im ***Integrativen Ansatz der Therapie und Supervision.*** *POLYLOGE: Materialien aus der Europäischen Akademie für biopsychosoziale Gesundheit, 10* (2020), 1-25. https://doi.org/10.23668/psycharchives.7658.

Petzold, H. G. (2023e): Bücher sind Schlüssel zur Welt. Ko-aktive „komplexe Kulturarbeit" und „differentielle Bewusstseinsarbeit" für eine „transversale Bewusstseinskultur" – auch eine Sache von Büchern, Bücherorten, „Bibliotopen". Einige persönliche Bemerkungen zu Dominanten (*A.A. Uchtomskij*). *POLYLOGE: Materialien aus der Europäischen Akademie für biopsychosoziale Gesundheit, 25,* 1-45. https://www.fpi-publikation.de/downloads/?doc=petzold-2023e-buecher-sind-schluessel-zur-welt-ko-aktive-komplexe-kulturarbeit-polyloge-25-2023.pdf.

Petzold, H. G., Beek, Y. van, Hoek, A.-M. van der (1994/2016): Grundlagen und Grundmuster „intimer Kommunikation und Interaktion" – „Intuitive Parenting" und „Sensitive Caregiving" von der Säuglingszeit über die Lebensspanne. In: *Petzold, H. G.* (1994j): Die Kraft liebevoller Blicke. Psychotherapie und Babyforschung Bd. 2:. Paderborn: Junfermann, 491-646. http://www.fpi-publikation.de/images/stories/downloads/polyloge/petzold-beek-hoek-1994a-grundlagen-intime-kommunikation-intuitive-parenting-polyloge-02-2016.pdf.

Petzold, H. G., Mathias, U. (1982): Rollenentwicklung und Identität. Von den Anfängen der Rollentheorie zum sozialpsychiatrischen Rollenkonzept Morenos. Paderborn: Junfermann.

Petzold, H. G., Michailowa, N. (2008): Alexander Lurija – Neurowissenschaft und Psychotherapie. Integrative und biopsychosoziale Modelle. Wien: Krammer.

Petzold, H. G., Orth, I. (2017a): Interozeptivität/Eigenleibliches Spüren, Körperbilder/Body Charts – der „Informierte Leib" öffnet seine Archive: „Komplexe Resonanzen" aus der Lebensspanne des „body-mind-world-subject". *POLYLOGE: Materialien aus der Europäischen Akademie für biopsychosoziale Gesundheit, 22* (2018), 1-66. https://doi.org/10.23668/psycharchives.7640.

Petzold, H. G., Orth, I. (2017b): Epitome. POLYLOGE IN DER INTEGRATIVEN THERAPIE: „Mentalisierungen und Empathie", „Verkörperungen und Interozeption" – Grundkonzepte für „komplexes Lernen" in einem intermethodischen Verfahren „ko-kreativen Denkens und Schreibens". In: Petzold, H.G., Leeser, B., Klempnauer, E. (2017): Wenn Sprache heilt. Handbuch für Poesie- und Bibliotherapie, Biographiearbeit, Kreatives Schreiben. Festschrift für Ilse Orth, Bielefeld: Aistheis. S. 885-971. Auch in Polyloge. Polyloge 31/2017. http://www.fpi-publikation.de/polyloge/alle-ausgaben/31-2017-petzold-h-g-orth-i-2017b-epitome-polyloge-in-der-integrativen-therapie.html

Petzold, H. G., Orth, I., Sieper, J. (2019a): Zwischen Embodiment, Embeddedness und Mentalisierung, innovative Impulse für das Feld integrativer Psychotherapie und Humantherapie – die 4E-Perspektiven. In: *R. Stefan* (2020), Zukunftsentwürfe des Leibes (S. 142-172). Wiesbaden: Springer.

Petzold, H. G., Sieper, J. (2012a): „Leiblichkeit" als „Informierter Leib"embodied and embedded – Körper-Seele-Geist-Welt-Verhältnisse in der Integrativen Therapie. Quellen und Konzepte zum „psychophysischen Problem" und zur leibtherapeutischen Praxis. In: Petzold, H. G. (2012f): Die Menschenbilder in der Psychotherapie. Interdisziplinäre Perspektiven und die Modelle der Therapieschulen. Wien: Krammer, 243-321. http://www.fpi-publikation.de/images/stories/downloads/polyloge/petzold-sieper-2012a-leiblichkeit-informierter-leib-embodied-embedded-konzepte-polyloge-21-2012.pdf.

Plessner, H. (1941): Lachen und Weinen. In ders., *Philosophische Anthropologie* (S. 11-171). Frankfurt/Main: Fischer 1970.

Reisecker-Schaufler, B. (2021): Der Einfluss der russischen Psychologie und Philosophie auf die Integrative Therapie. POLYLOGE 7/2021; https://www.fpi-publikation.de/downloads/?doc=reisecker-schaufler-einfluss-russische-psychologie-philosophie-auf-integrative-therapie-polyl-07-2021.pdf.

Schuch, H. W. (2007): Was bleibt: Leib, Intersubjektivität, Hominität – Hilarion Petzold zugeeignet. In: *J. Sieper, I. Orth, H. W. Schuch* (Hrsg.), *Neue Wege Integrativer Therapie. Klinische Wissenschaft, Humantherapie, Kulturarbeit – Polyloge* – (S. 42-63). Bielefeld & Locarno: Aisthesis Edition Sirius.

Schuch, H. W. (2014): Kann das Gehirn denken? Wien: Krammer.

Sieper, J. (2006): „Transversale Integration": Ein Kernkonzept der Integrativen Therapie – Einladung zu ko-respondierendem Diskurs. *Integrative Therapie,* 3-4, 393-467 und erg. in: *Sieper, J., Orth, I., Schuch, H. W.* (2007) (Hrsg.): Neue Wege Integrativer Therapie. Klinische Wissenschaft, Humantherapie, Kulturarbeit. Bielefeld: Edition Sirius, Aisthesis Verlag, S. 64-151. https://www.fpi-publikation.de/downloads/?doc=sieper-orth-schuch-hrsg-2007-neue-wege-integrativer-therapie-klinische-wissenschaft-humantherapie-kulturarbeit-e-book-gesamt-pdf.pdf. -. In: POLYLOGE 14/2010. http://www.fpi-publikation.de/polyloge/alle-ausgaben/14-2010-sieper-johanna-transversale-integration-ein-kernkonzept-der-integrativen-therapie.html.

Sieper, J. & Petzold, H. G. (2002): Der Begriff des „Komplexen Lernens" und seine neurowissenschaftlichen und psychologischen Grundlagen – Dimensionen eines „behavioralen Paradigmas" in der Integrativen Therapie. Lernen und Performanzorientierung, Behaviourdrama, Imaginationstechniken und Transfertraining. Düsseldorf/Hückeswagen. *POLYLOGE: Materialien aus der Europäischen Akademie für psychosoziale Gesundheit, 10,* http://www.fpi-publikation.de/supervision/alle-ausgaben/04-2011-sieper-j-petzold-h-g-komplexes-lernen-in-der-integrativen-therapie-und-supervision.html.

Stefan, R. (2020): Zukunftsentwürfe des Leibes. Integrative Psychotherapiewissenschaft und kognitive Neurowissenschaften im 21. Jahrhundert. Integrative Modelle in Psychotherapie, Supervision und Beratung. Wiesbaden: Springer.

Stefan, R., Petzold, H. G. (2019): Möglichkeitsräume und Zukunftsentwürfe in den Kognitiven Neurowissenschaften – Gesichtspunkte der Integrativen Therapie. *POLYLOGE: Materialien aus der Europäischen Akademie für biopsychosoziale Gesundheit, 30,* 1-31. https://doi.org/10.23668/psycharchives.7675.

Thompson, E. (2010): Mind in Life: Biology, Phenomenology, and the Sciences of Mind. First Harvard University Press paperback edition. Cambridge, MA & London: The Belknap Press of Harvard University Press.

Varela, F. J., Thompson, E., Rosch, E. (1991): The Embodied Mind: Cognitive Science and Human Experience. Cambridge MA: MIT Press.

Transzendenz, Transversale Vernunft und Säkulare Mystik

Die Transdifferente Wirklichkeit als Quellgrund von Integration

Ludwig Frambach

Lieber Hilarion, zu Deinem 80sten danke ich Dir für die vielen Inspirationen und Impulse im Laufe der Jahrzehnte, in Theorie und Praxis. Du hast eine außergewöhnliche geistige Spannweite und Vielseitigkeit, die Integration für Dich zum notwendigen Lebensthema gemacht haben. Auch wenn Du das weniger thematisierst, sind neben Psychologie und Philosophie auch Theologie und Religionen wichtige Quellen Deines Denkens. Ich denke gerne an die vielen anregenden Gespräche mit Dir, in denen wir diese Quellen munter verwoben haben. Ich wünsche Dir noch viele Jahre wacher geistiger Integration und guter Gesundheit.

Herzlich Ludwig

Inhalt

1. Transzendenz

Mit dem Wort Transzendenz wird das be-deutet, auf das hingewiesen, was in der Philosophie als das Absolute bezeichnet wird und in theistischen Religionen als Gott, in nicht-theistischen Religionen z. B. als Leere (*Shunyata*; Buddhismus) oder Weg (*Dao*). Es geht um die Jenseitigkeit Gottes, darum, dass Gott, das Absolute, mit nichts vergleichbar ist, das es gibt, das existiert. Transzendieren bedeutet übersteigen. Was wird da genau überstiegen? Worin besteht diese Transzendenz Gottes, des Absoluten, die unser Denken und Verstehen so grundlegend übersteigt, wie in Theologie und Philosophie seit vielen Jahrhunderten unentwegt betont wird? Was ist bei Gott dem Absoluten so völlig anders, so ganz und gar anders, so ***totaliter aliter***? Die lateinische Redewendung *totaliter aliter* geht zurück auf eine mittelalterliche Erzählung, nach der zwei Mönche sich das Versprechen gaben, dass, wer als erster stirbt dem anderen im Traum erscheint und ihm mit einem Wort sagt, wie es im Jenseits aussieht. Entweder *taliter*, also *so ähnlich* wie sie sich das vorgestellt, gedacht hatten. Oder *aliter*, also *anders*. Als der eine stirbt erscheint er seinem Freund im Traum und sagt nur „totaliter aliter", völlig anders, ganz und gar anders.

Karl Barth (1886-1968), der wohl einflussreichste evangelische Theologe des 20. Jahrhunderts im deutschen Sprachraum, hat Gott in der so genannten *Dialektischen Theologie* betont und oft als den „Ganz Anderen" bezeichnet und sich dabei auf den „unendlichen qualitativen Unterschied" von Gott und Welt, von Ewigkeit und Zeit, bezogen, der für *Sören Kierkegaards* (1813-1855) theologisch-philosophisches Denken elementar ist. *Rudolf Otto* ((1869-1937) ist der andere Theologe und zusätzlich auch Religionswissenschaftler dieser Zeit, für den das Ganz Andere von zentraler Bedeutung ist. Sein Buch „Das Heilige" von 1917 ist ein höchst erstaunlicher Best- und Longseller, bis heute. Er entwickelt ein Gottesverständnis des **„Numinosen"**, dem wir unter den Aspekten ***mysterium tremendum***, des erschauernd Ehrfurchtsvollen, wie ***mysterium fascinans***, des beglückend Anziehenden, begegnen. Im Unterschied zu *Barth* ist *Otto* dabei am interreligiösen Vergleich orientiert und bezieht sich ganz wesentlich auf die Mystik:

> Das ‚Ganz andere' des Numinosen widerstrebt jeder Analogie, jeder Vergleichbarkeit und jeder Determination. (*Otto* 2014, 42)

Was macht Gott, das Göttliche, das Absolute, so ganz anders, so *totaliter aliter*? Worin besteht dieser unendliche qualitative Unterschied? Das ist die erkenntnistheoretische, epistemische Grundfrage der Theologie und auch der Philosophie. Um jenes grundlegend transzendente **GanzAndersSein** Gottes zu verstehen muss man folgerichtig logisch vorgehen und nach dem **elementarsten Merkmal der Welt** des Diesseits fragen. Was kennzeichnet unterschiedslos alle Erscheinungen, alle Phänomene des Diesseits, der **Immanenz**, um es mit dem Gegenbegriff der Transzendenz auszudrücken?

Nur wenn geklärt ist, was das *allerallgemeinste Merkmal* aller Phänomene der Immanenz ist, das alle ausnahmslos teilen und in dem alle übereinstimmen, kann angemessen verstanden und geklärt werden worin das GanzAndersSein, die Transzendenz Gottes besteht.

Worin unterscheidet sich Gott, der GanzAndere, das Absolute, so grundlegend, so ganz und gar, *totaliter aliter,* von allem, was es gibt, das alle Phänomene teilen? Das ist die Ausgangsfrage!

Bei der Antwort auf diese Frage beziehe ich mich auf den heute weitgehend vergessenen deutsch-jüdischen Philosophen *Salomo Friedlaender* (1871-1946), der auch als Satiriker unter dem Pseudonym *Mynona* (*anonyM* rückwärts) in den ersten Jahrzehnten des 20. Jahrhunderts einige Bekanntheit erlangt hatte (*Frambach* 1996, 2015). Ich bin auf ihn über die Gestalttherapie gestoßen, deren wichtigsten Begründer *Fritz Perls* (1893-1970) er wesentlich beeinflusst hat. Friedlaender war ein sprühender unabhängiger Geist, der sich in Künstlerkreisen, im Milieu der Bohème von Berlin, wohler fühlte als in der Welt der der universitär akademischen Bildung, die er als die „Akademlichen" bezeichnete. „Ich bin ernsthafter Philosoph und Humorist in Personal Union." sagte er von sich selbst. Er stand den *Dadaisten* nahe und wurde von vielen als deren philosophischen Referenzautor angesehen.

In seinem bekanntesten philosophischen Werk „Schöpferische Indifferenz" (1918/26, Neuaufl. 2009) entwickelt *Friedlaender* eine grundlegende Polaritätsphilosophie. Darin findet sich folgende klare Definition des grundlegendsten Merkmals des Diesseits, der Immanenz:

> **Das allerallgemeinste Merkmal jedes irgend möglichen Phänomens ist der Unterschied, die Differenz, welche bis in Extreme gehen kann. (2009, 98)**

Damit sind wir beim **entscheidenden Ausgangspunkt** meiner Argumentation. Der Unterschied, die Differenz, ist das grundlegendste Merkmal von allem, was „es gibt", was existiert. Alle immanenten Phänomene welcher Art auch immer, stimmen darin überein, dass sie sich voneinander unterscheiden, verschieden, anders sind. Das ist einleuchtend für mich. Alle möglichen Phänomene der Immanenz stimmen darin überein, dass sie sich voneinander unterscheiden. Wenn sie sich nicht unterscheiden, getrennt sind, in welchen kleinsten Gesichtspunkten auch immer, wären sie identisch, ununterschieden, eins und nicht zwei. Und zugleich sind alle Phänomene durch ihre Unterschiedlichkeit, das Merkmal das ihnen allen eigen ist, auch miteinander verbunden. Das Merkmal Unterschied, Differenz, das sie ausnahmslos miteinander teilen, ihnen allen gemeinsam ist, sie gewissermaßen eint, ist paradoxerweise auch das, was sie trennt, ihr Unterschied. Anders ausgedrückt grenzen sie durch ihre Unterschiedenheit aneinander **an**, sind dadurch miteinander verbunden, und zugleich grenzen sie sich dadurch voneinander **ab**, sind sie voneinander getrennt, unterschieden. Die unterschiedenen Phänomene sind die Welt des **Relativen** oder **Relationalen**, sie stehen in Relation, in Beziehung zueinander. Und **genau** in diesem Punkt der Unterschiedenheit muss sich Gott als der/das **Absolute** (von lat. *absolutum*, das Losgelöste), um den philosophischen Gegenbegriff zum Relativen zu benutzen, von allem, was es „gibt" unterscheiden. Genau da muss Gott ganz anders sein, *totaliter aliter*.

Darin besteht die Transzendenz, das GanzAndersSein Gottes, der unendliche qualitative Unterschied von Gott und Welt, Absolutem und Relativem, in erkenntnistheoretischer Sicht, dass Gott im allerallgemeinsten Merkmal der Welt, dem Unterschied, nicht mit ihr übereinstimmt.

Das klingt reichlich abstrakt und auch paradox, hat aber sehr konkrete und weitreichende theologische und philosophische Konsequenzen.

Kommen wir im nächsten Schritt meines Gedankengangs zu ***Meister Eckhart***, eigentlich *Eckhart von Hochheim* (um 1260-1328), dem ausgesprochen klar und kühn denkenden Theologen, Philosophen und Mystiker des Mittelalters. Zu kühn, jedenfalls für die damalige Kirche. Und wohl auch heute noch.

„Eckhart ist der einzige Theologe von Rang, gegen den ein Inquisitionsprozess angestrengt und durchgeführt wurde“ (*Haas* 1995, 143). Er starb vor seiner Verurteilung.

Eckhart hat eine lange vielseitige Wirkungsgeschichte. „Da haben wir ja, was wir suchen.“ soll *Hegel* zu *Franz von Baader* gesagt haben, als der ihn auf Eckhart hingewiesen hat (*Flasch* 2010, 28). Als „Lese- und Lebemeister“ wurde der Dominikaner-Mönch bezeichnet und z.B. von *Heidegger* als solcher geschätzt und als erste Wurzel seiner Philosophie bezeichnet (*Heidegger, Jaspers* 1992, 181/182).

> Eckhart hatte den ganzen Reichtum mittelalterlich-scholastischer Glaubensvorstellungen vor sich und verwandelte sie durch eine Philosophie des Christentums, die der Theologie- und Philosophieentwicklung des 13. Jahrhunderts widersprach. (*Flasch* 2010, 192)

Bei *Eckhart* findet sich genau zu der erkenntnistheoretischen Frage nach der Transzendenz, dem GanzAndersSeins Gottes, die Antwort, kurz und prägnant:

> Gott aber unterscheidet sich durch seine Ununterschiedenheit, seine Unendlichkeit, von allem Geschaffenen, Unterschiedenen, Endlichen …
> Deus autem sua indistinctione, sua infinitate, distinguitur ab omni creato, distincto, finito … (Lateinische Werke 2, 112, 7)

Eckhart sagt nicht einfach, dass Gott ununterschieden von der Welt ist, dass er identisch mit ihr ist. Er spricht vom ‚sich durch **Ununterschiedenheit unterscheiden**‘. Das ist paradox und übersteigt unser normal rationales Verstehen. Und das ist unumgänglich so, wenn wir aus einer rationalen Perspektive die Wirklichkeit Gottes, das Absolute, verstehen wollen. Es führt zu paradoxen Aussagen, weil hier die logischen Prinzipien der Ratio, des Verstandes, des unterscheidenden Denkens, überstiegen, transzendiert werden. Diese Prinzipien der Ratio sind die Grund-Sätze der klassischen **binären zweiwertigen Logik** des *Aristoteles* (385-323) von der Identität (lat. *principium identitatis*), vom Widerspruch (lat. *principium contradictionis*) und vom ausgeschlossenen Dritten (lat. *principium exclusi tertii*).

Der **Grund**, (mhd. *grunt*), zugespitzt als „grundloser Grund“, ist *Eckharts* wichtigste Metapher für die paradoxe Ununterschiedenheit Gottes, des Absoluten. Er spricht dann auch spezifisch von der „Gottheit“, die im „Seelengrund“ in „Abgeschiedenheit“ und „Gelassenheit“ erfahren wird.

Diese Unterschiedenheit durch Ununterschiedenheit Gottes von *Eckhart* hat ***Nikolaus von Kues*** (1401-1464), latinisiert ***Nicolaus Cusanus***, herausragender Denker im Übergang zur Neuzeit, über hundert Jahre später noch einmal in einem Begriff verdichtet. In seiner Schrift ***De Non Aliud***, **„Das Nicht-Andere“** (1462), nach Meinung vieler Forscher dem Höhepunkt seines mystisch-philosophischen Denkens, versteht er Gott als den/das **NichtAndere**. Cusanus ist dabei mit hoher Wahrscheinlichkeit von *Meister Eckhart* inspiriert, den er gründlich studiert hat, wie Randnotizen seiner persönlichen *Eckhart*-Abschriften beweisen. Er erwähnt ihn aber namentlich fast nicht, nur zwei Mal, da er als Ketzer verurteilt worden war. *Burkhard Mojsisch* (1944-2015) führt etliche Belege für die Übernahme der *Indistinctum*-Theorie von *Eckhart* bei *Nikolaus von Kues* an (1983, 92-94).

Der Philosoph *Karl Jaspers* (1883-1969) hat in seinem Cusanus-Buch (1964) treffend beschrieben, wie man an so genannte „spekulative Schriften" wie von *Nikolaus*, aber auch von *Eckhart*, herangehen soll, wie man sie lesen soll:

> Man muss in ihre Bewegung eintreten, diese in ihrer Wahrheit erfahren, dabei sein. Es bedarf einer Begriffsmusikalität, um überhaupt hören zu können, was dort denkend getan wird, und einer Schulung dieser Musikalität, um eindringend verstehen zu können. (34)

Ohne diese „Begriffsmusikalität", ein für mich sehr erhellender Ausdruck, ist es schwer die gedankliche Bewegung mit zu vollziehen und das, was hier „denkend getan wird" in seiner Bedeutung zu erfassen. Es erfordert ein Denken, das zumindest ahnungsweise über das unterscheidend rationale Denken hinausweist.

Nikolaus von Kues ist überzeugt, dass er mit dem Namen und Begriff des *Non Aliud* dem Geheimnis des Göttlichen erkenntnistheoretisch am Nächsten kommt:

> Da das Nicht-Andere nichts Anderes von irgend etwas ist, wird es von allem in höchstem Maße als der Ursprung des Seins, als das Mittel der Erhaltung und das Ziel der Ruhe ersehnt. (NvK Bd. 2, 481)

Das NichtAndere übersteigt einerseits das Anderssein, den Unterschied, die Differenz, aber bedeutet andererseits auch nicht einfach Identität:

> Beachte aber auch, daß das Nicht-Andere nicht nur so viel wie das Selbe (*idem*) bedeutet. Da das Selbe nicht anderes ist als das Selbe, geht es vielmehr allem, was genannt werden kann, voraus. Wenn nun Gott auch das Nicht-Andere genannt wird, weil er das Nicht-Andere eines Jeden ist, so ist er deshalb doch nicht mit einem Anderen identisch. (NvK Bd. 1, 65/67)

schreibt Nikolaus in *De Venatione Sapientiae*, „Die Jagd nach der Weisheit" (1462).

> So erscheint Gott wohl vom Gesichtspunkt der Geschöpfe aus als der „ganz Andere", aber Nikolaus darf ihn nicht so nennen, weil die „Andersheit" Gottes selbst so sehr von der Andersheit der Geschöpfe (Andersheit z w i s c h e n den Geschöpfen) unterschieden ist, dass sie besser „Nichtandersheit" genannt wird. (*Bredow* 1995, 55)

Gerda von Bredow (1914-2005), die sich philosophisch intensiv mit *Nikolaus* auseinandergesetzt hat, bringt hier treffend das Motiv des „ganz Anderen“ mit dem Verständnis der „Nichtandersheit“ bei *Nikolaus* in Beziehung. Gott unterscheidet sich nicht im gleichen Genus wie sich die Geschöpfe, die Schöpfung, die relative raumzeitliche Welt unter- und voneinander unterscheiden.

Gott ist nicht anders als die Welt, aber er ist auch nicht mit ihr identisch, nicht dasselbe. *Non aliud*, das NichtAndere, kann paradox als **Differente Identität** oder **Identische Differenz** verstanden werden. Identität und Differenz, die sich logisch ausschließen, werden hier in eins gedacht. Das *Tertium non datur*, „Ein Drittes gibt es nicht“, der binären klassischen Logik wir hier überstiegen, transzendiert.

Einfache Identität Gottes mit der Welt, der Welt mit Gott, bedeutet ***Pantheismus***. Alles, *pan,* ist Gott, *theos*. Das ist in sich logisch unsinnig. Der scharf logisch analysierende Philosoph *Ludwig Wittgenstein* (1889-1951) drückt das kurz und bündig aus:

> Von zwei Dingen zu sagen, sie seien identisch, ist ein Unsinn, und von Einem zu sagen, es sei identisch mit sich selbst, sagt gar nichts. (Tractatus, 5.5303)

Reiner Pantheismus löst Gott in die Welt auf, oder umgekehrt, die Welt in Gott. Welt und Gott sind dann zwei zwar unterschiedliche aber gleichbedeutende Namen, Synonyme, für Dasselbe, Identische. Das erklärt nichts. Es sind lediglich zwei unterschiedlich beschriftete Etiketten – Pflaume oder Zwetschge – auf dem Einmachglas, aber der Inhalt ist derselbe. Es bedarf aber *beidem*, der Identität von Gott und Welt *und* des Unterschieds von Gott und Welt um der wahren Transzendenz Gottes gerecht zu werden. Gott und die Welt, das Absolute und das Relative dürfen weder ***vermischt*** und zur Einheit einer Identität ***verwandelt*** sein, aber auch nicht ***getrennt*** voneinander und ***zerteilt*** in Alteritäten, Unterschiede.

Das ist das Kernproblem! Gott und Welt, das Absolute und das Relative. müssen also „unvermischt“ (ἀσυγχύτως, asynchytos) und „unverwandelt“ (ἀτρέπτως, atreptos), aber auch „ungetrennt“ (ἀδιαιρέτως, adiairetos) und „unzerteilt“ (ἀχωρίστως, achoristos) sein. Mit diesen altehrwürdigen und viel diskutierten griechischen Ausdrücken wird die **Zwei-Naturen-Lehre** des ***Konzils von Chalcedon (451)*** zitiert, im Blick auf die göttliche und menschliche Natur Christi. Aber nach diesem Gedankengang **gilt die Zwei-Naturen-Lehre grundsätzlich für das Verhältnis Gott und Welt, Gott und Mensch** und nicht nur für Jesus als den Christus, als den Sohn Gottes. Die Zwei-Naturen-Lehre gilt prinzipiell für alle Menschen als Kinder Gottes (Mt 5,9; Lk 20,36; Jh 1,12), als Söhne und Töchter Gottes, die folgerichtig gleichsam auch als „Götter“ (Psalm 82,6; Joh 10, 34) verstanden werden können „Ihr seid Götter und allzumal Söhne des Höchsten.“ Und natürlich auch Töchter.

Und die Zwei-Naturen-Lehre gilt aus dieser Verstehensperspektive auch für alle anderen Geschöpfe, Tiere und Pflanzen, und auch für Luft, Wasser, Erde, die anorganische sogenannte tote Materie, für die ganze Schöpfung, die Natur in ihrem komplexen Lebenszusammenhang.

Hilarion Petzold (1983, 91) betont die grundlegend strukturelle Bedeutung der Zwei-Naturen-Lehre, die über die christologische Thematik hinausreicht:

„Es sei hier auf die anthropologische Valenz der Termini des *Chalcedonense (ἀσυγχύτως, ἀτρέπτως, ἀδιαιρέτως, ἀχωρίστως)* hingewiesen, die, wenn man sie strukturell betrachtet, als die bedeutendste Formulierung anthropologisch-kosmologischer Paradoxien gelten können,"

Gott als *Non Aliud*, der/die/das NichtAndere, unterscheidet sich einerseits durch Ununterschiedenheit von der gesamten Welt in allen ihren Aspekten in der fundamentalsten Weise, die andererseits *zugleich* die grundlegendste Einheit, Identität, der Welt stiftet. Das ist das Mysterium, das **offene Geheimnis.**

Diese für das rationale Denken paradox unvereinbare *Widerspruchseinheit* von Identität und Differenz, von Einheit und Unterschied, ist unausweichlich für das Verständnis von Gott. Sie kann als **Panentheismus** bezeichnet werden. Dieser 1828 von dem Philosophen Theologen ***Karl Christian Friedrich Krause*** (1781-1832) eingeführte Begriff bedeutet *Alles-in-Gott-Lehre* und weist auf die *Einheit **und** Verschiedenheit* von Gott und Welt hin. *Krause*, ein eindrucksvoll eigenständig philosophischer Kopf, ist heute weitgehend vergessen, spielt aber im spanischsprachigen Raum eine bis in die Gegenwart erstaunlich bedeutsame Rolle, besonders im Blick auf Kulturphilosophie und Reformpädagogik. Der „Krausismo" ist dort ein stehender Begriff und z. B. auch *Jorge Mario Bergoglio SJ* (*1936), dem *Papst Franziskus*, aus seiner Zeit in Argentinien zweifelsohne bestens bekannt.

Nach meinem Verständnis müsste Panentheismus begrifflich logisch durch den Aspekt des **Theoenpanthismus**, der *Gott-in-Allem-Lehre*, ergänzt werden. Alles ist in Gott *und* Gott ist in Allem. Erst beides zusammen bedeutet die vollständige gegenseitige Durchdringung ohne Vermischung von Gott und Welt.

„Gott ist ganz in allem, was in ihm ist."
Deus est in totus in quodlibet sui.

Dieser kurze Satz fasst die beiden Aspekte von *Panentheismus* und *Theoenpantismus*, dass alles in Gott ist und zugleich Gott in allem, konzentriert zusammen. Er findet sich als Antwort III (S. 34) in *„Was ist Gott? Das Buch der 24 Philosophen"*, übersetzt und kommentiert von *Kurt Flasch* (2011). Dieses mittelalterliche Buch ungeklärter Herkunft hat insbesondere *Eckhart* wesentlich inspiriert. Er fand darin „wichtige Komponenten seines Konzepts von Gott." (ebd. 80)

In der altkirchlichen Lehre wird dieses unvermischte und unverwandelte, wie auch ungetrennte und unzerteilte Ineinander als ***Perichorese*** (altgr. Περιχώρησις *perichóresis*, lat. *circumincessio)* bezeichnet, hergeleitet aus *peri*, also *um etwas herum*, und *chorea, schwingen*. Das wurde auf das innertrinitarische Verhältnis von Vater, Sohn und Heiligem Geist bezogen, wird hier aber im Blick auf das Gott-Welt-Verhältnis insgesamt verstanden.

Das grundlegende Verhältnis von Gott und Welt, von Absolutem und Relativem lässt sich nach dieser Argumentation konzentriert verdichtet so zum Ausdruck bringen:

Gott ist der GanzAndere weil er der NichtAndere ist.

oder

Die Transzendenz Gottes besteht in ihrer radikalen Immanenz.

Ich habe diese beiden Aussagen bereits in meiner Doktorarbeit (1994, 312) so formuliert, aber anders geschrieben. Ich schreibe jetzt der/die/das GanzAndere und NichtAndere und ähnliche Formulierungen mit sogenannten *BinnenMajuskeln* um durch diese Schreibweise den besonderen Charakter ihrer paradoxen Identität in Verschiedenheit zu betonen.

Radikale Immanenz meint, dass Gott **transdifferent „in"** der Welt präsent ist und zwar omnipräsent, in Allem und Jedem. „Es ist ein Gott, der da wirkt alles in allen." (1. Korinther 12, 6).

Aber das „in" der radikalen Immanenz ist nicht im Sinne der russischen Matrjoschka, der Puppe in der Puppe in der Puppe, zu verstehen. Gott ist nicht „innendrin", nicht „innewohnend", nicht irgendwie eine Art allerkleinstes allgegenwärtiges Teilchen oder ein sonstig subtiles Phänomen. Diese Vorstellungen schwingen immer mit, wenn wir in diesem Zusammenhang „in", „um", „über" usw. gebrauchen, also relationale Verhältnisbestimmungen der Kategorie des Relativen, des Phänomenalen, der raumzeitlichen Realität. Gott ist **transimmanent**, übersteigt, transzendiert in radikal allgegenwärtiger Immanenz, in absoluter Omnipräsenz, jegliches Verstehen von relativer Immanenz. **Gottes radikal transdifferente Immanenz ist als Transimmanenz zu verstehen.** Oder anders ausgedrückt: in der Transimmanenz des Göttlichen, der radikal transdifferenten Immanenz besteht seine Transzendenz. **Transimmanenz ist gleichbedeutend mit Transzendenz.**

Gott als der/die/das NichtAndere ist grundlegend anders präsent. Er übersteigt alle Relationen wie: *in, über, unter, um* etc. die **nur in symbolischer Perspektive** seine Anwesenheit ausdrücken und **nie ausschließend konkret real.** Gottes Gegenwart ist **multirelational**, ja **panrelational** ausdrückbar in dem Sinne, dass *mehrere*, ja *alle* Verhältnisbestimmungen sie symbolisch zur Sprache bringen können, wenn sie *nicht konkret exklusiv* missverstanden werden. Denn letztlich ist Gottes Präsenz **transrelational,** *umfasst und übersteigt* alle innerweltlich, raumzeitlichen Verhältnisweisen. Die relationalen Verhältnisbestimmungen der Welt des Relativen, der Existenz, können die Relation zum Absoluten, zur Essenz, dem Wesentlichen, wenn man es so ausdrücken will, nur symbolisch zum Ausdruck bringen, nicht wirklich angemessen. Gottes Wirklichkeit ist sowohl innen wie außen, oben wie unten usw., und andrerseits weder innen oder außen, weder oben noch unten usw. Gott ist in einer *perichoretischen*

Weise allgegenwärtig, alles radikal durchdringend, jede Vorstellungskraft übersteigend. Selbst das *perichoretische* „Durchdringen" ist noch eine relative und relationale Begrifflichkeit und letztlich nicht angemessen.

Gott ist allgegenwärtig präsent, auf eine geistig wirk-liche Weise. Das deutsche Wort **Wirklichkeit**, mhd. „*wercelicheit*", geht auf Meister Eckhart zurück, der damit das lateinische *actualitas* wiedergibt, das wiederum von *Albertus Magnus* (1200-1280) verwendet wurde, dem Lehrer des *Thomas von Aquin* (1225-1274), und in deren Theologie eine wichtige Rolle spielt. *Actualitas* ist bezogen auf den Begriff *actus*, Akt, Tat, Vollzug, die lateinische Übersetzung eines wichtigen Begriffs der Philosophie des Aristoteles, *entelechia* oder auch *energeia* im griechischen Original. Damit sollte ausgedrückt werden, dass sich etwas Seiendes auf Grund der ihm innewohnenden Möglichkeiten, des Potentials, aktualisiert, also ver-wirklicht. Eckhart will damit die Art der Präsenz Gottes zum Ausdruck bringen. Gott ist wirk-lich, seine wirkende Präsenz ist der absolute Grund der relativen Immanenz, die wir mit unserem rational unterscheidenden Verstand nur als unterscheidbare Realität wahrnehmen. Gott in seiner transdifferenten Einheit ist die Wirklichkeit im grundlegendsten, tiefsten Sinne, die Grundwirklichkeit. Gott wirkt und die Welt ist das unmittelbare Ergebnis. Die Welt ist die Wirkung Gottes, die Wirklichkeit Gottes.

Noch eines ist wichtig. Gott wirkt nicht im Sinne der Kausalität, nicht im Sinne von Ursache und Wirkung. Die kausale Wirkung ist relativ, sie ist ein gestaltendes Grundprinzip des Relativen, wohl das wichtigste. Eines erfolgt aus dem anderen. Kausalität ist an Raum und Zeit gebunden, wie eine Billardkugel, die, angestoßen vom Queue, eine andere anstößt usw. Gott ist nicht der allererste Billardspieler, der mit dem Queue den allerersten Anstoß für die universal kausale Kettenreaktion, also das Universum, genauer, den evolutionären Prozess des Universums, gegeben hat. Gott wirkt absolut, zeitfrei instantan, transzendiert die relative Kausalität. **Gott wirkt transkausal. Gottes Wirklichkeit ist transkausal.** Das Wirken Gottes ist ***creatio ex nihilo***, Schöpfung oder Erschaffen aus dem Nichts, aus dem Grund. Aber nicht einfach am Anfang der Zeit als allererster kausaler Anstoß, sondern in permanenter Gegenwart, ununterbrochen. Diese ***permanente creatio ex nihilo*** geschieht **jetzt**, in diesem Moment. Die schöpferische Präsenz im Grund wirkt jetzt und jetzt und jetzt unmittelbar und schafft die relative Welt der Phänomene in allen ihren Aspekten. Aber das übersteigt das Verstehen unseres unterscheidenden Verstandes. Der schöpferische Grund, Gott, wirkt transkausal unmittelbar, frei von Zeit und Raum, immer jetzt und hier.

Dietrich Bonhoeffer (1906-1945), von den Nationalsozialisten ermordeter Theologe, hat die besondere Qualität des Daseins Gottes in seiner Habilitationsschrift „Akt und Sein" von 1931 prägnant einfach zum Ausdruck gebracht (1967, 94):

Einen Gott, den „es gibt", gibt es nicht

Gott „gibt" es nicht different im Sinne der Qualität des Unterscheidbaren, welche die Welt des raumzeitlich Relativen prägt. Aber es „gibt" ihn transdifferent im Sinne der Qualität des ununterscheidbar allgegenwärtigen *NichtAnderen*, welches sich als *GanzAnderes* dem Wahrnehmen und Erkennen des unterscheidenden Verstandes, der Ratio, entzieht, nicht messbar, nachweisbar, nicht beweisbar in einem rational (natur)- wissenschaftlichen Sinne. Dieses zweifache Verständnis von „gibt", different und transdifferent, ist grundsätzlich zu berücksichtigen. Gott, das Absolute, ist jenseits allen Unterschieds, aller Differenz.

Gott ist die transdifferente Wirklichkeit

Die Transdifferenz Gottes ist seine Transzendenz

Salomo Friedlaender hat das, was ich Transdifferenz nenne als „Schöpferische Indifferenz" bezeichnet. Der Begriff In-differenz, Ohne-Unterschied, alleine kann zu einem grundlegenden Missverständnis führen. Die Wirklichkeit Gott ist nicht *prädifferent*. Das würde eine Einheit zeit-räumlich „vor" aller Differenzierung in Vielheiten bedeuten, einen differenzlosen Einheitsbrei. Das geht an einem angemessenen Verstehen von transdifferenter Mystik völlig vorbei. *„Mystik ist ein hochreflexives Phänomen, kein Rückfall in eine ursprüngliche und primitive Indifferenz."*, so drückt *Reinhard Margreiter* (1997, 503) diesen Zusammenhang aus. (*Kursiv* im Original)

Gott ist transdifferent als die wirkliche Einheit „in" der Vielheit, die Identität „in" der Differenz.

Oder:
Gott ist die wirklich absolute „Einheit von Einheit und Vielheit", die übergeordnete „Meta-Einheit" von Einheit und Vielheit, Identität und Differenz.

absolute Meta-Einheit
/ \
relative Einheit/ Identität Vielheit/Differenz

Gott „gibt" es nicht im Sinne der Differenz, auch nicht der *Prädifferenz*, der Einheit *vor* der Differenzierung, die sich in das Viele aufteilt. Wollte man zurück in diese anfängliche Einheit, müsste man die Unterschiede gleichsam zu einem Einheitsbrei pürieren und auflösen. Das ist nicht mit transdifferent gemeint.

Gott, den wirklichen Gott als absoluten non-dualen Einen, All-Einen, das Ganze und den Grund, als absolutes Nichts und Leere „gibt" es im Sinne der Transdifferenz.

Ist Gott dann überhaupt erkennbar, wahrnehmbar? Oder ist das prinzipiell unmöglich? Diese Frage stellt sich nach dem bisherigen Gedankengang. Mit dem unterscheidenden Verstand, der differenzierenden Ratio, ist das nicht möglich. So viel kann erst einmal festgestellt werden.

Die Rationalität funktioniert nach dem Grundprinzip der Unterscheidung, weil sie auf die differenzierte Welt des Relativen ausgerichtet ist und sich evolutionär in Auseinandersetzung mit ihr entwickelt hat. Und sie funktioniert sehr gut wie besonders der enorme Fortschritt von Naturwissenschaft und Technik zeigt. **Die raumzeitliche Welt des Relativen, der Phänomene, ist das Metier der Ratio.** Hier haben wir sie bis in allerfeinste Differenzierungen hinein weiterentwickelt. Wir nehmen im Mikro- wie im Makrokosmos mit Hilfe neuer Wahrnehmungsapparaturen – vom Teilchenbeschleuniger des CERN, der größten, kompliziertesten von Menschen gebauten technischen Apparatur, übrigens auch Geburtsort des **W**orld**W**ide**W**eb, über Elektronenmikroskope bis zum Hubble-Weltraumteleskop und dem neuen James-Webb-Weltraumteleskop – Phänomene wahr, die bis vor kurzer Zeit noch völlig außerhalb unserer Wahrnehmungsmöglichkeiten waren. **Großartig!** Das ist positiv zu würdigen. Wenn auch die konkreten Folgen des technischen Fortschritts im Blick auf ihre ökologische Destruktivität andrerseits ausgesprochen problematisch sind, ja **katastrophal!**

Aber was die transdifferente Wirklichkeit Gott betrifft ist die Ratio, der differenzierende Verstand, nicht der angemessene Erkenntnismodus. Die Transzendenz des Absoluten, des *GanzAnderen* als *NichtAnderem*, entzieht sich dieser unterscheidenden Weise des Erkennens und Wahrnehmens. Die Maschen mögen noch so klein sein, die Apparaturen noch so fein, dieser Fisch geht nicht ins Netz der Ratio. Weil es ihn nicht gibt – für die Ratio! Weil er „nicht von dieser Welt" ist, der Welt des Relativen.

Welcher Art muss dieser andere Erkenntnismodus sein, der der Transzendenz des NichtAnderen angemessen ist? Gibt es ihn überhaupt? Ist es dem Menschen möglich Gott zu erkennen, die absolute Wirklichkeit?

Für diesen nächsten Gedankenschritt begebe ich mich wieder ins Mittelalter, und zwar in eine berühmte Abtei außerhalb der Stadtmauern von Paris. *Sankt Viktor* war ein reges geistiges Zentrum im 12./13. Jahrhundert. ***Hugo von St. Viktor*** (um 1097-1141) entwickelte eine für unseren Zusammenhang ausgesprochen aufschlussreiche Erkenntnistheorie der „Drei Augen", die das transrational mystische Erkennen umfasst. Sie wurde später vor allem von dem Franziskaner *Bonaventura* (1221-1274) übernommen und verbreitet.

***Oculus Triplex*, das „Dreifache Auge"**, diese Erkenntnistheorie *Hugo*s thematisiert drei verschiedene Modi des „Sehens", des Wahrnehmens, des Erkennens. Da ist zum ersten das ***Oculus Carnis*, das „Auge des Fleisches"**. Damit ist die sinnliche Wahrnehmung gemeint, nicht nur das Sehen, sondern auch Hören, Riechen, Schmecken, Spüren. Die fünf Sinne, so man sie beisammen hat und ihrer mächtig ist, liefern die Sinneseindrücke die uns die Welt sinnlich wahrnehmen lassen. **Das *Oculus Rationis*, das „Auge des Verstandes"**, meint das Denken im Sinne des Rationalen, also das unterscheidende Denken. Mit dem rationalen Denken ordnen, rationalisieren, strukturieren wir unsere Sinneseindrücke. **Das *Oculus Contemplationis*, das „Auge der Kontemplation"**, ist auf das Göttliche bezogen, auf die Transzendenz, das Absolute. Und das ist eine grundsätzlich andere Art des „Sehens", des Wahrnehmens und Erkennens. Durch unseren bisherigen Gedankengang ist deutlich worin diese andere, ganz andere Weise des kontemplativ mystischen „Sehens" besteht, nämlich im „Sehen" des *NichtAnderen*, das sich *durch Ununterschiedenheit unterscheidet*, im „Sehen" der transdifferenten Wirklichkeit Wir sehen dadurch *nichts Anderes*, etwas spektakulär Zusätzliches im Bereich der unterscheidbaren Phänomene. *Wir sehen anders*. Unser Wahrnehmungsvermögen verändert sich.

Das Auge des Fleisches, *Oculus Carnis*, liefert uns die Sinnesdaten, durch die wir unsere Welt wahrnehmen und uns darin orientieren. Beim visuellen Sinn stellen sich die Augen auf etwas scharf, fokussieren es im Vordergrund und zugleich wird der Rest zum unschärferen Hintergrund. Nach diesem Vordergrund/Hintergrund-Prinzip funktioniert unser sinnliches Wahrnehmen bei allen Sinnen. Wir unterscheiden etwas konturiert wahrnehmbar Vordergründiges, eine Gestalt, eine Figur, vor einem diffuseren Hintergrund. Dem ist die *Gestaltpsychologie* wissenschaftlich nachgegangen. Dieses Unterscheiden ist unser sinnenhaftes Wahrnehmen.

Oculus Rationis, das Auge des Verstandes, erkennt durch Denken, genauer durch rational differenzierendes Denken. Auch hier ist das Unterscheiden das Grundprinzip. Heute ist im Unterschied zum Mittelalter allgemein bekannt, dass das Bild nicht einfach physiologisch im „Auge des Fleisches" entsteht, sondern im Gehirn. Dort werden die Sinnesdaten neuronal verarbeitet zu einem Bild, welches uns bewusst wird, das wir sehen. So auch bei den anderen Sinneskanälen. Und darum können uns unsere Sinneseindrücke auch trügen. Wir nehmen nicht einfach objektiv wahr. Aus verschiedensten Gründen kann unser Wahrnehmen in gewisser Weise „gefärbt" sein. Schon unsere kulturelle und soziale Zugehörigkeit oder unsere Sprache färben unser Wahrnehmen, prägen es in subtiler Weise. Und intensive Erfahrungen biographisch bedingter psychologischer Natur, können bei der neuronalen Bearbeitung der Sinnesdaten etwas verändern, weglassen, hinzufügen. Dann sehen wir etwas, nehmen wir etwas wahr, das uns unser *Oculus Carnis* so nicht übermittelt hat. Unser Erkennen ist nicht selten durch unsere persönlichen Befindlichkeiten, durch Ängste, Wünsche, Abneigungen usw., geprägt, in mehr oder weniger großem Ausmaß, bis hin zu irreal wahnhaften Wahrnehmungen wie Halluzinationen und Auditionen. „Wir sehen die Dinge nicht, wie sie sind, wir sehen sie so, wie wir sind" hat die Schriftstellerin und Psychoanalytikerin *Anaïs Nin* (1903-1977) diesen Zusammenhang pointiert zugespitzt formuliert. *Thomas von Aquin* (1225-1274) drückt denselben Zusammenhang philosophisch abstrakter aus: „Das Erkannte ist im Erkennenden nach dem Modus des Erkennenden." (S.T., II/II, Q.1, Artikel 2) „Denn wie einer ist, so ist ihm Gott, die Schrift, die Kreatur."

(WA4, 483,7) drückt *Martin Luther* (1483-1546) das, was man heute psychologisch als Projektion versteht, in prägnanter Kürze aus. Unser physiologisches Wahrnehmen ist mit unserem Denken als kognitiver Hirnfunktion und unserer Psyche, unserem Gefühlsleben, auf komplexe Weise verbunden, wenn auch oft nicht bewusst.

Das *Auge des Fleisches* und das *Auge des Verstandes* hängen eng zusammen. Was sie vor allem verbindet ist, dass beide grundsätzlich nach dem Prinzip des Unterscheidens funktionieren. Das ist das Grundprinzip von beiden. Aus dieser Sicht könnte man sie mit guten Gründen zusammenfassen zu **einem Modus des Wahrnehmens und Erkennens, dem Unterscheidungsmodus**. Aber es ist durchaus sinnvoll und einleuchtend es bei der dreifachen Aufteilung von *Hugo von St. Viktor* zu belassen, die ausgesprochen einprägsam ist. Das Auge des Verstandes kann auch ohne unmittelbare Sinneseindrücke des fleischlichen Auges „sehen". Es kann „einsehen", abstrahieren, Schlussfolgerungen ziehen, Zusammenhänge herstellen usw., was es durch den vorausgegangenen Umgang mit den sinnlichen Erfahrungen gelernt hat, also evolutionär. Es hat eine gewisse von direkten Sinnesdaten unabhängige Eigenständigkeit erlangt. Aber es hat sie in Auseinandersetzung mit den Sinneseindrücken entwickelt.

2. Zwei Weisen des Erkennens und Denkens

Wie gezeigt kann man grundsätzlich von zwei Weisen des Erkennens, Denkens, Wahrnehmens ausgehen. Mit Bezug auf *Hugo von St. Viktor* sind das „Auge des Fleisches" und das „Auge des Verstandes" zu **einem Erkenntnismodus des Unterscheidens, des Differenzierens** zusammenzufassen. Der dritte Erkenntnismodus des *Oculus Contemplationis* übersteigt das Erkenntnisprinzip der Unterscheidung. **Das dritte kontemplative oder mystische Auge „sieht", erkennt transdifferent**. Das ist im Unterscheidungsmodus nicht zu erfassen, ist aus dieser Perspektive einfach nicht existent. Aber es ist erfahrbar und erkennbar auf eine spezifische Art und Weise. *Reinhard Margreiter* hat mit „Erfahrung und Mystik" (1997) eine Grundlagenwerk zu dieser Thematik geschrieben, und auf eine differenzierte Weise die „Grenzen der Symbolisierung" aufgezeigt, insbesondere mit Bezug auf den Philosophen *Ernst Cassirer* (1874-1945). Ich nähere mich den Grenzen der Symbolisierung durch mein Verständnis der grundlegenden Unterscheidungsfunktion der Ratio, die im transdifferent mystisch-kontemplativen Wahrnehmungsmodus überstiegen wird.

Noch eine wichtige Frage: Wie unterscheidet sich das transdifferente Erkennen des „Auges der Kontemplation" vom Erkennen der „Augen der Sinne und des Verstandes"? Es unterscheidet sich durch Ununterschiedenheit! Es ist dieselbe paradoxe Ununterscheidenheit, *indisdincta disdinctio,* mit der sich Gott von der Welt, das Absolute vom Relativen unterscheidet. Das kontemplativ transdifferente Erkennen ist ***kein* Erkenntnismodus *neben* dem Unterscheidungsmodus** des sinnlich rationalen Erkennens. Es ist nicht getrennt, different davon. Es erkennt ***in*** den Wahrnehmungen der Sinne und des Verstandes und ***durch*** sie. Darum spricht *Hugo von St. Viktor* vom **„Oculus Triplex"**, das als **„Dreieiniges Auge"** zu verstehen ist. Es sind *nicht drei* Augen getrennt nebeneinander, sondern es ist *ein* Auge. Und dieses integrierte dreieinige Auge sieht die Welt, das Relative *anders*, aber es sieht *nichts Anderes* in der Welt, im Relativen. Es geht um eine andere *Qualität* des Erkennens und nicht um eine erweiterte *Quantität*, ein Mehr, etwas Zusätzliches, das erkannt und wahrgenommen wird.

Der Unterscheidungsmodus der Ratio hat sich in den letzten Jahrhunderten enorm weiterentwickelt, vor allem in Naturwissenschaft und Technik. Und was ist mit dem „Dritten Auge der Erkenntnis", dem anderen Erkenntnismodus? Ist es seit dem Mittelalter in Vergessenheit geraten? Hat es sich gar geschlossen? Sind wir auf diesem Auge blind? Oder gibt es dieses Auge einfach gar nicht?

3. Griechische Antike

Halten wir in der Philosophiegeschichte nach zwei Weisen des Erkennens Ausschau. Da wird man ganz früh in der abendländisch antiken Philosophie fündig. Dort werden die zwei Erkenntnisweisen und unterschieden: ***Noesis*** (auch Noësis, Noese; altgriechisch νόησις *nóēsis* „das Wahrnehmen, Verstehen, Begreifen, Denken", zu νοεῖν *noeín* „wahrnehmen, denken") und ***Dianoia*** (altgriechisch διάνοια *diánoia* „das Nachdenken, der Verstand")

Die bekannteste Stelle bei *Platon* zur Unterscheidung von Erkenntnisweisen findet sich im „Liniengleichnis" am Ende des Buches vom „Staat". Dort werden vier Erkenntnisvermögen eingeteilt:

> Vernunfteinsicht für den obersten. Verstandeseinsicht für den zweiten, dem dritten teile Glauben an die Sinne zu, dem vierten bloß einen eitlen Schein des Wahren...

Ganz unten in der Erkenntnishierarchie steht ein diffuses Wahrnehmen von verschwommenen Abbildern, Spiegelungen. Dann kommt das sinnlich klare Erkennen von Gestalten. Die ***Dianoia***, der Verstand, wird mit dem begrifflich diskursiven Erkennen der Mathematik in Beziehung gesetzt. Und die ***Noesis***, die Vernunft als oberstes Erkenntnisprinzip, richtet sich auf die ***Ideen*** im platonischen Sinn, als vom sinnlichen Wahrnehmen unabhängige geistige Strukturen, worin ihm sein Schüler Aristoteles nicht folgte.

Es ist aber in der heutigen philosophischen Beurteilung leider keineswegs klar, was genau unter *Noesis* und *Dianoia* zu verstehen ist und wie sie zueinanderstehen. *Klaus Oehler* (1928-2020), der mit der „Lehre vom noetischen und dianoetischen Denken bei *Platon* und *Aristoteles*" (1962/1985, 2. Aufl.) eine maßgebliche Untersuchung zum Thema verfasst hat, schreibt zur enormen Wirkungsgeschichte dieser Unterscheidung:

> Das Komplementärverhältnis zwischen Noesis und Dianoia in der Erkenntnislehre von *Platon* und *Aristoteles* hat durch die sich daran anschließende, in allen europäischen Sprachen ausdrückliche Unterscheidung von Intellekt und Ratio, Intuition und Diskursivität, Vernunft und Verstand, Evidenz (unmittelbare Gewissheit) und Kritik, Vertrautheit und Kontrolle seine bis in die moderne Wissenschaftstheorie hineinreichende Wirkung, wo es im Zusammenhang mit kontrovers diskutierten Methodenfragen in veränderter Form wieder auftaucht. (*Oehler* 1985, V)

Mit „Intellekt und Ratio, Intuition und Diskursivität, Vernunft und Verstand" sind die wichtigsten Begriffe benannt, durch die diese Unterscheidung von zwei Erkenntnis- und Denkweisen, die in der Philosophiegeschichte eine grundlegende Rolle spielten und spielen. *Intellectus* und *Ratio*, diese im mittelalterlichen Latein gebräuchlichen Begriffe wurden in der deutschsprachigen Philosophie meist mit Vernunft (*Intellectus*) und Verstand (*Ratio*) wiedergegeben, manchmal allerdings auch umgekehrt (*Welsch* 1996, 805ff.). Diese ziemlich verwirrend komplexe Genese der Bedeutung von Verstand und Vernunft macht ein einigermaßen klares Verstehen noch schwieriger.

4. Transversalität, Transversale Vernunft

Zu einem tieferen Verständnis von Vernunft in Abgrenzung zum Verstand kann das Konzept der Transversalität und Transversalen Vernunft verhelfen.

Ich bin darauf zuerst im Kontext der *Integrativen Therapie* (*Petzold* 1993, Bd. 1-3) gestoßen, die philosophisch außergewöhnlich breit und grundlegend fundiert ist. *Hilarion Petzold*, *Johanna Sieper* und *Ilse Orth* bezeichnen in einem zusammenfassenden Aufsatz (2022) Transversalität und Transversale Vernunft als ein „Kernkonzept" der Integrativen Therapie, das sie schon seit den 1960er Jahren thematisieren und weiterentwickeln:

> Unter **Transversalität** verstehen wir ein *Durchqueren* von Wissens- und Handlungsfeldern, das möglichst keine Region des Wissens der vielschichtigen Lebenswelt ausspart... (Ebd. 2)

> **Transversale Vernunft** ist eine sinnsuchende, *wissenshungrige Vernunft*, die in dem menschlichen Grundantrieb der ‚explorativen' Neugierde wurzelt und alle Domänen des Wissens durchquert. Sie ist zugleich eine *konkret gestaltende, ko-kreative Vernunft*, die der ‚Poiesis', der Schaffensfreude, entspringt und im Suchen und Gestalten immer neue Beiträge zu den Lebensprozessen und Materialien der Welt leistet. Sie trägt damit zur Weltkomplexität bei und zugleich wieder zur Transversalität. (Ebd. 16; Hervorhebungen im Original)

Die „explorative Neugierde", der permanente Forschergeist der Transversalen Vernunft überschreitet ständig fragend den gegenwärtigen Horizont des Wissens und Erkennens. Es geht um eine geistige Offenheit und Freiheit, die sich nicht durch Tradition, Konvention und Gewohnheit einengen lässt.

In der Integrativen Therapie bezieht man sich auch auf die Konzeption Transversaler Vernunft von *Wolfgang Welsch*, die er als Konklusion seines umfassenden Werkes über „Vernunft" (1996) entwirft.

> Transversale Vernunft scheint mir die zentrale Vollzugsform von Vernunft überhaupt zu sein. Ich sehe nicht, wie diese Vollzugsform sollte überschritten werden können. Transversale Vernunft kennzeichnet Vernunft im Kern. (Ebd. 912)
> Transversale Vernunft bezeichnet die Grundform von Vernunft überhaupt. ... Vernunft ist elementar durch Transversalität bestimmt. (Ebd. 915, 916)

Für *Welsch* ist Transversale Vernunft nicht eine Variante von Vernunft, sondern damit werden ihre zentralen Merkmale benannt. Was sind diese?

> Gerade in der Perspektive transversaler Vernunft geht es darum, nichts a priori auszuschließen, sondern gegen eingeschliffene und unbemerkte Ausschlüsse wachsam zu sein, nicht angstvoll vor dem anderen zurückzuschrecken, sondern sich ihm zuversichtlich zuzuwenden und Chancen der Veränderung auch zu nützen. Transversale Vernunft fördert die Bereitschaft, Verkrustungen lateral – durch Dynamismen angrenzender Bereiche – aufzubrechen, Reflexionsstände weiterzuentwickeln, sich für Ungeahntes offenzuhalten. Transversale Vernunft ist von ihren innersten Antrieben her auf Weite, Offenheit, Polyperspektivität, Umfassendheit gerichtet. (939)

Hier sind die wesentlichen Kennzeichen Transversaler Vernunft treffend zum Ausdruck gebracht. Nochmals verdichtet würde ich von den zwei Hauptaspekten *Wachsamkeit* und *Offenheit* sprechen. Die geistige Haltung Transversaler Vernunft ist wach und aufmerksam gegenüber Ausschlüssen, Ausgrenzungen und Verkrustungen aufgrund von konventionellen und traditionellen Vorurteilen, schlicht von Gewohnheit. Und Transversale Vernunft strebt nach offener Weite, will den Horizont des Wissens offenhalten und erweitern, Grenzen ins Unbekannte hin überschreiten.

Noch ein Hinweis. *Rolf Elberfeld* (Philosoph, Japano- und Sinologe) versieht die von ihm konzipierte „Transformative Phänomenologie" mit erstaunlich ähnlich formulierten Grundsätzen:

> Transformative Phänomenologie wendet sich aktiv den Zonen der Fremdheit, den individuellen wie gesellschaftlichen Tabus und insgesamt dem Ausgegrenzten zu. Um ein Philosophieren in einer globalisierten Welt entwickeln zu können, ist dies eine notwendige Konsequenz. (*Elberfeld* 2017, 449)

Dem ist wohl so. Ein Philosophieren, überhaupt geistiges Arbeiten, in der heutigen global vernetzen Welt braucht notwendigerweise diese Offenheit, mag man sie Transversale Vernunft nennen oder wie auch immer.

Verlassen wir kurz die Gefilde der oft allzu ernsten Philosophie, aber nicht unser Thema. Es gibt einen kurzen populären Spruch, der das zentrale Merkmal der transversalen Vernunft in einem geistreichen Vergleich auf den Punkt bringt. Er wird oft dem kreativen Rock- und Jazz-Musiker *Frank Zappa* (1940-1993) zugeschrieben, ist aber älteren unbekannten Ursprungs, wohl eine Art Graffiti oder Klospruch.

A mind is like a parachute.
It doesen't work, if it is not open.

Ein Geist ist wie ein Fallschirm.
Er funktioniert nicht, wenn er nicht offen ist.

Das vieldeutige englische „mind" habe ich mit Geist übersetzt. Es wird bei diesem Spruch oft auch mit Verstand wiedergegeben. Geist ist weiter und umfassender, bezieht nicht nur den Verstand, sondern auch die Vernunft mit ein. Wie auch immer, entscheidend ist die Offenheit als Kriterium für das Funktionieren.

Ein Aspekt ist noch wichtig. Transversale Vernunft ist auf das Ganze ausgerichtet, gekennzeichnet dadurch, dass „sie ins Ganze ausgreift" (*Welsch* 1996, 941):

> Wenn Vernunft über die Rationalität hinausreicht – wie weit geht sie dabei? Im Prinzip muss der Ausgriff der Vernunft unbeschränkt sein. Vernunft muss ins Ganze vordringen. Sie ist für das Ganze zuständig. (Ebd. 615)

Vernunft in diesem transversalen Sinn hat den größtmöglichen Zusammenhang, das Ganze, die Totalität im Blick, auch wenn das nicht mehr rational differenziert gewusst, sondern mehr geahnt werden kann. Transversale Vernunft

> führt daher zu einem sehr ungewohnten Bild des Ganzen – eher wohl zu einem Nichtmehrbild, zu einem Bild jenseits der Darstellbarkeit. (Ebd. 942)

In welchem Verhältnis steht diese transversale Grundform der Vernunft zu dem transdifferenten Erkennen und Wissen aus meiner Verstehensperspektive? Wie steht sie etwa zu dem *Wissenden Nichtwissen*, dem Ineinsfallen der Gegensätze und dem NichtAnderen des *Nikolaus von Kues*?

Eines ist klar. Auch die Erkenntnisse der Vernunft müssen in differenzierter und differenzierender Sprache ausdrückbar sein. Auch die Grenzüberschreitungen der Transversalen Vernunft führen nicht direkt ins letztlich Unsagbare des transdifferenten Nichtwissens. Aber man kann sie als Näherungen verstehen.

Petzold, Sieper, Orth (2022) beziehen sich auch auf *Kants* Vorrede zur 1. Auflage der *Kritik der reinen Vernunft*, und zwar auch auf den Passus, der ausdrückt, dass die Vernunft von Fragen belästigt wird, die sie nicht beantworten kann, „denn sie übersteigen alles Vermögen der menschlichen Vernunft" (*Kant* 1781, AA VII). Sie schreiben dazu:

> Dieses Wort „übersteigen" hat es uns angetan. *Kants* Frage: „Was sind die Bedingungen der Möglichkeit der Erkenntnis?" führte uns zu der Antwort: „Möglichkeiten des Übersteigens zu bieten." Damit wurde die Essenz dessen ausgedrückt, was wir später als **„transversale Vernunft"** bezeichnet haben: eine Vernunft, die bemüht ist, sich immer wieder zu übersteigen, denn nur darin liegt die Möglichkeit, Neues jenseits von Grenzen zu entdecken und zu erschließen und Innovationen auf den Weg zu bringen, die Grenzen auszudehnen. (Ebd. 4)

Hier wird nochmals deutlich, dass es bei der transversalen Vernunft darum geht, den Bereich des Wissens, des differenziert Wissbaren, auszudehnen. Was überstiegen, also transzendiert wird sind Grenzen des bisherigen differenzierten und differenzierenden Wissens, das auf Unterscheidungen beruht. Der grundlegende Schritt vom differenten zum transdifferenten Erkennen wird hier nicht direkt angesprochen. Wie hängt er damit zusammen?

5. Säkulare Mystik

Wenn das transdifferente Erkennen, die Einsichtserfahrung der Transdifferenz, philosophisch in einer nicht-religiösen Interpretation erklärt werden soll, so kann dies im Sinne einer **„Säkularen Mystik"** verstanden werden. *Hilarion Petzold* (1983) hat diesen Begriff eingeführt, nicht in anti-religiöser Intention, sondern als Ergänzung und Weitung der geistigen Perspektive:

> In der Begegnung mit mir selbst, dann mit dem Du, dem anderen, weiterhin mit den Dingen, der Welt und schließlich in der Begegnung mit der Transzendenz – und das sind die vier Dimensionen der Begegnung in einer „säkularen Mystik" – haben die Medien eine eminente Bedeutung. Im vierten Begegnungsmodus, der Transzendenz, wird diese jedoch nicht als Jenseitigkeit gesehen, sondern als ein die Einzelteile umfassendes, ihre Fragmentierung überschreitendes Ganzes: *der ganze* Mensch, *die ganze* Welt, *die ganze* Zeit. (Ebd. 72)

Säkulare Mystik versucht auch ohne den spezifisch religiösen Bezugsrahmen mit seiner je spezifisch traditionellen Symbolik und Mythologie in neuer Weise die transdifferente Tiefendimension, die Grundwirklichkeit, in den Blick zu nehmen. Denn es handelt sich bei Mystik nach meiner, und nicht nur meiner, Überzeugung um eine anthropologische Grundkonstante, jedem Menschen potentiell zugänglich, auch außerhalb des religiösen Spektrums. Die Ablehnung einer falsch verstandenen „Jenseitigkeit", die *Petzold* zum Ausdruck bringt, und seine Betonung des „Ganzen" stimmt mit meinem Verständnis einer transdifferenten Transzendenz überein. Das Ganze ist transdifferent in der Welt präsent, in jedem ihrer partiellen Aspekte, als immanente Transzendenz oder transzendente Immanenz, als Transimmanenz. Dieser säkulare Blick auf Mystik wird in den industrialisierten Gesellschaften immer bedeutsamer, da die traditionellen religiösen Institutionen, bei uns vorrangig die christlichen Kirchen, hier mit ihren mythisch geprägten Transzendenzverständnis rasant an Bindungs- und Überzeugungskraft verloren haben. Säkulare Mystik ist philosophisch und psychologisch fundiert und eröffnet nicht-religiösen Menschen neue Zugänge zum Transzendenten. *Bernhard Neuenschwander* (2007) hat den Ansatz von *Petzold* als Theologe und integrativer Psychotherapeut differenziert aufgenommen und weiterentwickelt. Unter den Philosophen ist im Blick auf Säkulare Mystik z. B. *Ernst Tugendhat* (1930-2023) zu nennen mit seinem Buch „Egozentrizität und Mystik" (2003) oder der, entgegen seinem Selbstverständnis, von den Medien als Deutschlands „Chef-Atheist" apostrophierte Religionskritiker *Michael Schmidt-Salomon*, der, nicht zuletzt auf Grund eigener Erfahrung, von „rationaler Mystik" spricht (2009, 239ff.).

Eine „Mystik ohne Gott?" (*Böhme* 1982). Die ist weitaus häufiger und grundlegender zu konstatieren als das im allgemeinen Bewusstsein präsent ist. „Die Entstehung der Moderne aus dem Geiste der Mystik und der Rationalität" hat der Literaturwissenschaftler *Hans Dieter Zimmermann* ein Buch betitelt (2019). Und in der Tat sind besonders in der Literatur Spuren und Kennzeichen einer Mystik außerhalb konventioneller Religiosität zu entdecken. *Robert Musil, Robert Walser, Franz Kafka* sind Namen, die in diesem Zusammenhang genannt werden, wie auch *Hugo Ball* (1886-1927), der die Dada-Bewegung mitinitiierte. *Uwe Spörl* hat in differenzierter Weise die „Gottlose Mystik in der deutschen Literatur der Jahrhundertwende" (1997) untersucht und herausgearbeitet, und auch die philosophischen Impulsgeber wie *Nietzsche, Fritz Mauthner, Gustav Landauer* in den Blick genommen. Er spricht von einer modernen „Neomystik" und versteht darunter:

> was als **Erfahrung** oder **Erlebnis** (Gedanke, Theorie oder Weltanschauung) der **mystischen unio** (oder der spekulativen Mystik) **strukturell gleicht, ohne** auf einen persönlichen Gott oder einen anderen transzendenten Gegenstand bezogen zu sein. (*Spörl* 1997,26; Hervorhebungen im Original))

Doch kommen wir wieder zurück zu Transversalität und transversaler Vernunft. Zentrales Merkmal ist hier die prinzipielle Offenheit und das Überschreiten von Grenzen des Wissens ins bislang Unbekannte. Vergleicht man das mit den bislang gefundenen Merkmalen der religiös verstandenen Grundwirklichkeit, also Gott, bei *Meister Eckhart* und *Nikolaus von Kues*, so finden sich ganz offensichtliche Übereinstimmungen. Wenn *Nikolaus von Kues* Gott als den NichtAnderen symbol-bildhaft hinter der Mauer des Zusammenfalls der Gegensätze, der *coincidentia oppositorum*, verortet, dann ist damit eine letzte Öffnung des Geistes gemeint. Jegliche Unterscheidungen und damit Begrenzungen sind aufgehoben. Der unterscheidende Verstand, der Torwächter *spiritus altissimus rationis*, der „höchste Verstandesgeist", wie *Nikolaus die Ratio* ihn respektvoll nennt, kann diese letzte Wirklichkeit nicht unterscheidend erkennen. Er muss überstiegen, überwunden werden. Denn das letzte Wissen ist ein Nichtwissen, allerdings ein besonderes: die *docta ignorantia*, das belehrte wissende Nichtwissen oder nichtwissende Wissen. *Nikolaus* schließt da an *Eckhart* an und dessen Verständnis vom transdifferenten Nicht-Gott:

> Du sollst ihn lieben, wie er ist ein Nicht-Gott, ein Nicht-Geist, eine Nicht-Person, ein Nicht-Bild, mehr noch: wie er ein lauteres, reines, klares Eines ist, abgesondert von aller Zweiheit. In diesem Einen sollen wir ewig versinken vom Etwas zum Nichts. (*Quint* 1979, 355)

Und dieses wissende Nichtwissen um den Nicht-Gott, dem Einen, kann als eine grundlegende Offenheit des Geistes verstanden werden. Wenn man alle religiösen Interpretationen, ob theistisch oder nicht-theistisch, weglässt, geht es um ein Öffnen des Geistes, das als befreiend, als „beseligend" erfahren wird. Für den Philosophen *Jean-Luc Nancy* (1940-2021) ist Gott „das *Offene als solches*" und hat den Charakter eines *„transzendentalen Absoluten der Öffnung"*, wie er in seinem Buch „Dekonstruktion des Christentums" schreibt (2008, 263 u. 246).

Die letzte Wirklichkeit, der Grund des Wirklichen, entzieht sich dem Zugriff des unterscheidend definierenden Verstandes, das ist unumgänglich so und das ist gut so. Zugleich, und das ist entscheidend wichtig, bewirkt dieses Öffnen des Geistes, auch eine Entgrenzung von bisherigen Wissens- und Erkenntnisgrenzen. Wenn wir auch erkennen, dass ein letztes unterscheidend vollständiges Wissen über das Ganze, das Absolute prinzipiell nicht möglich ist, so ist es doch möglich und notwendig das differenzierte Wissen zu erweitern, in aller Demut, möchte ich hinzufügen. Diese Demut ist Folge der zumindest ahnungsvollen Einsicht in die prinzipielle Unerforschlichkeit der letzten Wirklichkeit, des Ganzen. Bei großen Naturforschern, die meist auch eine philosophisch-religiöse Ader hatten, wie z. B. *Albert Einstein*, ist das nachzuweisen. Einstein sprach von einer „kosmischen Religiosität", die ihn erfasste angesichts der unvorstellbaren Komplexität der Naturzusammenhänge. Je mehr man erkennt und weiß, desto mehr erkennt und weiß man auch, wieviel man nicht weiß. Diese Einsicht wird von den wirklich großen innovativen Naturforschern in verschiedener Variation geäußert, in der Physik z. B. auch von *Max Planck, Werner Heisenberg* u. a.

Die Transversale Vernunft, die ich wie *Welsch* und *Petzold* auch als „Grundform der Vernunft überhaupt" verstehe, ist durch diese Offenheit nach allen Seiten unserer Lebenswelt gekennzeichnet. Das Transversale zielt letztlich auf ein

Übersteigen jeglicher Grenzen und Unterscheidungen, auf eine radikale Offenheit, wie sie im Ineinsfallen der *coincidentia oppositorum* von Cusanus zum Ausdruck kommt. Transversale Vernunft kann als von einer letzten transdifferenten Offenheit her inspiriert verstanden werden, die, wie gesagt, zumindest geahnt wird. Vielleicht ist hier auch nur eine Ahnung möglich. Ein Wissen, im allgemeinen Sinn eines differenzierten Wissens, ist es jedenfalls nicht. Wie auch immer, das transversale Queren von Wissensgrenzen befreit die Vernunft zu weiteren Horizonten. Genauer eröffnet die transversale Vernunft dem unterscheidenden Verstand, ihren Kopfwerkzeug, neue Fragehorizonte, neue Aufgaben, weil sie prinzipiell auf das Ganze ausgerichtet ist.

Aus der nichtreligiösen Perspektive einer Säkularen Mystik ist die Erfahrung einer transdifferenten Offenheit die befreiende Erfahrung des Ganzen. In dieser Erfahrung wird immer auch ein tiefgehendes Verbundensein mit dem Ganzen, also mit allem und jedem, erfahren. Das klingt reichlich abstrakt, ist aber in der individuellen Erfahrung durchaus sehr konkret. Der engagiert religionskritische *Michael Schmidt-Salomon* beschreibt sein mystisches Erleben in „Jenseits von Gut und Böse" (2009, 239ff.) als eine neue Intensität der Sinneswahrnehmung: „Die Farben leuchteten kräftiger als je zuvor, die Düfte der Pflanzen ...stiegen betörend in meine Nase." Er erlebte eine Art „Verschmelzung mit der Welt", die so weit ging, dass er sich „nicht mehr als ein von der Außenwelt abgrenzbares Subjekt wahrnahm." Und er beschreibt, sich selbst ironisierend, ein intensives allgemeines Liebesgefühl, so dass er sich „im letzten Moment noch zügeln konnte, dem Impuls nachzugeben, unvermittelt „Ich liebe euch!" zu rufen, die Menschen im überfüllten Bus in idiotischer Ekstase zu umarmen und auf diese Weise meinen Ruf für alle Zeiten zu ruinieren." (ebd. 240). Als überzeugter kritischer Rationalist versucht *Schmidt-Salomon*, seine mystische Erfahrung ohne religiösen Bezug zu interpretieren, kommt aber nicht umhin sich mit religiösen Mystik-Konzepten, vor allem aus dem Hinduismus und Buddhismus zu befassen, und dort klärende Einsichten zu finden. Aber auch bei *Meister Eckhart* wird er fündig.

Bei genügend geistiger Offenheit ist es auch dezidiert religionskritisch rationalen Menschen durchaus möglich im religiösen Bereich einleuchtende Erklärungen für Einsichtserfahrungen zu finden, welche die Rationalität übersteigen. Die Mystik, besonders wenn sie überzeugend philosophisch fundiert ist, wie bei *Eckhart* oder *Nikolaus* im Christentum oder Nāgārjuna im Buddhismus, hat hier eine wichtige geistige Brückenfunktion. Eine Säkulare Mystik kann sich bei aller kritischer Abgrenzung von allzu mythischer Religiosität, die oft gerechtfertigt ist, durchaus auf solche Formen von religiöser Mystik beziehen. Transversale Vernunft hat in ihrer prinzipiellen geistigen Offenheit keine rationalistisch ideologischen Berührungsängste was Religionen betrifft. Aber sie wendet den Maßstab kritischer Rationalität an ohne unangemessenem Respekt vor der dogmatisierten „Heiligkeit" religiöser Überzeugungen und Schriften. Und das ist gut so. Religionen müssen sich dieser kritischen Sichtung unterziehen, zu ihrem eigenen Vorteil, im Sinne einer notwendigen Weiterentwicklung in Auseinandersetzung mit den Wissensniveau der Gegenwart. *Alfred North Whitehead* hat diesen Zusammenhang schon 1925 treffend zum Ausdruck gebracht:

> Die Religion wird ihre alte Kraft nicht wiedererlangen, solange sie Veränderungen nicht in demselben Geist begegnen kann wie die Wissenschaft. Ihre Prinzipien mögen zeitlos sein, aber der Ausdruck dieser Prinzipien verlangt eine kontinuierliche Weiterentwicklung. Diese Entwicklung der Religion ist im Wesentlichen eine Ablösung der ihr eigenen, angemessenen Ideen von den zufälligen Vorstellungen, die sich durch Formulierung ihrer eigenen Ideen im Sinne des phantasievollen Weltbildes früherer Zeitalter eingeschlichen haben. (*Whitehead* 1988, 219)

Genau darum geht es! Aber leider reagieren Religionen auf diesen Veränderungsdruck durch neue wissenschaftliche Erkenntnisse oft mit einer mehr oder weniger fundamentalistischen Abwehrhaltung und dem Rückzug auf angeblich unhintergehbare dogmatische Glaubenswahrheiten ihrer Traditionen. Und auch rationale Religionskritiker zeigen nicht selten eine wenig differenzierte Art überempfindlich allergischer Abwehrhaltung, wenn es um das Religiöse geht. Beides ist unangemessen und führt nicht weiter, sondern verhärtet Fronten. Das Thema Mystik kann hier, wie gesagt, Brücken bauen, zu einer konstruktiven Auseinandersetzung führen und zu einer geistigen Weiterentwicklung, die wir dringend brauchen.

Vielleicht ist die mystische Brücke für viele Nichtreligiöse, zumal denen mit anti-religiösen Tendenzen, leichter zu einer nicht-theistischen Religion zu bauen wie dem Buddhismus, da die mystische Tradition im Christentum leider viel zu wenig bekannt ist. Ich möchte ein sehr bekanntes Beispiel aus der Tradition des Chan/Zen anführen. Es handelt von dem Inder *Bodhidharma* (um 500 n. Chr), dem eher legendären Begründer des Chan/Zen-Buddhismus in China, der wesentliche Inspirationen das Daoismus integriert hat. Die Begebenheit findet sich im *Biyan Lu*, der „Niederschrift von der Smaragdenen Felswand" als erster Fall und zeigt eine deutliche Ähnlichkeit zum hier entwickelten Verständnis der letzten Grundwirklichkeit als Transdifferenz und der Offenheit des Transversalen:

> Kaiser Bu von Ryô fragte den Großmeister Bodhidharma:
> „Was ist der höchste Sinn der Heiligen Wirklichkeit?"
> Bodhidharma sagte: „Offene Weite – nichts von heilig."

„In meiner Ausdrucksweise ist die Erfahrung der Grund-Einheit die „absolute unendliche Offenheit"". Diese Aussage stammt von der japanischen Philosophin *Eiko Hanaoka* (*1938) aus ihrem Buch „Unendliche Offenheit und absolutes Nichts" (2021, 12). Sie selbst ist ein besonders eindrucksvolles Beispiel für den geistigen, philosophisch-religiösen Integrationsprozess, der sich seit Jahrzehnten vollzieht, eine Art geistiger Globalisierung. *Eiko Hanaoka* hat in Japan Philosophie studiert, insbesondere bei *Keiji Nishitani* (1900-1990), einem bedeutenden Vertreter der vom Zen inspirierten Kyoto-Schule. Sie ist evangelische Christin und hat dann in Hamburg Theologie studiert und bei *Helmut Thielicke* (1908-1986) promoviert. In Japan war sie Professorin für Philosophie und praktizierte Zen, in der F. A. S. bei *Shinichi Hisamatsu*, und lehrte dann auch als Zen-Meisterin. Ein solcher Lebensweg zeigt exemplarisch welch tiefgehende geistige Integrationsbewegung im Gange ist zwischen den Religionen und Kulturen, bei allen Konflikten und Auseinandersetzungen.

Eiko Hanaoka spricht vor der „Erfahrung der Grund-Einheit", also der Einheit im Grunde von Allem, und bezieht sich dabei auch auf den „grundlosen Grund" von *Eckhart*: „Das absolute Nichts ist der grund-lose Grund von Sein und relativem Nichts." (ebd. 33). Um diese Erfahrung der transdifferenten Grund-Einheit, die, „jenseits" aller Unterscheidungen, als „absolutes Nichts" im Sinne von *Nishida* und *Nishitani*, auf die sich *Hanaoka* bezieht, verstanden werden kann, geht es in jeder tiefergehenden Religion und Philosophie, mag es auch noch so unterschiedlich ausgedrückt werden. Das ist der mystische Grund der Wirklichkeit, der mit dem „Auge der Kontemplation" wahrgenommen wird, und zwar „in" allem, was wir mit den Augen der Sinne und des Verstandes unterscheidend wahrnehmen. Im Blick des „Auges der Kontemplation", im Blick der Mystik, wird die phänomenale Welt durchscheinend, transparent, diaphan auf ihren schöpferischen Grund hin. „Absolute unendliche Offenheit", wie *Eiko Hanaoka* das nennt, ist das, was in dieser Grund-Erfahrung erfahren wird, ohne Begrenzung durch Unterschiedenheit. Es wird das Eine im Vielen erfahren, das Nichts in Allem, das Transdifferente im Differenten.

Die „absolute unendliche Offenheit" von *Eiko Hanaoka* entspricht der Offenheit als zentralem Merkmal der „Transversalen Vernunft". Diese grundlegende Offenheit, bewirkt durch den Bezug auf das Ganze, verschafft der Transversalen Vernunft jene Dynamik, die notwendig ist, um immer wieder von Neuem Grenzen zu überschreiten, in Transgressionen dem Geist neue Möglichkeiten des Verstehens zu eröffnen. Diese Offenheit ist der innere Antrieb, der den Geist lebendig und wach erhält und zu neuen Ufern führt und zum Verstehen immer größerer und tieferer Zusammenhänge.

Der Grund der Wirklichkeit, die Grund-Wirklichkeit, religiös Gott oder z. B. die Shunyata-Leere, philosophisch das Absolute, zeichnet sich vor allem durch diese ununterschiedene Offenheit und Weite aus, durch Transdifferenz. Diese Offenheit der transdifferenten Wirklichkeit ist der schöpferische Quellgrund für Entwicklung, für Innovation und Integration.

Literatur

Böhme, W. (Hg.) (1982): Mystik ohne Gott? Tendenzen des 20. Jahrhunderts. Karlsruhe: Evangelische Akademie Baden.

Bonventura (1964): Collationes in Hexaemeron (Sechstagewerk). München: Kösel.

Bonventura (1881): Breviloquium, 175f., Freiburg: Herder.

Bonhoeffer, D. (1964): Akt und Sein. (3. Aufl.) München: Kaiser.

von Bredow, G. (1995): Im Gespräch mit Nikolaus von Kues. Gesammelte Aufsätze1948-1993. Münster: Aschendorff Verlag.

Elberfeld, R. (2017): Philosophieren in einer globalisierten Welt. Wege zu einer transformativen Phänomenologie. Freiburg/München: Verlag Karl Alber.

Frambach, L. (1994): Identität und Befreiung in Gestalttherapie, Zen und christlicher Spiritualität. Petersberg.

Frambach, L. (1996): Salomo Friedlaender/Mynona (1871-1946) – Ausgrabung einer fast vergessenen Quelle der Gestalttherapie. In: *Gestalttherapie* 1/1996, 3-23); auch Französisch und Spanisch veröffentlicht.

Frambach, L. (2015): Philosophie, Mystik, Psychotherapie. Die Bedeutung Salomo Friedlaenders für die Gestalttherapie. In: *L. Frambach, D. Thiel* (Hg.) (2015): Friedlaender/Mynona und die Gestalttherapie. Das Prinzip „Schöpferische Indifferenz", 37-75. Bergisch-Gladbach: Verlag für Humanistische Psychologie.

Flasch, K. (2010): Meister Eckhart. Philosoph des Christentums. München: C. H. Beck.

Friedlaender/Mynona, S. (2009): Schöpferische Indifferenz, Bd. 10 Gesammelte Schriften, Hg. *Detlef Thiel*, (EA 1918/26). Herrsching: waitawhile.

Haas, A.M. (1995): Meister Eckhart als normative Gestalt geistlichen Lebens. EA 1979. Freiburg: Herder.

Hanaoka, E. (2008): Zen and Christianity. From the Standpoint of Absolute Nothingness. Kyoto.

Hanaoka, E. (2021): Unendliche Offenheit und absolutes Nichts. Paderborn: Bonifatius.

Heidegger, M., Jaspers, K. (1992): Briefwechsel 1920-1963. Frankfurt/Main: Klostermann.

Hugo von St. Viktor, De sacramentis fidei Christianae. Patrologia Latina (PL) 176, 329 C – 331 B sowie ders., Expositio in Hierarchiam coelestem S. Dionysii, PL 175, 975-976. Zur restauratio: ders., In Salomonis Ecclesiasten, PL 175, 116-118 sowie ders., De modo dicendi et meditandi, PL 176, 876-879.15.

Jaspers, K. (1987): Nikolaus Cusanus. EA1964. München: Schwabe.

Margreiter, R. (1997): Erfahrung und Mystik. Grenzen der Symbolisierung. Berlin: De Gruyter.

Meister Eckhart, 1936ff., Die deutschen und lateinischen Werke, hrsg. im Auftrage der Deutschen Forschungsgemeinschaft.

Meister Eckhart: Die Deutschen Werke (= DW), 1936-2016, hrsg. und übers. von Josef Quint u. Georg Steer. Stuttgart: Kohlhammer.

Meister Eckhart: Die lateinischen Werke (= LW), 1936ff., hrsg. u. übers. von Konrad Weiß, Loris Sturlese, Heribert Fischer, Josef Koch, Karl Christ, Ernst Benz, Bernhard Geyer, Markus Vincent. Stuttgart: Kohlhammer.

Meister Eckhart (2008): Werke Bd. I u. II , hrsg. u. komm. v. Nikolaus Largier, Frankfurt/Main: Deutscher Klassiker Verlag.

Meister Eckhart (2018): Studienausgabe der Lateinischen Werke Bd. 2, (Hrsg.) Loris Sturlese, Stuttgart: Kohlhammer.

Nikolaus von Kues (1989): Philosophisch-Theologische Schriften Bd. 1-3, Lat.-Deutsch, hrsg. von Leo Gabriel, übers. von Dietlind u. Wilhelm Dupré. Wien: Herder.

Nancy, J.-L. (2008): Dekonstruktion des Christentums. Zürich/Berlin: diaphanes.

Neuenschwander, B. (2007): Säkulare Mystik. In: *J. Sieper, I. Orth, W. Schuch* (Hg.), Neue Wege Integrativer Therapie. Klinische Wissenschaft, Humantherapie, Kulturarbeit – Polyloge –, 25 Jahre EAG, Festschrift Hilarion G. Petzold, Bielefeld/Locarno, 342-381. Aisthesis.

Oehler, K. (1962): Die Lehre vom noetischen und dianoetischen Denken bei Platon und Aristoteles. 1985 (2.Aufl.). München: C.H. Beck.

Otto, R. (2010/1917): EA, Das Heilige. München: C.H. Beck.

Otto, R. (1929): Das Ganz Andere, Aufsätze das Numinose betreffend Gotha: F.A. Perthes.

Petzold, H. G. (1983): Nootherapie und „säkulare Mystik" in der Integrativen Therapie. In: *H. G. Petzold* (Hg.), 1983, Psychotherapie-Meditation-Gestalt. Paderborn: Junfermann. 53-99.

Petzold, H. G. (1993): Integrative Therapie, Bd. 1-3, Modelle, Theorien und Methoden für eine schulenübergreifende Psychotherapie. Paderborn.

Petzold, H. G., Sieper, J., Orth, I. (2022): TRANSVERSALE VERNUNFT und ZUKUNFTSSICHERUNG Leitidee für eine moderne Psychotherapie und Supervision, Kernkonzept „Integrativer Humantherapie und prospektiver Kulturarbeit". https://www.fpi-publikation.de/polyloge/10-2022-petzold-h-g-sieper-j-orth-i-2019c-2022-transversale-vernunft-und-zukunftssicherung-leitidee-fuer-eine-moderne-psychotherapie/.

Quint, J. (Hg) (1979): Meister Eckhart – Deutsche Predigten und Traktate. Zürich: C. Hanser.

Schmidt-Salomon, M. (2009): Jenseits von Gut und Böse. München: Piper.

Spörl, U. (1997): Gottlose Mystik in der deutschen Literatur der Jahrhundertwende. Paderborn, München, Wien: Verlag Ferdinand Schöningh.

Tugendhat, E. (2003): Egozentrizität und Mystik, München: C. H. Beck.

Welsch, W. (1996): Vernunft. Frankfurt/Main: Suhrkamp.

Whitehead, A. N. (1988): Wissenschaft und moderne Welt. EA 1925. Frankfurt/Main: Suhrkamp.

Zimmermann, H. D. (2019): Die Entstehung der Moderne aus dem Geiste der Mystik und der Rationalität. Düsseldorf: onomato.

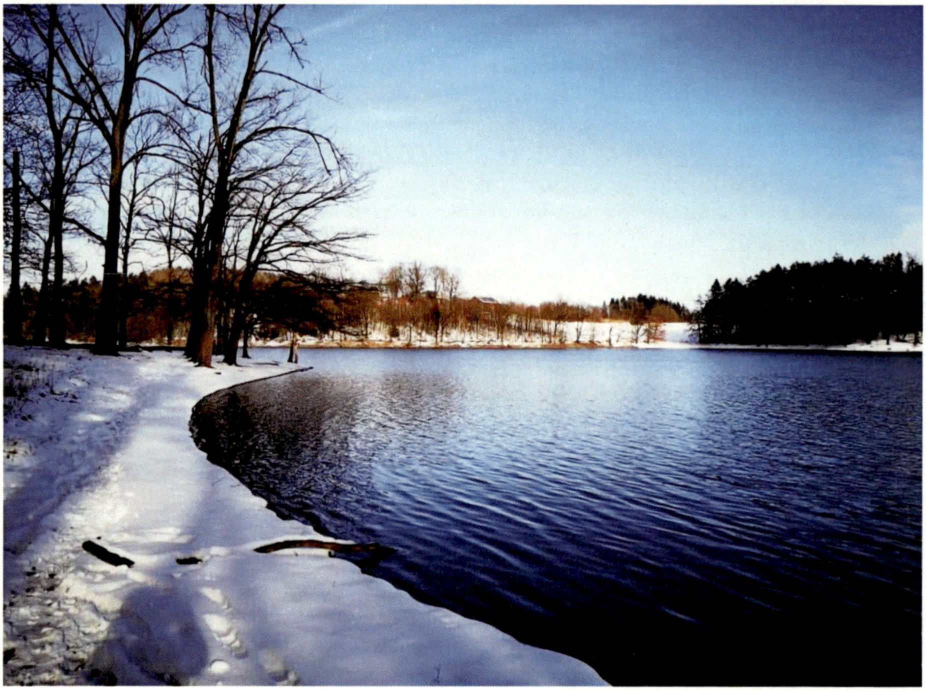

Integration und Zukunftsgestaltung in der Psychotherapie

Wege aus der Unverbundenheit: Orientierung gebende Perspektiven anregen

Bettina Mogorovic

In diesen unruhigen Zeiten (*Petzold* 2016l) des Kapitalozäns[1] machen sich viele Menschenarbeiter (sensu *Bourdieu*) Gedanken[2], was sie ihren Klienten über die Therapie-/Beratungsstunde hinaus noch an die Hand geben könnten, damit die in Therapie/Beratung entwickelten Einsichten hin zu einer besseren Zukunftsperspektive Verstärkung im Sinne von Verselbstständigung finden können. Die Integrative Therapie sieht diese Fragstellung seit langem und antwortet ermutigend: Wir Menschen sind in der Lage lebenslang und auf komplexe Art und Weise zu lernen. Ausgestattet mit unseren Sinnen stehen wir im ständigen Austausch mit der Welt und verhalten uns eigen-sinnig (*Milz* 2016) lernend zu ihr. Diese Welt-ko-respondenz entspricht einer gerichteten Suchbewegung. Es gilt, gemeinsam die jeweils passenden Alltagsperspektiven zu entwickeln, wenn Patienten /Klienten erneut ihre Bündel schnüren und sich nach dem „Boxenstopp" Beratung/Therapie, weiter auf den Weg machen. Ausgangspunkt jeder Perspektivfindung ist – wie wir es vom Wandern wissen – die Standortbestimmung, die Frage, wovon wir ausgehen.

Für die Integrative Therapie beschreiben das *Petzold/Orth* im Eingangstext zu „Wenn Sprache heilt" (*Petzold, H. G., Leeser, B., Klempnauer, E.* 2018) u. a. so:

---

1 *Lesch, H.* (2018)

2 Petzold (2020f): „Das Individuum als Leib-Subjekt (I) ist eingebunden in und verbunden mit seiner Vorwelt (dem evolutionsgeschichtlichen Raum des Vorgegebenen), mit seiner Umwelt (dem ökologischen, ökogeschichtlichen, ökologisatorischen Raum) und der Mitwelt (dem sozialen und sozialisatorischen und wiederum ökologisatorischen Raum) natürlich mit der Innenwelt (dem psychologischen und psychohistorischen Raum). Es steht im Geflecht der Einflußlinien von Natur und Kultur, von Lebenswelt (Erfahrung der materiellen Gegebenheiten) und Sozialwelt (gemeinsame Erfahrung von und gemeinschaftliche Perspektiven auf soziale Gegebenheiten), von Machtblöcken und Interessensphären wie Ökonomie, Politik, Wissenschaft und Kulturbetrieb. Zwischen diesen Blöcken und beeinflußt, ja z. T. determiniert von ihnen und den in ihnen wirkenden Kräften (Kapital, Wissen, Macht, Interessen, etwa nationaler und religiöser Art, etc.) versuchen die „angewandten Humanwissenschaften" (Medizin, Psychotherapie, Pädagogik, Sozialarbeit), gestützt auf die wissenschaftlichen Disziplinen Biologie, Ökologie, Psychologie, Soziologie, die physische, psychische, geistige, soziale und ökologische Gesundheit und Integrität des Individuums und seiner Welt zu gewährleisten und zu ihren Entfaltungsmöglichkeiten beizutragen. Sie sind darum bemüht, den Prozessen der „multiplen Entfremdung", die Kultur zur Zivilisation, ja zur „schlechten Zivilisation" mit ihren Schäden und Krankheiten geraten lassen und letztlich zur Kolonialisierung des Leibes und der Lebenswelt führen, gegenzusteuern.

> Weil der erlebnisfähige Leib unlösbar mit der Welt verbunden ist und durch seine Mentalisierungen und Verkörperungen beständig in ko-kreativen Resonanzen mundane Wirklichkeit gestaltet und erschafft, gibt es nichts Geistiges, was nicht von leibhaftiger Natur durchatmet und von der Prosa der Welt durchtränkt wäre. Und es gibt nichts Weltliches, für das das Leibsubjekt keine Worte und keine Namen finden würde oder was sich der Sprache und ihrer ‚dichten Beschreibungen' entziehen könnte. (*Petzold, Orth* 2017b)[3]

Der Mensch ist von der Welt her zu sehen. Er ist Teil der Welt, die existentielle Bedingung seiner Existenz war, ist und sein wird. Der Mensch wird so im Weltbezug gefasst, in seiner Existenz als Art wie auch als Individuum in jedem Bezug, in jedem Aspekt. Diese Sichtweise ist ein wesentlicher Aspekt der Integrativen Therapie, die sich immer wieder mit dem Welt- und Menschenbild befasst. Der Blick auf den Menschen „von der Welt her" findet eine ausführliche Entsprechung im Hauptwerk von *Wolfgang Welsch* „Homo mundanus. Jenseits der anthropischen Denkform der Moderne (*Welsch* 2015).

Heute erleben wir bedrohliche menschengemachte Krisen und daraus sich ergebende Unruhen: Unruhen in den Sozialverbänden ebenso wie bei den zunehmend vereinzelten Einzelnen insbesondere in den Großstädten. Das sind Unruhen, die sich unmittelbar niederschlagen in der täglichen Arbeit der Menschenarbeiter (*Petzold* 2016l). Honneth spricht in diesem Zusammenhang von einem „richtungslosen Unbehagen" (*Honneth* 2017, 15), richtungslos insofern, weil vielen Schieflagen mit einem unverkennbaren Defätismus begegnet wird. Er schreibt von der „eigentümliche(n) Zukunfts- und Bilderlosigkeit der gegenwärtigen Empörung" (ebenda S. 16).

Nun ist es unserer Lebensform zwischen Kultur und Natur inne, dass wir die Lebensbedingungen auf der Welt verändern, kulturell gestalterisch in erheblichen Maßen tätig waren und weiterhin sind, um diese Bedingungen zu verbessern. Hier soll somit keine romantisierende und realitätsferne Rückwärtswendung in den Blick genommen werden, es geht vielmehr um eine Ausrichtung hin zu einer polylogen Suchbewegung, die vom Blick eines homo mundanus (*Welsch* 2015) ausgeht, in dem verinnerlicht ist: „Die Sichten der Welt gehören nicht nur zur Welt, sie machen die Welt aus. Das gilt von der Elektronenverbindung über chemische Reaktionen bis hin zum Schwimmverhalten einer Amöbe oder der Baumwahrnehmung eines Eichhörnchens oder der menschlichen Weltbildproduktion. Die Welt besteht aus ihren Sichten – aus deren Geflecht und Wirkungen." (*Welsch,* 2012/2015, S. 936)

Bisher haben wir im Zuge des Zivilisationsprozesses nicht nur die Lebensbedingungen anderer Menschen spürbar zu deren Ungunsten verändert, sondern auch die zahlreicher anderer Lebensformen auf diesem Planeten, von denen wir

3 Dazu auch: *Petzold, H. G., Orth, I., Sieper, J.* (2019a)

annehmen, dass sie für uns zumindest unmittelbar nicht von Relevanz seien,[4] ohne hinreichend zu berücksichtigen, wie verflochten die unterschiedlichen Lebensformen miteinander sind. Wir handeln aus unserer mittlerweile vielfach schon stark digital[5] gespeisten Perspektive, ohne uns darüber hinreichend bewusst zu sein, dass dies eben nur ein und zwar ein teilweise überaus mittelbarer Ausdruck unserer Perspektive ist, während wir doch Teil eines Ganzen sind: die Zeit[6] z. B. messen wir nach Skalen, die uns wichtig sind bzw., die wir erfassen können. Lebenszyklen, die mit unseren nicht korrespondieren, sind für uns nur schwer mit in Betracht zu ziehen (z. B. Wald aufforsten oder Olivenhaine kultivieren, hier gelten anderer Zeiträume). Dass andere Lebensformen andere Ausstattungen haben, für sie andere Eindrücke bestimmend sind, interessiert uns dann, wenn wir es für uns recht unmittelbar nutzen können (Geruchssinn der Hunde z. B.). Bei fehlender „komplexer Achtsamkeit" (*Petzold* 2017f; *Wölfle* et al. 2024) vernutzen wir in der Folge unserer Welt, unsere Lebens- und Überlebensgrundlagen. Und mit zunehmender Digitalisierung verschärft sich die Schieflage der Perspektive weg von einer „mundanen" Sicht[7], denn unsere Perspektive, unser Zugang zur Welt und unseren Mitmenschen[8] wird immer mittelbarer.[9] Die Folgen verlieren aktuell zunehmend das Attribut „damit können wir leben", die Lebensbedingungen verschlechtern sich für viele an vielen Orten der Welt.

---

4 *Petzold, H. G., Orth, I., Sieper, J. (2013a)* Petzold und Kolleginnen verfassten anlässlich der Entwicklung bereits vor Jahren diesen programmatischen Text.

5 Wobei ich hier den Ausdruck „künstliche Intelligenz" insofern ausdrücklich problematisiere als die Rechner von Menschen programmiert und mit ausgewählten Wissensständen gefüllt werden. Dazu schreibt Lenzen, 2018, „47 „Nicht die Maschinen übernehmen die Kontrolle, sondern diejenigen, die die Maschinen besitzen und kontrollieren."

6 *Petzold* zur „Zeit": *Petzold, H. G.* (1991o/2018) sowie *Petzold, H. G., I. Orth, I., Sieper, J.* (2008a) sowie der Hinweis von *Fuchs* (2020/2022) s. 296-316 auf die Differenz zwischen den zyklischen Rhythmen der Natur zu der linearen Zeit wie wir sie für uns für maßgeblich halten, auch wenn wir den Rhythmen wie z. B. den Tag-Nacht-Rhythmus nicht folgenlos missachten können.

7 Wobei der Begriff „künstliche Intelligenz" absolut irreführend ist: Die Rechner werden von Menschen mit menschlichen Erkenntnissen gefüttert. Sie berechnen in hoher Geschwindigkeit alle möglichen Komponenten, aus dem Material, das ihnen zur Verfügung gestellt wird. Im Unterschied dazu greift ein Mensch in einer Situation in Gerichtetheit auf die zu lösende Aufgabe auf die leiblich gespeicherten Erfahrungen zu. Aus Erfahrung zu agieren heißt aus Verflochtenheit in Gerichtetheit zu reagieren. Erfahrungen sind von Informationen deutlich zu unterscheiden. Informationen sind in Form gebrachte Wissensstände. Vergleiche dazu *Fuchs. T.* (2020/2022)

8 Die zunehmend individualisierten Individuen werden ihrerseits jeweils stärker auf Institutionen angewiesen, wobei eben diese Institutionen kaum mehr auf direktem Wege zu kontaktieren sind. Angemerkt sei hier, dass bei aller Postulierung von „Inklusion" hier ganz offensichtlich ein Gutteil gerade der älteren Menschen auf diesem Weg umstandslos schon mal digital um Teile ihrer Selbstwirksamkeit gebracht werden.

9 *Fuchs, T.* (2020/2022)

Unser Verhalten inmitten unserer Welt ist – wenden wir unsere Klassifikationen auf uns an – zu kennzeichnen als das Verhalten eines räuberischen, in sozialen Verbänden lebenden Großsäugers mit überaus hoher Anpassungsfähigkeit an ökologische Gegebenheiten. Das beinhaltet eine schmale Ausstattung mit festgeschriebenem Verhalten und dementsprechend eine ausgeprägte Lernfähigkeit – überlebensnotwendig, komplex und lebenslang. Beobachtbar ist dann darüber hinaus, dass die Art aus der Gattung *homo* seit sie auf dem Planeten nachzuweisen ist, zunehmend soziale Verbände mittels diverser Organisationsformen zu hochkomplexen Strukturen auf- und ausgebaut hat. Korrespondierend damit entwickelten sich die kulturellen Leistungen bis zu Lebensformen, die sich nun zu einem guten Teil von ihren Ausgangsbedingungen so weit entfernt haben[10], dass ihnen die „Naturkatastrophen" jeweils als geradezu „irreal" erscheinen.

Bisherige Lösungsansätze zeichnen sich dadurch aus, dass man versucht, die Natur und damit auch die Menschen immer engmaschiger zu kontrollieren, wohl in der Annahme, man könne Prozesse zunächst kleinschrittig kontrollieren und in der Folge dann reglementieren.

Kurz: Wir haben die Lebensbedingungen auf diesen Planten massiv verändert, für uns und für viele Formen des Lebendigen, die mit uns auf der Erde zuhause sind, viele haben uns nicht überlebt, nun scheinen wir uns aktuell selbst an den Kragen zu gehen[11], weil wir mit Hilfe unserer Errungenschaften die terrestrischen Bedingungen so schnell und grundlegend verändern, dass auch für uns die Überlebensbedingungen schlechter werden. Die Beunruhigung ist bei uns angekommen. Was wollen/können wir tun?

Das Lebendige spüren und damit in Resonanz gehen![12] Dazu sollte Psychotherapie die Klienten anregen und ihnen Wegweiser bieten. Konkret bedeutet das, Anlässe für regelmäßiges analoges Miteinander und Anstöße zum Ausbau der Mehrperspektivität über die Therapiesitzungen hinaus anzuregen. Beginnend schon in der zweiten Hälfte des Prozesses, in der das familiäre und freundschaftliche Umfeld der Klienten ohnehin Berücksichtigung finden muss, so dass der Findungsprozess einer für den Klienten passenden Aktivität unterstützt werden kann:

Die Klienten sollten angeregt werden,

1. sich ihren Mitmenschen zuzuwenden und mit ihnen vorzugsweise analog tätig werden (Garten, Kleingarten[13], Wandergruppe, Musikverein, Arbeiten für den Dorfverein, die Gruppe, die in der Siedlung die Verkehrsinseln mit Pflanzen gestaltet, Kindern aus der Nachbarschaft was vorliest, bei

10 Zu Selbstverständnis und Naturbezug: *Petzold, H. G., Orth, I.* (2020b/2021c)

11 *Lesch, H., Kamphausen, K.* (2018a)

12 *Petzold, H. G., Orth-Petzold, S., Orth, I.* (2013)

13 Zu den besonderen Aspekten gerade der Gärten sowie der Arbeit in ihnen: *Petzold, H. G.* (2022j)

Hausaufgaben hilft). Besonders geeignet sind Strukturen, die regelmäßige Zusammenkünfte/Austausche/Aktionen vorsehen. Eine einladende Verbindlichkeit stärkt das Durchhaltevermögen, damit sich erste Erfahrungen der Selbstwirksamkeit vertiefen können.

2. ihre Sinne zu öffnen für das nicht menschliche Lebendige um sie herum, sie sollten ermutigt werden, hinauszugehen und sich umzuschauen, zu lauschen, die Gerüche wahrzunehmen, ihre Sinne wieder zu schärfen, ihre Eindrücke den Mitmenschen mitzuteilen, dass auch sie angeregt werden, unmittelbar wahrzunehmen[14]: die Bienen, die Spechte, die Fasane, die Bussarde, die Sperber, Rehe, Hasen, Schnecken, Pilze, Schneeglöckchen.

Denn:

Wer sich unmittelbar als Teil des Lebendigen erlebt, der erfährt Verbundenheit mit und in einem Geflecht der unterschiedlichsten Daseinsformen des Lebens, ein jeder in seiner Landschaft, in der er lebt.

Wir Menschen als soziale Wesen brauchen einander, um zu lernen, was wir wissen, kennen und können müssen, in unserer jeweiligen Gesellschaft, in unserer Landschaft, in unserer Kultur. Ohne die liebevolle Zuwendung, die Pflege und die ungezählten Hinweise und Lehren anderer, insbesondere derer, die uns zugewandt sind, werden wir als Menschen weder gedeihen noch gut leben oder gar überleben können.

Schritte der erlebten Mitmenschlichkeit und schließlich auch der Mitweltlichkeit[15] auf dem Weg gegen eine Unverbundenheit weisen den Weg zu einer Weltverbundenheit und letztlich einer Weltgarantie und zu einem Verständnis, was im ganzheitlichen Sinne getan werden kann, um in der Gegenwart zu bestehen, um Krisen zu meistern und um aus einer Mehrperspektivität heraus zu neu orientierten Lösungen zu kommen, um Übergange zu Neuem zu gestalten.[16] Es geht um Lösungen, die nicht das Ziel haben, „sich noch schnell das letzte Stück Kommodität / Gewinn zu sichern" ‚als vermeintliches Faustpfand für persönliches Wohlergehen[17] oder eine missverstandene Selbstverwirklichung, die sich im wahrsten Sinne selbstvergessen vom Anderen in seiner Andersheit (sensu *Levinas*) abwendet, in der Absicht, sich im Sinne der Selbstoptimierung

---

14 *Petzold, H. G.* (2022o). Wenn wir sehen, wahrnehmen, also beobachten lernen, dann bekommen wir auch einen Blick für Entwicklungen, für Daseinszustände, dann wird uns deutlich, in welchen Zustand sich etwas befindet. Eine interessierte Gerichtetheit ist Voraussetzung für ein engagiertes Eintreten, wie es *Bischlager* (2016) nach der Lektüre von *Merleau-Ponty* forderte.

15 *Petzold, H. G.* (2019n)

16 *Escher Koromzay, A.* (2023) beschreibt das Denken in Übergängen.

17 das dann noch gerne genutzt wird, um im jeweiligen sozialen Kontext den Anspruch auf eine „angesehenere" Stellung zu demonstrieren. Während doch in jedem komplexen Rudel die Leittiere als solche akzeptiert werden, wenn und solange sie einen spürbaren Nutzen für das Wohl des Rudels erbringen. Im Rudel ist das jeweilige „Ansehen" auf das komplexe „Achten" für und auf Andere gegründet.

bereit halten zu wollen für jede vermeintliche Erforderlichkeit/Möglichkeit des neoliberalen Marktgeschehens. In Zeiten, in denen eine im wahrsten Sinne des Wortes bodenlose[18] Freiheit in Aussicht gestellt wird, ist es eine hilfreiche Standortbestimmung, die Bedingungen unserer Existenz als sozial lebende Weltwesen zum Ausgangspunkt zu nehmen und nicht als Beschränkung zu erfassen. Wir haben unsere Geschichte mit der Welt, mit unseren Weggefährten verleiblicht und tun das alltäglich weiterhin, kein Eindruck geht verloren, das gibt Orientierung und Selbstgewissheit.

Das Bedürfnis – gerade in Zeiten der erlebten Weltungewissheit –, sich zumindest schon einmal mit sich selbst zu verbinden, sich seiner Selbst zu vergewissern, zeigt sich z. B. in dem steigenden Zuspruch an Meditationsgruppen und Yogaretreats. Diese auch unter dem Begriff „Achtsamkeit“ firmende Geistesübung kann als erster Schritt angesehen werden und in eine, wie es in der Integrativen Therapie bezeichnet wird, „komplexe Achtsamkeit“[19] münden, in ein warmes Herz mit einem klaren Bick, um sich auf diese Weise der Welt mit allen Sinnen wieder gewiss zu werden.

Unser Leben und unser Überleben sind an die Welt gebunden, deren Teil wir sind, mit jeder Zelle, in jedem Augenblick auf unserem Weg, den wir hier gehen dürfen, in einer Kette von Generationen und den wir letztlich auch nur miteinander gehen können, in die Zukunft gehen können, so die Leitidee der Integrativen Therapie und ihrer Begründer*innen (*Petzold, Orth* 2024)

Literatur

Bischlager, H. (2016): Die Öffnung der blockierten Wahrnehmung. Bielefeld: Aisthesis.

Escher Koromzay, A. (2023): Denken an den Übergängen. Vernetzte Vielheit in der Integrativen Supervision [und Psychotherapie] https://www.fpi-publikation.de/downloads/?doc=escher-koromzay-uebergaenge-vernetzte-vielheit-integrative-supervision-psychotherapie-polyl-23-2023.pdf.

Fuchs, T. (2020/2022): Verteidigung des Menschen. Berlin: Suhrkamp (4. Auflage 2022).

Han, B.-Ch. (2005): Hyperkulturalität, Kultur und Globalisierung. Berlin: Merve Verlag.

Honneth, A. (2017): Die Idee des Sozialismus. Versuch einer Aktualisierung. Berlin: Surkamp.

Lenzen, M. (2018): Künstliche Intelligenz. Was sie kann und was uns erwartet. München: Beck.

Lesch, H. (2018): „Das Kapitalozän – Erdzeitalter des Geldes“. Vortrag 04.12.2018. https://www.youtube.com/watch?v=6wLlWWp8Vcg.

18 Und wie sähe unser Leben aus, ohne die Schwerkraft? *Escher Koromzay* (2023, s. 11) verweist in ihrer Arbeit auf die Metapher von *Han* (2005) „*Han* beschreibt den Menschen als Surfer, gewiss das Gegenbild jener abenteuerlichen Seefahrt ins Ungewisse (ebenda, S. 72). Wir sind User, Nutzer, die sich bedienen, konsumieren und weitersurfen, ähnlich Touristen, die mal eben vorbeireisen, konsumieren und weiterziehen. Die Verfügbarkeit von Information (vor allem) kann auch zu einer Art „pseudo-transversalem Denken“ führen, zu einer aufgesetzten, quasi „aufgesetzten“ Vernetztheit, die nicht erlebt oder erfahren ist, bei der eben der tatsächliche Übergang nicht stattgefunden hat.“

19 *Petzold, H. G., Moser, S., Orth, I.* (2012)

Lesch, H., Kamphausen, K. (2018a): Die Menschheit schafft sich ab. Die Erde im Griff des Anthropozän. München: Knauer.

Milz, H. (2016): Der eigensinnige Mensch. Körper, Leib & Seele im Wandel. Aarau/CH: Edition Zeitblende im AT Verlag.

Petzold, H. G. (1991o/2018): Zeit, Zeitqualitäten, Identitätsarbeit und biographische Narration – Chronosophische Überlegungen, In: Integrative Therapie, Paderborn: Junfermann, Bd. II, 1(1991a) S. 333-395; (2. Aufl. 2003a) S. 299-340. http://www.fpi-publikation.de/polyloge/alle-ausgaben/02-2018-petzold-h-g-1991o-zeit-zeitqualitaeten-identitaetsarbeit-und-biographische-narration.html.

Petzold, H. G. (2016l): Zeitgeist und kollektive Beunruhigung als Krankheitsursache – therapeutische Arbeit mit Atmosphären und Zeitgeisteinflüssen, POLYOGE 30/2016.
http://www.fpi-publikation.de/images/stories/downloads/polyloge/petzold-2016l-1989f-zeitgeist-kollektive-beunruhigung-krankheitsursachen-sozialisationsklima-polyl-30-2016.pdf.

Petzold, H. G. (2017f): Intersubjektive, „konnektivierende Hermeneutik", Transversale Metahermeneutik, „multiple Resonanzen" und die „komplexe Achtsamkeit" der Integrativen Therapie und Kulturarbeit. POLYOGE 19/2017. http://www.fpi-publikation.de/polyloge/alle-ausgaben/19-2017-petzold-h-g-2017f-intersubjektive-konnektivierende-hermeneutik-transversale.html.

Petzold, H. G. (2019n): Zur „ökologischen Intensivierung" des Lebens – ein Bildungsziel mundanen Weltverstehens und geistigen Lebens. In: *K. Mittlinger* et al. (Hrsg.) Bildungshaus – Verpflichtung und Chance, Graz: Verlag GUPE und in: Grüne Texte, 18/2019, https://www.fpi-publikation.de/download/19006/.

Petzold, H. G. (2020f): Der „INTEGRATIVE ANSATZ" des „Selbst- und Weltverstehens" (Oikeiosis) – Weltkomplexität offenhalten: ein nicht-reduktionistischer, transversaler Blick für Menschenarbeiter https://www.fpi-publikation.de/downloads/?doc=petzold-2020f-integrative-ansatz-selbst-und-weltverstehen-oikeiosis-transversal-polyloge-12-2020-1.pdf.

Petzold, H. G. (2022o): Das „Summen des Lebens" am Rande ökologischer Desaster: mutiges Eintreten für das Lebendige – Heilsames Nature Embodiment, Arbeit mit Honigbienen in tiergestützter Integrativer Therapie POLYLOGE Jg. 2022.

Petzold, H. G. (2022j): Ökologische Bedrohungen und die heilende Kraft von Natur und Gärten – 50 Jahre „ökopsychosomatischer" Sicht der Integrativen Therapie auf oikeiotische „Orte und Prozesse des Wachsens", Grüne Texte 8/2022, https://www.fpi-publikation.de/downloads/?doc=petzold-2022j-oekologische-bedrohung-heilende-natur-50-jahre-oekopsychosomatische-sicht-gruene-texte-08-2022.pdf.

Petzold, H. G., Leeser, B., Klempnauer, E. (2018): Wenn Sprache heilt. Handbuch für Poesie- und Bibliotherapie, Biographiearbeit, Kreatives Schreiben. Festschrift für Ilse Orth. Bielefeld: Aisthesis.

Petzold, H. G., Moser, S., Ilse Orth, I. (2012): Euthyme Therapie – Heilkunst und Gesundheitsförderung in asklepiadischerTradition: ein integrativer und behavioraler Behandlungsansatz multipler Stimulierung und Lebensstilveränderung" https://www.fpi-publikation.de/downloads/?doc=textarchiv-petzold_petzold-moser-orth-2012-euthyme-therapie-heilkunst-asklepiadische-tradition-integrativ-behavioral.pdf.

Petzold, H. G., I. Orth, I., Sieper, J. (2008a): Der lebendige „Leib in Bewegung" auf dem WEG des Lebens – Chronotopos. Über Positionen, Feste, Entwicklungen in vielfältigen Lebensprozessen. Zum Jubiläum: 25 Jahre EAG – 40 Jahre Integrative Therapie. Erschienen in: Integrative Therapie, 34. Jg. 2008/Heft 3. In: Textarchiv Petzold, Jahrgang 2008. https://www.fpi-publikation.de/download/11840/.

Petzold, H. G., Orth, I., Sieper, J. (2013a): Manifest der Integrativen Kulturarbeit 2013. Hückeswagen: EAG und in: *H. G. Petzold, I. Orth, J. Sieper* (2014): „Mythen, Macht Aisthesis.

S. 671-688. https://www.fpi-publikation.de/polyloge/24-2013-petzold-h-orth-i-sieper-j-2013a-manifest-der-integrativen-kulturarbeit-2013/.

Petzold, H. G., Orth, I., Sieper, J. (2019a): Zwischen Embodiment, Embeddedness und Mentalisierung, innovative Impulse für das Feld integrativer Psychotherapie und Humantherapie – die 4E-Perspektiven. Forschungspapier aus Europäischen Akademie für biopsychosoziale Gesundheit, Hückeswagen. Auch als Geleitwort zu: Stefan, R. (2020): Zukunftsentwürfe des Leibes. Grundlagen, Theorien und Begriffe der Integrativen Therapie und deren Bezugspunkte zu der Grundlagen-wissenschaften. Wiesbaden: Springer.

Petzold, H. G., Orth, I. (2017b): POLYLOGE IN DER INTEGRATIVEN THERAPIE: „Mentalisierungen und Empathie", „Verkörperungen und Interozeption" – Grundkonzepte für „komplexes Lernen" in einem intermethodischen Verfahren „ko-kreativen Denkens und Schreibens", in: Petzold, H. G., Leeser, B., Klempnauer, E. (2017): Wenn Sprache heilt. Handbuch für Poesie- und Bibliotherapie, Biographiearbeit und Kreatives Schreiben. Bielefeld: Aisthesis. oder: https://www.fpi-publikation.de/downloads/?doc=polyloge_petzold-orth-2017b-epitome-polyloge-integrative-therapie-mentalisierungen-interozeption-polyl-31-2017.pdf.

Petzold, H. G., Orth, I. (2020b/2021c): Green Meditation und Oikeiosis: Wege zu ökologischem Selbstverstehen und Naturbezug, zu „ökophiler Lebenspraxis" und aktiver „ökologischer Kultur" – Gedanken und Materialien. Hückeswagen: Europäische Akademie für biopsychosoziale Gesundheit. Grüne Texte 10/2021. https://www.fpi-publikation.de/downloads/?doc=petzold-orth-2021a-green-meditation-oikeiosis-oekophile-lebenspraxis-arbeitsversion-gruene-texte-10-2021pdf.pdf.

Petzold, H. G., Orth, I. (2024): Integrative Therapie 2024 – zukunftszentriert. Multimethodische und intermediale Praxis für das „Konnektom": „Use it, enjoy it, improve it – together!" EAG-Forschungsbericht. Hückeswagen: EAG ersch. POLYLOGE 1/2024.

Petzold, H. G., Orth-Petzold, S., Orth, I. (2013): Freude am Lebendigen und weiser Umgang mit Natur. Die Frische, Kraft und Weisheit integrativer Garten- und Landschaftstherapie – Naturtherapeutische Gedanken, „Green Meditation", „Therapeutic Guerilla Gardening". POLYLOGE 20/2013. http://www.fpi-publikation.de/downloads/download-polyloge/download-nr-20-2013-petzold-h-orth-petzold-s-orth-i.html.

WelschWelsch, W. (2012): Homo mundanus. Jenseits der anthropischen Denkform der Moderne. Weilerswist-Metternich: Velbrück Wissenschaft (2. Auflage 2015).

Welsch, W. (2015): Homo Mundanus. Jenseits der anthropischen Denkform der Moderne. 2. Aufl. Weilerswist: Velbrück Wissenschaft.

Wölfle, C. F., Petzold, H. G., Mathias-Wiedemann, U. (2023): Unterwegs zu „komplexer Achtsamkeit"- Integrative Perspektiven auf die mindfulness-based cognitive therapy (MBCT) und Achtsamkeitsmeditation. *Polyoge* 03/2023. https://www.fpi-publikation.de/gruene-texte/03-2023-woelfle-c-f-petzold-h-g-mathias-w-u-unterwegs-zu-komplexer-achtsamkeit-integrative-perspektiven-auf-die-mindfulness-based-cognitive-therapy/.

Quellen und Entwicklungen „Integrativer Psychotherapeutischer Diagnostik“ (IPD)

Hilarion G. Petzold, Johanna Sieper, Ilse Orth und Hildegund Heinl – Vordenker und Wegbereiterinnen integrativer humantherapeutischer Verfahrensweisen

Peter Osten

„Einem Menschen begegnen heißt, von einem Rätsel wachgehalten werden.“
Emmanuel Lévinas, Die Spur des Anderen (1998)

Inhalt

1. Zur Bedeutung Integrativer Diagnostik

Diese Arbeit, die *Hilarion G. Petzold* zum 80. Geburtstag gewidmet ist, will einige Quellen und Entwicklungen nachzeichnen, die, von den Anfängen des Verfahrens her bis in die Gegenwart reichend, grundlegend für den Entwurf und weiterreichende Konzepte einer ‚Integrativen Diagnostik‘ waren. Sie wurden in einem 1965 begründeten Integrativen Therapieverfahren entwickelt, dem ersten im deutschsprachigen Raum (*Petzold* 1965, 1982), das sich zugleich als eine „Entwicklungstherapie in der Lebensspanne“ (ders. 1990e, 1999b) verstand. Die Integrative Therapie hat Methoden für Menschen von Säuglingszeiten bis ins hohe Alter erarbeitet (ders. 1993c; *Bubolz*, dieses Buch; *Sieper* 2007b), und das bedeutet immer auch: Sie hat „Diagnostik in der Lebensspanne“ betrieben und betreiben müssen (*Petzold, Osten* 1998).

Die Diagnostik hat im Verfahren der Integrativen Therapie zweierlei Positionen. Sie steht als ‚initiale Diagnostik' querschnittlich am Beginn einer Therapie und zieht sich als ‚prozessuale Diagnostik' längsschnittlich über den ganzen Verlauf einer Therapie hin (ebd. 1998). Von seiner Wortwurzel her stammt der Begriff der Diagnostik vom griechischen *„diagignoskein"* ab, was so viel meint, wie ‚genau hindurch erkennen'. Schon allein hierin zeigen sich bereits alle wesentlichen Fragestellungen, denen Diagnostik sich stellen muss: ‚*Wer* erkennt?' – ‚*Was* wird erkannt?' – ‚*Wie* wird eigentlich erkannt?' und ‚*Welche Schlüsse* lassen sich ziehen?'. Damit wird schnell klar: derartig komplexe Problemstellungen können nur diskursiv, über heterotope Zugänge (*Foucault* 1969),in Annäherungen beantwortet werden (ausgeführt in *Osten* 2019, 2024a).

Petzold hat hierzu einen konsekutiven wissenschaftstheoretischen Aufbau konzipiert – den „Tree of Science" *Petzold*, 2003a [1991k] –, ein gestuftes Modell von Theorien mit unterschiedlicher Reichweite: *small scale-, middle scale-* und *large scale theories*. Unter *small scale theories (Praxeologie, Interventionslehre)* werden die konkreten, anwendungsbezogenen Methoden, Techniken und Medien verstanden, wie sie in der Therapie im Behandlungsverlauf, immer wieder, kurz- und mittelfristig orientiert am Prozessverlauf, zur Anwendung kommen. Diese Interventionen beziehen ihre Begründung aus *middle scale theories (Klinische Theorie)*, deren Reichweite theorie- und forschungsgegründet größer ist als jene der Interventionslehren. Das sind etwa die Gesundheitspsychologie, die evolutionäre Psychologie, Motivationstheorien, die empirische Entwicklungs- und Sozialisationstheorie, die Persönlichkeitspsychologie, die Neuroforschung, die Psychoneuroimmunologie und ätiologische Theorien, speziell die der psychotherapeutischen Diagnostik. Interventive Ansätze müssen im Anschluss an diese Wissensstände erfolgen.

Im Verlauf der Theorienentwicklung im Feld oder im Zusammenhang mit größeren Paradigmenwechseln in der Forschung – wie etwa zuletzt mit dem neurowissenschaftlichen oder dem ökologischen Paradigma – treten Akzentverschiebungen auf. Die Einbettung klinischer Theorien erfolgt entsprechend wiederum durch *large scale theories*, deren Reichweite groß und deren Veränderungsgeschwindigkeit vergleichsweise kleiner ist. Hier befinden wir uns im Bereich philosophischer *Metatheorien*. Hierzu zählen etwa die philosophische Anthropologie, die Leibphilosophie, Gesellschaftstheorien, die ökologischen Theorien (Kosmologie, Mundanologie: *Welsch* 2015; *Petzold* 2015k), Wissenschafts- und Erkenntnistheorien (Phänomenologie, Hermeneutik, *Petzold* 2017f). Der Theorieaufbau jedes einzelnen Levels in diesem Modell muss eine Kompatibilität mit dem Menschenbild und Weltbild auf dieser Ebene ausweisen können, ebenso wie alle Theorieelemente untereinander. So wird ‚Integration' (in Abhebung zum Eklektizismus) in diesem Verfahren verstanden und praktiziert (*Sieper* 2006). Nur unter einer solchen humanwissenschaftlichen Betrachtung ist es möglich, den Menschen in der Therapie vor der Zumutung kurzatmiger klinischer und sozialer Diagnosen zu bewahren (vgl. *Osten* 2024a).

So wird deutlich, dass es das Menschenbild selbst ist – heute zunehmend verbunden mit einem modernen Weltbild (*Petzold, Sieper, Mathias-Wiedemann* 2022; *Welsch* 2015), aus dem erst diagnostische Fragestellungen generiert werden. Es macht einen Unterschied, ob man Krankheiten aus genetischen Dispositionen heraus erklären will, aus einer Vorstellung bipolarer Konflikte, die unzureichend gelöst wurden, aus malignen, dysfunktionalen Lernerfahrungen, in familiensystemischen Dynamiken oder in ressourcenreichen oder -armen Mikroökologien (*Petzold, Sieper, Mathias-Wiedemann* 2022). Es macht einen Unterschied, ob das Ziel einer Therapie den Menschen als ‚autonomes Subjekt' darstellen soll oder ob der Mensch als ein ‚lebenslang in lebenswichtigen sozialen Convoys' oder ‚Ökotopen' eingebettetes Individuum betrachtet wird, das ‚souverän innerhalb wechselseitiger Bezüge und Angewiesenheiten navigieren' lernen soll, womit dem Souveränitätsbegriff gegenüber einem ggf. solipsistischen Autonomiebegriff der Vorrang gegeben wird (*Petzold, Orth* 2014). Und es macht einen Unterschied, ob man gesellschaftliche, zeitepochale und ökologische Ereignisse und Strömungen als mit krankheitsverursachend in Anschlag bringen will oder nicht (*Petzold* 2012f).

Menschenbilder ‚formatieren' mit ihren Implikaten subtil, aber hoch wirksam, „Erkenntnisinteressen" ab (*Habermas* 1973), sie fokussieren damit – immer nur ausschnitthaft – diagnostische Fragestellungen, die dann in ihren Folgerungen vollkommen unterschiedliche Behandlungsansätze entstehen lassen. *Hilarion Petzold* und seine Mitarbeiterinnen erkannten schön früh dieses Problem, und fügten den Ansätzen „klinischer Ätiologie" eine eigene „anthropologische Krankheitslehre" hinzu, die den Menschen als ‚soziales Wesen' konzipierte und seine Krankheiten konsequent in seinen ‚kontextuellen Zusammenhängen und Zeithorizonten' verortete (*Petzold, Schuch* 1991; *Osten* 2024b).

Integrative Diagnostik will damit nicht nur Krankheitsbilder und deren Entstehung ‚erkennen'; sie arbeitet auch nicht nur ‚symptomorientiert', vielmehr will sie Menschen in seinem Lebensganzen erfassen, also biografisch orientiert die Linien seiner Identitätsentwicklung nachzeichnen, zu denen freilich die Krankheiten und Schädigungen gehören, aber eben auch alle ressourcen- und potenzialorientierten Erfahrungen (*Petzold, Goffin, Oudhof* 1993). Lebens- und Krankheitsgeschichte werden nicht voneinander getrennt. Beim „interdependenten Prozess von Diagnose und Therapie" (*Petzold* 1974j, S. 304) erfordert die *Diagnose wie auch „Therapie pathologischer Zustände immer auch eine Therapie des pathogenen Umfeldes"* (ebd. S. 295, kursiv im Original). Dabei ist „Diagnose in einem *Prozess,* der so lange währt, wie ich mit dem Klienten oder der Patientin arbeite" (ebenda S. 303) und dieser als Ko-diagnostiker" mit mir. Die diagnostisch-therapeutische Arbeit – es wird auch von „Theragnostik" gesprochen (ebd. S. 295) setzt an drei Feldern an, den kausalen Strukturen von Krankheitsphänomenen, den salutogenetischen Perspektiven und den Symptomen selbst. Die integrativen Herangehensweisen berücksichtigen dies in ihren Konzepten.

In diesem Sinne kommen in der Diagnostik eines Verfahrens immer *alle* theoretischen Entwürfe in einem Zuge zur praktischen Anwendung und Durchführung. Das grundlegende Denken hierfür haben *Hilarion Petzold* und seine Mitarbeiterinnen in den letzten sechzig Jahren Stück für Stück aufgebaut und weiterentwickelt.

2. Am Beginn

Schon als Jugendlicher besuchten *Hilarion Petzold* und *Johanna Sieper* 1958 Paris, das damals als das kulturelle Zentrum Europas galt. Als Charles de Gaulle und Konrad Adenauer im Januar 1963 den deutsch-französischen Freundschaftsvertrag unterschrieben, stand die Wahl des Studienortes fest. Gemeinsam erlebten *Hilarion* und *Johanna Maurice Merleau-Ponty* erstmals in einer Vorlesung. Seine Phänomenologie und Leibphilosophie sollten das integrative Denken nachhaltig beeinflussen (idem., 1966). Sie studierten auch bei *Gabriel Marcel* dessen Existenzialphilosophie (1935), der in seiner ‚Metaphysik des Seins' schon früh die Bedeutung von Tiefe, Qualität und Kommunikation in zwischenmenschlichen Beziehungen als ‚Antidot' gegen die Tendenz moderner Gesellschaften zu Verdinglichung und Entfremdung erkannte. Die Betonung von Leibphilosophie, Phänomenologie, persönlicher ‚Präsenz' und Intersubjektivität im integrativen Denken haben hier ihre frühen Wurzeln (*Petzold* 1994c).

Beide arbeiteten, um ihr Studium zu finanzieren, in Projekten, *Johanna Sieper* mit Familien und deren Kindern in prekären Lebenssituationen, *Hilarion Petzold* in russischen Altenheimen. Zusammen begleiteten sie schwer traumatisierte Drogenabhängige in Wohngemeinschaften (*Petzold* 1971c, 1974b). *Leib- und Bewegungstherapie*, die *Thymopraktik* (*Petzold* 1977a), der *Ausdruck mit kreativen Medien* und *szenisches Arbeiten* zeigten sich früh als prädestinierte Zugänge zu den Schädigungen dieser Menschen, die mit ‚Redekuren' nur schwer erreichbar waren (*Petzold* 1969h, 1977a; *Petzold, Sieper* 1970; *Sieper* 1971; *Petzold, Berger* 1977). Man muss diese Ansätze als frühe diagnostische und behandlungspraktische Zugänge zu traumatisierten Menschen werten, die bis heute in ihrer Bedeutung nur in Randgebieten der Psychotherapie wirklich erkannt werden. Die Integrative Therapie ist von ihren Wurzeln her immer auch Traumatherapie gewesen (*Petzold* et al. 2000).

Obwohl *Ilse Orth* ebenso bereits in den 1960er Jahren in Paris studierte, lernten *Hilarion* und *Johanna* sie erst 1972 kennen. Sie war damals Schülerin von *Graf Dürckheim* und *Maria Hippius*, hatte Seminare bei *Ruth Cohn* besucht und eine Gestaltausbildung bei *John Brinley* gemacht, der am Esalen Institut in Big Sur arbeitete. Mit einer Ausbildung in ‚Integrativer Bewegungstherapie' am Fritz Perls Institut war sie ab 1974 Lehrbeauftragte für Integrative Therapie. Bekannt mit der kreativen Atmosphäre der Pariser 1960er Jahre und der Leiborientierung *Dürckheims*, entwickelte sie mit *Johanna Sieper* die Ansätze zur therapeutischen und diagnostischen ‚Arbeit mit kreativen Medien' und zur ‚Poesietherapie' am Fritz Perls Institut. Gleichermaßen leistete sie von Beginn an ko-kreative Arbeit in der theragnostischen Theorie- und Praxisentwicklung der Integrativen Therapie, also auch für die Diagnostik (*Petzold, Orth* 1994a).

Hildegund Heinl war gerade in ihrer Facharztausbildung zur Orthopädin, als sie 1972 bei den Lindauer Psychotherapietagen in einer von *Hilarion Petzold* und *Angelika Berger* geleiteten Gruppe erschien. Sie war stark an psychosomatischen Zugängen interessiert, absolvierte die Ausbildung bei *Hilarion* und *Johanna* und wurde dann zur Lehrbeauftragten in den Bereichen Integrative Therapie, Leibtherapie und Thymopraktik. Sie war eine Pionierin im Bereich der psychosomatischen Orthopädie und Schmerztherapie. Darüber hinaus hatte sie eine experimentelle Form phänomenologischer Diagnostik entwickelt, die sich mit unbewussten Konflikten, Schuldgefühlen, Traumatisierungen und deren transgenerationalen Dynamiken befasste (*Heinl* & *Heinl* 2004). Die Gräuel des deutschen Faschismus, Krieg, Flucht, Vertreibung, Migration und die psychosomatischen Probleme, die hieraus entstehen können, blieben bis zu ihrem Tod (2011) ihr Arbeitsschwerpunkt.

Als dann das 1972 in Düsseldorf und Basel gegründete Fritz Perls Institut 1974 als gemeinnützige Gesellschaft eingetragen werden konnte, zählten *Johanna Sieper*, *Ilse Orth* und *Hildegund Heinl* zum Gründerkreis, wie auch später, als 1982, als die ‚Europäische Akademie für biopsychosoziale Gesundheit und Kreativitätsförderung' als Einrichtung der Weiterbildung zur staatlichen Anerkennung gebracht werden konnte [Quelle: persönliche Mitteilungen H. P.].

3. Menschenbild, Leib-Phänomenologie, Intersubjektivität und Humantherapie

Als ein in Theologie, Philosophie, Psychologie, Physiologie, Heil- und Sonderpädagogik studierter Wissenschaftler (*Zundel* 1987; *Geuter,* dieses Buch), war *Hilarion Petzold,* im Erstberuf gelernter Landwirt, von Beginn an nie allein an Theorien der Psychologie und in klinischer Hinsicht interessiert. Sowohl die Diagnostik wie auch alle weiteren Theorien und Praxeologien wurden immer einem geistes- und humanwissenschaftlichen und einem naturwissenschaftlichen Menschenbild zugeordnet, das nachhaltig dafür sorgte, dass Menschen, ihr Lebenskontext und -kontinuum (*Petzold* 1974j, 314), d. h. ihre Lebens- und Krankheitsgeschichte weder in Diagnostik noch in Therapie unter den Blickpunkten individuumszentrierter, entfremdender und verdinglichender Theorien gedeutet wurden (*Petzold, Sieper, Matthias* 2022; *Petzold* 2001, 2012f; *Sieper* 2007b). Nicht die Menschen sollten Theorien unterworfen werden, sondern die Theorien sollten anpassungsfähig genug sein, Menschen verstehbare Gründe und Erklärungen für ihre Krankheiten und Probleme bereitzustellen können. *Hilarion Petzold* hatte schon früh erste Entwürfe zu einer solchen Form der Diagnostik erarbeitet (1974j, 1975m).

Dafür notwendig war das Bild eines Menschen, der zunächst einmal in den komplex strukturierten Ausstattungen seiner Evolution und Biologie erkannt wurde (*Petzold* 2009a) – seiner *embodiedness* (*Petzold, Orth* 2017a; vgl. *Thompson* 2010). Dieses Bild umfasst Genetik und Epigenetik sowie molekularbiologische und immunologische Prozesse, die zuletzt auch zu basalen Antrieben und evolutionär vermittelten Entscheidungsregeln sowie zu den höheren Organisationsformen wie dem Bewusstsein, dem Willen und der Handlungsorganisation reichen (*Petzold* 2017; vgl. *Buss* 2004; *Fuchs* 2012). In logischer Konsequenz hieraus konnte diese Form der ‚Verleiblichung' nicht anders gedacht werden als in ihrer Einbettung ins „Soziale" und ins „Ökologische" – die *embeddedness* (ibid.). Integrative Diagnostik geht von ihren ersten Überlegungen her von diesen beiden Kategorien aus. Der lebendige Leib des Menschen geht aus den Leibern seiner Eltern hervor; in den meisten Fällen aus der Erotik – dem Begehren, der Lust, der Sinnlichkeit und der Liebe (*Marion* 2013). Der Leib wird in seinen perzeptiven, memorativen und expressiven Kompetenzen und Performanzen als ‚totales Sinnesorgan' beschrieben, in den sich Lebensgeschichte einschreibt und stets auch reinszeniert. Für die Integrative Diagnostik ist nicht allein das ‚Unbewusste' von Interesse, sondern vor allem auch die „Archive des Leibes", die nicht nur ‚persönliche Leibgeschichte', sondern auch ‚kollektive Repräsentationen und Mentalisierungen' (*Petzold*, 2008) in sich tragen. Darin wird also nicht nur Unbewusstes – Verdrängtes, Vermiedenes, Dissoziiertes – eingeschlossen, sondern mit derselben Bedeutungskraft das ‚Antizipierbare', die Zukunftsorientierung: „von den Phänomenen, zu den Strukturen, und hin zu den (möglichen) Entwürfen" (*Petzold* 1978c; s. a. *Robert Stefan* (2020) und dieses Buch). Dies begründet *Petzolds* Programm einer „Therapie vom Leibe her" (*Petzold, Orth*, 2017a; *Petzold* 2002j; *Heinl* 1993).

Die Einbettung des Leiblichen ins Soziale und Ökologische umfasst dementsprechend: (1) Mikrofaktoren (die Familie, ihre aktuellen und transgenerationalen Themen, ihre Dynamik der Verarbeitungsformen); (2) Mesofaktoren (atmosphärische Qualitäten von Nachbarschaften, Wesensqualitäten von Dorf und Städten; die Bräuche und Kommunikationsstile etc.); (3) Makrofaktoren (Gesellschaft, Kultur, Ethnie sowie zeitepochale Werte und Qualitäten). Gerade für letztere wurden die Gesellschaftstheorien von *Foucault*, *Derrida*, *Habermas*, *Lyotard* und *Bourdieu* maßgeblich. All diese Einflussfaktoren werden in der Integrativen Diagnostik und Therapie berücksichtigt, wenn es darum geht, die lebensgeschichtlich gewachsenen Attributionsformen, die Verarbeitungsweisen, Motivationen, den (bedingt freien) Willen (*Petzold, Sieper* 2008a) und die Handlungsformen des Menschen zu erfassen, zu verstehen, zu beschreiben – seine *Enaktivierung* und seine *extendedness* als Subjekt im Kontinuum seiner Lebenswelt (*Petzold* 2017f; *Petzold, Sieper* 2012a; vgl. *Gallagher* 2005).

Schon früh wurde damit Abstand genommen von ‚individuumszentrierten Theorien und Deutungen' menschlicher Dysfunktionalität.

Nichts schien für ein solches Programm besser geeignet als die leibphänomenologischen Entwürfe *Maurice Merleau-Pontys* (1966), *Edmund Husserls* (1913) und *Helmut Plessners* (1975). Von deutscher Seite traten noch jene von *Herrmann Schmitz* (2007, 2017) und *Gernot Böhme* (2008) ergänzend hinzu sowie wichtige Autoren der russischen kulturhistorischen Schule wie *Lurija, Vygotskij, Uchtomskij* u. a. (*Petzold, Michailowa* 2008a; *Reisecker-Schaufler* 2021). Der Mensch sollte in Diagnostik und Therapie in seinem subjektiven, leiblichen und psychischen sowie sozialen und ökologischen Leben und Erleben erkannt, anerkannt werden, ohne starr vorgefasste Theorien und abstrakte Erklärungen (*Ricœur* 2006). In logischer Konsequenz forderte ein solches Denken ‚*Beobachtung*' und ‚*Beschreibung*' von Menschen, Personen, Lebensgeschichten und Narrativen, eben eine Diagnostik, die Erkenntnisprozessen eine „doppelte Expertenschaft" (*Petzold* 2005, 2017f) – nämlich die von Patient *und* Therapeut – zugrunde legte. Diese Überlegungen haben nicht nur die transversale Erkenntnistheorie der Integrativen Therapie geformt (*Petzold* 2017f; *Petzold, Sieper, Orth* 2019c), sondern tiefgreifend natürlich auch die Konzepte und die Praxis der ‚therapeutischen Beziehung' (s.u.) im Verfahren (*Petzold* 1980g; *Petzold, Müller* 2005/2007).

Dieses Programm sollte Kränkungen und Entfremdungsprozessen entgegenwirken, in denen Diagnosen für Patienten bloß noch ein durch ‚Fachlichkeit' zugeschriebenes „Ereignis" (*Badiou* 2016) darstellten – Krankheiten ohne Geschichte (*Massing* 1994), daher vielfach auch ohne Sinn (*Marquard* 2020). Das sozialkonstruktivistische Denken forderte nun vielmehr, einen Verzicht auf Objektivierung zu leisten, zugunsten von intersubjektiv erarbeiteten Rekonstruktionen von Lebens- und Krankheitsgeschichte – also eine „intersubjektive Ko-respondenz", die *zwischen* Therapeut und Patient zu einer „intersubjektiven, konnektivierenden Hermeneutik" gelangen konnte. Das Kunstwort der ‚Ko-respondenz' sollte hierbei das gemeinsame ‚Antworten' genauso betonen wie die gemeinsame ‚Verantwortung' für die (De-)Konstruktion und Auslegung gegenwärtiger und vergangener Erlebensformen von Patienten – ihrer *subjektiven Wirklichkeit* (*Petzold* 1978c, 1988a, 2012q, 2017f).

Eine solche ‚philosophische Anthropologie' (*Petzold* 2012f) und ‚integrierende Leibphilosophie' (idem, 2017f), die unbedingte Vorstellung einer ‚Einbettung des Individuums' in ethnische, kulturelle, gesellschaftliche, politische, wissenschaftliche, ökologische, religiöse und zeitepochale Prozesse, der ‚phänomenologische Zugang' (*Petzold* 2017f) zur Wirklichkeit und Erlebenswelt des Menschen sowie die ‚sozialkonstruktivistische Idee der Intersubjektivität' (idem 1978c, 2012q) führten zu einer Vorstellung von Integrativer Therapie als einem Verfahren „angewandter Humanwissenschaften" und hin zur „Humantherapie" (*Petzold* 1985g; *Petzold* 2003e; *Schuch* 2008; *Petzold, Ellerbrock, Hömberg* 2018; vgl. beispielhaft *Berger, Luckmann* 1969; *Schulze* 1993; *Searle* 2011; *Böhme, Gahlings* 2015).

4. Klinische Entwicklungs- und Sozialisationstheorien

Ein biografisch an den multikausalen Strukturen von Störungen orientierter, longitudinaler Therapieansatz erfordert schon für seine Diagnostik (erst recht für die Therapie selbst) ein klar definiertes theoretisches Konzept der menschlichen *Entwicklung, Sozialisation, Enkulturation* und *Ökologisation* (*Petzold* 2006p, 2012q; *Sieper* 2007b). Erst vor dem Hintergrund einer solchen theoretischen Folie können die konkreten subjektiven Lebenszusammenhänge des Patienten – ein Prozess zwischen Pathogenese *und* Salutogenese, Vulnerabilität *und* Resilienz – ein hinlänglich kohärentes Bild der Genese von Dysfunktionalität ergeben.

Alle diagnostischen Bemühungen zielen darauf ab, Lebensereignisse zu erfassen, zu verstehen, wo diese in dysfunktionale Richtungen hin abgedriftet sind, welche „Wege der Heilung und Förderung" in der Behandlungsplanung beschritten werden müssen (*Petzold* 2012h). *Hilarion Petzold* hatte in seiner Forschungsarbeit in Amsterdam schon früh sowohl die Säuglingsforschungen aufgegriffen und untersucht – eigene Modelle hierzu entwickelt –, als auch, weiterführend, longitudinale Entwicklungsmodelle des Menschen in der Lebensspanne, besonders auch für Alter und Hochaltrigkeit konzipiert (*Petzold* 1993c; *Petzold, van Beek, van der Hoek* 1994a; *Petzold* 1994j, 1999b, 2005r; vgl. *Bubolz,* dieses Buch), bis hin zur Sterbebegleitung (*Spiegel-Rösing, Petzold* 1984/2019). Es wurde damit eine erste *„life span developmental therapy"* begründet, eine *„Entwicklungstherapie in der Lebensspanne"* (*Petzold* 1981f, 1990e, 1999b), zusammen mit einer *„Bildungsarbeit in der Lebensspanne"* (*Petzold* 1971l). Das sind Spezifika des Integrativen Ansatzes, die unter den Prämissen einer empirischen Entwicklungs- und Sozialisationstheorie bis heute weiter ausgeführt werden (*Osten* 2000).

Solches Vorgehen ermöglicht nicht nur eine wissenschaftlich fundierte Exploration menschlicher Biographien und fundierte therapeutische Biographiearbeit (*Petzold* 2016f), wir bekommen auch ein empirisch abgesichertes Strukturgerüst für die retrospektive Analyse entwicklungs- und geschlechtersensibler Kompetenzen und Performanzen an die Hand (siehe auch *C. Höfner,* dieses Buch). Entwicklungs- und sozialisationsspezifische Sensibilisierung beim Therapeuten läuft in der Regel darauf hinaus, dass Patienten sich besser ‚resoniert' fühlen; der ganze Handlungs- und Kommunikationsmodus des Therapeuten ist – schon bei der Diagnostik – während des narrativen Verlaufs, leiblich und atmosphärisch einfühlsamer auf prävalente Phasen und pathogene Milieus der Lebensgeschichte eingestellt. Auch die Behandlungsplanung erhält so ihren entsprechenden Akzent.

Im Integrativen Verständnis von Entwicklung beginnt die Genese der Persönlichkeit bei dem ‚mentalen Feld', in das er hineingeboren wird (*Moscovici* 2001; *Petzold* 2006v). Das sind einerseits Kultur und Ethnie (*Machleidt, Heinz* 2010), genauso wie gesellschaftliche (*Bourdieu* 1992; *Foucault* 2012) und zeitepochale

Faktoren (*Miegel* 2015; *Lyotard* 1998; *Beck* 2008; *Petzold, Sieper, Mathias-Wiedemann* 2022), andererseits ist das die Herkunftsfamilie, die „Synergie von Mentalisierungen", die Vater, Mutter, Geschwister und zugehörige Verwandte konstellierend in dieses Feld der menschlicher Entwicklung hineintragen (*Petzold* 2006v). Dies alles ist schon da, bevor *wir* da sind und wirkt, im Sinne einer prozeduralen Informationsverarbeitung (*Decety, Ickes* 2009), atmosphärisch und präokkupativ auf die Entwicklungs- und Sozialisationsprozesse beim Individuum ein. *Sieper* und *Petzold* (2002) sprechen von einem komplexen, also sozialen *und* neuronalen Lernen; der Leibphilosoph und Phänomenologe *Herrmann Schmitz* (1998) gar von „Einleibung". Das ist eine „produktive Realitätsverarbeitung", weil alles Erlernte schier selbstverständlich auf anfolgende Situationen mit ähnlichem Aufforderungscharakter hin wieder aktualisiert wird (*Hurrelmann, Bauer* 2015).

Diese Dynamiken treffen auf genetisch und sozialisatorisch organisierte Entwicklungsabfolgen, mit denen sie fortan in engsten Synergien „identitätsbildend" zusammenwirken (*Petzold* 2012q). Von den zunächst genetisch gesteuerten Entwicklungsprozessen wissen wir, dass sie zum großen Teil durch Umweltreize angestoßen werden (*Petermann, Niebank, Scheithauer* 2004); und wir wissen, dass für den Ausbau der individuellen Architektur des Gehirns – gerade für den präfrontalen Bereich, der für die Identitätsprozesse so wesentlich ist – hauptsächlich ein sozialer Prozess der Verarbeitung von Umweltreizen und -erfahrungen verantwortlich ist (*Rothenberger, Schmidt* 2000;).

Diese rekursiv aufeinander einwirkenden Entwicklungsprozesse zu verstehen hilft uns, den Aufbau der Persönlichkeit und die Entstehung von psychischen Störungen in engster Semantik mit der Reifung und Identitätsentwicklung des Menschen zu sehen. Der wesentliche Punkt für die Integrative Therapie besteht dabei darin, dass die Klinischen Entwicklungswissenschaften, anders als die meisten ‚schulentheoretisch' begründeten Entwicklungstheorien, auf empirisch gesicherten Daten ruhen (*Schneider, Lindenberger* 2012; *Berk* 2004; *Petermann, Niebank, Scheithauer* 2004). Sie spezifizieren Entwicklungsbereiche und machen deren interaktives Zusammenwirken im Bild einer normvariablen Abfolge menschlicher Entwicklungsprozesse deutlich. Die empirisch gesicherten Entwicklungstheorien versuchen „Modellinszenarien", ja sogar „Modellatmosphären", bereitzustellen, für eine Zeit, die wir alle nur unzureichend erinnern können.

Jedes Entwicklungsalter hat seine eigene Komplexität der Erlebenswelt, die sich dem Individuum als (geschlechter-) spezifische ‚Welt- und Selbsterfahrung' zeigt. Kenntnisse über die gesamte „Entwicklung in der Lebensspanne" erleichtern den Zugang zu diesen oft ‚verschütteten' Erfahrungswelten. Sie setzen uns ins Bild, welche Bedeutung Reifungsprozesse und Entwicklungsaufgaben aus den jeweiligen Phasen für das Erleben des Erwachsenen haben können. Sie inspirieren den Therapeuten zu neuen Sichtweisen und versetzen ihn in die Lage, hinter den narrativen, symbolischen und konflikthaften Überarbeitungen

Entwicklungsspezifika herauszuspüren oder sie präziser zu evozieren bzw. *gemeinsam mit dem Patienten* zu explorieren. In der Regel führt dies beim Patienten zu breiteren Evidenzerfahrungen oder überhaupt erst zu hinreichend stimmigen Erinnerungserlebnissen. So wird schließlich die Plausibilität und Stimmigkeit der biographischen Rekonstruktion erhöht (*Noam, Röper* 1999; *Paar* et al. 1999). Der Entwicklungspsychologe *August Flammer* hat sich in diesem Buch ebenfalls mit dieser Thematik befasst.

Allerdings forcieren empirische Entwicklungswissenschaften vorwiegend die *individuelle* Seite von Reifungsprozessen, weshalb in der Integrativen Therapie für das Verständnis der Entwicklung von Identität *sozialpsychologische* Austauschprozesse besonders hervorgehoben werden (*Petzold* 2012q) [*Sozialisationsforschung* (*Hurrelmann* 2012); *transgenerationale Familiendynamik* (*Osten* 2018), *Netzwerkperspektive* (*Keupp, Röhrle* 1996; *Laireiter* 1993) sowie *Sozialökologische Entwicklungstheorien* (*Bronfenbrenner* 1981)]. Ohne diese Perspektiven der ‚Einbettung' ergeben auf das Individuum bezogene Aussagen keinen Sinn. In seinen Modellen zur „Transversalen Identität und Identitätsarbeit" hat *Hilarion Petzold* (2012q) die Grundlagen für sein 1965 formuliertes ‚neuro-bio-psycho-sozio-ökologisches' Verständnis des Menschen in seiner Lebenswelt und seine Entwicklung zur Identität auf diese Lebenswelt hin geschaffen und Integrative Therapie als „Entwicklungstherapie der Lebensspanne" begründet. Alle Interventions- und Behandlungsformen, die Leibarbeit, die Arbeit mit kreativen Medien und des szenischen Ausdrucks stellen sowie der ökologisch-naturtherapeutischen Anwendungen performative Aspekte dieser Theorie und Praxeologie dar.

Zur lebenslaufbezogenen Perspektive der Entwicklung und Sozialisation des Menschen gehören auch die Longitudinalforschungen (*Luthar* 2003; *Funder* et al. 1993; *Rutter* 1988; *Kahn, Antonucci* 1980). Sie untersuchen in großen Zeiträumen – von 30 Jahren und mehr – und zum Teil mit sehr großen Stichproben, wie Menschen sich im Spannungsfeld zwischen protektiv-fördernden Faktoren und ihrer Vulnerabilität bzw. belastenden Faktoren und Prozessen orientieren und verhalten, unter welchen attributionalen Prämissen sie Lebensereignisse verarbeiten und wie diese Formen der Verarbeitung sich im Sinne des menschlichen Changierens zwischen Gesundheit und Krankheit auswirken (vgl. *Filipp, Aymanns* 2018; *Flammer* 1990). So eröffnen diese Forschungsbereiche im Zusammenhang mit der entwicklungswissenschaftlichen Orientierung eine klinische Perspektive sowohl hinsichtlich der Prozesse, unter denen sich die Persönlichkeit entwickelt, als auch hinsichtlich der jeweils sensiblen Übergänge von der belasteten Persönlichkeitsentwicklung hin zur Entwicklung verschiedenster körperlicher, psychischer, psychosomatischer und sozialpsychologischer Dysfunktionalität.

Viele psychotherapeutische Schulen neigen zu Theorien der Frühfestlegung des Menschen und/oder zu vereinfachenden linear-kausalen Ätiologieschlüssen. Die longitudinalen Forschungen zeigen hier mit erdrückender Evidenz, dass sich solche Annahmen nicht halten lassen. Dies zeigt auch die Sichtung persönlichkeitspsychologischer Ansätze (*Neyer, Asendorpf* 2018). Unter klinisch-entwicklungspsychologischer und longitudinaler Perspektive sind wir nicht nur geschützt vor den verkürzenden Schlussfolgerungen von „frühen Schädigungen" auf „spätere Störungen" – keine ernst zu nehmende Studie konnte derartige linear-kausale Zusammenhänge signifikant belegen (*Petzold* 1993c, 1995; *Funder* et al. 1993). Vielmehr zeigen sich die Verläufe zur Dysfunktionalität in einem komplexen Zusammenspiel zwischen den vier Einflussgrößen: *Vulnerabilität, Resilienz, Attribution* und der *Akkumulation* verschiedener belastender Ereignisse über den gesamten Lebenslauf (*Osten* 2024a).

5. Anthropologische Krankheitslehre

Wie bis hierher in aller Kürze dargestellt, hat das integrative Denken sich innerhalb seines erkenntnis- und wissenschaftstheoretischen Programms einem transversalen, diskursiven und pluralen Paradigma verpflichtet (*Petzold* 2003a; *Sieper, Orth, Petzold, Mathias-Wiedemann* 2021). Den spezifischen ätiologischen Theorien vorausgreifend, hatte *Hilarion Petzold* aus diesem Grund ein anthropologisches und nosologisches Modell „multipler Entfremdung" (*Petzold* 1995c, 2003a, 2016l) entworfen, das das *„Elend des Krankheitsbegriffs"* aus der das Subjekt isolierenden Pathologisierung herausholen und menschliche Leidensformen in das Ganze des Lebens zurückeinbetten will (*Petzold, Schuch* 1991). Die anthropologische Krankheitslehre will der Tatsache Rechnung tragen, dass Dysfunktionalität nicht nur aus einer Komponente subjektiven Unwohlseins besteht, sondern dass hier auch psychosoziale Einflüsse, gesellschaftliche Machtdiskurse, Überwachungs-, Kontroll- und Definitionstendenzen mit eingehen (*Petzold* 1999d; *Foucault* 1963). Durch tradiertes ‚Schulenwissen' wird hierdurch subtil eine Form der *Normalität* definiert, deren Programm es ist, von jeder Art von Abweichung befreit zu sein, die realisierte Fiktion eines ungetrübten, genüsslichen, wohlangepassten Lebens zu verwirklichen, das Schweigen der Organe, eine Exhaustion alles Problematischen (*Petzold, Schuch* 1991). Wer das nicht kann oder wenigstens anstrebt, ist krank (*Waldenfels* 2006; *Canguilhem* 2017).

Weil Entfremdung vom Leib, vom Mitmenschen, von der Lebenswelt und der Natur, von der Arbeit und ihren mitläufigen Sinnstrukturen die lebenswichtige *Zugehörigkeit* verletzt, Verstörungen mit Krankheitswert erzeugen kann, soll es in diagnostischen und therapeutischen Prozessen darum gehen, salutogene, *multiple Zugehörigkeiten* (wieder)herzustellen (*Petzold, Ellerbrock, Hömberg* 2018), so dass die „Oikeiosis" (griech.: *Selbstbesitz*, frei: ‚im Leibe und in der Welt als Zugehöriger wohnend'; *Petzold* 2019d, 370f.) wiedergewonnen werden kann. Dem Oikeiosis-Konzept aus der Stoa wurde in der IT neuerlich neue Bedeutung zugemessen (ebenda und *Petzold, Orth* 2020b). Integrativer Diagnostik geht es daher nicht nur darum, individuelle Konflikte, Lernerfahrungen oder ‚systemische Verstrickungen' zu erfassen, und damit schon gar nicht darum, die vielfältigen gesellschaftlichen, politischen, wirtschaftlichen, zeitepochalen, globalökologischen Belastungen (in zynischer Weise) als ‚Schwächen des Subjekts' auszulegen. Gründe für die Entstehung von Dysfunktionalität liegen nicht allein im Individuum geborgen. In derart entfremdeten Vorstellungen sollen sie aber ausschließlich dort ‚auf Halde' gelegt werden. Das hat etwas mit dem Festhalten an Deutungsmacht zu tun (*Pohlen, Bautz-Holzherr* 1995). Damit wird die Behandlung von Krankheiten an Experten delegiert, die *Expertenschaft der Betroffenen* selbst aber bleibt auf der Strecke (*Petzold* 2003b). Ebenso die Förderung von Selbstwirksamkeit, Selbstbesitz und Selbstfürsorge.

Eine Person, ihr Erleben, Denken, Fühlen, Wollen und Handeln und auch ihre Pathologie dürfen aber nicht ohne ihren Kontext definiert werden (*Berger, Luckmann* 1969). ‚*Bündel von Maßnahmen*' (*Petzold* 2014i), die, neben der unverzichtbaren Behandlung innerer Probleme, die leibliche Selbstfürsorge und einen kritischen Zeitgeist fördern, Solidaritätserfahrungen und nachhaltige Lebensstilveränderungen ermöglichen, werden aufgrund der lebensweltlichen Exploration in der Diagnostik von Beginn an mitgedacht und entworfen (ebenda).

An dieser Stelle setzt der anthropologische Krankheitsbegriff *multipler Entfremdung und Verdinglichung* im integrativen Denken an. Die Bezugnahme auf den Entfremdungsbegriff folgt zunächst den Gedanken *Hegels*, *Marx*' und *Adornos*, wurde aber für den Bereich der Integrativen Therapie zugepasst (*Petzold, Schuch* 1991; vgl. *Henning* 2015; *Zima* 2014).

Bedrohungen und Belastungen, die im Zusammenhang mit der Genese von Dysfunktionalität stehen, haben ihren Ursprung nicht nur in Arbeits- und Kapitalkontexten. Zeitgeist, Kultur, Ethnie, gesellschaftliche Entwicklungen und die ökologischen Situationen bergen tiefe Verunsicherungen. Kriege, Folter, Flucht und Vertreibung zerrütten jede Illusion grundlegender Vernunft des Menschen. Korrupte, weltweite Synergien wirtschaftlicher Vernetzung sind weder in ihren Eigendynamiken noch in ihren Folgen mehr hinreichend zu überblicken, auch nicht ohne Weiteres zu stoppen. Diese Verunsicherungen dringen in die *social-* und *mental-worlds* von Menschen ein und erzeugen ängstliche, depressive oder paranoide Klimata des Zusammenlebens (*Petzold, Orth, Sieper* 2010; *Sieper* et al. 2021).

Verunsicherungen, Ängste und entgrenzte Bedürftigkeit zerstören familiäre Strukturen, die hierdurch als Orte intimsten Vertrauens versagen können. Gesellschaftliche und soziale Auswirkungen der Corona-Pandemie haben das in aller Deutlichkeit gezeigt (*Osten* 2022).

Die Dysfunktionalität des Subjekts ist also *multifaktoriell* zu sehen, zum einen als persönlicher Ausdruck defizitärer oder verstörender Lebenserfahrungen, überforderter Bewältigungsmechanismen, zum anderen aber auch als Ausdruck pathogener Lebenszusammenhänge, *destruktiver social worlds* (Netzwerk,

Freunde) und *deprivierter Prospektion* im gesellschaftlichen Zusammenhang (*Filipp, Aymanns* 2018). *Petzold* (2003a, 457) stellt in seinem anthropologischen Modell die multifaktorielle Genese von Krankheit in ihrem Wechselspiel von *defizitären* und *schädigenden*, also Risikofaktoren, sowie *fördernden*, also protektiven Faktoren, in zwölf Rubriken dar, wovon fünf die salutogenetische Seite betreffen und sieben die pathogenetische. In aller Kürze sollen sie hier referiert werden.

Zu Beginn störungsrelevanter Einflussfaktoren stehen (1) belastende genetische und dispositionelle Ausgangslagen sowie somatische Grunderkrankungen. An zweiter Stelle stehen (2) Entwicklungsschädigungen durch Defizite, Verstörungen, Konflikte und Traumata, die zumeist durch (3) adversive psychosoziale Einflüsse (prekärer sozioökonomischer Status, dysfunktionale Kommunikation, transgenerationale Identifikation, Gewaltfamilien etc.) verursacht sind und (4) Negativkarrieren nach sich ziehen können (destruktive Convoys, Scheitern im Beruf, in der Partnerschaft etc.). Dadurch können (5) internale Negativkonzepte entstehen (chronifizierte Abwehrformen, mangelnde Kreativität, attributionelle Probleme wie Selbstentwertung, Opferbewusstsein, negative Kontrollerwartung), aber auch (6) externalisierende Problemlagen (Dissozialität, Gewalt, Drogenkonsum etc.). Auch andere diverse Einflüsse wie Ernährungsprobleme, Gifte, Unfälle und weitere Katastrophen spielen hier eine Rolle. Zur Exazerbation von Krankheit kommt es dann zumeist durch (7) auslösende Faktoren wie kritische Lebensereignisse mit Ressourcenverlust, die eine dysfunktional akkumulierte Situation, die sich bis dorthin unter Umständen durch *Coping* und *Creating* noch puffern ließ, in einem sensiblen Übergangspunkt zur Dekompensation bringt (vgl. *Ulich* 1987).

Auf der salutogenen Seite nennt *Petzold* (8) eine gelingende Entwicklungsförderung in den frühen Lebensjahren (supportive Stimulierung, Beziehungskonstanz, Vermittlung von Regulationsmöglichkeiten etc.), weiterhin (9) stabile und konstruktive psychosoziale Milieufaktoren, (10) einen positiven Lebenskarriereverlauf in konvivialen, amikalen, sozial unterstützenden Convoys, die (11) die Entstehung von internalen Positivkonzepten fördern (positives Selbstbild, positive Kontrollerwartungen, Selbstfürsorglichkeit, ausgewogene attributionelle Muster etc.). Zuletzt wird die (12) ständige Pflege und Aufrechterhaltung aktualer Unterstützungsfaktoren genannt (positive Life-Events, Gesundheitsverhalten, Lebensstilanpassungen etc.).

Zusammenfassend skizziert *Petzold* damit zwei Modelle der Krankheitsentstehung, die ihre pathogenetische Wirkung in rekursiver Weise entfalten: das Modell der *Entwicklungsnoxen* und das Modell der *zeitextendierten, multifaktoriellen Überlastung*. Bezogen nur auf das Subjekt stellt diese Theorie also ein Stressmodell mit einzelnen Spezifizierungen dar. *Petzold, Schuch* (1991) definieren und stellen in ihrer anthropologischen Krankheitslehre vier Kategorien schädigender Einflüsse zusammen, diese sind *Defizite*, *Konflikte*, *Störungen* und *Traumata*.

6. Salutogenese und Potenzialorientierung in der Lebensspanne

Mit all diesen Überlegungen wird deutlich, weshalb *Hilarion Petzold* sein Verfahren nicht (nur) als ‚Psycho'-therapie bezeichnete; der *Entwurf der Integrativen Therapie*, mit seinem weit über das Individuum hinausgreifenden Menschenbild, galt von Beginn an als „Humantherapie" (s.o.) (*Petzold* 2014d; *Orth, Sieper, Petzold* 2014c). Dies beinhaltete auch die Vorstellung von „ressourcen- und potenzialorientierten" Behandlungsformen, die bereits zu Beginn der 1990er Jahre empirisch abgestützt wurden (*Petzold, Goffin, Oudhof*, 1993).

Aaron Antonovsky (1997) hat in seinen frühen Studien mit Holocaustüberlebenden gezeigt, dass längsschnittlich erworbene sowie querschnittlich verfügbare ‚protektive Faktoren und Prozesse' in der Lage sind, hochbelastende Einflüsse für das Individuum zumindest so weit abzupuffern, dass entweder gar keine oder nur geringe pathogene Wirkungen von diesen ausgingen. Die Entwicklung des Subjekts zu solcher Robustheit nannte er *Salutogenese*, die erworbenen Kompetenzen an sich den *sense of coherence*. Der Kohärenzsinn nach *Antonovsky* beinhaltet die Vorstellung einer bestimmten *Vorhersagbarkeit* der Dinge, die geschehen werden oder bereits geschehen sind, eine bestimmte Ausdehnung von *Handhabbarkeit* in konkreten Belastungssituationen und die Fähigkeit, den Ereignissen bei mehr, aber auch bei weniger gutem Ausgang eine persönliche *Bedeutsamkeit* (Sinnhaftigkeit) zusprechen zu können.

Anders als Antonovsky annahm, kann der Kohärenzsinn sich lebenslang weiterentwickeln, verändern und ausbauen (*Hücker* 2014). Mit *Grawe* (2004) wurde das Konzept durch den Begriff der *Konsistenzerfahrungen* erweitert, der gewissermaßen das Bedürfnis und das empathische Gefühl hinlänglicher Stimmigkeit von Lebenszusammenhängen ausdrückt. Diese Ansätze der Wirksamkeit protektiver Faktoren und Prozesse konnten über die Lebensspanne hin longitudinal weiträumig bestätig werden (*Wydler, Kolip, Abel* 2000; *Weiss, Berger* 2010; *Leipold* 2015). Die Integrative Diagnostik versucht im direkten Verbund mit belastenden Faktoren immer zeitgleich auch jene zu erfassen, die mitläufig und nachgängig puffernd wirken, Resilienz stärkend waren und so aus prekären Lebenslagen wieder herausführen konnten. Gleichzeitig wird die therapeutische Beziehung schon während der diagnostischen Phase im Bewusstsein von (empirisch abgestützten) 17 Heil- und Wirkfaktoren aufgesetzt (*Petzold, Orth, Sieper* 2014d), sodass sie von Anfang an die Potenzialorientierung im Blick behält; später, während der Bearbeitung von Problemlasten, kann das durch Betonung von „Überwindungserfahrungen" (*Petzold, Wolff* et al. 2002) und von salutogenen Erlebnissen des individuellen *enrichment*, *enlargement* und *empowerment* weitergeführt werden (*Petzold, Goffin, Oudhof* 1993; *Petzold, Trummer* 2017).

Entwicklungs- und Verarbeitungsprozesse, die eine gesunde Persönlichkeit hervorbringen, sind dieselben, die auch zu Entwicklungsblockierungen, Störungen sowie psychischen oder psychosomatischen Krankheiten führen können. Im Einflussfeld zwischen Resilienz und fördernden Faktoren auf der einen

Seite, Vulnerabilität und belastenden Lebensereignissen auf der anderen, entscheiden das individuelle ,Erleben der Stressintensität# *(Attribution)* sowie die ,vorhandene oder fehlende Ressourcenlage' *(Resilienz* bzw. *Defizite)* maßgeblich darüber, ob aus einer Herausforderung im Leben sich ein Mehr an Widerstandskraft bilden oder ob ein Ausweichen in die Dysfunktionalität stattfinden wird (*Zander* 2011; *Lazarus* 1966; *Müller, Petzold* 2003). Spontaneität und Prozesshaftigkeit der aktuellen Antwortdynamik des Subjekts – im Wirkungsverbund mit Faktoren seiner sozialen Umwelt – lassen linear-kausale Vorhersagen diesbezüglich nur bedingt zu. Die Neigung zu eher positiven oder negativen *Kontrollerwartungen* des Individuums stellt ebenfalls nur eine grobe Orientierung dar. Über die Frage, ob ein Einflussfaktor zu einem ätiologisch relevanten wird oder nicht, entscheidet neben der *Attribution* daher die Möglichkeit der jeweiligen *Aktivierung und Aktualisierung der Ressourcen und Potenziale* bzw. die *Aktualisierung der Selbstwirksamkeit* des Individuums (*Flammer* 1990; vgl. *Becker* 1997; *Gruber* 2020).

Das Verständnis von Resilienz geht so über die Korrelationsbefunde *Antonovskys* hinaus, weil es nicht mehr allein durch eine längs- oder querschnittliche *Zufuhr* oder *Wirksamkeit günstiger Bedingungen* verstanden werden kann. Genauso wenig würden günstige Bedingungen quasi automatisch zu Widerstandskraft führen. Resilienz sollte daher auch persönlichkeitspsychologisch weder als *state* (feststehende Eigenschaft) noch als *trait* (vorübergehende Verhaltenswahrscheinlichkeit) verstanden werden. Vielmehr muss sie sich immer wieder an neu herantretenden Anforderungen unter Beweis bringen und dadurch Verstärkung erfahren: „Mit Resilienz werden Prozesse und Phänomene beschrieben, die eine positive Anpassung des Individuums trotz vorhandener Risikofaktoren widerspiegeln" (*Reimann, Hammelstein* 2006, 18). *Petzold* und *Müller* haben hier das Modell eines „protective factor > resilience factor > resilience cycle" entwickelt (*Petzold, Müller* 2004c, d). Auf eben diese Prozesse wird im diagnostischen Geschehen – retrospektiv, aspektiv und prospektiv – ein besonderes Augenmerk gelegt (*Osten* 2024a, 130ff.).

7. Die therapeutische Beziehung

Die psychotherapeutische Beziehung ist Rahmen, Basis und Medium der diagnostischen Erkenntnisprozesse ebenso wie der therapeutischen Entwicklungsprozesse. *Petzold* entwickelte Mitte der 1970er Jahre die ersten Entwürfe zur „Rolle des Therapeuten" und der „therapeutischen Beziehung" (1980g), die, bis hinein in aktuelle Erkenntnisse der Social Neuro Sciences immer weiterentwickelt wurden (*Petzold* 2002j; *Decety, Ickes* 2009; vgl. *Hermer, Röhrle* 2008).

Von Vertrauen getragene Beziehungen zwischen Therapeutin und Klientin entstehen unter der Möglichkeit, sich auf Alterität einlassen und Prozessen, die hieraus zur Entfaltung kommen, Raum geben zu können (*Waldenfels* 2015). Im überlagerten Geschehen von Beziehungsgestaltung, diagnostischer Exploration und der Arbeit *in* und *an* den Phänomenen der Übertragung, der Abwehr und des Widerstands, stellen sich vielfältige Fragen der Orientierung (*Schuch* 1991). Wesentlich für Klarheit und Heilkraft einer Begegnung in der therapeutischen Beziehung ist die leibliche, emotionelle und kognitive Präsenz der Therapeutin. Prozesse der *Affiliation* werden hierdurch gefördert, jene iatrogener *Reaktanzen* vermindert.

Wer vom Menschen etwas verstehen will, muss etwas vom *Menschsein* verstehen, hat *Gernot Böhme* (1985) gesagt, und *Isaiah Berlin* (2001) nannte das den *Wirklichkeitssinn.*

„Durchgearbeitete", wohl balancierte Lebenserfahrung ist also von Vorteil. Wie immer gilt das natürlich auch für die Aneignung und Performanz philosophischer Anthropologie und Leibphilosophie, auch dem Set von klinischen Grundlagentheorien. Therapeutinnen sollte deshalb in der Lage sein, sich für ihr Gegenüber erlebbar zu machen, und genügend inneren Raum besitzen, um in engagierte Beziehungsarbeit einzutreten. Sie behalten den Überblick, wechseln zwischen *Involvierung* (Betroffenheit), *Zentrierung* (bei sich selbst sein) und *Exzentrizität* (den Prozess von außen betrachten), und sie können sich – selektiv – ihren Patienten ‚zu erkennen geben' (*Bauer* 2012).

Übergeordnet ist daher die Bereitschaft zu *Ko-respondenz* (*Petzold* 1978c), die Fähigkeit, Diversität wertschätzen und Grenzen aushandeln zu können – ein Ziel, das sich auf salutogene Entwicklungen von Identität und Sozialität richtet. Auf Patientenseite ist Voraussetzung hierfür ein Minimum an Reflexivität, Erreichbarkeit oder zumindest Auslenkbarkeit, manchmal muss volle Intersubjektivität erst unterstellt werden. Die Interaktionspartner lernen in gemeinsamen Prozessen der „Angrenzung", miteinander „Positionen und Grenzen" auszuhandeln, denn das bedeutet nach *Petzold* „Beziehung" (*Petzold, Müller, M.* 2005/2007): Grenzen von Gefühlen, Positionen, (Be-)Deutungen, Intentionen und von Willensentscheidungen (*Petzold, Sieper* 2008a). Der Weg, den sie dabei miteinander gehen, ist ein *synergetischer Prozess*, den die Therapeutin im Sinne der Therapieziele gemeinsam mit ihrer Klientin steuert und anpasst, mit ihr gemeinsam aushandelt und als *joint venture* gestaltet. „PatientInnen sind PartnerInnen im Therapiegeschehen" – so die IT (*Petzold, Groebelbaur, Gschwendt* 1998). Veränderungen geschehen in einem Wechsel von Erschütterung (Chaosphasen) und Konsolidierung (Ordnungsphasen), denn Krisen, sowohl in der Thematik und Lebenswelt der Klientin als auch in der therapeutischen Beziehung selbst, lassen sich bei tiefgreifenden Veränderungsprozessen nicht vermeiden.

Über ihre Expertise ist die Therapeutin möglicherweise im Verständnis von Intersubjektivität und in ihren Möglichkeiten der Beziehungsgestaltung zuweilen ihrer Patientin oder Klientin voraus, aber keineswegs immer. Patienten sind immer wieder auch lebenserfahrener als Therapeuten. Im therapeutischen Handeln sind sie oft „begleitend". Sie gehen neben ihren Klientinnen her oder bleiben sogar einen Schritt zurück, damit Vorstellungen, Erinnerungen und Szenen, Gefühle und eigene Intentionen prägnant werden können, durch die der diagnostische Prozess dann seine Richtung bekommt, ohne dass diese interventiv zu früh gelenkt oder *gestört* würde.

Die therapeutische Beziehung ist naturgemäß durch soziale Rollenvorstellungen gekennzeichnet, durch Erwartungen, die sich an *Experten* richten. Die Expertin stellt so einen Aufforderungscharakter *(affordance)* dar, der die Klientin in ihrer Handlungsantwort *(effectivity)* möglicherweise *formatiert* (*Petzold, van Beek, van der Hoeck* 1994a). Das kann bewirken, dass die Klientin sich zunächst nach Strategien und Strukturen verhält, die sie für derartige Situationen entwickelt hat. Das kann natürlich diagnostische Hinweise liefern. Die Kunst der Beziehungsgestaltung in der initialen Phase besteht aber darin, Wünsche nach Sicherheit und Anleitung zu erfüllen, ohne sich aber längerfristig auf einseitige Rollenerwartungen festlegen zu lassen.

Die Beziehung ermöglicht so viel Vertrauen, dass die Klientin sich immer mehr auf sich selbst einlassen und somit ihre Rollenklischees verlassen kann. Die Interaktionspartner lernen, gemeinsam *Phänomene* wahrzunehmen, zu erfassen, zu verstehen, zu erklären und intersubjektiv zu deuten (‚intersubjektive, konnektivierende Hermeneutik', *Petzold* 2017f), sodass über das Erkennen der *Strukturen* hinaus intuitiv *Entwürfe* möglich werden. Im Erfassen verschärft sich das Wahrnehmen, im Erklären vertieft sich das Verstehen (*Petzold*, 1978c, 2005p).

Klarheit im Ausdruck und Eindeutigkeit in der Bezogenheit sind zentrale Bedingungen auch in Hinsicht auf Macht- und Dominanzverhältnisse zwischen den Partnern. Der Ausdruck vollgültiger Subjektivität aufseiten der Therapeutin stellt hier den Schutz vor einseitigen Deutungsansprüchen dar. Der Vorsprung durch Fachwissen und Expertise auf der einen und (Eltern-)Macht zusprechenden Übertragungsdynamiken der Klientin auf der anderen Seite, kommt ausschließlich im Sinne der Therapieziele und Intentionen der Klientin zum Einsatz (*Otte* 1995). Machtmissbrauch entsteht dort, wo die Therapeutin die ihr zugeschriebene Rollenbedeutung für eigene Ziele oder narzisstische Bedürftigkeit absorbiert (*Schmidt-Lellek* 1995; *Portele, Roessler* 1994). Die Haltung der Intersubjektivität ist Voraussetzung für einen gelingenden, von Wertschätzung getragenen Prozess (*Petzold* 2003a; *Petzold, Müller M.* 2005/2007).

Umgekehrt soll die Therapeutin sich fragen, wie viel ihre Klientin an Subjektivität und Offenheit vertragen kann oder in welchem Ausmaß diese für ihren Prozess hilfreich sind. Alles, was gesagt wird, muss wahr sein, aber nicht alles, was wahr ist, darf oder muss gesagt werden: Dies ist das Prinzip der „selektiven Offenheit" und des „partiellen Engagements" (ibid.). Bewusstsein um *Alterität*, Prägnanz der eigenen *Identitätsgrenzen*, *intersubjektive Präsenz*, *selektive Offenheit* und *partielles Engagement*, *Sorge um die Integrität des Anderen* stellen im integrativen Denken eine Alternative zur Abstinenzregel der Psychoanalyse dar (*Petzold, Groebelbaur, Gschwendt* 1998).

Übertragung und Gegenübertragung, Phänomene von Affiliation und Reaktanz, wie sie unter der Aktivierung des Annäherungssystems in der Psychotherapie erwünscht sind, dürfen nicht zu Konfluenz oder zur Verwischung von Intimitäts- und Identitätsgrenzen führen (*Petzold, Müller M.* 2005/2007). Besondere Bedeutung hat dies unter dem Aspekt, dass Psychotherapie, um Entfremdungstendenzen vorzubeugen, im integrativen Denken als *leibliche Begegnung* (*Schmitz* 1992) verstanden wird. Begegnung ist, in diesem Sinn, jenseits von Leiblichkeit nicht möglich, Sprache und leibliche Kommunikation stellen gleichermaßen zentrale Themen der diagnostischen Arbeit dar. Das bedeutet nicht notwendig leibliche Berührung, es schließt zunächst erst das Wissen um die Bedeutung des menschlichen Existierens in der Leiblichkeit ein – besonders bedeutsam in den Entwicklungsprozessen in Kindheit und Jugend –, auch das Bewusstsein um Sprache und Sprechen als jeweils ‚kollektives Gut' (*Halbwachs* 1991). Die Therapeutin hat die Semantik und Grammatik der ganzen *leiblichen Expressivität* ihrer Klientin hinlänglich ‚auf dem Schirm' und ist sich ihrer eigenen leibexpressiven Dynamik weitgehend bewusst (*Osten* 2010).

Das Übertragungs- und Gegenübertragungsgeschehen ist Ausdruck der Modalitäten des Kontaktverhaltens beider Interaktionspartner zwischen *Konfluenz, Kontakt, Begegnung, Beziehung, Bindung, Abhängigkeit* und *Hörigkeit* (*Petzold* 2003a; *Petzold, Müller M.* 2005/2007). Der Handhabung dieser Phänomene auf der Grundlage diagnostischer Einschätzung kommt zentrale therapeutische Bedeutung zu. *Selektive Offenheit* und *partielles Engagement* können die Therapeutin davor bewahren, ihre Identitätsgrenzen zu verlieren, von der Klientin oder ihren Themen absorbiert zu werden. Sie geben Klientinnen die Möglichkeit, in der Auseinandersetzung mit den persönlichen Grenzen der Therapeutin die eigenen Grenzen zu finden und in der Auseinandersetzung mit Diversität immer mehr an Souveränität zu gewinnen (*Petzold* 2012c; *Petzold, Orth* 2014).

Kontakt und Begegnung sind An- und Abgrenzung in einem. Die Persönlichkeit und der interaktionale Handlungsmodus der Therapeutin werden somit zum wichtigsten Instrument von Diagnostik und Therapie. Das Fehlen gelingender intersubjektiver Performanz oder die Wiederholung entfremdeter Beziehungsqualitäten durch Verstrickung, Manipulation und Machtmissbrauch können zur Schaffung erneuter Abhängigkeiten und ggf. zu schwerwiegenden Schädigungen führen. Die Therapeutin steht daher im Prozess ständiger Selbstanalyse ihrer Resonanzen, Gegenübertragungen, Bewertungen und interventiven Handlungsimpulse (*Osten* 2017), nur so kann sie ihre berufliche und persönliche Integrität und die ihrer Patientinnen schützen sowie dabei „Genderintegrität gewährleisten (*Petzold, Orth* 2011).

8. Ausbau zur „Integrativen Psychotherapeutischen Diagnostik (IPD)"

Der Ausbau all dieser Modelle zur „Integrativen Psychotherapeutischen Diagnostik (IPD)" trug einen langen Anlauf in sich. Während meiner klinisch-psychiatrischen und ambulanten psychotherapeutischen Tätigkeit entwickelte ich zunächst integrative Modelle der längsschnittlichen Anamneseerhebung (*Osten* 1994, 1995), die, nach intensiven Auseinandersetzungen mit den empirischen Entwicklungs- und Sozialisationstheorien, zu einer zweiten Auflage kamen. Diese beinhaltete dann eine breite Ausführung „Integrativer Entwicklungstheorie in der Lebensspanne" (*Osten* 2000; *Petzold* 1999b, *Sieper* 2007b). Ich orientierte mich damals an *Petzolds* breit greifenden Bänden zur Säuglingsforschung (1993c, 1994j), seinen Arbeiten zur Jugendlichenpsychotherapie (*Petzold* 1974b, 2007d) und zur Gerontotherapie (*Bubolz,* dieser Band; *Petzold, Bubolz* 1979), sowie seinen Bänden zur Arbeit mit alten Menschen und Hochbetagten (*Petzold* 2004a und 2005a; *Petzold, Horn, Müller* 2010), also an seiner „Entwicklungstherapie bzw. Psychotherapie in der Lebensspanne" (*Petzold* 1990e; *Sieper* 2007b). Ich navigierte überdies auf dem ‚Ozean' hunderter kleiner Studien zu diesem breitgefächerten Thema.

Über die Therapiepraxis mit meinen Patienten und die Lehre im Laufe der weiteren Jahre mit Weiterbildungskandidaten/innen in Deutschland, Österreich und der Schweiz konnte ich diese Modelle erproben und immer weiter adaptieren, bis schließlich ein hinlänglich ausgearbeiteter Text zur ‚Integrativen Diagnostik' fertiggestellt war (*Osten* 2011), der dann 2019 in das Konzept und die Veröffentlichung der „IPD" mündete [2. Aufl. 2024].

Es liegt in der Natur der Thematik von ‚Diagnostik', dass in ihrer Durchführung sämtliche Theorien eines Verfahrens zur Anwendung kommen. Im diagnostischen Prozess soll ja der ganze Mensch, mit seiner Lebens-, Identitäts- und Krankheitsgeschichte abgebildet werden. Wie oben schon erwähnt, beginnt dies beim Menschenbild (*large scale theories*), nimmt seinen Lauf über die klinischen Theorien (*middle scale theories*) und mündet in die interventiven Zugänge der Praxeologie (*short scale theories*). Eine rein methodische Darstellung hätte dies nur mittelbar abbilden können.

So finden sich im Entwurf der IPD zunächst die humanwissenschaftlichen Hintergrundtheorien der IT zum Menschen- und Weltbild (*Petzold* 2003e) [Wissenschaftstheorie, Leibphilosophie, philosophische Anthropologie, Sozial- und Kulturphilosophie, Phänomenologie und Erkenntnistheorie (*large scale*)]. Vor diesem Hintergrund werden die Klinischen Theorien entfaltet [Gesundheitspsychologie, evolutionäre Psychologie, Motivationstheorien, die empirische Entwicklungs-, Sozialisations- und Identitätstheorie, Persönlichkeitspsychologie (*middle scale*)] – so im zweiten Band von *Petzold* (1993a/2003a). Da die ätiologische Diagnostik den Kern der IPD repräsentiert, wurde den traditionellen ätiologischen Modellen und ihrer Integration ein eigenes, umfangreiches Kapitel gewidmet. Hier wurden die anthropologischen Krankheitsmodelle (s.o.) und Longitudinalforschungen vorangestellt, weil alle folgenden Theorien diesem Rahmen (und dem Menschen- und Weltbild) angenähert werden sollten.

Es folgen kritische Sichtungen wichtiger theoretischen Ansätze, die historisch jeweils *für sich* in Anspruch genommen haben, menschliche Dysfunktionalität in ihren Entstehungsbedingungen erklären zu können. Hierunter fallen als erstes die Bindungstheorie und die tiefenpsychologischen bzw. psychoanalytischen Ansätze. Hier mussten z. T. stärkere Modifikationen vorgenommen werden, um sie dem Menschenbild der Integrativen Therapie anschlussfähig zu machen. Es folgen die Lerntheorien und der Behaviorismus, die um Modelle des „Komplexen Lernens" (*Sieper, Petzold* 2002), wie es oben schon angedeutet wurde, erweitert wurden. Stress- und Traumatheorien bilden Bereiche, zu denen die IT eigenständige Beiträge geleistet hat und die sich ohne Weiteres in die Modellbildungen internationaler Traumatherapie einfügen (*van der Kolk* et al. 2000; *Petzold, Wolff* et al. 2000, 2002). Schließlich wurden „Sozialökologische Theorien" in ihrer Bedeutung für die Krankheitsentstehung gesichtet. Hierunter fallen die Netzwerktheorien (*Hass, Petzold* 1999), Kommunikationstheorien (Petzold, 2010d; Watzlawik, Beavin & Jackson 1969) und systemische Theorien (Familiendynamik und Transgenerationalität; *Petzold* 2010d; s. a. *Osten* 2019, 2024a).

Der Erkenntniszugewinn dieser Arbeit bestand darin, zu verstehen, dass die einzelnen Ansätze keine wirklichen Alternativen darstellten, sondern erst in ihrer Zusammenschau ihre eigentliche Potenz entwickelten. Durch die vorgenommenen Kompatibilitätsprüfungen und Anpassungen konnten die unterschiedlichen Ansätze in ein Modell „Sechs ätiologischer Ebenen" überführt werden: (1) Defizite und prolongierte Mangelerfahrungen; (2) Konflikte und andere spannungsreiche Störungen; (3) Dysfunktionale und maladaptive Lernerfahrungen; (4) Akute Überforderung und zeitextendierter Stress; (5) Traumatisierungen; (6) Sozialökologische Synergieeffekte. Alle diese Blickpunkte stellen letztlich ‚Spezifizierungen von Stress' dar, die aber jeweils immer – und hier besteht der diagnostische Vorsprung – mit konkreter persönlicher Geschichte und Bedeutung verbunden werden können, wie es das Integrative Stressmodell von *Petzold* (1968b; *Petzold, van Wijnen* 2010) seit den Anfängen der IT vertreten hat.

Hier wurde aus Gründen der klinischen Differenzierung eine Modifikation der klinischen Krankheitslehre *Petzold*s vorgenommen, der von vier ätiologischen Ebenden (*Defizite, Konflikte, Störungen, Traumata*) ausgeht (s. o.). Anders als in der *anthropologischen Krankheitslehre*, ging es mir in der *klinischen Krankheitslehre* darum, weitere Anschlussfähigkeit zu tradierten Krankheitstheorien herzustellen, signifikante Schnittstellen aufzuzeigen und darzustellen, in welcher Form sie in das integrative Denken eingeführt werden können. Als ein jahrelang in der Akutpsychiatrie Tätiger, ging es mir auch um die Kommunikabilität im Feld von Psychiatrie, Psychotherapie, Klinik, wie es schon von *Petzold, Schay, Ebert* (2004; *Petzold, Schay, Scheiblich* 2006) im weiten Feld der „Soziotherapien" unternommen worden ist. Dabei haben die Lerntheorien und der Behaviorismus einen gesonderten Platz erhalten mit dem neurobiologisch fundierten Konzept des „komplexen Lernens" (*Sieper, Petzold* 2002). In der Integrativen Traumatheorie und -therapie wird zwischen gewöhnlichem und traumatischem Stress unterschieden (*Petzold, Wolff* et al. 2000, 2002) und in der Integrativen Supervisionstheorie (*Petzold* 1990o, 2007a, 89-147i) wurden Modelle transversaler, mehrperspektivischer Nutzung psychosozialer und sozialökologischer Theorien und Konzepte dargestellt (Netzwerktheorie, Systemische Theorien, Kommunikationstheorien usw. ebenda S. 34, Abb. 1). Das alles konnte ich für die IPD nutzen und ergänzen (*Osten* 2024a). Über das differentielle Konzept der ‚Integratoren' (*Petzold, Sieper* 1993a, 78f.; ders. 2003a, 66g; 2007a, 93f.; *Sieper* 2006) konnten hierbei Anschlüsse an das integrative Menschen- und Weltbild (2003e) hergestellt werden.

Im nächsten, operativen Schritt der IPD werden stress- und ressourcenvolle Ereignisse auf einer Zeitachse abgebildet, auf der die *„longitudinale Akkumulation"* hin zur aktuellen Störung oder Krankheit erfasst wird. Akkumulation bedeutet hier, einen synoptischen Blick auf salutogenetisches, pathogenetisches und defizitorientiertes Erleben zu richten, ein allmählich im Stresslevel ansteigendes Niveau von Verwundungen und deren (oft nur teilweise erfolgter) Kompensation (*coping, creating*), was schließlich zur Ausbildung einer manifesten Krankheit führt. Hierbei sollen biografische Dynamiken erkennbar werden (*Petzold* 2016f), zwischen *auslösenden*, *zugrundeliegenden* und schließlich Krankheit *aufrechterhaltenden* Faktoren. In dieser prozesshaften Dynamik navigiert der Mensch zwischen seinen *Vulnerabilitäten*, seinen *Resilienzen* und seinen jeweils in Lebensereignissen aktualisierten *Attributionen* – positiv *und* negativ. So ist in der IPD die *Akkumulationsdynamik* zwischen Gesundheits- und Krankheitsprozessen zu verstehen.

Methodisch ist die IPD durch eine *zeitliche* und eine *inhaltliche* Struktur gekennzeichnet. Zunächst die zeitliche. Die „initiale Phase" der Therapie beginnt quasi vor der ersten Kontaktaufnahme, in der sich die Therapeutin darüber Gedanken macht, dass sich im (1) *Vorfeld* einer Therapieaufnahme im Leben von Patienten etliche organisierende Ereignisse und Faktoren abspielen, die zu dem verdichteten Moment einer Entscheidung führen. Auf diese ist inhaltlich im (2) *Erstkontakt* einzugehen (meist am Telefon). Nach Übereinkunft und Terminvereinbarung kommt es zu einem (3) *Erstinterview*, der ersten faktischen (leiblichen) Kontaktaufnahme und einem einstündigen Gespräch mit einschlägigen Prämissen, die für die Diagnostik eine besondere Rolle spielen (‚szenisch-atmosphärisches Interview'; *Althen* 1991; vgl. Eckstaedt 1992). In der folgenden ‚Probatorik', die bis zu vier Stunden in Anspruch nehmen kann, erfolgt eine detaillierte quer- und längsschnittliche Anamnese mit ‚entwicklungspsychologischer Tiefenexploration' zur Erfassung von Person und Lebensgeschichte der Patientin. Erst danach erfolgt die integrative Diagnosestellung i. e. S.

Die inhaltliche Struktur der IPD gliedert die unterschiedlichen Aufgaben und Schichtungen im Erfassen der Person, der Lebensgeschichte, der Klassifikation, der Krankheitsentstehung, den Ressourcen und Resilienzen und mündet dann in erste Entwürfe zur Behandlungsplanung, im Detail: (1) Psychosoziale Anamnese (Lebens- und Realsituation); (2) Klassifikation nach ICD/DSM und ICF; (3) Krankheitsentstehung (Ätiologie); (4) Persönlichkeit und Potenziale; (5) Behandlungsplanung (Indikation, Prognose, Therapieziele, Behandlungscurriculum, Kontrakt). Zu jeder der *zeitlichen* wie auch der *inhaltlichen* Strukturen stellt die IPD detaillierte Heuristiken und technische Handlungsanleitungen für die Therapeutin zu Verfügung, zum Teil mit umfangreichen ‚Checklisten' im Online-Material (s. hierzu *Osten* 2019, 2024a). In der Zweiten Auflage der IPD findet sich darüber hinaus eine Arbeit der klinischen Psychologin *Nicole Hauser* (aus der Schweizer IT-Weiterbildung) zur „Integrativen Diagnostik der Persönlichkeitsstörungen nach ICD-11" (2024), in der dieser Abschnitt vollständig neu aufgebaut wurde. Die Arbeit im Integrativen Feld an diesem zentralen Thema Diagnostik geht also kontinuierlich weiter.

9. Explorative Techniken und Medien in der initialen Phase der Integrativen Therapie

Neben der dialogischen Exploration ist die mediengestützte Anamnese eine weitere, in vieler Hinsicht ergänzende Methodik. *Ilse Orth*, *Hilarion Petzold* und *Johanna Sieper* haben hier grundlegende anthropologische und klinische Konzepte geschaffen, die die Arbeit mit ‚Kreativen Medien' begründen (*Orth, Petzold* 1993c, *Petzold, Orth* 1990a, 1994a; *Petzold, Orth, Sieper* 2019b). Mit der Leibphänomenologie geht das integrative Denken davon aus, dass Geschichte nicht nur kognitiv repräsentiert ist, dass mnestische Abspeicherungen als sensumotorische, sinnliche, emotionale und kognitive ‚Spuren im Leibarchiv' repräsentiert sind, dass der Leib gleichzeitig auch das Wissen und die Geschichte des Menschen *ist* (*von Schnakenburg* 1994; *Petzold, Orth* 2017a, 2021e; *Marcel* 1986). Durch neurowissenschaftliche Forschungen wird dies heute weiträumig bestätigt (*Stefan* 2020; *Petzold, Orth* 2024). Wir wissen darüber hinaus von amodalen bzw. transmodalen Wahrnehmungs- und Explikationsfähigkeiten des Menschen (*Stern* 1992; *Salvisberg* 1997). Soziale, psychische und leibliche Erfahrungen können auf verschiedenen Ebenen Ausdruck finden, im Malen, in Gebärden, in poetischer Sprache, im szenischen Spiel, Sinneseindrücke können von einer Sinnesebene auf andere hin transfiguriert werden (*Robertson, Sagiv* 2004); sie differenzieren sich allein nur hierdurch schon weiter aus.

Die Exploration mit kreativen Medien ist eine Form semiprojektiver Diagnostik (*Müller, Petzold* 1998/2012; *Alheit* 1999; *Osten* 1996). Kreative Methoden besitzen starke evokative und damit diagnostische Potenz, weil sie den Ausdruck des Klienten und die Wahrnehmung des Therapeuten in Bereiche des Nonverbalen, Vergessenen, Verdrängten, Dissoziierten führen. Nach integrativem Verständnis sind sie aber keineswegs nur durch das nonverbale Moment gekennzeichnet, sondern gerade dadurch, dass sie Verbalität und Nonverbalität verbinden, entsinnlichte Sprache wieder mit sinnlichen Qualitäten anreichern und umgekehrt (*Lamacz-Koetz, Petzold* 2009).

Sie besitzen darüber hinaus eine die Dyade entlastende Funktion. Die Expression durch Medien ermöglicht dem Klienten einen exzentrischen Blick auf seine Person, seine Lebensgeschichte und seine Themen, Mentalisierungsräume werden entlastet. In der therapeutischen Beziehung schauen Klient und Therapeut gemeinsam auf etwas Drittes. Die gestalteten Medien bekommen eine *intermediale Funktion* (*Petzold* et al. 2007). Wird ein Bild gemalt, eine Skulptur geformt, eine Szene erstellt, bleibt die Erfahrung als ein mit Bedeutung aufgeladenes Objekt erhalten (etwa auch als Foto). Allen Techniken gemeinsam ist daher, dass ihre Produkte zu Symbolgegenständen der jeweilig behandelten Themen werden; so können prekäre Repräsentationsmöglichkeiten unterstützt werden.

Für die initiale und prozessuale diagnostische Arbeit sind Indikationsfragen und Transparenz erforderlich. Der Therapeut erklärt, weshalb er gerade jetzt an eine Exploration mit kreativen Medien denkt, weshalb gerade an ein bestimmtes Medium, welche Ziele er mit dem Einsatz verbindet und was das Ergebnis einer solchen Arbeit sein kann. Die Kennzeichnung als ‚Experiment' entängstigt und lässt Raum für persönliche Entscheidung, es öffnet einen intersubjektiven Raum, der für die nachfolgende Auslegung der Materialien förderlich ist.

Für je eingegrenzte Indikationsbereiche wurden spezifische *Persönlichkeitsinventare* entwickelt, die es erlauben, etwa mit Wachsmalkreiden, flüssigen Farben, Ton, Maskenarbeit, Imagination, Musik, Poesie, Skulpturen, Fotografien, Kuscheltieren, szenischen und rollensensiblen Techniken (leerer Stuhl, Psychodrama, szenische Arbeit aus dem Genogramm), Leib- und Stimmarbeit sowie Bewegungsimprovisationen einen lebendigen Zugang zu bewusstseinsfernen Inhalten zu nehmen (*Petzold*, *Orth* 1990, 1993a, 1994a, 2017a; vgl. *Frohne-Hagemann* 1990; *Katz-Bernstein* 1990; *Sommer* 1992; *Grigull* 1995; *Waibel, Jakob-Krieger* 2008; *Abresch* 1988; *Petzold*, *Leeser*, *Klempnauer* 2018; *Cubasch-König* et al. 2023).

Durch die Arbeit mit kreativen Medien werden durchwegs Kontrollschwellen herabgesetzt. Daher sind nicht alle Erhebungsinstrumente für das diagnostische Setting geeignet, manche besitzen ein für diesen Rahmen zu hohes evokatives Potenzial. Innerhalb der expressiven Medien genießt das Malen mit Jaxon-Kreide in der Initialphase den Vorzug. Diese weiche Wachsmalkreide verbindet in idealer Weise das Fließen von Emotionen mit kognitiver Kontrolle. Der Strich der Jaxon-Kreide ist weder zu emotional zerfließend (wie z. B. bei Wasserfarben; hier kann sich die Kontrolle über Malgrenzen entziehen) noch zu kognitiv (wie z. B. bei spitzen Buntstiften, die die Bewegung kleiner, aus dem Handgelenk heraus, daher kontrollierter machen). Je feinmotorischer der Ausdruck, umso größer die Kontrolle, je grobmotorischer (sodass der ganze Körper in die Gestaltungsbewegung einbezogen ist), umso evokativer ist die Arbeit.

Daher lassen sich mit der Auswahl der Papiergröße die Breite des Ausdrucks und zum Teil auch die Regressionstiefe regulieren.

Das *Malen somatoformer Syndrome*, überhaupt die subjektive Darstellung von Störungsbildern, können dabei für Erkenntnis *und* Entlastung sorgen. Eine Übersicht über das Lebensumfeld mit Hilfe eines *sozialen Atoms* zu malen, kann Einblick in die Funktionalität von Netzwerken geben (*Moreno* 1989). *Relationale Körperbilder* (*Orth* 2015) können Aufklärung hinsichtlich belastender Beziehungen erbringen. Über die *Säulen der Identität* (Leib, Soziales, Arbeit/Freizeit, Materielles, Werte; *Petzold* 2012q, vgl. *Kames* 1992) kann Einblick in das Selbst- und Identitätserleben genommen werden. Das gemeinsame Sichten der Familienalben in der *Arbeit mit Fotografien* kann die Erinnerungsarbeit erleichtern. Ein *Visionspanorama* kann eingeschränkte Prospektion fördern. Mit dem Zeichnen eines Genogramms und einer anschließenden szenischen Arbeit lässt sich die Komplexität transgenerationaler Zusammenhänge reduzieren; außerdem immer wieder auch ein Bewusstsein für Verbundenheit und Einbettung (durch Abstammung) herstellen (usw.).

Anleitung und Durchführung diagnostischer Explorationen mit kreativen und szenischen Medien können nur sehr marginal mit theoretischen Anweisungen vermittelt werden (*Petzold, Orth* 1993a); daher sollte man die Arbeit mit kreativen Medien und Techniken in der Praxis (‚am eigenen Leib') kennenlernen und experimentierend erproben.

10. Integrative Diagnostik, Klassifikation und Intersubjektivität

Das Paradigma „ko-respondierender Intersubjektivität" (*Petzold* 1978c) durchzieht alle Bemühungen des integrativen Denkens in Theorie und Praxis. Vor diesem Hintergrund ist jeder Versuch einer einseitigen Festlegung der menschlichen Phänomenologie durch eine Spezialistin, mit dem positivistisch orientierten Ansinnen, objektive oder zeitüberdauernde Diagnosen stellen zu wollen, nicht möglich.

Was die ICD und das DSM angeht, so kann als deren Ziel verstanden werden, *nosologische Kategorien* zu schaffen, denen möglichst viele der wiederkehrenden Krankheitsbilder phänomenologisch zugeordnet werden können. Die hier so verstandene Phänomenologie ist aber nicht diejenige, von der etwa *Edmund Husserl* sprach (1913). Obwohl beschreibend, gleicht sie doch eher einem einseitigen, nach außen gewandten empirischen Blick, so wie ihn *Karl Jaspers* (1923) verstanden hat. Im psychopathologischen Befund werden nur teilweise auch die Einschätzung und Bewertung des Klienten mit einbezogen; in der Klassifikation fällt das letzte Urteil immer die Untersucherin.

Trotz dieses Mankos besteht im integrativen Denken kein Zweifel an der Notwendigkeit einer solchen Zuschreibung. Zum einen, weil die geistige Aktivität bei der Therapeutin mit ihr auf das Leiden der Patienten und auf relevante

Therapieziele hin organisiert wird, zum anderen, weil mit ihr die Kommunikabilität im umgebenden Feld gewährleistet ist. Wissen und Achtsamkeit um die diskriminierende gesellschaftliche Gewalttätigkeit, die durch psychiatrische Diagnosen zur Anwendung kommt, den Machtanspruch, den das Gesundheitswesen hier zur Gewährung von Mitteln erhebt, und das Labeling, das Menschen hierdurch erfahren, begleiten Befunderhebung und Klassifikation (*Foucault* 1963). Im integrativen praktischen Handeln informiert die Therapeutin ihre Klientin bezüglich der vorgesehenen Diagnose mit ihrem Störungsbild, klärt sie über die Gefahren kassenärztlicher Inkenntnissetzung auf (Gefahren des Datenmissbrauchs) und wägt mit ihr die Vor- und Nachteile dessen ab.

In erster Linie gilt: ‚Klassifiziert' werden nicht Menschen oder Personen, sondern *Krankheiten*, dies *nur teilweise mit ihrer Entstehungsgeschichte.* Eine klassifikatorische Diagnose nach ICD, DSM, ggf. OPD oder ICF stellt eine Zuordnung von Phänomenen zu bereits beschriebenen und empirisch häufig vorkommenden Clustern von Symptomen bzw. einem *Krankheitsbild* dar. In diesem Sinne wird im integrativen Denken von der Therapeutin verlangt, dass sie mit ihren klassifikatorischen Bemühungen im Bewusstsein dieser Zuschreibung bleibt und ins Zentrum stellt, dass hiermit eine *Störung* und *nicht ein Mensch* beschrieben wird – dies z. T. mit Begriffen und einer *Fachsprache*, die wiederum für Laien sehr verstörend wirken kann. In diesem Zusammenhang ist interessant, dass im Entwurf der ICD-11 vorgesehen ist, dass für klassifikatorische Diagnosen generell nur eine Gültigkeit von zwei Jahren vorgesehen ist – eine erfreuliche Entwicklung in Hinsicht auf das ‚labeling' früherer Ansätze (ICD-11). Mit entsprechender Sensibilität und Indikation kann die Therapeutindenr psychopathologischen Befund und ihre Klassifikation in den therapeutischen Kontext mit ihrer Klientin einbringen und erklären. Ohne Weiteres legt sie diese Bemühungen zur *Feststellung* nach getanem Werk zur Seite und widmet sich wieder dem Menschen, seinen Belangen und den Prozessphänomenen.

11. Prozessuale Diagnostik

Jede Diagnose wird Hypothese bleiben müssen. Es versteht sich von selbst, dass die initiale Diagnostik innerhalb probatorischer Sitzungen, vor allem in ätiologischer Hinsicht, nur erste Entwürfe gestalten kann. Einerseits gibt es klare Limitierungen, was Klienten in einer Phase noch großer Fremdheit an Selbstöffnung zugemutet werden kann, andererseits können diese zu Beginn einer Therapie sich selbst, die Bezüge zwischen ihrer Lebens- und Leidensgeschichte oft noch gar nicht zum Ausgangspunkt, zum Medium ihres Erlebens machen, sie versprachlichen. Schrittweise und immer wieder aufs Neue werden Voraussetzungen und Bereitschaften für das intersubjektive, tiefenhermeneutische Vorgehen thematisiert und erweitert (*Petzold, Schuch* 1991; *Bartling* et al. 1992). Es gibt aber auch immer wieder Patientinnen mit einer hohen Introspektionsfähigkeit und einem tiefen Selbstwissen, das auch die Expertise des Therapeuten bzw. der Therapeutin übersteigen kann. Es ist im diagnostischen/theragnostischen/therapeutischen Geschehen prinzipiell neben aller komplexen Arbeit mit konstruktiver Empathie (*Petzold, Mathias-Wiedemann* 2019a) eine grundsätzliche Bescheidenheit angesagt (*Petzold* 1994b). In dieser Weise stellen sich Lebens- und Krankheitsgeschichte, je nach prozesshaft hinzukommenden Informationen, immer wieder in ein neues, verändertes und korrigiertes Licht.

So werden diagnostische Einschätzungen immer weiter präzisiert, mit ihnen schreitet der Prozess der Diagnostik und der (Selbst-)Erkenntnis, d.h. der *Oikeiose* (*Petzold* 2019d) voran. Notwendigkeiten der Behandlungsplanung werden adjustiert, und auch die klassifikatorische Bestimmung, am Beginn oft noch das Einfachste, wandelt ihr Gesicht. Selbst Ressourcen und Resilienzen sind zu Beginn der Psychotherapie oft unter depressiven Stimmungen verschüttet und geben erst nach und nach Potenziale und Bedeutung frei. Die Archive der Erinnerung (*Schacter* 1996; *Petzold, Orth* 2017a) lassen sich also nicht in digitaler Weise öffnen, und das ist gut so. Weder der diagnostische noch der therapeutische Prozess lassen sich interventiv beschleunigen. Das zwingt unsere Erkenntnisinteressen zu menschlicher Bescheidenheit und die psychotherapeutische Diagnostik zu prozessualen Anpassungen.

Prozesse werden wahrgenommen und gestaltet, einerseits durch den Rückgriff auf Vorangegangenes und andererseits durch den Ausgriff auf Erreichbares. Die Stellung der Psychotherapie, im Scheitelpunkt dieser beiden Strebungen, erlaubt ihr, Impulse, die in dieser Gegenwart als Wünsche, Bedürfnisse und Notwendigkeiten aufkommen, für subjektive Intentionen nutzbar zu machen. Die ununterbrochene Rekursivität menschlicher Mentalisierungen und des Embodiments (*Petzold, Orth* 2017b) in der Lebenswelt – zwischen Erinnerung, Suche nach Sinnstrukturen, Motivation, Handlung und Antizipation – und die Möglichkeiten des Menschen zu hologrammartiger Assoziativität sorgen beständig für nur chaostheoretisch erklärbare Zustandsänderungen und Verzweigungen des Erlebens, die das „große Bild" verändern. Menschliche Lebensbewegungen verhalten sich aus diesem Grund nichtlinear. Das ist auch eine Grundannahme Integrativer Diagnostik und Therapie (*Prigogine, Stengers* 1999; *Petzold* 2017f). Alle Strukturen der IPD werden so über den gesamten Behandlungsverlauf immer wieder den Gegebenheiten und neuen Erkenntnissen angepasst (*Osten* 2014), um sie für die Lebenspraxis einer permanenten Selbstprüfung und Selbstdiagnostik zugänglich zu machen. Dazu nämlich soll das Erleben und der Mitvollzug integrativer ‚Theragnostik' den Patienten hinführen, seinen Lebensvollzug immer wieder mit komplexer Bewusstheit in den Blick zu nehmen.

Literatur

Abresch, J. (1988): Stimmstörung als Krisenvertonung. Integrative Therapie 14, 40-62.

Alheit, P. (1999): Biographie und Leib. Gießen: Psychosozial.

Althen, U. (1991): Das Erstinterview in der Integrativen Therapie. Integrative Therapie 17, 421-449.

Antonovsky, A. (1997): Salutogenese. Zur Entmystifizierung der Gesundheit. Tübingen: dgvt.

Badiou, A. (2016a): Das Sein und das Ereignis. Zürich: diaphanes.

Bartling, G., Echelmeyer, l., Engberding, M., Krause, R. (1992): Problemanalyse im therapeutischen Prozess. Stuttgart: Kohlhammer.

Bauer, K. (2012): Einander zu erkennen geben. Das Selbst zwischen Erkenntnis und Gabe. Freiburg i.Br.: Alber.

Beck, U. (2008): Weltrisikogesellschaft. Auf der Suche nach der verlorenen Sicherheit. Frankfurt/Main: Suhrkamp.

Becker, P. (1997): Psychologie der seelischen Gesundheit. Bd. I: Theorien, Modelle, Diagnostik. Göttingen: Hogrefe.

Berger, P.L., Luckmann, T. (1969): Die gesellschaftliche Konstruktion der Wirklichkeit. Eine Theorie der Wissenssoziologie. Frankfurt/Main: Fischer.

Berk, L.E. (2004): Entwicklungspsychologie. München: Pearson Studium.

Berlin, I. (2001): Wirklichkeitssinn. Ideengeschichtliche Untersuchungen. Berlin: Berlin Verlag.

Böhme, G. (1985): Anthropologie in pragmatischer Hinsicht. Darmstädter Vorlesungen. Frankfurt/Main: Suhrkamp.

Böhme, G. (2008): Ethik leiblicher Existenz. Über den Umgang mit der eigenen Natur. Frankfurt/Main: Suhrkamp.

Böhme, G., Gahlings, U. (2015): Wie lebt es sich in unserer Gesellschaft? Bielefeld: Aisthesis.

Bourdieu, P. (1992): Die feinen Unterschiede. Kritik der gesellschaftlichen Urteilskraft. Frankfurt/Main: Suhrkamp.

Bronfenbrenner, U. (1981): Die Ökologie der menschlichen Entwicklung. Frankfurt/Main: Fischer.

Buss, D.M. (2004): Evolutionäre Psychologie. Heidelberg: Pearson Studium.

Canguilhem, G. (2017): Das Normale und das Pathologische. München: August.

Cubasch-König, C., Jobst, A., Böckle, M. (2023): Kreative Medien in der Psychotherapie. Vandenhoeck & Ruprecht.

Decety, J., Ickes, W. (2009): The Social Neuroscience of Empathy. Cambridge, Mass.: MIT-Press.

Filipp, S.-H., Aymanns, P. (2018): Kritische Lebensereignisse und Lebenskrisen. Vom Umgang mit den Schattenseiten des Lebens. Stuttgart: Kohlhammer.

Flammer, A. (1990): Erfahrung der eigenen Wirksamkeit. Einführung in die Psychologie der Kontrollmeinung. Bern: Huber.

Foucault, M. (1969 [1981]): Archäologie des Wissens. Frankfurt/Main: Suhrkamp.

Foucault, M. (1963 [1973]): Die Geburt der Klinik. Eine Archäologie des ärztlichen Blicks. Frankfurt/Main: Fischer.

Foucault, M. (2012): Die Ordnung des Diskurses. München: Fischer.

Frohne-Hagemann, I. (1990): Integrative Musiktherapie als Form kreativer Therapie und symbolischen Ausdrucks. In: *Petzold, Orth* (1990a), Bd. II, 807-830.

Fuchs, Th. (2012): Das Gehirn – Ein Beziehungsorgan. Stuttgart: Kohlhammer.

Funder, D.C., Parke, R., Tomlinson-Keesey, C., Widman, K. (1993): Studying Lives through Time: Approaches to Personality and Development. Washington: APA.

Gallagher, S. (2005): How the Body Shapes the Mind. Oxford: Oxford UP.

Grawe, K. (2004): Neuropsychotherapie. Göttingen: Hogrefe.
Grigull, A. (1995): Das Medium Fotografie in der Integrativen Therapie. Integrative Therapie 21, 265-297.
Gruber, T. (2020): Therapie-Tools Ressourcenaktivierung. Weinheim: Beltz.
Habermas, H.-J. (1973): Erkenntnis und Interesse. Frankfurt/Main: Suhrkamp, 11. Aufl. 1994.
Halbwachs, M. (1991): Das kollektive Gedächtnis. Frankfurt/Main: Fischer.
Hauser, N. (2024): Diagnostik der Persönlichkeitsstörungen nach ICD-11. Ein kompakter Überblick. Abrufbar unter: https://www.fpi-publikation.de/downloads/?doc=hauser-diagnostik-der-persoenlichkeitsstoerungen-nach-icd-11-kompakter-ueberblick-polyloge-09-2024.pdf (Abruf 14.7.24) und in: Osten (2024), 342-376.
Heinl, H. (1993): Therapie vom Leibe her. Körperbezogene Behandlung in der Praxis. In: *Petzold, Sieper* (1993), Bd. I, 341-530.
Heinl, H., Heinl, P. (2004): Körperschmerz – Seelenschmerz. Die Psychosomatik des Bewegungssystems. München: Kösel.
Henning, Chr. (2015): Theorien der Entfremdung. Hamburg: Junius.
Hermer, M., Röhrle, B. (2008): Handbuch der therapeutischen Beziehung, Bde. 1 und 2. Göttingen: Hogrefe.
Hücker, F.-J. (2014): Lebenserfahrung und Widerstandsressourcen. Korrelation des Kohärenzgefühls mit Altersgruppen und Geschlecht. Sozial Extra 38/2, 12-15.
Hurrelmann, K., Bauer, U. (2015): Einführung in die Sozialisationstheorie. Das Modell der produktiven Realitätsverarbeitung. Weinheim: Beltz.
Husserl, E. (1913 [2009]): Ideen zu einer reinen Phänomenologie und phänomenologischen Philosophie. Heidelberg: Springer. Hamburg: Felix Meiner.
ICD-11: Englische Version abrufbar unter: https://iris.who.int/bitstream/handle/10665/375767/978924 0077263-eng.pdf?sequence=1 (17.9.24).
Jaspers, K. (1923 [1973]): Allgemeine Psychopathologie. Berlin: Springer, 9. unv. Aufl.
Kahn, R. L., Antonucci, T. C. (1980): Convoys Over the Life Course: Attachement, Roles, and Social Support. In: Baltes, P. B., Brim, O. G. (Ed.): Life Span Development and Behavior. New York: Academic Press, 253-286.
Kames, H. (1992): Ein Fragebogen zur Erfassung der „Fünf Säulen der Identität“ (FESI). Integrative Therapie 18/4, 362-386.
Katz-Bernstein, N. (1990): Phantasie, Symbolisierung und Imagination. Komplexes katathymes Erleben als Methode in der Integrativen Therapie. In: Petzold & Orth (1990a), Bd. II, 883-932.
Keupp, H., Röhrle, B. (1996): Soziale Netzwerke. Frankfurt/Main: Campus.
Laireiter, A. R. (1993): Soziales Netzwerk und soziale Unterstützung. Bern: Huber.
Lazarus, R. S. (1966): Psychological Stress and the Coping Process. New York: MacGraw-Hill.
Leipold, B. (2015): Resilienz im Erwachsenenalter. München: UTB-Reinhardt.
Luthar, S. (2003): Resilience and Vulnerability. Adaption in the Context of Childhood Adversities. New York: Cambridge UP.
Lyotard, J.-F. (1998): Postmoderne Moralitäten. Wien: Passagen.
Machleidt, W., Heinz, A. (2010): Praxis der interkulturellen Psychiatrie und Psychotherapie: Migration und psychische Gesundheit. München: Urban & Fischer.
Marcel, G. (1968 [1935]): Sein und Haben. Paderborn: Schöningh.
Marcel, G. (1986): Leibliche Begegnung. Notizen aus einem gemeinsamen Gedankengang. In: Petzold (1985g), 15-46.
Marion, J.-L. (2013): Das Erotische. Ein Phänomen. Freiburg i.Br.: Alber.
Marquard, O. (2020): Zukunft braucht Herkunft. Philosophische Essays. Ditzingen: reclam.
Merleau-Ponty, M. (1966): Phänomenologie der Wahrnehmung. Berlin: de Gruyter.
Miegel, M. (2015): Hybris. Die überforderte Gesellschaft. Berlin: List.

Moreno, J. L. (1989): Psychodrama und Soziometrie. Essentielle Schriften. Köln: EHP.

Moscovici, S. (2001): Social Representations. Explorations in Social Psychology. New York: University Press.

Müller, L. Petzold, H. G. (1998/2012): Projektive und semiprojektive Verfahren für die Diagnostik von Störungen, Netzwerken und Komorbidität in der Integrativen Therapie von Kindern und Jugendlichen. Integrative Therapie 3-4, 396-438. http://www.fpi-publikation.de/polyloge/alle-ausgaben/06-2012-mueller-l-petzold-h-g-projektive-und-semiprojektive-verfahren-fuer-die-diagnostik.html.

Müller, L., Petzold, H. G. (2003): Resilienz und protektive Faktoren im Alter und ihre Bedeutung für den Social Support und die Psychotherapie bei älteren Menschen. Bei www. FPI-Publikationen.de/materialien.htm. POLYLOGE: Materialien aus der Europäischen Akademie für psychosoziale Gesundheit – 08/2003 http://www.fpi-publikation.de/downloads/download-polyloge/download-08-2003-mueller-l-petzold-h-g.html und in: *Petzold, H. G.* (2004): Mit alten Menschen arbeiten. Stuttgart: Pfeiffer/Klett-Cotta. S. 108-154.

Neyer, F. J., Asendorpf, J. B. (2018): Psychologie der Persönlichkeit. Berlin: Springer.

Noam, G., Röper, G. (1999): Auf dem Weg zu entwicklungspsychologisch differentiellen Interventionen. In: Oerter et al. (1999), 478-511.

Oerter, R., Hagen, C. v., Röper, G., Noam, G. (1999). Klinische Entwicklungspsychologie. Ein Lehrbuch. Weinheim: Beltz.

Orth, I. (2015): Der „domestizierte Körper". Die Behandlung „beschädigter Leiblichkeit" in der Integrativen Therapie. Abrufbar unter: https://www.fpi-publikation.de/downloads/?doc=orth-domestizierte-koerper-die-be-handlung-beschaedigter-leiblichkeit-in-der-IT-polyloge-02-2015.pdf (Abruf 14.7.24).

Orth, I., Petzold, H. G. (1993c/2015): Zur „Anthropologie des schöpferischen Menschen". In: *Petzold, H. G., Sieper, J.* (1993a): Integration und Kreation, 2 Bde., Paderborn: Junfermann, 93-116. http://www.fpi-publikation.de/polyloge/alle-ausgaben/04-2015-orth-i-petzold-h-g-1993c-zur-anthropologie-des-schoepferischen-menschen.html.

Osten, P. (1994): Die Anamnese in der Psychotherapie. Konzepte zur theoretischen und praktischen Fundierung. Integrative Therapie 20/4, 393-430.

Osten, P. (1995): Die Anamnese in der Psychotherapie. Ein integratives Konzept. München: UTB-Reinhardt, 1. Auflage.

Osten, P. (1996): Kreative Wahrnehmung, kreativer Ausdruck. Methoden und Wirkweisen der Integrativen Kunsttherapie. Zt. f. Musik-, Tanz- und Kunsttherapie 7, 145-160.

Osten, P. (2000): Die Anamnese in der Psychotherapie. Klinische Entwicklungspsychologie in der Praxis. München: UTB-Reinhardt, 2. Auflage.

Osten, P. (2008): Integrative psychotherapeutische Diagnostik bei Traumatisierungen und PTBS. In: *Fischer, G., Schay, P.* (Hg.): Psychodynamische Psycho- und Traumatherapie. Konzepte, Praxis, Perspektiven. Wiesbaden: Verlag für Sozialwissenschaften, 39-76.

Osten, P. (2010): Der Therapeut als „mitfühlender Freund"? Eine Bewusstseinsethik für die therapeutische Beziehung. Köln: Caritas-Publikationen. Abrufbar unter: https://www.academia.edu/82066846/Der_Therapeut_als_mitf%C3%BChlender_Freund_Eine_Bewusstseinsethik_f%C3%BCr_die_therapeutische_Beziehung (Abruf 17.9.2024).

Osten, P. (2011): Integrative Psychotherapeutische Diagnostik. Internet Zeitschrift POLYLOGE. Abrufbar unter: https://www.fpi-publikation.de/downloads/?doc=polyloge_osten-integrative-psychotherapeutische-diagnostik-polyloge-14-2011.pdf (Abruf 14.7.24).

Osten, P. (2014): Entwicklungs- und Prozessorientierung in der Psychotherapeutischen Diagnostik. Eine Integrative Betrachtungsweise. Internet Zeitschrift Resonanzen. Abrufbar unter: https://www.resonanzen-journal.org/index.php/resonanzen/article/view/334 (Abruf 20.2.2018).

Osten, P. (2017): Kontrollanalyse „revisited". Funktionen, Ziele und Methoden in der Integrativen Therapie. Resonanzen. E-Journal für biopsychosoziale Dialoge in Psychosomatischer Medizin, Psychotherapie, Supervision und Beratung, 5(1), 27-53. Abrufbar: https://www.academia.edu/74328895/Kontrollanalyse_revisited_Funk-tionen_Ziele_und_Methoden_in_der_Integrativen_Therapie (Abruf 4.3.2024).

Osten, P. (2018): Familiendynamik und Transgenerationales Verstehen aus Sicht der Integrativen Therapie. Abrufbar unter: https://www.academia.edu/76241855/Familiendynamik_und_transgenerationales_Versthen_aus _Sicht_der_Integrativen_Therapie (Abruf 19.4.2024).

Osten, P. (2022): Bewältigungsformen, Lernprozesse und Wachstum in der Pandemie. Integrative Perspektiven zur Gegenwartsverarbeitung. Abrufbar unter: https://www.academia.edu/75436222/Bewältigungsformen_Lernprozesse_und_Wachstum_in_der_Pandemie_Integrative_Perspektiven_zur_Gegenwartsverarbeitung (Abruf 20.9.2023).

Osten, P. (2024a): Integrative Psychotherapeutische Diagnostik (IPD). Wien: UTB-facultas, 2. Auflage.

Osten, P. (2024b): Caring Culture. Miteinander – Füreinander. Eine kurze Untersuchung zur Bewusstseinsethik fürsorglichen Handelns. In: *Breit, S., Schratz, M., Zechner, K.* (2025): Caring Culture. Fürsorge und sorgende Verantwortung in der Pädagogik. Innsbruck: Studienverlag.

Otte, H. (1995): Elternmacht in der Therapie? Das Beziehungsdilemma in der Nachbeelterung. In: *Schmidt-Lellek & Heimannsberg, B.* (1995), 147-170.

Paar, G. H., Hagen, C. v., Kriebel, R., Wörz, Th. (1999): Genese und Prognose psychosomatischer Störungen. In: *Oerter* et al. (1999), 299-313.

Petermann, F., Niebank, K., Scheithauer, H. (2004): Entwicklungswissenschaft. Entwicklungspsychologie, Genetik, Neurophysiologie. Berlin: Springer.

Petzold, H. G. (1965): Géragogie – nouvelle approche de l'éducation pour la vieillesse et dans la vieillesse. Publications de L'Institut St. Denis 1, 1-19. https://www.fpi-publikation.de/downloads/?doc=textarchiv-petzold_petzold-1965-géragogie-nouvelle-approche-de-lducation-pour-la-vieillesse-et-dans-la-vieillesse.pdf; dtsch. http://www.fpi-publikation.de/images/stories/downloads/textarchiv-petzold/petzold-1985b-angewandte-gerontologie-als-bewaeltigungshilfe-fuer-das-altwerden-das-alter-im-alter.pdf

Petzold, H. G. (1971c): Möglichkeiten der Psychotherapie bei drogenabhängigen Jugendlichen. In: G. Birdwood, Willige Opfer. Rosenheim: Rosenheimer Verlag, 212-245.

Petzold, H. G. (1971l): Das menschliche Leben als lebenslanger Entwicklungsprozeß. Entwicklungspsychologie des Lebenslaufes als Grundlage des „life long learning" und der „éducation permanente" in Erwachsenenbildung/Andragogik und Altenbildung/Geragogik. Vortrag auf der Arbeitstagung „Lebenslanges Lernen als Entwicklung im Lebensverlauf „, VHS Dormagen und Büderich 12.11.1971; VHS Büderich.

Petzold, H. G. (1974b): Drogentherapie – Methoden, Modelle, Erfahrungen, Paderborn: Junfermann/Hoheneck; 3. Aufl. Frankfurt/Main: Fachbuchhandlung für Psychologie, D. Klotz, 1983, 4. Aufl. 2003.

Petzold, H. G. (1974j): Integrative Bewegungstherapie. In: ders. (Hg.): Psychotherapie und Körperdynamik. Paderborn: Junfermann. 407-425.

Petzold, H. G. (1977a): Thymopraktik als Verfahren Integrativer Therapie. In: *H. G. Petzold* (1977n) 252-396; revid. in: Bd. I, 2 (1996a [S. 341-406]). https://www.fpi-publikation.de/e-books/petzold-h-g-1988n3-integrative-bewegungs-und-leibtherapie-ein-ganzheitlicher-weg-leibbezogener-psychotherapie-band-12

Petzold, H. G. (1978c [1991e, 2017]): Das Ko-respondenzmodell als Grundlage Integrativer Therapie, Agogik, Supervision und Kulturarbeit. Abrufbar unter: https://www.fpi-publikation.de/downloads/?doc=supervision_petzold-1978c-1991e-2017-ko-respondenzmodell-grundlage-integrativer-therapie-agogik-superv-07-2017.pdf (17.9.24).

Petzold, H. G. (1981f): Grundfragen der menschlichen Kommunikation im Lebensverlauf. Gestalt-Bulletin 1/2, S. 54-69; repr. in: Petzold, Stöckler (1988) 47-64. http://www.fpi-publikation.de/heilkraft-der-sprache/heilkraft-der-sprache/17-2018-petzold-h-g-stoeckler-m-1981f-1988h-grundfragen-der-menschlichen-kommunikation-im.html.

Petzold, H. G. (1982): Methodenintegration in der Psychotherapie, Paderborn: Junfermann. https://www.fpi-publikation.de/downloads/?doc=petzold-1982-methodenintegration-in-der-psychotherapie-e-book-fpi.pdf.

Petzold, H. G. (1985g): Leiblichkeit. Philosophische, gesellschaftliche und therapeutische Perspektiven, Paderborn: Junfermann.

Petzold, H. G. (1990e): „Entwicklung in der Lebensspanne und Pathogenese", Vortragsreihe auf der Tagung „Bewegungstherapie und Psychomotorik", 22.-23.11.1990 an der Freien Universität Amsterdam; erw. als: „Integrative Therapie in der Lebensspanne", Bd. II, 2, (1992a) S. 649-788 und (2003a) S. 512-606.

Petzold, H. G. (1991k): Der „Tree of Science" als metahermeneutische Folie für Theorie & Praxis der Integrativen Therapie. In: *Petzold* (2003a), Bd. II, 375-382.

Petzold, H. G. (1993c): Frühe Schäden, späte Folgen? Psychotherapie und Babyforschung, Bd. I, Paderborn: Junfermann.

Petzold, H. G. (1994b): Mut zur Bescheidenheit. In: *Standhardt, R., Löhmer, C.* (1994): Zur Tat befreien: Gesellschaftspolitische Perspektiven der TZI-Gruppenarbeit. Mainz: Matthias Grünewald. S. 161-169.

Petzold, H. G. (1994j): Psychotherapie und Babyforschung, Bd. II: Die Kraft liebevoller Blicke. Säuglingsbeobachtungen revolutionieren die Psychotherapie. Paderborn: Junfermann.

Petzold, H. G. (1999b): Psychotherapie in der Lebensspanne. *Gestalt* (Schweiz) 34, 43-46. Textarchiv 1999; http://www.fpi-publikation.de/images/stories/downloads/polyloge/petzold-1999b-psychotherapie-in-der-lebensspanne-polyloge-23-2016.pdf.

Petzold, H. G. (2003a): Integrative Therapie. Modelle, Theorien und Methoden für eine schulenübergreifende Psychotherapie, Bde. I, II, III. Paderborn: Junfermann, 2., überarbeitete und erweiterte Aufl.; erste Auflage von 1993.

Petzold, H. G. (2003e/2006k/2011): Menschenbilder und Praxeologie. 30 Jahre Theorie- und Praxisentwicklung am „Fritz Perls Institut für Integrative Therapie, Gestalttherapie und Kreativitätsförderung" (1972-2002). Teil I, Gestalt 46 (Schweiz) 3-50. Teil II, Gestalt 47, 9-52, Teil III, Gestalt 48, 9-64. Updating 2006k als: Integrative Therapie als „angewandte Anthropologie" in einer „transversalen Moderne" – Menschenbild und Praxeologie. Bei www. FPI-Publikationen. POLYLOGE: Materialien aus der Europäischen Akademie für psychosoziale Gesundheit 2/2011. http://www.fpi-publikation.de/polyloge/alle-ausgaben/02-2011-petzold-h-g-2006k-update2011-integrative-therapie-anthropologie-menschenbild-u.html.

Petzold, H. G. (2004a): Mit alten Menschen arbeiten. Erweiterte und überarbeitete Neuausgabe von 1985a in zwei Bänden. Bd. I: Konzepte und Methoden sozialgerontologischer Praxis. Bd. II: Psychotherapie – Lebenshilfe – Integrationsarbeit. 2005, München: Pfeiffer, Klett-Cotta.

Petzold, H. G. (2005a): Mit alten Menschen arbeiten. Bd. 2: Psychotherapie – Lebenshilfe – Integrationsarbeit; erw. 2. Aufl. von 1985a; Stuttgart: Pfeiffer bei Klett-Cotta.

Petzold, H. G. (2005p): „Vernetzendes Denken" Die Bedeutung der Philosophie des Differenz- und Integrationsdenkens für die Integrative Therapie und ihre transversale Hermeneutik. In memoriam Paul Ricœur 27.2.1913-20.5.2005 – Integrative Therapie 4 (2005) 398-412. erw. in: *Sieper, J., Orth, I., Schuch, H. W.* (2007) (Hrsg.): Neue Wege Integrativer Therapie. Klinische Wissenschaft, Humantherapie, Kulturarbeit – Polyloge – 40 Jahre Integrative Therapie, 25 Jahre EAG – Festschrift für Hilarion G. Petzold. Bielefeld: Edition Sirius, Aisthesis Verlag. S. 273-295. http://www.fpi-publikation.de/downloads/download-polyloge/download-nr-10-2013-hilarion-g-petzold-2005p.html.

Petzold, H. G. (2006p): Ökosophie, Ökophilie, Ökopsychosomatik Materialien zu ökologischem Stress- und Heilungspotential Bei www. FPI-Publikationen.de/materialien.htm – POLYLOGE: Materialien aus der Europäischen Akademie für psychosoziale Gesundheit 16/2006 und Integrative Therapie 1 (2006) 62-99. http://www.fpi-publikation.de/downloads/download-polyloge/download-nr-16-2006-petzold-hilarion-g.html.

Petzold, H. G. (2007d): „Mit Jugendlichen auf dem WEG ..."Biopsychosoziale, entwicklungspsychologische und evolutionspsychologische Konzepte für „Integrative sozialpädagogische Modelleinrichtungen". Bei www.FPI-Publikationen.de/materialien.htm – POLYLOGE: Materialien aus der Europäischen Akademie für Psychosoziale Gesundheit – Jg. /2007. http://www.fpi-publikation.de/polyloge/alle-ausgaben/09-2007-petzold-h-g-mit-jugendlichen-auf-dem-weg.html.

Petzold, H. G. (2008): Mentalisierung" an den Schnittflächen von Leiblichkeit, Gehirn, Sozialität: „Biopsychosoziale Kulturprozesse. Geschichtsbewusste Reflexionsarbeit zu „dunklen Zeiten" und zu „proaktivem Friedensstreben" – ein Essay. Abrufbar unter: https://www.fpi-publikation.de/downloads/?doc=polyloge_hg_petzold-polyloge-28-2008.pdf (17.9.24).

Petzold, H. G. (2012f): Die Menschenbilder in der Psychotherapie. Interdisziplinäre Perspektiven und die Modelle der Therapieschulen. Wien: Krammer. 2. Auf. Bielfeld: Aistheis 2015.

Petzold, H. G. (2012q): Transversale Identität und Identitätsarbeit. Die Integrative Identitätstheorie als Grundlage für eine entwicklungspsychologisch und sozialisationstheoretisch begründete Persönlichkeitstheorie und Psychotherapie – Perspektiven „klinischer Sozialpsychologie",1. Teil. POLYLOGE. Abrufbar unter: https://www.fpi-publikation.de (12.7.2024).

Petzold, H. G. (2014i): Integrative Depressionsbehandlung auf neurowissenschaftlicher Grundlage – Veränderung des „depressiven Lebensstils" mit „Bündeln" komplexer Maßnahmen in der „Dritten Welle" Integrativer Therapie http://www.fpi-publikation.de/images/stories/downloads/textarchiv-petzold/petzold-2014i-integrative-depressionsbehandlung-neurowissenschaftliche-grundlage-dritte-welle.pdf.

Petzold, H. G. (2015k): Integrative Therapie aktuell 2000-2015. Transversale und mundane Hominität. Den Menschen „von der Welt und der Natur her" denken – Klinische Kompetenz & soziales Engagement, ökologischer Naturbezug & kritische Kulturarbeit. http://www.fpi-publikation.de/downloads/download-polyloge/download-nr-20-2015-hilarion-g-petzold.html.

Petzold, H. G. (2016f): NARRATIVE BIOGRAPHIEARBEIT & BIOGRAPHIEERARBEITUNG in der Integrativen Therapie, Integrativen Poesie- & Bibliotherapie und in Schreibwerkstätten mit „kreativem Schreiben" Praxeologisches Material zur Vor- u. Nachbereitung biographischen Arbeiten Hückeswagen: Europäische Akademie für biopsychosoziale Gesundheit und im Internet-Archiv „Heilkraft der Sprache" 2/2016 https://www.fpi-publikation.de/polyloge/12-2016-petzold-h-g-2016f-narrative-biographiearbeit-biographieerarbeitung-in-der/; gekürzt in: *Petzold, Leeser, Klempnauer* 2018, 339-370.

Petzold, H. G. (2017f): Intersubjektive, „konnektivierende Hermeneutik", Transversale Metahermeneutik, „multiple Resonanzen" und die „komplexe Achtsamkeit" der Integrativen Therapie und Kulturarbeit. POLYOGE 19/2017. http://www.fpi-publikation.de/polyloge/alle-ausgaben/19-2017-petzold-h-g-2017f-intersubjektive-konnektivierende-hermeneutik-transversale.html.

Petzold, H. G. (2019d/2020c): Notizen zur „OIKEIOSIS", Selbstfühlen und Naturfühlen. Transversale Selbst-, Natur-, Welterkenntnis, „Green Meditation", „Green Writing", „Grünes Handeln" – anthropologische und mundanologische Konzepte der Integrativen Therapie. Grüne Texte 14/2019 https://www.fpi-publikation.de/downloads/?doc=petzold-2019d-2020c-oikeiosis-selbstfuehlen-naturfuehlen-transversal-gruene-texte-14-2019.pdf; Ohne Vorspann:

POLYLOGE 5/2020, https://www.fpi-publikation.de/downloads/?doc=petzold-2019d-oikeiosis-selbstfuehlen-naturfuehlen-transversal-polyloge-05-2020.pdf.

Petzold, H. G., Brühlmann-Jecklin, E., Orth, I., Sieper, J. (2007): „Methodenintegrativ" und „multimodal" – kokreative Strategien in den Konfluxprozessen der „Integrativen Therapie". Zur Geschichte und Bedeutung der Begriffe. Mitgliederrundbrief der Deutschen Gesellschaft für Integrative Therapie 2, 24-36 http://www.fpi-publikation.de/downloads/download-polyloge/download-nr-33-2008-petzold-bru-hlmann-jecklin-orth-sieper.html.

Petzold, H. G., Bubolz, E. (1979): Psychotherapie mit alten Menschen, Paderborn: Junfermann.

Petzold, H. G., Ellerbrock, B., Hömberg, R. (2018): Die neuen Naturtherapien. Handbuch der Garten-, Landschafts-, Waldtherapie und Tiergestützten Therapie, Green Care und Green Meditation. Bd. I. Bielefeld: Aisthesis.

Petzold, H. G., Groebelbaur, Gschwendt (1998): Patienten als „Partner" oder als „Widersacher" und „Fälle". Über die Beziehung zwischen Patienten und Psychotherapeuten – kritische Gedanken und Anmerkungen. Gestalt (Schweiz) 32, 15-41 und in: *Petzold, Orth* (1999a) 363-392 sowie in: Psychologische Medizin (Österr.) 1/1999 (S. 32.39) u. 2/1999 (S. 30-35). http://www.fpi-publikation.de/artikel/textarchiv-h-g-petzold-et-al-/petzold-h-g-groebelbaur-g-gschwend-i-1998-patienten-als-partner-oder-als-widersacher.html.

Petzold, H. G., Leeser, B., Klempnauer, E. (2018): Wenn Sprache heilt. Handbuch für Poesie- und Bibliotherapie, Biographiearbeit und Kreatives Schreiben. Festschrift für Ilse Orth. Bielefeld: Aisthesis.

Petzold, H. G., Horn, E., Müller, L. (2010): HOCHALTRIGKEIT – Herausforderung für persönliche Lebensführung und biopsychosoziale Arbeit. Wiesbaden: Springer VS Verlag.

Petzold, H. G. Mathias-Wiedemann, U. (2019a/2020): Das integrative Modell „komplexer, wechselseitiger Empathie"und „zwischenleiblicher Mutalität" als Grundlage melioristischer Lebenspraxis, Therapie und Supervision. Forschungsbericht aus der Europäischen Akademie für biopsychosoziale Gesundheit, Hückeswagen. POLYLOGE 3/2019, https://www.fpi-publikation.de/downloads/?doc=petzold-mathias-2019a-integrative-modell-wechselseitige-empathie-zwischenleiblich-polyloge-03-2019.pdf.

Petzold, H. G., Michailowa, N. (2008a): Alexander Lurija – Neurowissenschaft und Psychotherapie. Integrative und biopsychosoziale Modelle. Wien: Krammer. https://www.fpi-publikation.de/downloads/?doc=integrative-therapie_it-2007-4-alexander-romanowitsch-lurija-neuropsychologie-biopsychosoziale-therapie-integrative-ansaetze.pdf.

Petzold, H. G., Moser, S., Orth, I. (2012): Euthyme Therapie – Heilkunst und Gesundheitsförderung in asklepiadischer Tradition: ein integrativer und behavioraler Behandlungsansatz „multipler Stimulierung" und „Lebensstilveränderung". *Psychologische Medizin*, Heft 3, 18-36 und 4, 42-59.

Petzold, H. G., Müller, L. (2004c): Integrative Kinder- und Jugendlichenpsychotherapie – Protektive Faktoren und Resilienzen in der diagnostischen und therapeutischen Praxis. Psychotherapie Forum 4, 185-196. http://www.fpi-publikation.de/images/stories/downloads/textarchiv-petzold/petzold-mueller-2004c-integrative-kinder-und-jugendlichenpsychotherapie-protektive-faktoren.pdf.

Petzold, H. G., Müller, L. (2004d): Resilienz und protektive Faktoren im Alter und ihre Bedeutung für den Social Support und die Psychotherapie bei älteren Menschen. In: *Petzold, H. G.* (2004a): Mit alten Menschen arbeiten. Erweiterte und überarbeitete Neuausgabe von 1985a in zwei Bänden. Bd. I: Konzepte und Methoden sozialgerontologischer Praxis. München: Pfeiffer, Klett-Cotta. 108-154. – http://www.fpi-publikation.de/images/stories/downloads/polyloge/Mueller-Petzold-Resilienz-Polyloge-08-2003.pdf.

Petzold, H. G., Müller, M. (2005/2007): Modalitäten der Relationalität – Affiliation, Reaktanz, Übertragung, Beziehung, Bindung – in einer „klinischen Sozialpsychologie" für die

Integrative Supervision und Therapie. Hückeswagen: Europäische Akademie und in: *Petzold, H. G.,* Integrative Supervision, 2. Aufl. Wiesbaden: Verlag für Sozialwissenschaften. 2007a, 367-431. http://www.fpi-publikation.de/artikel/textarchiv-h-g-petzold-et-al-/petzold-h-g-mueller-m-2005-2007-modalitaeten-der-relationalitaet.html.

Petzold, H. G., Orth, I. (1990a/2007): Die neuen Kreativitätstherapien. Handbuch der Kunsttherapie, 2 Bde., Junfermann, Paderborn. 3. Aufl. Bielefeld: Aisthesis 2007.

Petzold, H. G., Orth, I. (1993a/2012): Therapietagebücher, Lebenspanorama, Gesundheits-/Krankheitspanorama als Instrumente der Symbolisierung, karrierebezogenen Patientenarbeit und Lehranalyse in der Integrativen Therapie. Integrative Therapie 1/2 (1993) 95-153; auch in: Frühmann, Petzold (1993a) 367-446 und *Petzold, H. G., Sieper, J.* (1993a): Integration und Kreation, 2 Bde., 2. Auflage 1996.Paderborn: Junfermann S. 125-171. http://www.fpi-publikation.de/downloads/download-polyloge/download-nr-26-2012-petzold-hilarion-g-orth-ilse.html.

Petzold, H. G., Orth, I. (1993d): Integrative Kunstpsychotherapie und Arbeit mit „kreativen Medien" an der Europäischen Akademie für psychosoziale Gesundheit. In: *Petzold, Sieper* (1993) 559-574.

Petzold, H. G., Orth, I. (2011): „Genderintegrität" – ein neues Leitparadigma für Supervision und Coaching in vielfältigen Kontexten. In: *Abdul-Hussain, S.* (2011): Genderkompetente Supervision. Mit einem Beitrag von Ilse Orth und Hilarion Petzold zu „Genderintegrität". Wiesbaden: Springer VS Verlag. 195-299. http://www.fpi-publikation.de/supervision/alle-ausgaben/04-2014-petzold-h-g-orth-i-genderintegritaet-als-neues-leitparadigma-fuer-supervision.html.

Petzold, H. G., Orth, I. (2014): Wege zum „Inneren Ort persönlicher Souveränität" – „Fundierte Kollegialität" in Beratung, Coaching, Supervision und Therapie. In: www.FPI-Publikationen.de/materialien.htm Supervision: Theorie – Praxis – Forschung. Eine interdisziplinäre Internet-Zeitschrift – Jg. 2014. http://www.fpi-publikation.de/supervision/alle-ausgaben/06-2014-petzold-h-g-orth-i-1998-2014-wege-zum-inneren-ort-persoenlicher-souveraenitaet.html.

Petzold, H. G., Orth, I. (2017a): Interozeptivität/Eigenleibliches Spüren, Körperbilder/Body Charts – der „Informierte Leib" öffnet seine Archive: „Komplexe Resonanzen" aus der Lebensspanne des „body-mind-world-subject". Hückeswagen: Europäische Akademie für biopsychosoziale Gesundheit. POLYLOGE 22/2018; http://www.fpi-publikation.de/polyloge/alle-ausgaben/22-2018-petzold-h-g-orth-i-2017a-interozeptivitaet-eigenleibliches-spueren-koerperbilder.html.

Petzold, H. G., Orth, I. (2017b): Epitome. POLYLOGE IN DER INTEGRATIVEN THERAPIE: „Mentalisierungen und Empathie", „Verkörperungen und Interozeption" – Grundkonzepte für „komplexes Lernen" in einem intermethodischen Verfahren „ko-kreativen Denkens und Schreibens". In: *Petzold, H. G., Leeser, B., Klempnauer, E.* (2017): Wenn Sprache heilt. Handbuch für Poesie- und Bibliotherapie, Biographiearbeit, Kreatives Schreiben. Festschrift für Ilse Orth, Bielefeld: Aistheis. S. 885-971. Auch in POLYLOGE. Polyloge 31/2017. http://www.fpi-publikation.de/polyloge/alle-ausgaben/31-2017-petzold-h-g-orth-i-2017b-epitome-polyloge-in-der-integrativen-therapie.html.

Petzold, H. G., Orth, I. (2020b/2021c): Green Meditation und Oikeiosis: Wege zu ökologischem Selbstverstehen und Naturbezug, zu „ökophiler Lebenspraxis" und aktiver „ökologischer Kultur" – Gedanken und Materialien. Hückeswagen: Europäische Akademie für biopsychosoziale Gesundheit. Grüne Texte 10/2021. https://www.fpi-publikation.de/downloads/?doc=petzold-orth-2021a-green-meditation-oikeiosis-oekophile-lebenspraxis-arbeitsversion-gruene-texte-10-2021pdf.pdf.

Petzold, H. G., Orth, I. (2024): Integrative Therapie 2024 als „Zukunftsarbeit" – transversale Konzeptologie, Multimethodik und Intermedialität fördert das „Konnektom" komplexer Leiblichkeit in Kontext/Kontinuum in: POLYLOGE Jg. 2024.

Petzold, H. G., Orth, I., Sieper, J. (2019b): KREATIVE MEDIEN" in der „INTEGRATIVEN THERAPIE". Begriff, Konzept und Methodologien 1965-2008. Hückeswagen: Europäische Akademie für psychosoziale Gesundheit. POLYLOGE 22/2019. https://www.fpi-publikation.de/downloads/?doc=petzold-orth-sieper-2008-2010-2019b-integrative-therapie-kreative-medien-kunsttherapie-polyl-22-2019pdf.pdf.

Petzold, H. G., Orth, I., Sieper, J. (2010): Gewissensarbeit, Weisheitstherapie und Geistiges Leben. Themen und Werte moderner Psychotherapie. Wien: Krammer.

Petzold, H. G., Osten, P. (1998): Diagnostik und mehrperspektivische Prozeßanalyse in der Integrativen Therapie. In: *Laireiter, A.* (1998) (Hrsg.): Diagnostik in der Psychotherapie. Wien: Springer, und erweitert in: *Petzold, H. G.* (1998h) (Hrsg.): Identität und Genderfragen in Psychotherapie. Soziotherapie und Gesundheitsförderung. Bd. 1 und 2, Sonderausgabe von Gestalt und Integration. Düsseldorf: FPI-Publikationen. (1998h) 118-141. Textarchiv 1998: http://www.fpi-publikation.de/artikel/textarchiv-h-g-petzold-et-al-/petzold-h-g-osten-p-1998-diagnostik-und-mehrperspektivische-prozessanalyse-in-der.html.

Petzold, H. G., Sieper, J. (1993): Integration und Kreation. Modelle und Konzepte der Integrativen Therapie, Agogik und Arbeit mit kreativen Medien, Bd. 1. Paderborn: Junfermann.

Petzold, H. G., Sieper, J. (2008a): Der Wille, die Neurobiologie und die Psychotherapie. 2 Bände. Bielefeld: Aisthesis, Sirius.

Petzold, H. G., Sieper, J. (2012a): „Leiblichkeit" als „Informierter Leib" embodied and embedded – Körper-Seele-Geist-Welt-Verhältnisse in der Integrativen Therapie. Quellen und Konzepte zum „psychophysischen Problem" und zur leibtherapeutischen Praxis. In: *Petzold, H. G.* (2012f): Die Menschenbilder in der Psychotherapie. Interdisziplinäre Perspektiven und die Modelle der Therapieschulen. Wien: Krammer, 243-321. http://www.fpi-publikation.de/images/stories/downloads/polyloge/petzold-sieper-2012a-leiblichkeit-informierter-leib-embodied-embedded-konzepte-polyloge-21-2012.pdf.

Petzold, H. G., Sieper, J., Mathias-Wiedemann, U. (2022): Aktuelle Positionen und neue „bio-psycho-sozial-ökologische" Perspektiven der „Integrativen Therapie" zu Ökologie, Politik, Bioökonomie, Psychotherapie und Kulturarbeit von 1965 – 1972 – 1982 bis 2022. EAG-Forschungsmanuskript, Hückeswagen. Polyloge 15/2022, https://www.fpi-publikation.de/downloads/?doc=petzold-sieper-mathias-transversale-reflexionen-entfremdungen-prekaere-moderne-gruene-texte-15-2022.pdf.

Petzold, H. G., Sieper, J., Orth, I. (2019c/2022): TRANSVERSALE VERNUNFT und ZUKUNFTSSICHERUNG Leitidee für eine moderne Psychotherapie und Supervision, Kernkonzept „Integrativer Humantherapie und prospektiver Kulturarbeit". – Forschungsbericht aus der Europäischen Akademie für biopsychosoziale Gesundheit, Hückeswagen. Vgl. dieselben 2013b, erg. SUPERVISION 6/2022, https://www.fpi-publikation.de/downloads/?doc=petzold-sieper-orth-2019c-2022-transversale-vernunft-zukunftssicherung-moderne-psychotherapie-superv-06-2022.pdf.

Petzold, H. G., Trummer, A. (2017): „Lernen ein SELBST zu werden" – SUBJEKTLERNEN – „Lernen die Menschen und die Welt zu verstehen" – WELTLERNEN – „Pro Juventute Österreich Workshop" – Weiterbildung und Organisationsentwicklung, POLYLOGE Jg. 2017. http://www.fpi-publikation.de/polyloge/alle-ausgaben/34-2017-petzold-h-g-trummer-a-2017-lernen-ein-selbst-zu-werden-subjektlernen.html.

Petzold, H. G., Wolff, H.-U., Landgrebe, B., Josić, Z. (2002): Das Trauma überwinden. Integrative Modelle der Traumatherapie. Paderborn: Junfermann. https://www.fpi-publikation.de/downloads/?doc=petzold-wolf-landgrebe-josic-Das%20Trauma%20%c3%bcberwinden-9.4.20.pdf.

Plessner, H. (1975): Die Stufen des Organischen und der Mensch. Einleitung in die philosophische Anthropologie. Berlin: De Gruyter.

Pohlen, M., Bautz-Holzherr, M. (1995): Psychoanalyse. Das Ende einer Deutungsmacht. Reinbek: Rowohlt.

Portele, H., Roessler, K. (1994): Macht und Psychotherapie. Ein Dialog. Köln: EHP.

Prigogine, I., Stengers, I. (1999): Dialog mit der Natur. München: Piper.

Reimann, S., Hammelstein, Ph. (2006): Ressourcenorientierte Ansätze. In: Renneberg, B., Hammelstein, Ph. (2006): Gesundheitspsychologie. Berlin: Springer, 13-28.

Reisecker-Schaufler, B. (2021): Der Einfluss der russischen Psychologie und Philosophie auf die Integrative Therapie. Abrufbar unter: https://www.fpi-publikation.de/downloads/?doc=reisecker-schaufler-einfluss-russische-psychologie-philosophie-auf-integrative-therapie-polyl-07-2021.pdf.

Ricœur, P. (2006): Wege der Anerkennung: Erkennen, Wiedererkennen, Anerkanntsein. Frankfurt/Main: Suhrkamp.

Robertson, L. C., Sagiv, N. (2004): Synestesia. Perspectives from Cognitive Neuroscience. Oxford: Oxford UP.

Rothenberger, A., Schmidt, M. H. (2000): Die Funktion des Frontalhirns und der Verlauf psychischer Störungen. Frankfurt/Main: Peter Lang.

Rutter, M. (1988): Studies of Psychosocial Risk. The Power of Longitudinal Data. Cambridge: Cambridge UP.

Salvisberg, H. (1997): Von der amodalen Wahrnehmung zur kathatymen Imagination. Gedanken zur Progression des Primärprozesses. In: Kottje-Birnbacher, L., Sachsse, U., Wilke, E. (Hg.): Imagination in der Psychotherapie. Bern: Huber, 73-82.

Schacter, D. L. (1996): Wir sind Erinnerung. Gedächtnis und Persönlichkeit. Reinbek: Rowohlt.

Schmidt-Lellek, C. J., Heimannsberg, B. (1995): Macht und Machtmissbrauch in der Psychotherapie. Köln: EHP.

Schmitz, H. (1992): Psychotherapie als leibliche Kommunikation. Integrative Therapie, 18, 292-313.

Schmitz, H. (1998): Gedächtnis und Erinnerung in neophänomenologischer Sicht. Integrative Therapie 24, 190-213.

Schmitz, H. (2007): Der Leib, der Raum und die Gefühle. Bielefeld: edition sirius.

Schmitz, H. (2017): Zur Epigenese der Person. Freiburg i.Br.: Alber.

Schnakenburg, R. von (1994): Einbildungskraft als Leibwissen, Rhythmus und physiognomisches Sehen. Grundlagenreflexionen zum Verständnis künstlerischer, kunstpädagogischer und kunsttherapeutischer Arbeit. Frankfurt/Main: Peter Lang.

Schneider, W., Lindenberger, U. (2012): Entwicklungspsychologie. Weinheim: Beltz.

Schuch, H. W. (1991): Alles Übertragung? Integrative Therapie 17, 489-507.

Schuch, H. W. (2008): Darum Integrative Therapie. Integrative Therapie als angewandte Humanwissenschaft mit dem Ziel der Humantherapie. Abrufbar unter: https://www.fpi-publikation.de/downloads/?doc=IT-2008-3-schuch-darum-integrative-therapie-angewandte-kritische-humanwissenschaft-ziel-humantherapie.pdf (2.7.24).

Schulze, G. (1993): Erlebnisgesellschaft. Kultursoziologie der Gegenwart. Frankfurt/Main: Campus.

Searle, J. R. (2011): Die Konstruktion der gesellschaftlichen Wirklichkeit. Frankfurt/Main: Suhrkamp.

Sieper, J. (2006): „Transversale Integration“: Ein Kernkonzept der Integrativen Therapie – Einladung zu ko-respondierendem Diskurs. Integrative Therapie, 3-4, 393-467 und erg. in: *Sieper, J., Orth, I., Schuch, H. W.* (2007) (Hrsg.): Neue Wege Integrativer Therapie. Klinische Wissenschaft, Humantherapie, Kulturarbeit. Bielefeld: Edition Sirius, Aisthesis Verlag, S. 64-151.

https://www.fpi-publikation.de/downloads/?doc=sieper-orth-schuch-hrsg-2007-neue-wege-integrativer-therapie-klinische-wissenschaft-humantherapie-kulturarbeit-e-book-gesamt-pdf.pdf. -. In: POLYLOGE 14/2010. http://www.fpi-publikation.de/polyloge/alle-ausgaben/14-2010-sieper-johanna-transversale-integration-ein-kernkonzept-der-integrativen-therapie.html.

Sieper, J. (2007b/2011): Integrative Therapie als „Life Span Developmental Therapy" und „klinische Entwicklungspsychologie der Bezogenheit" mit Säuglingen, Kindern, Adoleszenten, Erwachsenen und alten Menschen, Gestalt & Integration, Teil I 60, 14-21, Teil II 61 (2008) 11-21. Update 2011, in: www. FPI-Publikationen.de/materialien.htm – POLYLOGE: Materialien aus der Europäischen Akademie für Psychosoziale Gesundheit – 5/2011 http://www.fpi-publikation.de/downloads/download-polyloge/download-nr-05-2011-sieper-johanna.html.

Sieper, J. (2007d): Neurowissenschaften und Therapie. In: *Sieper, J., Orth, I., Schuch, H. W.* (2007) (Hrsg.): Neue Wege Integrativer Therapie. Klinische Wissenschaft, Humantherapie, Kulturarbeit – Polyloge – 40 Jahre Integrative Therapie, 25 Jahre EAG – Festschrift für Hilarion G. Petzold. Bielefeld: Edition Sirius, Aisthesis Verlag. S. 531-548. Als e-book bei https://www.fpi-publikation.de/downloads/?doc=sieper-orth-schuch-hrsg-2007-neue-wege-integrativer-therapie-klinische-wissenschaft-humantherapie-kulturarbeit-e-book-gesamt-pdf.pdf.

Sieper, J., Orth, I., Petzold, H. G., Mathias-Wiedemann, U. (2021): Psychotherapieverfahren entwickeln sich – Zwanzig Jahre POLYLOGE Entwicklungen der Integrativen Therapie seit 1965 zu ihrer „Dritten Welle" 2000-2020. POLYOGE 24/2020, https://www.fpi-publikation.de/downloads/?doc=sieper-orth-petzold-2020-psychotherapieverfahren-entwickeln-sich-20-Jahre-POLYLOGE-dritte-welle-polyl-24-2020.pdf.

Sieper, J., Petzold, H. G. (2002/2011): Der Begriff des „Komplexen Lernens" und seine neurowissenschaftlichen und psychologischen Grundlagen – Dimensionen eines „behavioralen Paradigmas" in der Integrativen Therapie. Lernen und Performanzorientierung, Behaviourdrama, Imaginationstechniken und Transfertraining. Düsseldorf/Hückeswagen. Bei www. FPI-Publikationen.de/materialien.htm – POLYLOGE: Materialien aus der Europäischen Akademie für psychosoziale Gesundheit – 10/2002 und http://www.fpi-publikation.de/supervision/alle-ausgaben/04-2011-sieper-j-petzold-h-g-komplexes-lernen-in-der-integrativen-therapie-und-supervision.html. Gekürzt in Leitner, A. (2003): Entwicklungsdynamiken der Psychotherapie. Wien: Kramer, Edition Donau-Universität. S. 183-251.

Sommer, K. (1992): Maskenspiel in Therapie und Pädagogik. Paderborn: Junfermann.

Spiegel-Rösing, I., Petzold, H. G. (1984/2019): Die Begleitung Sterbender – Theorie und Praxis der Thanatotherapie. Ein Handbuch. Paderborn: Junfermann. Als e-book: EAG (2019): https://www.fpi-publikation.de/e-books/spiegel-roesing-i-petzold-h-g-hrsg-1984-die-begleitung-sterbender-theorie-und-praxis-der-thanatotherapie/.

Stefan, R. (2020): Zukunftsentwürfe des Leibes. Integrative Psychotherapiewissenschaft und kognitive Neurowissenschaften im 21. Jahrhundert. Integrative Modelle in Psychotherapie, Supervision und Beratung. Wiesbaden: Springer.

Stern, D. N. (1992): Die Lebenserfahrung des Säuglings. Stuttgart: Klett-Cotta.

Thompson, E. (2010): Mind in Life. Biology, Phenomenology, and the Sciences of Mind. Harvard: Harvard UP.

Ulich, D. (1987): Krise und Entwicklung. Zur Psychologie der seelischen Gesundheit. München: Urban & Schwarzenberg.

van der Kolk, McFarlane, A., Weisaeth, L. (2000): Traumatic Stress. Erw. eutsche Ausgabe. Paderborn: Junfermann.

Waibel, M. J., Jakob-Krieger, D. (2008): Integrative Bewegungstherapie. Störungsspezifische und ressourcenorientierte Praxis. Stuttgart: Schattauer.

Waldenfels, B. (2006): Grundmotive einer Phänomenologie des Fremden. Frankfurt/Main: Suhrkamp.

Waldenfels, B. (2015): Sozialität und Alterität. Modi sozialer Erfahrung. Frankfurt/Main: Suhrkamp.

Watzlawick, P., Beavin, J.-H., Jackson, D.-D. (1969). Menschliche Kommunikation. Formen, Störungen, Paradoxien. Bern: Huber.

Weiss, T., Berger, R. (2010): Posttraumatic Growth and Culturally Compentent Practice. Lessions Learned from Around the Globe. New York: Wiley.

Welsch, W. (2015): Homo Mundanus. Jenseits der anthropischen Denkform der Moderne. 2. Aufl. Weilerswist: Velbrück Wissenschaft.

Wydler, H., Kolip, P., Abel, Th. (2000): Salutogenese und Kohärenzgefühl. Grundlagen, Empirie und Praxis eines gesundheitswissenschaftlichen Konzepts. Weinheim: Juventa.

Zander, M. (2011): Handbuch Resilienzförderung. Wiesbaden: VS.

Zima, P.V. (2014): Entfremdung. Pathologien der postmodernen Gesellschaft. Tübingen: UTB-Francke.

Zundel, R. (1987): Hilarion Petzold – Integrative Therapie. In: *Zundel, E., Zundel, R.*, Leitfiguren der Psychotherapie. München: Kösel.

Hinweis zur Literatur von Hilarion G. Petzold:

Aufgrund des Umfanges der Literatur von H.G. Petzold wurden seine Literaturverweise dem Textarchiv bzw. den FPI-Publikationen mit den exakten Siglen entnommen; sie sind dort durch die Eingabe der Jahreszahl und den Ordnungsbuchstaben in die Suchmaske leicht auffindbar.

Textarchiv: https://www.fpi-publikation.de/textarchiv-petzold

FPI-Publikationen: https://www.fpi-publikation.de/polyloge

Geschlechtertheorien in der Integrativen Therapie

Von Gleichheit, Differenz, Dekonstruktion und Diversität

Claudia Höfner

Inhalt

1. Einführung

Wenn wir uns mit Geschlecht auseinandersetzen, erkennen wir schnell, wie tief verwurzelt und einflussreich es in nahezu allen Aspekten des menschlichen Seins ist. Dies gilt auch für die Psychotherapie, insbesondere für die Integrative Therapie, wie sie von *Hilarion Petzold, Ilse Orth* und *Johanna Sieper* seit den 1960er Jahren entwickelt wurde. Als therapeutisches Verfahren, das Leiblichkeit als zentrales Element ansieht, berücksichtigt es die vielfältigen und komplexen Einflüsse von Geschlecht auf psychische Gesundheit und individuelles Erleben. In der Integrativen Therapie wird die Genderperspektive daher bewusst in die therapeutische Arbeit eingebunden. Dies ermöglicht eine tiefere und umfassendere Betrachtung der individuellen Lebensgeschichte und der aktuellen Problematik der Patient:in.

Der Begriff „Geschlecht" leitet sich laut Eintragung im Duden ursprünglich von etwas ab, das „in dieselbe Richtung schlägt". Er wird verwendet, um Gattungen, Arten, Familien, Sippen oder auch Generationen zu beschreiben. In der Sprachwissenschaft dient der Begriff der Einteilung von Begriffen in die Kategorien „männlich", „weiblich" und „sächlich". Darüber hinaus bezeichnet er im biologischen Kontext die Bestimmung von Lebewesen als „männlich" oder „weiblich" in Bezug auf ihre Fortpflanzungsfunktion (*Engelfried, Ostrovski* 2022).

Geschlecht spielt als zentrale Ordnungs- und Analysekategorie in modernen Gesellschaften eine wesentliche Rolle. Es beeinflusst nicht nur unser tägliches

Verhalten, unsere Interaktionen, Normen und Perspektiven, sondern auch wissenschaftliche Konzepte in Bereichen wie Salutogenese und Pathogenese, Diagnostik, Therapie und vieles mehr (*Höfner* 2008, 2020a, 2020b; *Höfner* et al. 2024; *Höfner* et al. 2022, S. 41).

Seit etwa 60 Jahren gibt es theoretische Konzepte und Forschungsansätze, die sich explizit mit diesem Thema befassen. Im Laufe der Zeit haben sich zahlreiche unterschiedliche Theorietraditionen entwickelt. Diese reichen von rollen- und interaktionstheoretischen Modellen über klassentheoretische und psychoanalytische Annahmen bis hin zu de/konstruktivistischen Ansätzen und der Queer Theory (*Höfner* 2007, 2008, 2020a, S. 242).

Ein etwas jüngeres Forschungsfeld ist die Intersektionalitäts- und Diversitätsforschung. Hierbei wird die Verflechtung von Geschlecht mit anderen sozialen Ungleichheitskategorien wie Kultur, Ethnizität, soziale Schicht, Klasse, sexuelle Orientierung, Behinderung sowie kulturellem, ökonomischem und sozialem Kapital untersucht (*Höfner* 2020a; *Höfner* et al. 2022).

Es wurde lange Zeit vernachlässigt, die Erkenntnisse der Frauen- und Geschlechterforschung in den Bereichen Psychotherapie, klinischer Psychologie und Medizin angemessen zu reflektieren (*Höfner* et al. 2022). Besonders relevant ist die Tatsache, dass sowohl die medizinische als auch die psychologische Forschung von vorherrschenden Zuschreibungen darüber geprägt ist, wie sich eine „normale" gesunde Frau oder ein „normaler" gesunder Mann verhalten sollte (*Scheffler* 2010a).

Gesundheit und Krankheit werden stark vom jeweiligen soziokulturellen Kontext beeinflusst. Verschiedene gesellschaftliche Interessensgruppen, wie wissenschaftliche oder professionelle Gemeinschaften und politische Akteur:innen, „bewerten Krankheitsgeschehen und Gesundheitsverhalten, sie definieren, was krank ist oder gesund. Medizinische und andere Pathogenesemodelle gehören hier ebenso dazu wie salutogenetische Konzepte – beide sind auf der Makroebene betrachtet immer Kinder ihrer Zeit" (*Höfner* 2020b, S. 292).

Eine effektive Behandlungspraxis muss sich daher zweifellos mit Fragen von Geschlecht und Diversität auseinandersetzen. Berücksichtigt man diese Aspekte nicht, so besteht die Gefahr von Nebenwirkungen und Therapieschädigungen (*Petzold*, *Sieper*, 2012b; *Rauchfleisch* 2002). Genderdiskurse sind stets auch mit Diskursen über Macht und Herrschaft verbunden, sowie mit Fragen nach Gleichheit und Differenz. Sie stellen Herausforderungen für eine gendersensible, gerechte und konviviale Gestaltung von Beziehungen dar (*Orth* 2010). Hier schließt sich der Kreis zu Intersektionalität und Diversität als wichtige Faktoren der Beziehungsgestaltung in Verbindung mit Macht.

Im folgenden Kapitel geht es um jene Gender- und Diversitätsansätze, die als Grundlage der Anthropologie und Praxeologie der Integrativen Therapie dienen können. Nach einem kurzen Überblick über die historischen Wurzeln werden die wichtigsten Grundbegriffe erläutert. Eine ausführliche Abhandlung zu Sozialisationstheorien, Un/Doing Gender, De/Konstruktivismus, Queer

Theory, Intersektionalität sowie Hegemoniale Männlichkeit findet sich in *Höfner* (2020a).

Entlang des Tree of Science werden die Theorien und Ergebnisse der aktuellen Geschlechter- und Intersektionalitätsforschung auf ihre Kompatibilität mit der Integrativen Therapie hin überprüft (Höfner, 2020a).

2. Historischer Rückblick: Von forschen Frauen und bewegten Männern

Geschlecht ist ein Forschungsgegenstand voller Komplexitäten und Widersprüche: Es umfasst sowohl körperliche Materialität als auch gesellschaftliche Verhältnisse, es ist leiblich (embodied, embedded, enacted, extended). Denn vielfältige Einflüsse aus der sozialen und ökologischen Umwelt werden von uns Menschen verleiblicht und im Leibgedächtnis, den Archiven des Leibes, gespeichert. Unsere Wahrnehmung, unser Denken, Fühlen, Handeln und Entscheiden sind verkörpert (embodied), eingebettet und situiert (embedded), in Interaktion mit der Welt (enacted) und erweitert (extended). Das bedeutet, dass wir Menschen keine isolierten Gehirne sind, die in einer Nährlösung schwimmen. Stattdessen haben wir einen ganzen Körper, der in spezifischen Situationen aktiv für bestimmte Interaktionen eingesetzt wird. Der erweiterte Geist (extended mind) bedeutet, dass auch Werkzeuge und Hilfsmittel Teil unseres kognitiven Systems sind (*Stefan* 2020; *Schiavio, van der Schyff* 2018).

Geschlecht ist gleichermaßen subjektiv und intim wie politisch und öffentlich. Es ist identitätsstiftend und verschränkt mit ökonomischen Strukturen. Geschlecht ist gelebte Erfahrung und analytische Kategorie, die alle Lebensbereiche beeinflusst und strukturiert. Als solche ist sie in der Psychotherapie als Wissenschaft und Praxis unverzichtbar. Geschlecht ist untrennbar verbunden mit sozialem Wandel, Körper und Sexualität, mit Kultur, Kreativität und Politik. Als solche interagiert diese Kategorie dynamisch und prozesshaft mit anderen Kategorien wie Klasse, Ethnizität, Sexualität, Alter, diversen Fähigkeiten und ihren Zuschreibungen.

Eine allgemeine Definition des Begriffs „Geschlecht" ist nicht möglich, da sich im Laufe der Geschichte vielfältige Ansätze herausgebildet haben. Auch heute ist die Definition von Geschlecht Gegenstand kontroverser Debatten. Betrachtet man die Zeit von Mitte des 18. bis Mitte des 19. Jahrhunderts, so lässt sich nachvollziehen, wie sich allmählich ein biologistisches Verständnis von Geschlecht entwickelte, bei dem Geschlechter als „von Natur aus" unterschiedlich angesehen wurden. Dieses Verständnis wurde zur Erklärung und Rechtfertigung sozialer und politischer Ungleichheiten zwischen Männern und Frauen herangezogen (*Honegger* 1991; *Lettow* 2018; *Engelfried, Ostrovski* 2022).

Dieses Verständnis geriet spätestens ab 1949 ins Wanken, als *Simone de Beauvoir* erklärte: „Man kommt nicht als Frau zur Welt, man wird es" (*de Beauvoir*

2021, S. 334). Naturalisierungen wurden nun grundsätzlich infrage gestellt. Es wurde verstärkt Kritik an „gesellschaftlichen Zuschreibungen von sozialen ‚weiblichen' Verhaltensweisen und Handlungsmustern" geübt und die „Rolle von Familie, Schule, Arbeitswelten für die Herausbildung von weiblichen und männlichen Identitäten" betont (*Guth* 2016, S. 227).

Die systematische Auseinandersetzung mit Frauen- und Geschlechterfragen hat im deutschen Sprachraum Ende der 1970er Jahre seinen institutionellen Ursprung. Bis dahin standen Geschlecht und alle damit verbundenen Forschungsfragen als Kategorien der Differenz im Fokus. Ziel war, Geschlechtsunterschiede zu identifizieren. Geschlecht – zunächst als (komplementäre) Rollen von Frauen und Männern noch im vorpluralisierungsbedingten Singular – wurde als Faktor sozialer Ungleichheit aufgefasst, der strukturell jeder Klasse und Institution inhärent ist, als kulturelle Norm und soziale Identität sowie als Lebensform (*Lucke* 2003).

Bis in die 1980er Jahre hinein reichten thematische Schwerpunkte im Bereich Familie und Erziehung sowie den Gebieten Arbeit, Beruf und weiblicher Mehrfachbelastung. Untersuchungen befassten sich vor allem mit Geschlechtsrollen und Arbeitsteilung, geschlechtsspezifischer Sozialisation oder der Entwicklung von Moral (z. B. *Hagemann-White* 1984; *Beck-Gernsheim* 1976; *Eckert* 1979; *Ostner* 1978; *Pross* 1974, 1978; *Becker-Schmidt* 1980; *Becker-Schmidt* et al., 1984).

In den 1990er Jahren hatten sich sozialkategoriale Aspekte von Geschlecht sowie sozialstrukturelle Ungleichheit der Geschlechter als Analysekategorie bereits etabliert. Der Fokus wissenschaftlicher Bemühungen verlagerte sich auf die interaktiven Prozesse der Herstellung und Konstruktion von Geschlecht (z. B. *Hirschauer* 1989, 1996; *Goffman* 2001). Studien konzentrierten sich auf symbolische und performative Geschlechterrepräsentationen, die Inszenierung von Geschlechtsidentitäten, die kompetente Darstellung von Geschlechtszugehörigkeiten, geschlechterspezifische Alltagspraktiken sowie auf Geschlechterrhetoriken und die Kommunikation von Geschlecht (*Dölling, Krais* 1998; *Braun, Pasero* 1997; *Kotthoff* 1996).

Die Dritte Welle der Frauenbewegungen begann im Zusammenhang mit der Globalisierung nach 1990 (*Dackweiler* 2000), wobei die UN-Weltfrauenkonferenzen maßgeblichen Einfluss hatten. Diese Konferenzen boten Feministinnen aus der Dritten Welt eine Plattform zur internationalen Vernetzung (*Gerhard* 2009). Das Konzept der Intersektionalität (*Crenshaw* 1989) wurde weit rezipiert und setzte verschiedene Ebenen von Unterdrückung durch Geschlecht, Rasse und Klasse in Beziehung. Neue feministische Konzepte formulierten eine postkoloniale Kritik an westlich-weißen Denk- und Lebensweisen (*Spivak* 1994; *Singer* 2005).

In diese Zeit fällt auch der „linguistic turn". *Judith Butler* (1991, 1995, 1998, 2001, 2004, 2005) war eine der prominentesten Vertreter:innen einer Denkrichtung, die Geschlecht nicht als biologisch determinierte, natürliche Tatsache sieht, sondern den „Herstellungsprozess" von Geschlecht in den Blick nimmt.

Festgelegte Geschlechtsidentitäten und Heterosexualität als allgemein verbindliche Orientierung wurden zudem im Kontext von Queer Theory und Heteronormativitätskritik hinterfragt (*Baumgardner, Richards* 2000).

Mit der Etablierung der Gender-Perspektive entstand ein großes Forschungsinteresse an der kulturellen und sozialen Konstruktion von Geschlecht. Dabei rückten die Praktiken der Re/Produktion von Geschlecht und das System der Zweigeschlechtlichkeit in den Mittelpunkt. Soziale Ungleichheiten wurden nun nicht mehr auf biologische Geschlechtsunterschiede, sondern auf das soziale Geschlecht und gesellschaftliche Dynamiken zurückgeführt (*Höfner* 2020a).

Die Genderperspektive ermöglichte es erstmals, Männlichkeit explizit zum Forschungsobjekt zu machen. Dies geschah nicht nur hinsichtlich der Auswirkungen männlichen Handelns auf weibliche Lebenswelten, sondern auch aus einer maskulinen Binnenperspektive heraus (*Meuser* 2010a, 2010b, 2010c). Dieser Perspektivenwechsel machte deutlich, dass Geschlechterverhältnisse auf einer komplexen Aushandlungspraxis von Macht zwischen Frauen und Männern basieren und nicht auf einem stabilen, einseitigen Dominanzverhältnis. Zudem zeigte sich, dass Frauen an der Aufrechterhaltung männlicher Dominanz beteiligt sind (*Thürmer-Rohr* 2010).

Es kam die kritische Frage auf, ob eine verstehende Perspektive gegenüber Männern angebracht sei, insbesondere in der Debatte um männliche Gewalt, die mit kontroversen feministischen Positionen zur Mittäterschaft und Komplizenschaft von Frauen kollidierte (*Thürmer-Rohr* 1984). Für eine feministische Männerforschung sprach die Möglichkeit, Phänomene aufzudecken, die aufgrund der androzentrischen Perspektiven der Wissenschaft und ihrer männerdominierten Institutionen vernachlässigt wurden (*Rerrich, Hagemann-White* 1988).

Dagegen sprach das Misstrauen gegenüber einer eigenständigen Disziplin, die nach mühevoller Aufbauarbeit seitens der Frauen möglicherweise von Männern selbst betrieben werden könnte. Dies barg aus damaliger Sicht einige Gefahren in sich: die Entwertung weiblicher Erfahrungen mit Männern, ein neuerlicher Legitimationsversuch männlicher Dominanz im Wissenschaftssystem sowie die Konkurrenz um knappe Forschungsmittel (*Canaan, Griffin* 1990; *Stein-Hilbers* 1994).

Mittlerweile ist auch die Männerforschung etabliert und institutionalisiert. Ende der 1970er Jahre entstanden erste Arbeiten im Bereich einer kritischen Theorie von Männlichkeit unter dem Begriff „men's studies" (*Tolson* 1977; *Pleck* 1981). Dem Bedürfnis nach klarer Abgrenzung folgend formierte sich die Forschung über Männer und Männlichkeit unter dem Namen „Kritische Männerforschung", deren politische Basis die anti-sexistische Männerbewegung war. Dadurch entwickelte sich die Männerforschung, ähnlich wie die Frauenforschung, zu einer praxisverbundenen Disziplin (*Walter* 1996). Die Männerforschung hat zahlreiche Konzepte zum Thema „Männlichkeit" entwickelt, wobei das historisch situierte Konzept der hegemonialen Männlichkeit besonders hervorsticht (*Connell* 1987, 1995, 2002, 2006).

3. Standortbestimmung: Sex – Gender – Intersektionalität – Diversität

West und *Zimmerman* entwickelten 1987 ein dreigliedriges Konzept von Geschlecht, das auf naturgegebene Vorgaben verzichtet und bis heute in der Geschlechterforschung gültig ist. Die drei Kategorien „sex", „sex category" und „gender" können analytisch voneinander unabhängig betrachtet werden. „**Sex**" bezeichnet die Geburtsklassifikation des körperlichen Geschlechts auf der Basis sozial vereinbarter biologischer Kriterien. „**Sex category**" bezieht sich auf die soziale Zuordnung zu einem Geschlecht im Alltag. Diese basiert auf einer sozial geforderten Darstellung einer erkennbaren Zugehörigkeit zu Weiblichkeit oder Männlichkeit und muss nicht zwangsläufig der Geburtsklassifikation entsprechen. „**Gender**" wird als soziales Geschlecht im Sinne einer intersubjektiven Validierung in Interaktionsprozessen definiert. Es entsteht durch situationsadäquates Verhalten im Lichte normativer Vorgaben. Dabei werden vor allem jene Tätigkeiten berücksichtigt, die der beanspruchten Geschlechtskategorie angemessen sind (*Höfner* 2020a; *Höfner* et al. 2022).

Das Modell von „**doing gender**" (*West, Zimmerman* 1987) eröffnet durch die reflexive Beziehung zwischen den drei genannten Dimensionen einen Weg, „Natur" als kulturell gedeutet zu verstehen und somit in die soziale Konstruktion von Geschlecht zu integrieren. Dadurch wirkt das Modell dem Missverständnis entgegen, dass Geschlecht eine inhärente Eigenschaft eines Individuums sei, die sich im alltäglichen Handeln ausdrückt (*Gildemeister* 2010). Da die Zugehörigkeit zu einer bestimmten „sex category" sowie die interne Repräsentation von „gender" permanent interaktiv von anderen bestätigt werden müssen, wird die von *Mead* (1968) proklamierte intersubjektive Konstitution von sozialer und personaler Identität auf die Geschlechtlichkeit übertragen (*Gildemeister* 2010).

Gleichwohl von zentraler Bedeutung ist die Unterscheidung zwischen „sex" als biologischem Geschlecht und „gender" als sozialer Dimension von Geschlecht in der Folgezeit kontrovers diskutiert worden (*Villa* 2019). So argumentierte *Judith Butler* zu Beginn der 1990er Jahre, dass „Geschlecht keine vordiskursive, anatomische Gegebenheit sein" könne (*Butler* 2021, S. 26) und dass auch das unter dem Begriff „sex" gefasste Geschlecht eine „kulturell generierte Geschlechter-Kategorie (**gendered category**)" sei (*Butler* 2021, S. 24). Auch dieser Ansatz war und ist umstritten, da durch diese Form der Diskursontologie dem Materiellen, Somatischen nicht ausreichend Raum gegeben würde (*Villa* 2019, S. 30). *Butler* reagierte auf diese Kritik und stellte klar, dass sie „den Körper in seiner materiellen Beschaffenheit nicht leugnen, sondern lediglich als „Natursache" infrage stellen und aufzeigen [wolle], dass diskursive Praktiken sich in Materie verfestigten (*Butler* 1995, S. 22 und 27f.)".

In den Debatten um Geschlecht lässt sich zunehmend feststellen, dass sich die Auseinandersetzung um die Natur der Geschlechterdinge von einem Entweder-Oder zwischen Natur und Sozialem löst (*Villa* 2020). Beispielsweise wäre hier der „psychobiosoziale Ansatz" zu nennen, bei dem von einer multidimensionalen Verflechtung und Wechselwirkung biologischer, psychologischer und sozialer Aspekte ausgegangen wird (*Palm* 2020). Gleichzeitig werden weiterhin verschiedene Fassungen der Sex/Gender-Unterscheidung genutzt, auch solche, die vom Apriori dieser Unterscheidung ausgehen (*Villa* 2019).

Geschlecht – so wird an dieser Stelle bereits deutlich – ist ein umstrittener Begriff, der eine Vielzahl theoretischer Konzepte und Positionen umfasst. Es besteht jedoch mittlerweile weitgehende Einigkeit darüber, dass Geschlecht im Kontext gesellschaftlicher Diskriminierungsverhältnisse eine bedeutende Rolle spielt. Die Geschlechtszuweisung bei der Geburt hat bis heute tiefgreifende Konsequenzen für die Individuen in einer Gesellschaft (*Engelfried*, *Ostrovski* 2022).

Der Begriff Intersektionalität (*Crenshaw* 1989) gewann in den 1990er Jahren im Zuge der Globalisierung an Bedeutung und ermöglichte die Verknüpfung verschiedener Unterdrückungsebenen durch Geschlecht, Rasse und Klasse. Es zeigte sich, dass Geschlecht in zwischenmenschlichen Interaktionen niemals isoliert wirkt, sondern stets zusammen mit schichtspezifischen und ethnischen Unterschieden. Neben Geschlecht müssen daher auch „class" und „race", wie *Crenshaw* sie nannte, als zentrale ungleichheitsgenerierende Kategorien berücksichtigt werden (*Winker*, *Degele* 2009), insbesondere in Bezug auf Chancengleichheit, Gesundheit und Krankheit. So haben Männer und Frauen, die unterhalb der Armutsgrenze leben, eine gleichermaßen kürzere Lebenserwartung von durchschnittlich zehn Jahren im Vergleich zu wohlhabenden Männern und Frauen (*Lampert* et al. 2016). Heute werden viele verschiedene Kategorien hinzugefügt und unter dem Begriff Diversität subsummiert (*Höfner* 2020a).

Intersektionalität ist umfassender als Diversität und beschreibt die Mehrdimensionalität und Verwobenheit von Zugehörigkeiten bzw. Zuschreibungen zu spezifischen Diversitätskategorien (Geschlecht, Rasse, Klasse etc.), die alle Ungleichheit erzeugen. Dies geht über eine simple Addition der Differenzlinien hinaus und analysiert Unterdrückungs- und Diskriminierungsprozesse im Kontext von Mehrfachzugehörigkeiten, Verschränkungen und Wechselwirkungen (*Höfner* 2020a, S. 259).

Diversität ist ein Konzept, das darauf abzielt, individuelle und Gruppenmerkmale auf verschiedensten Ebenen zu unterscheiden und anzuerkennen – auch im therapeutischen Prozess. Es dient dazu, individuelle, soziale und strukturelle Gemeinsamkeiten und Unterschiede von Menschen und Gruppen wahrzunehmen. *Gardenswartz* und *Rowe* (1998) differenzieren zwischen (1) Persönlichkeit, (2) inneren Kerndimensionen (Geschlecht, Alter/Generationen, sexuelle Orientierung, Behinderungen und Beeinträchtigungen, Ethnizität/Nationalität und Rasse/Hautfarbe), (3) äußeren Dimensionen (Einkommen, soziale Herkunft, Gewohnheiten, Freizeitverhalten, Religion/Weltanschauung, Ausbildung, Berufserfahrung, Aussehen, Sprache/Dialekt, Elternschaft, Familienstand und geografische Lage) sowie (4) organisationalen Dimensionen von

Diversität. Je nach Kontext können verschiedene Dimensionen wirksam sein und in verschiedenen Lebensbereichen soziale und strukturelle Inklusions- und Exklusionsprozesse hervorrufen. Welche Dimensionen das aktuelle Geschehen beeinflussen, ist kontext-, situations- und zielabhängig (*Abdul-Hussain* 2012; *Abdul-Hussain, Baig* 2009).

Diversität ist somit ein hilfreiches Konzept bei der Auseinandersetzung mit pluralistischen Lebensformen. Es sensibilisiert für die Bedürfnisse und Problemlagen verschiedener sozialer Gruppen und Einzelpersonen und findet Anwendung in der Gleichstellungs- und Antidiskriminierungspolitik sowie in Debatten um Menschenrechte (*Höfner* 2020a, S. 258). Daher muss es auch in jedem diagnostischen und therapeutischen Prozess berücksichtigt werden.

Schließlich haben die Queer Studies dazu beigetragen, Kategorien wie Geschlecht, sexuelles Begehren, Ethnizität und Klasse nicht als Persönlichkeitsmerkmale oder private Lebensentwürfe zu verstehen, sondern als Machtkategorien. Diese positionieren Individuen „in einer bestimmten und bestimmenden Relation zu ökonomischen und institutionellen Ressourcen" (*Hark* 2010, S. 112), was auch den Zugang zu wertfreier Diagnostik sowie die Behandlung durch Psychotherapie beeinflusst. Darüber hinaus betrifft es den Zugang zu anderen „sozialen Möglichkeiten, rechtlichem Schutz und sozialen Privilegien" sowie Formen spezifischer „sozialer Kontrolle, die vom Ein- und Ausschluss von Bürgerrechten bis zu verbaler Verhöhnung und physischer Gewalt reichen" (*Hark* 2010, S. 112). In diesem Sinne sind die Untersuchung diskursiv organisierter Regulierungs- und Normalisierungsverfahren von Geschlecht sowie die kritische Analyse der systematischen Konstruktion und Reproduktion von Zweigeschlechtlichkeit fruchtbar für Psychotherapie und Diagnostik, da beides auch Möglichkeiten zur Transformation eröffnet.

4. Geschlecht und Diversität in der Integrativen Therapie

Petzold und *Orth* (2012, S. 213) beschreiben die Position der Integrativen Therapie in Bezug auf Geschlecht als die Bestrebung, „eine gendergerechte, gleichstellungsorientierte, Genderintegrität schützende und Gendersolidarität fördernde Supervisionspraxis anzustreben". Dabei wird die Genderintegrität zu einem zentralen Leitparadigma erhoben. Das Gleiche gilt auch für Psychotherapie und Beratung. „Es geht um die Integrität der Geschlechter, die wir anstreben, mit dem Ziel einer weltweit verankerten Anerkennung auf Grundrechtsbasis und einer politisch gewährleisteten Umsetzung. Nur so kann eine geschlechtergerechte Zukunft für die Menschen auf der Welt erreicht werden, in der sie in Würde respektiert leben können" (*Petzold, Orth* 2012, S. 235).

Betrachtet man die Integrativen Konzepte, Vorstellungen, Haltungen und Praxen zum Thema Geschlecht und Diversität entlang des Tree of Science, so zeigt sich, dass die Theorien und Ergebnisse der Geschlechter- und Intersektionalitätsforschung (bis auf die evolutionspsychologische und -biologischen Ansätze) überraschend kompatibel sind. Insbesondere in der Metatheorie, d. h. bei Fragen der Ethik, der Erkenntnis- und der Wissenschaftstheorie, der Anthropologie sowie der Gesellschaftstheorie sind die Überschneidungen groß und Herangehensweisen sehr ähnlich. Auch auf der Ebene der Realexplikativen Theorien scheinen zwischen Gendertheorien und Integrativer Persönlichkeits- und Entwicklungstheorie, Gesundheits- und Krankheitslehre die Gemeinsamkeiten zu überwiegen. Selbiges gilt auch für Praxeologie und Praxis (*Höfner* 2020b).

Die Anschlussfähigkeit der Konzepte von Gender und Diversity mit der Integrativen Therapie wurden bereits anderorts ausführlich dargestellt (*Höfner* 2020a, 2020b). Dennoch ist weitere Forschung wünschenswert und notwendig, um in gemeinsamen Konsens-Dissenz-Prozessen „Standorte auf Zeit" (*Petzold, Orth* 2012 S. 296) zu entwickeln. Schließlich sind Geschlecht und Diversität „für jede Arbeit mit Menschen von struktureller Bedeutung: unter anthropologischer, soziologischer, psychologischer und neurowissenschaftlicher, aber auch gerechtigkeits- und ethiktheoretischer Perspektive" (*Petzold, Orth* 2012, S. 198). Im Folgenden seien die wichtigsten praxeologischen Erkenntnisse zusammengefasst.

4.1. Der systematische Einfluss von Geschlecht und Intersektionalität im therapeutischen Prozess

Geschlecht und andere Diversitätsfaktoren haben darauf einen wesentlichen Einfluss, insbesondere was therapeutischen Prozess sowie Beziehung anbelangt, aber auch bei spezifischen Themen. Daher ist es unerlässlich, dass Fachkräfte über Gender- und Diversitätskompetenz verfügen.

Bereits im **Überweisungskontext** oder bei der Auswahl der Therapeut:in durch die Patient:in zeigen sich auf der Prozessebene komplexe Dynamiken. Verborgene Wünsche, Delegationen und Implikationen müssen je nach Situation sorgfältig reflektiert werden. In der ambulanten Psychotherapie sind Frauen zu etwa zwei Dritteln vertreten, während sich das Geschlechterverhältnis in stationären Einrichtungen ausgleicht (*Strauß* et al. 2002). Insbesondere Frauen erhalten Empfehlungen zur Psychotherapie von Beratungsstellen, Ärzt:innen oder ihrem sozialen Umfeld, und sie treffen häufiger selbst die Entscheidung für eine Therapie. Trotz einer zunehmenden Akzeptanz bei jüngeren und gebildeteren Männern nehmen diese weniger häufig therapeutische Angebote in Anspruch (*Petrowski* et al. 2014). In der Psychotherapie treffen daher hauptsächlich Frauen auf Frauen (*Möller-Leimkühler* 2005; BMASGK 2018).

Die Geschlechterkonstellation in der therapeutischen Dyade oder Gruppe beeinflusst bereits den **Erstkontakt** erheblich. Schon im Erstgespräch erfolgt auf phänomenologischer Ebene eine Einordnung des Gegenübers, auch hinsichtlich des Geschlechts. Man fragt sich, welche Frau, welcher Mann dieser Mensch ist. Dieser unmittelbare erste Eindruck ist für alle Beteiligten im therapeutischen Prozess entscheidend und wird von Therapeut:innen oft auch diagnostisch genutzt. Dabei spielen bewusste oder unbewusste (Vor)Urteile und Erfahrungen eine Rolle, die sowohl Therapeut:innen als auch Patient:innen gemacht haben. Diese beeinflussen die Passung und prägen das Verhalten (*Schigl* 2016).

Das Auftreten bestimmter Phänomene wie der Ausdruck empathischer oder aggressiver Gefühle, körperlicher Berührungen, erotischer Anziehung oder Dynamiken von Macht und Konkurrenz variiert je nach der **geschlechtsspezifischen Zusammensetzung** in der therapeutischen Dyade oder Gruppe (*Schigl* 2019). In geschlechtshomogenen Dyaden und Gruppen entsteht in der Regel eher ein Gefühl von Vertrautheit und Orientierung als bei gemischtgeschlechtlichen. Das Gefühl von Gleichheit oder Andersartigkeit („Otherness") kann zu geschlechtstypischen Herangehensweisen führen, die unbeabsichtigt differenztheoretische Konzepte von Eigenschaften und Identitäten verstärken. Es kann mitunter zu Missverständnissen kommen, wenn aufgrund des gleichen Geschlechts vorschnell Ähnlichkeiten angenommen werden oder wenn mit dem anderen Geschlecht eine zu zögerliche und zurückhaltende Interaktion erfolgt (*Schigl* 2016). Die Erforschung dieser Themen bei transidenten Personen ist weiterhin marginalisiert (*Höfner* 2020b).

Auch der Einfluss des Geschlechts auf **Diagnostik** (ausführlich dazu: *Höfner* et al. 2022) und **Zielsetzungen** im Rahmen einer Therapie (*Möller-Leimkühler* 2005; BMASGK 2018) ist evidenzbasiert. Hier ist ein fundiertes Verständnis von unterschiedlichen Symptomen, Ausprägungen, Ausdrucksformen und Bewältigungsstrategien entlang intersektionaler Achsen von entscheidender Bedeutung. Ebenso ist großes Einfühlungsvermögen erforderlich, um (verborgene) geschlechtstypische und -konforme Ideale der Patient:innen zu berücksichtigen (*Höfner* et al. 2022; *Schigl* 2018; *Ruck* et al. 2019; *Brown* 2018; *Courtenay* 2011; *Neumann*, *Süfke* 2004; *Grubner* 2014; *Ruck* 2018; *Scheffler* 2010b).

Verunsichernde Situationen im therapeutischen Prozess sind ebenfalls mit dem Geschlecht verbunden, zum Beispiel wenn die Therapie selbst in Frage gestellt wird oder eine ernsthafte Krise auftritt. Unter der Annahme, dass Stereotypen bei der Orientierung und Bewältigung komplexer Wahrnehmungssituationen hilfreich sind, ist es naheliegend, dass dies auch bei herausfordernden Momenten im Verlauf der Psychotherapie der Fall ist. In solchen Situationen tendieren Psychotherapeut:innen eher dazu, auf geschlechtstypische Handlungsschemata und stabilisierende Schablonen zurückzugreifen. Auch ihre Patient:innen neigen dazu, geschlechtsspezifisch auf solche Situationen zu reagieren. „Dies ist etwa der Fall, wenn die therapeutische Beziehung oder das Setting (kontrovers) zur Debatte stehen oder Patient_innen (bzw. Therapeut_innen) starke Gefühle von Anziehung oder Ablehnung für ihr Gegenüber spüren" (*Schigl* 2019, S. 20). In solchen Momenten reagieren beide Seiten je nach ihren Sozialisationserfahrungen mit Beschwichtigung oder Gegenangriff, erleben Kränkung oder fühlen sich geschmeichelt, ziehen sich zurück oder werden noch offensiver, zeigen Hilfsbedürftigkeit und suchen Nähe oder äußern Wut und verhalten sich fordernd (ebenda). Diese Phasen im therapeutischen Prozess sind daher besonders fehleranfällig, das Risiko für problematische Entwicklungen steigt (*Leitner* et al. 2012).

Geschlecht entsteht wesentlich in Interaktion. Die Art und Weise, wie Geschlecht in jeder Interaktion performativ dargestellt wird, beeinflusst die Handlungen innerhalb der **therapeutischen Beziehung**: Kommunikationsstile, Beziehungsgestaltung und Konfliktverhalten sind davon geprägt. Es reicht nicht, Patient:innen lediglich als geschlechtliche Wesen mit bestimmten Verhaltensoptionen zu betrachten. Therapeut:innen sind ebenso Teil dieser Interaktionen. Jeder Therapeut, jede Therapeutin erlebt ihre eigene Geschlechtlichkeit auf individuelle Weise. Dies umfasst persönliche Vorstellungen und leibliche Erfahrungen von Männlichkeit und Weiblichkeit, von Väterlichkeit und Mütterlichkeit sowie ein spezifisches Bild von sich selbst, der Welt und der Zeit, in der wir leben; es ist geprägt von Annahmen über geschlechts(un)typische oder -(un)angemessene Verhaltensweisen sowohl bei Individuen als auch in diversen Gruppen (Diversität). All dies muss im Rahmen von Selbsterfahrung und Supervision bewusst gemacht und reflektiert werden. Nur so können die eigene Biografie und persönliche Standpunkte immer wieder hinterfragt und offen für Veränderungen sein (*Höfner* 2020b). Wenn also „unser Verhalten Geschlechtlichkeit in all ihren Varianten produziert, dann liegt es an uns [Therapeutinnen und Therapeuten], diese unterschiedlichen Verhaltensweisen zu reflektieren, anzupassen, neue Perspektiven auszuloten. Ein solches Verständnis von Gestaltbarkeit wohnt auch jeder Psychotherapie inne“ (*Schigl* 2019, S. 19).

Das Gleiche gilt für Intersektionalität, da sowohl Therapeut:innen als auch Patient:inen unterschiedlichen sozialen (Diskriminierungs-)Kategorien angehören. In diesem Kontext ist es wichtig, sich bewusst zu machen, dass Privilegien durch die Zugehörigkeit zu einer dominanten gesellschaftlichen Gruppe vor allem in Form von blinden Flecken und Unwissenheit sowie darin bestehen, bestimmte belastende Erfahrungen nicht machen zu müssen. Ein geschulter Blick auf Intersektionalität erweitert die Möglichkeit, Prozesse von Übertragung und Gegenübertragung gesellschaftskritisch anzureichern (*Höfner* 2020b). So können Therapeut:innen „die Rolle unbewusster Vorurteile, aber auch die Rolle eigener Erfahrungen und Nicht-Erfahrungen auf Basis von Geschlecht, Klasse, Ethnie, Hautfarbe, sexueller Orientierung, Religion, Geschlechtsidentität, Behinderung, u. v. m. in die Analyse ihrer Gegenübertragungsprozesse miteinbeziehen“ (*Ruck* et al. 2019, S. 9).

Thematisch sind Sexualität, Erotik und Begehren, Liebe und Partnerschaft, Körper und Leiblichkeit, Fragen der Geschlechtsidentität, Gewalt- und Machtkonstellationen und vieles mehr mit Geschlecht und Diversität verbunden (Schigl 2018). Dazu gehört etwa die Vielfalt geschlechtlicher und sexueller Identitäten (*Kunert* 2013; *Nieder* et al. 2014). Einige dieser **Themen**, insbesondere solche, die leibnahe sind (wie Sexualität und Gewalt), lassen sich in geschlechtshomogenen Dyaden und Gruppen leichter besprechen. Besonders in der Arbeit mit Gewaltopfern wird deutlich, dass das „private" und intime Leben der Patient:innen von vielfältigen Machtbeziehungen durchzogen ist. Hier ist Parteilichkeit gefordert: Es ist immens wichtig, als Therapeut:in eine klare Haltung einzunehmen, die Gewalt zu benennen und zu verurteilen (*Preitler* 2006; *Zehetner* 2018).

Auch die Vergeschlechtlichung verschiedener **Arbeitssphären** ist für die Psychotherapie thematisch relevant. Laut *Becker-Schmidt* (2008) führt die Mehrfachbelastung von Frauen durch Erwerbsarbeit und unbezahlte Care- bzw. Reproduktionsarbeit zwar zu erheblichen psychischen Belastungen, bietet aber auch spezifische Chancen. Männern hingegen wird vor allem die konkurrenzgeprägte Sphäre der Lohnarbeit zugewiesen. Obwohl sie in der gegenwärtigen Gesellschaftsordnung eine privilegierte Position einnehmen, können sie physisch und psychisch unter dieser Ordnung leiden (*Connell* 2006; *Brown* 2018; *Courtenay* 2011; *Neumann, Süfke* 2004).

Geschlechternormen wirken wie Ideologien, die strukturelle Ungleichheiten legitimieren und stützen, beispielsweise durch die Vorstellung, dass Frauen besser für die Kindererziehung geeignet seien als Männer. Das Gleiche gilt für alle anderen Diversitätsfaktoren. Für die Psychotherapie ist die Erkenntnis bedeutsam, dass gesellschaftliche Normen für geschlechtskonformes Verhalten, Denken, Fühlen und Erleben bei Männern nach wie vor relativ rigide sind, was weder physisch noch psychisch gesundheitsförderlich ist. Ein Therapieziel, das darauf abzielt, die Handlungs-, Denk-, Gefühls- und Erlebensfähigkeit zu erweitern, steht in vielerlei Hinsicht (insbesondere bezüglich des eigenen Körpers und der Gefühlswelt) den aktuellen hegemonialen männlichen Normen diametral entgegen (*Ruck* et al. 2019). Für die Psychotherapie mit Männern bedeutet dies oft, zunächst am Widerstand gegen die Therapie selbst zu arbeiten (*Neumann, Süfke* 2004), da auch die Inanspruchnahme therapeutischer Hilfe nicht zu diesen Normen zählt.

Ein Großteil der **gendersensiblen Therapien**, unabhängig vom Verfahren, betont die zentrale Bedeutung der Haltung und Perspektive (*Brown* 2018; *Grubner* 2014; *Zehetner* 2018). Es geht darum, ein Bewusstsein für Machtdynamiken in jeder konkreten Situation und jedem spezifischen Kontext zu entwickeln. Dabei muss in der therapeutischen Praxis Geschlecht stets im Zusammenhang mit anderen sozialen Kategorien (Intersektionalität) betrachtet werden. Ziel ist, die Hierarchie zwischen Behandelnden und Behandelten sowie in der Forschung zwischen Forschenden und Erforschten zu reduzieren. Nur so lässt sich der Status quo sowohl auf gesellschaftlicher als auch auf individueller Ebene verändern. Daher müssen Psychotherapeut:innen ein Leben lang aktive Selbstreflexion bezüglich ihrer eigenen Subjektivität und sozialen Position, ihrer Methoden, Methodologien, Theorien sowie ihrer Disziplin betreiben (*Ruck* et al. 2019).

Psychotherapie muss daher stets die gesellschaftlichen Ursachen psychischen Leids in Bezug auf Geschlecht und andere Diversitätsfaktoren berücksichtigen und eine Verbindung von therapeutischen Ansätzen mit gesellschaftspolitischen und öffentlichen Interventionen herstellen. Neben der Sensibilisierung für diese Zusammenhänge im Rahmen der Berufsausbildung sind auch Diskussionen über Qualitätssicherung, Ethikrichtlinien und schulenübergreifende therapeutische Standards erforderlich (*Ruck* et al. 2019).

Insgesamt zeigt sich, dass die Konzepte und Erkenntnisse der Geschlechter- und Intersektionalitätsforschung auch auf praxeologischer Ebene hervorragend mit der Integrativen Prozesstheorie konvenieren. Besonders die Figur-Hintergrund-Relation (*Petzold* 2003a, S. 481) betont die Bedeutung einer gründlichen Aufarbeitung der Hintergrundstrukturen, um die „Ursachen hinter den Ursachen" (wie die Entfremdungseinflüsse des Makrosystems) zu verstehen.

4.2. Integrative Interventionslehre: Gesellschafts-, Macht- und Ideologiekritik durch doppelte Expertenschaft

Der Integrative Interventionsbegriff ist gesellschafts-, macht- und ideologiekritisch, da Intervention immer auch „Eingriff, Machtausübung, Kontrolle" bedeutet und die Gefahr birgt, „krankmachende Bedingungen strukturell zu reproduzieren" (*Petzold* 2003a, S. 502). Ethische und gesellschaftskritische Überlegungen sind daher unverzichtbar, um sicherzustellen, dass „die Rahmenbedingungen von Interventionen, die Ursachen und Hintergründe, welche sie notwendig machen, und gegebenenfalls ihre verdeckten Ziele nicht ausgeblendet werden" (a.a.O.). Interventionen müssen theoriegeleitet, praxisbezogen und forschungsbasiert sein, insbesondere solche mit erheblicher Eingriffsbreite und -tiefe. Sie sollten so gestaltet sein, dass die doppelte Expertenschaft von Betroffenen (für ihre Lebenssituation) und Helfenden (für klinische Belange) Synergien schafft und die Andersheit des Anderen respektiert wird. Die meisten Theorien zu Gender und Diversität lassen sich nahtlos in die Haltungen der Integrativen Therapie eingliedern. Tatsächlich teilen sie die kritische Haltung, den politischen Impetus und das Anliegen der Ermächtigung der Betroffenen (*Höfner* 2020b).

Das Integrative Interventionskonzept ist **multimodal** und **multilateral**, um nicht nur reparativ und symptomatisch zu arbeiten, sondern weit darüber hinaus. Das übergeordnete Ziel ist die Gewährleistung von Selbstregulation und Selbstverwirklichung im Lebenskontext. Es umfasst verschiedene spezifische Zielsetzungen: (1) präventive Prophylaxe, (2) konservierende und stabilisierende Erhaltung, (3) rehabilitative Restitution zur Behebung bzw. Verbesserung von Störungen, (4) evolutive Entwicklung zur Entfaltung und Förderung potenzieller Kompetenzen, (5) supportative Daseinsbewältigung (Coping) bei irreversiblen Störungen und Verlusten, (6) politische Repräsentation zur

Vertretung und Sicherung von Ansprüchen im gesellschaftlichen Kontext sowie (7) infrastrukturelle Amelioration zur Verbesserung sozioökonomischer Bedingungen und materiell-logistischer Ressourcen (*Petzold* 2003a).

Dieser Ansatz spiegelt sich auch in zahlreichen Projekten der Frauen- und Männerbewegungen wider, die auf die Vermeidung von Benachteiligung, die Verbesserung der Bedingungen und die Entwicklung neuer Strategien auf Mikro-, Meso- und Makroebene abzielen. Empowerment, das die Handlungs-, Erlebnis- und Gefühlsfähigkeit auf körperlicher, intrapsychischer, relationaler, sozialer, existenzieller und wertebezogener Ebene erweitert, ist ebenso Haltung integrativ-therapeutischer Prozesse. Daher erfordert es laut *Brown* (2018) den Abbau hierarchischer Strukturen im Therapiekontext, sowohl in der Beziehungsgestaltung, der Diagnostik und den therapeutischen Interventionen als auch im Zugang zur Therapie selbst (z. B. Kosten, Barrierefreiheit auf verschiedenen Ebenen).

In der Praxis bedeutet dies, eine geschlechts- und diversitätssensible Sprache zu verwenden, um Verletzungen zu vermeiden und um den Denk- und Handlungsspielraum zu erweitern. Es erfordert, nicht nur eine auf das Individuum ausgerichtete Sicht auf die Störung einzunehmen, sondern auch die konkreten geschlechtsspezifischen und intersektionalen Lebensumstände der Patient:innen in die therapeutische Analyse einzubeziehen und entsprechend zu intervenieren. Dabei ist eine besondere Sensibilität gegenüber marginalisierten Gruppen notwendig (*Höfner* 2020b).

Zudem können Therapeut:innen als Rollenvorbilder dienen. Gleichgeschlechtliche Rollenmodelle, die geschlechtstypisches Verhalten überschreiten, sind bei der Entwicklung von Resilienz besonders wirkungsvoll (*Richter-Kornweitz* 2011). Diese Überschreitung lässt sich im Rahmen selektiver Offenheit und anderer integrativer Techniken in der Praxis gut umsetzen. Auch Solidaritätserfahrungen in der therapeutischen Beziehung können heilsam und korrigierend wirken, da sie das Machtgefälle in der therapeutischen Arbeitsbeziehung und die damit verbundenen Risiken reduzieren (*Leitner* et al. 2012).

4.3. Integrative Methodenlehre: Gendersensible Heilung und Förderung

Die Arbeit mit **Kreativen Medien** eignet sich hervorragend zur Bearbeitung geschlechtsspezifischer und diversitätssensibler Themen. Auch die Bibliotherapie ermöglicht es, auf Aspekte einzugehen, die mit Geschlecht und anderen Diversitätsfaktoren verbunden sind. Das Gleiche gilt für die Arbeit mit Farben, Collagen und Zeichnungen, wobei Bodycharts aufgrund ihrer Nähe zum Leib besonders hervorgehoben werden sollten. Beim plastischen Arbeiten mit Ton können verschiedene Aspekte von Geschlechtlichkeit auch ohne Worte vertieft werden. Symbole für Weiblichkeit, Männlichkeit und Diversität sowie Imaginationsübungen eröffnen Freiräume zur Neugestaltung. Durch die Darstellung der fünf Säulen der Identität kann Geschlecht und Diversität in allen Lebensbereichen hinterfragt werden. Auch die Technik des Genderpanoramas ist erwähnenswert, da sie die Bearbeitung genderrelevanter entwicklungspsychologischer und sozialisationsbedingter Thematiken ermöglicht (*Höfner* 2020b). Musik- und bewegungstherapeutische Interventionen gehen im wahrsten Sinne unter die Haut. Sie wirken tief und fördern den Ausdruck von Erlebtem sowie Zukünftigem entlang der Achsen von Geschlecht und Diversität. In gruppentherapeutischen Rollenspielen und szenischem Arbeiten kann Altes reinszeniert und Neues ausprobiert werden. Intermediale Quergänge gelten dabei als besonders wirkungsvoll (siehe auch *Petzold, Orth* 2001; *Petzold* et al. 2019).

Im Rahmen der **vier Wege der Heilung und Förderung** (*Petzold* 2003a) lassen sich folgende Schwerpunkte in Bezug auf Geschlecht und Diversität identifizieren:

(1) Bei der Bewusstseinsarbeit müssen Patient:innen auf größere gesellschaftliche Zusammenhänge und deren Auswirkungen auf individuelles Erleben sowie auf Handlungsspielräume hingewiesen werden. Die aktuelle Gesellschaftsordnung bringt unterschiedliche Chancen, Risiken und Probleme mit sich, die bewusst gemacht und in Bezug auf die eigene Biografie und Identität reflektiert werden müssen (*Höfner* 2020b; *Schigl* 2018; *Petzold* 2003a; *Petzold* et al. 2019).

(2) Im Bereich der Nach- und Neusozialisation können Therapeut:innen durch emotionale Differenzierungsarbeit und die Förderung der Willensstrebungen identitätsfördernd wirken. Dabei werden in der therapeutischen Situation gemeinsam Perspektiven erweitert und neue Modelle entwickelt. Jeder Diversitätsfaktor kann bei der Entfaltung und prospektiven Weitung der Potenziale hilfreich sein (*Höfner* 2020b; *Schigl* 2018; *Petzold* 2003a; *Petzold* et al. 2019).

(3) Was die ressourcenorientierte Erlebnisaktivierung anbelangt, so erweist sich diese Methode bei der Verbesserung der Selbstwirksamkeit (Coping und Creating) als äußerst fruchtbar. Durch multiple Stimulierung werden alternative Erfahrungsmöglichkeiten im Sinne korrigierender Erfahrungen bereitgestellt. Dies ermöglicht einen lebendigen Prozess der selbstbestimmten Gestaltung der eigenen Biografie, wobei Konflikte, Defizite und Verletzungen, die entlang der verschiedenen Diversitätsfaktoren erlebt wurden, bearbeitet werden können (*Höfner* 2020b; *Schigl* 2018; *Petzold* 2003a; *Petzold* et al. 2019).

(4) Die Förderung von exzentrischer Überschau und Solidaritätserfahrungen ist in der Integrativen Therapie von hohem Wert, da es um die Entwicklung persönlicher Souveränität geht. Eine solidarische Haltung der Therapeut:in in Bezug auf Verletzungen und Konflikte der Patient:in entlang der Kategorien Geschlecht und Intersektionalität durch Sharing, Feedback oder selektive Offenheit ist heilsam. Diese Solidarität soll jedoch nicht auf die therapeutische Beziehung beschränkt bleiben, sondern zur Entwicklung engagierter Verantwortung im Umfeld der Patient:innen führen, was wiederum neue Erfahrungen ermöglicht (*Höfner* 2020b; *Schigl* 2018; *Petzold* 2003a; *Petzold* et al. 2019).

Das therapeutische Setting muss so gestaltet sein, dass die Würde der Patient:innen gewahrt bleibt. Dazu zählt das Bewusstsein, dass Macht und Abhängigkeit in jeder therapeutischen Beziehung eine zentrale Rolle spielen können. Es ist unerlässlich, sich dieser Thematik nicht zu entziehen, sondern aktiv und metareflexiv damit umzugehen (*Ruck* et al. 2019).

5. Fazit

Die Integrative Therapie berücksichtigt in allen Behandlungsphasen und Interventionen den systematischen Einfluss von Geschlecht und anderen Diversitätsfaktoren (*Höfner* et al. 2024). Diese Faktoren tauchen bereits im Überweisungskontext oder bei der Wahl der Therapeut:in durch die Patient:in auf. Sie beeinflussen Erstkontakt, Diagnosestellung und Zielvereinbarung (*Höfner* et al. 2022; *Schigl* 2018). Aus diesem Grund ist ein umfassendes Wissen über unterschiedliche Symptome, Ausprägungen, Ausdrucksformen und Bewältigungsstrategien entlang der Achse verschiedener Dimensionen von Intersektionalität ebenso erforderlich wie großes Einfühlungsvermögen hinsichtlich (versteckter) geschlechtstypischer und -konformer Ideale der Patient:innen (*Höfner* 2020a; *Höfner* et al. 2022, *Höfner* et al. 2024).

Integrative Interventionen basieren auf einer multiperspektivischen Herangehensweise und wirken differenziell auf verschiedene Systeme ein, einschließlich personeller, sozialer, ökologischer, ökonomischer und politischer Systeme. Ziel ist eine sorgfältig geplante, theoriegeleitete und ethisch gerechtfertigte Veränderung. Dabei müssen alle Beteiligten einbezogen und übergeordnete Zusammenhänge (Kontext/Kontinuum) berücksichtigt werden. Dies kann nur durch eine intersubjektive Ko-respondenz im Sinne einer doppelten Expertenschaft erreicht werden (*Höfner* 2020a).

Innerhalb einer gelungenen Therapie werden die Grenzen von Geschlecht – dort wo sie einschränkend und krankmachend sind – überwunden. Dadurch eröffnen sich für die Betroffenen neue Handlungsspielräume. Geschlechterstereotypien, wie etwa die oft unterstellte größere Beziehungsorientierung von Frauen oder die Aufgaben- und Leistungsorientierung von Männern, müssen kritisch hinterfragt werden. Nur so kann im psychotherapeutischen Prozess eine Aufweichung allzu einseitiger, rigider und damit potenziell gesundheitsschädigender Sichtweisen gefördert werden (*Schigl* 2018; *Ruck* et al. 2019; *Brown* 2018; *Courtenay* 2011; *Neumann, Süfke* 2004; *Ruck* 2018; *Scheffler* 2010b).

Gleiches gilt für Intersektionalität, da sowohl Therapeut:innen als auch ihre Patient:innen unterschiedlichen sozialen Kategorien angehören. Sie kommen aus verschiedenen sozialen Schichten und Ethnien, haben unterschiedliche Hautfarben, sexuelle Orientierungen, Religionen, Bildungshintergründe und vieles mehr (*Höfner* et al. 2024). Wenn diese Aspekte im Rahmen der Psychotherapie nicht ausreichend reflektiert und thematisiert werden, können durch

Unwissenheit blinde Flecken entstehen. Denn die Zugehörigkeit zu einer dominanten gesellschaftlichen Gruppe bedeutet oft, bestimmte belastende Erfahrungen nicht machen zu müssen. Ein geschulter Blick auf Intersektionalität erweitert zudem die Möglichkeit, Prozesse von Übertragung und Gegenübertragung gesellschaftskritisch anzureichern (*Höfner* 2020a; *Höfner* et al. 2022). Dadurch können Therapeut:innen „die Rolle unbewusster Vorurteile sowie die Bedeutung eigener Erfahrungen und Nicht-Erfahrungen in Bezug auf Geschlecht, Klasse, Ethnie, Hautfarbe, sexuelle Orientierung, Religion, Geschlechtsidentität, Behinderung usw. in die Analyse ihrer Gegenübertragungsprozesse miteinbeziehen" (*Ruck* et al. 2019, S. 9).

Themen wie Sexualität, Erotik und Begehren, Liebe und Partnerschaft, Körper und Leiblichkeit, Fragen der Geschlechtsidentität, Gewalt- und Machtkonstellationen und vieles mehr sind eng mit Geschlecht und Diversität verknüpft (*Schigl* 2018). Manche dieser Themen, vorrangig solche, die leibnahe sind (z. B. Sexualität, Gewalt etc.), können mit Therapeut:innen des gleichen Geschlechts leichter besprochen werden. Insbesondere bei der Arbeit mit Gewaltopfern zeigt sich dies immer wieder (*Höfner* 2020a; *Höfner* et al. 2022; *Höfner* et al. 2024).

Es ist folglich unverzichtbar, im Rahmen psychotherapeutischer Prozesse gesellschaftliche Ursachen psychischen Leids entlang der Achse Geschlecht sowie anderer Diversitätsfaktoren zu berücksichtigen, und die therapeutischen Interventionen darauf auszurichten. Jede Therapeut:in hat zudem die Verpflichtung, die eigenen Positionen zu Gender- und Diversitätsfragen zu klären. Dies sollte im Rahmen von Selbsterfahrung, Supervision und Intervision kontinuierlich bewusst gemacht werden (*Höfner* et al. 2024).

Literatur

Abdul-Hussain, S., Baig, S. (Eds.) (2009): Diversity in Supervision, Coaching und Beratung. Wien: Facultas.

Abdul-Hussain, S. (2012): Genderkompetenz in Supervision und Coaching. Mit einem Beitrag von Ilse Orth und Hilarion G. Petzold zu „Genderintegrität". Wiesbaden: VS.

Baumgardner, J., & Richards, A. (2000): Manifesta: Young Women, Feminism, and the Future. New York: Farrar, Straus & Giroux.

Becker-Schmidt, R. (1980): Widersprüchliche Realität und Ambivalenz: Arbeitserfahrungen von Frauen in Fabrik und Familie. *Kölner Zeitschrift für Soziologie und Sozialpsychologie, 32* (4), 705-725.

Becker-Schmidt, R., Knapp, G.-A., Schmidt, B., Friedrich-Ebert-Stiftung Forschungsinstitut (1984): Eines ist zuwenig – beides ist zuviel: Erfahrungen von Arbeiterfrauen zwischen Familie und Fabrik. Neue Gesellschaft.

Becker-Schmidt, R. (2008): Doppelte Vergesellschaftung von Frauen. Divergenzen und Brückenschläge zwischen Privat- und Erwerbsleben. In: *R. Becker, B. Kortendiek* (Eds.), Handbuch Frauen- und Geschlechterforschung (S. 65-74).Wiesbaden: VS-Verlag.

Beck-Gernsheim, E. (1976): Der geschlechtsspezifische Arbeitsmarkt. Frankfurt/Main: Suhrkamp.

BMASGK/Bundesministerium für Arbeit, Soziales, Gesundheit und Konsumentenschutz (Ed.). (2018): Gender-Gesundheitsbericht: Schwerpunkt psychische Gesundheit am Beispiel Depression und Suizid. Wien.

Braun, F., Pasero, U. (Eds.) (1997): Kommunikation von Geschlecht. Pfaffenweiler: Centaurus.

Brown, L. (2018) : Feminist therapy. American Psychological Association.

Butler, J. (1991): Das Unbehagen der Geschlechter. Frankfurt/Main: Suhrkamp.

Butler, J. (1995): Körper von Gewicht. Die diskursiven Grenzen des Geschlechts. Berlin: Berlin Verlag.

Butler, J. (1998): Haß spricht. Zur Politik des Performativen. Berlin: Berlin Verlag.

Butler, J. (2001): Psyche der Macht. Das Subjekt der Unterwerfung. Frankfurt/Main: Suhrkamp.

Butler, J. (2004): *Undoing gender*. London: Routledge.

Butler, J. (2005): Gefährdetes Leben. Politische Essays. Frankfurt/Main: Suhrkamp.

Butler, J. (2021): Das Unbehagen der Geschlechter (22nd ed.). Berlin: Suhrkamp.

Canaan, J., Griffin, C. (1990): The New Men's Studies: Part of the Problem or Part of the Solution? In: *J. Hearn, D. Morgan* (Eds.), Men, masculinities and social theory (S. 206-214). Unwin Hyman.

Connell, R. (1987). *Gender and power. Society, the person and sexual politics*. Stanford: Stanford Univ. Press.

Connell, R. (1995) : *Masculinities*. Cambridge: Cambridge Univ. Press.

Connell, R. (2002): Gender. Cambridge: Polity Press.

Connell, R. (2006): Der gemachte Mann. Konstruktion und Krise von Männlichkeiten. Wiesbaden: VS-Verlag.

Crenshaw, K. (1989). Demarginalizing the Intersection of Race and Sex: A Black Feminist Critique of Antidiscrimination Doctrine, Feminist Theory and Antiracist Politics. *University of Chicago Legal Forum*, 1989(1), 139-167. https://chicagounbound.uchicago.edu/uclf/vol1989/iss1/8

Dackweiler, R. (2000). „Wir sind der Nukleus der globalen Zivilgesellschaft" – Zusammenspiel und Wechselverhältnis der internationalen und nationalen Frauenbewegungen am Beispiel des österreichischen Gewaltschutzgesetzes. In I. Lenz, M. Mae, & K. Klose (Eds.), *Frauenbewegungen weltweit. Aufbrüche, Kontinuitäten, Veränderungen* (S. 167-199). Opladen: Leske+Budrich.

de Beauvoir, S. (2021): Das andere Geschlecht: Sitte und Sexus der Frau (24th ed.). Reinbek: Rowohlt.

Courtenay, W. (2011): Dying to be men. Psychosocial, environmental, and biobehavioral directions in promoting the health of men and boys. London: Routledge.

Dölling, I., Krais, B. (Eds.) (1998): Ein alltägliches Spiel. Geschlechterkonstruktionen in der sozialen Praxis. Frankfurt/Main: Suhrkamp.

Duden. (n.d.). *Genus* [online]. Berlin: Bibliographisches Institut GmbH. https://www.duden.de/rechtschreibung/Genus.

Duden. (n.d.). *Geschlecht* [online]. Berlin: Bibliographisches Institut GmbH. https://www.duden.de/rechtschreibung/Geschlecht.

Eckert, R. (Ed.). (1979): *Geschlechterrollen und Arbeitsteilung. Mann und Frau in soziologischer Sicht.* München: C. H. Beck.

Engelfried, C., & Ostrowski, M. (2022): Geschlecht [online]. *socialnet Lexikon*. Bonn: socialnet. https://www.socialnet.de/lexikon/497.

Gardenswartz, L., & Rowe, A. (1998): *Managing diversity: A complete desk reference and planning guide*. New York: McGraw-Hill.

Gerhard, U. (2009): Frauenbewegung und Feminismus. Eine Geschichte seit 1789. München: Beck.

Goffman, E. (2001): Interaktion und Geschlecht. Frankfurt/Main: Campus.

Grubner, A. (2014): Geschlecht therapieren. Andere Erzählungen im Kontext narrativer systemischer Therapie. Heidelberg: Carl Auer.

Guth, D. (2016): Gender und Queer Studies. In: *E. Gaugele, J. Kastner* (Eds.), Critical studies: Kultur- und Sozialtheorie im Kunstfeld (S. 225-240). Wiesbaden: Springer VS.

Hagemann-White, C. (1984). *Sozialisation: weiblich – männlich*. Stuttgart: Westdeutscher Verlag.

Hark, S. (2010): Lesbenforschung und Queer Theorie: Theoretische Konzepte, Entwicklungen und Korrespondenzen. In: *R. Becker, B. Kortendiek* (Eds.), Handbuch Frauen- und Geschlechterforschung. Theorie, Methoden, Empirie (S. 108-115). Wiesbaden: VS.

Hirschauer, S. (1989): Die interaktive Konstruktion von Geschlechtszugehörigkeit. *Zeitschrift für Soziologie, 18*(2), 100-118. https://doi.org/10.25595/150.

Hirschauer, S. (1996): Wie sind Frauen, wie sind Männer? Zweigeschlechtlichkeit als Wissenssystem. In C. Eifert, A. Epple, M. Kessel, M. Michaelis, C. Nowak, K. Schicke, & D. Weltecke (Eds.), *Was sind Frauen? Was sind Männer? Gender Studies. Geschlechterkonstruktionen im historischen Wandel* (S. 240-256). Frankfurt/Main: Suhrkamp.

Höfner, C. (2007): Gender Vertigo. Eine Verführung. *Integrative Therapie – Zeitschrift für vergleichende Psychotherapie und Methodenintegration, 33(3)*, 279-298.

Höfner, C. (2008): Gender Vertigo – (Un)Gleichheit und (In)Differenz. Zur Notwendigkeit der Integration von Frauen- und Männerforschung. *Psychologische Medizin, 2*, 22-33.

Höfner, C. (2020a): Geschlechtertheorien. In *A. Leitner & C. Höfner* (Eds.), Handbuch Integrative Therapie (S. 241-272). Wien: Springer.

Höfner, C. (2020b): Entlang des Tree of Science. In: *A. Leitner, C. Höfner* (Eds.), Handbuch Integrative Therapie (S. 273-305). Wien: Springer.

Höfner, C. (2020c): Achsen der Differenz: Diversität, Intersektionalität und Othering im therapeutischen Kontext. *ÖBVP News*, 31-33.

Höfner, C., Rohrhofer, M. T., Zieser-Stelzhammer, L. (2022): Geschlechtsspezifische Einflussfaktoren im diagnostischen Prozess. In *C. Höfner, M. Hochgerner* (Eds.), Psychotherapeutische Diagnostik. Kompendium für alle in Österreich anerkannten Therapieverfahren (S. 41-62). Wien: Springer.

Höfner, C., Mantl, G., & Stefan, R. (2024): Integrative Therapie. Praxis Psychotherapie, Band 5. Wien: Facultas.

Honegger, C. (1991): *Die Ordnung der Geschlechter: Die Wissenschaften vom Menschen und das Weib: 1750-1850.* Frankfurt/Main: Campus.

Kotthoff, H. (Ed.). (1996): Das Gelächter der Geschlechter. Konstanz: UVK Verlagsgesellschaft.

Kunert, C. (2013): Werden wollen, wer man wirklich ist. Transsexualität als konstitutionelle Geschlechtsinkongruenz. *Person, 17*(1), 34-46.

Lampert, T., Richter, M., Schneider, S., Spallek, J., Dragano, N. (2016): Soziale Ungleichheit und Gesundheit. Stand und Perspektiven der sozialepidemiologischen Forschung in Deutschland. *Bundesgesundheitsblatt Gesundheitsforschung Gesundheitsschutz, 59*(2), 153-165.

Leitner, A., Märtens, M., Höfner, C., Koschier, A., Gehrlich, K., Hinterwallner, H., Liegl, G., Schigl, B. (2012): Psychotherapie: Risiken, Neben-Wirkungen und Schäden. Zur Förderung der Unbedenklichkeit von Psychotherapie. Department für Psychosoziale Medizin und Psychotherapie an der Donau-Universität Krems.

Lettow, S. (2018): Biologie – Biopolitik – Biophilosophie: Epistemologie und Politik der Geschlechterverhältnisse. In: *M. Koreuber, B. Aßmann* (Eds.), Das Geschlecht in der Biologie: Aufforderung zu einem Perspektivenwechsel (S. 23-42). Baden-Baden: Nomos.

Lucke, D. (2003): Die Kategorie Geschlecht in der Soziologie. *gender... politik... online*. http://www.fu-berlin.de/gpo/lucke.html.

Mead, G. H. (1968): Geist, Identität und Gesellschaft. Frankfurt/Main: Suhrkamp.

Meuser, M. (2010a): Geschlecht und Männlichkeit. Soziologische Theorie und kulturelle Deutungsmuster. Wiesbaden: VS-Verlag.

Meuser, M. (2010b): Geschlecht, Macht, Männlichkeit. Strukturwandel von Erwerbsarbeit und hegemoniale Männlichkeit. *Erwägen – Wissen – Ethik, 21* (3), 325-336.

Meuser, M. (2010c): Junge Männer: Aneignung und Reproduktion von Männlichkeit. In R. Becker & B. Kortendiek (Eds.), *Handbuch Frauen- und Geschlechterforschung. Theorie, Methoden, Empirie* (S. 428-435). Wiesbaden: VS-Verlag.

Möller-Leimkühler, A. M. (2005): Geschlechtsrolle und psychische Erkrankung. *Journal für Neurologie, Neurochirurgie und Psychiatrie, 6* (3), 29-35.

Neumann, W., Süfke, B. (2004): Den Mann zur Sprache bringen. Psychotherapie mit Männern. Tübingen: dgvt.

Nieder, T., Briken, P., Richter-Appelt, H. (2014): Transgender, Transsexualität und Geschlechtsdysphorie: Aktuelle Entwicklungen in Diagnostik und Therapie. *PSYCH up2date, 7*, 373-389.

Orth, I. (2010): Weibliche Identität und Leiblichkeit – Prozesse „konvivialer“ Veränderung und Entwicklung – Überlegungen für die Praxis. In: *H. G. Petzold, I. Orth, J. Sieper* (Eds.), Gewissensarbeit, Weisheitstherapie, Geistiges Leben als Themen moderner Psychotherapie (S. 245-278). Wien: Krammer.

Ostner, I. (1978): Beruf und Hausarbeit: die Arbeit der Frau in unserer Gesellschaft. Frankfurt/Main: Campus.

Palm, K. (2020): Gibt es geschlechtsspezifische kognitive Fähigkeiten? In: *B. Rendtorff, C. Mahs, A.-D. Warmuth* (Eds.), Geschlechterverwirrungen: Was wir wissen, was wir glauben und was nicht stimmt (S. 160-167). Frankfurt/Main: Campus.

Petrowski, K., Hessel, A., Körner, A., Weidner, K., Brähler, E., Hinz, A. (2014): Die Einstellung zur Psychotherapie in der Allgemeinbevölkerung. *PPmP – Psychotherapie Psychosomatik Medizinische Psychologie, 64* (2), 82-85.

Petzold, H. G., Sieper, J. (2012): Gerechtigkeit und the Power of Difference – Das schöpferische Potential der Genderverschiedenheit. In *POLYLOGE: Materialien aus der Europäischen Akademie für psychosoziale Gesundheit.*

Petzold, H. G. (2003): Integrative Therapie: Modelle, Theorien & Methoden einer schulenübergreifenden Psychotherapie. Paderborn: Junfermann.

Petzold, H. G., Leeser, B., Klempnauer, E. (Eds.). (2019): Wenn Sprache heilt: Handbuch für Poesie- und Bibliotherapie, Biographiearbeit und Kreatives Schreiben. Festschrift für Ilse Orth. Bielefeld: Aisthesis.

Petzold, H. G., Orth, I. (2012): „Genderintegrität“ als neues Leitparadigma für Supervision und Coaching in vielfältigen Kontexten – ein ko-reflexiver Beitrag zu „Genderkompetenz“. In S. Abdul-Hussain (Ed.), *Genderkompetenz in Supervision und Coaching* (S. 195-298). Wiesbaden: VS Verlag.

Petzold, H. G., Orth, I. (Eds.). (2001): *Die neuen Kreativitätstherapien: Handbuch der Kunsttherapie.* Paderborn: Junfermann.

Pleck, J. (1981): The Myth of Masculinity. Boston: MIT Press.

Preitler, B. (2006): Ohne jede Spur... Psychotherapeutische Arbeit mit den Angehörigen „verschwundener“ Personen. Giessen: Psychosozial.

Pross, H. (1974): Die Wirklichkeit der Hausfrau. Reinbek: Rowohlt.

Pross, H. (1978): Die Männer. Reinbek: Rowohlt.

Rauchfleisch, U. (2002): Therapieschäden bei lesbischen, schwulen und bisexuellen Klientinnen und Klienten. In: *M. Märtens, H. G. Petzold* (Eds.), Therapieschäden. Risiken und Nebenwirkungen von Psychotherapie (S. 282-292). Mainz: Matthias-Grünewald-Verlag.

Rerrich, M., Hagemann-White, C. (1988): Einleitung. In: *C. Hagemann-White, M. Rerrich* (Eds.), FrauenMännerBilder: Männer und Männlichkeit in der feministischen Diskussion (S. 1-11). Bielefeld: AJZ.

Richter-Kornweitz, A. (2011): Gleichheit und Differenz – Die Relation zwischen Resilienz, Geschlecht und Gesundheit. In M. Zander (Ed.), *Handbuch Resilienzförderung* (S. 240-274). Wiesbaden: VS-Verlag.

Ruck, N. (2018): Psychotherapie und Geschlecht – Zur Bedeutung von Geschlecht, feministischer Therapie und feministischer Ökonomie für die Psychotherapie. *Psychologie & Gesellschaftskritik, 42*(2-3), 49-73.

Ruck, N., Köhne, M., Beck, M., et al. (2019): Feministische Therapie – frauenspezifische Therapie – gendersensible Therapie. *Psychotherapie Forum, 23*, 4-10. https://doi.org/10.1007/s00729-019-0111-4.

Ruck, N., Köhne, M., Beck, M., Knasmüller, F., Luckgei, V., Parzer, E. (2019): Feministische Therapie – frauenspezifische Therapie – gendersensible Therapie. Historische Entwicklung und Kernmerkmale einer Querschnittperspektive. *Psychotherapie Forum, 23* (1-2), 4-10.

Scheffler, S. (2010b): Und sie bewegt sich doch! Entwicklung und Zukunft frauenspezifischer Psychotherapie und Beratung. In Frauen beraten Frauen (Eds.), *In Anerkennung der Differenz. Feministische Beratung und Psychotherapie* (S. 45-60). Giessen: Psychosozial-Verlag.

Scheffler, S. (2010a): Psychologie: Arbeitsergebnisse und kritische Sichtweisen psychologischer Geschlechterforschung. In: *R. Becker, B. Kortendiek* (Eds.), Handbuch Frauen- und Geschlechterforschung. Theorie, Methoden, Empirie (S. 659-667). Wiesbaden: VS-Verlag.

Schiavio, A., van der Schyff, D. (2018): 4E Music Pedagogy and the Principles of Self-Organization. *Behavioral sciences (Basel, Switzerland), 8*(8), 72. https://doi.org/10.3390/bs8080072.

Schigl, B. (2016): Wenn gendered individuals einander begegnen. Von der Notwendigkeit genderkompetenter Psychotherapie und Beratung. *Zeitschrift für Psychodrama und Soziometrie, 15*, 7-19.

Schigl, B. (2018): Psychotherapie und Gender. Konzepte. Forschung. Praxis. Wien: Springer.

Schigl, B. (2019): Gender als notwendige Perspektive psychotherapeutischen Handelns. *Psychotherapie Forum, 23*(1-2), 18-24.

Singer, M. (2005): Geteilte Wahrheit. Feministische Epistemologie, Wissenssoziologie und Cultural Studies. Wien: Löcker.

Spivak, G. C. (1994): Can the Subaltern Speak? In: *P. Williams, L. Chrisman* (Eds.), *Colonial discourse and post-colonial theory. A reader* (S. 66-111). Columbia: Columbia Univ. Press.

Stefan, R. (2020): Zukunftsentwürfe des Leibes. Integrative Psychotherapiewissenschaft und kognitive Neurowissenschaften im 21. Jahrhundert. Wien: Springer.

Stein-Hilbers, M. (1994): Männer und Männlichkeit in der neueren sozialwissenschaftlichen Diskussion. *Psychologie und Gesellschaftskritik, 18*(3/4), 67-79.

Thürmer-Rohr, C. (1984): Der Chor der Opfer ist verstummt. Eine Kritik an Ansprüchen der Frauenforschung. *Beiträge zur feministischen Theorie und Praxis, 7*(11), 71-84.

Thürmer-Rohr, C. (2010): Mittäterschaft von Frauen: Die Komplizenschaft mit der Unterdrückung. In: *R. Becker, B. Kortendiek* (Eds.), *Handbuch Frauen- und Geschlechterforschung. Theorie, Methoden, Empirie* (S. 88-93). Wiesbaden: VS-Verlag.

Tolson, A. (1977): *The Limits of Masculinity.* London: Tavistock.

Villa, P.-I. (2019): Sex – Gender: Ko-Konstitution statt Entgegensetzung. In: *B. Kortendiek, B. Riegraf, K. Sabisch* (Eds.), Handbuch Interdisziplinäre Geschlechterforschung (S. 23-33). Wiesbaden: Springer VS.

Villa, P.-I. (2020): Bodies matter: Zur Materialität und Relevanz von (Geschlechts-)Körpern. In B. Rendtorff, C. Mahs, & A.-D. Warmuth (Eds.), *Geschlechterverwirrungen: Was wir wissen, was wir glauben und was nicht stimmt* (S. 145-151). Frankfurt/Main: Campus.

Walter, W. (1996): *Männer entdecken ihr Geschlecht. Zu Inhalten, Zielen, Fragen und Motiven von Kritischer Männerforschung. In* BauSteineMänner (Ed.), *Kritische Männerforschung. Neue Ansätze in der Geschlechtertheorie*. Hamburg: Argument.

West, C., Zimmerman, D. H. (1987): Doing Gender. *Gender & Society, 2*(1), 125-151.

World Health Organization. (2014): Preventing suicide: A global imperative. Retrieved from https://www.who.int/mental_health/suicide-prevention/world_report_2014/en/.

Winker, G., Degele, N. (2009): Intersektionalität. Zur Analyse sozialer Ungleichheiten. Bielefeld: transcript.

Zehetner, B. (2018): Woran erkenne ich feministische Therapie? *Psychologie & Gesellschaftskritik, 42*(1), 103-123.

Methodenintegration in der psychotherapeutischen Praxis[1]

Hans-Christoph Eichert

Inhalt

Zusammenfassung: Im Rahmen einer Befragung von Psychotherapeut:innen in Deutschland, der Schweiz und Österreich wurde untersucht, ob sich die in der Psychotherapiewissenschaft diskutierte Methodenintegration in der psychotherapeutischen Praxis widerspiegelt. Dazu wurden Psychotherapeut:innen (N=150) aus den Ländern gebeten, auf einer 5-stufigen Skala die Bedeutung von Heilfaktoren, Modalitäten und Beziehungsmodalitäten, Medien und Strukturebenen (nach *Orth & Petzold* 2015) für ihre praktische Arbeit anzugeben. Die verfahrens- und länderbezogene Analyse der Daten zeigt, dass sich unterschiedliche Einschätzungen weniger bei den klassischen Heilfaktoren als bei (Beziehungs-)Modalitäten, Medien und Strukturebenen ergeben. Dabei schätzen Psychotherapeut:innen mit Zweitverfahren Integrative Psychotherapie und Psychotherapeut:innen aus der Schweiz, wo dieses Verfahren verbreiteter ist, die praktische Bedeutsamkeit höher ein.

Hintergrund der Studie sind Überlegungen zu einem Forschungsprojekt zur Wirksamkeit theoriebasierter integrativer Psychotherapie i. S. von *Petzold* (vgl. *Orth & Petzold* 2015). Die Studie ist Bestandteil des Projekts „Vorstudie zum Forschungsprogramm Integrative Psychotherapie" (IPSY) an der Pädagogischen Hochschule Heidelberg. Das Verfahren der „Integrativen Psychotherapie" ist in den 1960er Jahren begründet worden. Neben leibtheoretischen Referenztheorien (*Merleau-Ponty* 1974 [1966] weist das Verfahren Bezüge zur aktiven Analyse (*Ferenczi & Rank* 1924), Gestalttherapie (*Perls* et al. 1951), Psychodrama (*Moreno* 1990) sowie zu behavioralen (*Lazarus & Folkmann* 1984) und körperpsychotherapeutischen (*Reich* 1949, *Lowen* 1977) Ansätzen auf. Es versteht sich als ein Verfahren, das verschiedene therapeutische Ansätze theoriebasiert integriert. Angewandt wird es heute hauptsächlich in der Schweiz und Österreich. In Deutschland gehört die Integrative Therapie aktuell nicht zu den Richtlinienverfahren. Vor diesem Hintergrund wurden auch Psychotherapeut:innen aus Österreich und der Schweiz in die Befragung einbezogen, um eine breitere Basis für das Verfahren in der Untersuchung gewinnen zu können.

1 Erstveröffentlichung in: *Psychotherapie-Wissenschaft* 14 (2), 2024, 59-70.

Hintergrund der Studie

Seit vielen Jahren werden im Feld der Psychotherapie die Fragen nach deren Wirksamkeit und Wirkungsweise gestellt und untersucht, ohne dass sich darüber ein allgemeiner Konsens gebildet hätte. Es gilt zwar als unbestritten, dass die Unterschiede zwischen den verschiedenen Therapieverfahren nur gering sind, die verschiedenen Richtungen also ähnlich effizient sind. Auch mag man zur Kenntnis genommen haben, dass auch innerhalb der „Schulen" die Qualität der Therapieergebnisse weit auseinandergeht, dass also in allen Verfahren „gute" und „schlechte" Psychotherapeut:innen gibt (von *Wyl* et al. 2016).

Auf der Suche nach den Wirkungsweisen und Wirkfaktoren hat man sich nach einer anfänglich reinen Outcome-Forschungs-Phase im Rahmen der Prozessforschung seit 1955 mit allgemeinen Wirkfaktoren der Therapie befasst, welche in jeder Therapie zum Tragen kommen, unabhängig davon, welche Methoden und Techniken der/die Therapeut:in anwendet (vgl. *Helle* 2019). Nach *Grawe* (1998) gehören dazu Ressourcenaktivierung, Motivationale Klärung, Problemaktualisierung, Problembewältigung und die Therapeutische Beziehung. Andere Autor:innen haben diese Aufstellung durch weitere Konzepte ergänzt wie z. B. Emotionales Abreagieren, Korrektive emotionale Erfahrung, Emotionsregulation, Mentalisierung und Selbstnarration (*Jorgenson* 2004).

Spätere Beiträge zum Thema befassen sich mit den Zusammenhängen zwischen spezifischen Techniken und allgemeinen Wirkfaktoren. So beziehen *Pfammatter* et al. (2012, S. 25) 22 in der Literatur beschriebene allgemeine Wirkfaktoren auf 22 Standardtechniken psychotherapeutischer Hauptrichtungen (Kognitive Verhaltenstherapie, Tiefenpsychologische Psychotherapie, Humanistische Psychotherapie und Systemische Therapie) und legen nahe, dass „die Umsetzung und Wirkung allgemeiner Wirkfaktoren sehr wohl von der spezifischen Therapietechnik und dem spezifischen Störungsbild abhängen" (ibid., S. 30).

Eine Metaanalyse von *Wampold* et al. (2018) zu allgemeinen und spezifischen Wirkfaktoren (2018) kommt allerdings zu dem Ergebnis, dass Kontextuelle Faktoren (Allianz, Empathie, Zielkonsens, Wertschätzung, Echtheit, kulturelle Adaption und die Therapeut:innenpersönlichkeit) mit grösseren Effektstärken verbunden sind als spezifische Wirkfaktoren.

Petzold et al. (2016) haben vor dem Hintergrund integrativ-therapeutischer Überlegungen 17 Heil- und Wirkfaktoren theoretisch herausgearbeitet, welche, differenziell angewandt, gezielt für spezifische Veränderungsprozesse eingesetzt werden. Formuliert sind die Heilfaktoren als Bereiche, in denen eine psychotherapeutische Förderung stattfindet. Ergänzt werden die Heil- und Wirkfaktoren durch Modalitäten, Beziehungsmodalitäten, Medien und Strukturebenen der psychotherapeutischen Behandlung, die i. S. spezifischer Faktoren wirken. In Tabelle 1 findet sich eine Übersicht aller Faktoren.

Heilfaktoren	Modalitäten	Beziehungs-modalitäten	Medien	Strukturebenen
Einfühlendes Verstehen, Empathie	Übungszentriert-funktionale Modalität	Kontakt	Sprache	Stärkung von Selbst- und Selbstwertgefühl
Emotionale Annahme und Stütze	Konservativ-stützende Modalität	Begegnung	bildnerische Medien	Stärkung von Kohärenzwahrnehmung
Hilfen bei der realitätsgerechten Lebensbewältigung	Erlebniszentriert-stimulierende Modalität	Beziehung	poetische Medien	Stärkung von Selbstwirksamkeit/ Souveränität
Förderung emotionalen Ausdrucks und volitiver Entscheidungskraft	Konflikt-zentriert-aufdeckende Modalität	Bindung	Bewegung und Tanz	Förderung von Ich-Stärke
Förderung von Einsicht, Sinnerleben, Evidenzerfahrungen	Netzwerk- und lebenslageorientierte Modalität	Mutualität	Musik	Förderung von Ich-Flexibilität
Förderung kommunikativer Kompetenz und Beziehungsfähigkeit	Supportive Modalität	Übertragung/ Gegenübertragung	Puppen, Masken und dramatherapeutische Medien	Förderung von Identitätsstabilität
Förderung leiblicher Bewusstheit	Medikamentengestützte, supportive Modalität			Förderung von Identitätsflexibilität
Förderung von Lernmöglichkeiten, Lernprozessen und Interessen				Förderung der Leiblichkeit
Förderung kreativer Erlebnismöglichkeiten				Förderung des Sozialen Netzwerks
Erarbeitung positiver Zukunftsperspektiven und Erwartungshorizonte				Förderung von Arbeit/ Leistung/ Freizeit
Förderung positiver persönlicher Wertebezüge				Förderung materieller Sicherheit

Förderung eines prägnanten Selbst- und Identitätserlebens und positiver selbstreferenzieller Gefühle und Kognitionen				Förderung der Werte
Förderung tragfähiger sozialer Netzwerke				Thematisierung genderspezifischer Perspektiven
Ermöglichung von Empowerment- und Solidaritätserfahrung				Thematisierung schichtspezifischer Perspektiven
Förderung eines lebendigen und regelmässigen Naturbezugs				Thematisierung lebensaltersspezifischer Perspektiven
Vermittlung heilsamer ästhetischer Erfahrungen				
Synergetische-Multimodalität				

Tab. 1: Heilfaktoren, Modalitäten, Beziehungsmodalitäten, Medien, Strukturebenen

Zusammenfassend kann man feststellen, dass sich die Psychotherapietheorie und -forschung in den letzten Jahrzehnten umfassend mit allgemeinen Wirkfaktoren in der Psychotherapie und deren Zusammenhang mit spezifischen Techniken befasst hat und dabei zuletzt auch integrative bzw. transtheoretische Perspektiven eingenommen hat (*Lutz & Rief* 2022).

Die vorliegende Studie befasst sich vor diesem Hintergrund mit der Frage, inwieweit diese Integrationsbewegungen in der therapeutischen Theorie und Forschung auch in der Praxis der Psychotherapie bedeutsam geworden sind.

Fragestellung und Hypothesen

Die Studie geht der Frage nach, wie Psychotherapeut:innen in Deutschland, Österreich und der Schweiz die Bedeutung von Heilfaktoren, Modalitäten, Beziehungsmodalitäten, Medien und Strukturebenen i. S. der Integrativen Therapie von *Orth und Petzold* (2015) für ihre psychotherapeutische Praxis einschätzen. Neben der allgemeinen Bedeutsamkeitseinschätzung stehen mögliche Unterschiede zwischen psychotherapeutischen Verfahren und Ländern im Fokus.

Die folgenden Annahmen liegen der Untersuchung zugrunde:

1. Angehörige verschiedener therapeutischer Ausrichtungen unterscheiden sich hinsichtlich der Einschätzung der Bedeutung von Heilfaktoren, Modalitäten, Beziehungsmodalitäten, Medien und Strukturebenen in ihrer psychotherapeutischen Praxis. Therapeut:innen mit einem integrativtherapeutischen Hintergrund (Erst- oder Zweitverfahren) schätzen deren praktische Bedeutung insgesamt höher ein als andere Therapeut:innen, da sie einen breiteren methodischen und theoretischen Hintergrund nutzen.
2. Bei Psychotherapeut:innen aus Österreich und der Schweiz ist die Einschätzung der praktischen Bedeutsamkeit von Heilfaktoren, Modalitäten, Beziehungsmodalitäten, Medien und Strukturebenen höher als bei Therapeut:innen in Deutschland, da dort die Verfahrensvielfalt grösser ist.

Methodik

Untersuchungsdesign. Zur Untersuchung der Fragestellung sollten die Studienteilnehmer:innen die Bedeutung von Heilfaktoren, Modalitäten, Beziehungsmodalitäten, Medien und Strukturebenen aus der Integrativen Therapie i. S. von *Orth und Petzold* (2015) (Tab. 1) für ihre eigene therapeutische Praxis auf einer 5-stufigen Likertskala einschätzen.

Auswertung. Zur deskriptiven Auswertung wurden jeweils Mittelwert, Standardabweichung, Kurtosis und Schiefe berechnet. Mittels Varianzanalyse und T-Test für unabhängige Stichproben wurden Unterschiede zwischen verschiedenen Psychotherapieformen (Erst- und Zweitverfahren) und Ländern untersucht. Zusätzlich wurde bei signifikanten Unterschieden die Effektstärke h^2 berechnet. Die Interpretation erfolgte nach Cohen 1988 (zit. n. Döring 2023, S. 804): < 0,01 kein Effekt; 0,01-0,06 kleiner Effekt; 0,060-0,140 mittlerer Effekt; > 0,140 grosser Effekt

Für die Studie lag ein positives Ethikvotum der Ethikkommission der PH Heidelberg und der SRH-Hochschule vor.

Stichprobengewinnung und Befragungsverlauf. Von August bis Oktober 2023 wurden Psychotherapeutenkammern und Berufsverbände in Deutschland, Österreich und der Schweiz mit der Bitte um Veröffentlichung einer Einladung zur Teilnahme an der Studie angeschrieben. Der Bitte entsprachen nicht alle angeschriebenen Einrichtungen. Daher wurden in Bundesländern, in denen die Kammern nicht zugesagt hatten, Psychotherapeut:innen zufällig ausgewählt und persönlich per Mail zur Teilnahme eingeladen.

Die Befragung fand schliesslich vom 1. Oktober bis zum 31. Dezember 2023 als Onlinebefragung auf der Befragungsplattform Soscisurvey statt. In der Zeit klickten 600 Personen auf den Fragebogenlink. 211 Personen begannen das Interview. Davon waren nach der Bereinigung um abgebrochene oder unvollständige Interviews 150 Interviews auswertbar.

Zusammensetzung der Stichprobe. Das Durchschnittsalter ist mit 52,59 Jahren (Spannweite 29-80 Jahre) relativ hoch, an der Befragung haben weit überwiegend Frauen teilgenommen. Die Studienteilnehmer:innen kommen hauptsächlich aus Deutschland und der Schweiz, aus Österreich kam lediglich ein:e Teilnehmer:in. Die Verteilung der Herkunft nach Bundesländern (Deutschland) und Kantonen (Schweiz) ergibt sich aus den Abbildungen 1 und 2.

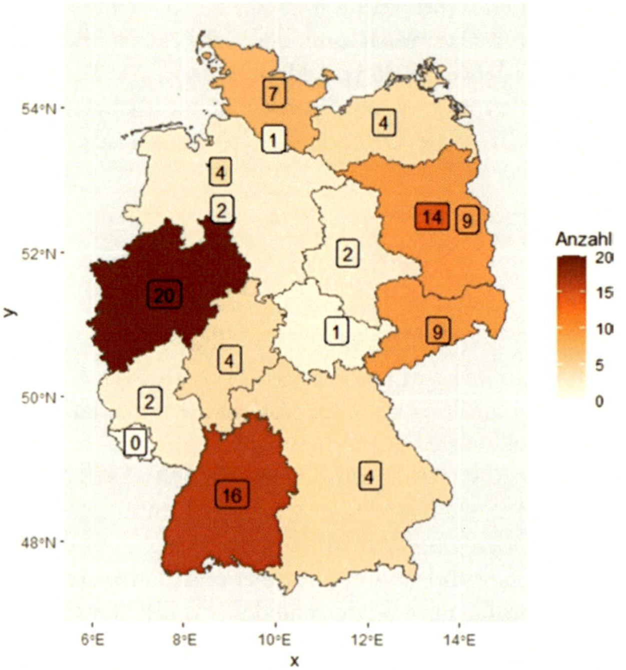

Abb. 1: Verteilung Bundesländer

Abb. 2: Verteilung Kantone

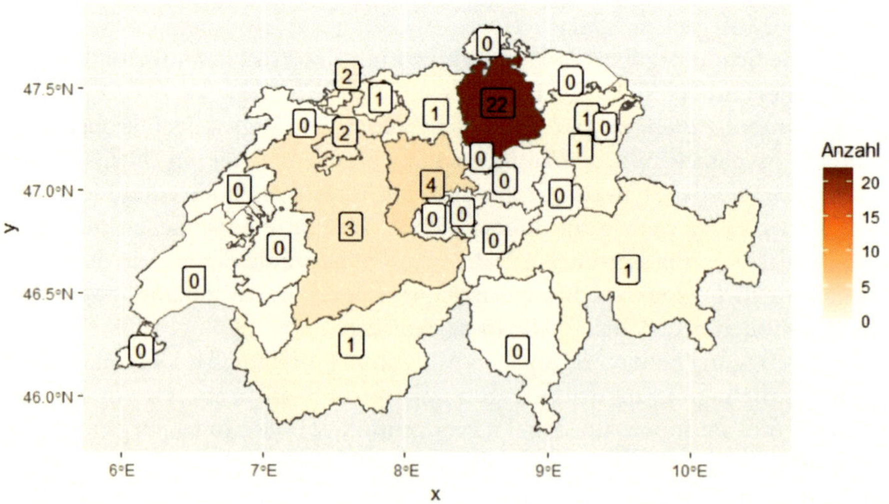

Fast alle arbeiteten mit Erwachsenen, knapp ein Viertel auch mit Kindern und Jugendlichen. Von den genannten Erstverfahren dominieren Verhaltenstherapie und Tiefenpsychologische Therapie. Integrative Therapie wurde am dritthäufigsten genannt, mit 87,5 % überwiegend in der Schweiz (c^2=46,95, df=3, p<0,001). Andere Verfahren benannten 12 % der Befragten. Hierunter fallen verschiedene Verfahren, die der dritten Welle der Verhaltenstherapie zugeordnet werden können. Ausserdem wurden verschiedene körperorientierte Verfahren genannt.

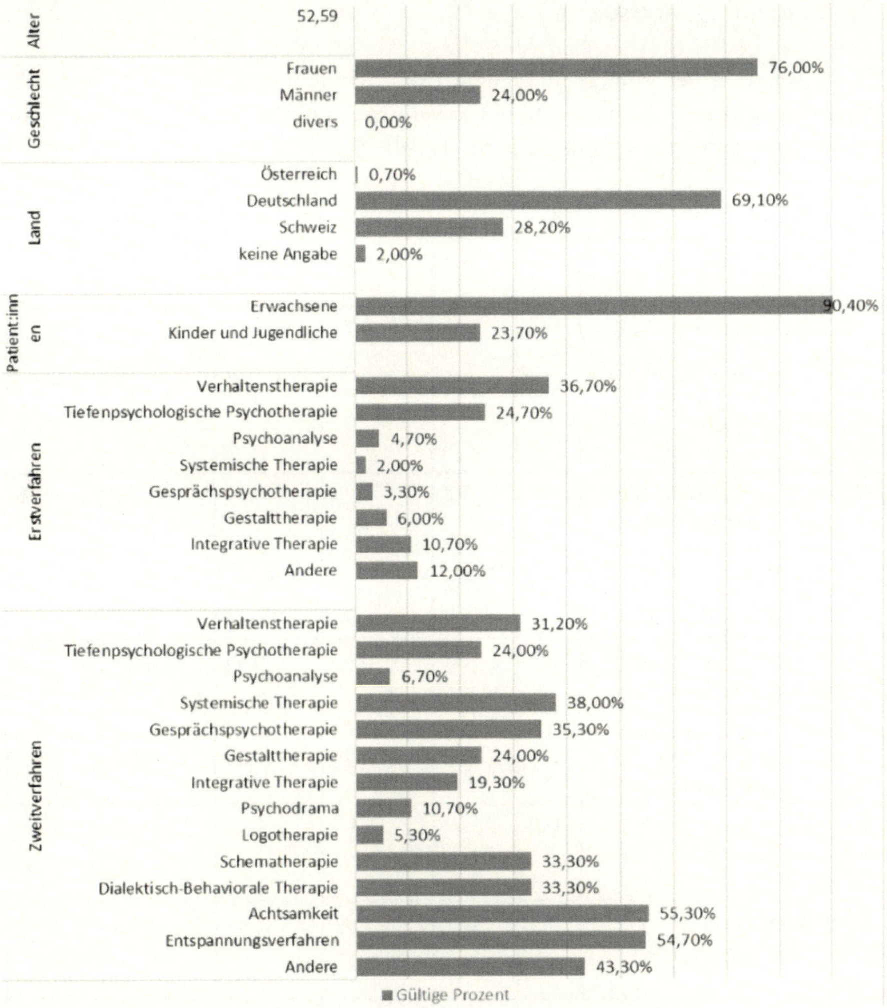

Abb. 3: Stichprobenzusammensetzung

Bei den Zweitverfahren waren Mehrfachnennungen möglich. Hier dominierten Entspannungsverfahren, achtsamkeitsorientierte Verfahren, Systemische Therapie, Gesprächstherapie, Schematherapie und Dialektisch-Behaviorale Therapie. Integrative Therapie als Zweitverfahren benannten 28 Psychotherapeut:innen, signifikante Länderunterschiede bestanden nicht.

Bei den „Anderen Verfahren" dominierten Verfahren der dritten Welle der Verhaltenstherapie und traumatherapeutische Verfahren.

Deskriptive Ergebnisse

Die Bewertung der einzelnen Heilfaktoren, Modalitäten, Beziehungsmodalitäten, Medien und Strukturebenen psychotherapeutischer Arbeit durch alle Psychotherapeut:innen ergibt sich aus Tabelle 2.

Heilfaktoren	N	Mean	Std Abw	Varianz	Kurtosis	Schiefe
Einfühlendes Verstehen, Empathie	150	4,7	0,63	0,4	14,48	-3,22
Emotionale Annahme und Stütze	148	4,52	0,71	0,51	4,57	-1,83
Hilfen bei der realitätsgerechten praktischen Lebensbewältigung	149	3,64	0,92	0,84	-0,89	0,04
Förderung emotionalen Ausdrucks und volitiver Entscheidungskraft	147	4,12	0,78	0,61	-0,19	-0,56
Förderung von Einsicht, Sinnerleben, Evidenzerfahrungen	147	4,00	0,85	0,73	-0,65	-0,4
Förderung kommunikativer Kompetenz und Beziehungsfähigkeit	149	4,21	0,74	0,55	-0,29	-0,57
Förderung leiblicher Bewusstheit, Selbstregulation	148	3,99	0,88	0,78	-0,06	-0,58
Förderung von Lernmöglichkeiten, Lernprozessen und Interessen	148	3,37	1,08	1,16	-0,74	-0,13
Förderung kreativer Erlebnismöglichkeiten und Gestaltungskräfte	149	3,27	1,04	1,09	-0,68	0,13
Erarbeitung positiver Zukunftsperspektiven und Erwartungshorizonte	149	4,01	0,79	0,63	-0,32	-0,42

Förderung positiver persönlicher Wertebezüge, Konsolidierung der existenziellen Dimension	149	3,77	0,88	0,78	0,35	-0,6
Förderung eines prägnanten Selbst- und Identitätserlebens und positiver selbstreferenzieller Gefühle und Kognitionen	149	4,01	0,86	0,74	1,15	-0,92
Förderung tragfähiger sozialer Netzwerke	149	3,82	0,81	0,66	0,95	-0,64
Ermöglichung von Empowerment- und Solidaritätserfahrung	148	3,57	0,96	0,91	-0,23	-0,29
Förderung eines lebendigen und regelmässigen Naturbezugs	149	2,91	0,99	0,97	-0,32	0,05
Vermittlung heilsamer ästhetischer Erfahrungen	145	2,37	1,01	1,03	-0,04	0,54
Synergetische-Multimodalität	142	2,61	1,2	1,43	-0,7	0,25
Modalitäten	**N**	**Mean**	**Std Abw**	**Varianz**	**Kurtosis**	**Schiefe**
Übungszentriert-funktionale Modalität	149	3,35	1,19	1,4	-0,93	-0,24
Konservativ-stützende Modalität	148	3,34	0,78	0,61	-0,06	-0,08
Erlebniszentriert-stimulierende Modalität	149	3,98	0,89	0,79	0,09	-0,66
Konfliktzentriert-aufdeckende Modalität	150	3,87	0,88	0,78	-0,08	-0,51
Netzwerk- und lebenslageorientierte Modalität	148	3,33	0,85	0,73	-0,02	0,04
Supportive Modalität	148	3,69	0,9	0,81	-0,37	-0,3
Medikamentengestützte, supportive Modalität	146	1,84	0,93	0,86	0,5	0,95
Beziehungsmodalitäten	**N**	**Mean**	**Std Abw**	**Varianz**	**Kurtosis**	**Schiefe**
Kontakt	148	4,45	0,73	0,53	0,58	-1,13
Begegnung	150	4,35	0,74	0,55	-0,43	-0,76
Beziehung	149	4,62	0,62	0,38	3,48	-1,78
Bindung	148	4,05	0,84	0,71	-1,04	-0,3
Mutualität	144	3,35	0,98	0,97	-0,34	0,01
Übertragung/Gegenübertragung	150	3,57	1,14	1,29	-0,59	-0,46

Medien	N	Mean	Std Abw	Varianz	Kurtosis	Schiefe
Sprache	149	4,87	0,4	0,16	18,78	-3,75
bildnerische Medien	149	2,93	1,11	1,23	-0,74	0
poetische Medien	145	2,06	0,92	0,85	-0,77	0,41
Bewegung und Tanz	146	2,17	1,26	1,59	-0,48	0,82
Musik	146	1,67	0,86	0,75	1,31	1,28
Puppen, Masken und dramatherapeutische Medien	147	1,98	1,24	1,53	-0,14	1,03
Strukturebenen	**N**	**Mean**	**Std Abw**	**Varianz**	**Kurtosis**	**Schiefe**
Stärkung von Selbst- und Selbstwertgefühl	149	4,68	0,54	0,29	3,5	-1,68
Stärkung von Kohärenzwahrnehmung	149	4,1	0,77	0,59	-0,7	-0,36
Stärkung von Selbstwirksamkeit/Souveränität	150	4,5	0,66	0,44	0,68	-1,12
Förderung von Ich-Stärke	149	4,28	0,78	0,61	1,43	-1,05
Förderung von Ich-Flexibilität	150	4,11	0,85	0,73	0,07	-0,67
Förderung von Identitätsstabilität	149	3,88	0,83	0,69	0,06	-0,42
Förderung von Identitätsflexibilität	147	3,78	0,93	0,87	-0,43	-0,4
Förderung der Leiblichkeit	149	3,44	1,19	1,41	-0,89	-0,25
Förderung des Sozialen Netzwerks	149	3,6	0,84	0,7	-0,06	-0,38
Förderung von Arbeit/Leistung/Freizeit	150	3,47	0,95	0,91	-0,33	-0,23
Förderung materieller Sicherheit	150	2,55	0,88	0,77	-0,42	0,07
Förderung der Werte	150	3,61	1,05	1,1	-0,69	-0,29
Thematisierung genderspezifischer Perspektiven	148	2,79	1,1	1,21	-0,74	0,05
Thematisierung schichtspezifischer Perspektiven	148	2,64	1,01	1,02	-0,34	0,3
Thematisierung lebensaltersspezifischer Perspektiven	149	3,61	0,89	0,79	-0,07	-0,31

Tab. 2: Deskriptive Ergebnisse

Heilfaktoren. ‚Einfühlendes Verstehen', ‚Emotionale Annahme', ‚Förderung des emotionalen Ausdrucks', und ‚Förderung der Beziehungsfähigkeit' wurden mit Werten über vier am höchsten bewertet. ‚Einfühlendes Verstehen' und ‚Emotionale Anteilnahme' waren deutlich linksschief und sehr steil verteilt. Hier könnten Deckeneffekte vermutet werden. Andererseits handelt es sich aber um Faktoren, deren Bedeutung in der Psychotherapie inzwischen unstrittig ist, was die einheitlich hohe Bewertung gut erklären kann. Als weniger bedeutsam wurden mit Werten unter drei ‚Förderung des Naturbezugs', ‚Vermittlung heilsamer ästhetischer Erfahrungen', sowie ‚synergetische Multimodalität' bewertet. Hierbei handelt es sich um „neue" Faktoren, die vor allem in der Integrativen Therapie diskutiert werden.

Modalitäten. Die ‚Medikamentengestützte supportive Modalität' wurde am niedrigsten eingeschätzt, was nicht weiter verwunderlich ist, da ärztliche Psychotherapeut:innen nicht in die Befragung einbezogen waren. Alle anderen Modalitäten wurden im mittleren Bereich eingeschätzt.

Beziehungsmodalitäten. Alle Beziehungsmodalitäten wurden überdurchschnittlich bedeutsam eingeschätzt, wobei ‚Mutualität' und ‚Übertragung/Gegenübertragung' vergleichsweise niedrig eingeschätzt wurden. Linksschief und steil war die Verteilung bei der Modalität ‚Beziehung'.

Medien. Beim Medieneinsatz dominierte ‚Sprache', mit einer deutlich linksschiefen und steilen Verteilung. Hier könnte ein Deckeneffekt vermutet werden. Die einheitlich hohe Bewertung ist auf die umfassende praktische Bedeutung der Sprache als Kernmedium der Psychotherapie erklärbar. Alle anderen Medien wurden unterdurchschnittlich eingeschätzt. Die Bewertungsverteilung für das Medium ‚Musik' war rechtsschief.

Strukturebenen. Bei den Strukturebenen erreichten ‚Stärkung des Selbstwertgefühls', ‚Stärkung der Kohärenzwahrnehmung' sowie ‚Stärkung der Selbstwirksamkeit' die höchsten Werte. Die niedrigste Bewertung ergab sich für Thematisierung ‚Förderung materieller Sicherheit', ‚genderspezifischer Perspektiven' und ‚schichtspezifischer Perspektiven'. Die Verteilung für Stärkung des Selbstwertgefühls war linksschief und steil, hier könnten Deckeneffekte vermutet werden. Die einheitlich hohe Bewertung ist aber durch die unstrittige Bedeutung dieser Ebene in allen Psychotherapien erklärbar.

Gruppenunterschiede

Die Einschätzungen der Psychotherapeut:innen wurden hinsichtlich der psychotherapeutischen Erstverfahren, der Zweitverfahren Integrative Therapie (IT) vs. nicht IT als Zweitverfahren und hinsichtlich der Länder verglichen.

Vergleich Erstverfahren			
Heilfaktoren	**F**	**Sig.**	**h²**
Förderung tragfähiger sozialer Netzwerke	3,96	0,01	0,024
Synergetische-Multimodalität	3,71	0,014	0,078
Modalitäten			
Übungszentriert-funktional	21,66	0,001	0,017
Erlebniszentriert-stimulierende	3,14	0,028	0,053
Konfliktzentriert-aufdeckende	4,67	0,004	<0,001
Beziehungsmodalitäten			
Bindung	5,83	0,001	0,065
Mutualität	3,97	0,01	0,032
Übertragung/Gegenübertragung	16,17	0,001	0,061
Medien			
Bewegung und Tanz	2,93	0,036	0,046
Puppen, Masken und dramatherapeutische Medien	3,28	0,023	0,02
Strukturebenen			
Förderung von Identitätsstabilität	3,85	0,011	0,012
Förderung der Leiblichkeit	3,59	0,016	0,053
Förderung des Sozialen Netzwerks	5,72	0,001	< 0,001
Förderung von Arbeit/Leistung/Freizeit	6,12	0,001	0,035
Vergleich Zweitverfahren			
Heilfaktoren	**F**	**Sig.**	**h²**
Förderung leiblicher Bewusstheit, Selbstregulation, psychophysischer Entspannung	-2,24	0,027	0,0509
Förderung von Lernmöglichkeiten, Lernprozessen und Interessen	-2,09	0,039	0,0446
Förderung kreativer Erlebnismöglichkeiten und Gestaltungskräfte	-2,67	0,008	0,0708
Förderung tragfähiger sozialer Netzwerke	-2,39	0,018	0,0575
Ermöglichung von Empowerment- und Solidaritätserfahrung	-2,05	0,042	0,043
Förderung eines lebendigen und regelmässigen Naturbezugs	-2,68	0,008	0,0713
Modalitäten			
Konservativ-stützende Modalität	-2,43	0,016	0,0593
Medien			
Bildnerische Medien	-2,3	0,023	0,0536
Bewegung und Tanz	-2,11	0,042	0,0454

Musik	-2,53	0,013	0,064
Puppen, Masken und dramatherapeutische Medien	-1,99	0,049	0,0405
Strukturebenen			
Förderung von Ich-Flexibilität	-2,19	0,03	0,0488
Förderung der Leiblichkeit	-2,14	0,034	0,0466
Förderung materieller Sicherheit	-2,18	0,031	0,0484
Thematisierung schichtspezifischer Perspektiven	-3,53	0,001	0,1176
Ländervergleich			
Heilfaktoren	**F**	**Sig.**	**h^2**
Förderung von Lernmöglichkeiten, Lernprozessen und Interessen	-2,09	0,039	0,0365
Förderung kreativer Erlebnismöglichkeiten und Gestaltungskräfte	-2,34	0,020	0,0454
Förderung eines lebendigen und regelmässigen Naturbezugs	-2,09	0,039	0,0365
Vermittlung heilsamer ästhetischer Erfahrungen	-2,2	0,030	0,0403
Synergetische-Multimodalität	-3,13	0,002	0,0783
Modalitäten			
Erlebniszentriert-stimulierende Modalität	-2,16	0,032	0,0386
Medikamentengestützte, supportive Modalität	-2,04	0,043	0,0348
Beziehungsmodalitäten			
Übertragung/Gegenübertragung	-2,48	0,015	0,0507
Medien			
Bewegung und Tanz	-3,7	0,000	0,1061
Musik	-2,14	0,034	0,0383
Puppen, Masken und dramatherapeutische Medien	-1,97	0,050	0,0341
Strukturebenen			
Förderung der Leiblichkeit	-2,38	0,019	0,0468
Thematisierung genderspezifischer Perspektiven	-2,86	0,005	0,0663
Thematisierung schichtspezifischer Perspektiven	-2,16	0,033	0,0388
Thematisierung lebensaltersspezifischer Perspektiven	-2,02	0,047	0,0341

Tab. 3: Gruppenunterschiede

Die **Erstverfahren** wurden zur besseren Auswertbarkeit für die Analyse umkodiert:

1. Tiefenpsychologische Verfahren und Psychoanalyse wurden zusammengefasst (N=44)
2. Gesprächstherapie, Gestalttherapie und Psychodrama wurden als humanistische Verfahren zusammengefasst (N=14)

Verhaltenstherapie (N=55) und Integrative Therapie (N=16) wurden als Kategorien beibehalten.

Andere Erstverfahren wurden aufgrund der Heterogenität von der weiteren Analyse ausgeschlossen. Vor diesem Hintergrund konnten 129 Fälle in den Vergleich einbezogen werden.

Signifikante Unterschiede bei der Einschätzung der Bedeutsamkeit von Heilfaktoren, Modalitäten, Beziehungsmodalitäten, Medien und Struktur zwischen den Verfahren sind aus Tabelle 3 ersichtlich.

Heilfaktoren. Bei der Einschätzung des Faktors ‚Förderung sozialer Netzwerke' zeigten sich im Paarvergleich signifikante Unterschiede zwischen Verhaltenstherapie einerseits und Tiefenpsychologischer Therapie und Humanistischen Verfahren. Verhaltenstherapeut:innen schätzten den Faktor höher ein. Den Faktor ‚Synergetische Multimodalität' schätzten Integrative Therapeuten bedeutsamer ein als Verhaltenstherapeut:innen und Tiefenpsychologische Therapeut:innen.

Modalitäten. Die ‚Übungszentrierte Modalität' schätzten Verhaltenstherapeut:innen im Vergleich zu Humanistischen Therapeut:innen und Tiefenpsychologischen Therapeut:innen höher ein. Integrative Therapeut:innen schätzten sie gegenüber Tiefenpsychologischen Therapeut:innen höher ein. Die ‚Erlebniszentrierte Modalität' schätzten Humanistische Therapeut:innen höher ein als Verhaltenstherapeut:innen und Tiefenpsychologische Therapeut:innen. Die ‚Konfliktzentrierte Modalität' schätzten Tiefenpsychologische Therapeut:innen bedeutsamer ein als Verhaltenstherapeut:innen und Integrative Therapeut:innen.

Beziehungsmodalitäten. ‚Bindung' schätzten Integrative Therapeut:innen gegenüber den anderen Verfahren niedriger ein. ‚Mutualität' schätzten Tiefenpsychologische und Humanistische Therapeut:innen höher ein als Verhaltenstherapeut:innen. ‚Übertragung/Gegenübertragung' als Modalität schätzten Tiefenpsychologische Therapeut:innen bedeutsamer ein als die anderen.

Medien. ‚Bewegung' schätzten Integrative Therapeut:innen höher ein als Verhaltenstherapeut:innen. Die Arbeit mit ‚Dramatherapeutischen Medien' schätzten Tiefenpsychologische und Integrative Therapeut:innen bedeutsamer ein als Verhaltenstherapeut:innen.

Strukturebenen. Die ‚Förderung von Identitätsstabilität' schätzten Tiefenpsychologische und Humanistische Therapeut:innen höher ein als Verhaltenstherapeut:innen. Die ‚Förderung der Leiblichkeit' schätzten Verhaltenstherapeut:innen niedriger ein als alle anderen. Die ‚Förderung sozialer Netzwerke' schätzten Verhaltenstherapeut:innen und Integrative Therapeut:innen höher ein als Tiefenpsychologische Therapeut:innen. Die ‚Förderung des Bereichs Arbeit/Leistung/Freizeit' schätzten Verhaltenstherapeut:innen höher ein als Tiefenpsychologische oder Humanistische Therapeut:innen.

Zusammenfassend kann man feststellen, dass die Einschätzungs-Unterschiede zwischen den Erstverfahren hinsichtlich (Beziehungs-)Modalitäten, Medien und Strukturebenen weitgehend den theoretischen Grundlagen der Verfahren zu folgen scheinen.

Insgesamt 29 Therapeut:innen haben die Integrative Therapie (IT) als **Zweitverfahren** angegeben. Deren Einschätzungen wurden mit den Einschätzungen der 121 Teilnehmer:innen verglichen, die das Verfahren nicht angegeben haben (Tab. 3).

Heilfaktoren. Signifikante Unterschiede zwischen Therapeut:innen mit und ohne Zweitverfahren Integrative Therapie zeigten sich im T-Test hinsichtlich der Heilfaktoren ‚Förderung leiblicher Bewusstheit', ‚Förderung von Lernmöglichkeiten', ‚Förderung kreativer Erlebnismöglichkeiten', ‚Netzwerkförderung', ‚Empowerment' und ‚Naturbezug'. Therapeut:innen mit Zweitverfahren schätzten die Bedeutung höher ein als solche ohne Zweitverfahren IT.

Modalitäten. Auch die ‚Konservativ-stützende Modalität' schätzten sie für ihre Praxis höher ein.

Medien. Der Einsatz ‚bildnerischer', ‚bewegungsorientierter', ‚musikalischer' und ‚psychodramatischer' Medien ist für Psychotherapeut:innen mit Zweitverfahren Integrative Therapie ebenfalls bedeutsamer als für Therapeut:innen ohne das Zweitverfahren.

Strukturebenen. Unterschiede zeigten sich schliesslich auch hinsichtlich der Strukturebenen. ‚Förderung von Ich-Flexibilität', ‚Leiblichkeit', ‚materieller Sicherheit' und ‚Thematisierung schichtspezifischer Perspektiven' bewerteten Therapeut:innen mit integrativem Zweitverfahren signifikant höher.

Für den **Ländervergleich** wurden die Daten der deutschen und schweizerischen Therapeut:innen herangezogen. Der Fall aus Österreich wurde nicht einbezogen. Insgesamt standen nach Abzug fehlender Werte 145 Datensätze für den Vergleich zur Verfügung (Tab. 3).

Heilfaktoren. Signifikante Unterschiede zeigten sich bei den Faktoren ‚Förderung von Lernmöglichkeiten', ‚Förderung kreativer Erlebnismöglichkeiten', ‚Förderung von Naturbezug', ‚Förderung ästhetischer Erfahrungen' sowie ‚Synergetische Multimodalität'. Die schweizerischen Studienteilnehmer:innen bewerteten die Faktoren höher als die deutschen.

Modalitäten. Unterschiede zeigten sich hier bei der ‚erlebniszentrierten' und der ‚medikamentengestützten' Modalität, auch diese bewerteten die schweizerischen Studienteilnehmer:innen höher.

Beziehungsmodalitäten. Auch die Beziehungsmodalität ‚Übertragung/Gegenübertragung' schätzten die schweizerischen Studienteilnehmer:innen für ihre Praxis bedeutsamer ein.

Medien. Bei den Medien zeigten sich Unterschiede hinsichtlich ‚Bewegung', ‚Musik' und ‚dramatherapeutischen' Medien. Die schweizerischen Psychotherapeut:innen schätzten die Medien als bedeutsamer ein.

Strukturebenen. Hinsichtlich des Strukturebenen schätzten die schweizerischen Studienteilnehmer:innen die ‚Förderung der Leiblichkeit', die ‚Thematisierung genderspezifischer, schichtspezifischer' und ‚lebensaltersspezifischer' Perspektiven für ihre Praxis als bedeutsamer ein als die deutschen Teilnehmer:innen.

Zusammenfassung und Diskussion

Stichprobe. Die Stichprobe, die mit dem Teilnahmeaufruf gewonnen werden konnte, besteht überwiegend aus Frauen. Das Durchschnittsalter ist mit 52 Jahren relativ hoch. Etwa zwei Drittel der Therapeut:innen kommen aus Deutschland, ein Drittel aus der Schweiz. Als Erstverfahren dominiert die Verhaltenstherapie und Tiefenpsychologische Therapie, 10 % geben Integrative Therapie an. Als Zweitverfahren werden vor allem Achtsamkeitsbasierte und Entspannungsverfahren und weitere Verfahren aus dem Bereich der dritten Welle der Verhaltenstherapie benannt. In den offenen Eingaben werden sowohl beim Erstverfahren als auch beim Zweitverfahren eine Vielzahl weiterer Verfahren genannt

Gesamtbewertung. Zusammenfassend kann man feststellen, dass die Heilfaktoren ‚Naturbezug', ‚Ästhetik' und ‚Synergetische Multimodalität' unterdurchschnittlich bewertet wurden. Alle anderen Heilfaktoren wurden als durchschnittlich bzw. überdurchschnittlich bedeutsam bewertet. Deutlich unter dem Skalenmittelwert wurde die ‚Medikamentengestützte Modalität' bewertet. Alle Beziehungsmodalitäten wurden überdurchschnittlich bewertet. Bei den Medien wurden ausser ‚Sprache' alle Medien (Bildnerisch, Poetische, Bewegung, Musik, Dramatherapeutische) niedriger als der Skalenmittelwert bewertet. Hinsichtlich der Strukturebenen wurden ‚Gender- und schichtspezifische Perspektiven' unterdurchschnittlich bewertet, alle anderen Strukturaspekte lagen im durchschnittlichen bis überdurchschnittlichen Bereich. Deckeneffekte könnten für die Heilfaktoren ‚Einfühlendes Verstehen' und ‚Emotionale Anteilnahme', für die Modalität ‚Beziehung', für das Medium ‚Sprache' und für die ‚Strukturebene Stärkung des Selbstwertgefühls' vermutet werden. Erklärbar sind die einheitlich hohen Bewertungen aber durch die umfassende Bedeutung dieser Elemente in allen Therapieformen.

Unterschiede Erstverfahren. Hinsichtlich der Erstverfahren (Verhaltenstherapie, Tiefenpsychologische Therapie/Psychoanalyse, Humanistische Therapie, Integrative Therapie) zeigten sich verschiedene Einschätzungsunterschiede, die nicht alle auf Unterschiede zwischen Integrativer Therapie und anderen Verfahren zurückzuführen waren. Bei der Bewertung von ‚Übungszentrierung', ‚Konfliktzentrierung', ‚bewegungsorientierte' und ‚dramatherapeutische

Medien' sowie der Förderung von ‚Leiblichkeit' und ‚Netzwerkarbeit' zeigten sich signifikante kleine Effekte zwischen Integrativer Therapie und anderen Erstverfahren. Mittlere Effekte wurden beim Heilfaktor Synergetische Multimodalität (gegenüber VT und TP höher) und den Beziehungsmodalitäten Bindung (gegenüber anderen Verfahren niedriger) und Übertragung/Gegenübertragung (niedriger gegenüber TP) gefunden. Insgesamt scheinen die unterschiedlichen Einschätzungen bei den Erstverfahren den theoretischen Grundlagen der Verfahren zu folgen.

Unterschiede Zweitverfahren. Für die eigene Praxis bedeutsamer schätzten Therapeut:innen mit dem Zweitverfahren Integrative Therapie gegenüber den anderen Psychotherapeut:innen die Heilfaktoren ‚Förderung leiblicher Bewusstheit', ‚Förderung von Lernmöglichkeiten', ‚Förderung tragfähiger sozialer Netzwerke', ‚Ermöglichung von Empowerment- und Solidaritätserfahrung', die ‚konservativ-stützende Modalität', ‚bildnerische Medien', ‚Bewegung und Tanz', und ‚dramatherapeutische Medien' sowie die Strukturebenen Förderung von ‚Ich-Flexibilität', ‚Förderung der Leiblichkeit', ‚Förderung materieller Sicherheit' höher ein. Diese Effekte waren klein. Signifikante mittlere und grosse Effekte zeigten sich bei ‚Förderung kreativer Erlebnismöglichkeiten', ‚Förderung des Naturbezugs', dem Medium ‚Musik' und der ‚Thematisierung schichtspezifischer Perspektiven', deren Bedeutung Psychotherapeut:innen mit Zweitverfahren Integrative Psychotherapie höher einschätzten.

Länderunterschiede. Signifikant kleine Effekte ergaben sich im Ländervergleich bei den Heilfaktoren ‚Förderung von Lernmöglichkeiten', ‚Förderung kreativer Erlebnismöglichkeiten', ‚Förderung des Naturbezugs', ‚Vermittlung heilsamer ästhetischer Erfahrungen', bei der ‚erlebniszentrierten' und der ‚medikamentengestützten' Modalität, der Beziehungsmodalität ‚Übertragung/Gegenübertragung', der Medien ‚Musik' und ‚dramatherapeutischer Medien' sowie der Strukturebenen ‚Förderung der Leiblichkeit', ‚Thematisierung schichtspezifischer Perspektiven' und die ‚Thematisierung lebensaltersspezifischer Perspektiven'. Die schweizerischen Psychotherapeut:innen schätzten die praktische Bedeutsamkeit jeweils höher ein als ihre deutschen Kolleg:innen. Signifikante mittlere Effekte in der gleichen Richtung fanden sich beim Heilfaktor ‚Synergetische Multimodalität', dem Medium ‚Bewegung' sowie der Strukturebene ‚Thematisierung genderspezifischer Perspektiven'.

Zusammenfassende Bewertung. In Hinblick auf die ursprünglichen Hypothesen kann man feststellen:

1. Im Erstverfahren zeigten sich hypothesenkonforme Bewertungsunterschiede zwischen IT und anderen Verfahren lediglich in Bezug auf Synergetische Multimodalität, Bewegung und psychodramatische Medien. Alle anderen Einschätzungsunterschiede beziehen sich auf Unterschiede zwischen anderen Verfahren. Im Zweitverfahren haben sich hypothesenkonforme Unterschiede zwischen Integrativen Therapeut:innen und solchen, die das Verfahren nicht angegeben haben, in Bezug auf die Heilfaktoren ‚Förderung leiblicher

Bewusstheit', ‚Förderung von Lernprozessen', ‚Förderung von Netzwerken', ‚Förderung Solidaritätserfahrung', ‚Förderung des Naturbezugs', die ‚konservativ-stützende Modalität', ‚bildnerische Medien', ‚Bewegung', ‚dramatherapeutische Medien' und die Strukturebenen ‚Förderung der Identitätsflexibilität', ‚Förderung der Leiblichkeit', ‚Förderung der materiellen Sicherheit', ‚Thematisierung schichtspezifischer Perspektiven' gezeigt. Für diese Items kann die Annahme bestätigt werden, für die anderen nicht.

2. Beim Ländervergleich zeigten sich hypothesenkonforme Unterschiede bei den Heilfaktoren ‚Förderung von Lernmöglichkeiten', ‚Förderung kreativer Erlebnismöglichkeiten', ‚Förderung des Naturbezugs', ‚Vermittlung heilsamer ästhetischer Erfahrungen', ‚synergetische Multimodalität', bei der ‚erlebniszentrierten' und der ‚medikamentengestützten Modalität', der Beziehungsmodalität ‚Übertragung/Gegenübertragung', den Medien ‚Musik', ‚Bewegung' und ‚dramatherapeutischen Medien' sowie den Strukturebenen ‚Förderung der Leiblichkeit', ‚Thematisierung genderspezifischer Perspektiven', der ‚Thematisierung schichtspezifischer Perspektiven' und ‚Thematisierung lebensaltersspezifischer Perspektiven'. Für diese Items kann die Annahme bestätigt werden, für die anderen nicht.

Die Ergebnisse zeigen, dass Gemeinsamkeiten in Hinblick auf die Bewertung der Bedeutsamkeit von Heil- und Wirkfaktoren in der psychotherapeutischen Praxis weit fortgeschritten zu sein scheinen, signifikante Bewertungs-Unterschiede zwischen den Erstverfahren fanden sich nur in zwei von 17 Heilfaktoren. Für die Bereiche der therapeutischen Modalitäten, Medien und Strukturebenen trifft das nur bedingt zu, hier fanden sich Unterschiede in 12 von 34 Items. Unterschiede in der Bedeutsamkeitseinschätzung konzentrieren sich also in erster Linie auf Modalitäten, Medien und Strukturebenen. In ähnlicher Weise zeigt sich das auch bei den Vergleichen zwischen den Therapeut:innen mit und ohne Zweitverfahren IT und dem Ländervergleich. Allerdings werden in diesen Vergleichen zusätzlich Bewertungsunterschiede bei weiteren Heilfaktoren sichtbar, die spezifisch für die Integrative Therapie i. S. von Petzold sind.

Einschränkungen. Einschränkungen ergeben sich aus der Stichprobengewinnung, die sich zunächst aufgrund der unterschiedlichen Kooperationsbereitschaft von Kammern und Verbänden als schwierig darstellte. Zwar war das Interesse mit 600 Aufrufen relativ hoch, führte aber letztlich nur zu 150 verwertbaren Interviews. Eine Direktansprache der Psychotherapeut:innen wäre möglicherweise erfolgreicher gewesen. Die sehr geringe Teilnahme von österreichischen Therapeut:innen schränkt die Aussagekraft der Ergebnisse auf die Schweiz und Deutschland ein.

Eine weitere mögliche Einschränkung ergibt sich aus der Nutzung der Begrifflichkeiten der IT, die möglicherweise nicht allen Therapeut:innen bekannt war, worauf vereinzelt auch in den Freitextangaben hingewiesen wurde. Eine

Erläuterung im Fragebogen wäre allerding nicht sinnvoll gewesen, weil dadurch die Bearbeitungszeit deutlich verlängert worden wäre.

Schliesslich ist in diesem Zusammenhang noch einmal auf die möglichen Deckeneffekte hinsichtlich der Faktoren Einfühlendes Verstehen, Emotionale Anteilnahme, der Modalität Beziehung, des Mediums Sprache und der Strukturebene Stärkung des Selbstwertgefühls zu verweisen, die für fehlende Unterschiede zwischen Verfahren und Ländern verantwortlich sein könnten. Das dürfte aber angesichts der inzwischen allgemein anerkannten Bedeutung dieser Faktoren für das Gelingen von Psychotherapien unwahrscheinlich sein.

Kernbotschaft

Verschiedene Therapieformen unterscheiden sich weniger in der Einschätzung der praktischen Bedeutsamkeit der Heil- und Wirkfaktoren. Sie unterscheiden sich vor allem in der Arbeit mit therapeutischen Modalitäten, Beziehungsmodalitäten, Medien und Strukturebenen.

Literatur

Döring, N. (2023). Forschungsmethoden und Evaluation in den Sozial- und Humanwissenschaften. 6. Aufl. Springer.

Ferenczi, S. & Rank, O. (1924). Entwicklungsziele der Psychoanalyse: zur Wechselbeziehung von Theorie und Praxis. IPV.

Grawe, K. (1998). Psychologische Psychotherapie. Hogrefe.

Helle, M. (2019). Psychotherapie. Springer.

Jorgensen, C. R. (2004). Active ingredients in individual psychotherapy. Searching for common factors. Psychoanal. Psychol., 21, 516-540.

Lazarus, R. S. & Folkmann, S. (1984). Stress, Appraisal, and Coping. Springer.

Lowen, A. (1977). Bioenergetische Analyse. In H. G. Petzold, Die neuen Körpertherapien. Junfermann.

Lutz, W. & Rief, W. (2022). Wie kann eine transtheoretische Psychotherapieweiterbildung und -praxis in Deutschland aussehen? Psychotherapeutenjournal, (4), 360-369.

Merleau-Ponty, M. (1974 [1966]). Phänomenologie der Wahrnehmung. de Gruyter.

Moreno, J. L. (2007 [1990]). Theorie der Spontaneität/Kreativität. In H. G. Petzold & I. Orth, Die neuen Kreativitätstherapien. Handbuch der Kunsttherapie, 2 Bde. 3. Aufl. Aisthesis.

Orth, I. & Petzold, H. (2015). Zur „Anthropologie des schöpferischen Menschen". Polyloge, (4); und in H. G. Petzold & J. Sieper (1993a), Integration und Kreation, 2 Bde. Junfermann.

Perls, F., Hefferline, R. & Goodman, P. (1951). Gestalt Therapy. Exitement and Growth in the Human Personality. Julian Press.

Petzold, H. G., Orth, I. & Sieper, J. (2016). „14 plus 3". Einflussfaktoren und Heilprozesse im Entwicklungsgeschehen: Belastungs-, Schutz- und Resilienzfaktoren. Die 17 Wirk- und Heilfaktoren in den Prozessen der Integrativen Therapie. Polyloge, (31).

Pfammatter, M. Junghan & U. M., Tschacher, W. (2012). Allgemeine Wirkfaktoren in der Psychotherapie: Konzepte, Widersprüche und eine Synthese. Psychotherapie, 17, 17-31.

Reich, W. (1949). Character Analysis. Orgone Inst. Press.
von Wyl, A., Tschuschke, V., Crameri, A., Koemeda-Lutz, M. & Schulthess, P. (Hg.). (2016). Was wirkt in der Psychotherapie? Psychosozial-Verlag.
Wampold, B. E., Imel, Z. E. & Flückiger, C. (2018). Die Psychotherapiedebatte. Was Psychotherapie wirksam macht. Hogrefe.

Teil III

Methodische Wege und Anwendungen der Integrativen Therapie – ko-kreative Entwicklungen

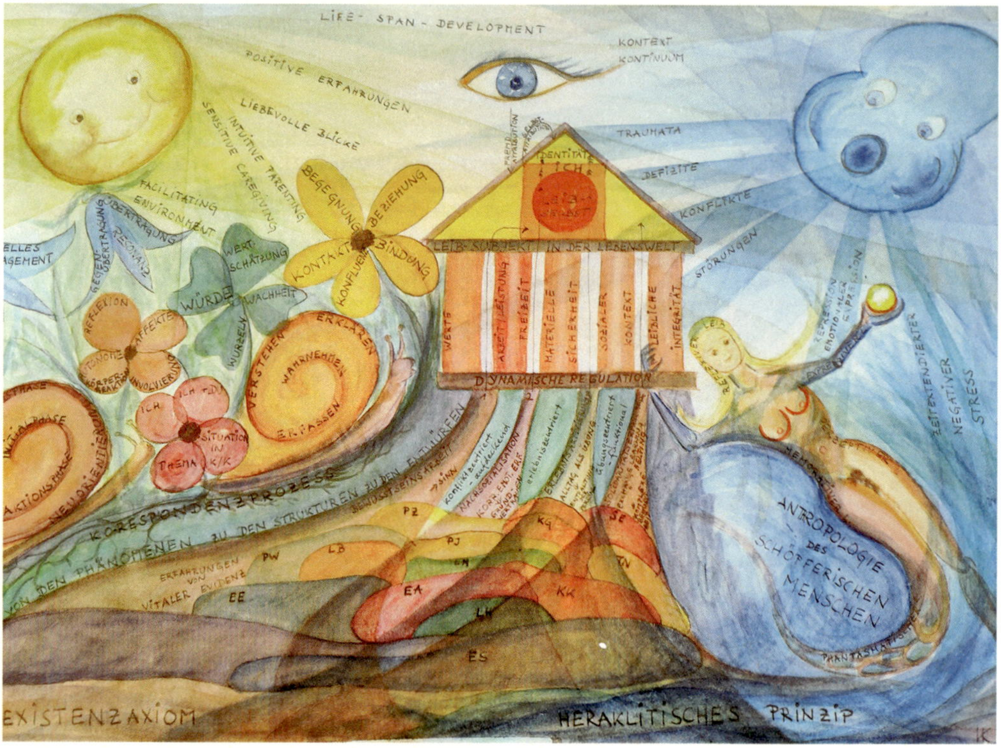

Schaubild „Tree of Science“ aus einer Graduierungsarbeit von Heidrun Kamlah
(vgl. dieses Buch S. 669)

Die Leibzentriertheit der Integrativen Leib- und Bewegungstherapie (IBT) und ihre Bedeutung für die Psychotherapie

Klara Kreidner-Salahshour

Inhalt

Vorwort

Eine Festschrift zum 80.Geburtstag von Prof. Hilarion Petzold bedeutet, ein großartiges Lebenswerk zu würdigen, das entsprechend des Prinzips von Heraklit nach wie vor stets „im Fluss" ist. Da ich mich nach Beendigung meiner klinischen Tätigkeit auch weiterhin in der IBT beheimatet fühle, komme ich deswegen sehr gern der Anfrage nach, diesen Artikel zu dem Thema „Die Bedeutung der Leibzentriertheit in der Integrativen Leib- und Bewegungstherapie (IBT) für die Psychotherapie" zu schreiben.

Die Bedeutung der Leibzentrierung wurde mir in meiner beruflichen Biografie früh bewusst. So führte mich mein Weg zum Integrativen Ansatz ausgehend von der Sportpädagogik schnell zur Psychomotorik und zur Arbeit als Motopädin in einer Kinder- und Jugendpsychiatrie. Diese wertvollen Erfahrungen der „ganzheitlichen Wirkung" von Bewegung motivierten mich schließlich zur Weiterbildung „Integrative Leib- und Bewegungstherapie" als Methode des Integrativen Ansatzes mit dem Ziel, mit Erwachsenen noch differenzierter mit „Bewegung" unter Einbezug der „Psyche" arbeiten zu wollen. Das Wertvolle an dieser Weiterbildung war es, *die Methode durch die Methode – also „am eigenen Leibe" – zu erlernen, so dass ich auf diese Weise nicht nur fachlich, sondern ebenso persönlich wachsen konnte. Der fundierte wissenschaftstheoretische Hintergrund gab mir von Anfang an Sicherheit für mein therapeutisches Handeln und die Zusammenarbeit in den multiprofessionellen Teams. Davon habe ich in meiner langjährigen Tätigkeit in der Psychiatrie stets sehr profitiert. Immer wieder aufs Neue war ich begeistert von meinem „Werkzeug IBT" für die leibzentrierte und damit „ganzheitliche" Arbeit mit den Patienten*innen – sowohl mit den in der Allgemeinpsychiatrie eingestreuten psychisch kranken Straftätern als auch später dann im Rahmen einer psychiatrischen Tagesklinik. Im Ohr habe ich noch die Bemerkung einer Oberärztin: „Ich beneide Sie um ihre Methode. Sie kommen immer so schnell „an die Patient*innen heran."*[1]

1. Die Integrative Leib- und Bewegungstherapie als Methode des Integrativen Ansatzes

Die integrative Leib- und Bewegungstherapie (IBT) ist eine der Methoden des Integrativen Ansatzes (IT) als psycho- bzw. humantherapeutisches Verfahren und bezieht sich auf dessen wissenschaftstheoretischen Hintergrund. Da die Konzepte und auch die Weiterentwicklungen der IT ebenfalls für die IBT gelten, werde ich mich darauf beziehen.

Von Anfang stand hier der Begriff „Leib", u. a. inspiriert durch *Merleau-Ponty* und *Marcel*, im Zentrum und prägte anthropologisch und leibphilosophisch maßgeblich das Menschenbild der Integrativen Therapie (IT) (*Petzold, Orth* 2017a, S. 2ff.) – zu einer Zeit, in der die herkömmlichen Psychotherapien noch von „Körperferne" geprägt waren. So heißt es in einer frühen Version der anthropologischen Grundformel: „Der Mensch ist Leib-Subjekt in der Lebenswelt, das bedeutet, er ist ein Körper-Seele-Geist-Subjekt in Kontext und Kontinuum und steht in der lebenslangen Entwicklung einer souveränen und schöpferischen Persönlichkeit" (*Petzold* 1970c, zitiert nach *Petzold* 2002j, S. 5). Heute wird in der Grundformel, leicht modifiziert, von „Körper-Seele/Geist-Welt-Subjekt" gesprochen, um zu zeigen, „Seele/Geist" sind emergente Grössen, „Körper und Welt" sind fundamentale Gegebenheiten (*Petzold, Orth* 2024).

Vor dem Hintergrund der Mitte der 1960er Jahre, einer Zeit der Nonkonformität, des Aufbruchs und des Angebotes vieler Therapiemethoden (*Petzold* 2003a, S. 9), richtete die IT von Anfang an ihre Sicht umfassend und ganzheitlich auf den Menschen. So verfügt die IT und insbesondere die IBT in ihrer Zentrierung auf den Leib bereits seit Jahrzehnten über einen breiten Fundus an

1 Um eine gendergerechte Ausdrucksweise zu gewährleisten, spreche im Folgenden von Patient*innen und Therapeut*innen. In speziellen Beispielen nutze ich die weibliche Form dann, wenn es um ausschließlich um weibliche Patientinnen und mich, als weibliche Therapeutin geht.

Praxeologien, Methoden und Medien – entwickelt und entstanden aus einer Verschränkung von Theorie-Praxis/Praxis-Theorie, getragen vom Hintergrund des „Tree of Sciene" als wisssensstrukturelles Metamodell (*Petzold, Orth* 2017b, S. 927). Davon konnte ich in all den Jahren in meiner klinischen Tätigkeit nicht nur profitieren, sondern in den therapeutischen Prozessen auch selbst kreativ sein.

Auch wurden mittlerweile wesentliche Grundannahmen, die sich im Verfahren der IT in jahrelanger Praxis als relevant gezeigt haben, im Laufe der Jahre u. a. durch neurobiologische, -psychologische Forschungen und kognitionswissenschaftliche Theoriebildungen untermauert und bestätigten das Denken und Vorgehen von *Hilarion Petzold, Ilse Orth* und *Johanna Sieper*.[2]

So wurde das Modell des Integrativen Ansatzes zur „bio-psycho-sozial-ökologische[n] ‚Humantherapie' im mundanen Kontext und undanen Kontinuum" (*Petzold, Orth* 2017b, S. 890) als entwicklungsorientierte Therapie in der Lebensspanne hin ausgearbeitet. Humantherapie – und damit auch die IBT – geht „vom Leibe aus" (*Petzold* 2018, S. 9) vom Menschen als „Körper-Seele-Geist-Welt-Wesen" (*Petzold* 2003e, 2009c *Petzold, Orth* 2017a, S. 3) und unterscheidet sich durch diese explizite Zentrierung auf den Leib von sehr vielen anderen Psychotherapieschulen (*Hofer-Moser* 2018, S. 11), auch wenn sich diese zunehmend dem Körper angenähert haben. So skizzieren z. B. *Tschacher* und *Storch* (2010, S. 161f.) die Bedeutung des Körpers in den psychotherapeutischen Strömungen, die insbesondere in den letzten Jahren auch in der kognitiven Verhaltenstherapie zugenommen hat und *Geuter* gibt nicht nur einen Überblick über die Bedeutung des Körpers in der allgemeinen Psychotherapie (2015, S. 6ff), sondern hat eine umfassende Konzeption für die Körperpsychotherapie als erlebniszentriertes Psychotherapieverfahren vorgelegt. Aus der psychoanalytischen Richtung berichtet z. B. *Kuck* (2023) über das Tagungsthema „Berührung" des „13.Wiener Symposiums Psychoanalyse und Körper" und *Dejours* beschäftigt sich in einem Vortrag auf einem psychoanalytischen Symposion mit dem Platz des Körpers in der analytischen Praxis (2024, S. 2).

Laut *Petzold* (2002j, S. 2) wird bereits mit dem Begriff der psychophysischen Leib- und Bewegungstherapie und mit dem Kerngedanken des „Informierten Leibes" (*Petzold* 2009c) auch sprachlich die Trennung von „Psyche und Soma" überwunden (2002j, S. 2) und „Humantherapie" zielt auf den „ganzen" Menschen im Sinne der anthropologischen Grundformel der IT ab (*Petzold* 2000a). Entwicklung und Veränderung von Menschen bedeutet in der IT, dass

2 An dieser Stelle sei insbesondere verwiesen auf Forschungsergebnisse hinsichtlich der Bedeutung der Interozeptionen (*Petzold, Orth* 2017b, S. 906ff.), der Grundlage der menschlichen Persönlichkeit und Subjekthaftigkeit als „Leibsubjekt" (ebenda. S. 909; *Fuchs* 2020, S. 278f.), der kognitiven und emotionalen Empathie (*Petzold, Orth* 2017b, S. 912f., 916f.), *Petzold, Mathias-Wiedemann* 2019a, der Zukunftsorientierung (ebenda, S. 914), der „Theorie der therapeutischen Beziehung" (ebd. S. 918, *Fuchs* 2020, S. 270f.) sowie auf die 4E-Perspektive in Bezug zu mentalen Prozessen (*Newen* et al. 2018; *Stefan* 2020 zitiert nach *Ludwig, Siegele* 2024, S. 4).

der Mensch als „informierter Leib" – „embodied and embedded" (ders. 2002j, S. 10ff.) auf seinem Lebensweg stets in unterschiedlichste Kontexte eingebettet ist, die ihn prägen, synergetische Spuren im Leibgedächtnis hinterlassen und in der Folge sein weiteres Wahrnehmen, Erleben, Einschätzen, Bewerten und Handeln bestimmen (*Petzold* 2009a, S. 42ff.). In der **„Theory of Body-Mind-World in process"** betonen *Petzold* und *Orth* (2017b, S. 911ff.), dass es „[k]eine Mentalisierung ohne embodiment (und vice versa) und beides nicht ohne Einbettung (embeddedness) in konkrete soziale und ökologische Kontexte im Kontinuum der Zeit" gebe und stellen in dieser Theorie schließlich die Bedeutung interiorisierter Attribution durch fremdempathische Prozesse und des „eigenleiblichen Spürens" für selbstempathische Prozesse dar (ebenda, 919ff.). Damit setzt *Petzold* bei der Quelle der Selbstwerdung an – am Körper als Grundlage für das Begreifen, Benennen und Erleben der Welt und des „Sich selbst Erlebens in der Welt", was dann mit anderen Menschen kommuniziert werden kann.

Prozesse des Lernens und der Veränderung bedürfen „komplexen Lernens", in dem entsprechend der neurobiologischen und sozialen Lerntheorie der IT kognitiv, emotional, volitiv, motivational und sensumotorisch gelernt wird (ebenda, S. 904ff.), was ganz grundsätzliches, basales, entwicklungsorientiertes Lernen bedeutet. Das Ziel einer Therapie ist der „neu-informierte Leib" – auch im Sinne erweiterter, differenzierterer Erfahrungen – der es den Patient*innen/Klienti*innen ermöglichen kann, auf neuen Wegen und in neuer Weise zu denken, zu fühlen, zu wollen und leiblich konkret zu handeln (ebenda, S. 899). Dafür sind alternative und korrektive Beziehungserfahrungen von großer Bedeutung, damit durch „neue Internalisierungen und Interiorisierungen neue Informationen in den Leib dringen, ihn durchdringen" (*Petzold, Orth* 2017a, S. 10). Diese Grundlagen gelten für alle Methoden der „Integrativen Humantherapie".

Ebenfalls eine Grundlage für die vielfältigen Aspekte der Interventionen in der Leibarbeit der IT/IBT, die immer sowohl körperlich-organismische als auch psychische, soziale und geistige Prozesse anregen, ist der komplexe Leibbegriff. Er geht vom Menschen als „materiell- transmaterielle[m] Leibsubjekt in seiner je gegeben Lebenswelt" aus (*Petzold* 2003a, S. 1060), mit dem materiellen Körper als grundlegender organismischer Basis für die „transmateriellen" Lebensprozesse des Leibes – für emergierende psychische und geistige Prozesse wie Gefühle, Gedanken, Glauben und Wille (*Petzold* 2009c, S. 38).

Vor diesem Hintergrund kommt der IBT in ihrer Zentrierung auf den Leib in seinen Dimensionen und vielfältigen Bewegungen mit ihren Möglichkeiten, übungs-, erlebnis- oder auch konfliktzentriert zu arbeiten, für Lernen und Prozesse der Veränderung eine große Bedeutung zu. Mir wesentliche psychotherapierelevante Aspekte dieser Leibzentriertheit, die ich in Bezug auf „Integration und Zukunftsgestaltung in der Psychotherapie" für wichtig erachte, werde ich im Folgenden auch anhand von Beispielen aus der Praxis darstellen.

2. Zwischenleiblichkeit in der therapeutischen Beziehung

Aus leibphänomenologischer Sicht zeigt sich laut *Thomas Fuchs* das Unbewusste des Individuums im Lebensvollzug, insbesondere in der Zwischenleiblichkeit des Umgangs und in seinen Beziehungen zu anderen Menschen (*Fuchs* 2008, S. 88). Folglich werde ich den Fokus hinsichtlich der Leibzentrierung in der IBT zunächst auf die Zwischenleiblichkeit in der therapeutischen Beziehung richten.

In der IBT kommt dem Leib in seinen unterschiedlichen Aspekten im interaktionalen Behandlungssetting mit seinem Raum für zwischenleibliches, aktives und komplexes Lernen (*Petzold* 2002j, S. 17) eine zentrale Bedeutung zu. Maßgeblicher Teil des Zwischenbleiblichen ist neben den Teilnehmer*innen einer Gruppe auch die Therapeut*in in ihrer therapeutischen Haltung, denn „Leib- und Bewegungstherapie schließt als zwischenleibliches Lernen an evolutionsbiologisch disponierte Lernmuster [intuitive parenting, sensitive caregiving, cooperative experimenting], an" (ebenda, S. 17; *Petzold, Beek, Hoek* 1994). Darüber hinaus ermöglicht das Lernen in der Gruppe nicht nur eine Distanz zur Therapeut*in in der Art, dass Übertragungsprozesse nicht ausschließlich auf sie gerichtet sind, sondern es bietet ebenfalls vielfältige Möglichkeiten für Kontakt-, Begegnungs- und Beziehungserfahrungen. Dadurch bereitet es bedeutsam auf das Leben in Gruppen außerhalb des therapeutischen Settings vor.

Im therapeutischen Prozess findet Lernen auch in der therapeutischen Beziehung statt, und in der Psychotherapie gilt die „therapeutische Beziehung" unabhängig vom Verfahren als der größte Wirkfaktor (*Grawe* et.al. 1994; *Lambert* 2013, vgl. *Petzold, Orth*, 2017b, S. 938; *Petzold, Müller* 2007). Diese große Bedeutung einer guten therapeutischen Beziehung hat der Integrative Ansatz ebenfalls „sehr früh" aus seiner metatheoretischen Position heraus begründet, laut derer der Mensch anthropologisch immer auf den Mitmenschen gerichtet ist und durch den Menschen in Zwischenleiblichkeit zum Mitmenschen wird (ebenda und *Petzold* 1978c). Der gleichberechtigte Austausch zwischen Menschen als „Intersubjektive Ko-respondenz" ist ein Kernkonzept der IT und gilt von daher auch für die Arbeit in und an Beziehungen in der IBT im therapeutischen Raum. Bereits diese gegenseitige Wertschätzung im respektvollen miteinander verbunden Sein (*Petzold, Orth* 2017b, S. 938), selbst bei unterschiedlichen Meinungen und Standpunkten, ermöglicht vielen Patient*innen neue Erfahrungen.

Die Bedeutung einer guten therapeutischen Beziehung liegt auch in „integerer", guter Zwischenleiblichkeit in Prozessen „heilsame[r] und fördernde[r] zwischenleibliche[r] „wechselseitige[r] Empathie" (*Petzold, van Beek, van der Hoek* 1994). Wenn dabei „die wohlwollende, ermutigende Persönlichkeit des Therapeuten/der Therapeutin [...] von dem Patienten/der Patientin aufgenommen und ‚eingeleibt' (*Schmitz*, 1989, 2000), ‚interiorisiert' (*Vygotsky*) werden kann, [sind dadurch] ‚*korrektive interozeptive, emotionale, volitive und kognitive Erfahrungen*'" möglich (*Petzold* 2012e zitiert nach ebenda, S: 938). Und wenn „*[i]ntermentale Wirklichkeit* [....] *intramentale Wirklichkeit*" (*Vygotskiy* 1960,191f., zitiert nach *Petzold* 2002j, S. 18) erschafft, können auf diese Weise neue Beziehungsinformationen als Grundlage für zukünftiges Beziehungsverhalten entstehen.

2.1. Resonanz und Empathie

Ein wichtiger Aspekt der Zwischenleiblichkeit ist die Resonanz als Voraussetzung für Empathie. Dabei kommt dem Leib als Resonanzorgan große Bedeutung zu. Sowohl der Therapeut*in als auch den Patientin*innen werden über das „eigenleibliche Spüren" (*Schmitz* 1986, S. 71ff.) zwischenleibliche empathische Resonanzen (*Petzold, Mathias-Weidemann* 2019a; *Petzold, Orth* 2017b, S. 895) als atmosphärische Informationen zugänglich und es können auch Gefühle des Gegenübers am eigenen Leibe als Betroffensein gespürt werden. Eine sehr differenzierte Empathie von sich selbst und von der Patient*in im aktuellen sozialen und ökologischen Kontext sowie im zwischenleiblichen Raum in der Zeit erfordert von der Therapeut*in mitschwingende Resonanz, leibliches Berührtsein, mitfühlendes zugewandt Sein, Erfahrungswissen und die mentalen Fähigkeiten zu differenziertem Verstehen (ebenda S. 915). Dies ist auch im Hinblick auf eine nächste passende Intervention erforderlich. Empathie vollzieht und zeigt sich leiblich sowohl auf der neurophysiologischen Ebene wie auch in Mimik, Gestik, Haltung und Bewegung (ebenda S. 916). Um im Sinne entwicklungsfördernder Therapie den Entwicklungsprozess der interozeptiven Selbstempathie im „eigenleiblichen Spüren" (ebd. S. 918) der Patientin und damit deren Persönlichkeitsentwicklung anzuregen, ist es für die Therapeut*in erforderlich, das eigene leiblich gegründete, emotionale, empathische Erfassen einer Patient*in im Sinne einer kognitiven Komponente zu benennen, damit im Verlauf der Zeit in Prozessen „wechselseitigen Empathierens" (ebenda S. 912) diese „fremdattributiven Identifizierungen [...] zu selbstattributiven Identifikationen führ[en], welche dann internalisiert und verkörpert werden" (ebenda S. 912) können.

Resonanz vollzieht sich auch im Hinblick auf das Nachspüren der im Leib gespeicherten Eindrücke auf Phänomene. Der Bezug zur Gegenwart wird dabei als Empfindung, Emotion, Kognition, Volition und Expression deutlich. Strukturen mit Bezug zur Vergangenheit können als Nachempfinden, Nachspüren, Nachfühlen, Nachdenken und Nachsinnen erspürt werden, und Resonanz im Sinne von Entwürfen sowie eines Bezugs zur Zukunft kann zu Vorausschauen, Planen, Entwerfen, Imaginieren führen (ebenda, S. 893). Für Resonanzerfahrungen dieser Art bietet die IBT in ihrer Erlebniszentrierung mit ihren vielfältigen Möglichkeiten für extero- und intererozeptive Stimulierungen ein großes

Spektrum und hat darüber hinaus auch im Sinne der Salutogenese eine große Bedeutung (ebenda S. 895).

2.2. Berührung

Aus zwischenleiblicher Resonanz auf die Patient*innen habe ich in der IBT sehr oft leibtherapeutische Interventionen als Berührung im Sinne des *non touching approach* durch freundliche Blicke, wohlwollende verständnisvolle, ermunternde, liebevolle Worte, über eine anteilnehmende Stimme, Sprache, Gestik, Körperhaltung angewendet, um ihnen Sicherheit, Empathie, Verständnis, Unterstützung und Trost als neue Erfahrungen zu geben. Neben korrektive emotionalen Erfahrungen als Neuinformation können laut *Petzold, Orth* (2017a, S. 11) Interiorisierungen dieses guten Zuspruches sowohl zu guter Selbstresonanz führen, als auch Anregungen und ein Modell für Imitationslernen sein. Zu erwähnen ist auch meine bewusste Positionierung im Raum, um entsprechend des jeweiligen Prozesses der Patient*in nicht nur ein „Gegenüber", sondern im näher oder weiter entfernten „Daneben" oder „Dahinter" ggf. auch eine Begleitung oder Stütze zu sein.

Umgekehrt wurde auch ich durchaus von den Patient*innen berührt – durch ihren Schmerz, ihr Leid oder auch ihre Freude und war dann „angerührt", manchmal auch „zu Tränen gerührt". Durch den unwillkürlichen Ausdruck „meiner Berührung" konnten Patient*innen dann z. T. Zugang zu ihren eigenen Gefühlen finden.

Grosse Bedeutung haben positive Berührungen der Haut im frühen Säuglingsalter von Seiten wichtiger Pflege- und Bezugspersonen für eigenleibliches Spüren im gegenseitigen Bezug. Sie sind Voraussetzung für die Entwicklung des präreflexiven Selbstgefühls (*Petzold, Orth* 2017b, S. 905) sowie guter Berührungserfahrungen, die dann im weiteren Verlauf des Lebens eine Grundlage für die weitere Entwicklung des „Leib-Selbst" und für eine bewusste „Selbstregulationskompetenz" (ebenda, S. 907f.) schaffen. Das ist für die Arbeit mit körperlich-leiblicher Berührung als Intervention in der IBT grundlegend Im klinischen Kontext kommt es häufig vor, dass Patient*innen über diese „Selbstregulationskompetenz" nur vermindert oder auch gar nicht verfügen, weil Selbsterleben und Selbstgefühl durch Hyperstress, Trauma und Burnout in jeweils unterschiedlicher Weise überlastet wurde und es dadurch zu Selbstentfremdungsempfindungen und – gefühlen kam (ebenda, S. 908).

Da viele Patient*innen in der psychiatrischen Tagesklinik frühe, schlechte Berührungserfahrungen hatten, war es mir wichtig, die Förderung des eigenleiblichen Spürbewusstseins und Selbsterlebens als prozessbezogene Intervention aus einem Dialog heraus zunächst über die leibtherapeutische Intervention des *self-touching approach* anzuregen. Die erlebniszentrierte Leibarbeit über Selbstberührung bezog sich dabei z. B. auf die Wahrnehmung des Atems und der Haut als Grenze und Kontaktfläche, Ort der Angrenzung, Abgrenzung, Grenzverletzung und zielte darauf ab, sich zunehmend „im Körper oder genauer als Körper zu Hause zu fühlen". *Hofer-Moser* (2018, S. 177f.)beschreibt darüber hinaus weitere Möglichkeiten der „eigenen leiblichen Berührung" u. a. mit der Intention zur Selbstberuhigung, Selbsttröstung, als Initiierung eines Dialoges zwischen der berührenden Hand und dem berührten Bereich des Leibes oder Organs oder der Förderung der „Entwicklung von Selbstmitgefühl". Manchmal war es notwendig und hilfreich, den Patient*innen Medien wie Bälle, Igelbälle, Stäbe o. ä. als Möglichkeit für eine indirekte Selbstberührung anzubieten, damit sie die Berührung überhaupt zulassen und im weiteren Verlauf der Therapie dann auch genießen konnten. In Abstimmung auf den Prozess und die Situation der Patient*innen waren im Gruppenkontext z. T. auch hinsichtlich Intensität und Dauer selbstbestimmte positive, korrektive Berührungserfahrungen durch Berührungen von anderen Patient*innen z. B. als (Igel-) Ballmassage oder als Abklopfen oder Abstreichen des Rückens im Sinne des *touching approach* möglich.

Um im klinischen Kontext der psychiatrischen Tagesklinik keine Traumata zu aktiveren, habe ich meistens von der direkten körperlich-leiblichen Berührung als spezielle Interventionsform abgesehen. Nur wenn es darum ging, den Patient*innen in plötzlich aufgetretenen starken emotionalen Involvierungen Trost zu spenden oder wieder einen Realitätsbezug zu ermöglichen, war eine Berührung nach Zustimmung der Patient*in bezüglich Anfang und Ende der Berührung als Ergebnis eines Ko-respondenzprozesses hilfreich. Voraussetzung dafür war jedoch gegenseitig gewachsenes Vertrauen sowie eine Haltung der „Gewährleistung der Integrität der Patientin" durch die Eindeutigkeit der Berührungen und die Klarheit in der Zuwendung (*Höhmann-Kost* 2018, S. 38).

Grundsätzlich können in langen therapeutischen Prozessen bei bestimmen Indikationen oder Notwendigkeiten in der *konfliktzentriert-aufdeckenden* Leibarbeit im Leibgedächtnis gespeicherte Informationen durch körperliche Stimulierung aktiviert werden. Dazu beschreibt *Höhmann-Kost* (2018), wie dadurch verdrängte Themen und Gefühle krankmachender Szenen und die daraus entstandenen Verhaltensmuster in der Bezogenheit zur Therapeutin wiederholen können und dann durchgearbeitet werden, um gesündere Formen der Bewältigung zu erarbeiten. Leibzentrierung bedeutet an dieser Stelle zum einen die aufeinander bezogene Zwischenleiblichkeit von Patient*in und Therapeutin und darüber hinaus für die Patient*in den Prozess von Entwicklung als Lernen und damit als Integrieren neuer Informationen auf der körperlichen, geistigen, gefühlsmäßigen und sozialen Ebene des Leibes (ebenda, S. 38).

Insgesamt kann Berührung die Qualität von Unterstützung, Halten, Lösen, Aktivieren usw. haben und geschieht damit sowohl als physikalische Berührung wie auch im Sinne eines Übertragungsgeschehens, zentral aber als Ausdruck mitmenschlicher Bezogenheit (ebenda, S. 38).

3. Leibzentriertes Lernen in der IBT

Patient*innen haben in „schwieriger Zwischenleiblichkeit" und in schwierigen Lebenssituationen im Laufe ihrer Ökologisation, Sozialisation und Enkulturation (*Petzold, Orth* 2017b; S. 901) – embodied and embedded in Kontext und Kontinuum – neben funktionalen auch deutlich belastende, dysfunktionale Muster komplex gelernt, häufig gab es auch Erfahrungen von Defiziten. Das alles ist in den Gedächtnissystemen des Leibes gespeichert (*Petzold* 2009a, S. 42). Für das Lernen durch neue Erfahrungen ist es nun zunächst wichtig, den „Leib" durch vielfältige sensorische Stimulierungen zu aktivieren. Gemäss *Petzold* und *Orth* (2024) wird dadurch aus neurowissenschaftlicher Perspektive entsprechend viel Material in den Leibarchiven aus mehreren Ebenen freigesetzt, und durch das gesamtleibliche Erleben von Verbalem, Emotionalem, Proprio- und Interozeptivem „wird das ‚Bild der Erinnerung' komplexer und schärfer" (*Petzold* 2002j, S. 12). Aus diesem Grund kommt der „Gedächtnisaktivierung" bedeutsamer guter und schwieriger Erfahrungen, die für den Menschen einen Sinn haben, der multiplen Stimulierung durch Erfahrungsangebote in der IBT eine große Bedeutung zu.

Im Hinblick auf den „neu informierten Leib" als Ziel von Therapie auf der Grundlage der Neuroplastizität des Gehirns (*Hüther, Petzold* 2012 und *Lamacz-Koetz* 2009, zitiert nach *Kreidner-Salahshour, Petzold, Petzold-Orth*, 2012, S. 327) bedarf es für die Patient*innen passgenauer multipler Stimulierungen, sodass korrigierende und alternative Erfahrungen im Gedächtnis zunächst neu verankert und dann auch als Verhalten geübt werden können, damit ein Transfer in den Alltag gelingen kann. Dies erfolgt auf der Linie des Lernens im Zyklus von Wahrnehmen – Verarbeiten – Handeln, in dem beständige Rückwirkungen bzw. Wechselwirkungen erfolgen (*Petzold* 2002j, S. 14). Laut *Petzold* ist „ein derartiges experimentelles, performanzorientiertes Lernen als Verarbeiten von ‚performance produced information' [...] auch Grundlage psychotherapiespezifischer Lernprozesse..." (ebenda S. 13).

3.1. Leibzentriertes Lernen in der IBT im klinischen Kontext

In Deutschland ist die IBT ein Teil der multiprofessionellen Therapieangebote in Kliniken und Tageskliniken für Psychosomatik, Psychiatrie, Suchterkrankungen usw., in denen sich die Behandlung der Patient*innen multimethodisch meist als Kurzzeit- oder Fokaltherapien an den entsprechenden Leitbildern der jeweiligen Klinken orientiert. Als IBT-Therapeutin habe ich mich darüber hinaus stets am Menschenbild und an den Kernkonzepten des Integrativen Ansatzes orientiert (*Petzold* 2002b/2006/2011).

Voraussetzung für die Bereitschaft für einen therapeutischen Prozess in der IBT ist der Wille der Patient*innen zur Veränderung auf ein Ziel hin, damit ist die Intention auf die Zukunft ausgerichtet. Ggf. geht es zunächst einmal darum, diese Bereitschaft gemeinsam mit den Patent*innen zu erarbeiten. Für die Bedeutung der Therapie ist das Bewusstsein darüber wichtig, dass die IBT als therapeutischer Prozess im mikroökologischen Kontext in guter „Zwischenleiblichkeit" Teil der Lebenskarriere eines Menschen und damit ein Stück begleitete Wegstrecke auf dem Lebensweg ist.

Für das Lernen in der IBT werden Leib- und Bewegungsphänomene im Sinne der „Thymopraktik" (*Petzold* 1970c, S. 1; Bachofner 2023, S. 19ff.) genutzt, weil dort in jeder Aktion/Interaktion, unbewusst oder bewusst, Gedächtnisaktivierungen beteiligt sind. Die jeweils individuell passenden Lernsituationen ergeben sich aus den Prozessen der Patient*innen in der IBT oder im Hinblick auf spezielle Indikationen.

3.2. Leibzentriertes Lernen in der Arbeit mit dem eigenen Raum

Anhand ausgewählter Beispiele aus meiner Tätigkeit in einer psychotherapeutisch orientierten psychiatrischen Tagesklinik soll nun „leibzentriertes Lernen" in der IBT veranschaulicht werden.

In einer halboffenen IBT-Gruppe für Frauen mit Erfahrungen von Grenzverletzungen wird zum Thema „Selbsterleben im eigenen Raum" im Sinne der erlebnisorientierten Modalität mit der Technik der Einbeziehung des Raumes sowie Seilen als Medium über mehrere Therapieeinheiten gearbeitet, u. a. mit den Zielen der Förderung leiblicher Bewusstheit, psychophysischer Entspannung, Selbstregulation, des emotionalen Ausdrucks, kommunikativer Kompetenz und Performanz, des prägnanten Selbst- und Identitätserlebens und der Souveränität (vgl. dazu *Petzold* 2003a, S. 1039ff.). Meiner Erfahrung nach sind diese Patientinnen in der Selbstwahrnehmung und damit in der eigenleiblichen Wahrnehmung anfangs noch sehr ungeübt oder der Leib ist z. T. „anästhesiert" (ebenda, S. 638), was oftmals mit dazu führt, dass im Alltag häufig passende Regulierungen von Nähe und Distanz in Beziehungen nicht gelingen.

3.2.1. Hinführung zum eigenleiblichen Spüren

Der therapeutische Prozess bzw. auch eine therapeutische Einheit gestaltet sich in der IBT an dem Vierschritt des „Tetradischen System" mit Initialphase, Aktionsphase, Integrationsphase und Neuorientierungsphase/Neuorientierung (*Petzold* 2003a, S. 126ff.), wobei die einzelnen Phasen nicht immer idealtypisch gleichmäßig verlaufen. In diesem Fall werden die Patientinnen in der Aktionsphase dazu eingeladen, in einem der eigenen Befindlichkeit entsprechendem Tempo, d. h. mit der Aufmerksamkeit auf die Selbstwahrnehmung von körperlicher, emotionaler und geistiger Befindlichkeit und der Wahrnehmung eigener Bedürfnisse und Impulse, im Raum umherzugehen. Im Weiteren geht es dann darum, diesen Raum im Hinblick darauf auf sich wirken zu lassen, wo sie sich eher wohl oder eher unwohl fühlen, um sich schließlich an einem „Wohlfühlort" einzufinden. In der anschließenden Reflexion über ihr Erleben fällt auf, dass die Patient*innen als Gründe für die Wahl dieses Ortes benennen, von dort aus einen guten Überblick über den Raum sowie die Tür im Blick zu haben, aus dem Fenster schauen zu können oder mit der Wand im Rücken sicher sein zu können, dass sich niemand von hinten unbemerkt nähern kann. Damit liegt der Fokus auf der visuellen Wahrnehmung als Möglichkeit für Kontrolle durch Überblick mit dem Ansinnen, für die eigene Sicherheit zu sorgen. Bei einem Wechsel hin zu einem Ort, an dem sie sich nicht wohl fühlen und einer Zeit des bewussten Hinspürens zu sich selbst wird beim Nachfragen der Therapeutin zur aktuellen Befindlichkeit deutlich, dass die Patientinnen sich nun des von den äußeren Sinnesorganen unabhängigen eigenleiblichen Spürens bewusst werden. Aussagen wie – „ich kann kaum noch atmen," „meine Schultern beginnen zu schmerzen", „mir wird mulmig im Magen", „mir wird ganz eng", „am liebsten würde ich wegrennen" – lassen die eigenleibliche Bewusstheit als Zusammenhang von emotionalem und körperlichem Befinden als leibliches Befinden erkennen. Nach *Schmitz* wird hier eher der Pol der leiblichen „Engung", u. a. bedingt von Schreck, Angst sowie Beklommenheit, deutlich. Der Pol der „Weitung" tritt hingegen u. a. bei Freude, in tiefer Entspannung oder wohliger Müdigkeit auf (*Schmitz* 1986, S. 82). Zurück am Wohlfühlort gelingt den Patientinnen dann nach einer Zeit des Spürens oftmals eine bewusste Wahrnehmung von leiblicher Erleichterung als erste Schritte in die Richtung einer „Weitung": „Ich kann wieder atmen." „Der Schmerz in den Schultern lässt nach." „Jetzt ist es wieder gut."

3.2.2. Leibliche Ausdrucksformen von Mustern des Verhaltens und Erlebens

Wenn die Patientinnen dann die Möglichkeit erhalten, mit Hilfe von Seilen an diesem Ort einen eigenen Raum zu gestalten, werden ebenfalls ihre im Leibgedächtnis gespeicherten Verhaltens- und Erlebensmuster aktiviert: Wie löse ich z. B. den Interessenkonflikt, wenn eine andere Patientin sich am gleichen Ort wohlfühlt wie ich und sich aufmacht, dort ebenfalls ihren Raum zu markieren? Ziehe ich mich wortlos zurück und suche einen anderen Ort oder versuche ich, den Platz selbstverständlich oder bewusst ganz schnell für mich zu beanspruchen? Initiiere ich ein konstruktives Aushandeln einer Lösung oder projiziere ich meine Enttäuschung oder meinen Ärger auf die Andere: „Die stellt sich sowie immer in den Vordergrund!" Oder geht es um eine negative Selbstattribution:

„Mir gelingt es sowie nie, das zu bekommen, was ich möchte!"? An dieser Stelle könnte in der Integrationsphase im o.g. Zyklus von Wahrnehmen – Verarbeiten – Handeln (*Petzold* 2002j, S. 14) innerhalb des multiprofessionellen, psychotherapeutischen Teams in die Richtung der Vergangenheit hinsichtlich Ursache, Geschichte und persönlichem Sinn dieses dysfunktionalen Verhaltensmusters gearbeitet werden. In der aktuellen Gegenwart könnte dieser Konflikt unter dem Aspekt der Förderung der kommunikativen Kompetenz erfolgreich gelöst werden. Im Sinne einer Neuorientierung in die Richtung Zukunft könnten entweder in der IBT oder /und in unterschiedlichsten Situationen des Alltags während des Aufenthaltes in der Tagesklinik Verhaltenssequenzen geübt werden mit dem Ziel des Transfers, dieses neue Verhalten, die eigenen Interessen auch in der Familie oder im Beruf vertreten zu können, anzustreben.

Auch die jeweilige Bedeutung, die die markierten Räume hinsichtlich Größe, Geschlossenheit oder der Nähe zu den Nachbarinnen für die Patientinnen haben, weisen auf Erlebensmuster des Leibgedächtnisses hin: So benötigt eine Patientin für ihren Raum eine Öffnung im Sinne einer Tür, um sich nicht eingesperrt zu fühlen, eine andere genießt einen großen Abstand zu den anderen Patientinnen während andere sich im „Reihenhaus" wohlfühlen, und wiederum eine andere markiert bewusst einen großen Raum, um etwas Neues zu erleben. Es kann jedoch auch sein, dass für eine Patientin ein sehr kleiner geschlossener Raum gut kontrollierbar und von daher als sicher benannt wird, auch wenn es darin außer angespannt und bei flachem Atemmuster zusammengekauert zu sitzen keinerlei motorische Bewegungsmöglichkeiten mehr gibt.

3.2.3. Selbsterleben in „Sicherheit" und guter Zwischenleiblichkeit

In meiner klinischen Tätigkeit war es mir wichtig, in der Arbeit mit diesen individuellen Räumen der Patient*innen anhand weiterer übungszentrierter, erlebnisorientierter, leibzentrierter Interventionen durch eine „multiple Stimulierung" des Leibes auf die Fortsetzung der Hinführung zu eigenleiblich gespürten Regungen und Empfindungen und den daraus resultierenden Gefühlen abzuzielen. Dabei hatten folgende Themen eine besondere Relevanz:

- Erleben von Sicherheit in der eigenen Basis durch „Erden" im Stehen, Sitzen oder Liegen und „Zentrieren"
- bewusste Wahrnehmung der Kontinuität von Atmung und Herzschlag als Verlässlichkeit und damit Vertrauen in das Leben
- Spannungsregulation durch Atem- und Dehnungsübungen sowie Liegen auf Widerständen – auch unter Einbezug von Musik, Fantasiereisen und Imaginationen
- Erleben der organismischen Grenze durch Selbstberührungen als Abstreichen (Oberflächensensibilität), Abklopfen (Tiefensensibilität) – auch im spürenden Dialog der Hände mit dem eigenen Körper

- Sensibilisierung für die Kinesphäre; Möglichkeit zur Erfahrung des Ausmaßes der „eigenen Reichweite" wie auch deren Grenze durch raumgreifende Bewegungen, ggf. unterstützt durch Musik
- Abgrenzung durch Sammeln und experimentierenden Ausdruck mit „tierischen" und menschlichen Abwehrgesten; strukturierte Gesten der Abwehr
- Angrenzungen durch Aufsuchen von Kontakt- und Berührungssituationen, einladende Gesten,
- selbstbestimmtes Experimentieren mit der Grenze – auch im Sinne selbstbestimmter positiver Grenzüberschreitungen: innerhalb, auf und außerhalb der Grenze gehen; hinein- und hinausgehen; jemanden besuchen oder besucht werden bzw. sich davon distanzieren oder abgrenzen; sich im „freien" Raum „Raum nehmen" (ggf. unterstützt durch Musik)
- stabilisierend ressourcenzentriert mit der Zielrichtung Salutogenese auf der Grundlage der „fünf Säulen der Identität": die eigenen Ressourcen werden im Hinblick darauf erarbeitet, anhand kreativer Medien symbolisiert und im eigenen Raum im Sinne einer „Ressourcenbadewanne" als „Badezusätze" genutzt (*Waibel* 2009, S. 129)

Der Fokus auf die Wahrnehmung des Leibes in die Richtung neuer Informationen hinsichtlich des Selbsterlebens in „Sicherheit" und in guter Zwischenleiblichkeit innerhalb der Gruppe und in der therapeutischen Beziehung kann sich dabei nun z. B. zunächst auf die Wahrnehmung des Atems richten mit dem Ziel, sich im eigenen Körper mehr Raum zu nehmen. In der Reflexion über das Selbsterleben auf der Grundlage des Spürens werden daraufhin häufig erste Anzeichen psychophysischer Entspannungsreaktionen benannt. Die Erfahrung hat gezeigt, dass es den meisten Patient*innen über ihre jeweiligen Prozesse im Verlauf der Therapieeinheiten immer besser gelingt, ihren Raum größer zu gestalten, insbesondere auch dann, wenn sie dazu angeregt werden, Bewegungsmöglichkeiten in ihrem Raum zu explorieren. Mir war es wichtig, zu allen vorweg benannten Themen Anregungen zum Selbsterleben zu geben. Neben den Möglichkeiten für komplexes Lernen, in denen auf der Grundlage des Willens zur Veränderung Prozesse motorischen, emotionalen, sensorischen, kognitiven und kommunikativ- interaktionellen Lernens miteinander verbunden sind, können an jeder Stelle Erlebnisse von „vitaler Evidenz" (*Petzold* 2003a, S. 633, 694f.) sowie eine Neuorientierung hinsichtlich Verhalten und Veränderung des Lebensstils entstehen, deren Performanz im Alltag der Übung – und damit auch des Willens zum Üben – zur Festigung bedarf.

3.3. Leibzentriertes Lernen durch „Bottom-up" Prozesse

Eine besondere Chance für leibzentriertes Lernens in der IBT liegt auch in der Arbeit in einem in der Regel größeren „Bewegungsraum", der die Möglichkeit für schnelle, raumgreifende, kraftvolle Bewegungen, für Rollenarbeit,

Improvisationen sowie für den Einsatz vielfältiger Medien in der Gruppenarbeit bietet. Im Kontext der psychiatrischen Tagesklinik habe ich überwiegend mit den bottom – up“ Techniken gearbeitet, in denen sich das Lernen über die Neuro- und Sensomotorik „from muscle to mind“ vollzieht, denn durch die „movement-produced informations“ als die wache Selbstwahrnehmung im Bewegungsvollzug – auch in der Interaktion – werden über das physiologische Phänomen hinaus im Verlauf auch das Empfinden und Erfassen der auftauchenden Stimmungen, Gefühle und des Atmosphärischen angeregt und geübt. Damit wurde es vielen Patient*innen ermöglicht, sich ihrer selbst zunehmend bewusst zu werden und zu lernen, sich selbst zu beobachten – als Voraussetzung für die Entwicklung einer „exzentrischen Position“, die „persönliche Souveränität“ ermöglicht (*Petzold, Orth* 2014). Gleichzeitig wurden dabei die Leibebenen des perzeptiven wie auch des memorativen Leibes angesprochen und beeinflusst. Wenn es den Patient*innen dann gelingt, das Erlebte in Worte zu fassen und darüber zu sprechen, können sie sich im Sinne einer Differenzierung und Zuordnung des Erfassten selbst verstehen. So können in der IBT ausgehend von Bewegungs- und Wahrnehmungsphänomenen anhand der „hermeneutischen Spirale“ (*Petzold* 2003a, S. 404, 498) Strukturen von jeweiligem Erleben und Verhalten deutlich und als persönlicher Sinn verstehbar und erklärbar werden. Auch das Ausprobieren neuen Verhaltens im Sinne eines initialen Verkörperns neuer Einsichten und Absichten erfolgt wiederum durch „Bewegung“ und kann durch kontextbezogenes Üben gefestigt werden.

In diesen „bottom-up“ Techniken können durch die Aktivierung des Leibgedächtnisses jederzeit spontane und fließende Übergänge zu konfliktzentriert-aufdeckender Arbeit entstehen, auch wenn sie nicht intendiert sind. Hier gilt es, gemeinsam mit der Patientin zu entscheiden, inwieweit es möglich ist, zum Gruppenangebot zurückzukehren oder aber dem individuellen Erleben innerhalb des Gruppenkontextes den erforderlichen Raum zu geben bzw. das intensive Erleben in einem dyadischen Setting mit der IBT-Therapeutin oder der Psychotherapeutin aufzugreifen und ggf. zu vertiefen.

Das Lernen „from muscle to mind“ wird in der IBT auch durch die Techniken des „emotings“ und „Affekttrainings“ zur Förderung der emotionalen und der Rollenflexibilität gezielt genutzt (ebenda S. 642ff.).

Vor dem Hintergrund kollektiver Atmosphären der Verunsicherung z. B. durch Nachrichten (*Petzold* 2016f zitiert nach *Petzold, Orth* 2017b; S. 897) und insbesondere der seit 2020 anhaltenden Dauerkrisen war es mir darüber hinaus wichtig, die sanften und guten Gefühle wie z. B. Freude und Glück, in guter Zwischenleiblichkeit empathischen Miteinanders zu kultivieren.

Wie hingegen Imaginationen, Bilder und Vorstellungen die Gefühle und die Leiblichkeit als „top-down“ Techniken (*Petzold* 2003a, S. 1081) beeinflussen, ist für die Patient*innen sehr gut erfahrbar, wenn sie z. B. im Rahmen eines

„Experimentes" in einer durch hängende Schultern und tief geneigtem Kopf geprägten Ausgangshaltung und dem Wahrnehmen der dadurch ausgelösten leiblichen Befindlichkeit dann eine sehr freudvolle Situation visualisieren und dieser Freude in ihrem Körper sukzessiv Raum geben. Diese Erfahrung kann dazu einladen, Wohlbefinden z. B. über Visualisierungen einzuüben. Diese „top-down" Techniken können auch in Kombination mit „bottom-up" Techniken eingesetzt werden, wie z. B. im experimentierenden Verkörpern angestrebten Verhaltens in einer imaginierten Situation, in der „Integrativen Ausdauertherapie bei depressiven Erkrankungen" (*Waibel* 2009, S. 81ff.) oder in Möglichkeiten zur emotionalen Umstimmung (*Kreidner-Salahshour* 2014, 18).

Mimetische imitations- und interaktive Synchronisationsleistungen in Kommunikationen und Interaktionen können nicht nur in der nonverbalen Kommunikation zwischen der Therapeutin und der Patientin z. B. in der konfliktzentrierten Arbeit, sondern auch in gemeinsamen übenden Bewegungsvollzügen in der Gruppe, im Bewegen in Paar- oder Gruppenkonstellationen und im gemeinsames Tun genutzt werden – z. B. in ökopsychosomatischen Outdoor-Veranstaltungen wie Lauf- Therapie oder Naturerfahrungen mit der Therapiegruppe (*Petzold* 2003a, S. 1084; ders. 2023c).

Leibzentrierung bedeutet auch, dass positive Personeninternalisierungen im Sinne „innerer Beistände" u. a. auf die Weise aufgerufen werden, dass durch das Einnehmen derer Haltung oder Mimik Umstimmungseffekte angestrebt werden (*Petzold* 2003a, S. 1081).

3.4. Intermedialer Quergang

Gewonnene neue Informationen als gute, hilfreiche, korrektive Erfahrungen im Verlauf der IBT-Sequenzen, wie z. B. im o. g. eigenen Raum der Patientinnen, können abschließend durch einen „intermedialen Quergang" (*Petzold*, *Orth* 2017b S. 932) sowohl multiexpressiv ausgedrückt wie auch verdichtet werden, um sie ggf. zu verinnerlichen und prägnant „fassbar" zu machen – auch als Grundlage für den Transfer neuen Verhaltens in den Alltag. So finden spontan geschriebene Worte ihren Ausdruck in Farben, Formen oder in einem Bild, dieser Eindruck wird wiederum durch eine Bewegung ausgedrückt und danach in eine Handhaltung verdichtet, ggf. noch in ein „Schlüsselwort" oder in einen Satz gefasst. Zur Festigung dieser neuen neuronalen Verschaltungen kann mit den Patient*innen erarbeitet werden, in welcher Art sie diese Handhaltung über eine längere Zeit in Verbindung mit dem Wort als „positivem Trigger" für die neuen Erfahrungen aktivieren und emotional sowie mental üben wollen, bevor sie dann auf dieser Grundlage das angestrebte, neue Verhalten als Performanz in den Alltag umsetzen (*Kreidner-Salahshour* 2014, S. 16ff.). Damit habe ich gute Erfahrungen gemacht. Um das eigenleiblich Gespürte, persönlich Durchgefühlte und Erkannte umzusetzen, kommt dem Willen mit seinen drei wesentlichen Funktionen der Entscheidung, der Umsetzung und des Durchhaltens eine große Bedeutung zu (*Petzold, Sieper* 2008 zitiert nach *Petzold, Orth* 2017a, S. 899). Auf diese Weise findet leibzentriertes Üben von sinnstiftenden Verhaltenszielen, die in der IBT in „Ko-respondenz" erarbeitet wurden, einen guten Anschluss an kognitive Verhaltenstherapien.

4. Leibzentrierte Diagnostik

„Der Leib, der Körper drückt sich sichtbar in Bewegung, in Haltung und Verhalten aus" (*Hofer-Moser* 2018, S. 217). Auch hier wird die Bedeutung der Leibzentriertheit in der IBT ersichtlich.

Als Grundlage für Zielformulierungen und Interventionen gibt die Leibfunktionsanalyse als ein Bereich der prozessualen Diagnostik im Integrativen Ansatz (*Petzold* 2003a, S. 1048f.) Aufschluss über die Stile des perzeptiven, expressiven und memorativen Leibes – über die Vitalität, die Ausdrucksfähigkeit von Mimik und Gestik, über Atmung, Haltung, die Bewegungsqualität und die Wahrnehmungsfähigkeit (*Petzold* 2003a, S. 1048). Sie ist sowohl den Integrativen Psychotherapeut*innen als auch den Therapeut*innen der einzelnen Methoden der IT vertraut.

Beispiele für eine speziellere leibzentrierte Diagnostik finden sich bei *Waibel* (2024). So ermöglicht die Arbeit mit der „Lebenslinie" in der IBT bei Patient*innen mit chronischen Schmerzen das Vorgehen „Von der Anamnese bis zur Therapie: Integrative Psychotherapeutische Diagnostik (IPD) in Form einer Theragnostik" (*Osten* 2019). Hier legen Patient*innen in einem ersten Schritt ihre durch kreative Medien symbolisierten Ressourcen auf eine „Zeitlinie" durch das Leben. Die „Archive des Leibes" öffnen sich dann im Gehen auf der Linie durch Erspüren, und ein Verstehen der eigenen Leibgeschichte wird möglich. Bei Patient*innen mit Traumaerfahrungen empfiehlt *Waibel*, erst nach dieser Stabilisierung durch das Bewusstsein um die eigenen Ressourcen in der gleichen Art auf Konflikte, Defizite und ggf. Traumata einzugehen. Der Sinn des Schmerzes kann sich für die Patient*innen durch diesen Blick auf die Einzelerlebnisse im Verlauf des Lebens erschließen und es können dann weitere Interventionen für den Therapieprozess abgeleitet werden (*Waibel* 2024, S. 14f.).

Mit der „Stressampel", die sowohl als ein Erfahrungsangebot wie auch als phänomenologisches Diagnostikum eingesetzt werden kann, macht *Waibel* differenziert deutlich, auf welche Weise durch Einspüren/Ausloten, Wahrnehmen und Erfassen, im Hinblick auf Wünsche nach Veränderung und Transfer auch die körperlich-emotionale und die kognitive Leibebene angesprochen wird (ebenda S. 17ff.).

Die Arbeit mit dem Körperbild (body chart) benennt *Petzold* als „eine der wesentlichsten ‚kreativ-medialen Prozesstechniken'" (*Petzold, Orth* 2017a, S. 5).

Darin können durch leibphänomenologische Arbeit über „eigenleibliches Spüren" Problemzonen im Sinne von Verspannungen, Schmerzen, Missempfindungen oder Anästhesierungen aufgefunden werden, „um sie mit der Technik des ‚Lotens' [...] durch Aufmerksamkeitsfokussierung, Atem, Haltungsvorgaben zu aktivieren und zur ‚Resonanz' zu bringen, d. h. Szenen und Atmosphären in die Erinnerung und in das Bewusstsein treten zu lassen, die Kausalzusammenhänge verstehbar machen" (ebenda S. 9). Die Arbeit mit dem Körperbild wird je nach Setting sowohl von *integrativen* Psychotherapeut*innen, Kunst- sowie Leib- und Bewegungstherapeut*innen eingesetzt. Hier bietet sich auch eine enge interdisziplinäre Zusammenarbeit im Sinne methodenübergreifenden Arbeitens an.

5. Psychotherapie – Leibzentrierung – IBT

Insgesamt wird deutlich, dass in der IBT vor dem Hintergrund der Konzepte des Integrativen Ansatzes die verschiedenen Ebenen des perzeptiven, expressiven, memorativen, reflexiven und prospektiven Leibes angesprochen werden und dass durch komplexes Lernen korrektive Erfahrungen und Interiorisierungen in guter Zwischenleiblichkeit sowohl in der therapeutischen Beziehung als auch in der therapeutischen Gruppe erfolgen – mit dem Ziel der „Umleibung" als Grundlage für Veränderungen des Lebensstils.

Welche darüber hinaus gehende Bedeutung könnte die Leibzentrierung in der IBT für Psychotherapeut*innen für das eigene therapeutische Arbeiten haben?

5.1. Leibzentrierung im multiprofessionellen klinischen Setting: Psychotherapie und IBT

Im multiprofessionellen klinischen Setting kann über die allgemein angestrebte synergetische Wirkung der jeweiligen Therapieangebote hinaus eine spezielle, differenzierende inhaltliche Zusammenarbeit von psychotherapeutischen Gesprächsgruppen mit der IBT in der Art stattfinden, dass zu Themen, die sich innerhalb des therapeutischen Prozesses aus der Gesprächsgruppe ergeben, mit der gleichen Gruppe zeitlich im direkten Anschluss in der IBT-Gruppe leibzentriert und erlebnisorientiert weitergearbeitet wird. Umgekehrt können Themen, die in der prozessorientierten Gruppenarbeit in der IBT entstanden sind, in einer unmittelbar daran anschließenden psychotherapeutischen Gesprächsgruppe aufgegriffen und vertieft werden. Das hängt jeweils von der Struktur der jeweiligen stationären Angebote ab. Häufige Themen sind – neben den bereits oben benannten: Führen/Folgen, Anpassen/Durchsetzen, Regulierung von Nähe und Distanz, Zurückhaltung/Ausdruck, den eigenen Standpunkt vertreten, Umgang mit Verantwortung, Selbstfürsorge, Wertschätzung. In diesem Modell können zu einem Thema verschieden Qualitäten der Erfahrung ermöglicht, deren Bearbeitung vertieft und nachhaltiger werden (*Petzold, Orth* 2017b, S. 931). Dieses Vorgehen hat sich in meiner Tätigkeit sowohl im Kontext einer Allgemeinpsychiatrie als auch in einer psychotherapeutisch ausgerichteten psychiatrischen Tagesklinik sehr bewährt.

In der klinischen Praxis hat es sich ebenfalls als sehr unterstützend und effektiv erwiesen, bei ausgewählten Patient*innen in der IBT dann im dyadischen IBT – Setting zu arbeiten, wenn die Patient*innen im Gruppenkontext über längere Zeit hinweg sehr zurückhaltend oder sehr schwer zugänglich waren oder wenn entsprechend des individuellen therapeutischen Prozesses eine Indikation zu punktuell vertiefender, ggf. konfliktzentrierter Arbeit gegeben war. Meist waren ein- bis dreimalige Therapieeinheiten ausreichend, um das jeweilige Thema im geschützten Raum der Dyade intensiv zu bearbeiten, der weitere Prozess entfaltete sich dann wieder in der Gruppe.

Sicherlich wäre es auch sinnvoll, nach einem Klinikaufenthalt als ambulante, stabilisierende Nachbehandlung für ausgewählte Patient*innen neben kunst- und kreativtherapeutischen Angeboten auch eine wöchentlich stattfindende IBT- Gruppe anzubieten, ggf. dann im späteren Verlauf eine ca. 4-6 wöchentlich stattfindende Gruppe, die sich z. B. über einen gesamten Vormittag oder Nachmittag erstreckt.

5.2. Leibzentrierung bei niedergelassenen Integrativen Psychotherapeut*innen

Insbesondere in der ambulanten Praxis könnten Integrative Psychotherapeut*innen die Möglichkeit intermethodischen Vorgehens und multimodalen Arbeitens in ihre Arbeit integrieren, die für den Integrativen Ansatz charakteristisch und theoriegeleitet, terminologisch sowie methodologisch entwickelt ist (ebenda, S. 932). Dabei können sie zurückgreifen auf die „Anthropologie des schöpferischen Menschen“ (*Orth, Petzold* 1993; *Petzold* 2003a; ebenda S. 930) sowie auf die beiden Brückenkonzepte „Das Konzept des informierten Leibes“ und „Therapeutische Beziehungen als ‚ko-respondierende, polylogische Intersubjektivität‘“ (ebenda, S. 936), die im „Tree of Science“ als verbindende, horizontale Wissensstrukturen gelten. Das bedeutet, dass sie unabhängig von methodischen Spezialisierungen Malen, Schreiben, Bewegung, Rollenspiel, Gesang und Naturerleben als leibliche Ausdrucksmöglichkeiten in ihre therapeutische Arbeit einfließen lassen können (ebenda, S. 936) – auch im Sinne „intermedialer Quergänge“ (*Petzold, Brühlmann-Jecklin* et al. 2007; vgl. dieses Buch *Dülberg, Skrzypek*). Als leitende Therapeut*in jeglicher Psychotherapierichtung die Leibzentrierung durch eine andere Methode in die eigene Arbeit zu integrieren, könnte z. B. in der Art geschehen, den Klient*innen zu empfehlen, an ambulanten IBT-Angeboten, entweder als Gruppe oder im dyadischen Setting, an einer ambulanten „Integrativen Budogruppe“ oder einer „Integrativen

Laufgruppe“ als spezielle methodische Ansätze der IBT teilzunehmen – wenn es vor Ort ein entsprechendes Angebot gibt. Im Sinne der Klient*in und des therapeutischen Prozesses sollte der Austausch mit den anderen Therapeut*innen gesucht werden, um die jeweiligen Erkenntnisse zusammenzuführen und die Wirkweise zu vertiefen. Eine Anregung wäre es, über die bislang bestehenden verfahrensbezogenen Qualitätszirkel hinaus multiprofessionelle Qualitätszirkel mit dem Ziel zu bilden, einen mehrperspektivischen Blick auf die Klient*innen und die jeweiligen therapeutischen Prozesse zu gewinnen.

6. Ausblick

Aufgrund der derzeitigen soziokulturellen und politischen Gegebenheiten ist es mir wichtig, abschließend *Otto Hofer-Moser* zu zitieren, der bereits 2018 auf die heute – im Jahr 2024 – noch dringendere Notwendigkeit von leibzentrierter Therapie hingewiesen hat:

> Leibsein als Aufgabe und ethische Verpflichtung gegen den vorherrschenden digitalen Trend zu verwirklichen und den realen, analogen Lebensvollzug mit all den möglichen Widerfahrnissen zu wagen, gestaltet sich unter den gegenwärtigen soziokulturellen Umständen zunehmend schwieriger. Für diese neuartigen Kontextbedingungen zu sensibilisieren, sie ausreichend bewusst zu machen, um eine erfolgreiche, individuelle Gegenstrategie entwickeln zu können, auch das ist Leibtherapie! (*Hofer-Moser* 2018, S. 87).

Literatur

Bachofner, St. (2023): Thymopraktik in der Psychotherapie mit Jugendlichen und jungen Erwachsenen. Verfügbar unter: www. fpi-publikationen.de/ *Integrative Bewegungstherapie. Internetzeitschrift für klinische Bewegungstherapie, Körperpsychotherapie und bio-psycho-soziale-ökologische Gesundheitsförderung/ 03-2023.* bachofner-thymopraktik-in-psychotherapie-mit-jugendlichen-und jungen-erwachsenen-IBT-03-2023. (29.06.2024)

Dejours, Ch. (2024): Die libidinöse Subversion und ihre Grenzen: Welcher Platz für den Körper in der analytischen Praxis? Vortrag auf dem 4. Symposion Psychoanalyse und Leiblichkeit: *Metapsychologie des Körpers. Erkundungen diesseits und jenseits der Sprache.* Leiblichkeit – Transformation – Behandlungstechnik. Eine Arbeitsgemeinschaft der DPV in Kooperation mit dem Frankfurter Psychoanalytischen Institut. 19.4.2024

Fuchs, T. (2008): Leib und Lebenswelt. Neue philosophisch-psychiatrische Essays. Dietzenbach: Die Graue Edition, Kusterdingen.

Fuchs, T. (2022): Verteidigung des Menschen. Grundfragen einer verkörperten Anthropologie. Berlin: Suhrkamp, 4. Aufl.

Geuter, U. (2015): Körperpsychotherapie. Grundriss einer Theorie für die klinische Praxis. Heidelberg: Springer.

Höhmann-Kost, A. (Hrsg.) (2018): Integrative Leib- und Bewegungstherapie (IBT). Theorie und Praxis. Bern: Hogrefe Verlag, 3., aktualisierte und ergänzte Aufl.

Hofer-Moser, O. (2018): Leibtherapie. Eine neue Perspektive auf Körper und Seele. Gießen: Psychosozial-Verlag.

Kreidner-Salahshour, K., Petzold, H. G., Orth-Petzold, S. (2012): Langzeittherapeutische Psychosebehandlung – ein Behandlungsjournal narrativer Biographieerarbeitung. In: *Integrative Therapie. Zeitschrift für vergleichende Psychotherapie und Methodenintegration,* Vol 38, (3/4), 309-407.

Kreidner-Salahshour, K. (2014): Emotionale Umstimmung über Gesten und Mudras. *körper – tanz – bewegung, 2,* 12-19.

Kuck, B. (2023): Psychoanalyse: Heilsame Berührungen. In: *aerzteblatt.de.* PP 22, 9, S. 405-407.

Ludwig, H., Siegele, F. (2024): Integrative Budotherapie zur Deeskalation. Traditionelle Kampfkunst trifft auf moderne Kognitionstheorien. *körper – tanz – bewegung, 11,* 2-10.

Osten, P. (2019): Integrative Psychotherapeutische Diagnostik (IPD). Wien: facultas.

Petzold, H. G. (1978c/1991e): Das Ko-respondenzmodell in der Integrativen Agogik. *Integrative Therapie* 1, 21-58; revid. und erw. als 1991e in: (1991a) 19-90/2003a, 93-140; http://www.fpi-publikation.de/supervision/alle-ausgaben/07-2017-petzold-h-g-1978c-1991e-2017-das-ko-respondenzmodell-als-grundlage-integrativer.html.

Petzold, H. G. (2000a): Eine „Grundregel" für die Integrative Therapie als Verpflichtung zur Transparenz und Anstoß, „riskanter Therapie", Fehlern und Ungerechtigkeiten in der Psychotherapie entgegenzuwirken. Vortrag an der EAG, Düsseldorf/Hückeswagen Mai 2000. Bei Polyloge: Materialien aus der Europäischen Akademie für psychosoziale Gesundheit – 1/2000. http://www.fpi-publikation.de/images/stories/downloads/polyloge/petzold_2000a_grundregel_polyloge_01_2000.pdf. – Ergänzt 2006 um weitere Ethik-Texte: Updating 04/2005. http://www.fpi-publikation.de/downloads/download-polyloge/download-nr-01-2006-petzold-h-g-2000a-upd-2006.html und in: Petzold, H. G., Orth, I. Sieper, J. (2010a): Gewissensarbeit, Weisheitstherapie, Geistiges Leben – Themen *und Werte moderner Psychotherapie. Wien: Krammer, 2015 Neuaufl. Bielefeld: Aisthesis.*

Petzold, H. G. (2002b/2006/2011e): Zentrale Modelle und KERNKONZEPTE der „INTEGRATIVEN THERAPIE". Düsseldorf/Hückeswagen. Bei www. FPI-Publikationen.de/materialien.htm – POLYLOGE: Materialien aus der Europäischen Akademie für psychosoziale Gesundheit – 02/2002. http://www.fpi-publikation.de/images/stories/downloads/polyloge/Petzold-Kernkonzepte-Polyloge-02-2002.pdf. Überarbeitete Version, Kernkonzepte II, 2011e http://www.fpi-publikation.de/downloads/download-polyloge/download-nr-01-2011-petzold-h-g-upd-2011e.html. http://www.fpi-publikation.de/downloads/download-polyloge/download-2002b-update-2006-02-2002-petzold-h-g.html; Übersetzung ins Polnische: Polilogi; Wielopłaszczyznowe, Krzyzujace sie dociekiania Naukowe, Warschau: Blekitny Krzyż.

Petzold, H. G. (2002j): Das Leibsubjekt als „informierter Leib" – embodied and embedded. Leibgedächtnis und performative Synchronisationen. Düsseldorf/Hückeswagen. Bei: www. FPI-Publikationen.de/materialien.htm – *POLYLOGE: Materialien aus der Europäischen Akademie für Psychosoziale Gesundheit* 07/2002. Verfügbar unter: http://www.fpi-publikationen.de/polyloge-h-g-der-informierte-leib.html (16.03.2024) und in *Petzold* (2003a): Integrative Therapie, Paderborn: Junfermann, 2. Aufl. Bd.III, 1051-1092.

Petzold, H. G. (2003a): Integrative Therapie. Modelle, Theorien und Methoden für eine schulenübergreifende Psychotherapie. 3 Bde. Paderborn: Junfermann, überarbeitete und ergänzte Neuauflage von 1993.

Petzold, H. G. (2003e/2006k/2011): Menschenbilder und Praxeologie. 30 Jahre Theorie- und Praxisentwicklung am „Fritz Perls Institut für Integrative Therapie, Gestalttherapie und Kreativitätsförderung" (1972-2002). Teil I, Gestalt 46 (Schweiz) 3-50. Teil II, Gestalt 47, 9-52,

Teil III, Gestalt 48, 9-64. Updating 2006k als: Integrative Therapie als „angewandte Anthropologie" in einer „transversalen Moderne" – Menschenbild und Praxeologie. Bei www. FPI-Publikationen. POLYLOGE: Materialien aus der Europäischen Akademie für psychosoziale Gesundheit 2/2011. http://www.fpi-publikation.de/polyloge/alle-ausgaben/02-2011-petzold-h-g-2006k-update2011-integrative-therapie-anthropologie-menschenbild-u.html.

Petzold, H. G. (2009a): Der „Informierte Leib". In: *M.J. Waibel, C. Jakob-Krieger* (2009) 27-44.

Petzold, H. G. (2009c): Körper-Seele/Geist-Welt-Verhältnisse in der Integrativen Therapie. Der „Informierte Leib", das „psychophysische Problem" und die Praxis. Psychologische Medizin 1 (Graz) 20-33. http://www.fpi-publikation.de/artikel/textarchiv-h-g-petzold-et-al-/petzold-h-g-2009c-koerper-seele-geist-welt-verhaeltnisse-der-informierte-leib-das-psychoph.html.

Petzold, H. G. (2018): Geleitwort zur zweiten Auflage. In: *A. Höhmann-Kost* (Hrsg.), Integrative Leib- und Bewegungstherapie (IBT). Theorie und Praxis (S. 7-10). Bern: Hogrefe Verlag, 3., aktualisierte und ergänzte Aufl.

Petzold, H. G. (2023c): Praxeologisches: Supervision „auf dem Weg" – Zur Out-Door-Praxis supervisorischer Arbeit: Feldentwicklung, Walk & Talk, Green Exercises Embedded in Nature and Time. Ein erläutertes Interview mit Hilarion G. Petzold zu Problemen von Praxeologie, Ökologie, Zeit und mehr in der Supervision, SUPERVISION 3/2023 https://www.fpi-publikation.de/supervision/03-2023-petzold-h-g-2023c-praxeologisches-supervision-auf-dem-weg-zur-out-door-praxis-supervisorischer-arbeit-feldentwicklung-walk-talk-green-exercises-embedded-in-n/.

Petzold, H. G., Beek, Y. van, Hoek, A.-M. van der (1994/2016): Grundlagen und Grundmuster „intimer Kommunikation und Interaktion" – „Intuitive Parenting" und „Sensitive Caregiving" von der Säuglingszeit über die Lebensspanne. In: Petzold, H. G. (1994j): Die Kraft liebevoller Blicke. Psychotherapie und Babyforschung Bd. 2:. Paderborn: Junfermann, 491-646. http://www.fpi-publikation.de/images/stories/downloads/polyloge/petzold-beek-hoek-1994a-grundlagen-intime-kommunikation-intuitive-parenting-polyloge-02-2016.pdf.

Petzold, H. G., Brühlmann-Jecklin, E., Orth, I., Sieper, J. (2007): „Methodenintegrativ" und „multimodal" – kokreative Strategien in den Konfluxprozessen der „Integrativen Therapie". Zur Geschichte und Bedeutung der Begriffe. Mitgliederrundbrief der Deutschen Gesellschaft für Integrative Therapie 2, 24-36 http://www.fpi-publikation.de/downloads/download-polyloge/download-nr-33-2008-petzold-bru-hlmann-jecklin-orth-sieper.html.

Petzold, H. G., Mathias-Wiedemann, U. (2019a/2020): Das integrative Modell „komplexer, wechselseitiger Empathie" und „zwischenleiblicher Mutualität" als Grundlage melioristischer Lebenspraxis, Therapie und Supervision. Forschungsbericht aus der Europäischen Akademie für biopsychosoziale Gesundheit, Hückeswagen. Polyloge 3/2019, https://www.fpi-publikation.de/downloads/?doc=petzold-mathias-2019a-integrative-modell-wechselseitige-empathie-zwischenleiblich-polyloge-03-2019.pdf.

Petzold, H. G., Müller, M. (2007): Modalitäten der Relationalität – Affiliation, Reaktanz, Übertragung, Beziehung, Bindung – in einer „klinischen Sozialpsychologie" für die Integrative Supervision und Therapie. Revid. von *Petzold, H. G.,* Müller, M. (2005), in*: Petzold, H. G.,* Integrative Supervision, 2. Aufl.Wiesbaden: Verlag für Sozialwissenschaften. 2007a, 367-431. http://www.fpi-publikation.de/artikel/textarchiv-h-g-petzold-et-al-/petzold-h-g-mueller-m-2005-2007-modalitaeten-der-relationalitaet.html.

Petzold, H. G., Orth, I. (2014): Wege zum „Inneren Ort persönlicher Souveränität" – „Fundierte Kollegialität" in Beratung, Coaching, Supervision und Therapie. In: www.FPI-Publikationen.de/materialien.htm Supervision: Theorie – Praxis – Forschung. Eine interdisziplinäre Internet-Zeitschrift – Jg. 2014. http://www.fpi-publikation.de/supervision/alle-ausgaben/06-2014-petzold-h-g-orth-i-1998-2014-wege-zum-inneren-ort-persoenlicher-souveraenitaet.html.

Petzold, H.G, Orth, I. (2017a): Interozeptivität/Eigenleibliches Spüren, Körperbilder/Body Charts – der „Informierte Leib" öffnet seine Archive: „Komplexe Resonanzen" aus der Lebensspanne des „body-mind-world-subject". Hückeswagen: Europäische Akademie für biopsychosoziale Gesundheit. *POLYLOGE* 22/2018. Verfügbar unter: http://www.fpi-publikationen.de/polyloge/alle-ausgaben/22-2018-petzold-h-g-orth-i-2017a-interozeptivitaet-eigenleibliches spueren-korperbilder.html (16.03.2024).

Petzold, H. G., Orth, I. (2017b): Epitome. POLYLOGE IN DER INTEGFRATIVEN THERAPIE: „Mentalisierungen und Empathie", „Verkörperungen und Interozeption" – Grundkonzepte für „komplexes Lernen" in einem intermethodischen Verfahren „ko-kreativen Denkens und Schreibens". In: *H. G. Petzold, B. Leeser, E. Klempnauer* (2017*):* Wenn Sprache heilt. Handbuch für Poesie- und Bibliotherapie, Biographiearbeit, Kreatives Schreiben. Festschrift für Ilse Orth. Bielefeld: Aisthesis. S. 885-971. Verfügbar unter: http://www.fpi-publikationen.de/polyloge/alle-ausgaben/31-2017-petzold-h-g-orth-i-2017b-epitome-polyloge-in-der-integrativen-therapie.html (16.03.2024).

Petzold, H. G., Orth, I. (2024): Integrative Therapie 2024 als „Zukunftsarbeit" – transversale Konzeptologie, Multimethodik und Intermedialität fördert das „Konnektom" komplexer Leiblichkeit in Kontext/Kontinuum in: *POLYLOGE* Jg. 2024.

Schmitz, H. (1986): Phänomenologie der Leiblichkeit. In H. G. Petzold (Hrsg*.),* Leiblichkeit. Philosophische, gesellschaftliche und therapeutische Perspektiven (S. 71-106). Paderborn: Junfermann. 2.Aufl.

Stefan, R. (2020): Zukunftsentwürfe des Leibes. Integrative Therapiewissenschaft und kognitive Neurowissenschaften im 21. Jahrhundert. Wiesbaden: Springer.

Tschacher, W. & Storch, M. (2010): Embodiment und Körperpsychotherapie. In: *A. Künzler, C. Böttcher, R. Hartmann & H. Nussbaum* (Hrsg.). *Körperzentrierte Psychotherapie im Dialog* (S. 161-176). Heidelberg: Springer.

Waibel, M.J. (2024): Integrative Leib- und Bewegungstherapie bei Patientinnen mit chronischen Schmerzen. *körper – tanz – bewegung, 11,* 11-21.

Waibel, M.J. & Jakob-Krieger, C. (2009): Integrative Bewegungstherapie. Störungsspezifische und ressourcenorientierte Praxis. Stuttgart: Schattauer.

Mentale Repräsentationen von Tanz in der Tanztherapie

Andrea Du Bois[1]

Vorbemerkung der Herausgeberinnen

Tanz und methodische Elemente der Tanztherapie hatten in der „Integrativen Therapie" über ihre Methode der „Integrativen Leib- und Bewegungstherapie" seit den Anfängen dieses Verfahrens einen festen Platz in seiner Praxeologie, weil Tanz als eine fundamentale, natürliche Ausdrucksform des Menschen angesehen und in der therapeutischen Arbeit als solche eingesetzt wird (*Petzold* 1974j,389-398; 1985a; 1991h). Dahinter stehen – wie bei so vielen Ansätzen der Integrativen Therapie, ihrem Gebrauch von Kreativtherapien (*Petzold* 1972e; *Petzold, Orth* 1990; vgl. *Orth*, dieses Buch), dem therapeutischen Puppenspiel (*Petzold* 2018d, ders., *Geibel* 1872) – Kindheitserfahrungen. *Petzold* berichtet, mit seiner Schwester Christa bei der Wigman-Schülerin *Ilse Lehmann* in ihrer Düsseldorfer Ballett-Schule von 1952-56 am Tanzunterricht teilgenommen zu haben. Seit den 1960er Jahren war er mit der Pariser Tanztherapeutin *Laura Sheleen* befreundet und hat sie und ihre Methode an sein Institut FPI/EAG gebracht (*Peter-Bolaender, Böhlke* 2021). Durch *Elke Willke* (Dipl.-Psych., Dipl.-Sportl.; Lehrtherapeutin EAG), die ihre Ausbildung in Integrativer Therapie am FPI absolvierte und tanztherapeutische Weiterbildungen aus den USA mitbrachte, wurden die integrativen Theorie- und Praxeologie-Konzepte in eine Ausbildung in „Integrativer Tanztherapie" (*Willke; Willke, Petzold*) integriert und von FPI/EAG in Zusammenarbeit mit der 1980 gegründeten „Deutschen Gesellschaft für Tanztherapie" als künstlerische und bewegungszentrierte Methode der IT bis heute erfolgreich gelehrt.

IO, LM

Inhalt

---

1 Diesem Beitrag liegt eine Graduierungsarbeit zugrunde, welche an der Europäischen Akademie für bio-psycho-soziale Gesundheit und Kreativitätsförderung im Tanztherapeutischen Zweig eingereicht und angenommen wurde.

1. Einleitung

Vor 12 Jahren entwickelte ich in der Klinik Hohemark für Psychiatrie und Psychotherapie in Oberursel ein Konzept für Tanztherapie auf einer Psychotherapie-Station. Dieses beinhaltet: eine Basis-Tanztherapiegruppe, in der alle 18 PatientInnen dieser Station teilnehmen müssen. Außerdem finden einmal wöchentlich eine Intensiv-Tanztherapiegruppe und drei Einzel-Tanztherapien statt. Im interdisziplinären Team aus Ärzten, Psychologinnen, Krankenschwestern, einer Sozialarbeiterin, einer Gestaltungstherapeutin und mir als Tanztherapeutin wird gemeinsam besprochen, wem zusätzlich zu der Basis-Tanztherapie noch die Kleingruppe Intensiv-Tanztherapie, mit max. 6 PatientInnen, oder eine Einzel-Tanztherapie verordnet wird. Ausschlaggebend ist die Diagnose, die Introspektionsfähigkeit, die akute Thematik, die sozialen Fähigkeiten und Fertigkeiten, die Belastbarkeit, körperliche Symptome und Distanz zum eigenen Körper. Außerdem wird der Patient gefragt, ob er sich Tanztherapie vorstellen kann.

Durch diese Aufteilung sind alle 18 Patienten mit der Tanztherapie konfrontiert. Davon haben 9 zusätzlich einen zweiten Tanztherapietermin in der Intensiv- oder Einzel-Tanztherapie.

Für die meisten Patienten ist die Therapieform „Tanztherapie“ neu. Viele denken, dass sie damit nichts anfangen können, bekommen einen Schrecken und fühlen sich bei dem Gedanken, Tanztherapie machen zu sollen, unwohl. So kommen die meisten eher distanziert zu der ersten Stunde.

Später erfahre ich von PatientInnen, dass sie sich unter Tanztherapie etwas komplett anderes vorgestellt haben als was es dann tatsächlich war. Die Ideen dazu waren geprägt von eigenen Erfahrungen mit Tanz im bisherigen Leben, in denen Bilder aus dem gesellschaftlichen und dem religiösen Umfeld, dem sie entstammen und verkörpert wurden, zum Tragen kommen. Denn wie *Vygotskij,* der Begründer des ersten Mentalisierungsansatzes sagte: „Alles Intramentale war zuvor intermental“ (1992/1932). *Moscovici* (2001) und *Petzold* (2006v, „Die Familie im Kopf“) haben das bestätigt. Deswegen wurde es für mich ein wichtiges Thema, mich mit den „Bildern in den Köpfen von Menschen“ und ihrer Geschichte zu beschäftigen und damit auch zu arbeiten. Diese Bilder und Erfahrungen prägen das Verhalten der Patientinnen und Patienten und machen es veränderbar, je nachdem wie weit sie sich öffnen und sich einlassen können. Demzufolge ist es am Anfang neben der „therapeutischen Arbeit“ notwendig, sich diesen „inneren Bildern und Szenen“ zuzuwenden, die Menschen dort „abzuholen“ und ihnen die Möglichkeit zu geben, diese Bilder zu erweitern und zu entwickeln, dadurch, dass man das Medium Tanz als therapeutischen Weg zur Verfügung stellt.

An diesem Punkt begann ich mich mit der Frage auseinanderzusetzen: Wie entsteht „ein Bild oder eine Szene im Kopf“? Wie beeinflusst es die Einstellung meiner Patienten? Wie wirkt dieses in meine therapeutische Arbeit hinein? Wie kann ich diesem begegnen und damit arbeiten?

Um dieser Fragestellung näher zu kommen, beginne ich mit einer Phänomenbeschreibung, wie ich die Patientinnen und Patienten in den ersten Kontakten in Bezug auf Tanz erlebt habe. Im theoretischen Teil gehe ich darauf ein, wie dieses Phänomen entsteht und nutze dabei die Theorien der Mentalisierungsprozesse (*L. S. Vygotskij, S. Moscovici, H. G. Petzold*) und der social worlds. Ebenso gehe ich auf den Willen ein, der für mich mit ausschlaggebend für die Möglichkeit der Veränderung ist (*Petzold, Sieper* 2004, 2008). Es geht also um „mentale Prozesse", bei denen man sich immer wieder klar machen muss, dass sie „zugleich *verkörpert*" sind (*embodiment, incorporation, M. Merleau-Ponty;* vgl. *Petzold, Orth* 2917b). Gleichzeitig möchte ich aufzeigen, wie wichtig es ist, diese Prozesse und Phänomene in der Therapie zu berücksichtigen und mit einzubeziehen, sie zu verbinden. Darauffolgend beschreibe ich, wie ich durch meine Haltung und Handlung – also „Verkörperungsprozesse" – es ermögliche, diesen „Bildern im Kopf" zu begegnen.

Dann werte ich meine Fragebögen „über das Bild im Kopf von Tanz vor und nach der Tanztherapie" von 20 Patientinnen und Patienten aus: Was hat sich verändert und in welche Richtung? Darüber hinaus fließen Erfahrungen aus meiner langjährigen Berufspraxis mit ein, in denen die Ergebnisse ständig bestätigt wurden.

Abschließend fasse ich die für mich wichtigen Punkte dieser Arbeit für mich und meine tanztherapeutische Praxis zusammen.

2. Phänomenbeschreibung

Sobald Patienten in der Klinik erfahren, dass im Wochenplan Tanztherapie steht, kommt die Frage auf: „Was ist das denn?" Im Vergleich fällt mir auf, dass diese Reaktion immer mehr im Raum ist als bei anderen Therapieformen wie Gestaltungstherapie, Gesprächstherapie, Verhaltenstherapie. Woran liegt das?

Der Begriffsteil „Tanz" löst fast von alleine die oben beschriebene Frage der Patientinnen aus. Das ist klar, denn Worte, Bilder, Szenen, Bewegungen, wurden ja in soziokulturellen Kontexten erlebt und sind durch *Sozialisation* und *Enkulturation* und von *Ökologisation*, von Orten, Landschaften bestimmt (*Petzold* 2006p). „Tanz" ist dabei oft emotional mehr geladen als Arbeits- und Alltagsverhalten" und „Gespräch". Das Wort „Tanz" rüttelt auf, weil es in unserer Kultur nichts Alltägliches ist und als stark besetztes Wort erfahren wird. Mit „Tanz" verbinden die meisten Menschen leibliche, emotionale Erfahrungen und Verbote. Es erschreckt viele, dass dieses besetzte Medium nun als Therapiemedium genutzt wird.

Menschen, die das erste Mal zu mir in die Tanztherapie kommen, begegnen mir oft scheu, zurückhaltend, abwartend, skeptisch oder neugierig. Häufig erklären mir die PatientInnen, was für körperliche Beschwerden sie haben mit dem Abschluss: „Ich muss sehen, was ich mitmachen kann!" Dies impliziert, dass sie eine besondere Erwartung haben, nämlich dass Tanztherapie körperlich anstrengend und belastend wird. Ich verstehe die Aussage hier als „Schutzmaßnahme". Die Patientinnen und Patienten nutzen ihre körperlichen Beschwerden, als Berechtigung, aussteigen zu können. Manche begegnen mir mit einem: „Mal sehen, was das so wird hier...?" Diese Aussage erlebe ich als skeptisch, aber neugierig und der Versuch, ein bisschen über den eigenen Gefühlen zu stehen und sich damit von der Situation und impliziten Leistungsanforderungen zu distanzieren. Die Distanz ermöglicht diesen Menschen, sich auf Neues erst mal einzulassen. Manche benennen ganz klar: „Ich kann nicht tanzen!" und reagieren auf eine scheinbar im Raum stehende Erwartung, dass hier etwas Spezielles gekonnt werden muss (man „lernt" ja Tanzen, z. B. in der „Tanzschule").

In der ersten Tanztherapiestunde achten sie sehr auf mich und orientieren sich daran, wie ich und die anderen Patienten sich bewegen. Hierbei findet eine Orientierung am Außen statt, um darüber Richtung und Sicherheit zu erlangen. Folglich fokussieren sie sich hierbei nicht auf sich selbst, *wie* bzw. *ob* sie sich bewegen wollen oder nicht (siehe dazu auch Interviewauswertung, Kap. 5a).

Einzelne verschließen sich erst einmal: „Ich will mich nicht so und so bewegen!" und setzen sich auf eine an der Seite stehende Bank. Dieses „so und so" und ihr Aussteigen lasse ich mir erklären. In dieser Erklärung zeigen sich die speziellen Bilder von Tanz im Kopf des Patienten, denen er meinte folgen zu müssen. Spätestens an dieser Stelle wird deutlich, dass sich das innere Bild von Tanz verändern sollte, damit es dem Patientinnen möglich ist, das Medium für seinen therapeutischen Prozess nutzen zu können.

Wie reagieren Menschen auf ihre erste Tanztherapiestunde?

- Menschen, denen Regeln ganz wichtig sind, um sich daran orientieren zu können, haben Bedenken, meine Tanzideen (was sie als Regeln verstehen) nicht ausführen zu können und dann „nicht mithalten zu können.
- Menschen, die gerne alles unter Kontrolle haben, haben Angst davor, dass ihnen in der Tanztherapie durch das Tanzen etwas passiert, was sie nicht mehr im Griff haben, oder etwas zum Vorschein kommen könnte, das im Verborgenen bleiben sollte.
- Menschen, die darauf bedacht sind, alles richtig zu machen, haben Angst, ihrem oder meinen Anspruch von Tanz nicht gerecht zu werden. Sie suchen danach, was im Tanz richtig ist (z. B. Schritte) und suchen nicht ihren eigenen Tanz.
- Menschen, die sich innerlich leer fühlen, haben Angst, dass sich die Leere nach außen überträgt, dass ihnen keine Bewegung einfällt.
- Menschen, die sich hinter einer Maske eingerichtet haben, sich eine Rolle übergezogen haben, haben Bedenken, wie sie diese im Tanz aufrecht halten können.

So entstehen oft folgende Reaktionen:

- *Scham*, etwas von sich zeigen zu müssen, oder
- es ist jemanden *peinlich*, weil er etwas nicht Stimmiges für sich tut oder
- gerät in *Stress*, weil er denkt, etwas Spezielles wird von ihm gefordert, was er so nicht kann.
- Oder sie *werten* das Geschehene *ab*, um sich selbst davon distanzieren zu können und es „sich vom Leib zu halten".

Scham: Viele Patienten mit geringem Selbstwertgefühl schämen sich ihrer selbst. Es ist für sie schwierig, etwas von sich zu zeigen und darin gesehen zu werden, worin sie selbst verunsichert sind, weil es ihren innerlichen Geboten nicht entspricht. Ich kann dem als Therapeutin entgegenwirken, indem sie erleben, dass ich sie so annehmen kann wie sie sind, und darüber können sie lernen, sich selbst anzunehmen. In *Georg Simmels* Studie „Zur Psychologie der Scham" (1901) heißt es, Schamgefühle seien dadurch charakterisiert, dass das Ich sowohl eine Hervorhebung erfährt, indem es zum Aufmerksamkeitszentrum wird, als auch gleichzeitig eine Herabminderung erleidet, weil offenbar wird, dass das Ich gegen eine Norm oder ein Ideal verstößt. Der Aspekt des Beobachtetwerdens tritt hier hervor. Das Beobachtetwerden setzt Schutzmechanismen in Gang. Es setzt eine Angst vor sich selbständig machenden körperlichen Regungen ein. Eventuell sind diese dann nicht zu kontrollieren oder können nicht passend für die soziale Norm gemacht werden. Deswegen lasse ich oft die Patienten und Patientinnen sich mit geschlossenen oder niedergeschlagenen Augen bewegen. Dieses wird als Entlastung erlebt.

Peinlichkeit entsteht entweder, wenn jemand etwas macht, was für denjenigen nicht stimmig ist oder wenn es für ihn passt, er es aber innerlich selber abwertet bzw. es früher von außen abgewertet wurde. In dieser Situation begegne ich den Patienten mit einer nicht wertenden Haltung. Dadurch erleben sie den Unterschied zwischen simpler Wahrnehmung und Bewertung (dazu weiteres unter Kap. 4b).

Stress entsteht, wenn jemand das Gefühl hat, es ist etwas von ihm gefordert, das er nicht leisten kann. Es wird eine Diskrepanz zwischen den eigenen Handlungen und den scheinbaren Anforderungen erlebt. Der Fokus wird hierbei auf das „wie es sein sollte" gesetzt und nicht auf die eigenen momentanen Möglichkeiten. In solch einem Moment fordere ich auf, den Fokus auf sich selbst zu legen und nicht auf die Diskrepanz.

Durch *Abwertung* entsteht Distanz zu dem, was man gerade macht. Es ist eine Möglichkeit, sich über etwas zu stellen und sich nicht einlassen zu müssen. Diese Patientinnen hole ich bei ihrem Willen ab. Denn sie wollen ja, dass sich etwas bei ihnen verändert. Ich mache ihnen deutlich, dass hinter Abwertung meist ein Gefühl sitzt, das sie vielleicht nicht wahrnehmen wollen, z. B. Scham,

Unzulänglichkeit, Ärger. Wenn sie dieses Gefühl aber zulassen, eröffnet sich eine Möglichkeit, Handlungsalternativen zu entwickeln, sie einzuüben und für sich zu sorgen. Eine willenstherapeutische Intervention (*Petzold, Sieper* 2008c), für die die Tanztherapie eine hervorragende Praxis bietet.

All diese Reaktionen entstehen unter anderem durch „die inneren Bilder" von Tanz, folglich aus ihren vorherigen Erfahrungen mit Tanz. Unangemessenen Gefühlen, die durch diese Bilder entstehen, kann ich durch meine Anleitung und meine Haltung entgegenwirken.

Zunächst ist es jedoch wichtig, sich der „inneren Bilder" und deren Entstehung bewusst zu werden.

3. Theoretischer Hintergrund

Hilarion Petzold sieht innerhalb seiner Integrativen Therapie den Menschen „als ein Körper-Seele-Geist-Wesen" (*Petzold, Orth* 2017b und dieses Buch) im sozialen und ökologischen Kontext und Zeitkontinuum (*Petzold* 1993a, 19). Der Körper wird als *materielle* Grundlage des biologischen Organismus gesehen. Die Seele zeigt die in körperlichen Prozessen gegründeten Gefühle. Im Geist gründen die kognitiven bzw. mentalen Prozesse. Seele/Geist werden als emergente, *transmaterielle* Phänomene gesehen und vom Leibgedächtnis aufgezeichnet (*Petzold, Orth* 2017b). Folglich muss ich, wenn ich mit Menschen arbeite, all diese Ebenen miteinbeziehen. Schon der Blick auf die PatientInnen und ihren Kontext ist von daher ein besonderer. Ich lasse mich nicht nur auf meine körperliche Resonanz, das „atmosphärische Erfassen", das „szenische Verstehen" und Bewegungsbeobachtung ein, sondern versuche auch die kognitiven Stile des Patienten zu erfassen, um dadurch auch an die inneren Bilder des Menschen zu gelangen, d. h. an die „mentalen Repräsentationen". Diese Faktoren bestimmen das Verhalten ebenso mit wie das leibliche Erinnern.

Deswegen beschäftige ich mich in diesem Kapitel mit den kognitiven Anteilen, die mitbestimmen, wie man die eigene Welt erfasst, versteht und erklärt. *Petzold* hat dafür auf die Theorie der „mentalen Repräsentationen" von *Serge Moscovici* (2001) und der „social worlds", der symbolisch-interaktionistischen sozialen Vorstellungen von Menschengruppen zurückgegriffen, von denen sie bestimmt werden (*Leitner, Petzold* 2005/2007).

Über das Verständnis von „social worlds" wird das Entstehen von subjektiven wie auch kollektiven mentalen Repräsentationen erklärbar (*Brühlmann-Jecklin, Petzold* 2004). Diese können salopp als „Bilder im Kopf" (*Petzold* 2006v) bezeichnet werden. Um diese zu verändern, halte ich den Willen für einen wesentlichen Faktor (*Petzold, Sieper* 2008a). Folglich beschäftige ich mich mit
a) den Konzepten der social worlds und mentalen Repräsentationen und
b) dem Willen

3.1 SOCIAL WORLDS und mentale Repräsentationen

Unter social worlds sind geteilte Weltsichten und geteilte Perspektiven zu verstehen, welche in allen Kontexten entstehen: in Religionen, Schichten, Berufsgruppen. Unsere eigene Weltsicht ist geprägt von der Umgebung, in der wir aufwachsen und leben. Diese Wirksamkeit geht bis in unsere Emotionen, Volitionen und Kognitionen hinein, die dann auch unser Verhalten bestimmen (*Petzold,* 2003a, 667ff.; *Petzold, Sieper* 2008a, c).

Social worlds ermöglichen bestimmte Erfahrungen und verwehren andere. *Emotionen* erhalten von dieser Perspektive ihre Bewertungen. Aus der social world entsteht eine Orientierung dazu, welche Emotionen gefördert werden und welche nicht. Ebenso wird der Umgang mit dem Willen, den *Volitionen,* von den social worlds bestimmt: Darf es einen persönlichen, subjektiven Willen geben oder ist er einem kollektiven Willen unterzuordnen? Muss der eigene Wille demnach gebrochen oder unterstützt werden? Ebenso wirkt die geteilte Weltsicht in die *Kognition* hinein, darauf, wie etwas bewertet und verstanden wird. Welche kognitiven Stile werden gefördert? Diese Auswirkungen auf Emotionen, Volitionen und Kognitionen prägen folglich auch das Verhalten der Menschen.

So erlebe ich in der Klinik Menschen aus streng religiösen Gemeinschaften, die eine spezielle geteilte Sichtweise über Tanz haben. Neben dem subjektiven Gedächtnis mit eigenen Erfahrungen zum Tanz steht ein prägendes „kollektives Gedächtnis" gemeinsamer Erinnerungen durch „gemeinsame Geschichte", die zum Tragen kommen können. Dazu gehören auch Verbote in bestimmten Kulturen bezüglich Bewegung und Leiblichkeit. „Soziale Welten als *intermentale* Wirklichkeiten entstehen aus *geteilten Sichtweisen* auf die Welt und sie bilden geteilte Sichtweisen auf die Welt. Sie schließen Menschen zu Gesprächs-, Erzähl- und damit zu Interpretations- und Handlungsgemeinschaften zusammen und werden aber zugleich durch solche Zusammenschlüsse gebildet und perpetuiert" (*Petzold* 2008a, 33), so die Sicht der *Vygotskij*schen Mentalisierungstheorie in der Weiterführung von *Moscovici* und *Petzold.* Die Art und Weise, wie gedacht, gefühlt und gewollt wird, ist demnach von den verinnerlichten social worlds geprägt. Folglich ist es notwendig, sich ein Bild davon zu machen, aus welcher sozialen Mesoebene und Makroebene die Patientinnen kommen und welche social worlds dort vorlagen bzw. vorliegen. Unter der Mesoebene wird die aktuelle persönliche Umwelt und unter Makroebene der darüberliegende gesellschaftliche Rahmen verstanden (*Petzold* 2003a, 621).

Ist ein Patient z. B. in einer streng religiösen Gemeinschaft aufgewachsen, wird dieser geprägt sein von der Einstellung (Kompetenz) und dem Verhalten (Performanz) der anderen zum Thema Tanz. *Petzold* nennt diese „Bilder im Kopf" mentale Repräsentationen, die individuell und kollektiv entstehen können und die Sichtweise des Menschen auf die Welt und das Verhalten bestimmen.

Möglicherweise gibt es dort folgende kollektiven Definitionen oder „Bilder im Kopf“: „Tanz ist Ausdruck des Teufels“, „Tanz ist die Verführung zum Bösen“, „Tanz ist fremdartig, unnatürlich“, „freie Bewegungen sind zügellos“. Mit diesen Sätzen kommen die Patienten in die Tanztherapie und reagieren mit Distanz, Flucht, Aggression, Verschlossenheit. Es ist somit eine Reaktion auf ihre *Bilder im Kopf*, d.h. auf die miteinander geteilten Gebote/Verbote bezüglich des Tanzes und nicht auf mich, die Tanztherapeutin, die Tanztherapie oder auf den speziellen Zustand des Patienten. Dies zu differenzieren ist notwendig, um Patientinnen entgegen zu kommen, damit Tanz für sie als therapeutisches Medium angenommen werden kann.

Bei Menschen, die in sogenannten „mentalen Internaten“ (z.B. ideologisierte Elternhäuser, Schulen, Jugendgruppen) mit starr vorgegebenen Leitideen und Leitbildern aufwachsen, sind „korrektive Erfahrungen“ durch das einfache Erleben „anderer Vorbilder“ schwer möglich, da sie diese oft durch ihre „Brille“ der ihnen vorgeschriebenen Weltsicht, sehen. Der geschützte Rahmen der Klinik und das Erleben von Menschen aus verschiedenen Mesoebenen ermöglicht mit der Zeit die Einsicht, dass es verschiedene Weltsichten gibt. Diese Erfahrungen, mein Eingehen auf die jeweiligen „Tanz-Bilder“, meine therapeutische Haltung und mein Verhalten können ein Angebot „korrektiver emotionaler, kognitiver und volitiver Erfahrungen“ sein (wir sprechen lieber vom Angebot von „Korrektiven“ als von „korrigierenden Erfahrungen“, denn in der IT wollen wir Menschen nicht „korrigieren“, sondern Veränderungsmotivationen aufbauen, ihnen Korrektive anbieten).

Somit sind Ideologien „mentale Repräsentationen (...), die Gruppen von Menschen eigen und gemein sind und zwar in einer Weise, dass bei spezifischen Anlässen (Trigger) ähnliches Denken, Fühlen und Wollen aufgerufen wird, was deutlich macht: es sind ‚geteilte Weltsichten‘ (so genannte ‚social worlds‘, ...), und das bedeutet immer auch zerebrale Synchronisationen, die zusammen eine biopsychokulturelle Realität bilden. Unter wertetheoretischer Sicht sprechen wir von ‚dysfunktionalen Ideologien‘, wenn durch sie z.B. Menschenrechte verletzt, Macht missbraucht, Ökologie gefährdet wird“ (*Petzold*, 2008a, 52).

Mit mentalen Repräsentationen habe ich es zu tun, wenn Menschen zu mir in die Tanztherapie kommen. Das Verständnis davon ist für mich essenziell, weil ich dadurch einen wichtigen Unterschied machen kann: zwischen dem klassischen „Widerstand“ und einem Verhalten das von mentalen Repräsentationen bestimmt wird. Wenn jemand z.B. sich nicht in der Tanztherapie bewegen will, ist es für mich eine andere Herangehensweise, ob ich von einem klassischen Widerstand und Abwehr ausgehe oder von einem Verhalten aus einer mentalen Repräsentation heraus. Die Performanz, das Tun ist oft gestört, die Kompetenz, die Fähigkeit zum Tanz, besteht jedoch meist.

Der Prozess von leiblicher Erfahrung und Aktion hin zur mentalen Information nennt *Petzold* „Mentalisierung“:

„Unter ***Mentalisierung*** verstehe ich aus der Sicht der Integrativen Therapie die *informationale Transformierung* der konkreten […] Erlebnisinformationen von erfahrenen Welt-, Lebens- und Leibverhältnissen, die Menschen aufgenommen haben in *mentale Information*. Die Transformierung geschieht durch ***kognitive**, **reflexive*** und ***ko-reflexive*** Prozesse und die mit ihnen verbundenen Emotionen und Volitionen auf *komplexe symbolische Ebenen,* die Versprachlichung […] ermöglichen.“ (*Petzold* 2008a, 32) Konkretes Erleben und Verhalten wird also mentale Information.

Basis der Mentalisierung ist der Leib als Zusammenspiel von anorganischem Material (stofflichem), organisch-materieller (belebt) und transmaterieller Wirklichkeit (bewusst, bewusstseinsfähig). Somit bedeutet hier mental nicht nur geistig, sondern im Geist verleiblicht und sozial. Durch die Mentalisierungen entwickelt sich Seelisches und Geist und wirken dadurch in unsere Selbstbewusstheit, Identitätsgewissheit und Souveränität hinein. Mentalisierungen sind also Fühlen, Denken, Wollen, die durch Erfahrenes in der Gemeinschaft, Gesellschaft, Ökologie, in der wir aufgewachsen sind, bestimmt werden.

Die leiblichen Erfahrungen von Tanz in der Vergangenheit sowie die Bilder von Tanz aus Kultur und Religion und die dazugehörigen Atmosphären, Wertungen, Bewertungen, Abwertungen, verbunden mit Phantasien und Gefühlen werden durch Erinnern „mental repräsentiert“ (kognitiv, emotional, volitional).

Mir als Tanztherapeutin sollte folglich bewusst sein, dass, wenn ich mit Menschen mit Bewegung und speziell mit Tanz arbeiten möchte, ich auch mit deren mentalen Repräsentationen von Tanz arbeite. Die Vorstellung von Tanz beinhaltet schon Wertung, Erfahrung, Gefühle, Handlungen. Es gibt einen „repräsentationalen Tanz“ im Kopf.

Es muss an der mentalen Repräsentation von Tanz des Patienten gearbeitet werden. Dies geschieht durch mentale Techniken und das Erleben von neuen Tanzerfahrungen in einem positiv gewerteten Rahmen (Therapie in der Klinik). „So werden korrigierende oder alternative Erfahrungen möglich und dysfunktionale Muster ‚umgebahnt‘ … Man kann sich anders verhalten, weil man durch die Therapieerfahrung anderes ‚im Kopf‘ hat“ (*Petzold* 2006, 4).

Die „Bilder im Kopf“ sind handlungsleitend, d. h. durch negative Bewertung von Tanz vermeidet man Bewegung oder Tanz oder ist darin sehr gehemmt und kann die gesunden Potentiale des Tanzes, das Heilende, das Freudige, das Lebendige gar nicht erleben und für sich nutzen.

Die Gefahr der Mentalisierungen besteht darin, dass sie meist unbewusst sind und uns dadurch keinen Spielraum geben, auf sie zu reagieren. Wir werden von ihnen gesteuert. Von daher sind unbewusste kollektive Mentalisierungen „gefährlich“, weil sie uns bestimmen, führen und wir selbst nicht mehr gestalterisch frei bzw. unabhängig sind. Eine Reflexion ist unbedingt notwendig, um sich aus dem unbewussten Strom zu befreien. Durch Bewußtseinsarbeit an diesen Mentalisierungen wird Gestaltung und Steuerung möglich.

„Je bewusster wir uns dieser Prozesse werden, desto mehr kann es uns gelingen, aus einem passiven Treiben im ‚Strom kultureller Geschehnisse‘ herauszukommen, sie nicht nur als Widerfahrnisse hinzunehmen, sondern zu Subjekten bewusst vollzogener gesellschaftlicher Gestaltungsprozesse zu werden“ (*Petzold* 2008a, 28).

Um sich aus der Beeinflussung von Mentalisierungen zu befreien, sind u. a. Polyloge sowie Exzentrizität und Mehrperspektivität wichtig.

- **Polyloge:** Es sind „vielfältige Reflexionen von vielen Richtungen her zu unternehmen, von Menschen mit unterschiedlichsten Sichtweisen und Positionen, die in den Diskurs gestellt werden müssen, in **Polyloge**, Gespräche nach vielen Seiten, denn wir wissen heute: es sind in Verstehensprozessen nicht nur Wahrheiten zu finden, wir haben in ihnen auch die Möglichkeit, Wahrheiten zu schaffen, wenn wir sie wirklich **wollen**, d. h. uns zu bemühen sie auch konkret zu verwirklichen“ (*Petzold* 2008a, 36).
- **Exzentrizität:** aus seiner eigenen Position heraustreten und sich selbst zu beobachten und ein Stück auf Distanz zu sich zu gehen. Der Mensch kann jederzeit in ein reflexives Verhältnis zu seinem Leben treten („exzentrische Positionalität“, *Helmuth Plessner*, 1975).
- **Mehrperspektivität:** sich eine Sache aus verschiedenen Perspektiven anschauen und darüber verschiedene Informationen bekommen. „Mehrperspektivität erfordert atmosphärisches und szenisches Erfassen und Verstehen. (...) Wirklichkeit ist ihrem Wesen nach mehrperspektivisch“ (*Petzold* 2003a, 146).

Alle drei Faktoren dienen dazu, unbewusste Mentalisierungen aufzubrechen, sei bewusst zu machen.

Voraussetzung für Mentalisierungsarbeit und somit auch für Veränderung ist die Neuroplastizität des Gehirns. „Die neurophysiologischen Dispositionen des Gehirns, die sich in evolutionären Prozessen herausgebildet haben (...), bieten mit ihrer „Neuroplastizität“ Möglichkeiten der Veränderung durch „Lernen“, wie die „komplexe Lerntheorie“ der Integrative Therapie“ auf der Grundlage der neurowissenschaftlichen Forschung betont“ (*Petzold* 2008a, 40). Folglich ist das Gehirn nicht als statisches, sondern als „dynamisches System“ zu verstehen, „das sich in phylogenetischen und ontogenetischen, kreativen Adaptionsprozessen an die Umwelt und in schöpferischen Veränderungsprozessen von Umwelt organisiert hat“ (*Petzold* 2003a, 43).

3.2 Der Wille

Um einen Veränderungs- und Entwicklungsprozess in Gang zu setzen, braucht es Willen. Patienten, mit denen ich arbeite, haben Leidensdruck. Aus diesem Leidensdruck kann der Wille entstehen, ihre Situation selbst zu verändern. Sie kommen freiwillig, um an sich zu arbeiten. Mit der Tanztherapie verbindet sie die Hoffnung, dass diese ihnen hilft, aus ihren krankhaften und gestörten Mustern herauszukommen. Außerdem ist es hilfreich, „unseren Willen einzusetzen und zu nutzen, um mitzubestimmen, welche Bilder wir in uns haben wollen und welche nicht." (*Petzold* 2012,626; vgl. *Petzold, Sieper* 2008a, c).

Insbesondere in der Basis-Tanztherapie erhält der individuelle Wille durch den kollektiven Willen der Gruppe seine Unterstützung: Die schon länger anwesenden Patienten geben den neuen Patientinnen Zuspruch und Halt, in dem sie erzählen, dass hier „in der Tanztherapie nicht getanzt wird" (Zitat eine Patientin), und dass es ihnen sehr weiterhelfen wird. Die Neuankömmlinge sehen, wie alle anderen mitmachen und lassen sich von dieser Gruppendynamik anstecken. Sie werden somit „abgeholt" und finden einen Anfang mitzumachen.

Anschließend geht es darum, sich auf sich selbst einzulassen: „Mache ich einfach mit oder darf es mich auch innerlich berühren?" „Funktioniere ich oder spüre ich nach, wie es mir damit geht?" Bei diesem Schritt erfolgt basierend auf dem Willen die Entscheidung, Tanz zu wagen und auszuprobieren. Ihren Willen unterstützend, erkläre ich, dass sie einfach so sein dürfen, wie sie gerade sind und sich fühlen. Dadurch „wollen" sie ausprobieren, sich auf sich einzulassen und mit sich selbst in Kontakt zu kommen.

Hierbei wird deutlich, dass die Willensmotivation der sozialen Unterstützung bedarf. Im ersten Fall kommt die Unterstützung aus der Gruppe, im zweiten von mir, der Therapeutin.

Der Wille ist bei Patienten und Patientinnen ganz unterschiedlich ausgeprägt. Sie beschreiben ihren Willen selber als stark oder schwach. Manche wissen nicht, was sie wollen. Es scheint, dass kein eigener Wille mehr vorhanden ist.

Jedes Kind wächst in einer Familie auf (oder einem anderen System vgl. *Petzold* 2010d), in der jeder seinen Willen hat: die Mutter, der Vater, die Geschwister und es selber (oder andere Systemmitglieder). In der Sozialisation innerhalb der Familie geht es um die Koordination von kindlichem und erwachsenem Wollen. Das unterschiedliche Wollen wird über familialen Polylog zu einem „gemeinsamen Wollen" entwickelt – oder auch nicht. Dabei werden Überzeugungen ausgehandelt. Dieses Aushandeln kann auch unter Druck und mit Gewalt erfolgen. In diesen Atmosphären entwickelt der Mensch seine „volitionalen Stile" (*Petzold, Sieper* 2008a). Der eigene Wille darf meist dann sein, wenn dieser mit dem der Erwachsenen übereinstimmt. „Wird etwa ein Familienmitglied im

Kreise seiner Familie betrachtet, so steht das individuelle Wollen im Zusammenhang mit dem kollektiven Wollen bzw. dem Wollen der anderen Familienmitglieder" (*Petzold* 2008a, 2012, 486).

Auch in der weiteren Sozialisation außerhalb von Familie muss das Kind seinen individuellen Willen immer wieder dem kollektiven Wollen der Großgruppe unterordnen, z. B. im Kindergarten, in der Schule. „Artig sein" wird darin erlebt, den eigenen Willen unterzuordnen. Das Kind erfährt damit einen Konformitätsdruck (in Schulen). Ziel ist die Synchronisierung des eigenen Wollens durch ein kollektives Wollen. Hier wirken wiederum die social worlds der Patienten hinein: Welchen Stand hat der Wille in der eigenen Mesoebene? Darf das Individuum einen eigenen Willen haben oder ist dieser allem unterzuordnen? „Aber gerade bei Willenshandlung müssen wir auch „Repräsentationen" von Volitionserfahrungen aufrufen, um mit ihnen arbeiten zu können („Ich spüre das noch ganz genau, welche Willensanstrengung mich das damals gekostet hat, um die Prüfung zu schaffen!") (*Petzold* 2008a, 567).

Patienten, die in der Gegenwart selber nicht wissen, was sie wollen, schildern oft, wie ihr Wille gebrochen wurde: durch Missachtung ihres eigenen Willens oder dadurch, dass nur der Wille der Eltern zählte und/oder dieser mit Gewalt durchgesetzt wurde. Diese Patienten sind gehemmt ihren eigenen Willen wieder wahrzunehmen und zu entwickeln.

Erziehung sollte optimaler Weise Freiräume schaffen und gleichzeitig begrenzen, um mit dem eigenen Willen umgehen zu lernen und die Fähigkeit der Selbstbegrenzung zu fördern.

Weiter gedacht sollte Therapie als Sozialisation verstanden werden. In der Therapie kann es darum gehen, den eigenen Willen zu entwickeln und für sich Entscheidungen zu treffen sowie die Möglichkeiten und Grenzen des Wollens für die Umsetzung des Willens zu erarbeiten. Der Wille kann weiter ausdifferenziert werden und gewinnt dadurch an „Qualitäten des besonnenen Entscheidens (decision), kraftvollen Umsetzens (conversion), ausdauernden Durchhaltens (persistence)" (*Petzold* 2008a, 613).

In der Tanztherapie liegt der Ansatz zur Willensentwicklung für mich beim LEIB! Dort lernen die Patientinnen, ihren Willen aus dem Leiblichen zu schöpfen. Über das Spüren lernen sie sich wahrzunehmen. Über das Ausprobieren in der Bewegung erfahren sie, was sich für sie als stimmig anfühlt. „Der Wille wird uns Menschen in besonderer Weise in der leiblichen Performanz erfahrbar, und er wird auch durch leibliches Tun beeinflussbar" (*Petzold* 2008b, 616). Den ‚leiblichen Weg' zu gehen bedeutet, sich auf das Eigene zu konzentrieren und sich von den internalisierten Sätzen (z. B. der Eltern) mehr zu distanzieren. Diese Erfahrung ermöglicht mit der Zeit, wieder mehr Raum für den eigenen Willen zu schaffen, bzw. zu erarbeiten. In diesem Prozess wird deutlich, was der kollektive

Wille aus den social worlds ist, was an ihm heute ggf. dysfunktional ist und was der eigene Wille heute in sinnvoller Weise leisten müsste und leisten kann.

Durch Willensarbeit erleben die Patienten mehr Kraft für ihre nächsten Schritte, mehr Hoffnung für ihre Zukunft, mehr Gestaltungsfähigkeit für ihr Leben. Schwache Entscheidungskraft und Durchhaltevermögen des Willens werden durch volitive Übungssequenzen verändert (*Petzold, Sieper* 2008a).

Durch den Willen werden neue Wege ermöglicht. Er hat Überwindungs- und Gestaltungskraft. Er bietet die Chance, wieder in die Selbstwirksamkeit zu gelangen, das Leben wieder selbst zu gestalten und sich selber an die Hand zu nehmen.

4. Praxis

4.1 Mein Tanzbegriff

Wenn ich davon ausgehe, dass eigene Tanzerfahrung und das Umfeld das eigene „Tanzbild" prägen, macht es für mich Sinn, meine eigene Tanzgeschichte und -erfahrung kurz zu reflektieren, um daraus *mein* Bild von Tanz zu erklären:

Für mich war Tanz schon immer ein Ausdrucksmittel. Meine Eltern haben diesem Bedürfnis Raum gegeben und mich darin unterstützt. In meiner social world wurde Tanz als Ausdrucksmittel anerkannt und gefördert. Zunächst kam ich vom kindlichen Improvisationstanz im Wohnzimmer zum Ballett (mit 6 Jahren). Von da an war mein Tanz geprägt von Struktur und Form. In meinen eigenen kleinen Tanzstücken, die ich in familiären Rahmen aufführte, setzte ich auf die choreographierte Form. Mein Tanzbild veränderte sich von der freien, archaischen Improvisation hin zu genormten Bewegungen. In der Pubertät begann ich mit lateinamerikanischem Turniertanz, wo die Form zusätzlich noch klarer Bewertung unterlag. In dieser social world gab es deutlich ein von außen festgelegtes „Falsch und Richtig". Konkurrenz, Leistung und Uniformität wurden geschätzt. Nach mehreren Jahren fühlte ich mich darin zu eingeengt und erlebte es als eine zu künstliche Welt. Mir war der Tanz meiner Kindheit und meine Individualität im Tanz verlorengegangen. Deswegen suchte ich nach anderem und beschäftigte mich mit Modernem Tanz. Im Modernen Tanz erfuhr ich weiterhin Struktur, erlebte diese aber als Erweiterung. Denn das Zentrum, die Körpermitte, wurde dort stärker mit einbezogen. Die Extremitäten ließen sich „von der Mitte her" bewegen. Der Tanz fing an, etwas mit meiner Mitte, im körperlichen wie auch persönlichem Sinne, zu tun zu haben. Ich erlebte in dieser Tanzform den Körper in seiner Ganzheit und nicht nur in seinen Extremitäten, die nur in Becken und Oberkörper verbunden waren. Anders als im Ballett, wo Leichtigkeit gefragt war, genoss ich im Modernen Tanz den Bezug zum Boden, das Spiel mit der Schwerkraft und das Aufgeben von totaler Kontrolle des Körpers durch Schwingen von Körperteilen. Von da an nahm ich mehr und mehr

Abstand von den „genormten“ Tanzformen. Im zeitgenössischen Tanz lernte ich eine Technik kennen, die eher aus Prinzipien bestand als aus Formen, bspw. die Bewegung des Beins aus dem Becken zu holen. Eine Bewegungsabfolge konnte folglich bei jedem von der Art und Weise her unterschiedlich aussehen, weil es unterschiedliche Körper, also Anatomien waren, die diese Bewegung ausführten. Alltagsbewegungen wurden in den Tanz integriert. Hier war die übergeordnete *social world* eine, die Individualität stärkte. Ich entdeckte meine Ursprungsmotivation von Bewegung wieder: die Improvisation (aus Kintertagen). Es begann der körperliche, emotionale und kognitive Kampf, mich von all den Formen, die mein Körper kennengelernt und gelernt hatte, und von den Regeln, die mein Kopf verinnerlicht hatte, zu befreien und meinen eigenen Stil zu entwickeln. Es brauchte viel Zeit und Willensarbeit, aus gewohnten eingeschliffenen Formen auszubrechen und meinem Körper wieder Freiheit in der Bewegung zu geben und meinen eigenen Ausdruck, meine eigene Tanzsprache zu finden. Diesen Prozess bin ich bewusst angegangen und habe dabei viel „von mir“ gelernt. Insbesondere in der Contact-Improvisation mit seinen Bewegungsprinzipien und seiner „Philosophie“ fühlte ich mich als Körper-Seele-Geist Wesen am wohlsten. Hier ertanzte und erlebte ich Lebens-, Kontakt- und Kommunikationsthemen sowie Intersubjektivität in der Seele-Körper-Geist Einheit. Ich probierte aus, übte mich darin und entdeckte die direkte Wechselwirkung von Alltag und Tanz. Das begann, eine Lebensphilosophie von mir zu werden. Ich fing an, Tanz überall zu suchen und zu sehen, im Alltag, zwischen Menschen, in besonderen Situationen. Es sind immer Menschen mit ihren Körpern und ihren Bewegungen, die miteinander kommunizieren. Ich begann, Tanz in unterschiedlichen Bereichen sichtbar zu machen und mit Tanz in verschiedenen Bereichen zu arbeiten: z. B.

- in künstlerischen Events an Orten, wo Tanz sonst niemand erwartet
- auf „kopflastigen“ Kongressen, um Themen leiblich erlebbar zu machen
- in Unternehmen als Trainerin, um den „Tanz eines Teams“ aufzuzeichnen und zu bearbeiten, oder Kommunikationsstrukturen zu verdeutlichen
- in Therapien, um Menschen ihren eigenen Tanz finden zu lassen.

Daraus entwickelte sich mein Verständnis von Tanz auch für die Therapie: Tanz ist für mich im normalen Gehen, Stehen oder Atmen sowie in alltäglichen Bewegungen anwesend.

Mit dieser niedrigschwelligen Definition kann ich die Patienten in ihren gewohnten eigenen Bewegungen und Haltungen abholen. Patientinnen bringen – für mich – schon ihren jeweiligen eigenen Tanz mit. Von dort aus können sie in neue zweckfreie Bewegungen ihren Ausdruck finden. Mit diesem Ansatz habe ich bisher alle Patienten zum Tanzen führen können.

Der Tanz entsteht meistens aus der Körperwahrnehmung heraus. Es werden z. B. Körperempfindungen in der Hand oder mit dem ganzen Körper in Haltungen ausgedrückt, und von dort aus wird in Bewegung gegangen. Es ist somit kein Tanz aus vorgegebenen Schritten oder Abfolgen, sondern ein Tanz aus dem Empfinden heraus.

Zum Beispiel lasse ich die Patientinnen in ihre körperlichen Empfindungen, Phänomene wie Ziehen, Druck, Heiß, Kalt, Unruhe im Bauch, Enge, Öffnen, Anspannung, Zusammenziehen, usw. hinein spüren. Dann können sie dem körperlichen Empfinden als Phänomen, Raum und Ausdruck in einer Bewegung geben, z. B. wird das Ziehen mit den Armen dargestellt: dann frage ich nach: Wie wird die Bewegung empfunden? Geht sie von etwas weg oder zu etwas hin? Verbindet sie etwas?

Es entstehen individuelle Bewegungen, ihr ganz persönlicher Tanz.

4.2 Anleitung von Tanz

Aufgrund der Tatsache, dass PatientInnen zu mir häufig mit einem Tanz-Bild kommen, das ihnen zunächst nicht ermöglichen würde, Tanz für ihren therapeutischen Prozesse zu nutzen, habe ich die Aufgabe, ihnen mein weites Tanzbild zu vermitteln, bzw. ihres zu erweitern. Dieser Prozess findet nicht nur auf der verbalen Ebene statt. Die Patienten sollen das neue Tanzbild ganzheitlich ERFAHREN können. Ganzheitlich bedeutet, dass alle drei Dimensionen des Leib-Subjekts angesprochen werden sollten: der Körper, die Seele und der Geist. Das gelingt durch körperliches Erleben (Körper), emotionale Erfahrung (Seele) und kognitive Einsicht (Geist). *Petzold* bezeichnet das als Evidenzerfahrung!

Um den Patienten eine Sicherheit zu geben, sich in dem Neuen auszuprobieren, bedarf es von mir als Tanztherapeutin meiner Selbstverständlichkeit mit meinem eigenen Körper und der Bewegung, meiner emotionalen Beziehung zu Tanz und meinem Wissen um Tanz-Bilder und deren Entstehung.

In der großen Basis-Tanztherapie-Gruppe beginne ich im Kreis stehend. Jeder Patient zeigt eine Bewegung oder Haltung entsprechend seinem Gefühl, seiner momentanen Stimmung. Dabei betone ich, dass die Haltung oder Bewegung eine ganz alltägliche sein kann, z. B. ein Schulterzucken, wenn der Patient nicht weiß, wie es ihm geht oder was er machen will. Beim Aufwärmen mache ich Bewegungen vor und sage immer, dass es jeder so nachmachen soll, wie es gerade für jeden passt: kleiner oder größer, langsamer oder schneller oder in anderen Varianten. Mein Angebot soll als Rahmen verstanden werden, dass sie mit ihrem persönlichen Empfinden füllen sollen. Sie folgen dann innerhalb meines Angebots sich selbst. Es ist jedoch oft schwieriger für Patienten, sich selber zu folgen als stur meine Vorgaben zu kopieren. Sie sind es nicht gewohnt, auf sich zu hören. Da bedarf es meiner Begleitung.

Dementsprechend leite ich Bewegungsübungen an, die in ihrer Form richtungsweisend sind, aber Freiheit in ihrer Ausführung lassen. Sobald sich dann jeder für sich bewegt, gehe ich zu neuen Patienten hin. Oft sind sie blockiert. Ihre Blockade benennen sie dann wie folgt: „Ich kann nicht tanzen!", „Ich kann so was nicht!" „Ich komme mir albern vor!" „Ich will, aber ich kann nicht!" „Ich spüre Druck in mir, funktionieren zu müssen!"

In dieser Situation lenke ich ihre Aufmerksamkeit auf ihre momentane Stimmung bzw. Gefühlsage. Meist ist es ein Gemisch aus Gefühlen zum Tanzthema oder sie sind noch in Gefühlen von unmittelbar vorangegangenen Therapien.

Ich erkläre meine Haltung: „Die oberste Prämisse hier sind Ihre Bedürfnisse, Ihr Gefühlszustand. Nehmen Sie diesen wahr und akzeptieren Sie ihn. Dann prüfen Sie, wie Sie die Aufgabe (immer als Rahmen und als Angebot zu verstehen) auf Ihre Art und Weise, passend zu Zustand und Bedürfnis ausführen können."

Es soll deutlich werden, dass sie als Mensch im Vordergrund stehen, und dass sie ihr ganzes Menschsein in die Bewegung einbringen können. Es geht nicht ums Funktionieren und ums Leisten, dem die eigenen Gefühle untergeordnet werden.

Wenn ich also sage, bewegen Sie die Arme, sollen sie erspüren, welche Armbewegungen zu ihrem eigenen Zustand gerade passen. D. h. die eigene Person setzt den Maßstab und nicht die Aufgabe. Dadurch erhalten sie die Chance, eigenen Ausdruck zu gewinnen, sich zu erfahren und die Idee, sich selbst in alle Handlungen einzubringen.

Prozessvignette: Die Aufgabe ist am Ende der Stunde, sich frei im Raum zu einer Musik zu bewegen. Da stellte sich ein Mann an die Seite und als ich zu ihm kam und fragte, ob alles okay sei, antwortete er, dass er nicht tanzen könne. Ich stellte mich zu ihm und machte seinen „Stand" nach und wechselte – wie er – das Gewicht von einem Fuß auf den anderen. So wiegte ich mich im Stand wie er. Ich sagte, dass er sich doch bewege. Zunächst staunte er, dann sagte er, dass das doch kein Tanz sei. Ich erwiderte ihm, für mich schon. Dann strahlte er, war erleichtert, konnte seine Bewegung ein wenig vergrößern, sie somit mehr spüren. Nach dieser Stunde konnte er die nächsten Tanztherapiestunden auf seine Art und Weise mittanzen und nutzen.

Häufig bekomme ich von Patientinnen am Ende der Tanztherapie strahlend gesagt: „Die Tanztherapie ist alles andere, aber kein Tanzen." Daran zeigt sich deutlich, dass das Bild von Tanz sich gewandelt hat.

4.3 Meine (Grund-)Haltung als Therapeutin

Meine Grundhaltung beruht auf der Anthropologie des schöpferischen Menschen. „Der wahrhaft schöpferische Mensch schmiegt sich in die Welt ein, lässt sich von ihr zuweilen autoplastisch formen und gibt an sie zuweilen alloplastische, die Umwelt gestaltende Impulse“ (*Orth, Petzold* 1993b, 104). Ich sehe den Menschen mit seiner Fähigkeit, sich selbst und seine Umwelt zu gestalten und sich selbst zu verwirklichen. Er ist Berührender und Berührter, Schaffender und Geschaffener zugleich.

In meiner Grundhaltung zu meinen Patientinnen betone ich das „In-Beziehung-setzen“ mehr als den verbalen Dialog. *Petzold* nennt es die Ko-respondenz. Ich begegne dem Patienten leibhaftig („leibliche Begegnung“, *Gabriel Marcel* 1978). Der Mensch ist immer bezogen und ein sich Beziehender. „Ko-respondenz ist ein synergetischer Prozess direkter und ganzheitlicher Begegnung und Auseinandersetzung zwischen Subjekten auf der Leib-, Gefühls- und Vernunftsebene über ein Thema unter Einbeziehung des jeweiligen Kontextes/Kontinuums“ (*Petzold* 2003b, 117). Ziel der Ko-respondenz ist die Konstituierung von Sinn (ders. 2001k), Identität (ders. 2012q) und Intersubjektivität (*Petzold, Müller* 2012q). „Intersubjektivität ist die Position, aus der er (die Therapeutin) handelt und in Beziehung tritt“ (ders. 1980, 243). Durch diese Haltung trete ich Patienten in einer Subjekt-Subjekt-Beziehung gegenüber, die sich in wechselseitiger Wertschätzung und im Akzeptieren des Anderen als Person versteht. Folglich handelt es sich um eine Subjekt-Beziehung im Sinne der „Integrativen Grundregel“ (ders. 2000a), in der die Sorge um die Integrität des Anderen und um ein Klima der Konvivialität zentral steht (*Petzold, Orth* 2011). Ich verstehe mich als Therapeutin mit meiner Gesamtperson auch als Intervention im therapeutischen Prozess. Dabei gehe ich mit meiner Befindlichkeit, meinen Gedanken und Gefühlen mit der Patientin in Beziehung mit einer auf Wechselseitigkeit ausgerichteten „konstruktiven Empathie“ (*Petzold, Mathias-Wiedemann* 2019a). Um jedoch auch die notwendige Distanz halten zu können, nutze ich die „selektive Offenheit“ und die „partielle Teilnahme“ (*Maurer* 1978; *Petzold* 1980g). Ich teile mich soweit mit, wie es dem therapeutischen Prozess förderlich ist und vollziehe innerlich Szenen soweit mit, dass ich zusätzliche Informationen über das kognitive Begreifen hinaus erfahre durch „atmosphärisches Erfassen“ (ebenda) und „szenisches Verstehen“ (*Lorenzer* 1970). Das erfordert ein hohes Maß an Regulationsfähigkeit als Therapeutin. Hierdurch schaffe ich ein therapeutisches Klima von Wertschätzung und Akzeptanz, um Wachstumsprozesse des Patienten zu ermöglichen.

Meine Grundhaltung wie auch mein therapeutisches Handeln ist geprägt von den 14 plus 3 Heil- und Wirkfaktoren (*Petzold*, 2003b, 1036ff.; 2016n).[2] Diese

2 – Einfühlendes Verstehen (Empathie)
- Emotionale Annahme und Stütze
- Hilfen bei der realitätsgerechten praktischen Lebensbewältigung/Lebenshilfe
- Förderung des emotionalen Ausdrucks, volitiver Entscheidungskraft
- Förderung von Einsicht, Sinnerleben, Evidenzerfahrungen
- Förderung kommunikativer Kompetenz/Performanz und Beziehungsfähigkeit
- Förderung leiblicher Bewusstheit, Selbstregulation und psychophysischer Entspannung
- Förderung von Lernmöglichkeiten, -prozessen und Interessen

werden als spezifische Faktoren prozessadäquat im therapeutischen Geschehen eingesetzt.

- Das **Menschenbild** der Integrativen Therapie (*Petzold* 2003e) verbunden mit seinem **Weltbild** ökologischer Bezüge (ders. 2022o) ist für mich die Grundlage, Patienten und Patientinnen aus dem Gefühl von Fremdbestimmung in die **Selbstbestimmung** in ihrem sozialen und ökologischen Lebenskontext zu begleiten.
  Viele Menschen leiden unter Entfremdung. Sie haben weder Bezug zu sich noch Gespür für sich. Beides wurde bisher nicht gefördert oder abgefragt. Impulse für ihr Leben kamen überwiegend von außen nicht von innen. Sie gaben vor, wie etwas zu sein hat, etwas bewertet wird und wann etwas gemacht oder gelassen wird.
  Ich versuche gegenzusteuern, indem die Menschen dabei lernen, sich wieder selbst eigenleiblich zu spüren und daraus ihr Leben wieder selbst gestalten zu können, wieder zum Komponisten des eigenen Lebens zu werden, sich selbstwirksam zu erleben und damit in die Kreativität, die Gestaltung zu kommen. Durch mein Anleiten auf ihr „eigenleibliches Spüren“ (*Schmitz* 1965) nehmen die Patienten selbst wahr, wie und wie lange sie Angebote von mir ausführen wollen. Anfänglich begleite ich sie darin noch sehr eng, damit sie sich wahrnehmen lernen und ihre Konsequenzen und Entscheidungen daraus ziehen können („Wie fühlt es sich an, wenn ich Ihnen vorschlage, jenes mal auszuprobieren? Wo spüren Sie in ihrem Körper etwas?“). Mit der Zeit erlangen sie ihre Selbstbestimmung wieder. Die Patientinnen merken, dass sie die Tanztherapie mitgestalten können, dass dadurch nichts passiert, was sie nicht wollen.
  Die „Förderung von leiblicher Bewusstheit“ ist einer der 17 Heil- und Wirkfaktoren (*Petzold* 2003a, 1036ff., 2016n), wodurch der Mensch wieder zu einem Betroffenen seiner selbst wird. „Diese innere Betroffenheit wahrzunehmen und zu erleben, was die Situation mit mir macht, definiere ich als direkte Erfahrung (...) Gefühle, die in einem sind, zuzulassen, anzunehmen und zu akzeptieren“ (*Du Bois* 2006, 226).
- Meine ehrliche **Neugierde** auf Menschen und was sie zeigen, wahrnehmen, benennen, überträgt sich oft auf sie selbst. Sie lernen, wieder neugierig auf

---

- Förderung kreativer Erlebnismöglichkeiten und Gestaltungkräfte
- Erarbeitung von positiven Zukunftsperspektiven und Erwartungshorizonten
- Förderung eines positiven, persönlichen Wertebezugs
- Förderung von prägnanten Selbst- und Identitätserlebens, Souveränität
- Förderung tragfähiger, sozialer Netzwerke
- Ermöglichen von Solidaritätserfahrungen und fundierter Partnerschaft
- Fundierte Naturerfahrungen
- Ästhetische Erfahrungen
- Synergetisches Zusammenwirken

sich selbst zu sein. Wachheit und Achtsamkeit für sich selber wird damit gefördert. Die Patienten erleben und schaffen immer wieder die Verbindung von Körper-Seele-Geist und Weltbezug. Durch die Entwicklung des Interesses an sich selbst brauchen sie Symptome ihres Körpers nicht mehr zu entwerten, bewerten, rationalisieren oder zu verdrängen bzw. dissoziieren. Sie lernen sie für sich und ihre Handlungen zu nutzen. Denn körperliche Symptome, Phänomene sowie „Emotionen haben für das Individuum eine motivierende, orientierende, wertende und sinnstiftende Funktion im Hinblick auf seinen Bezug zur Umwelt" (*Petzold* 2003a, 620).

- Ich verstehe den Menschen in einem dauernd währenden Lernprozess, **der lernende Mensch**. „Das Gehirn lernt (...) über das gesamte Leben hin bis ins Alter" (*Petzold* 2006b, 16; *Sieper, Petzold* 2002). Ich gebe den Patientinnen Angebote sich auszuprobieren und neu kennenzulernen. Dadurch wird deren Handlungsspielraum erweitert. Sie lernen neue Sicht- und Handlungsweisen und entwickeln sich weiter. (Wirkfaktor: Förderung von Lernmöglichkeiten und -prozessen)
- Weiterhin gehört zu meiner Haltung die Grundidee: **Jeder drückt sich aus.** Im Sinne *Watzlawicks* (1969): Man kann nicht nicht kommunizieren. Für den Ausdruck muss man nichts machen, er ist schon da. Über Achtsamkeit kann der Patient anfangen seinen eigenen Ausdruck wahrzunehmen, und in der Tanztherapie kann er weiter gefördert werden. (Wirkfaktor: Förderung des emotionalen Ausdrucks)
- Meine Grundhaltung, mit der ich den Patientinnen und Patienten begegne, ist **das einfühlende Verstehen** (Mitgefühl, Empathie, Takt, Wertschätzung; vgl. *Petzold, Mathias-Wiedemann* 2019a) und die **emotionale Annahme und Stütze** von der ganzen Person (Akzeptanz, Entlastung, Trost, positive Zuwendung, Förderung des Selbstwertgefühls, Selbstsicherheit, Selbstakzeptanz und Selbstvertrauen). Dabei handelt es sich um die zwei Wirkfaktoren, durch die der Patient sich verstanden fühlt. Das bedeutet, ich lasse den Patienten sein und halte ihn damit ggf. auch aus. Auf diese Weise lege ich die Grundlage, dass der Patient sich selbst mit der Zeit annehmen lernt. Mir geht es also erst mal nicht darum, etwas verändern zu wollen, sondern ich bin neugierig auf das, was ist, was sich zeigt und nehme das an.
- Zu meiner Grundhaltung gehört es, möglichst **keinerlei Bewertungen** von Bewegungen und Gefühlen (negative wie positive) vorzunehmen. Wo sie aufkommen – und das ist meistens unvermeidbar, denn das Gehirn ist ein „Bewertungsorgan" – stelle ich sie „zur Seite"[3], denn festlegende Bewertun-

3 Vielfach wird empfohlen, „nicht wertend" bzw. „wertfrei" zu arbeiten, was aber selbst schon wieder wertend ist. Solche ideologischen Vorentscheidungen müssen heute neu reflektiert werden. Das Gehirn bewertet immer schon vorbewusst *präfrontal-kognitiv* (*appraisal*) und *limbisch-emotional* (*valuation*). Deshalb sensibilisieren wir in der IT für aufkommende Bewertungen, um sie, wenn sie uns bewusst werden, distanzieren können und sie zu überprüfen.

gen bringen mich und den Patienten nicht weiter. Bewertungen des Patienten auf sich selber können, wenn sie festlegend sind, ihm die Möglichkeit der Wahrnehmung anderer Qualitäten und Seiten verstellen. Das hat etwas Stagnierendes. Denn aus festlegender Bewertung entsteht kein Impuls, etwas verändern zu wollen und zu können. Sobald Patienten sich so bewerten, verengen und begrenzen sie ihre Wahrnehmung und verdecken damit dahinterliegende Empfindungen und Gefühle. Durch den Fokus auf die Wahrnehmung entsteht dann eine Öffnung aus dem „Tunnel einengender Bewertung" heraus. Der Patient kann körperlich empfinden und emotional erfahren, was er braucht oder will und kommt somit in Handlung und Selbstwirksamkeit. Sich festlegend zu bewerten ist folglich das Gegenteil von Sich in seiner Vielfalt anzunehmen. Dazu sind dann geprüfte, sinnhafte positive Wertungen mit Rückgriff auf ein reflexiv und besonnen geprüftes persönliches und gemeinschaftliches Wertesystem erforderlich (*Leitner, Petzold* 2005/2010; *Sieper, Orth, Petzold* 2010).
Wird in der therapeutischen Beziehung einseitig bewertet, steht man in Gefahr, in eine Objektbeziehung mit dem Patienten zu geraten (nicht in einer Subjektbeziehung, siehe oben). Der Therapeut würde dann den Patienten als ein Objekt behandeln und der Patient sich ebenfalls. „Wo es also um Beziehungen zwischen Menschen geht, wird es notwendig, Objektrelationen in Subjektrelationen, d. h. in Intersubjektivität umzuwandeln" (*Petzold* 1980g, 246) Wenn der Patient mit mir die Subjektbeziehung erfährt, kann er auch anfangen mit sich selber als Subjekt umzugehen. Zwischenmenschliche Wertungen, die ja unumgänglich sind, können dann gemeinsam und koreflexiv erwogen und entschieden werden mit Bezug auf kollektiv erarbeitete Wertesysteme (*Petzold, Orth* 2011; *Petzold, Orth, Sieper* 2010). Hier ist die Beziehungserfahrung mit mir als Therapeutin eine Modellbeziehung für die Beziehung zu sich selber.

- Ich verstehe den **Patienten als Experten** für sich selbst. Das bedeutet:
  Meine Bewegungsbeobachtungen benenne ich und fordere den Patienten auf, sich in diese Bewegung, Haltung oder Atmosphäre hinein zu fühlen (z. B. in seinen Stand, seine Haltung, seine Bewegung oder die Atmosphäre, die er gerade unbewusst aufgebaut hat). Ich erfahre dadurch vom Patienten, wie er die Bewegung erlebt hat und was ihm dazu einfällt. Ich vermeide demzufolge Interpretationen und übernehme keine „Deutungsmacht". Ich greife seine Assoziationen auf und helfe ihm, diese in Zusammenhang zu seinem Leben und Alltag zu bringen bzw. zu übertragen, sie also selbst zu werten und zu deuten. Wenn sich mir doch eine Interpretation aufdrängt, biete ich diese „als meine" an und der Patient erspürt, ob es für ihn stimmig ist oder nicht. Damit unterstütze ich den Patienten in seiner Kompetenz für sich selber.

Dysfunktionales ist dann abzulegen, Funktionales aber zu nutzen. Das ist eine zentrale Aufgabe geschulter Selbstempathie (*Petzold, Mathias-Wiedemann* 2019a).

„Durch das Lenken auf die eigene Wahrnehmung und eigenen Impulse werden *Selbstvertrauen* („ich kann auf mich hören!") und *Selbstbewusstsein* („Ich kriege mit, wie es mir geht und kann danach handeln!") gefördert" (*Du Bois* 2012, 35).

5. Das Bild von Tanz vor und nach der Tanztherapie

5.1 Interviewauswertung

Im Jahr 2010 habe ich Patienten und Patientinnen von der Klinik Hohemark am Ende ihrer Therapiezeit befragt, wie sich ihr Tanz-Bild durch die Tanztherapie verändert hat. In Ergänzung habe ich 20 Patienten gebeten, schriftlich zwei Fragen anonym zu beantworten. Die zwei Fragen waren:

- Was für ein *Bild vom Tanz* hatten Sie **vor** der Tanztherapie?
- Was für ein *Bild vom Tanz* hatten Sie **nach** der Tanztherapie?

Im Folgenden fasse ich die Ergebnisse zusammen.

- Was für ein *Bild vom Tanz* hatten Sie **vor** der Tanztherapie?

Es wird häufig folgendes benannt: feste Abfolgen, Schritte/Figuren, Perfektion von Bewegungsabläufen, Choreographie, einstudieren, Tanzschule, fest vorgegeben, Bewegung nach Regeln. Die Patientinnen beschreiben ein daraus resultierendes Gefühl von Einengung durch die von außen vorgeschriebenen Bewegungen. Es scheint „richtig und falsch" zu geben, woraus das Gefühl von Angst vor Fehlern resultiert. Daraus folgen wiederum Gefühle wie gehemmt sein oder Negativbewertungen wie „affig und albern".

Damit wird deutlich, dass viele Menschen den Tanz nicht als Eigenes, sondern als von außen Vorgegebenes erleben: Schritte und Formen werden vorgegeben. In diesem Ansatz liegt die festlegende Bewertung, ob etwas gut oder schlecht ist, direkt auf der Hand. Hier entsteht der Tanz von außen, er wird von außen gesehen.

Ein weiterer Punkt fällt auf: Tanz wird oft in gesellschaftlichen Zusammenhängen gesehen. Es fallen Worte wie: gesellschaftliches Ereignis, Verein. Oder es wurde sich von Tanz distanziert, weil es in der eigenen Umgebung tabuisiert und als „Geheimwissenschaft" erlebt wurde. Dabei bekommt das Fremde, das Nicht Greifbare einen wichtigen Stellenwert. Scheinbar nur über einen „Code" (die Schritte), findet man Eintritt in den Zirkel (Beschreibung einer Patientin).

Außerdem kann es etwas Beängstigendes haben, weil die Anleitung sowie die Musik als manipulativ erlebt wurde, z. B. im Trance-Tanz. Diese Angst vor Manipulation wird als Angst vor Kontrollverlust deutlich („was passiert hier mit mir?").

Weiterhin werden „kollektive mentale Repräsentationen" deutlich, die aus deren social worlds, geteilten Weltsichten der Menschen und ihrer Netzwerke, entstanden. So berichten sie selbst, wie das Bild von Tanz von ihrer sozialen Umgebung (z.B. christliches Umfeld), von Filmen (z.B. Fred Astaire und Ginger Rogers) sowie von gesellschaftlichen Ereignissen (z. B. Feste, Hochzeiten) oder gesellschaftlichen Verpflichtungen (der obligatorische Tanzkurs in der Pubertät) geprägt wurde. Sehr speziell war es bei einer Patientin, deren Tanzbild von Vereinsmitgliedschaften und Persönlichkeiten aus ihrer Wohngegend geprägt war. „Ich war in einem Verein, wo wir so gekleidet gingen, wie auf den Gemälden von Pieter Breughel. Ich bin in seinem Geburtsort aufgewachsen. Wir haben Mittelalterliche Tänze getanzt."

Patienten, die intensive Erfahrungen mit Geboten und Verboten aus ihrem sozialen Umfeld gemacht haben, verstanden Tanz als sehr technisch: feste Abfolgen, Schrittfolgen, Rhythmus, Figuren. Von daher ergibt sich der Eindruck von eher „starren" Bewegungen, weil sie als eingeübt verstanden werden und nicht frei aus sich heraus entstehend. „Tanz ist Bewegung nach Regeln!" Ebenso wird die Ästhetik des Tanzes angesprochen, die hier aber aus den Komponenten von Klarheit und Perfektion, Wiederholbarkeit, Leichtigkeit, Eleganz entsteht.

Ist ein Mensch z. B. in einem sehr christlich-freikirchlichen Umfeld aufgewachsen, werden ihm Bilder und Werte aus dieser Glaubensauslegung mitgegeben. Eine Patientin beschreibt: „Tanz ist nach meiner Erziehung vom christlichen Standpunkt nicht erlaubt, bzw. geradezu verwerflich. Das rhythmische Bewegen ist vom Teufel und zieht uns von Gott weg. Dies ging so weit, dass es schien, dass Gefühle, die beim Tanz aufkommen können, geradezu abgelehnt werden." Eine andere Frau erzählte, wie sie auf das gesellschaftliche Ereignis des Tanzes vorbereitet wurde. Sie beschreibt, „doch schon damals war damit das unangenehme Gefühl verbunden, dass ich mich „zur Schau" stelle". Da wird deutlich, dass es dort um ein Beobachtet- und Bewertet-werden aus einer speziellen Weltsicht heraus geht, was in ihr Scham hervorrief. Wenn sie mal nur zu Hause für sich und mit ihrem Mann getanzt hatte, selbst da kam ihr ein „unangenehmes Gefühl" auf, eine „unglückliche Figur" abzugeben. Dabei wird ihre mentale Repräsentation besonders deutlich, die ihr Verhalten prägt. Es ist ihr „inneres Bild", das sie nicht mehr loswird. Die bewertende Instanz hat sie verinnerlicht. Auf beeindruckende Weise schildert sie, was ihr durch den Fragebogen selbst bewusst wird: „Dabei fällt mir ein, dass bei meinem Vater (aus streng protestantischer Sicht) Tanzen verpönt war." Erst da wird ihr selbst deutlich, was für eine Prägung sie durch ihn mitbekommen hat und wie es sie und ihr Tanzbild beeinflusst hat.

„Offensichtlich bestimmen die Art und Weise, wie einem Tanzen begegnet ist und in welchen Formen, sowie verinnerlichte kulturelle Regulative – was als primitiv bzw. stilvoll gilt, welche Art von Genuss man zu bevorzugen gelernt hat, was man in der körperlichen Präsentation für selbstverständlich oder aber unangenehm hält –, sie bestimmen mit, was einem das Tanzen werden konnte“ (*Fritsch* 1988, 24).

Gerade bei Patienten, die starke negative Repräsentationen von Tanz hatten, war Scham oft ein Thema. Sie selbst benannten es mit: Das ist doch „affig, albern“, „da komme ich mir doch blöd vor“.

- Was für ein *Bild von Tanz* hatten Sie **nach** der Tanztherapie?

Der Wechsel des Bildes nach der Tanztherapie wird darin deutlich, dass der Tanz als äußeres Phänomen zu einem inneren wird. Der *eigene* Tanz, die *eigene* Bewegung, der *eigene* Ausdruck gewinnt an Bedeutung. Damit gibt es keine starren Bewertungen von richtig und falsch mehr, sondern nun wird das eigene körperliche Empfinden und das Gefühl zu und mit der Bewegung in den Vordergrund gestellt. Ein Patient beschreibt sein neues Tanzbild, wobei Tanz als „Körpererfahrung und Erfahrungen mit dem eigenen Ich im Mittelpunkt steht“ und nichts Äußeres!

Des Weiteren wird Tanz nach der Tanztherapie beschrieben als:
- „Tanz ist jede kleinste Bewegung.“
- „Tanz als besondere Form der Körperwahrnehmung.“
- „Tanz ist vielseitig, angenehm, aufschlussreich, Sprache der Seele, Freiheit und Grenzen erfahren.“
- „Tanz ist Bewegung aus sich heraus. Es ist ein Ausprobieren.“
- „Tanz ist ein Ausdruck von Emotionen und Empfindungen, es sind intuitive Bewegungen.“

Immer wieder wird das genaue Gegenteil vom anfänglichen Bild von Tanz benannt: Tanz sei Freiheit, befreiend, entkrampfend. Tanz wird als ausdrucksstark und berührend erlebt. Dabei ist nicht mehr wichtig, wie andere tanzen, sich bewegen, sondern es wird besonders der Zusammenhang von den eigenen Gefühlen und Tanz hervorgehoben: „Im Tanz Gefühle spüren und ausdrücken“. D. h. durch Tanz werden nun Gefühle entdeckt und auch mehr verstanden.

Den Wechsel vom Bild des Tanzes von außen nach innen beschreibt eine Patientin sehr anschaulich: nach der Tanztherapie wurde Tanz für sie „aus meiner Person heraus, ein schöpferischer Akt, der meine Ganzheitlichkeit berührt, bewegt und verändert.“ Der Tanz als „kreativer Akt“ wird betont. Hier wird die Gestaltung aus der eigenen Person heraus deutlich, was das erste Tanzbild bei den meisten gar nicht zuließ.

„So heilt der Körper die Seele! Da alles Selbsterfahrung war, ein freiwilliges Angebot ohne Leistungsdruck und kritische Anmerkungen (richtig, falsch, lächerlich etc.) konnte ich Hemmungen ablegen!“

Ein anderer Patient erlebt Tanz als „Lösen von inneren Blockaden“ und nicht das weitere Produzieren von Blockaden, was zunächst sein Bild vom Tanz erwarten ließ. „Tanz ist eine wunderbare Möglichkeit ganz mit mir eins zu werden.“

Demgegenüber ist das Bild von Tanz nach der Tanztherapie von diesen maßgeblichen Begriffen wie Regeln, Schritte, Abfolgen gar nicht mehr dominiert. Sie kommen gar nicht mehr vor. Es werden jetzt nur noch innere Komponenten angesprochen und weniger die äußeren. Jetzt ist das Bild geprägt von: Körperwahrnehmung und -erleben, Gefühlsausdruck, sich erfahren. Es wird konkret, persönlich und ist nicht mehr abstrakt und technisch. Patienten begreifen, dass jeder seinen eigenen Tanz hat und sich darin ausdrücken kann. Je tiefgreifender diese Evidenzerfahrungen mit dem Tanz nun waren, desto stabiler ist dieses neue innere Bild von Tanz gefestigt.

5.2 Veränderung der mentalen Repräsentationen

Wodurch kam es nun zu der Veränderung der mentalen Repräsentationen?

- Polyloge (s. Kapitel 3a)
- Mehrperspektivität (s. Kapitel 3a)
- Therapeutische Haltung und Beziehung
- Exzentrizität (s. Kapitel 3a)
- Emotionale Differenzierungsarbeit
- Evidenzerfahrung
- Bewusstseinsarbeit
- „hermeneutische Spirale“

Wie im Theorieteil schon angesprochen, sind Polyloge über verschiedene Tanz-Bilder sowie deren verschiedenen Tanzerfahrungen notwendig. Darin sehe ich auch einen wichtigen Aspekt von Gruppentherapien, in denen Polyloge entstehen können und von der Therapeutin gefördert werden sollten. Daraus erfolgt die Möglichkeit, den Tanz mit Hilfe der Anderen aus verschiedenen Perspektiven (Mehrperspektivität) zu sehen und zu erleben. Die eigene Sichtweise wird durch die der Anderen erweitert; sie wird relativiert und lässt nun mehr Flexibilität „wie ich Dinge sehe“ zu. Wenn z. B. in einer Rückmeldungsrunde die Sichtweisen von Mitpatienten gehört werden, erhält der Patient eine Erweiterung der eigenen Sichtweise. An dieser Stelle nutze ich die Idee der *Polyloge* (*Petzold* 2002c), in der ich die vielen „Stimmen“ und Meinungen zu Wort kommen lasse.

Durch die Begegnung mit mir als Therapeutin und Mensch sowie meiner therapeutischen Haltung (siehe Kap. 4b) erfahren die Patientinnen interpersonell einen neuen Umgang mit sich selbst und können dieses Modell dann auch intrapersonell aufnehmen und mit sich selbst verwenden. Hier finden die „vier Wege der Heilung und Förderung" ihre Umsetzung und Wirkung (*Petzold* 1988n, 2012h). „Der ‚erste Weg' zentriert auf die Sinnerfahrung und Vermittlung von Einsicht, der ‚zweite Weg' auf emotionale Nachsozialisation und Vermittlung von Grundvertrauen durch ‚korrektive emotionale Erfahrungen und Parenting-Prozesse'. Der ‚dritte Weg' zielt auf Erlebnisaktivierung und die Ermöglichung ‚alternativer Erfahrungen', z. B. durch Formen kreativtherapeutischer Gestaltung. Der ‚vierte Weg' will Solidaritätserfahrungen vermitteln und eine ‚exzentrische Sicht' auf krankmachende, gesellschaftliche Zusammenhänge" (*Petzold, Sieper* 1993a, 22).

Der erste Weg beinhaltet die Evidenzerfahrungen, emotionale Differenzierungsarbeit und Bewusstseinsarbeit, um Zusammenhänge auf kognitiver, emotionaler und motorischer Ebene zu verstehen. Die angesprochene Modellbeziehung findet sich in dem zweiten Weg, der dritte zeigt sich in den tanztherapeutischen Möglichkeiten, neue Erfahrungen zu sammeln und der vierte in den Polylogen mit den Mitpatienten und – patientinnen über den Austausch individueller Prägungen von unterschiedlichen Lebenskontexten.

In der Tanztherapie ist die kognitive, reflektierende Seite (des ersten Weges) erforderlich, um die Integration des Erfahrenen über Bewusstseinsarbeit zu erreichen. Dazu gehört unter anderem die „emotionale Differenzierungsarbeit". Hierbei geht es darum, die „Gefühle nuanciert zu benennen, über die „Bewertung" von Gefühlen, über die bewertende Qualität von Gefühlen zu sprechen, und dies mit Bezug auf den aktualen Kontakt als auch mit Bezug auf vergangene Emotionsereignisse" (*Petzold* 2003a, 649). Ich erlebe als typische Reaktion von Patienten, dass sie ihre Gefühle aus ihrer Erfahrung in der Vergangenheit heraus bewerten. Es fallen Sätze wie: „Als ich mich so und so fühlte, haben andere ‚Du Weichei' gesagt" oder „... und dann kam ein abwertender Blick als Reaktion auf mein Gefühl" oder „Menschen haben sich von mir abgewandt als ich so drauf war." Diese Erfahrungen mit einem bestimmten Gefühl prägen die Bewertung dieses Gefühls, was wiederum Einfluss darauf hat, ob dieses Gefühl gefühlt werden darf" (*Du Bois* 2012, 35).

Die Bewusstseinsarbeit erfolgt nach dem Modell der „hermeneutischen Spirale" (vgl. Petzold 2003a, S. 162ff.): vom multidimensionale WAHRNEHMEN der unmittelbaren Situation ausgehend, folgt das ERFASSEN von Bezügen zu Aktuellem, Vergangenem, Prospektivem. Danach geht es weiter im VERSTEHEN von Auswirkungen und Nachwirkungen von Strukturen, was dann in ein ERKLÄREN-können (sich selbst und anderen) übergeht und schließlich in einem VERÄNDERN als einer „Neuorientierung" münden kann. Über diese „hermeneutische Spirale" ist es möglich mit dem Patienten zusammen vom Wahrnehmen des eigenen Tanz-Bildes zum Verändern zu gelangen.

Wenn Patienten ganz in ihrer Bewegung sind und sich darin wahrnehmen und erleben, sind sie ganz „bei sich" und zentriert. In der Exzentrizität hat der Mensch als Bewusstseinsfunktion die Fähigkeit, sich selbst und seine Situation von außen zu betrachten. Diese spielt in der Auseinandersetzung in der Tanztherapie während und nach dem Erlebten eine entscheidende Rolle. Die Möglichkeit der *Zentrierung und Exzentrizität* gibt ihnen wiederum mehr Handlungsspielraum, ihr Leben zu gestalten (als „schöpferischer Mensch"). In der Zentrierung ist er in seiner emotionalen, motorischen Erfahrung und über die Exzentrizität gelangt der Patient mit meiner Begleitung in die Bewusstseinsarbeit, der Metakommunikation über die Praxis.

6. Abschlussgedanken

Nach dieser Arbeit fühle ich mich darin bestärkt, mich den mentalen Repräsentationen unserer Patientinnen und Patienten zuzuwenden. Dies ist im therapeutischen Prozess aus verschiedenen Gründen sinnvoll. Vor dieser Arbeit habe ich unbewusst und intuitiv mit den Bildern gearbeitet. Jetzt ist es mir möglich, dies zu reflektieren, deren Bedeutung und deren Einfluss auf das Verhalten zu verstehen und damit professioneller zu arbeiten.

Für die Tanztherapie ist es notwendig, das Phänomen der unterschiedlichen mentalen Repräsentationen von Tanz aufzugreifen. Es ist für mich geradezu erstaunlich, dass bisher in keinem mir bekannten Fachbuch über Tanztherapie auf dieses Phänomen eingegangen wurde. Ist es doch ein Phänomen, was sich jeder Tanztherapeutin geradezu aufdrängt. In jeder Therapiestunde ist das Bild von Tanz des Patienten präsent, von daher ist es wichtig, sich mit diesem Bild auseinanderzusetzen. Erst danach kann mit dem Medium Tanz therapeutisch gearbeitet werden. Mit dem Verständnis von mentaler Repräsentation ist es möglich, die Patienten noch besser abzuholen, ohne gleich in individuelle Themen gehen zu müssen.

Ich denke, dass diese Herangehensweise besonders für die Tanztherapie aufgrund des Mediums notwendig ist. Jedoch auch andere Therapien könnten davon profitieren: Was versteht der Patient von einem Gespräch, wenn er zu einer Gesprächstherapie geht? Was von Gestalt oder Verhalten, wenn er zur Gestalt- oder Verhaltenstherapie geht?

Es ist sinnvoll im Ko-respondenzprozess zwischen Therapeutin und Patient ein gemeinsames Wort- oder Begriffsverständnis zu erarbeiten, um einen Boden für gemeinsame tanztherapeutische Arbeit aufbauen zu können.

Deutlich wurde mir auch, wie negative Mentalisierungen Denken, Fühlen, Wollen und Handeln prägen und damit Kompetenzen, Fähigkeiten, Wissen und Performanzen, Fertigkeiten, Können beeinflussen und das eigene Leben bestimmen.

Mir wird bewusst: je mehr ich das Bild von Tanz von Menschen verstehe, desto besser kann ich dadurch etwas aus ihrem Umfeld und deren Lebensideen erfahren.

Ich begegnete Menschen, die Tanz nur in Extremen kannten oder beschrieben: entweder in Form gepresst oder ganz unkontrolliert wie „vom Teufel besessen". Diese Menschen waren es, die mir von ihrem Leben erzählten, in dem sie zu funktionieren hatten. Ihre Gefühle und ihr Wille wurden unterdrückt (*Petzold, Sieper* 2008a), wodurch sie in ihrer Weiterentwicklung behindert wurden. Ich erhalte in der Auseinandersetzung mit deren Bild von Tanz nicht nur Informationen zu den „mentalen Repräsentationen", sondern gleichzeitig Informationen zu ihrer social world und ihrem Kontext/Kontinuum.

Der neue Ansatz, beim Tanzbild zu beginnen, bietet neue Möglichkeiten der Zusammenarbeit mit Patienten. Durch das Arbeiten am Tanzbild wird der Patient für sein Umfeld und für seine eigene Vergangenheit sensibilisiert. Er begreift die Prägung seines Umfeldes und die Macht der unbewussten Repräsentation.

Durch diese gemeinsame Bewusstseinsarbeit, gemeinsames „Processing" (*Petzold* 2003a, 495), erhält der Patient die Möglichkeit, zwischen Zentrierung und Exzentrizität zu wechseln und dadurch den Gesamtzusammenhang zu verstehen.

Durch die Arbeit wurde mir außerdem erneut der wichtige Aspekt des Willens bewusst, der in der Integrativen Therapie ja besonders betont wird (*Petzold, Sieper* 2008a). Durch den Willen kann man mitbestimmen, welche Bilder man im Kopf hat. Andersherum ermöglicht der Wille mir, mich von Bildern, die mich bestimmen, zu befreien. Hier ist der Wille zentrale Motivation und Wirkkraft zur Veränderung und gleichzeitig Voraussetzung zum aktiven Handeln.

Deswegen ist der Wille in der therapeutischen Arbeit mehr in den Fokus zu setzen. Es ist spannend, mit dem Patienten herauszuarbeiten, was seine Sozialisation des Willens ist und was für eine Geschichte „sein Wille" hat.

Wichtig ist mir zum Schluss neben dem Willen noch der Aspekt der Erfahrung hervorzuheben. Durch leibliches Erfahren kann vieles leichter verändert werden als durch Gespräche. Ich halte es nicht für sinnvoll, bei Vorträgen über Tanztherapie nur zu reden, sondern immer auch einen praktischen Teil mit einzubeziehen. Es gilt den Zuhörern – wie den Patienten –, den weiten Tanzbegriff in der Integrativen Tanztherapie näher zu bringen. Auch hier bekomme ich von Ärztinnen, Psychotherapeuten und Psychologinnen bestätigt, dass sie nun mit dem TANZ in der Tanztherapie etwas anfangen können. Sie werden offener und neugieriger für diese Therapiemethode. Deswegen ist die Arbeit am Tanz-Bild für die Öffentlichkeitsarbeit der Tanztherapie essenziell.

Die eigene Erfahrung ist auch bei den Patienten zu betonen. Sie haben ihre Erfahrungen über ihr eigenes Tanzbild hinaus gemacht und Tanz neu erlebt. Ich gehe davon aus, dass die Intensität der Veränderung des Bildes mit dem eigenen Erleben zu tun hat und somit mit einer Evidenzerfahrung (körperlich erleben, emotional erfahren, kognitiv verstehen, insgesamt ein leibliches Geschehen).

Ein Film über diese Art von Tanz ermöglicht vielleicht einen Anfang zu einer neuen „Mentalisierung" (*Petzold, Orth* 2017b), aber noch nicht eine neue „leibhaftige" innere Repräsentation.

Es wurde mir auch nochmal deutlich, dass die therapeutische Beziehung von Intersubjektivität geprägt sein sollte, also eine Subjekt-Subjekt-Beziehung ist. Nur so entsteht eine therapeutische Haltung von Akzeptieren und Wertschätzung. Dadurch werden Wachstumsprozesse ermöglicht. Die therapeutische Beziehung kann vom Patienten als Modellcharakter genutzt werden, um anders mit sich selbst und anderen umgehen zu lernen.

Ich habe es folglich nicht immer mit Widerstand zu tun, wenn die Patienten zu mir in die Tanztherapie kommen. Es ist für mich wichtig zu unterscheiden, ob ich es mit einem klassischen Widerstand oder einem Verhalten als Folge der mentalen Repräsentation von Tanz zu tun habe. Spüre ich jedoch deutlich einen Widerstand, muss ich unterscheiden, ob sie:

- in einem interaktionellen Widerstand sind, d. h. sie wehren sich gegen mich, die deren Struktur labilisieren will oder
- ob sie in einem protektiven Widerstand sind, mit dem sie den Kontakt mit schmerzlichen Ereignissen/Gefühlen vermeiden.

Petzold definiert Widerstand als „sich-wehren gegen Veränderung der Identität" (*Petzold* 1980, 267).

In der Tanztherapie geht es jedoch oft um eine Reaktion auf die inneren Bilder (Repräsentationen), denn der interaktionelle und der protektive Widerstand beruhen auf schmerzlichen Erfahrungen. Aber meist wurden hier keine Erfahrungen mit Tanz gemacht, weil es in der gelebten Gemeinschaft z. B. verboten war.

Ich kann zusammenfassend sagen, dass ich als Tanztherapeutin nicht nur mit der Bewegung des Körpers, sondern auch mit der Bewegung des Gehirns in seiner Plastizität arbeite und nochmal mehr verstehe, dass Psychotherapie das Gehirn verändert (*Grawe* 2008; *Petzold, Orth* 2024, dieses Buch).

Literatur

Brühlmann-Jecklin, E., Petzold, H. G. (2004): Die Konzepte ‚social network' und ‚social world' und ihre Bedeutung für Theorie und Praxis der Supervision im Integrativen Modell, 2004, bei www. FPI-Publikationen.de/materialien.htm – SUPERVISION: Theorie – Praxis – Forschung. Eine interdisziplinäre Internet-Zeitschrift – Jg. /2004 und in Gestalt (Schweiz) 51 (2004) 37-49.

Du Bois, A. (2006): Tanz und Ausdruck: Balance von Bewegung und Emotionen. In: *Kick, H. A., Taupitz, J.* (Hg.): Affekte und konstruktive Gestaltung in Psychotherapie, Medien und Politik. Berlin: Lit Verlag, 225-231.

Du Bois, A. (2012): Ich bin mein Leib. *Psychotherapie und Seelsorge* 01, 32-35.

Fritsch, U. (1988): Tanz, Bewegungskultur, Gesellschaft – Verluste und Chancen. symbolisch-expressiven Bewegens. Frankfurt/Main: AFRA-Verl. 4. Aufl. 1999.

Grawe, K. (2004): Neuropsychotherapie. Göttingen: Hogrefe.

Leitner, E., Petzold, H. G. (2005/2010): Dazwischengehen – wo Unrecht geschieht, Integrität gefährdet ist, Würde verletzt wird. Ein Interview mit Hilarion Petzold zum Thema „Engagement und Psychotherapie" und Integrativen Positionen. Hückeswagen: Europäische Akademie für psychosoziale Gesundheit. Erw. in *Petzold, H. G., Orth, I. Sieper, J.* (2010a): Gewissensarbeit, Weisheitstherapie, Geistiges Leben – Themen und Werte moderner Psychotherapie. Wien: Krammer, S. 279-366; 2015 Neuaufl. Bielefeld: Aisthesis und *Polyloge,* Ausgabe 10/2010, http://www.fpi-publikation.de/images/stories/downloads/polyloge/leitneri-petzold_dazwischengehen_polyloge_10_2010a.pdf.

Lorenzer, A. (1970): Sprachzerstörung und Rekonstruktion, Habil. Schr., Univ. Frankfurt/Main: Suhrkamp.

Marcel, G. (1978): Leibliche Begegnung. In: *Kraus, A.*: Leib, Geist, Geschichte. Heidelberg. Hüthig.

*Maurer, Y. A., Petzold, H. G. (*1978): Die therapeutische Beziehung in der Gestalttherapie. In: *Battegay, R.; Trenkel, A.* (Hg.): Die therapeutische Beziehung unter dem Aspekt verschiedener psychotherapeutischer Schulen. Bern/Stuttgart/Wien. 95-116.

Moscovici, S. (2001): Social Representations. Explorations in Social Psychology.New York: New York University Press.

Orth, I., Petzold, H. G. (1993b): Zur „Anthropologie des schöpferischen Menschen". In: *Petzold, H. G., Sieper, J.* (Hrsg.): Integration und Kreation. Modelle und Konzepte der Integrativen Therapie, Agogik und Arbeit mit kreativen Medien. Paderborn: Junfermann. 1993, 2.Auflage 1996. 93-116.

Petzold, H. G. (1980): Die Rolle des Therapeuten und die therapeutische Beziehung. Paderborn: Junfermann.

Petzold, H. G. (1988): Integrative Bewegungs- und Leibtherapie. Ausgewählte Werke. Bd. I/1 und I/2. Paderborn: Junfermann.

Petzold, H. G. (1993a): Integrative Therapie. In: *Petzold, H., Sieper, J.* (Hrsg.): Integration und Kreation. Modelle und Konzepte der Integrativen Therapie, Agogik und Arbeit mit kreativen Medien. Paderborn: Junfermann. 2.Auflage 1996. 17-24.

Petzold, H. G. (2000a): Eine „Grundregel" für die Integrative Therapie als Verpflichtung zur Transparenz und Anstoß, „riskanter Therapie", Fehlern und Ungerechtigkeiten in der Psychotherapie entgegenzuwirken. Vortrag an der EAG, Düsseldorf/Hückeswagen Mai 2000. Bei *Polyloge: Materialien aus der Europäischen Akademie für psychosoziale Gesundheit* – 1/2000. http://www.fpi-publikation.de/images/stories/downloads/polyloge/petzold_2000a_grundregel_polyloge_01_2000.pdf. – Ergänzt 2006 um weitere Ethik-Texte: Updating 04/2005. http://www.fpi-publikation.de/downloads/download-polyloge/download-nr-01-2006-petzold-h-g-2000a-upd-2006.html und in: *Petzold, H. G., Orth, I. Sieper, J.* (2010a): Gewissensarbeit, Weisheitstherapie, Geistiges Leben – Themen und Werte moderner Psychotherapie. Wien: Krammer, 2015 Neuaufl. Bielefeld: Aisthesis.

Petzold, H. G. (2001k/2012): Sinnfindung über die Lebensspanne: Collagierte Gedanken über Sinn, Sinnlosigkeit, Abersinn – integrative und differentielle Perspektiven zu transversalem, polylogischem SINN. Düsseldorf/Hückeswagen, bei www. FPI-Publikationen.de/materialien.htm – POLYLOGE: Materialien aus der Europäische Akademie für psychosoziale. Erg. in: *Petzold, Orth* (2005a) 265-374. https://www.fpi-publikation.de/polyloge/14-2012-petzold-h-g-2001k-2005b-2012-sinnfindung-ueber-die-lebensspanne-collagierte-gedanken-ueber-sinn/.

Petzold, H. G. (2002c): POLYLOGE: die Dialogzentrierung in der Psychotherapie überschreiten. Perspektiven „Integrativer Therapie" und „klinischer Philosophie". Hommage an *Mikhail Bakhtin*. Düsseldorf/Hückeswagen. Bei www. FPI-Publikationen.de/materialien.htm – *POLYLOGE: Materialien aus der Europäischen Akademie für psychosoziale Gesundheit* – 04/2002, http://www.fpi-publikation.de/images/stories/downloads/polyloge/Petzold-Dialog-Polylog-Polyloge-04-2002.pdf.

Petzold, H. G. (2003a): Integrative Therapie – Modelle und Methoden zu einer schulenübergreifenden Psychotherapie. 3 Bde. Paderborn: Junfermann, überarb. und ergänzte Neuauflage von 1993.

Petzold, H. G. (2003b): Das Ko-respondenzmodell als Grundlage der Integrativen Therapie und Agogik. In: *Petzold, H. G.*: Integrative Therapie. Paderborn: Junfermann. 93-140.

Petzold, H. G. (2003e/2006k/2011): Menschenbilder und Praxeologie. 30 Jahre Theorie- und Praxisentwicklung am „Fritz Perls Institut für Integrative Therapie, Gestalttherapie und Kreativitätsförderung" (1972-2002). Teil I, Gestalt 46 (Schweiz) 3-50. Teil II, Gestalt 47, 9-52, Teil III, Gestalt 48, 9-64. Updating 2006k als: Integrative Therapie als „angewandte Anthropologie" in einer „transversalen Moderne" – Menschenbild und Praxeologie. Bei www. FPI-Publikationen. POLYLOGE: Materialien aus der Europäischen Akademie für psychosoziale Gesundheit 2/2011. http://www.fpi-publikation.de/polyloge/alle-ausgaben/02-2011-petzold-h-g-2006k-update2011-integrative-therapie-anthropologie-menschenbild-u.html.

Petzold, H. G. (2006a): Arbeit mit der „Familie im Kopf". Bei www.FPI-Publikationen.de/materialien.htm – POLYLOGE: Materialien aus der Europäischen Akademie für psychosoziale Gesundheit – 06/2006.

Petzold, H. G. (2006b): Definitionen und Kondensate von Kernkonzepte der Integrativen Therapie – Materialien zu „Klinischer Wissenschaft" und „Sprachtheorie". Bei www.FPI-Publikationen.de/materialien.htm – POLYLOGE: Materialien aus der Europäischen Akademie für psychosoziale Gesundheit. 05/2006.

*Petzold, H. G. (*2006v): Mentalisierung und die Arbeit mit der „Familie im Kopf". Die „repräsentationale Familie" als Grundlage integrativer sozialpädagogischer und familientherapeutischer Praxis. Bei www. FPI-Publikationen.de/materialien.htm – POLYLOGE: Materialien aus der Europäischen Akademie für psychosoziale Gesundheit – 06/2006. Überarbeitet und wesentlich erw. 2009h, Integrative Therapie 2, 2010, 161-250. – http://www.fpi-publikation.de/images/stories/downloads/textarchiv-petzold/petzold-2009h-mentalisierung-und-arbeit-mit-der-familie-im-kopf-integrativ-systemische-humantherapie.pdf.

Petzold, H. G. (2008a): „Mentalisierung" an den Schnittflächen von Leiblichkeit, Gehirn, Sozialität: „Biopsychosoziale Kulturprozesse". Geschichtsbewusste Reflexionsarbeit zu „dunklen Zeiten" und zu „proaktivem Friedensstreben" – ein Essay. Bei www.FPI-Publikationen.de/materialien.htm – POLYLOGE: Materialien aus der Europäischen Akademie für psychosoziale Gesundheit. 28/2008.

Petzold, H. G. (2012h): Integrative Therapie – Transversalität zwischen Innovation und Vertiefung. Die „Vier WEGE der Heilung und Förderung" und die"14 Wirkfaktoren" als Prinzipien gesundheitsbewusster und entwicklungsfördernder Lebensführung* Erschienen in: *Integrative Therapie* 3/2012 und *POLYLOGE* 15/2012, http://www.fpi-publikation.de/polyloge/alle-ausgaben/15-2012-petzold-h-g-2012h-transversalitaet-innovation-vertiefung-vier-wege.html.

Petzold, H. G. (2016n): „14 plus 3" Einflussfaktoren und Heilprozesse im Entwicklungsgeschehen: Belastungs-, Schutz- und Resilienzfaktoren – Die 17 Wirk- und Heilfaktoren in den Prozessen der Integrativen Therapie – A preliminary report (unter Mitarbeit von *I. Orth* und *J. Sieper* 2014). https://www.fpi-publikation.de/polyloge/31-2016-petzold-h-g-orth-i-sieper-j-2014d-2016n-14-plus-3-einflussfaktoren-und-heilprozesse-im-entwicklungsgeschehen-belastungs-schutz-und-resilienzfaktoren/ auch in: *Beratung Aktuell*, 3/21. – http://beratung-aktuell.de/wp-content/uploads/2021/10/BA-3-2021.pdf.

Petzold, H. G. (2022o): Das „Summen des Lebens" am Rande ökologischer Desaster: mutiges Eintreten für das Lebendige – Heilsames Nature Embodiment, Arbeit mit Honigbienen in tiergestützter Integrativer Therapie *POLYLOGE* 17/2022. https://www.fpi-publikation.de/downloads/?doc=petzold-2022o-summen-des-lebens-nature-embodiment-heilsame-arbeit-honigbienen-gruene-texte-17-2022.pdf.

Petzold, H. G., Mathias-Wiedemann, U. (2019a/2020): Das integrative Modell „komplexer, wechselseitiger Empathie"und „zwischenleiblicher Mutualität" als Grundlage melioristischer Lebenspraxis, Therapie und Supervision. Forschungsbericht aus der Europäischen Akademie für biopsychosoziale Gesundheit, Hückeswagen. *Polyloge* 3/2019, https://www.fpi-publikation.de/downloads/?doc=petzold-mathias-2019a-integrative-modell-wechselseitige-empathie-zwischenleiblich-polyloge-03-2019.pdf.

Petzold, H. G., Orth, I, (2011): „Genderintegrität" – ein neues Leitparadigma für Supervision und Coaching in vielfältigen Kontexten. In: *Abdul-Hussain, S.* (2011): Genderkompetente Supervision. Mit einem Beitrag von *Ilse Orth* und *Hilarion Petzold* zu „Genderintegrität". Wiesbaden: Springer VS Verlag. 195-299. http://www.fpi-publikation.de/supervision/alle-ausgaben/04-2014-petzold-h-g-orth-i-genderintegritaet-als-neues-leitparadigma-fuer-supervision.html.

Petzold, H. G., Orth, I. (2017b): Epitome. POLYLOGE IN DER INTEGRATIVEN THERAPIE: „Mentalisierungen und Empathie", „Verkörperungen und Interozeption" – Grundkonzepte für „komplexes Lernen" in einem intermethodischen Verfahren „ko-kreativen Denkens und Schreibens". In: *Petzold, H. G., Leeser, B., Klempnauer, E.* (2017): Wenn Sprache heilt. Handbuch für Poesie- und Bibliotherapie, Biographiearbeit, Kreatives Schreiben. Festschrift für Ilse Orth, Bielefeld: Aistheis. S. 885-971. Auch in Polyloge. Polyloge 31/2017. http://www.fpi-publikation.de/polyloge/alle-ausgaben/31-2017-petzold-h-g-orth-i-2017b-epitome-polyloge-in-der-integrativen-therapie.html.

Petzold, H. G., Orth, I. Sieper, J. (2010a): Gewissensarbeit, Weisheitstherapie, Geistiges Leben – Themen und Werte moderner Psychotherapie. Wien: Krammer. 2015 Neuaufl. Bielefeld: Aisthesis.

Petzold, H. G., Sieper, J. (2008a): Der Wille, die Neurobiologie und die Psychotherapie. 2 Bände. Bielefeld: Aisthesis, Sirius.

Petzold, H. G., Sieper, J. (2008c): Integrative Willenstherapie. Perspektiven zur Praxis des diagnostischen und therapeutischen Umgangs mit Wille und Wollen. In: *Petzold, Sieper* (2008a): Der Wille, die Neurobiologie und die Psychotherapie. 2 Bände. Bielefeld: Sirius, S. 473-592; auch in *Petzold*; Textarchiv 2008. http://www.fpi-publikation.de/images/stories/downloads/textarchiv-petzold/petzold_sieper_2008_integrative_willenstherapie_teil2.pdf.

Petzold, H. G., Sieper, J. (Hrsg.) (2008b): Der Wille, die Neurobiologie und die Psychotherapie, (Bd.I, II), Bielefeld: Edition Sirius.

Petzold, H. G., Sieper, J. (2012): Integrative Willenstherapie – Perspektiven zur Praxis des diagnostischen und therapeutischen Umgangs mit Wille und Wollen. Bei www.FPI-Publikationen.de/materialien.htm – POLYLOGE: Materialien aus der Europäischen Akademie für psychosoziale Gesundheit. Ausgabe 08/2012.

Plessner, H. (1975): Die Stufen des Organischen und der Mensch. Einleitung in die philosophische Anthropologie. Berlin/New York: Walter de Gruyter. 3. Auflage.

Schmitz, H. (1965): System der Philosophie. Bd. 2, 1. Teil: Der Leib. Bonn: Bouvier.

Sieper, J., Orth, I. Petzold, H. G. (2010): Warum die „Sorge um Integrität" uns in der Integrativen Therapie wichtig ist – Überlegungen zu Humanität, Menschenwürde und Tugend in der Psychotherapie. In: *Petzold, H. G., Orth, I. Sieper, J.* (2010a): Gewissensarbeit, Weisheitstherapie,

Geistiges Leben – Themen und Werte moderner Psychotherapie. Wien: Krammer. S. 367-460. 2015 Neuaufl. Bielefeld: Aisthesis. http://www.fpi-publikation.de/images/stories/downloads/textarchiv-petzold/sieper-orth-petzold_sorge-um-integritaet_2010.pdf.

Sieper, J., Petzold, H. G. (2002/2011): Der Begriff des „Komplexen Lernens" und seine neurowissenschaftlichen und psychologischen Grundlagen – Dimensionen eines „behavioralen Paradigmas" in der Integrativen Therapie. Lernen und Performanzorientierung, Behaviourdrama, Imaginationstechniken und Transfertraining. Düsseldorf/Hückeswagen. Bei www. FPI-Publikationen.de/materialien.htm – *POLYLOGE: Materialien aus der Europäischen Akademie für psychosoziale Gesundheit* – 10/2002 und http://www.fpi-publikation.de/supervision/alle-ausgaben/04-2011-sieper-j-petzold-h-g-komplexes-lernen-in-der-integrativen-therapie-und-supervision.html. Gekürzt in *Leitner, A.* (2003): Entwicklungsdynamiken der Psychotherapie. Wien: Kramer, Edition Donau-Universität. S. 183-251.

Simmel, G. (1901): Zur Psychologie der Scham. In: *Dahme, H.-J., Rammstedt, O.* (Hg.): Schriften zur Soziologie. Eine Auswahl. Hg. 2. Aufl. Frankfurt/Main: Suhrkamp, 2. Auflage 1986. 140-50.

Watzlawick, P. (1969): Menschliche Kommunikation. Formen, Störungen, Paradoxien. Huber: Bern.

„Kämpf dich frei“

Integrative Budōtherapie, ein „Weg“ zur Traumaüberwindung

Frank Siegele

Inhalt

> „Das Problem besteht nicht darin, angegriffen, sondern darin, überwältigt zu werden.“
> (*Paul Linden* 2007, 52)

> „Man muss Leid und Schmerz, Zorn und Hass überwinden, Angst und Unsicherheit überwinden, denn wenn diese Affekte nicht kontrolliert, die Gefühle nicht gesteuert werden, ergreifen sie den Menschen dauerhaft, prägen seine Grundstimmungen, bestimmen sein Lebensgefühl“.
> (*Hilarion G. Petzold* 2001, 380)

> „Es ist eine Sache, Erinnerungen an ein Trauma zu verarbeiten, aber etwas völlig anderes, sich mit der inneren Leere zu konfrontieren – mit den „Löchern in der Seele“, die entstehen, weil Menschen nicht gewollt oder nicht gesehen worden sind und weil ihnen nicht gestattet wurde, die Wahrheit zu sagen“.
> (*Bessel van der Kolk* 2016, 352)

1. Einführung

Nachdem ich als Kind Judō und als junger Erwachsener Shōtōkan-Karatedō praktiziert und auch Wettkämpfe bestritten hatte, verlor ich den Kampfsport (mit der Kampfkunst hatte ich mich damals noch nicht befasst) vorübergehend aus den Augen. Zeitgleich gab es anderes, wohl Wichtigeres zu tun: Studium,

Nachtwachen und Wochenenddienste, Familie und Kinder, berufliche Karriere, Weiterbildungen. Das war erst einmal für viele Jahre „Kampf" genug. Seit 1983 begleitet mich dabei die „Integrative Therapie" auf meinem Lebensweg durch Höhen und Tiefen, zunächst in Ausbildung, seit 1998 im Lehrkörper der EAG, stets als Lernender.

Danke, Hilarion, für alles, was war und für das, was noch kommt!

Seit 45 Jahren arbeite ich mit Menschen; als Krankenpfleger, Sozialarbeiter, Suchttherapeut, Psychotherapeut, Supervisor und Coach; mit Kindern, Jugendlichen und Erwachsenen in verschiedenen psychosozialen, medizinischen und psychotherapeutischen Feldern. Als im Jahr 2000 meine vielfältigen beruflichen Aufgaben drohten, mir über den Kopf zu wachsen und der Stress immer noch weiter zunahm, zog ich die Reißleine und fand zurück zu meinen Wurzeln – zum Karatedō, dieses Mal aber zur Kampfkunst bei meinem dann langjährigen Lehrer *Helmut Queckenstedt*. Zen-Karatedō praktiziere ich seither und bis heute regelmäßig. Auch zum Judō habe ich zurückgefunden und Aikidō habe ich neu entdeckt. So hat mir die Kampfkunst als eine wesentliche Creating-Strategie (*Petzold* 2010p) geholfen, mein psychisches Gleichgewicht wieder herzustellen und zu erhalten.

2. Budō und Integrative Budōtherapie

Budō ist der Oberbegriff für die japanischen Kampfkünste, die sich wiederum aus den alten japanischen Kriegskünsten (Bujutsu) entwickelten. Budō setzt sich aus den Worten Bu und Dō zusammen. Dō (道) bedeutet Weg, Bu (武) Kampf oder Krieg. In der Edo-Periode (1603-1868) wurde Japan politisch weitgehend geeint und befriedet. Insbesondere die Samurai (der Kriegsadel) verloren in dieser Zeit ihre primäre Aufgabe, den Militärdienst, und wurden zunehmend mit zivilen Aufgaben betraut. Das Üben der Kampfkunst führten die Samurai vermutlich zunächst weiter. Durch den Einfluss von religiösen und weltanschaulichen Strömungen (z.B. Daoismus, Konfuzianismus, Shinto und Zen-Buddhismus) entwickelten sich aus den ehemaligen Kriegstechniken Kunstformen: die Kampfkünste (*Dioszeghy-Krauß* 2014, 86ff.) als Philosophie der Selbstentwicklung und des „Kampfes mit sich selbst", um auf dem persönlichen „Weg" weiterzukommen. Im 20. Jahrhundert fand in bestimmten Budōformen (z.B. im Aikidō und im Shōrinji Kempō) eine weitere Neuorientierung hin zu einem „Weg des inneren und äußeren Friedens" (*Siegele* 2013, 162) statt, in dem durch eine „fundamentale Budōerfahrung" (*Petzold* 1993b, *Petzold, Bloem, Moget* 2004) – so das Kernkonzept der „Integrativen Budōtherapie" – ein WEG der Selbsttransformation, Gesundung und Lebenskunst eröffnet werden soll – ein „Weisheitsweg zu Wesentlichem" (*ibid.*).

Die Integrative Budōtherapie ist eine leib- und bewegungstherapeutische Methode (*Petzold* 1996a), die in psycho-, sozialtherapeutischen und klinischen

Arbeitsfeldern zur Anwendung kommt (*Höhmann-Kost, Siegele* 2009). Sie greift wesentliche Konzepte der traditionellen Kampfkünste auf und stellt gleichzeitig Verbindungen und Anschlüsse an Konzepte abendländischen Denkens und westlicher Psychotherapie her. Sie fußt auf einem komplexen Verständnis des menschlichen Daseins, wie es von *H. G. Petzold* und Mitarbeiter*innen im Konzept des „informierten Leibes“ ausgearbeitet und klinisch angewandt wurde (*Petzold* 2000j). Sie impliziert demzufolge ein komplexes Verständnis von Bewegungstherapie, wie es bereits in den 1970er Jahren im Verfahren der Integrativen Therapie von *Petzold* (1974b, *Petzold, Berger* 1977) umgesetzt wurde.

Erweiterungen auf der motorischen Ebene (Kraft, Koordination, Ausdauer etc.) sind durchaus auch Bestandteil des Budōtherapiekonzeptes. Als gezielt eingesetzte Therapiemethode richtet sich die Integrative Budōtherapie aber primär auf die Beeinflussung somato-motorischer, emotionaler, volitiver, kognitiver und sozialer Stile (*Petzold* 2003a, 852) mit dem übergeordneten Ziel der persönlichen Entwicklung hin zu engagierter Mitmenschlichkeit und einem friedvollen Miteinander (*Petzold, Bloem, Moget* 2004, *Siegele* 2018). Dabei erweisen sich die auf Dauer angelegten Übungstraditionen der asiatischen Kampf- und Wegkünste als Formen der Selbstkultivierung und der Selbstsorge, als ebenso anschlussfähig wie beispielsweise die antiken Praktiken der Askese (*Krings* 2017) oder die philosophische Therapeutik der Stoa mit ihrer Oikeiosis, der „Philosophie der Lebenskunst“ (*Petzold* 2019d), die durch „Arbeit an sich selbst“ (*Petzold* 2001m, *Orth, Petzold* 2008, *Höhmann-Kost, Siegele* 2004) ein „anhaltendes Üben“ (*Krings* 2017, 186) auf dem Lebensweg erfordert. In der Integrativen Therapie wurden die Formen der Selbstkultivierung und Selbstsorge in eine „Philosophie des Weges“ integriert (*Petzold, Orth* 2009), in der neben der Selbstsorge immer auch die Sorge um die Andern und das Gemeinwohl inhärent ist, wie dies schon *Marc Aurel* (VII,5,3) postuliert hat: „Was ich, ob aus eigener Kraft oder mit einem anderen zusammen, auch immer schaffe, muss auf das eine ausgerichtet sein, nämlich darauf, der menschlichen Gemeinschaft dienlich und im Einklang mit ihr zu sein“ (*Hadot* 1996, 282).

Die Übertragung fernöstlicher Ideen und Konzepte in moderne Kontexte und Wissensbestände ist ein zentrales Anliegen der Integrativen Budōtherapie. Denn die fernöstlichen Konzepte haben sich in kulturgeschichtlichen Zusammenhängen entwickelt, die den modernen, westlichen Menschen in der Regel sehr fremd sind. Damit wir aber die Kernsubstanz fernöstlicher Konzepte verstehen und von ihr in unserem kulturellen und speziell therapeutischen Kontext profitieren können, bedarf es einer „Transponierung in moderne Kontexte“ (*Bloem, Moget, Petzold* 2004, 71).

3. Kampfkunst in der Psychotherapie

Sensibilisiert durch mein eigenes Budōtraining fiel mir zunehmend auf, dass auch in der Suchttherapie viele Patient*innen größte Schwierigkeiten hatten, im Gleichgewicht, in körperlicher und seelischer Balance zu sein. In Krisensituationen wurden sie rückfällig, sie „fielen hin" und „blieben liegen". Dann litten sie meist unter Schuld- und Schamgefühlen und wurden immer mut- und hoffnungsloser. In diesem Zustand verharrten sie oft lange Zeit, auch weil sie ihr Leid mit fortgesetztem Drogenkonsum zu lindern versuchten. Es stellte sich heraus, dass nicht der (Rück)Fall das größere Problem war, sondern das „Liegenbleiben". Der Gedanke, Kampfkunst und Therapie zusammenzuführen, wurde immer konkreter und es erschien naheliegend, das Rückfallgeschehen resp. das Bewegungsmuster des Rückfalls ganz praktisch – auf der Matte (*Tatami*) – sichtbar zu machen. Falle ich krachend um wie eine gefällte Eiche und bleibe verletzt und resigniert liegen oder rolle ich mich ab und nutze meinen Schwung, um sogleich wieder auf meinen Füßen zu landen? Es galt, beide Fallqualitäten im konkreten Tun zu erspüren, um dann den bevorzugten Bewegungsablauf, der war naheliegenderweise das Abrollen und Aufstehen, einzuüben und zu verankern. Dieses Abrollen und verschiedene weitere Falltechniken (*Ukemi*) aus dem Judō und Aikidō wurden immer wieder trainiert und so als neues Bewältigungsmuster leiblich verankert.

Dieses Prinzip der „Arbeit an sich selbst" (*Höhmann-Kost, Siegele* 2004) kommt in der Budōtherapie mittlerweile im gesamten psychotherapeutischen Diagnosebereich zur Anwendung. Am Anfang jeder Behandlung steht die Analyse der Probleme, Ressourcen und Potenziale (*Petzold* 1997p). Danach erfolgen Verhaltens- und Bewegungsanalyse des parafunktionalen Musters (z. B. stolpern, stürzen, liegenbleiben) sowie die kognitive Einordnung der psychodynamischen, biografischen und soziokulturellen Zusammenhänge. Dabei wird das (in der Rückschau) parafunktionale Verhalten konsequent als (damals) subjektiv sinnvoll und im Sinne einer Bewältigungsstrategie (Coping) verstanden und entsprechend als persönliche Ressource und Lösungskompetenz eingeordnet und wertgeschätzt. Im nächsten Schritt erfolgt die Analyse der subjektiven Ziele und die Erarbeitung des individuellen Behandlungsplans. Im therapeutischen Prozess liegt dann der Fokus wechselweise auf der emotionalen und kognitiven Umstrukturierung (top-down-approach) und der Verankerung des neuen Bewegungs- und Verhaltensmusters (bottom-up-approach).

Was in der Suchttherapie die Arbeit am Rückfall (Fallschule) ist, ist bei der Behandlung von Angst- und Zwangsstörungen beispielsweise das Üben von Befreiungstechniken und bei der Depression u. a. die Arbeit am Stand (Standfestigkeit, aufrechte Haltung etc.) und das Training der Spannkraft. In der Traumatherapie kommen diese Übungen als „Techniken der Spannungsregulation" kombiniert zur Anwendung mit den Foki auf Stabilität, Wendigkeit, Wehrhaftigkeit sowie auf Kraft, Ruhe und Gelassenheit.

Seit 2011 bin ich als Kinder- und Jugendlichenpsychotherapeut in eigener Praxis tätig. Hier arbeite ich u. a. mit traumatisierten Jugendlichen und jungen Erwachsenen. In diesem Artikel werde ich anhand eines Behandlungsverlaufs darstellen, wie Integrative Budōtherapie bei der Traumaüberwindung hilfreich sein kann.

4. Einverleibte traumatische Erfahrungen

Traumatische Erfahrungen brennen sich ein in unser Leibgedächtnis, um uns für alle Zeiten daran zu erinnern, wovor wir uns künftig schützen müssen (*van der Kolk* 2016; *Hüther* 2001). „Traumatische Ereignisse sind dadurch gekennzeichnet, dass sie aufgrund der intensiven Bedrohung emotionale, kognitive und körperliche Reaktionen bewirken, die das Ausmaß gewöhnlicher Stressreaktionen bei weitem überschreiten und sich vom alltäglichen emotionalen Erleben fundamental unterscheiden" (*Neuner, Catani, Schauer* 2021, 6). Sie hinterlassen tiefe Spuren, „erregende und bedrückende Erinnerungen, die so stark sein können, dass noch nach Jahrzehnten das kalte Grausen aufkommt, wenn man an die Szenen des Entsetzens denkt, für die es keine Worte gibt und die man nie wieder vergessen kann" (*Petzold* 2001m, 348). Noch nach Jahren und Jahrzehnten können kleinste Auslösereize (Trigger), die das im Leibgedächtnis verankerte Traumanetzwerk „berühren", dieses fragile Gleichgewicht erheblich stören und „Hyperarousal-Numbing-Syptomatiken" (*Petzold* 2004l, 6; *Petzold, Josić* 2024), also psychosomatische Stressreaktionen auslösen. Die Menschen geraten dann erneut und wiederholt derart in Stress und „verabschieden sich von ihren Sinnen: Sie können dann in Reaktion auf jedes laute Geräusch erstarren, bei der geringsten Frustration wütend werden und auf die kleinste Berührung mit vollständigem Erstarren reagieren" (*van der Kolk* 2016, 79).

Um sich die traumatischen Erinnerungen „vom Leib zu halten", um nicht daran zugrunde zu gehen, entwickeln (komplex) traumatisierte Menschen Überlebensstrategien, um „die traumatische Erfahrung und die posttraumatisch immer wieder aufflammenden Erinnerungen an das erlebte Trauma unter Kontrolle zu bringen" (*Hüther* 2001). Mittels dieser adaptiven, parafunktionalen Bewältigungsstrategien gelingt es dann zwar, sich gerade so „über Wasser zu halten", unter großen Mühen den Alltag zu bewältigen, die Kinder zu versorgen, der Arbeit nachzugehen etc. Meist wird dieses „Funktionieren" aber auf Kosten der eigenen Gesundheit teuer erkauft. Das nachfolgende Beispiel macht deutlich, wie wirkmächtig dieser neuronale Schutzmechanismus das traumatische Wiedererleben auf der einen Seite verhindern kann, was jedoch auf der anderen Seite zur Verfestigung und Aufrechterhaltung der (komplexen) posttraumatischen Belastungsstörung (PTBS) führt.

Elenas Geschichte

Elena[1], eine bei Behandlungsbeginn 17-jährige Patientin, wird von ihrer Klassenlehrerin zu mir vermittelt, weil sie in den zurückliegenden Wochen immer stiller, grüblerisch, in sich gekehrt und zunehmend schlechter erreichbar gewesen sei. Am Unterricht würde sie sich so gut wie gar nicht mehr beteiligen und offenbar nehme sie auch an Gewicht ab. Da Elena erst seit ca. einem halben Jahr in der Klasse sei, könne die Lehrerin ihr Verhalten nur schwer deuten, sie mache sich aber große Sorgen, „nicht, dass sie sich noch etwas antut". Ich vereinbare zeitnah einen Termin für ein Erstgespräch.

In den ersten Stunden lasse ich Elena frei berichten. Sie lebe seit einem halben Jahr allein in einer kleinen Wohnung und werde mobil im Rahmen der Jugendhilfe betreut. Zuvor sei sie in verschiedenen Jugendwohngruppen untergebracht gewesen, zwischendurch diverse Male in der Kinder- und Jugendpsychiatrie, teilweise mit Beschluss, weil sie sich selbst verletzt und lebensmüde Gedanken gehabt habe. Zuletzt sei es zu einer Zwangseinweisung gekommen, weil sie versucht habe, sich mit einer Tablettenüberdosis das Leben zu nehmen. Von der daran anschließenden DBT-Station sei sie nach 3 Wochen entlassen worden wegen „therapieschädigenden Verhaltens", weil sie sich mit einer Schere am Handgelenk selbst verletzt habe.

Insgesamt macht Elena durchgängig einen stillen, zurückgenommenen und verunsicherten Eindruck. Sie sitzt stets aufrecht auf der vorderen Stuhlkante und massiert dabei ihre Finger. Auf meine Frage, warum sie sich in der Klinik verletzt hat, antwortet sie mit: „weiß nicht". Auf meine Mutmaßung, es habe ihr vielleicht gutgetan, sich zu spüren, erwidert sie, es sei ihr darum gegangen, das Blut zu sehen (vgl. *Sachsse* 1996, 50ff.). „Dann kann man sehen, dass es mir schlecht geht". Auch auf die Frage, warum sie auf einer DBT-Station gewesen sei, reagiert sie zunächst mit einem Schulterzucken. Wieder mache ich ihr ein Angebot, indem ich zunächst allgemein feststelle, dass mit DBT (Dialektisch Behaviorale Therapie) ja oft traumatisierte Menschen behandelt werden, und frage sie dann, ob sie ein Trauma erlitten habe. Wieder zuerst ein Schulterzucken, dann zögerlich: „weiß nicht, ... ja, schon, ... vielleicht".

In den folgenden Therapiesitzungen, zu denen sie immer verlässlich und pünktlich erscheint, berichtet sie, dass sich ihre Eltern, meist unter starkem Alkoholeinfluss, immer sehr laut und aggressiv, dabei auch handgreiflich, gestritten hätten und dass sie und ihre älteren Geschwister auch geschlagen worden seien. Zuletzt habe sie das Gymnasium besucht, habe dort aber keine Freunde gefunden. Einschneidende Erfahrungen seien der plötzliche Tod ihrer Oma und die chronischen Streit- und Gewaltsituationen mit den Eltern gewesen. Mit 13 Jahren habe sie sich erstmals selbst verletzt, zunehmend immer weniger gegessen

1 Namen sowie persönliche Daten sind in diesem Artikel geändert, fotografische Darstellungen wurden nachgestellt.

und ihren ersten Suizidversuch (mit Tabletten) unternommen. Mit 14 Jahren habe sie damit begonnen, Drogen und vor allem Alkohol zu konsumieren. Infolge sich häufender Alkoholexzesse und suizidaler Krisen sei es innerhalb von 2 Jahren zu mehr als 10 Klinikeinweisungen und zur Herausnahme aus der Familie durch das Jugendamt gekommen. Seit drei Monaten habe sie einen Freund, mit dem sie sich oft wegen Kleinigkeiten streite. Wenn dieser dann laut werde oder sich abwende, verfalle Elena in eine äußere Starre, innerlich sei sie dann von Verlassenheitsängsten, Panikgefühlen und von lebensmüden Gedanken überflutet. Dass diese Reaktionen mit ihren Traumata in engster Verbindung stehen und wohl Symptome ihrer komplexen PTBS sind, kann Elena zu diesem Zeitpunkt noch nicht sehen.

In der Zusammenschau der biografischen Ereignisse sowie des psychischen Befundes ergibt sich das Bild einer komplexen posttraumatischen Belastungsstörung, wie diese in der ICD-11 (6B41) beschrieben wird: „Alle diagnostischen Voraussetzungen für eine PTBS sind erfüllt“ (*BfArM* 2022), z. B. Hypervigilanz. „Darüber hinaus ist die komplexe PTBS gekennzeichnet durch schwere und anhaltende 1) Probleme bei der Affektregulierung; 2) Überzeugungen über die eigene Person als vermindert, besiegt oder wertlos, begleitet von Scham-, Schuld- oder Versagensgefühlen im Zusammenhang mit dem traumatischen Ereignis; und 3) Schwierigkeiten, Beziehungen aufrechtzuerhalten und sich Anderen nahe zu fühlen. Diese Symptome führen zu erheblichen Beeinträchtigungen in persönlichen, familiären, sozialen, schulischen, beruflichen oder anderen wichtigen Funktionsbereichen“ (*ibid.*).

Ich äußere Elena gegenüber meine Verdachtsdiagnose, begründe meine Hypothese entsprechend und schlage ihr dann vor, einen Schritt weiterzugehen, und uns vor allem ihre von mir vermuteten Traumata näher zu betrachten. Ich erkläre ihr ausführlich das mögliche weitere Vorgehen. Insbesondere, dass diese *gemeinsame* Arbeit mit dem Erstellen eines dreizügigen Traumapanoramas beginnt, aus der sich in „narrativer Praxis“ (*Petzold* 1988k, 2001m, 372) eine kontextuelle Erzählung ihrer Traumaerfahrungen ergibt, mit dem Ziel, biografische Zusammenhänge besser verstehen und so alte Verletzungen überwinden zu können. Es wird also um „**Überwindungserfahrungen**“ (*Petzold* 1999i, 2001m, *Linden* 2007) gehen müssen, die wir uns u. a. mittels budōtherapeutischer Techniken, in Bewegung und auf der Matte (*Tatami*), erarbeiten werden. Elena ist damit sofort einverstanden, was mich zunächst wundert, da sie nach wie vor in ihrem Gesamtverhalten eher zögerlich und zurückhaltend erscheint. Letztlich verstehe ich ihre spontane Zustimmung aber als Ausdruck ihres tiefen Wunsches, sich selbst auf die Spur zu kommen, um ihre „Trauma-Lücke“ (*Petzold et al.* 2000, 533) durch Versprachlichung in Form der „narrativen Traumatherapie“ (*Petzold* 1999i, 28) und durch das „Zuhören der Traumaerzählung“ (*Petzold* 2001m, 396) zu schließen, damit das Unsagbare Zeugenschaft erfährt und die Wahrheit ans Licht kommt.

5. Angriff, Ohnmacht, Überwältigung

Vor dem Einüben neuer Verhaltensweisen müssen zunächst die erlernten und einverleibten parafunktionalen Stressreaktionsmuster herausgearbeitet und emotional und körperlich, moderat und auf geringer Tiefungsebene, um Retraumatisierungen zu vermeiden, erfahrbar werden. Es geht also darum, herauszufinden, wie Elena auf Angriffe üblicherweise reagiert. In der Übung hierzu, sie stammt von *Paul Linden* (2007, 59ff.), bewerfe ich Elena aus 2 bis 3 Metern Entfernung mit zusammengeknüllten Papiertaschentüchern. Diese, augenscheinlich harmlose Form des Angriffs, bei der jegliche Körperverletzung ausgeschlossen ist, löst bei Elena deutliche Stressreaktionen, u. a. mit muskulärer Verspannung, Zittern am ganzen Körper, flacher Atmung und starrem Blick, aus. Elena verfällt in einen dissoziativen Zustand, in die Erstarrung, und lässt die Angriffe „regungslos" über sich ergehen. In der Reflexion darüber bestätigt Elena, dass sie sich auch in Alltagssituationen (im Streit mit ihrem Freund, bei Kritik von Lehrer*innen, in beengten Situationen in der U-Bahn etc.) häufig panisch, wie eingefroren, hilflos und machtlos ausgeliefert fühlt. Voller Schuld- und Schamgefühle empfindet sie sich dann als Versagerin, die es verdient habe, im Leben schlecht behandelt zu werden.

Durch dieses in der Übung erlebte „eigenleibliche Spüren" (*Schmitz*, 2008) gelangt Elena zu der klaren Erkenntnis, dass sie so künftig nicht mehr behandelt werden will. Ich gebe zu bedenken, dass es oftmals nicht in ihrer Hand liegt, wie andere sie behandeln, dass sie aber sehr wohl lernen kann, mit neuen Strategien auf Angriffe zu reagieren. Dabei ist es wichtig zu unterscheiden, ob es sich um einen realen Angriff handelt, auf den beispielsweise mit Weglaufen, Schreien, Abwehren, Befreien oder Zuschlagen reagiert werden kann, oder um ein Flashbackerleben, das durch unterschiedlichste Reize, nicht aber durch einen tatsächlichen Angriff ausgelöst werden kann. In diesem Fall gilt es, sich durch Techniken der Stabilisierung und Spannungsregulation, wie sie in Kapitel 6 beschrieben sind, zu beruhigen.

Nach einer ersten Irritation und Verwunderung darüber, dass es möglicherweise einen Ausweg aus ihrem Dilemma geben könnte, zeigt sich Elena interessiert und stimmt unter Vorbehalt, „du musst mir aber versprechen, dass wir damit aufhören, wenn es mir zu viel wird – okay?", dem weiteren Vorgehen zu. Ich kann sie damit beruhigen, dass wir nicht gleich in Kampfsituationen gehen, sondern dass wir uns zunächst mit dem Einüben von Stabilisierungstechniken beschäftigen werden. Wir schließen die Stunde, die für Elena aufwühlend war, weil sie mit ihren Traumaerinnerungen konfrontiert war, mit einer Bewegungsübung ab. Wir durchqueren beide den Raum, mal schneller, mal langsamer und gehen dann auch immer wieder direkt aufeinander zu, um im letzten Moment, bevor es zu einem Zusammenstoß kommt, mit einem Schritt zur Seite oder mit einer Drehung, auszuweichen. Elena macht so ganz bewusst die leibliche

Erfahrung, dass es alternative Verhaltensmöglichkeiten gibt, und ganz konkret, dass sie „ausweichkompetent“ ist.

Ich möchte an dieser Stelle betonen, dass alle Übungen, wie generell sämtliche Interventionen, stets im „informed consent“ (*Petzold* 2009d) erfolgen. Dies beinhaltet auch jederzeit den „informed refusal“ (*ibid.*), also die ausdrückliche Möglichkeit der Ablehnung oder ggf. Modifizierung einer therapeutischen Maßnahme.

6. Stabilisierungsphase

Der „moderaten Traumaexposition“ (*Petzold* 2000) geht die Stabilisierungsphase voraus. Dabei geht es zunächst darum, Übungen zu erlernen, die Sicherheit vermitteln und Ohnmachtsgefühle reduzieren (*Ludwig* 2021, 9) sowie darum, Vertrauen in die eigene Selbstwirksamkeit, Kontroll- und Selbststeuerungskompetenz zu gewinnen. Der Aufbau von *psychischer* Stabilität und einem sicheren Selbstwertgefühl („innere“ Haltung) beginnt bei allen Budōtechniken, sei es im Stand, in der Bewegung, bei Angriffs- oder Abwehrtechniken oder auch bei der Meditation, mit dem Einüben einer *physischen* Stabilität („äußere“ Haltung), also mit der Schulung einer aufrechten, offenen und stabilen Körperhaltung. Die exakte Übung der „richtigen“ körperlichen Haltung (*Mi gamae*) bzw. Technik unterstützt so persönliche Entwicklungs-, Veränderungs- und Erkenntnisprozesse und wirkt positiv auf das Erleben von Ruhe, Ausgeglichenheit und Selbstvertrauen (*Ludwig, Siegele, Petzold* 2017).

Nachfolgend werden zentrale Übungen beschrieben, die in Elenas Behandlung, allerdings nicht linear, sondern je nach Thematik und ineinandergreifend, zur Anwendung kommen. Im Kern geht es bei allen Übungen um die Förderung von Selbstsicherheit und „persönlicher Souveränität“ (*Petzold, Orth* 2014). Dabei kommt der regelmäßigen Übung eine besondere Bedeutung zu, denn: erst, „das, was üblich ist, ist gut gebahnt“ (*Höhmann-Kost, Siegele* 2004). Alle Übungen, das ist ein budōtherapeutisches Grundprinzip, praktizieren wir immer *gemeinsam*. Entweder wechselweise in den verschiedenen Rollen Angreifer*in (*Tori*) und Verteidiger*in (*Uke*) oder synchron beim Einüben von Techniken (*Kihōn*) oder bei der Choreografie einer *Kata* (Kampftanz). Es entsteht also nie die Situation, dass Elena eine Übung allein ausführt, was insbesondere bei traumatisierten Menschen ein Kunstfehler wäre, da sie sich vermutlich be- bzw. entwertet fühlen würden. Stattdessen geht es grundsätzlich um das Miteinander, um das aufeinander Bezogensein in intersubjektiver Ko-respondenz (*Petzold* (1978c, 1991/2017). Dabei übersetze ich den lateinischen Begriff „co-respondere“ mit: „gemeinsam nach Antworten suchen“. Warum? Weil wir beide weder die Antworten auf Elenas Fragen kennen, noch können wir wissen, was in unserem gemeinsamen Prozess vor uns liegt. Wir können uns aber *gemeinsam* auf den Weg machen, und den „Weg üben“.

Der japanische Begriff für Übung ist *Geikō* und bedeutet wörtlich übersetzt „nachdenken, die Handlung überdenken“ (*Lind* 1998). Dabei zielt *Geikō* nicht primär auf technische Perfektion, sondern vielmehr auf die Vervollkommnung der Persönlichkeit. Wachsam in diesem Sinne seinen Weg gehen bedarf der „Übung des Weges“ (*Dō*) in sicheren Zeiten, vor allem im Hinblick auf die Überraschungen, die das Leben bereithält, denn beim Gehen verändert sich der Weg, ebenso wie die Person, die den Weg geht. „Übung des Weges“ heißt also, das Notwendige tun, um sich im alltäglichen Leben sicher zu verorten, heißt aber auch, sich vorzubereiten auf das, was vor einem liegt; denn: „Die Kunst, zu leben, hat mit der Fechtkunst mehr Ähnlichkeit als mit der Tanzkunst, insofern man auch auf unvorhergesehene Streiche gerüstet sein und unerschütterlich feststehen muss“. So *Marc Aurel* (2011), und auch *Seneca* (2011) mahnt: „Sei dir also bewusst, dass jede Lage dem Wechsel unterworfen ist und dass, was irgendeinen trifft, auch dich treffen kann“.

6.1 Atmung, Kraft, Ruhe

Die Atmung (*Kokyu*) spielt bei nahezu allen Budōübungen eine zentrale Rolle (*Rebholz* 2014, 55ff.), von der Meditation (*Zazen*), über die Technik (*Waza*) bis zum Kampfschrei (*Kiai*). Die Atmung unterstützt die Bewegungsabläufe sowie die Regulation von Anspannung und Entspannung. Ohne *Kokyu* kann die Bewegung, zum Beispiel ein Fauststoß (*Zuki*), nicht seine volle Wirksamkeit entfalten. Der Fokus liegt hier auf der Ausatmung. Der Atem „trägt die Stimme“ (vgl. *Höhmann-Kost* 2018, 95ff.) und hilft, die Kraft auf ein Ziel hin zu fokussieren. Die Stimmaktivierung erfolgt insbesondere bei Übungen, die den vollen Krafteinsatz (*Ki*) erfordern, durch den *Kiai* (Kampfschrei), der die Technik abschließt. So wird die eigene Kraft im Ausatmen über die Stimme auch hörbar und unterstützt den Krafteinsatz in der Bewegung. Gleichwohl fördert die Wahrnehmung des immerwährenden Ein- und Ausatmens die Erfahrung von Entspannung und innerer Ruhe (*Ludwig, Siegele, Petzold* 2017). Derartige „Atem-Kraft-Übungen“ stehen in der Regel am Anfang jeder Therapiesitzung. Durch die Besinnung auf die Atmung in Verbindung mit den unterschiedlichen Atemtechniken erlebt Elena, dass sie sich sowohl sammeln und beruhigen wie auch in einem sicheren, zentrierten und stabilen Stand (*Koshi ki*) in ihre Kraft kommen kann. Auch bei diesen Übungen der Spannungsregulation mit Hilfe der Atmung macht sie Erfahrungen der Selbstwirksamkeit und Selbstkontrolle.

6.2 Stabilität, Sicherheit, Wachsamkeit

In der Stabilisierungsphase lernt Elena, wie sie im *Shizentai no kamae* (Abb. 1), der natürlichen, nichtkämpferischen Bereitschaftsstellung, bei potenziellen Gefahren aufrecht, entspannt, ruhig und gelassen bleiben kann. Dann gehe ich in unterschiedlicher Distanz zu ihr kreuz und quer durch den Raum und um sie herum. Elena beobachtet mich wachsam, lässt mich nicht aus den Augen, atmet ruhig, bleibt gelöst. Wenn ich ihr zu nahekomme, verändert sie in meine Richtung ihre Stellung in *Neko-Ashi-Dachi* mit der Abwehrhaltung der Arme *Haishu-Uke*. In dieser Kampfstellung (*Kamae,* Abb. 2) ist Elena abwehr- und zugleich angriffsbereit, und sie signalisiert mir unmissverständlich: *bleib mir vom Leib!* Wenn wir davon ausgehen, dass bei einem Angriff die Flucht nicht möglich ist, verbleiben in dieser Position im Wesentlichen zwei Optionen: wachsam gespannt (wie ein Bogen, dabei abwehr- und angriffsbereit) abzuwarten und zu beobachten, bis sich die Situation entschärft bzw. beruhigt hat, oder anzugreifen (den Pfeil abschießen), um sich zu wehren. Die Grundhaltung in dieser Position ist im Wesentlichen: *„Ich bin zu allem bereit. Ich werde mich verteidigen. Wenn nötig, werde ich angreifen“* (z. B. mit *Sanbon-Zuki,* Abb. 3). In dieser Übungsphase befindet sich Elena bereits aktiv im Prozess des Umlernens, vom Muster der Erstarrung (beim Angriff mit den Papiertaschentüchern) zur Selbstverteidigung.

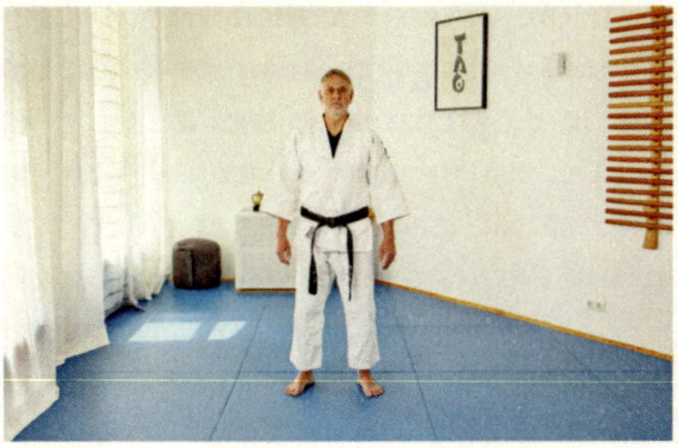

Abb. 1

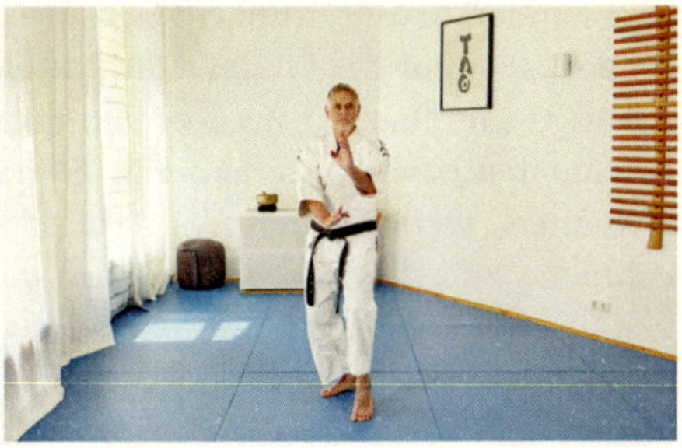

Abb. 2

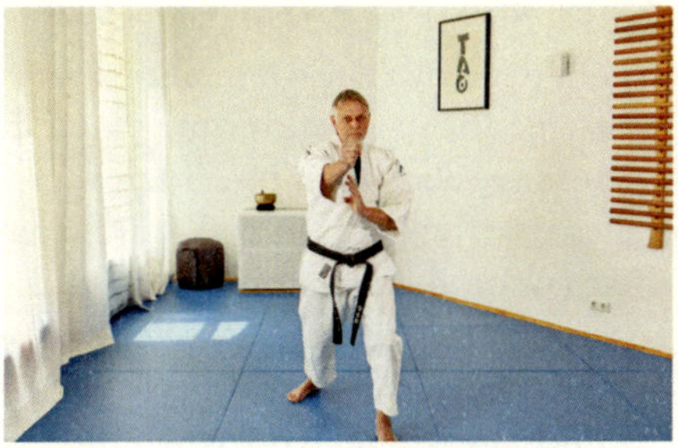

Abb. 3

6.3 Wehrhaftigkeit, Kampf, Überwindung

Traumaüberlebende haben überlebt, sie sind am Leben geblieben. Meist psychisch schwer belastet und beschädigt werden sie immer wieder von schlimmen Bildern, Szenen, Gedanken und Gefühlen (Flashbacks) überflutet. Vielfältige psychosomatische Erkrankungen sind häufige Folgen, oft verbunden mit sozialer Isolation. Die Traumata sind geschehen, die Taumaerfahrungen sind real, sie sind unauslöschlich Teil der eigenen Biografie. Damit sie aber emotional und kognitiv verstanden, eingeordnet, verarbeitet und letztlich archiviert, d.h. bewusst „weggelegt" werden können, braucht es „*korrigierende* psychophysiologische Erfahrungen" (*Petzold* 2000g; *Petzold, Josić* 2024) als Überwindungserfahrungen. Um sich aus den Fesseln des neuronalen Traumanetzwerkes zu befreien, werden in der Integrativen Budōtherapie Abwehr-, Angriffs- und Befreiungstechniken im „Kampf" auf der Matte (*Tatami*) praktisch eingeübt. Dabei geht es in Elenas Therapie darum, dass sie lernt, Angriffe abzuwehren bzw. sich aus vermeintlich ausweglosen Haltegriffen und Umklammerungen zu befreien. Hierzu ist es notwendig, dass die Angriffe möglichst realistisch ausgeführt werden. Die Bedrohungslage muss dabei spürbar werden. Nur so kann die Selbstverteidigung mit dem Ziel der Überwindungs-***Erfahrung*** effektiv eingeübt werden.

Wie bereits erwähnt werden in der Budōtherapie alle Übungen immer im Rollentausch durchgeführt (vgl. *Rebholz* 2014, 43ff.). So wird zum einen das Miteinander betont, zum andern erweitern die unterschiedlichen Perspektiven die Sicht auf das Geschehen. Miteinander (nicht gegeneinander) kämpfen bedeutet, miteinander im Kontakt zu sein, in Angrenzung (*Petzold* 2017) an den anderen bzw. die andere. Für Elena geht es entsprechend darum, in einem achtsamen, wertschätzenden und partnerschaftlichen Klima Verteidigungstechniken zu erlernen, wie beispielsweise die Abwehr gegen einen Fauststoß (*Zuki*), Handkantenschlag (*Shutō-Uchi*), Fußtritt (*Mae-Geri*) oder Fassangriff der Handgelenke (*Ryōte-dori*) oder die Befreiung aus einem Würgeangriff von hinten (*Ushiro-kubi-shime*) oder am Boden (*Ryōte-jime*). In der Rolle der Verteidigerin (*Uke*) kann sie lernen, Angriffe abzuwehren bzw. sich aus Umklammerungen zu befreien. Sie macht die Erfahrung, dass sie sich wehren kann, dass sie nicht hilflos ausgeliefert ist. Sie erlebt sich in dieser Rolle selbstwirksam, wirkmächtig, wehrhaft, stark. In der Rolle der Angreiferin (*Tori*) kommt sie „von der anderen Seite" mit unterschiedlichen Gefühlsqualitäten in Kontakt, vor allem mit ihrer Wut und ihrem Hass, aber auch mit ihren aggressiven Impulsen, die bis an die Grenzen des Destruktiven, bis hin zu Tötungsphantasien reichen können, etwa in der Qualität (wenn die Flucht nicht möglich ist): „keinen Schritt weiter; wenn du mir zu nahekommst, bringe ich dich um".

Das mag befremdlich klingen, weil wir keineswegs destruktives resp. aggressives Verhalten fördern und kultivieren wollen (*Höhmann-Kost, Siegele* 2015, 2018, *Siegele* 2018), weil Aggression, also Destruktion und Zerstörung, nicht kultiviert werden darf! Stattdessen ist „komplexe Achtsamkeit" erforderlich, so *Petzold*s Konzept für die Integrative Therapie (*Wölfle, Petzold, Mathias-Wiedemann* 2023), weil eben die Phantasien sind da, und sie sind verständlich, ebenso wie die dahinterliegende unbändige Wut oder der abgrundtiefe Hass. Für all das und die komplexen Zusammenhänge gilt es achtsam zu werden. Solche Gefühle müssen klar als „berechtigt" deklariert werden. Vor allem die Wut soll mit aller Kraft zum Ausdruck kommen dürfen. Zum Beispiel als wuchtiger Faustst0ß (*Gyaku-Zuki*) mit Kampfschrei (*Kiai*). Aggressive- bzw. Zerstörungsimpulse müssen hingegen kontrolliert werden, damit es *nicht* zu destruktivem Verhalten, zu verletzenden Handlungen kommt. Das ist das Ziel. Es ist dabei notwendig, dafür zu sensibilisieren, dass dieses Ziel u. U. nicht in jedem Fall erreicht werden kann, vor allem dann nicht, wenn es um Leben und Tod geht. Menschen mit Traumaerfahrungen wollen nicht erneut überwältigt werden, mit all den schlimmen Folgen. Selbstverteidigung, um das eigene Leben zu schützen, kann beim Angreifer zu unvermeidbaren Verletzungen und u. U. zu schweren Beschädigungen führen. Das muss man wissen, auch wenn man es nicht will und mit allen Mitteln zu verhindern sucht. Darüber muss gesprochen werden, weil auch diese Seite Gehör, Verständnis und Akzeptanz finden muss, damit auch diese destruktive Narration am Ende im besten Fall überwunden werden kann.

Der Kampf (*Randori*) auf der Matte findet im *Gi*, im Idealfall im Judōanzug statt. Dieser ist robust genug, um auch Angriffe, bei denen in die Kleidung gefasst wird (reißen, ziehen, zerren), nachzustellen. Der wesentliche Vorteil des Kampfanzugs liegt aber darin, dass wir uns damit auch auf der Ebene des sportlichen Miteinanders befinden – gleichberechtigt und auf Augenhöhe. Auf der Matte sind wir alle gleich, und das wird durch den einheitlichen Budōanzug offensichtlich. Zudem ist im Sport Körperkontakt generell erlaubt. Insbesondere im Kampfsport, vor allem beim Ringen und im Judō, ist er unverzichtbar. Das strukturierte Trainingssetting sowie die klaren Regeln vermitteln dabei ein hohes Maß an Sicherheit. Zudem beginnt und endet jede Übung mit der Verneigung (*Reî*). Diese „Zu-Neigung" beinhaltet das Versprechen: „Ich achte darauf, dass dir nichts geschieht". Das ist die Voraussetzung und zugleich der sichere Rahmen für die gemeinsame budōtherapeutische Arbeit.

7. Moderate Traumaexposition

Mittlerweile liegen 16 Behandlungswochen mit insgesamt 10 Therapiesitzungen (16 Therapiestunden) hinter uns. Auf die (Erst-)Anamnese- und Theragnostikphase (*Petzold, Orth* 1993a, *Osten* 2019) mit vier Einzelstunden folgte die Stabilisierungsphase mit sechs Doppelstunden. Die Doppelstunden während der Stabilisierungsphase sind erforderlich, damit sowohl genügend Zeit bleibt für das Techniktraining (*Waza*) als auch für die Reflexionen und nicht zuletzt für psychoedukative bzw. agogische Erklärungen und theoretische Einordnungen (Theorie als Intervention).

Nachdem ich mit Elena ausführlich das weitere Vorgehen besprochen habe, ist sie bereit, sich auf die Traumaexposition einzulassen. Diese beginnt mit der Erstellung eines Traumapanoramas, einer Variante des „dreizügigen Lebenspanoramas", wie es in der Integrativen Therapie von *Petzold & Orth* (1993a) entwickelt wurde. Hierüber soll der bisherige Lebensweg „nachgezeichnet" werden. Dies bedarf zunächst die Bereitstellung verschiedener Materialien: eine große Papierrolle, ein langes Seil, Wachsmalkreiden, Steine als Symbol für traumatische Ereignisse, Blumen als Symbol für salutogene Faktoren und Watte als Symbol für prolongierte Mangelerfahrungen. Nach Abschluss dieser Vorbereitungen erfolgt eine kurze, etwa fünfminütige ressourcenorientierte Einstimmung etwa in dieser Weise:

„Ich bin gefestigt, stehe auf sicherem Boden, ich bin stark und wehrhaft und in der Lage, aus heutiger Perspektive meinen Lebensweg zu betrachten. Alle schlimmen Ereignisse liegen in der Vergangenheit, ich will damit abschließen. Für alles, was vor mir liegt, bin ich gut gerüstet. Ich will mir selbst und anderen meine Geschichte erzählen". Und weiter, als Möglichkeit der Distanzierung, wenn etwas zu bedrohlich werden sollte: *„Ich kann mich vor überflutenden Gefühlen schützen. Ich kann aufstehen, atmen, schreien, weinen. Ich kann meine Gefühle regulieren. Ich kann auf mich achtgeben. Ich kann weggehen. Ich kann wiederkommen. Ich kann weitermachen. Ich bin auf meinem Weg. Ich bin nicht allein".*

Ich versichere Elena, dass ich, etwas abseits sitzend, die gesamte Zeit im Raum und damit in ihrer Nähe bleiben und mit darauf achtgeben werde, dass sie nicht von negativen Gefühlen überflutet wird. Für diese Therapiesitzung benötigen wir eine Doppelstunde: für die Vorbereitung, Einstimmung, Erstellung des Panoramas, Ausstimmung und Stabilisierung.

7.1 Das dreizügige Traumapanorama

Elena beginnt damit, das Seil als Symbol ihres Lebensweges auf das ausgerollte Papier zu legen. Der Anfang des Seils symbolisiert ihre Geburt, das Ende bleibt aufgerollt, was dafürsteht, dass noch Vieles vor ihr liegt und sich zukünftig noch Vieles in ihrem Leben entwickeln wird (vgl. *Neuner, Catani, Schauer* 2021, 39ff.). Elena positioniert nun nach und nach ihre Symbole, die Steine für die traumatischen Ereignisse, die Blumen für den Beistand, den sie erfahren hat und die Watte für das, was gefehlt hat, oder was noch verborgen im „Nebel" liegt. Dabei symbolisiert die von ihr geformte geschlängelte Linie zusätzliche Höhen und Tiefen, Abgründe und Verwirrungen sowie ruhig verlaufende Lebensphasen. Mit den Farbkreiden malt sie einzelne Szenen aus, einige Ereignisse bekommen Überschriften oder kurze Anmerkungen, andere stehen zunächst ohne weitere Erklärungen für sich.

Während Elena an ihrem Traumapanorama arbeitet, hält sie zwischenzeitlich immer wieder kurz inne, weil belastende, schmerzliche Gefühle aufkommen. Dann rücke ich etwas näher, stehe ihr bei, bin an ihrer Seite, mal still und ohne Worte, mal mitfühlend: „ja, so ist das“, mal bestärkend: „du schaffst das“. Wenn sie sich gesammelt hat und weitermachen kann, rücke ich wieder etwas zurück und lasse sie in Ruhe, aber wachsam und anteilnehmend, ihre „Arbeit an sich selbst“ fortsetzen: „du machst das schon“. Nachdem sie das Panorama fertiggestellt hat (Abb. 4), bleibt Elena noch eine Weile auf dem Boden sitzen und betrachtet still und nachsinnend ihr Werk. Sie ist erschöpft. Ich rege an, dass wir beide aufstehen und im Raum herumgehen, um das Panorama aus verschiedenen Perspektiven zu betrachten. Nach einer Weile der stillen Betrachtung formuliere ich, tendenziell sachlich und nüchtern, dennoch anteilnehmend, den Satz: „Das ist dein Leben“. Nach einer Pause erwidert Elena ruhig und gelöst: „Das ist mein Leben“.

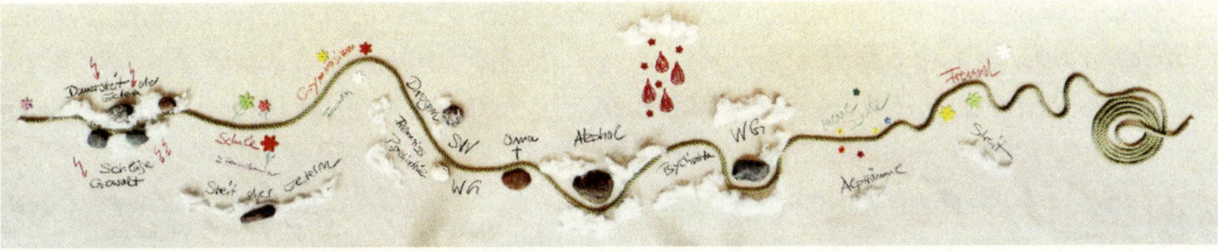

Abb. 4

Mit Elenas Einverständnis fotografiere ich das Traumapanorama. Ich empfehle ihr, selbst kein Foto davon zu machen, um den gerade gewonnenen guten Abstand von den ja auch potenziell aufwühlenden Themen zu halten. Sie ist damit einverstanden, sogar ein wenig erleichtert, „es ist gut, dass ich das alles jetzt erstmal hier in der Praxis lassen kann, und ja, das mit dem Abstand ist sicher richtig“. Wie schon bei der Erstellung des Traumapanoramas macht Elena erneut die bedeutsame Erfahrung, dass sie ihre Emotionen regulieren und steuern kann.

Dann räumen wir die Symbole *gemeinsam* ab, rollen das Papier auf und verstauen die Materialien sicher im Regal. Wir schließen diese Therapieeinheit mit einigen „Atem-Kraft-Übungen“ (*Koshi ki, Haishu-Uke, Teishō-Uke*), die Elena in der Stabilisierungsphase bereits gelernt und auch in der Zwischenzeit schon vielfach selbst praktiziert hat, ab.

7.2 Narrative Praxis

In der nächsten Doppelsunde projizieren wir Elenas Traumapanorama über den Beamer an die Wand. Auf diese Weise kann sich Elena mit gutem Abstand im Raum und aus guter emotionaler Distanz den „Film“ über ihr Leben auf der

Leinwand ansehen, ohne dass das Panorama real noch einmal ausgerollt werden muss. Dieser dadurch erleichterte emotionale Abstand (Exzentrizität) ist bewusst intendiert, um die Gefahr, bei der Konfrontation mit dem Trauma emotional zu tief einzutauchen, darin zu versinken oder zu dissoziieren, zu minimieren. Auch kann so jederzeit der Beamer ausgeschaltet bzw. der „Film" angehalten werden, wenn es Pausen zum Durchatmen oder für eine unserer „Atem-Kraft-Übungen" braucht. So behält Elena die gerade für traumatisierte Menschen die so wichtige Situationskontrolle (locus of control).

Wenn wir unseren Platz, wie immer am Boden auf dem Sitzkissen, eingenommen haben, mit Blick auf das Panorama, bitte ich Elena, mir ihr Traumapanorama in „narrativer Praxis" (*Petzold* 1988k, 2001m) vorzustellen.

Frank: *Erzähl mir deine Geschichte – ich höre dir zu.*

Elena: *Ich war schon als Kind eher schüchtern. Aber ich kann mich an die ersten Jahre meiner Kindheit kaum erinnern. Wir Geschwister hatten einen guten Zusammenhalt. Die Atmosphäre zu Hause war aber immer angespannt. Meine Eltern hatten viel Streit. Meistens waren sie betrunken. Auch wurden wir Kinder geschlagen und es war zuhause immer sehr laut. Meine Verzweiflung darüber habe ich nie gezeigt. Geweint habe ich, wenn ich allein war.*
In der Grundschule ging es mir gut. Ich hatte meine 2 besten Freundinnen. Ich bin gerne zur Schule gegangen. Dann kam ich aufs Gymnasium. Das war erst gut, aber dann habe ich mit den falschen Leuten gechillt und angefangen, Drogen zu nehmen. Nach einem Filmriss wachte ich zum ersten Mal in der Psychiatrie auf. Meine Eltern haben mich dafür geschlagen, das hat alles nur noch schlimmer gemacht. Ich bin oft von zuhause abgehauen und habe die Schule geschwänzt. Das Jugendamt hat mich dann in eine Jugend-WG gesteckt. Da habe ich dann noch mehr Drogen genommen und mich auch selbst verletzt. Dann ist meine Oma gestorben. Das war schwer. Ich war sehr traurig, sie war immer gut zu mir. Ich habe viel Alkohol getrunken in dieser Zeit.

Frank: *Und der dicke Stein – was bedeutet der?*

Elena: *Weiß nicht, ... das ist jetzt schwer, ... das habe ich lange verdrängt.*

Frank: *Versuchs. Es ist sicher wichtig. Du kannst jederzeit eine Pause machen.*

Elena: *Ich war mit meiner Freundin auf einer Party, wir haben viel Alkohol getrunken, zu viel. Mir hats dann irgendwann gereicht und ich wollte nach Hause, in meine WG. Meine Freundin wollte noch bleiben, also bin ich allein losgegangen. Es war spät, zwei oder drei Uhr nachts. Auf dem Weg durch den Park hat mich ein Mann angequatscht, der war vielleicht 30 Jahre alt. Er wollte Feuer. Ich wollte weitergehen, da hat er mich gepackt und ins Gebüsch gezogen. Ich hatte Angst, war total geschockt. Ich konnte nichts tun, ich war wie gelähmt. Er war viel stärker. Ich habe dann einfach nur abgewartet, bis es vorbei war.*

Frank: ... *Er hat dich vergewaltigt.*

Elena: *Weiß nicht, ... ich hab mich ja nicht gewehrt.*

Frank: *Du hast dich gewehrt! Zu deinem Schutz hast du deine Gefühle abgeschaltet, um zu überleben. Und: du wolltest das nicht, du wurdest gegen deinen Willen überwältigt. Er ist ein Straftäter! Es war eine Vergewaltigung!*

Elena: *Ja.*

Frank: ... *Und dann, ... wie bist du nach Hause kommen? ... Hast du es jemandem erzählt?*

Elena: *Ich kann mich an den Nachhauseweg nicht erinnern. Am nächsten Morgen habe ich alles meiner Betreuerin erzählt. Sie hat gesagt, dass ich selbst schuld daran bin, weil ich total betrunken war. Sie hat das dem Jugendamt mitgeteilt, die haben aber auch nichts gemacht. Niemand hat das mit mir noch einmal besprochen. Ich habe das dann nie wieder irgendjemandem erzählt. Ich war traurig und verzweifelt und wollte nicht mehr leben. Nach einem Suizidversuch mit Tabletten kam ich in die Psychiatrie. In der WG habe ich mich nicht mehr wohl gefühlt. Ich habe mich sehr oft selbst verletzt und viele Drogen genommen. Ich war nur noch abgängig, bis ich dann in meine eigene Wohnung konnte. Hier geht es mir besser. Auch mit meinem Freund. Aber wir streiten uns sehr oft, weil er mich nicht versteht. Er weiß nichts von der ..., ich kann das nicht aussprechen, ... Vergewaltigung. Aber er spürt wohl, dass ich ihm was verheimliche.*

Frank: *Es gibt viele „Wolken" auf deinem Weg. Was bedeuten sie?*

Elena: *Das ist meine Einsamkeit. Ich habe mich so oft alleingelassen gefühlt. Aber es sind auch Wolken, in die ich mich zurückziehen kann. Dann fühle ich mich sicher und keiner kann mich sehen.*

Frank: *Ja, so war das. Bitte schau zum Schluss noch auf das, was vor dir liegt, in der Zukunft.*

Elena: *Ich will das meinem Freund schon irgendwann erzählen. Aber ich habe auch Angst davor, dass er mich dann ablehnt und vielleicht verlässt. Ich weiß noch nicht ... Es fühlt sich gut an, das alles mal erzählt zu haben. Und du hast einfach nur zugehört, ohne mich abzulehnen.*

Frank: *Du hast mir deine Geschichte erzählt und ich habe dir zugehört. Danke. Jetzt weiß ich, was dir widerfahren ist. In den nächsten Stunden beschäftigen wir uns mit der Selbstverteidigung, damit du neue Techniken des Selbstschutzes kennenlernen und trainieren kannst. Vorausgesetzt, du bist damit einverstanden.*

Elena: *Bin ich.*

Während Elena ihre Geschichte erzählt hat, habe ich diese protokolliert. Dieses „Mitschreiben" wird dabei keinesfalls als störend erlebt. Vielmehr unterstreicht es den „sachlichen Charakter" der Narration. In einem ruhigen Erzählklima wird das faktische Geschehen festgehalten. „So war das!" In der nächsten Doppelstunde lese ich Elena ihre Erzählung vor. Sie hört zu und ergänzt bzw. korrigiert einige Sachverhalte. Am Ende ist sie mit Allem einverstanden. Wir legen die Geschichte beiseite, archivieren sie zunächst bei mir in der Praxis. Noch möchte Elena davon keine Abschrift. Dann beginnen wir mit den Selbstverteidigungsübungen.

8. Selbstverteidigung

Bevor wir mit den Übungen beginnen, berichtet Elena, dass sie auf Anraten ihrer Betreuerin einige Monate nach der Vergewaltigung an einem einwöchigen Selbstverteidigungsworkshop teilgenommen hat. Dort habe ihr der Trainer vermittelt, dass man nur eine reelle Chance habe, einen Angriff abzuwehren, wenn man auf seinen Beinen bleibt. Auf Elenas Nachfrage, was denn wäre, wenn sie nun aber doch am Boden liegen würde, erhielt sie die Antwort, dass sie dann verloren habe und auch verloren sei. Dieses Narrativ hatte sich bei Elena tief verankert und ihre Gefühle von Ohnmacht und Hilflosigkeit verstärkt. Entsprechend bietet es sich an, dass wir zunächst Selbstverteidigungstechniken gegen Fass- und Würgeangriffe im Stand und am Boden einüben, um dieses Narrativ zu überschreiben. Um Elena die Abwehrtechniken zeigen zu können, nimmt sie immer zuerst die Rolle der Angreiferin (*Tori*) ein. Danach greife ich sie an. Sie hat dann in der Rolle der Verteidigerin (*Uke*) die Aufgabe, den Angriff abzuwehren bzw. sich aus einem Halte- oder Würgegriff zu befreien. Die dabei zu erlernenden neuen Bewegungsmuster unterscheiden sich meist diametral von den gewohnten Verhaltensweisen. Bei Elena geht es darum, eine adäquate Antwort auf einen Angriff zu entwickeln. Ihr altes Muster war die Erstarrung. Das neue soll die Abwehr ggf. mit Konter werden. Das bedeutet Umdenken, Umlernen, „Umleiben", denn Neues muss einverleibt werden, wenn es sich nachhaltig verankern soll. Neben der Erstarrung ist auch der Impuls, sich vom Angreifer abzuwenden oder sich loszureißen ein häufiges erlerntes Verhaltensmuster. Bei vielen Befreiungstechniken braucht es aber oft zunächst genau das Gegenteil, nämlich die Hinwendung, den Schritt auf den Angreifer zu oder in den Angriff hinein (*Irimi*), um sich dann aus der Konfrontationslinie herauszudrehen (*Tenkan*) um so den Angriff zu parieren (vgl. *Rebholz* 2014). Dieses „Hin zum Angreifer" ist ein notwendiger Musterbruch, der in der Anfangsphase der Übungen Mühe macht. Aber es geht ja gerade darum, das alte Muster durch ein neues zu ersetzen.

Um sich aus einem Fassangriff am Handgelenk (*Gyakuhanmi-katate-dori)* zu befreien, geht die Verteidigerin, wie in Abb. 5 zu erkennen, einen Schritt auf den Angreifer zu, führt ihren Arm eng am Körper senkrecht nach oben, dreht die Handinnenfläche zum Angreifer hin und löst so den Griff, indem sie sich sogleich mit einem Schritt zurück aus der Gefahrenzone und in die Kampfstellung (*Kamae*) begibt. Aus dieser Position heraus ist sie nun zur erneuten Abwehr, zum Angriff oder zur Flucht bereit.

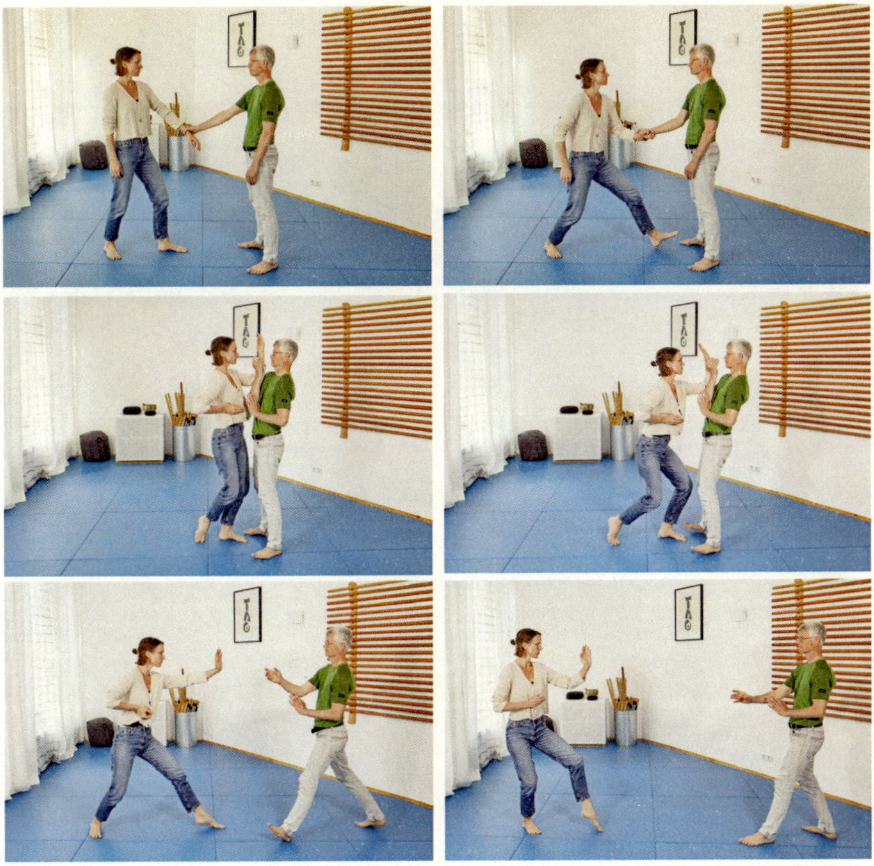

Abb. 5

Bei der Befreiung aus einem Würge-/Fassangriff von hinten (*Ushiro-katate-dori-kubi-shime)* fasst die Verteidigerin mit ihrer freien Hand die Würgehand des Angreifers, geht etwas in die Knie, dadurch beugt sich ohne weiters Zutun ihr gefasster Arm. Mit der Streckung des gegriffenen Armes diagonal nach vorne-oben und einer gleichzeitigen Drehung in den Angreifer hinein taucht sie nun unter dessen Greifarm hindurch, befreit sich so aus dem Griff und tritt dann sogleich wieder aus der Angriffslinie heraus (Abb. 6).

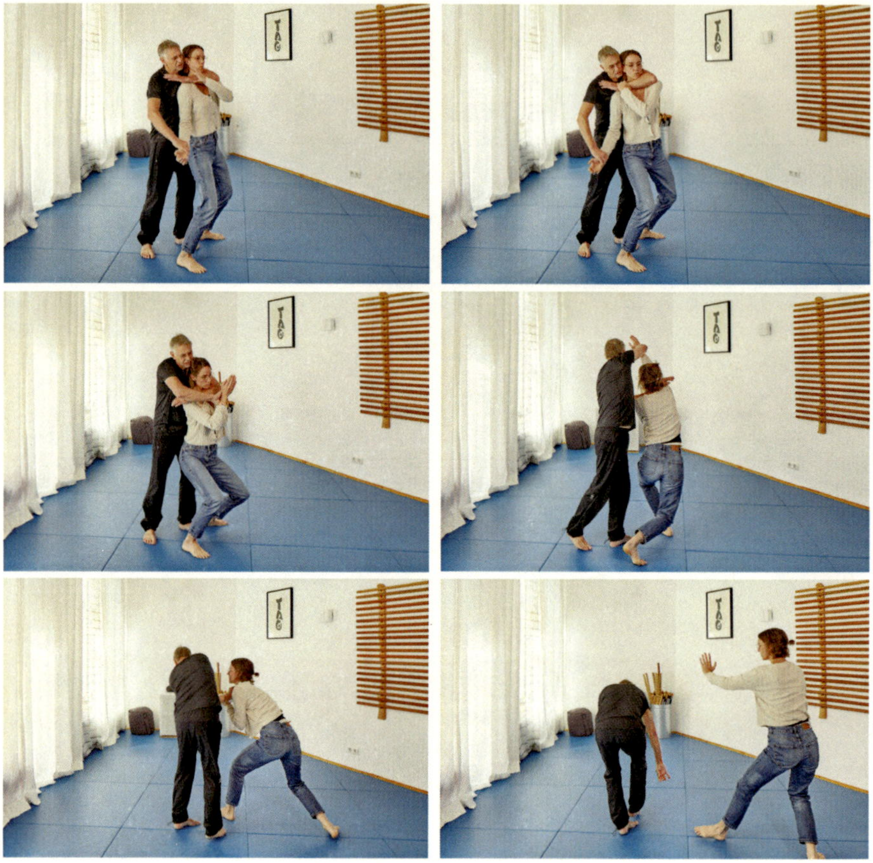

Abb. 6

Bei der Befreiung aus einem Würgeangriff (*Ryōte-jime*) am Boden, während der Angreifer im Kniesitz auf der Verteidigerin sitzt, sprengt diese mit ihren Armen, die sie schnell nach oben an ihrem Kopf vorbei ausstreckt, den Würgegriff, hebt ruckartig ihr Becken an und dreht sich dann unter dem Angreifer heraus (Abb. 7).

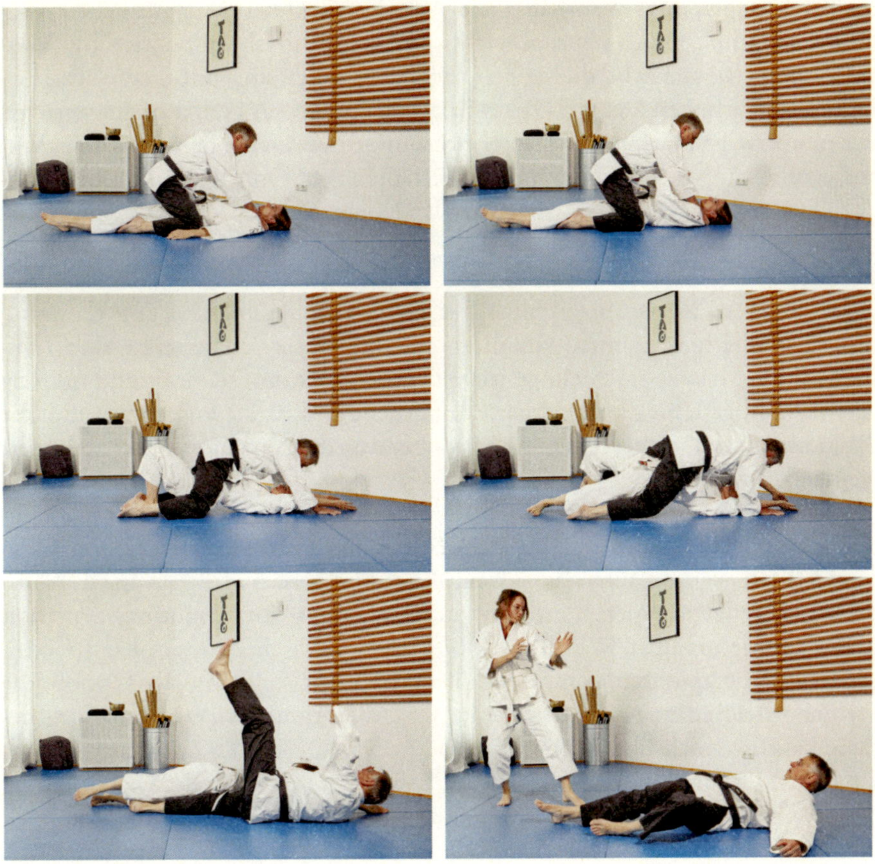

Abb. 7

9. Neuorientierung

In dieser Weise erlernt Elena noch weitere Selbstbehauptungs- und Selbstverteidigungstechniken, die wir in unseren Stunden immer wieder üben. Hierdurch wird sie zunehmend selbstsicherer. Sie macht die Erfahrung, dass sie sich wehren kann. Je sicherer sie in der Anwendung der Abwehr- und Befreiungstechniken wird, desto mehr traut sie sich, auch freiere Abwehrtechniken im *Randori*, dem freien Kampf, auszuprobieren. In der Fallschule (*Ukemi*) lernt sie Falltechniken, insbesondere das Abrollen. Hierüber macht sie sich immer besser mit dem „Boden" vertraut. Dass sie sich aus vielen Haltegriffen befreien kann, macht sie stolz. So macht sie am Ende Überwindungserfahrungen zum einen durch das Erzählen und Zuhören ihrer Traumageschichte (*Petzold* 2001m, 396), weil das Unaussprechliche gesagt und gehört werden konnte und zum anderen durch die Erfahrungen ihrer Wehrhaftigkeit. Alles in Allem hat sie damit neue Handlungsspielräume gewonnen und wichtige Schritte zur „Neuorientierung“ (*Petzold 1999i,* 10) gemacht, die sie sich nachhaltig durch die budōtherapeutischen Übungen erarbeiten konnte. Dieses Erlernen von neuen Verhaltensmustern auf der motorisch-funktionalen Ebene (bottom-up) ist auch eine wesentliche Voraussetzung für neues und gesünderes Verhalten nicht nur in konkret bedrohlichen Situationen, sondern auch in sozialen Kontexten (top-down), wenn es z. B. darum geht, „Nein“ zu sagen, sich abzugrenzen oder auf Menschen zuzugehen, um sich anzugrenzen (*Petzold* 2017).

Nach ihrem Realschulabschluss hat Elena eine Ausbildung zur Veranstaltungstechnikerin begonnen. Von ihrem Freund hat sie sich getrennt. Ihre Traumaerzählung hat sie noch einige Male hervorgeholt, um sie nach und nach zu vervollständigen, bis die Geschichte kongruent und für sie logisch war und die „Trauma-Lücken“ soweit geschlossen waren, dass die Narration sicher archiviert werden konnte.

Elena ist immer noch, mittlerweile seit zweieinhalb Jahren, bei mir in ambulanter Psychotherapie. Sie meistert ihr Leben insgesamt sehr gut. Als Creating-Strategie hat sie das Laufen für sich entdeckt und bereits an ihrem ersten Halbmarathon teilgenommen. Präventiv, zur Spannungs- und Emotionsregulation praktiziert sie vor allem weiterhin die budōtherapeutischen „Atem-Kraft-Übungen“. Die Therapiesitzungen finden niederfrequent statt, mit der Option, die Frequenz bei Bedarf, präventiv oder in Krisensituationen, zu erhöhen. Die Therapie kann so noch über einen längeren Zeitraum nicht als „Krankenbehandlung“, sondern im Sinne der „philosophischen Therapeutik“ als Wegbegleitung fortgeführt werden, mit der Grundhaltung „ich bin für dich da, wenn du mich brauchst“. Gerade für Elena, die in ihrem Leben so wenig Beistand erfahren hat, ermöglicht diese Art der „therapeutischen Beziehung“, die im Wesentlichen eine mitmenschliche Beziehung ist, die wichtige korrigierende Erfahrung: „ich bin nicht allein“.

10. Ausblick

Elenas Geschichte hat mich ebenso berührt, wie ihr ausdauernder Kampf, ihre Traumaerfahrungen zu überwinden. Ich habe mich berühren und dabei nicht erschüttern lassen (vgl. *Petzold* 2004 l, 17). So konnte ich mitfühlend an Elenas Seite sein, ihr beistehen und Trost spenden. Trösten beruhigt. Und im Trost ist die „Überwindung“ inhärent (ibid., 18ff.).

Im „Integrativen Verfahren“ stellt die Integrative Budōtherapie eine Sonderform und Ergänzung der Integrativen Leib- und Bewegungstherapie (IBT) dar. Die klar strukturierten und auf ein definiertes Ziel hin fokussierten Übungen sind dabei markante Unterscheidungsmerkmale zu anderen bewegungstherapeutischen Methoden. In der Traumatherapie ist die Integrative Budōtherapie *ein* Weg zur Traumaüberwindung. Erfahrungen aus psychiatrischen und Suchtfachkliniken, in denen bereits budōtherapeutische Angebote im Behandlungsplan fest etabliert sind, sowie der hier beschriebene Therapieverlauf sollen Mut machen, diesen traumatherapeutischen Therapieansatz weiterzuentwickeln, zu erproben und in der klinischen Praxis zu implementieren.

Abbildungsverzeichnis

Abbildungen 1-3 und 5-7: Martin Mirbizaval
Abbildung 4: Frank Siegele

Literatur

Bloem, J., Moget, P. C., Petzold, H. G. (2004): Budō, Aggressionsreduktion und psychosoziale Effekte: Faktum oder Fiktion? Forschung, Aggressionspsychologie, Neurobiologie. *Integrative Therapie*, 1-2/2004; 101-149.

Bundesinstitut für Arzneimittel und Medizinprodukte (2022): ICD-11 in Deutsch – Entwurfsfassung. https://www.bfarm.de/DE/Kodiersysteme/Klassifikationen/ICD/ICD-11/uebersetzung/_node.html 14.06.2024.

Dioszeghy-Krauß, V. (2014): Aikido – die liebevolle Kampfkunst – üben und lehren. Kristkeitz, Heidelberg.

Hadot, P. (1996): Die innere Burg. Anleitung zu einer Lektüre Marc Aurels. Frankfurt/Main: Eichborn.

Höhmann-Kost, A. (2018): Integrative Leib- und Bewegungstherrapie (IBT), 95-101. Bern: Hogrefe.

Höhmann-Kost, A., Siegele, F. (2004): „Arbeit an sich selbst“ – Der „Weg der Übung“. Kampfkünste in der Integrativen Therapie und Supervision Suchtkranker. *Integrative Therapie* 1-2/2004; 6-23.

Höhmann-Kost, A., Siegele, F. (2009): Kampfkünste in der Behandlung von Abhängigkeitskranken. In: *M. Waibel, C. Jakob-Krieger* (Hrsg.): Integrative Bewegungstherapie – störungsspezifische und ressourcenorientierte Praxis, 257-272. Stuttgart: Schattauer.

Höhmann-Kost, A., Siegele, F. (2015): „Arbeit an Aggressionsnarrativen“ – Wege der Integrativen Leib- und Bewegungstherapie“. *körper – tanz – bewegung. Zeitschrift für Körperpsychotherapie und Kreativtherapie*, Nr. 1/2015, 2-11.

Höhmann-Kost, A., Siegele, F. (2018): Arbeit an aggressiven Impulsen und schwierigen Gefühlen. In: *A. Höhmann-Kost* (Hrsg.).: Integrative Leib- und Bewegungstherrapie (IBT), 135-144. Bern: Hogrefe.

Hüther, G. (2001): Gewalterfahrung und Verarbeitung traumatischer Erinnerungen aus neurobiologischer Sicht. *Integrative Therapie* 4/2001, 413-424.

Krings, L. (2017): Leibliches Üben als Teil einer philosophischen Lebenskunst. Die Verkörperung von Kata in den japanischen Wegkünsten. *European Journal of Japanese Philosophy* 2, 179-197.

Lind, W. (1998): Budo – Der geistige Weg der Kampfkünste. München: O. W. Barth.

Linden, P. (2007): Das Lächeln der Freiheit. Selbststärkung und Körberbewusstsein zur Traumabewältigung. Arbor, Freiamt.

Ludwig, H. (2021): Budōbasiertes Coaching Ein Weg zur Selbstentwicklung *POLYLOGE*. Materialien aus der Europäischen Akademie für psychosoziale Gesundheit. Ausgabe 01/2021. In:

https://www.fpi-publikation.de/downloads/?doc=ludwig-budobasiertes-coaching-ein-weg-zur-selbstentwicklung-IBT-01-2021.pdf, 14.06.2024.

Ludwig, H., Siegele, F., Petzold, H. G. (2017): Integrative Budotherapie – eine ICF-orientierte Therapie bei aggressivem Verhalten im Rahmen der Suchtrehabilitation. *Bewegungstherapie und Bewegungssport* 2017; 33: 4-12.

Marc Aurel (2011): Wege zu sich selbst. Kleine Bibliothek der Weltweisheit (15) dtv 4. Auflage. München: Beck.

Neuner, F., Catani, C., Schauer, M. (2021): Narrative Expositionstherapie (NET). Fortschritte der Psychotherapie, Band 83. Göttingen: Hogrefe.

Orth, I., Petzold, H. G. (2008): Leib, Sprache, Geschichte in einer integrativen und kreativen Psychotherapie. Über die Heilkraft von „Poesietherapie" und „kreativen Medien". *Integrative Therapie* 1/2008, 99-132.

Osten, P. (2019): Integrative Psychotherapeutische Diagnostik (IPD). Stuttgart: utb.

Petzold, H. G. (1974b): Drogentherapie- Methoden, Modelle, Erfahrungen. Paderborn: Junfermann.

Petzold, H. G. (1988k): Progrediente Analyse und narrative Praxis in der Therapeutik der Integrativen Therapie. Düsseldorf. Fritz Perls Institut.

Petzold, H. G. (1993b): Abschlussbericht der Tagung „ Der Weg ist das Ziel. Pschychotherapie und die Kampfkünste", in Berlingen, Schweiz vom 17.-19.09.1993. Tagungsdokumentation. Düsseldorf. Fritz Perls Institut.

Petzold, H. G. (1996a): Integrative Leib- und Bewegungstherapie. Ein ganzheitlicher Weg leibbezogener Psychotherapie (3. Ausg.). Paderborn: Junfermann.

Petzold, H. G. (1997p): Das Ressourcenkonzept in der sozialinterventiven Praxeologie und Systemberatung. *POLYLOGE.* Materialien aus der Europäischen Akademie für psychosoziale Gesundheit. Jahrgang 1997. https://www.fpi-publikation.de/downloads/?doc=textarchiv-petzold_petzold-1997p-das-ressourcenkonzept-in-der-sozialinterventiven-praxeologie-und-systemberatung.pdf, 14.06.2024.

Petzold, H. G. (1999i): Body narratives – Traumatische und Posttraumatische Erfahrungen aus Sicht der Integrativen Therapie. In: Integrative Bewegungstherapie Nr. 1-2/1999, 4-30.

Petzold, H. G. (2000g): Integrative Traumatherapie: Integrierende und Differentielle Regulation (IDR-T) für postraumatische Belastungsstörungen – „quenching" the trauma physiology. *Integrative Therapie* 4/2001, 509-528.

Petzold, H. G. (2000j): Der „informierte Leib" – „embodied and embedded" als Grundlage der Integrativen Leibtherapie. *POLYLOGE.* Materialien aus der Europäischen Akademie für psychosoziale Gesundheit. Ausgabe 07/2002. In: https://www.fpi-publikation.de/downloads/?doc=polyloge_Petzold-InformierterLeib-Polyloge-07-2002.pdf, 14.06.2024.

Petzold, H. G. (2001m): Trauma und „Überwindung" – Menschenrechte, Integrative Traumatherapie und die „philosophische Therapeutik" der Hominität. *Integrative Therapie* 4/2001, 344-412.

Petzold, H. G. (2003a): Integrative Therapie, Bd. 1-3. Paderborn: Junfermann.

Petzold, H. G. (2009d): „Macht", „Supervisorenmacht" und „potentialorientiertes Engagement". Überlegungen zu vermiedenen Themen im Feld der Supervision und Therapie verbunden mit einem Plädoyer für eine Kultur „transversaler und säkular-melioristischer Verantwortung" In: https://www.fpi-publikation.de/downloads/?doc=supervision-petzold-macht-supervision-04-2009druck.pdf, 14.06.2024.

Petzold, H. G. (2010p): „Brain wizards", Hochbegabte Kinder – Chance und Schicksal. Über Neugier, poietische Gestaltungskraft, „creating styles". Überlegungen aus der Integrativ-Systemischen Kindertherapie. *Integrative Therapie* 2-3/2010, 325-379.

Petzold, H. G. (1978c, 1991/2017): Das Ko-respondenzmodell als Grundlage Integrativer Therapie, Agogik, Supervision und Kulturarbeit. Ausgabe 07/2017. In: https://www.

fpi-publikation.de/downloads/?doc=supervision_petzold-1978c-1991e-2017-ko-respondenzmodell-grundlage-integrativer-therapie-agogik-superv-07-2017.pdf, 14.06.2024.

Petzold, H. G. (2004l): Integrative Traumatherapie und Trostarbeit – ein nicht-exponieren- der, leibtherapeutischer Ansatz risikobewusster Behandlung. https://www.fpi-publikation.de/downloads/?doc=polyloge_Petzold-Trauma-Trost-Polyloge-03-2004.pdf, 14.06.2024.

Petzold, H. G. (2017): Angrenzungen, Abgrenzungen, Ausgrenzungen – Convergent and Divergent Concepts – Teil I, Vorbemerkung (2014l) zu Teil II „Erklärungen zum Verhältnis von Gestalttherapie und Integrativer Therapie 2006/7“. In: https://www.fpi-publikation.de/downloads/?doc=polyloge_petzold-2006s-2007-2014-concepts-verhaeltnis-gestalttherapie-integrative-therapie-polyloge-09-2014.pdf, 14.06.2024.

Petzold, H. G. (2019d): Notizen zur „OIKEIOSIS“, Selbstfühlen und Naturfühlen. Transversale Selbst-, Natur-, Welterkenntnis, „Green Meditation“, „Green Writing“, „Grünes Handeln“ – anthropologische und mundanologische Konzepte der Integrativen Therapie. GRÜNE TEXTE. Die neuen Naturtherapien. Ausgabe 14/2019. In: https://www.fpi-publikation.de/downloads/?doc=petzold-2019d-2020c-oikeiosis-selbstfuehlen-naturfuehlen-transversal-gruene-texte-14-2019.pdf, 14.06.2024.

Petzold, H. G., Berger, A. (1977): Integrative Bewegungstherapie in der Arbeit mit psychiatrischen Patienten. In: *H. G. Petzold* (1977n): Die neuen Körpertherapien, 457-477. Paderborn: Junfermann.

Petzold, H. G., Bloem, J., Moget, P. (2004): Budōkünste als „Weg“ und therapeutisches Mittel in der körper- und bewegungsorientierten Psychotherapie, Gesundheitsförderung und Persönlichkeitsentwicklung – tranversale und integrative Perspektiven. *Integrative Therapie* 1-2/2004, 24-100.

Petzold, H. G., Josić, Z. (2024b/2007): Integrative und Differentielle Traumatherapie in komplexen und bedrohlichen Kontexten – ein leibtherapeutischer Ansatz nicht-exponierender, Regulationsprozesse fördernder Therapie (IDR-T). POLYLOGE ersch. Jg. 2024.

Petzold, H. G., Orth, I. (1993a): Therapietagebücher, Lebenspanorama, Gesundheits-/Krankheitspanorama als Instrumente der Symbolisierung, karrierebezogenenen Patientenarbeit und Lehranalyse in der Integrativen Therapie. *Integrative Therapie* 1-2/1993, 95-153.

Petzold, H. G., Orth, I. (2009): Unterwegs zum Selbst und zur Weltbürgergesellschaft. Wegcharakter und Sinndimension des menschlichen Lebens. Perspektiven Integrativer Kulturarbeit – Hommage an Kant. *POLYLOGE*: Materialien aus der Europäischen Akademie für psychosoziale Gesundheit. Ausgabe 09/2009. In: https://www.fpi-publikation.de/downloads/?doc=polyloge_petzold_orth_unterwegsselbst_2004b_polyloge_09-2009.pdf, 14.06.2024.

Petzold, H. G., Orth, I. (1998/2014): Wege zum „Inneren Ort persönlicher Souveränität“ – „Fundierte Kollegialität“ in Beratung, Coaching, Supervison und Therapie. POLYLOGE: Materialien aus der Europäischen Akademie für psychosoziale Gesundheit. Ausgabe 2014. In: https://www.fpi-publikation.de/downloads/?doc=textarchiv-petzold_petzold-orth-1998-2014-wege-zum-inneren-ort-persoenlicher-souveraenitaet-fundierte-kollegialitaet.pdf, 14.06.2024.

Petzold, H. G., Wolf, U., Landgrebe, B., Josić, Z., Steffan, A. (2000): „Integrative Traumatherapie“ – Modelle und Konzepte für die Behandlung von Patienten mit „posttraumatischer Belastungsstörung“. In: *B. A. van der Kolk, A. McFarlane, L. Weisaeth*.: Traumatic Stress. Erweiterte deutsche Ausgabe von M. Märtens und H.Petzold. Paderborn: Junfermann. 445-579.

Rebholz, S. (2014): Aikido als Weg und Intervention in der Integrativen Bewegungstherapie bei Traumatisierungen. AV Akademikerverlag.

Sachsse, U. (1996): Selbstverletzendes Verhalten. Göttingen: Vanderhoeck & Ruprecht.

Schmitz, H. (2008): Leib unf Gefühl. Materialien zu einer philosophischen Therapeutik (Edition Sirius). Bielfeld: Aisthesis Verlag.

Seneca (2011): Von der Gelassenheit. Kleine Bibliothek der Weltweisheit (27), dtv 2. Auflage, München: C. H. Beck.

Siegele, F. (2013): Budōtherapie – ein körper- und bewegungstherapeutischer Weg in der Psychotherapie. In: *P. Schay, I. Lojewski, F. Siegele*.: Integrative Therapie in der Drogenhilfe, 162-177. Stuttgart: Thieme.

Siegele, F. (2018): Budōtherapie. Kampfkunst in der Integrativen Leib- und Bewegungsthreapie. In: *A. Höhmann-Kost* (Hrsg).: Integrative Leib- und Bewegungstherrapie (IBT), 145-154. Bern: Hogrefe.

van der Kolk, B. A. (2016): Verkörperter Schrecken. Traumaspuren in Gehirn, Geist und Körper und wie man sie heilen kann. Lichtenau/Westf: G. P. Probst.

Wölfle, C. F., Petzold, H. G., Mathias-Wiedemann, U. (2023): Unterwegs zu „komplexer Achtsamkeit“- Integrative Perspektiven auf die mindfulness-based cognitive therapy (MBCT) und Achtsamkeitsmeditation. POLYOGE 03/2023. https://www.fpi-publikation.de/gruene-texte/03-2023-woelfle-c-f-petzold-h-g-mathias-w-u-unterwegs-zu-komplexer-achtsamkeit-integrative-perspektiven-auf-die-mindfulness-based-cognitive-therapy/.

Collagierende Reflexionen zur Methode der Integrativen Poesie- und Bibliotherapie

Eine Würdigung

Hildegard Kokarnig, Brigitte Leeser

Inhalt

> Poesie- und Bibliotherapie (P&B) ist eine Methode der Therapie und der Persönlichkeitsentwicklung durch kreatives Gestalten mit Sprache, Lesen und Schreiben, um „heilsame Sprache" als Pharmakon, als „Medikament", sowie Poesie als Mittel befreienden Selbstausdrucks einzusetzen
>
> („Wenn Sprache heilt", Vorwort: *Petzold, Klempnauer, Leeser*)

> Arbeit, Wissen und Liebe sind die Quellen des Lebens. Sie sollen es auch bestimmen.
>
> (*Wilhelm Reich*)

1. Integrative Poesie- und Bibliotherapie – Entwicklung der Methode

Integrative Poesie- und Bibliotherapie und ihre Formen des „kreativen Schreibens" und der „integrativen Biographiearbeit" als eine kreativ-agogische und therapeutische Methode nehmen eine zentrale Stellung im Integrativen Verfahren ein, das Theorie und Praxis, Wissenschaft und Kunst vereint, um Persönlichkeitsentfaltung, Gesundheit, Wohlbefinden über die Lebensspanne hin ganzheitlich zu fördern.

Schlüsselfiguren bei der Entwicklung und Verbreitung dieser modernen wissenschaftlich unterfangenen Methode sind *Hilarion Petzold*, Psychotherapeut und Wegbereiter der Integrativen Therapie und *Ilse Orth*, Literaturwissenschaftlerin, Psychotherapeutin und Protagonistin der Kreativ-Therapien.

Heilkraft durch Sprache wirkt in der Methodik mit Techniken des kreativen Schreibens, Bewegung, Musik, vor allem über die Techniken der „intermedialen Quergänge" und die Qualität der sanften Gefühle im Spiegel von Kunst und

Natur. Dies sind Aspekte dieser Enrichment und Empowerment fördernden, nachhaltig wirkenden Methode, die den Menschen Handwerkzeug für eine Selbsterfahrung und Selbstreflexion mitgibt, die bis zur Lebensstilveränderung führen kann. Im andauernden Wandel, der dem Fluss des Lebens eigen ist, wird eine selbst-bewusste Gestaltung dessen gehaltvoll gefördert und der Integration als Lebensaufgabe ein bedeutender Impetus gegeben.

Deshalb darf ein Beitrag zu dem Thema in einer Festschrift für den Begründer des Integrativen Verfahrens auf keinen Fall fehlen, sonst wäre diese Publikation unvollständig. Für eine vertiefende Auseinandersetzung mit Poesie- und Bibliotherapie aber mögen sich die LeserInnen den Studientexten in „Wenn Sprache heilt. Festschrift für Ilse Orth“, die sich teilweise als Einzeltexte auch in den Polylogen finden, zuwenden.

Wer kann bei diesem weitgreifenden, auf jahrelangen wissenschaftlich fundierten Studien basierendem tiefsinnigen Lebenswerk dieses bedeutenden Wissenschaftlers, Humanisten und Aktivisten der humanen und ökologischen Hilfeleistung, *Hilarion Petzold*, das in fortwährendem Konflux, in Ko-kreativität, in Ko-respondenz mit WeggefährtInnen in integrativen Arbeitsgruppen entstanden ist (vgl. *Sieper* et al. 2021) – vorrangig zu nennen *Ilse Orth* und *Johanna Sieper* – wer kann da noch sagen, was das Enthaltende und was das Enthaltene ist?

Wie verhält es sich nun mit den Wurzeln der Integrativen Poesie- und Bibliotherapie?

Eine persönliche „Ur“-Quelle findet sich bereits in der Arbeit von *Petzold*s Mutter, die im Zweiten Weltkrieg als Rote-Kreuz-Schwester für Schwerkranke und Sterbende Gedichte schrieb und ihnen vorlas, wenn möglich, sogar Gedichte mit ihnen zusammen verfasste. Die Mutter regte den jungen *Hilarion* dazu an, schon in Reimen abgefasste Kindertagebücher zu schreiben (*Petzold-Heinz, Petzold* 1985). Poesie- und Bibliotherapie noch ohne den umfassenden Hintergrund, wie er sich später entwickelte, aber pur durch das Leben für das Leben, dies sind die klaren, frischen geistigen Quellen, aus denen *Hilarion Petzold* in seinem Leben auf seinem Weg schöpfte. „Ein Gang durch viele Landschaften“, wie *Rolf Zundel Petzold*s Weg schon in den 1980ern so treffend in einem ausführlichen Artikel in der „Zeit“ beschrieben hat, und damals doch nur eine Etappe dieses erfüllten Gelehrtenlebens aufnehmen konnte.

Ein weiterer Grundstein für die spätere Entwicklung einer Theorie und Praxis der Poesietherapie mag eine „spontane meditative Erfahrung“ von *Ilse Orth* gewesen sein. Ein tiefes Erleben im „absichtslosen Gehen“ inmitten der atmosphärisch kräftigen Natur im Oberengadin/Sils Maria, ein trüber Tag, wabernde Nebelfahnen und unmittelbar vor der einsamen Wanderin ein mächtiger Felsblock mit eingemeißelten Versen aus *Nietzsche*s *Zarathustra*. Das Zusammenfließen von Naturerfahrung, den ganzen Leib ergreifender Lyrik und ein Innehalten, dieser besondere Lebensaugenblick löste bei *Orth* ein wochenlang andauerndes kreatives Schaffen aus, erste Impulse, erster gelegter Grund für ihr Wirken als Doyenne der Poesietherapie. *Hilarion Petzold* machte solche natürlichen Meditationserfahrungen in seiner Landwirtschaftslehre (*Petzold* 2015b, 4f.).

Vieles strömte also zusammen und wirkte Jahre, jahrzehntelang, in Wellen (*Sieper* 2000).

Gemäß dem Ansatz der Integrativen Therapie in größeren (Zeit- und Raum übergreifenden) Dimensionen zu denken, führen Spuren für die heilende Wirkung von gestalteter Sprache auch weit und tief in die historische Vergangenheit hinein, lassen sich zurückverfolgen bis in die Antike. Sie finden sich auch seit den Anfängen der modernen Psychotherapie in der Romantik. Jenseits des Atlantiks in den USA gab es ebenfalls in den 60er Jahren Bestrebungen, eine poesietherapeutische Methode zu entwickeln, finden sich in den 70er Jahren Lehrgänge zur Poesietherapie. Doch *Hilarion Petzold* und *Ilse Orth* fällt der Verdienst zu, in diesem Bereich pionierhafte theoretische und methodische Integrationsarbeit bezüglich der Heilkraft der Sprache seit den 1970er Jahren geleistet zu haben, rezeptive und produktive Ansätze der therapeutischen Praxis zusammenzuführen. Entstanden ist ein komplexes Modell einer originellen Methode, die in Form einer modular aufgebauten Weiterbildung **Integrative Poesie- und Bibliotherapie, Kreatives Schreiben und Biographiearbeit** an der Europäischen Akademie für biopsychosoziale Gesundheit & Kreativitätsförderung in Deutschland, und auch in Österreich und der Schweiz, erfolgreich gelehrt wird.

Die Faszination liegt wohl darin, dass die Poesie- und Bibliotherapie, wie alle Methoden der Integrativen Therapie, sowohl in einer umfassenden Theorie und Metatheorie gründet als sich auch auf Basis einer durchdachten Praxis und Praxeologie dieses bio-psycho-sozialen Ansatzes entfaltet.

Inspiriert von antiken Quellen und unterschiedlichen Ansätzen von Referenzphilosophen wie *Maurice Merleau-Ponty*, *Gabriel Marcel*, *Paul Ricoeur* und *Emmanuel Lévinas* sowie des Therapeutischen Theaters von *Vladimir Iljine* und dem Psychodrama von *Jakob Moreno* versteht sich die Integrative Therapie als Humantherapie, die den ganzen Menschen in seiner Lebenswelt in den Blick nimmt und gemäß der „Anthropologie des schöpferischen Menschen" (*Orth, Petzold* 1993), diesen als schöpferisches Wesen begreift, basierend auf dem Konzept des „informierten Leibes" (*Petzold, Sieper* 2012a): perzeptiv (wahrnehmend), expressiv (Ausdruck findend), memorativ (sich erinnernd), und evolutionstheoretisch gegründet und affirmiert, dass der Mensch ein soziales Wesen ist, und in Ko-respondenz und Ko-kreativität auf seinem Lebensweg Mentalisierung und Phantasie erfahren und internalisiert hat. Weiterhin spielt der integrative, sprachtheoretische Ansatz eine zentrale Rolle (*Petzold* 2010f), da der erzählende Aspekt dem ureigensten Wesen des Menschen entspricht, ebenso die Ästhetik-theoretische als polyästhetische Suche nach einer persönlichen Lebenskunst (ders. 1999q).

Praxeologisch finden sich in der integrativ kreativtherapeutischen Arbeit mehrere Aspekte, die zum Tragen kommen: der Leib als totales Sinnes- und Ausdrucksorgan des Menschen, multiple Stimulierung, dynamische Regulation und performative Veränderung als Grundprinzipien therapeutischen Handels, weiterhin die affiliale Bezogenheit von Mensch zu Mensch und die kreative Gestaltung als Matrix therapeutischen Handelns mit der Fülle von Angeboten kreativer Medien – wobei in intermedialen Quergängen während des Prozesses ein Medium das andere aufruft.

Was zeichnet nun die Poesie-Bibliotherapie aus?

Natürlich wird bei dieser *Methode* u. a. in den *intermedialen Quergängen* auch mit interventiven *Techniken* gearbeitet, die zum Beispiel in Schreibwerkstätten angewendet werden. Aber nirgends sonst findet sich eine so spezifische Theorie-Praxisverschränkung wie im Integrativen Ansatz (*Orth,* dieses Buch). Er kennzeichnet die Didaktik und Methodik der Integrativen Poesie- und Bibliotherapie und verleiht ihr eine gute Tragfähigkeit um die Ziele der Persönlichkeitsentwicklung zu erreichen und auch im klinischen Bereich Nachhaltigkeit zu bewirken.

Mit eleganter Leichtigkeit, mal niederschwellig, mal stringenter vollziehen sich in der Integrativen Poesietherapie vielschichtige Prozesse, die im Laufe der Zeit zu fruchtbaren tiefenhermeneutischen Erkenntnissen führen, einsetzbar von der Adoleszenz bis zum Senium. Sie tragen maßgeblich zur Gesundung von Patienten bei, in stetig voranschreitenden Prozessen Persönlichkeitsentwicklung, Selbstwirksamkeit fördernd, im Sinne von *Enlargement, Enrichment, Empowerment.* Bei KünstlerInnen können sie die Qualität ihrer kreativen Kraft bereichern. Gerade die „intermedialen Quergänge" vom Bild zum Wort, zur Bewegung, zum Tanz und wieder zum Wort unterstützen vertiefte Prozesse der Selbsterfahrung und der Veränderung von Lebensstilen (*Orth, Petzold* 1990). Dies sind Wirkfaktoren der Heilung und Förderung, die unterstützen, das Leben als Kunstwerk in vitaler Evidenz souverän und selbstbewusster zu gestalten und bis zur nachhaltigen Lebensstilveränderung führen können (*Petzold, Orth* 2014).

Welch heilsame, ressourcenorientierte Methode, die nur scheinbar auf einfachem, prozess- und nicht produktorientiertem Wege gestalterisch in intermedialen Quergängen, subtil Eindrücken zum Ausdruck verleiht! Sie bringt zur Sprache, was vorher nur bruchstückhaft fühlend erfassbar war, führt zu voller Lebendigkeit und zu präziserem Benennen, macht Unsägliches sagbar (*Ilse Orth* 2015), fügt dem Schweigen und bösen Worten gute Worte hinzu. Die enge Verschränkung von Leib und Sprache wird multisensorisch spürbar gemacht, findet Ausdruck im Gestalten von Gesten, Bild und Sprache.

Die Methode nährt fast absichtslos-mittelbar die Freude am schöpferischen Gestalten und fördert explorative Neugier, gefolgt von selbst-reflexivem Erfassen und auch von Entwürfen zu einer Veränderung. In Theorie und Praxis des Integrativen Verfahrens wird das eine „leiblich erfasste, mental durchdrungene und verkörperte Wirklichkeit" (*Orth, Petzold* 2017).

Im Erarbeiten der wissenschaftlichen Texte die praxisverschränkte Theorie des Integrativen Ansatzes auf unterschiedlichen Ebenen wahrzunehmen, zu erfassen, zu erkennen und erklären, gemäß den Gesetzen der hermeneutischen Spirale (*Petzold* 2005p, 2017f), die sich immer weiter, höher und tiefer windet, erschließt sich die Breite und die Tiefe des ganzheitlichen Verfahrens der Integrativen Therapie und deren Methoden immer klarer. Das prägt sich nachhaltig ins Bewusstsein ein, macht Lust auf mehr. Die Spirale der Erkenntnis dreht sich.

Hilde Domin sprach einmal über jenen magischen Gegenstand, jenes „Sesam-öffne-dich", das Lyrik ist. Diese Metapher trifft auch auf die gesamte Methode der Integrativen Poesie- und Bibliotherapie und auf den dahinter wirkenden Integrativen Ansatz *Hilarion Petzolds* zu.

Es ist wahrnehmbar, dass viele Menschen heutzutage die Welt weit mehr als Ganzes begreifen wollen, dass sie stark die Dringlichkeit verspüren, ihre Perspektive zu erweitern und gleichzeitig der eigenen und der universalen Natur entsprechend leben zu wollen. Dazu ein ansprechendes geistiges Bild, das sich in einer Schrift von *Hilarion Petzold* (2019d) bietet: der **Oikeiosis**-Gedanke, ein Begriff aus der jüngeren Stoa, der sich grob umrissen mit einer Art Selbstfürsorge und gleichzeitig dem Erlernen auseinandersetzt, mit der Natur Haus zu halten, eine philosophische Idee, die mehr als 2000 Jahre später für die gesamte Menschheit eine zentrale Rolle spielen sollte. Vielen ist bewusst, dass man das Welt-System in seiner Komplexität erfassen müsse. Jeder, der die Sensibilität dafür entwickelt, fördert auch „Parrhesie", sprich, eine moralisch, sozial, politisch integre Wahrheit laut auszusprechen. Mit einem ganzheitlichen Denken transversaler Vernunft, mit einem unbestechlichen, integren Menschenbild, mit weit über Therapie hinausgehender Kulturarbeit und dem „Caring for Nature-Gedanken" dient die wissenschaftliche Arbeit *Hilarion Petzolds* und der seiner WeggefährtInnen, seinem „geistigen Konvoi", über den therapeutischen Aspekt hinaus dem Wohle der Welt und ist im heutigen Zeitgeist moderner und aktueller denn je (*Petzold* 2016).

Eine Möglichkeit sich dahingehend zu sensibilisieren und zu engagieren ist die Poesie- und Bibliotherapie, die über die Heilkraft der Sprache, über Schönheit und kreativen Ausdruck Menschen einer vertieften Selbsterfahrung und Selbstreflexion näherbringt, der „multiplen Entfremdung" entgegenwirkt. Schreitet man in seinem Leben mit den Methoden und Techniken der Integrativen Therapie im geistigen Gepäck, in einem unsichtbaren Konvoi aus inneren Beiständen und Mentalisierungen, durch Zeit und Kontinuum, ist man auf einem guten Wege.

Abschließend könnte man, *Kafka* paraphrasierend, sagen, dass die Herrlichkeit des Lebens in ihrer Fülle kommt, wenn man sie mit dem richtigen Worte nennt, mit dem ganzen Leib empfindet und mit der Sprache anspricht: Das Wesen der Zauberei, die nicht schafft, sondern ruft. Wer auf einer Etappe seines Lebens der Poesie- und Bibliotherapie begegnet, hat in vielem sein persönliches Zauberwort gefunden, auch zum Geschenk für die Mitwelt.

Gemäß der Heilkraft der Sprache wollen wir dieses Kapitel unseres Textes auch mit Poesie schließen. Sie spricht für sich selbst ...

Zahlloser Sterne breites Band
glitzert in tiefer Nacht
Klippe beschienen von einsamer Leuchte Mond noch nicht gesunken
Trächtiger Glanz vollkommener Kugel von ungeschliffenem Jaspis
Aufgehängt im nachtschwarzen Himmel das ist mein Sinn.
(Han Shan: Gedichte vom kalten Berg)

2. Skizzen aus der Praxis

Nachfolgend sollen aus verschiedenen Bereichen poesie- und bibliotherapeutischer Praxis Beispiele dargestellt werden, die etwas von der Vielfalt der Einsatzmöglichkeiten dieser integrativen Methode vermitteln können.

2.1 Schreiben am Meer – Bildungsurlaub mit Erwachsenen

Kreatives Schreiben in Verbindung mit Naturerleben als salutogener und heilsamer Naturerfahrung ist eine Anregung zur Verlangsamung und zur bewussten „komplexen Aufmerksamkeit und Achtsamkeit" (*Wölfle, Petzold, Mathias-Wiedemann* 2023). Dazu sollen mit der künstlerischen Methode der Poesietherapie vor allem Erlebnisfähigkeit, Wahrnehmung und Selbstvergewisserung eigener Ressourcen und die Erinnerungsfähigkeit an Freudiges und Bestärkendes gefördert werden und zugleich bewirkt Poesietherapie eine Freude am eigenen Gestalten (siehe *Orth*, dieses Buch).

Im kreativen Tun erlebt der Mensch sich als ein schöpferisches und damit als ein lebendiges Wesen, in einem fortwährenden Veränderungsprozess.

Hier eine Skizze der poesieagogischen Arbeit während eines Bildungsurlaubs mit einer Erwachsenengruppe am Meer auf der Insel Sylt, die mit Texten der Teilnehmenden vorgestellt wird.

Das Meer ist in seiner Weite und Tiefe eine Ur-Landschaft, die uns Respekt vor dieser Natur abfordert, die uns aber auch innehalten lässt und die wir mit allen unseren Sinnen wahrnehmen: die Frische einer Meeresbrise und die unendlich wechselvollen Bewegungen seiner Dünungen, den salzigen Geruch der See, der mit jedem Atemzug in uns einströmt, die Sonnenwärme und den Wind auf der Haut.

Der Augenblick, in dem wir das erleben, ist einmalig! Es ist ein flüchtiger Moment, der uns unsere eigene Vergänglichkeit bewusst macht, aber dieser seltene Augenblick hebt sich in seiner Einmaligkeit auch aus der Zeitlichkeit heraus. Wir erleben uns im SEIN.

Fußspuren im Sand
Vergänglich durch Wellenspiel
Nur ein kurzer Hauch
(Regina)

Ankommen am Meer! Nach einer Vorstellungsrunde ist die erste Übung für die Gruppe: Jeder geht für sich, geht mit langsamen Schritten über den Holzsteg zum Meer, um sich dort einen Ort zu suchen, der zum Niederlassen einlädt. Ankommen! Atmen!

Dort seinen Platz zu finden und im Dreierschritt des „Besinnens – Betrachtens – Versenkens" (*Petzold, Orth* 2020b) ganz gegenwärtig sein mit dem Satz „Ich bin hier!" Anschließend aufschreiben, was in den Sinn kommt.

Geborgenheit
Hier, wo die Brandung nur noch sanft zu hören ist.
Hier, wo die Sonne mich wärmt und der Wind meine nackte Haut streichelt.
Hier, wo ich spüre, wie der Sand zwischen meinen Zehen rieselt, wenn ich meine Füße bewege.
Hier, wo das leise Brummen der Fischerboote und das Schreien vereinzelter Möwen zu hören ist.
Hier, wo das Meer mit dem Himmel streitet, wer wohl das schönere Blau hat.
Ja, genau hier. Wo der Himmel Arm in Arm mit dem Meer vor mir steht.
Ja, genau hier. Wo die Zeit einfach langsamer vergeht, damit man all das Schöne in sich aufsaugen kann.
Ja, genau hier! Fühle ich mich geborgen!
(Dieter)

Natur ist ein Resonanzraum, der in uns Empfindungen und gedankliche Inspirationen hervorruft. Resonanzphänomene entstehen, wenn über die Wahrnehmungssinne des Menschen Eindrücke aus der Außenwelt (Meer ...Musik, Lyrik, Bilder etc.) oder der Innenwelt (Schmerzen, Wohlbefinden ...Gedanken, Empfindungen, Erinnerungen) bewusst oder unbewusst auf verschiedene Gedächtnisspeicher im Leibarchiv treffen, persönlich-biographische, zeitgeschichtlich und kulturell geprägte Lebenserfahrungen und deren emotionale und kognitive Bewertungen wahrgenommen und zum Ausdruck gebracht werden.

Das Da-sein in einem so weiten Naturraum weckt ein besonderes Echo in uns und führt zu einer intensiveren Wahrnehmung nicht nur des Außen, sondern auch des Innen. Raum und Zeit werden weit. Wir werden uns unseres verletzbaren Lebens bewusst und gleichzeitig ist dies auch eine intensive Erfahrung von lebendig Sein.

Die Bewegung des Wellenspiels bewegt auch den Spaziergänger, flanierend am Meeresrande, ruft dies in ihm Phantasien auf, in Gedanken und Empfinden ein Spiel der Möglichkeiten und Wandlungen.

Ebbe und Flut. Das ist meine Geschwindigkeit
Eine Möwe im Wind möchte ich sein.
Ich möchte glitzern und leuchten, wenn die Sonne auf mich scheint.
Ich möchte fliegen, weit über das Meer, und den Augenblick in einem Foto einfangen.
Ich möchte ein Ton sein, der in die Herzen fliegt, und ein Rauschen in Wellenform.
Ich möchte eine Muschel sein, die am Strand liegt und aufgesammelt wird.
Ich möchte die Fußspur sein, die so lange existiert, bis die Flut kommt.
Ich möchte ein Stein sein, vom Wasser bunt und rund gewaschen.
Vielleicht möchte ich auch das Meer selbst sein, groß und immer in Bewegung, an allen Stränden zu Hause
Das Meer hat mich geschrieben und wenn ich länger bleibe,
möchte ich Strandhafer werden.
(Christian)

> Die WEGE therapeutischer Hermeneutik haben immer auch einen „explorativen Charakter". Wie ein Echolot suchen sie die Abgründe und Untiefen der Biographie ab und machen eine Morphologie des Bodens zugänglich, auf dem unsere Existenz basiert [...]. (*Petzold* 2017f, vgl. ders. 2005p).

Vor dem Meer gehen wir achtsam an seinem Meeressaum entlang. Was bewegt mich, ergreift mich, was weckt meine Aufmerksamkeit – innehalten und betrachten. Der WEG – als erfahrener un-bewusst geführter Lebensweg ist eine bedeutsame Metapher der Integrativen Poesie-Therapie. Petzold begreift dies im Konzept der „Komplexen Achtsamkeit" auch praxisbezogen auf ein Erleben der Zugehörigkeit, ein Mit-Einander in der Liebe zum Lebendigen (s. *Petzold* 2017f; *Wölfle* et al. 2023).

Hier werden im Gehen und in kontemplativer Naturbetrachtung poetische Gedanken in bildhafter Sprache impulsiert. Viele der TeilnehmerInnen entdecken in sich ein dichterisches Talent und den Mut dies zu formulieren und erstaunen über diese neue Seite – Enrichment, Enlargement!

Glitzerndes Meer
Kraftvolles Rauschen
Aus der Ferne
Ein Lachen

Ein Teppich
Voller Diamanten
Bis zum Horizont

Schaumkronen küssen
Meine Füße
(Stella)

Die Übung eines meditativen Spaziergehens (*Petzold, Orth* 2020b) am Meeresrand wiederholen und vertiefen wir – achtsames Gehen und bewusst wahrnehmen: Tasten/Fühlen – Klänge/Geräusche – Gerüche – Bilder, Farben, Kontraste, Lichtwechsel ... Wahrnehmungen sowie auch innere Gedanken, aufsteigende Erinnerungen werden notiert – keine Sätze, Notizen, linksbündig Flattersatz untereinander, nicht ordnen!

> Geben wir uns also ganz der Freude hin, mit unserer Seele zu plaudern; sie ist das Einzige, was die Menschen uns nicht rauben können [...]. (*Jean-Jacques Rousseau*)

Gestaltet wird später im Gruppenraum. Texte werden ausgeformt, mit Malen verbunden, gefundene Dinge dazugelegt – eine Assemblage von Wort und Bild.

Dann wird vorgelesen. Wichtig im Prozess ist, Raum zu geben für Resonanzen aus der Gruppe. Wichtig, weil sich so eine wohlwollende, supportive Atmosphäre entwickeln kann, die weitere Kreativität und Mehrperspektivität im Blick auf das Eigene und ein Interesse an den Anderen fördert (intrapersonell und interpersonell).

Offenbarung
Offen den Weltmeeren entgegen
Den Sturm an sich vorbeiziehen lassen
Glatt und doch so gezeichnet
Zeigst du dein Inneres der Welt
Vertrauen!
So schlafen nur Kinder und Du!
(Norma)

Ein zielloses Flanieren am Meeressaum entlang, doch ureigene Entdeckenslust lenkt die Aufmerksamkeit auf die Dinge, die das Meer auf den Sand geworfen hat. Muscheln, zarteste Gebilde in mattem Weiß, rosafarben, Grau, Schwarz!

Manche zerbrochen, ihr Perlmutt spiegelt den Himmel. Die bizarren Formen getrockneten Tangs. Ein halber Krebs.

> Höchst aufmerksam und liebevoll muss der, der spinnt, jedes kleinste lebendige Ding, sei es ein Kind, ein Hund, eine Mücke, ein Schmetterling, ein Spatz, ein Wurm, eine Blume, ein Mann, ein Haus, ein Baum, eine Hecke, eine Schnecke, eine Maus, eine Wolke, ein Berg, ein Blatt oder auch nur ein weggeworfenes Fetzchen Schreibpapier, auf das vielleicht ein liebes, gutes Schulkind seine ersten ungefügten Buchstaben hineingeschrieben hat, studieren und beobachten. (*Robert Walser*, Der Spaziergang)

Strandgut! Allein diese Dinge zu betrachten und zu beschreiben führt zu einer inneren Ruhe, die äußere Welt scheint ausgeblendet, wenn man auf die Geschichten lauscht, die diese Dinge erzählen. Es ist dieser Moment des Ganz-Versunkenseins, der eine tiefe Stille in uns entstehen lässt.

Muschelschale
Blaue Muschelschale
Ich fand dich
In dem weißen Sand-
zerbrochen
Geschenk
des Meeres
länglich, zerbrechlich, schön –
perlmuttfarben schimmernd im Sonnenlicht
(Monika)

Persönliches findet Ausdruck über das Objekt. Tröstlich kann die Schönheit auch der kleinen, sogar oder gerade die der zerbrochenen Dinge wirken.

Dabei bleibt Naturerleben nicht selbstbezogen, sondern hat einen intersubjektiven Blick und fördert ein ökosophisches Verstehen von Mensch und Natur. „Komplexe Achtsamkeit" (*Wölfle, Petzold, Mathias-Wiedemann* 2023) ist auf den Menschen, seinen Leib und auf seine Lebenswelt gerichtet, auf deren Gefährdung und Zerstörbarkeit sowie die Verschränkung von beiden.

> Das Erschließen von Sinn aus den dichten Beschreibungen eines Erlebnisses während eines Waldganges, einer meditativen Besinnung, Betrachtung eines Ortes oder Gegenstandes, ein Ausloten der Resonanz, aber auch das Ergründen eines inneren Reichtums, das ist integrative Hermeneutik und komplexe Achtsamkeit auf diese Vielschichtigkeit hat daran einen wesentlichen Anteil.
> Nicht nur im Ausloten von „zu bearbeitendem Material", sondern auch in prospektiver Hinsicht – bezüglich der Entwicklungspotentiale eines Menschen, von sich selbst.

> Im Naturerleben werden nicht nur die Entwicklung von Potentialen zur besseren Lebensgestaltung des Einzelnen gesehen. Der Mensch ist immer Mit-Mensch und so ist das Miteinander, das Mit-Sein ein ebenso wichtiges Anliegen der Green Therapy – Ko-Kreativität im Dienste des Lebendigen. (*Petzold* 2017f)

Natur als Erfahrungs- und Erlebensraum wird von Anbeginn als eines der Medien in der poesietherapeutischen Arbeit eingesetzt. In kontemplativer Naturbetrachtung können unsere Gedanken zur Ruhe kommen und Stille breitet sich in uns aus. Und aus dieser kreativen Versunkenheit heraus schreiben wir oder es schreibt uns. Wir sind ganz bei uns angekommen und doch eingebunden in einen Lebensraum.

Und das Meer ist ein besonderer Lebensraum – mächtig und weit, schön und bedrohlich und gefährdet! Doch noch immer ist es ein Bild für unsere Sehnsucht nach Ferne, für ein Versprechen, dass es das Paradies irgendwo doch geben muss und es ist auch Rückkehr zur Quelle des Lebens.

> Ich streckte mich auf den Kieseln aus und schloss die Augen. „Was ist das nur mit der Seele", dachte ich, „und welche geheimnisvolle Entsprechung besteht zwischen ihr und dem Meer, den Wolken und Düften! Als wäre auch sie ein Stück Meer, Wolke, Duft ..." (Nikos Kazantzakis)

2.2 Poesietherapie in der psychiatrischen Ambulanz

Und eine große Blüte stieg
leuchtend blaß
aus meinem Herzen
(Hilde Domin)

So endet das allererste Gedicht, das *Hilde Domin* schrieb. Für sie sind, wie die Bäume auch die Liebe und die Poesie die großen Tröster, so kann Dichtung Trost und Ermutigung sein, vor allem nach einer Zeit großen Leids – eine Zeit der materiellen und der seelischen Zerstörung, die die Dichterin selbst während des Krieges erleiden musste.

Poesie ist verdichtete Sprache, eine höchst subjektive, jedoch gestaltete Sprache, in der weit mehr enthalten ist, als beim ersten Hören anklingt. Die Lebenserfahrung und Empfindung des Menschen, der das geschrieben hat, klingt sozusagen noch in uns nach. Und auch das Ungesagte ist darin enthalten und berührt uns tief. Denn Sprache ist untrennbar mit dem Leib und damit mit unseren Empfindungen verbunden.

Als Poesietherapeutin in einer psychiatrischen Tagesklinik arbeite ich wöchentlich mit einer ambulanten Gruppe von ca. acht PatientInnen, die sich für diese

Therapieform entschieden haben, in der das angesprochene Thema mit Malen und mit dem Schreiben verbunden ist. Die Textformen sind nie vorgegeben, sondern entstehen im Schreiben selbst.

Ich möchte als Thema für diese Skizze das Motiv der Blüte und des Blühens wählen. Natur ist ein wunderbares Beispiel für Wandel und Werden und das Aufblühen selbst ist auch im übertragenen Sinne ein Bild für Entfaltung, also auch für Enrichment und Enlargement im therapeutischen Sinne, Entfaltungskräfte werden geweckt.

Auf dem Tisch eine Vase mit frischen Blüten, der Jahreszeit entsprechend. Ich frage nach den Lieblingsblumen und wer einen Garten oder einen Balkon hat und ob dort gerade etwas blüht und was.

Dann lasse ich mit den Händen eine Blütenknospe formen und mit mir zusammen lassen wir diese „Knospe" sich in unseren Händen entfalten. Das Aufblühen kann gestisch immer weiter gehen bis zu weit geöffneten Armen. Das ist das Gegenteil des ängstlichen Sich-Verschränkens der Arme über der Brust. Jeder macht diese öffnende Geste soweit es dem Empfinden nach möglich ist. Diese sehr offene Geste der ausgebreiteten Arme können nicht alle mitvollziehen, es braucht die Sicherheit, sich zeigen zu können. So machte es jede/r auf seine Weise mit und langsam, von einer Woche auf die nächste, entsteht mehr leibliche Sicherheit. Die wohlwollende Resonanz der anderen GruppenteilnehmerInnen ist dafür wesentlich.

Dann spreche ich möglichst frei ein Gedicht. So kann ich mit den PatientInnen in Blickkontakt bleiben. Dies hat eine ganz andere Wirkung als ein vorgelesenes Gedicht. Denn der plötzliche Wechsel von meiner Alltagssprache zur poetischen Sprache, lässt sie aufmerksam werden. Ich spreche den Vers zweimal.

Grün ist der Jasminenstrauch
abends eingeschlafen.
Als ihn, mit des Morgens Hauch,
Sonnenlichter trafen,
ist er schneeweiss aufgewacht,
„Wie geschah mir in der Nacht?"
Seht, so geht es Bäumen,
die im Frühling träumen!
(Friedrich Rückert)

Das Bild einer Ver-Wandlung wird vorgestellt. Aus der Erinnerung taucht das Empfinden des Entzückens und der Verzauberung auf, angesichts einer sich öffnenden Blüte. Vielleicht kommt sogar ein Duft in die Nase.

In Betrachtung und Meditation wird dann im Gestalten das Motiv *Blühen* weiter vertieft – im Malen und Schreiben in Handlung gebracht. Mit dem gemeinsamen schöpferischen Gestalten zu einer Blüte und im Spiel mit der Metapher Blühen sind Möglichkeiten gegeben, mit Anderen künstlerisch kreativ zu wirken, gemeinsames Tun positiv und in gegenseitiger Wertschätzung zu erleben – in Ko-respondenz und in Ko-kreativität mit anderen Gruppenmitgliedern.

Im anschließenden Gespräch, im Erzählen über etwas oder von sich selbst, wird ein Verstehen des eigenen Prozesses und darüber hinaus auch des angesprochenen Lebensthemas angebahnt.

Die bildhafte Sprache der Poesie weckt beim Zuhören und einfühlenden Mitschwingen Resonanzen. Erinnerungen an eigene Erlebnisse tauchen vor dem inneren Auge auf, die von leiblichen Empfindungen begleitet sind. Wir arbeiten ressourcenorientiert mit Themen wie Naturerleben im Wandel der Jahreszeiten; in der Imagination mit einem Ort des Wohlfühlens; mit Gedanken an Menschen, die ermutigend und unterstützend waren, an Tätigkeiten, die Freude machen, oder wie bei diesem Beispiel mit einer Blüte, die herumgereicht wird. Motive und Metaphern, die zum „Übersetzen" im Malen von Bildern und Schreiben von eigenen Texten anregen. Manchmal sind diese „Ressourcen" in den Hintergrund geraten oder überschattet von aktuellen Belastungen und müssen wieder geweckt werden und ins Bewusstsein gelangen.

Mit dieser intermedialen Arbeitsweise einer „multiplen Stimulierung" wird der Mensch als „multisensorisches Wesen" auf allen leiblichen Ebenen angesprochen. Seine Wahrnehmungssinne werden geweckt – *Ilse Orth* nennt dies „Wahrnehmungsfenster zur Welt".

Sinnenbewusstsein entwickeln heißt innehalten – staunen, wieder lernen, sich zu öffnen – in Kontakt kommen mit sich, mit Anderen und mit dem, was uns umgibt und dies bewusst zu erleben und zu reflektieren, wo findet sich diese Qualität – beispielsweise von Frische, Freude, Schönheitserleben – im Alltag, in der erreichbaren Umgebung.

Petzold nennt dies *„Komplexe Achtsamkeit"* und fasst es sogar weit über eine individuelle heilsame Erfahrung hinaus bis zu einer globalen Ökologie in der „Sorge um das Lebendige" (*Wölfle, Petzold, Mathias-Wiedemann* 2023).

Gerade in der gestalterischen Therapie (vgl. *Orth,* dieses Buch) kann wieder Freude und Achtsamkeit für sich selbst (Selbstsorge) stimuliert werden, sowie Achtsamkeit und Sorge für die Anderen und so ein soziales Eingebundensein gefördert werden. Ein Ziel ist, einen gesunden Lebensstil als Entwurf in den Blick zu nehmen und sich Schritt für Schritt auf diesen Weg zu machen.

2.3 Poesietherapie in der Schule

> Menschen müssen für ihre Gefühle „Worte finden", ihr „Leben erzählen" können!
> (Vgl. Festschrift für *Ilse Orth*, 2018)

Auch in der Pädagogik kann die Methode der Poesie- und Bibliotherapie mit ihren Techniken (Kreatives Schreiben, intermediale Quergänge, etc.) als Unterstützung in der Persönlichkeitsentwicklung der Jugendlichen erfolgreich eingesetzt werden.

Kreatives Gestalten, auch mit wechselnden Medien, – immer eine Botschaft von mir, über mich, für mich und an andere führt bei den jungen Menschen zu Solidaritätserfahrung, *Enlargement, Enrichment, Empowerment*, leistet letztendlich in Brennpunktschulen auch einen ganz bedeutenden Beitrag zur Integration im Sinne der Integrativen Kulturarbeit.

Bis zu meinem Austritt aus dem Schuldienst Okt. 2023 (an einer Höheren berufsbildenden Brennpunktschule, 80% MigrantInnen) arbeitete ich in meinem Fach Deutsch jahrelang immer wieder auch mit der Methode der Integrativen Poesie- und Bibliotherapie in Stunden oder in Form von Projekten. Ich erkannte, dass die Integrative Therapie mit ihren Methoden und dem ganzheitlichen Ansatz, insbesondere die Integrative Poesie- und Bibliotherapie mit ihrer großen Bedeutung, die der Heilkraft der Sprache zukommt, eine ideale Möglichkeit wäre, ergänzend zum Regelunterricht und als Weiterbildung für PädagogInnen, Schule zu dem zu machen, was sie sein sollte:

Eine Institution, die kognitives Wissen lehrt, aber gleichzeitig den bio-psycho-sozialen-ökologischen Hintergrund ihrer anvertrauten jungen Menschen berücksichtigt und mit Hilfe der Integrativen Poesie- und Bibliotherapie letztendlich Kulturarbeit auf höchstem ethischen Niveau betreibt, die das kritische Bewusstsein und Denken der Jugendlichen schult, Humanität, Konvivialität und reflektierten Altruismus fördert, sie in einem Konvoi auf Zeit begleitet und unterstützt, damit sie später ihre Zukunft und damit die Zukunft der Gesellschaft aktiv und innovativ mitgestalten können.

Beispiel 1: Projektbericht (wegen der besseren Lesbarkeit im Präteritum verfasst)

Poesietherapie (Techniken des kreativen Schreibens, Biographiearbeit) als Unterstützung in einer schulischen Ausnahmesituation – Gedankenskizze eines Modells.

Wegen der unfreiwilligen Zeit des Heimunterrichts und des Distance Learnings aus Anlass der Corona-Ausnahmesituation führte ich ein klassenübergreifendes 14-tägiges Projekt zum Kreativen Schreiben zu unterschiedlichen

Schreibanregungen durch (Tagebuchaufzeichnungen, Gedichte, biographische und fiktive Geschichten).

Es zeigte mir, wie Kreatives Schreiben als Medium des Selbstausdrucks zur Förderung der Kreativität und Persönlichkeitsentwicklung besonders in Krisenzeiten in Schulen eingesetzt werden kann. Wobei diese Art der kreativen Interventionen nicht nur aus einer kreativen Bastelstube stammt, sondern, durch die hohe Theorie-Praxis-Verschränkung des Verfahrens der Integrativen Therapie, der umfassenden und breitangelegten Meta- und Wissensstruktur, auf der neben ihren allen anderen Methoden auch die Methode der Poesietherapie aufbaut, einen hohen didaktischen und nachhaltigen Stellenwert besitzen.

Die eindrucksvollen Ergebnisse (Texte, Bild-Collagen, etc.) konnten auch als Beitrag zur „Integrativen Kulturarbeit" verstanden werden und zeigten, wie die Abweichung vom Regelunterricht und die Hinwendung zu kreativem Arbeiten die jungen Menschen unterstützen kann. Gerade unter schwierigeren Bedingungen Selbstreflexion und Selbstwirksamkeit zu erfahren und zu erleben, trägt zu ihrer Balance bei und lehrt sie besonders, dass das Schöpferische an sich und der Umgang mit kreativen Medien als wertvolle Bereicherung empfunden werden kann.

Die SchülerInnen erkannten in diesen Projekt-Tagen schreibend auch stärker, was mit der Natur, somit auch ihnen geschieht.

In den Texten zeigte sich, wie dankbar sich die Jugendlichen trotz Lock-Down oder gerade deshalb als multisensorische Wesen auf allen leiblichen Ebenen in ihrer achtsamen Wahrnehmung angesprochen fühlten. Sie beschrieben, dass die Welt draußen stiller, die Luft klarer sei. Rauchende Schlote und Kondensstreifen kaum zu sehen und Tiere sogar in der Stadt präsenter seien. Während ihre Welt auf die Szenerie des digitalisierten Wohnzimmers und digitale Bilderwelten geschrumpft war, manifestierte sich in ihnen die Sehnsucht nach Wald, Bergen und Meer, nach Welt in heiler Natur. Natur, häufig für die jungen Menschen nur wenig beachtete Kulisse, die sie mit dem Smartphone mit Blick auf das Display durchstreifen oder konzentriert auf das Gespräch mit Freunden. Natur, reduziert auf den künstlichen Fußballrasen oder auf Plakate in Einkaufszentren, Shoppingmalls und Bepflanzung von Fastfoodketten als Erlebnisräume zum Chillen.

Nun beschrieben sie ihre mentalen Orte der Kreation, die nicht selten reale Orte in der Natur waren. Das Schlendern durch eine leere Stadt, das befreiend empfunden wird, ein grüner Hügel, den eine Schülerin erklimmt, weil oben ihr „Traumhaus" steht, eine von einem alten Garten umgebene Villa. Ein anderer Schüler beschrieb die Berge als seinen „Ort der Kraft".

Ich forderte sie auf, auch weiterhin nach draußen zu gehen, bei ihrer Wanderung durch eine stillere Welt, Naturphänomene aufmerksam wahrzunehmen. Zeit zu haben, sich Zeit zu nehmen, sich zu besinnen, zu betrachten, bis zur Versunkenheit, ein verdrängter Luxus der jungen Menschen, konnte zu einem Geschenk in der schwierigen Lebensphase des Lockdowns werden.

Achtsame Bewegung in der Natur lässt den Spaziergänger diese bewusst erleben und deren heilsamen Potentiale eigenleiblich spüren und kann in Texten zur Sprache kommen. Leibliche Resonanz zu den Eindrücken aus der Natur kommt in nonverbaler Expression, verbaler Rede oder in Geschriebenem zum Ausdruck. Ein wahrnehmender und expressiver Leib führt wiederum in die Kreativität und in der intermedialen Arbeit mit kreativen Medien, mit Naturbezogenheit und in Resonanz, Expression ist der Weg zu einer Entfaltung der Persönlichkeit gebahnt (vgl. *Orth*, *Petzold* 2018). Ein weiterer Prozess kam in Gang.

Die SchülerInnen bemerkten, wie sehr ihnen die Struktur der Schule fehlte und wie sehr sie in dieser Zeit kreative Anregungen als wohltuend empfanden, während das Bedürfnis, Filme und Serien zu streamen abnahm und manche sogar das Spiel mit dem Handy langweilte.

Nachrichten machten sie traurig. Manche hatten Angst, krank zu werden, andere, dass sie die Grenzen nicht überqueren und ihre Großeltern, alt und krank, weiterhin nicht sehen dürfen. Ein stiller Schüler lebte mit seinem alten Großvater allein unter einem Dach und hatte fortwährend Angst, ihn anzustecken.

Alles Ereignisse, die in Aufzeichnungen, Geschichten zur Sprache gebracht wurden.

Abgesehen davon, dass die Texte an sich die beste Rückmeldung darstellten, gab es durch die Bank das Feedback, dass ihnen diese Hausübungen Vergnügen, große Befriedigung, Entspannung und Ablenkung vom restlichen sehr anstrengenden digitalen Schulalltag bereiteten. Sie begannen in unserem digitalen Raum zu erzählen, schrieben Texte, die sich auf ihre Biographie bezogen, drückten ihre Gefühle in Tagebuchaufzeichnungen, in Gedichten aus.

Die SchülerInnen kamen, wie schon erwähnt, aus unterschiedlichen kulturellen Traditionen, brachten unterschiedlichste Einflüsse anderer, fremder Welten mit, was ungemein viel Stoff bot. Selbst über digitale Medien führte die gemeinsame kreative Arbeit zu lebendigem Austausch und wertschätzenden Solidaritätserfahrungen in den verschiedenen Klassen.

Eine Schülerin teilte mit uns ihre berührende Geschichte über ihre Tante. Eine kurdische Frau aus einem winzigen Dorf in der Osttürkei, die hart darum kämpfte, studieren zu können, viele menschliche Niederlagen erlebte und letztendlich im vierzigsten Lebensjahr bei einer Versammlung auf einem großen Platz, wie viele andere friedliche Demonstranten, Opfer eines Selbstmordattentäters wurde. Die Erzählung ließ Betroffenheit bei den anderen zurück, die Schülerin zeigte sich nach dem Lesen erleichtert. Ein anderes Mädchen erzählte die Traum-Begegnung mit ihrem verlorenen Zwilling. Ein Schüler schrieb eine intensive Charakteristik seiner Großmutter, der einzigen Bezugsperson, die immer für ihn da gewesen war. Geschichten über Geschichten, tausend Geschichten aus anderen Welten, die sich im Erzählen öffneten. Eindrücke, die in einer Krisensituation vielperspektivischen Ausdruck verlangten. Junge Menschen, die sich in dieser Phase durch das gestalterische Prinzip nicht mehr so ohnmächtig fühlten, die Möglichkeit hatten, sich ihrer Ressourcen zu besinnen. Viele äußerten das Bedürfnis, weiter schreiben zu wollen, weil es ihnen *wohltue, Freude bereite.*

Im Laufe der Wochen arbeiteten wir dann auch verstärkt im Literaturunterricht mit Texten im bibliotherapeutischen Sinne. Und viele SchülerInnen wünschten sich, dass ich vorlese, fanden das beruhigend und entspannend.

Texte darbringen, schreiben lassen, in der Hoffnung, dass junge Menschen zu Schreiben und zum „dichten Erzählen" finden.

Viele kamen selbst auf die Idee ihre Texte zu illustrieren, fertigten Zeichnungen an, machten kleine Videofilme mit dem Smartphone.

So entdeckten die Jugendlichen gerade in einer Zeit erhöhter Belastung, welcher Schatz Kreativität bietet. Sie kann Ressource sein und löst Lust und Freude aus.

Beispiel 2: Projektbericht – Biographiearbeit

An einem Projektvormittag diesmal im Klassenverband in der Schule befassen wir uns mit Biographie (*Petzold* 2016f). Ich stelle den SchülerInnen die Aufgabe, sich auf einen Punkt in ihrem Leben zu besinnen, an dem sie eine Wende erfahren haben. Gemäß den intermedialen Quergängen ist die Aufgabe, zuerst diesen Wendepunkt bildlich darzustellen, dann in einem Vierzeiler zu verdichten. Danach soll darüber gesprochen werden.

Nach einer kurzen Entspannungs- und darauf folgenden Zentrierungsübung (recken, strecken, Musik) fordere ich die Klasse auf, auf e iner Arbeitsinsel, die sie sich schon vorher einrichteten, Platz zu nehmen. Großer Flipchartbogen, Softpastellkreiden, Wachsmalstifte stehen zur Verfügung. Ich leite sie dazu an, innere Bilder, Stimmungen durch die Hand und Stifte auf das Papier fließen lassen, so wie es kommt. Im Anschluss daran folgte die Anleitung, aus der „inneren Resonanz" auf das *Bild oder auf ein Detail im Bild einen Vierzeiler zu schreiben.*

Da ich die Klasse gut kenne und gegenseitiges Vertrauen vorhanden ist, komme ich mit einer gezielten Intervention aus. die SchülerInnen sind kreatives Gestalten gewöhnt. Es handelt sich dabei um eine relativ kleine Klasse mit nur 16 SchülerInnen.

Es herrscht nicht nur mir gegenüber ein vertrautes Klassenklima, was natürlich kreative Übungen erleichtert. Gerade auch das kreative Arbeiten in vorhergehenden Stunden hat das Vertrauen untereinander gefördert. So kommen Prozesse leicht in Gang.

Alles Schreiben und Vorlesen der Texte geschieht auf freiwilliger Basis. Es gibt bei keiner Phase der Arbeit ein Muss, auch nicht beim Erzählen, aber Erzählen löst Erzählen aus und Solidaritätserfahrungen aus vorhergehenden Schreibimpulsen nähren die Freude am Teilen von Erfahrungen. Auch die Hemmung der Jugendlichen, Texte zu verfassen, länger oder kürzer, ist mit der kontinuierlichen Gewöhnung an kreatives Gestalten im Laufe des Schuljahres, immer wieder einmal in kleinen Sequenzen, zusehends verschwunden.

Sie zeigen mittlerweile sehr häufig Freude, ihre „Werke“ zu präsentieren, vorzulesen.

Exemplarische Ergebnisse:

Schüler I:

Mahdi, 18, ein schlanker, sehr geschmeidig wirkender Jugendlicher, gute Körperspannung, mit strahlendem Lächeln, aus Somalien, beliebt bei den anderen in der Klasse, sehr wach, präsent, intelligent, fleißig in der Mitarbeit, allgemein kommunikativ, wir wissen aber sonst wenig von ihm.

Mahdi sitzt ruhig über sein Blatt Papier gebeugt und beginnt zu malen, arbeitet vertieft, in beinahe meditativer Qualität. Verwendet dabei nur verschiedene braun-orange-gelb-Töne. Ich beobachte seinen Arbeitsprozess. Nach einer Weile sehe ich ein Blatt Papier vor mir, das sich vollständig in verschiedenen Braunnuancen eingefärbt hat. Nur am unteren Rand zieht sich ein schmales blaues Band entlang des Blattes. Bei genauerem Hinsehen entdecke ich, dass es sich bei der schwarzen Krakelei im linken oberen Bereich des Blattes, die sich im Verhältnis zur Größe des Flipchartbogens stecknadelgroß ausnimmt, um ein angedeutetes Auto und um Strichmännchen darauf handelt. Eines stürzt gerade vom Wagen.

Mahdi braucht ungewöhnlich lange für den Vierzeiler. Ich schreite nicht ein. In der Großrunde stellt er dann das Bild vor und beginnt mit seiner Erzählung. Zuerst zögerlich, dann mit immer festerer Stimme berichtet er von seiner wochenlangen Flucht von Somalia, durch Wüste, übers Meer. Die Zeichnung erzählt die Etappe durch die Wüste auf einem überfüllten LKW. Nicht alle überlebten die Fahrt. Beim Warten auf die Passage über das Mittelmeer starb sein bester Freund an Durchfall und Entkräftung.

Ein paar Tage später kommt *Mahdi* zu mir. Bedankt sich für diesen Vormittag. Er plant, die Ereignisse der Flucht in einem längeren Text schriftlich aufzuzeichnen.

Schülerin II:

Esma, gerade erst 17 geworden, die jüngste der Klasse, Bosnierin, sehr verschlossen, arbeitet mit, wenn sie gefragt wird, hat dann meist eine Antwort, aber man muss Geduld haben, bis sie antwortet, leise Stimme, von den Noten im unteren Mittelfeld, am meisten Kontakt zur Sitznachbarin, mit der sie mehr spricht.

Esma arbeitet ebenfalls sehr konzentriert, sieht hin und wieder nachdenklich aus dem Fenster, beugt sich wieder über ihr Blatt. Auffallend ist, dass sie beim

Malen zunächst nur die Farbe Blau verwendet. Das Blatt damit fast bedeckt. An schwarzen Linien, die sie zum Schluss ins Blau zeichnet, erkenne ich einen rechteckigen Kasten. Sie schreibt ebenfalls einen Vierzeiler.

Ich hatte es nicht erwartet, aber auch sie erzählt in der großen Gruppe, was das Bild darstellen soll. Sie hatte in der Volksschule eine Freundin, mit der sie im Schwimmbad gewesen war. Die Freundin ertrank und hätte sie beinahe mitgezogen.

Von diesem Tag an, erlebe ich sie als ein wenig aufgeweckter, sowohl im Klassenverband als auch im aktiven Unterricht. Sie wirkte insgesamt gelöster.

Beide Beispiele zeigten mir wieder einmal, wie bedeutend gerade auch die Arbeit mit intermedialen Quergängen ist. Im Malen wird fühlend dem Thema nachgespürt, im Schreiben präzisiert, in Worte gefasst. Unsägliches wird sagbar. Die Heilkraft der Sprache offenbarte sich wieder in ihrer Wirksamkeit und sowohl die Gruppe als auch Mahdi und Esma erlebten Solidaritätserfahrung, Selbstwirksamkeit, ... Aspekte der Wege der Heilung und Förderung (*Petzold* 2012h), zentrale Prinzipien gesundheitsbewusster und entwicklungsfördernder Lebensführung im Rahmen des Integrativen Verfahrens.

In all den Stunden, Tagen kreativen Gestaltens und ko-kreativem Beisammenseins öffnete sich meinen SchülerInnen und mir als ihrer Professorin, in unserem Konvoi auf Zeit, ein Raum zum Schöpferischen, der Urquelle des Lebens an sich, zur Lebensgestaltung. ... als eine persönliche und gemeinschaftliche Lebenskunst, in der das ***Selbst Künstler und Kunstwerk zugleich ist*** und **Oikeiosis**, Selbstaneignung und persönliche Souveränität sich verwirklicht (*Orth,* dieses Buch; *Petzold* 1999q, 2020f).

3. Resümee

Poesie ist ein Medium, in dem der Mensch sich zu begreifen versucht, um damit ein Gefühl von Sinn, ein vertieftes Verstehen seiner selbst, seiner Beziehungen und seines Lebens in der Welt zu erlangen. Wie Musik ist es eine der tiefsten menschlichen Ausdrucksformen in der künstlerischen Gestaltung eines menschlichen Themas – Freude oder Leiden.

„Der Leser ist der Zwilling des Dichters“, schreibt *Hilde Domin*. So wirkt Dichtung lösend als heilsame Kraft, besonders bei Menschen, deren Schwingungsfähigkeit eingeschränkt ist.

Im Gestalten begreift der Mensch sich als ein kreatives Wesen und die Phantasieräume eröffnen neue Möglichkeiten des Handelns und neue Perspektiven.

Im gegenseitigen Austausch werden Bewusstseinskräfte geweckt. Über das Medium der gestalteten Sprache sieht der Mensch sein individuelles Schicksal gespiegelt und vermag so Einsichten in Lebenszusammenhänge gewinnen, was zur Bewältigung von Lebensproblemen oder Krisen beitragen kann. Neue Perspektiven können schreibend (probeweise) entwickelt werden.

Selbst im akuten klinischen Bereich der Psychiatrie kann das Vor-Lesen von Literatur und Poesie eine Insel der Ruhe bedeuten, ein Raum, in dem Stille und Besinnung möglich ist. Im Vor-Lesen von literarischen Texten wird eine geordnete Gedankenwelt vorgestellt, an der Menschen sich orientieren können deren Welt- und Ich-Erfahrung brüchig geworden ist.

In der Erfahrung von Schönheit und Kreativität erleben die Menschen sich als selbstbestimmt Handelnde, auf dem Wege zu einer *„inneren Souveränität"*, in der der Mensch sich seiner Fähigkeiten und seiner Möglichkeiten im Kontext seiner Lebenswelt und Lebenszeit gewahr wird.

Literatur

Domin, H. (1968): Wozu Lyrik heute. Dichtung und Leser in der gesteuerten Gesellschaft. München: Piper.

Domin, H. (1988): Das Gedicht als Augenblick von Freiheit. Frankfurter Poetik-Vorlesungen 1987/1988. München: Piper.

Domin, H. (2009): Sämtliche Gedichte. Hrsg. von Nikola Herweg und Melanie Reinhold. Frankfurt/Main: Fischer.

Hanshan (2001): Gedichte vom Kalten Berg. Das Lob des Lebens im Geist des Zen. Aus dem Chinesischen übersetzt und kommentiert von Stephan Schumacher. Arbor Verlag.

Kazantzakis, N. (2001): Im Zauber der griechischen Landschaft. Herbig Verlagsbuchhandlung München 2001

Kokarnig, H. (2016): Die IPBT-Praxis als Ausgang des Jugendlichen aus der durch ein Bildungssystem verschuldeten Unmündigkeit. In: *POLYLOGE*. Heilkraft der Sprache 04/2016. https://www.fpi-publikation.de/download/12218/.

Orth, I, Petzold, H. G. (1990): Metamorphosen – Prozesse der Wandlung in der intermedialen Arbeit der Integrativen Therapie. In: H. G. Petzold, I. Orth (Hrsg.) (1990). Die neuen Kreativitätstherapien. Paderborn: Junfermann Verlag, S. 721-773.

Orth, I, (1993): Integration als Lebensaufgabe Hilarion G. Petzold (1993o): Die Grenzen des Integrierens. In: *H. G. Petzold, J. Sieper (*1993a): Integration und Kreation, 2 Bde., Paderborn: Junfermann.

Orth, I. (2015): Unsägliches sagbar machen. Interview. Heilkraft der Sprache Internetzeitschrift für Poesie& Bibliotherapie, Kreatives Schreiben, Schreibwerkstätten, Biographiearbeit. https://www.fpi-publikation.de/heilkraft-der-sprache/01-2015-orth-ilse-unsaegliches-sagbar-machen-interview/.

Orth, I., Petzold, H. G.(1990c/2015): Metamorphosen – Prozesse der Wandlung in der intermedialen Arbeit der Integrativen Therapie. In: Petzold, H. G., Orth, I., 1990a. Die neuen Kreativitätstherapien. Handbuch der Kunsttherapie, 2 Bde., Paderborn: Junfermann; 3. Aufl. 2002: Bielefeld: Edition Sirius, Aisthesis Verlag S. 721-773. http://www.fpi-publikation.de/polyloge/alle-ausgaben/03-2015-orth-i-petzold-h-1990c-metamorphosen-prozesse-der-wandlung-in-der-intermedialen.html.

Orth, I., Petzold, H. G. (2015a/1993): „Zum Thema Integration" – Integration als persönliche Lebensaufgabe (Ilse Orth) – Leben als Integrationsprozeß und die Grenzen des Integrierens (H. G. Petzold) POLYLOGE 10/2015. http://www.fpi-publikation.de/polyloge/

alle-ausgaben/10-2015-orth-i-petzold-h-g-zum-thema-integration-persoenliche-lebensaufgabe-grenzen.html

Orth, I., Petzold, H. G. (2018): Leib, Sprache, Geschichte in einer integrativen und kreativen Psychotherapie. Über die Heilkraft von „Poesietherapie" und „kreativen Medien". In: *H. G. Petzold, B. Leeser, E. Klempnauer, E.* (Hrsg.) (2018): Wenn Sprache heilt. Handbuch für Poesie- und Bibliotherapie, Biographiearbeit und Kreatives Schreiben. Festschrift für Ilse Orth. Studientexte Integrativer Therapie. Bielefeld: Studientexte Integrativer Therapie. Aisthesis. psyche, S. 95-129. https://www.fpi-publikation.de/downloads/?doc=textarchiv-petzold_orth-petzold-leib-sprache-geschichte-in-einer-integrativen-kreativen-psychotherapie-textarchiv-2008.pdf

Petzold, H. G. (1993o): Leben als Integrationsprozeß und die Grenzen des Integrierens. In: Petzold, Sieper (1993a) 385-394. https://www.fpi-publikation.de/downloads/?doc=polyloge_orth-petzold-thema-integration-persoenliche-lebensaufgabe-integrationsprozess-grenzen-10-2015.pdf

Petzold, H. G. (1999q): Das Selbst als Künstler und Kunstwerk – Rezeptive Kunsttherapie und die heilende Kraft „ästhetischer Erfahrung". Düsseldorf/Hückeswagen: FPI/EAG. Und in: Kunst & Therapie 1-2/1999, 105-145, Integrative Therapie 3/2004, 267-299; auch in: Düsseldorf/Hückeswagen. Bei www. FPI-Publikationen.de/materialien.htm – POLYLOGE: Materialien aus der Europäische Akademie für psychosoziale Gesundheit – 07/2001. http://www.fpi-publikation.de/polyloge/alle-ausgaben/07-2001-1999q-petzold-h-g-das-selbst-als-kuenstler-und-als-kunstwerk.html

Petzold, H. G. (2005p): „Vernetzendes Denken" Die Bedeutung der Philosophie des Differenz- und Integrationsdenkens für die Integrative Therapie und ihre transversale Hermeneutik. In memoriam Paul Ricœur 27.2.1913-20.5.2005 – Integrative Therapie 4 (2005) 398-412, in: Psychotherapie Forum 14 (2006) 108-111 und erw. in: Sieper, J., Orth, I., Schuch, H. W. (2007) (Hrsg.): Neue Wege Integrativer Therapie. Klinische Wissenschaft, Humantherapie, Kulturarbeit – Polyloge – 40 Jahre Integrative Therapie, 25 Jahre EAG – Festschrift für Hilarion G. Petzold. Bielefeld: Edition Sirius, Aisthesis Verlag. S. 273-295. http://www.fpi-publikation.de/downloads/download-polyloge/download-nr-10-2013-hilarion-g-petzold-2005p.html

Petzold, H. G. (2010f): „Sprache, Gemeinschaft, Leiblichkeit und Therapie". Materialien zu polylogischen Reflexionen, intertextuellen Collagierungen und melioristischer Kulturarbeit – Hermeneutica. Bei www.FPI-publikationen.de/materialien.htm – POLYLOGE: Materialien aus der Europäischen Akademie für psychosoziale Gesundheit – 7/2010. http://www.fpi-publikation.de/downloads/download-polyloge/download-nr-07-2010-petzold-h-g-2010f.html

Petzold, H. G. (2012h): Integrative Therapie – Transversalität zwischen Innovation und Vertiefung. Die „Vier WEGE der Heilung und Förderung" und die"14 Wirkfaktoren" als Prinzipien gesundheitsbewusster und entwicklungsfördernder Lebensführung* Erschienen in: Integrative Therapie 3/2012 und POLYLOGE 15/2012, http://www.fpi-publikation.de/polyloge/alle-ausgaben/15-2012-petzold-h-g-2012h-transversalitaet-innovation-vertiefung-vier-wege.html

Petzold, H. G. (2015b): „Green Meditation" – Ruhe, Kraft, Lebensfreude.Green Care 2, 2-5; http://www.fpi-publikation.de/artikel/textarchiv-h-g-petzold-et-al-/index.php und erw. POLYLOGE Ausgabe 05/2015. http://www.fpi-publikation.de/polyloge/alle-ausgaben/05-2015-petzold-hilarion-g-2015b-green-meditation-ruhe-kraft-lebensfreude.html

Petzold, H. G. (2016f): NARRATIVE BIOGRAPHIEARBEIT & BIOGRAPHIEERARBEITUNG in der Integrativen Therapie, Integrativen Poesie- & Bibliotherapie und in Schreibwerkstätten mit „kreativem Schreiben" Praxeologisches Material zur Vor- u. Nachbereitung biographischen Arbeiten Hückeswagen: Europäische Akademie für biopsychosoziale Gesundheit und im Interent-Archiv „Heilkraft der Sprache" 2/2016 https://www.fpi-publikation.de/polyloge/12-2016-petzold-h-g-2016f-narrative-biographiearbeit-biographieerarbeitung-in-der/; gekürzt in: Petzold, Leeser, Klempnauer 2018, 339-370.

Petzold, H. G., (2016l): Zeitgeist und kollektive Beunruhigung als Krankheitsursache – therapeutische Arbeit mit Atmosphären und Zeitgeisteinflüssen, Polyoge 30/2016, http://www.fpi-publikation.de/images/stories/downloads/polyloge/petzold-2016l-1989f-zeitgeist-kollektive-beunruhigung-krankheitsursachen-sozialisationsklima-polyl-30-2016.pdf.

Petzold, H. G. (2017f): Intersubjektive, „konnektivierende Hermeneutik", Transversale Metahermeneutik, „multiple Resonanzen" und die „komplexe Achtsamkeit" der Integrativen Therapie und Kulturarbeit. Polyoge 19/2017. http://www.fpi-publikation.de/polyloge/alle-ausgaben/19-2017-petzold-h-g-2017f-intersubjektive-konnektivierende-hermeneutik-transversale.html.

Petzold, H. G. (2019 d): Notizen zur „OIKEIOSIS" (Selbstentwicklung), zu Natur- und Welterkenntnis durch „Green Meditation", „Green Writing" und „kreatives Schreiben" in der Integrativen Therapie. In: *Grüne Texte* Jg. 2019. https://www.fpi-publikation.de/gruene-texte/14-2019-petzold-hilarion-g-2019d-notizen-zur-oikeiosis-selbstfuehlen-und-naturfuehlen-transversale-selbst-natur-und-welterkenntnis-kreativ-collagierendes-denken/.

Petzold, H. G. (2020f): Der „INTEGRATIVE ANSATZ" des „Selbst- und Weltverstehens" (Oikeiosis) – Weltkomplexität offen halten und mitgestalten: ein nicht-reduktionistischer, transversaler Blick für Menschenarbeiter12/2020 POLYLOGE https://www.fpi-publikation.de/polyloge/12-2020-petzold-h-g-2020f-der-integrative-ansatz-des-selbst-und-weltverstehens-oikeiosis-weltkomplexitaet/ und in Groz, POLYLOGE 11/2020 – https://www.fpi-publikation.de/polyloge/11-2020-groz-j-verortung-zentraler-konzepte-der-integrativen-therapie-in-den-tree-of-science-vorbemerkung-h-g-petzold-2020f/.

Petzold, H. G., Brühlmann-Jecklin, E., Orth, I., Sieper, J. (2007): „Methodenintegrativ" und „multimodal" – kokreative Strategien in den Konfluxprozessen der „Integrativen Therapie". Zur Geschichte und Bedeutung der Begriffe. Mitgliederrundbrief der Deutschen Gesellschaft für Integrative Therapie 2, 24-36 http://www.fpi-publikation.de/downloads/download-polyloge/download-nr-33-2008-petzold-bru-hlmann-jecklin-orth-sieper.html.

Petzold, H. G., Leeser, B., Klempnauer, E. (Hrsg.) (2018): Wenn Sprache heilt. Handbuch für Poesie- und Bibliotherapie und Kreatives Schreiben. Festschrift für Ilse Orth. Bielefeld: Studientexte Integrativer Therapie. Aisthesis.psyche.

Petzold, H. G., Orth, I. (2014): Wege zum „Inneren Ort persönlicher Souveränität" – „Fundierte Kollegialität" in Beratung, Coaching, Supervison und Therapie. In: www.FPI-Publikationen.de/materialien.htm Supervision: Theorie – Praxis – Forschung. Eine interdisziplinäre Internet-Zeitschrift – Jg. 2014. http://www.fpi-publikation.de/supervision/alle-ausgaben/06-2014-petzold-h-g-orth-i-1998-2014-wege-zum-inneren-ort-persoenlicher-souveraenitaet.html.

Petzold, H. G., Orth, I. (2020b/2021c): Green Meditation und Oikeiosis: Wege zu ökologischem Selbstverstehen und Naturbezug, zu *„ökophiler* Lebenspraxis" und aktiver „ökologischer Kultur" – Gedanken und Materialien. Hückeswagen: Europäische Akademie für biopsychosoziale Gesundheit. Grüne Texte 10/2021. https://www.fpi-publikation.de/downloads/?doc=petzold-orth-2021a-green-meditation-oikeiosis-oekophile-lebenspraxis-arbeitsversion-gruene-texte-10-2021pdf.pdf.

Petzold, H. G., Orth, I., Sieper, J. (2019b): Kreative Medien" in der „InTegrativen Therapie". Begriff, Konzept und Methodologien 1965-2008. Hückeswagen: Europäische Akademie für psychosoziale Gesundheit. Polyloge 22/2019. https://www.fpi-publikation.de/polyloge/22-2019-petzold-h-g-orth-i-sieper-j-2008-2010-2019b-integrative-therapie-mit-kreativen/.

Petzold, H. G., Sieper, J. (2012a): „Leiblichkeit" als „Informierter Leib"embodied and embedded – Körper-Seele-Geist-Welt-Verhältnisse in der Integrativen Therapie. Quellen und Konzepte zum „psychophysischen Problem" und zur leibtherapeutischen Praxis. In: Petzold, H. G. (2012f): Die Menschenbilder in der Psychotherapie. Interdisziplinäre Perspektiven und die Modelle der Therapieschulen. Wien: Krammer, 243-321. http://www.fpi-publikation.de/images/stories/downloads/polyloge/petzold-sieper-2012a-leiblichkeit-informierter-leib-embodied-embedded-konzepte-polyloge-21-2012.pdf.

Petzold, H. G., Sieper, J. (2012e): Über sanfte Gefühle, Herzensregungen, „euthyme Erfahrungen" und „komplexe Achtsamkeit" in der „Integrativen Therapie". Überlegungen anlässlich 40 Jahre FPI und 30 Jahre EAG. Gestalt und Integration 73, 23-43. http://www.fpi-publikation.de/downloads/download-polyloge/28-2012-petzold-h-sieper-j-2012e-ueber-sanfte-gefuehle-herzensregungen-euthyme-erfahrung.html.

Petzold-Heinz, I., Petzold, H. G. (1985): Mutter und Sohn – Poesie und Therapie. In Frühmann, R. 1985): Frauen und Therapie, Reihe: Innovative Psychotherapie und Humanwissenschaften, Hrsg. H.Petzold. Paderborn: Junfermann, S. 339-359.

Räuchle, H. (2018): Prozesse persönlicher Hermeneutik und Lebensgestaltung durch die Integrative Poesie- und Bibliotherapie. In: *H. G. Petzold, B. Leeser, E. Klempnauer* (Hrsg). Wenn Sprache heilt. Handbuch für Poesie- und Bibliotherapie, Biographiearbeit und Kreatives Schreiben. Festschrift Ilse Orth s. o., S. 45-93.

Rousseau, J.J. (2003): Träumereien eines einsamen Spaziergängers. Stuttgart:Reclam.

Rückert, F. (1998): Gedichte. Stuttgart: Reclam.

Sieper, J. (2000): Ein neuer „POLYLOG" und eine „Dritte Welle" im „herakliteischen Fluß" der INTEGRATIVEN THERAPIE – Transgressionen III. Polyloge 03/2000. http://www.fpi-publikation.de/polyloge/alle-ausgaben/03-2000-sieper-j-ein-neuer-polylog-und-eine-dritte-welle-im-herakliteischen-fluss.html.

Sieper, J., Orth, I., Petzold, H. G., Mathias-Wiedemann, U. (2021): Psychotherapieverfahren entwickeln sich – Zwanzig Jahre POLYLOGE Entwicklungen der Integrativen Therapie seit 1965 zu ihrer „Dritten Welle" 2000-2020. POLYOGE 24/2020, https://www.fpi-publikation.de/polyloge/24-2020-sieper-j-orth-i-petzold-h-g-2020-psychotherapieverfahren-entwickeln-sich-zwanzig-jahre-polyloge/.

Walser, R. (2018): Der Spaziergang. Berlin: Suhrkamp.

Wölfle, C. F., Petzold, H. G., Mathias-Wiedemann, U. (2023): Unterwegs zu „komplexer Achtsamkeit" – Integrative Perspektiven auf die mindfulness-based cognitive therapy (MBCT) und Achtsamkeitsmeditation. Polyoge 03/2023. https://www.fpi-publikation.de/gruene-texte/03-2023-woelfle-c-f-petzold-h-g-mathias-w-u-unterwegs-zu-komplexer-achtsamkeit-integrative-perspektiven-auf-die-mindfulness-based-cognitive-therapy/.

Zundel, R. (1987/1993): Ein Gang durch viele Landschaften: Hilarion Petzold – sein Schlüsselwort für die moderne Therapie heißt Integration. In: Petzold, H. G., Sieper, J. (1993a): Integration und Kreation. Band 1. Paderborn: Junfermann. 407-419, aus: Zundel, R., „DIE ZEIT" 17.04.1987 https://www.zeit.de/1987/17/ein-gang-durch-viele-landschaften, auch und in: *Zundel, E., Zundel, R.,* Leitfiguren der Psychotherapie. München: Kösel. 191-214.

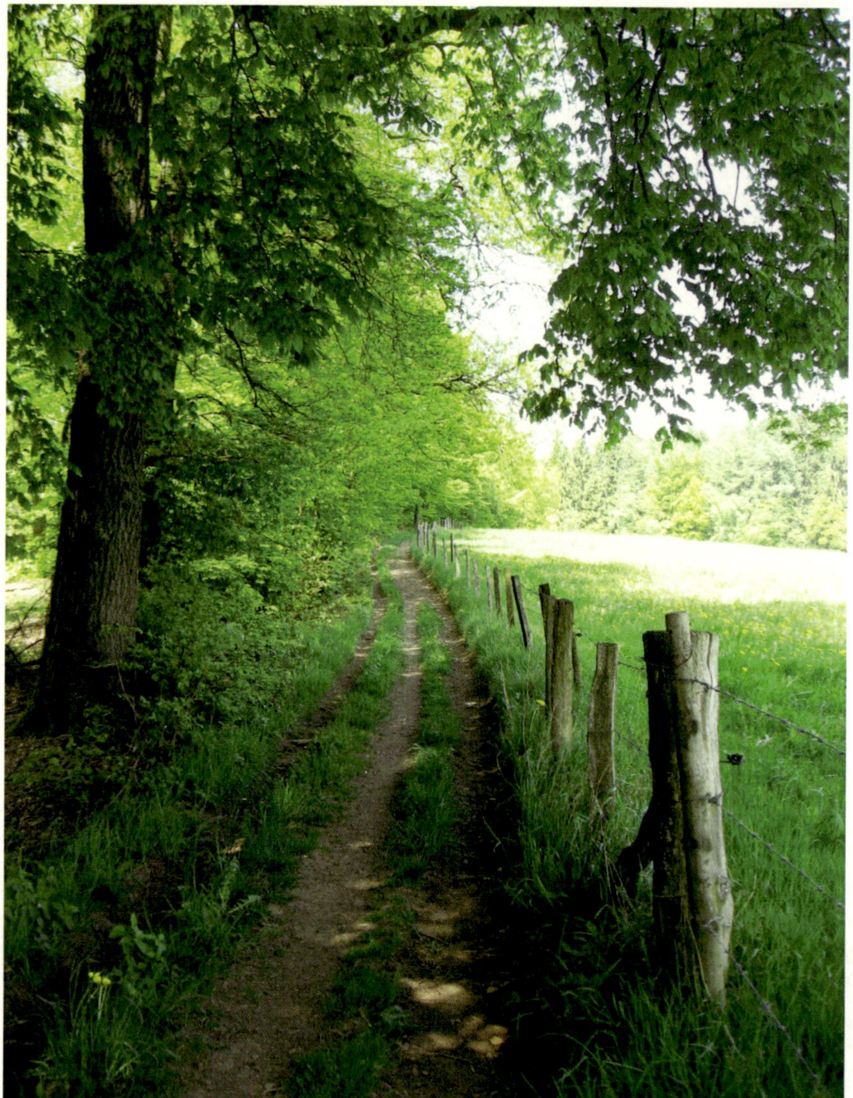

Lebensklänge auf dem Weg – Integrativ-intermediale Musiktherapie (IIMT)

Dorothea Dülberg, Hanna Skrzypek

Inhalt

Der Weg ist ein zentrales Motiv im Integrativen Verfahren: Die „Wegnahme" ist die bewusste und aktive Handlung einer konstruktiven Gestaltung auf dem Entwicklungsweg. Sounds, Klänge, Musiken gehören für viele Menschen zu einem essenziellen Teil ihres Lebensweges. Und auch die Methode der Musiktherapie, die solche Entwicklungswege begleitet, befindet sich ständig auf einem Weg der Weiterentwicklung. Da „jeder Weg, wenngleich er Geschichte hat, aus Vergangenheiten kommt und auf Zukünftiges gerichtet ist, er immer in einer Gegenwart beschritten wird" (*Petzold, Orth* 2004b/2005, 690), möchten wir mit unserem Beitrag zu dieser Festschrift an der gegenwärtigen Wegmarke innehalten: Wir laden ein zu einem kurzen Rückblick auf Kontexte (1) und Hintergründe (2), aus denen heraus die Entwicklung der Methode Musiktherapie im Integrativen Verfahren möglich wurde. Sodann setzten wir eine Rahmung, in der wir das Musikverstehen im Integrativen Verfahren (3) sowie das Grundverständnis von Musiktherapie im Integrativen Verfahren (4) vorstellen. Unsere gegenwärtige Perspektive fokussiert das Potenzial der „intermedialen Quergänge" (*Petzold, Orth* 2017b) für die Musiktherapie. Dazu geben wir eine kurze Darstellung des Konzepts der Intermedialität (5), um dann sechs Bereiche für intermediale Quergänge in der Musiktherapie im Integrativen Verfahren zu skizzieren (6). Und schließlich wagen wir einen Ausblick (7) auf weitere Entwicklungen, die sich für die Musiktherapie im Integrativen Verfahren derzeit abzeichnen.

1. Kontexte: Die Anfänge einer musikalischen Therapeutik in der Nachkriegszeit der Bundesrepublik Deutschland

In der westlich orientierten Welt erlebte eine therapeutische Methodik mit Musik als Eindrucks- und Ausdrucksform in den 1950er Jahren ihren Aufbruch: Musiktherapie als klinische Behandlungsform konnte zunächst in den USA vor behavioralem Ansatz formalisiert und berufsrechtlich etabliert werden; europäische Nachbarländer beschritten experimentelle Wege zur Etablierung von Musiktherapie vor psychoanalytischen oder humanistischen Referenztheorien, in der DDR gelang eine Fundierung und Etablierung von Musiktherapie in klinischen Kontexten vor sozialpsychiatrischem Hintergrund in der sozialistischen Ausrichtung. Auch In der Bundesrepublik Deutschland gab es seit den 1960er Jahren verstärkt öffentliche Aufmerksamkeit in Presse, Funk und Fernsehen für Musiktherapie als neuen Beruf, der – obgleich noch ohne formale Absicherung in Berufsrecht und Ausbildungsordnung – zum Tätigkeits- und Projektionsfeld wurde: Ausübende praktizierten erfahrungsbasiert, bei Patient*innen in psychiatrischen Kliniken und deren Angehörigen keimte zu einer Zeit noch vor der Psychiatriereform die Hoffnung auf Heilung durch eine vermeintlich sanfte Behandlungsmethode. In der Nachkriegszeit wurde das neue Feld Musiktherapie auch zum umkämpften Schauplatz, auf dem sich Reflexionsebenen zu Problematiken einer Anwendung von Musik in klinischen Kontexten erst langsam entwickeln mussten. Einige Aspekte dazu seien kurz skizziert: In rezeptiven Ansätzen dominierten die Meisterwerke der klassisch-romantischen Epoche, die Bedeutung, die auch das „Lied der kleinen Leute" – so der Titel eines Schlagers aus dem Jahr 1978 – für therapeutische Prozesse bekommen konnte, erschloss sich erst nach und nach. In aktiven Ansätzen der Musiktherapie gab es leistungsorientierte bildungsbürgerliche Vermittlungsideen von Musikpädagogik; zu beobachten waren Tendenzen zur Überhöhung des Wirkungspotenzials einzelner Instrumente und Spielformen; Reflexionen zu Formen kultureller Aneignung in musiktherapeutischer Praxis fehlten weitgehend; Aspekte der Manipulation, die über Musik transportiert werden konnten, standen nicht im Fokus; Reflexionen bezüglich des Machtgefälles zwischen dem/der Therapeut*in als vermeintlichen Musikexpert*innen und dem/der Patient*in als vermeintlichen Musikdilettant*innen blieben unzureichend. Eine auf psychiatrischer Krankheitslehre basierende Interventionstheorie für die klinische Musiktherapie hatte zu jener Zeit noch viel Entwicklungsbedarf, und die Frage, ob Musiktherapie unbedingt eine von Ärzten verantwortete Form der Heilkunst sein müsse, führte alsbald zu berufspolitischen Zerreißproben. Auch wenn historiographische Forschungen zur Musiktherapie in der Nachkriegszeit der Bundesrepublik Deutschland gerade erst beginnen, darf man schon jetzt festhalten, dass das neue Feld der Musiktherapie in den 1950er bis 1970er Jahren auch zu einem Spiegel gesellschaftlicher Strömungen zwischen Restauration und gesellschaftlichem Aufbruch werden konnte (*Dülberg* 2024).

2. Hintergründe: Das Integrative Verfahren als Referenzrahmen für Musiktherapie

Das Jahr 1972 ist Gründungszeit der Deutschen Gesellschaft für Musiktherapie (DMtG) in der Bundesrepublik Deutschland – einer ersten verbandlichen Organisation für Musiktherapie in Westdeutschland und Plattform eines lebhaften Diskurses über die Weiterentwicklung von Musiktherapie in klinischen Kontexten. Zu diesem Zeitpunkt im Jahr 1972 war die Entwicklung der Ersten Welle der Integrativen Therapie bereits in vollem Gange, die Metatheorie der „Anthropologie des schöpferischen Menschen" (*Orth, Petzold* 1993c) war auf den Weg gebracht und bot einen Ankerpunkt für die Entwicklung einer Musiktherapie im Integrativen Verfahren (IMT). Für diesen Ansatz leitend war die Kernaussage: „Das Schöpferische ist wesensmässig kokreativ (*Petzold* 1990/2001, 535), und im Schöpferischen liegt eine heilende Kraft (*Petzold* 1992m/1993). In einem ko-kreativen Prozess wird bereits Vorhandenes aus Materie, Information, Gedanken, Wissen, Ausdrucksformen, Kunst etc. in neue Relationen gesetzt und korrespondierend weiterentwickelt (*Petzold* 1990/2001, 645). Das grundsätzlich interaktionale Modell des Integrativen Verfahrens mit dem zentralen Konzept der Ko-respondenz (*Petzold* 1978c/1991e/2017) bot theoretische Rahmungen für eine kunstpsychotherapeutische Praxeologie.

Das im Jahr 1990 durch *Hilarion G. Petzold* und *Ilse Orth* erstmals herausgegebene Handbuch der Kunsttherapie (*Petzold, Orth* 1990/2001) ist ein Fundus an Theorie, Konzeption und Praxiserfahrung, aus dem Impulse bis in die Gegenwart wirken und daher auch in den nachfolgenden Ausführungen immer wieder zitiert werden. Mit ihrem Ansatz der Methodenpluralität und Medientheorie bot das Integrative Verfahren daher bereits in den 1970er Jahren einen Ankerpunkt für musiktherapeutische Entwicklungen innerhalb einer umschriebenen Referenztheorie mit phänomenologischer und tiefenhermeneutischer Ausrichtung (*Petzold* 1977c/2012). Vor diesem Hintergrund wurde im Fachbereich Integrative Musiktherapie (IMT) an FPI/EAG in den folgenden Jahrzehnten eine musiktherapeutische Methodik entwickelt, mit der Förderungs- und Heilungsprozesse in einem breiten Spektrum von Krankenbehandlung, Rehabilitation, Gesundheitsförderung, Prophylaxe, Persönlichkeitsentwicklung und persönlicher Lebenssinnsuche auf kreative Weise stimuliert werden konnten (*Frohne-Hagemann* 1996, 1999, 2004; *Moser* 2021).

Seit 2024 bildet sich in der Neubenennung des methodenspezifischen Ansatzes als nun Integrativ-intermediale Musiktherapie (IIMT) die langjährige Einbettung der Musiktherapie in einem methodenpluralen Ausdifferenzierungsprozess im Integrativen Verfahren ab: Nicht zuletzt durch die seit den 1980er Jahren am zentralen Ausbildungsinstitut für Integrative Therapie (FPI/EAG) gegebene Nähe der methodischen Ansätze von Körper-Leib- und Bewegungs-, Kunst-, Musik-, Tanz-, Drama-, Poesie- und Bibliotherapie gewann eine Kunstpsychotherapie mit „intermedialen Quergängen" zwischen den einzelnen elaborierten Methoden und ihren Praxeologien immer deutlichere Konturen. Die Intermedialität (von *Petzold, Orth* und *Sieper* begründet, *Orth, Petzold* 1990c; *Petzold, Brühlmann-Jecklin, Orth, Sieper* 2008; *Petzold, Orth, Sieper* 2019b) wurde in Aus- und Weiterbildungspraxis interventionspraktisch ausgelotet und mit Expertise der wissenschaftlichen Leitung des Instituts theoretisch fundiert. Über die „Dritte Welle" der Integrativen Therapie (*Petzold, Sieper, Orth* 2000/2002/2019; *Sieper* 2000) erhielt auch die Integrative Musiktherapie weitere Impulse für eine Auseinandersetzung mit der so drängenden Thematik der Ökologizität (*Mathias-Wiedemann, Petzold* 2019): In der IMT entwickelte sich zunehmende Bewusstheit für die mannigfachen Sounds of nature und ihren Analogien im musikalischen Sound, es gab wissensbasierte Anregungen zur Auseinandersetzung der Problematik von Musikeingaben in den Naturraum. Die achtsame Exploration von naturbezogenen Ressourcen bei Patient*innen und deren Überführung in musikalisches Erleben konnten vor dem Hintergrund der Wissensstände zur Ökologisation (*Petzold* 2016i) in musiktherapeutischer Arbeit ebenso aufgenommen werden wie Anregungen für die Entwicklung einer zunehmenden Bewusstheit für die Ökologie musiktherapeutischer Räume im konkreten wie übertragenen Sinn.

Die Neubenennung der Integrativen Musiktherapie zur Integrativ-intermedialen Musiktherapie (IIMT) trägt somit einer jahrzehntelangen Entwicklung in theoretischer und praktischer Arbeit Rechnung. Bevor wir im weiteren Verlauf einige ausgewählte Aspekte zum Ansatz der Intermedialität in Musiktherapie skizzieren, sollen als Referenzrahmen zunächst einige Grundbegriffe zum Verstehen von Musik und therapeutischer Methodik mit Musik im Integrativen Verfahren erläutert werden.

3. Rahmung: Der Begriff von Musik und Musiktherapie im Integrativen Verfahren

Der Begriff von Musik

In der Integrativ-intermedialen Musiktherapie wird Musik als ein **objektivierbares Phänomen** verstanden. Dessen Elemente wie Rhythmus, Metrum, Takt, Melodie, Klang, Dynamik, Tempo und Agogik, Artikulation und Phrasierung, Tonalität, Harmonie und Form können in komplexen Verbindungen zueinander treten. Die Befähigung zu differenzierter Wahrnehmung sowie zur Beschreibung und Analyse von musikalischen Elementen in ihren Verbindungen zueinander bilden eine der fachspezifischen Säulen der Musiktherapie im Integrativen Verfahren.

Musik ist **ein durch das Leib-Subjekt gestaltetes Klangphänomen**. Im Integrativen Verfahren wird der Mensch als „Leib-Subjekt in der Lebenswelt" verstanden: Der Mensch ist ein **„Körper-Seele-Geist-Subjekt in Kontext und**

Kontinuum" (*Petzold, Orth* 2017b) und steht in lebenslanger ko-kreativer Entwicklung hin zu einer souveränen und schöpferischen Persönlichkeit, in der das „Selbst Künstler und Kunstwerk" zugleich ist (*Petzold* 1999q, 2003a). Der Körper ist gleichsam ein primäres Musikinstrument. Musik entsteht aus den neurobiologisch gegründeten, physikalischen Bewegungen des Leib-Subjekts und wird körperlich, vokal und/oder instrumental zum Ausdruck gebracht. In der aktiven Form der Musiktherapie steht das Momentum der Improvisation aus dem Augenblick im Fokus. In den Qualitäten der sicht- und hörbaren Zuwegungen zu Stimme und Instrument sowie den Qualitäten der Bewegungsausführungen in der Erschaffung von Musik inszenieren sich Qualitäten des In-der-Welt-Stehens der Ausführenden und symbolisieren ihre Entwicklung in der Lebensspanne. Die Qualitäten des Schöpferischen sind einerseits unmittelbar mit den Bedingungen verbunden, die das Leib-Subjekt in Enkulturation und Sozialisation und Ökologisation erfahren haben, andererseits sind sie gebunden an die physio-psychischen Gegebenheiten des Augenblicks, der aktuellen Prozesse, in denen improvisierte Musik entsteht bzw. geschaffen wird. Die differenzierte Wahrnehmung, Beschreibung und Analyse des Sicht- und Hörbaren eröffnen Wege zum szenisch-atmosphärischen Verstehen in der Musiktherapie im Integrativen Verfahren.

Musik ist **menschlicher Ausdruck** und die vielleicht geistigste Form aller Ausdrucksarten. Musikalischer Ausdruck ist ein hörbares Ereignis sowie ein Ort des Erkenntnisgewinns. Das Verständnis von Musik als menschlicher Ausdruck und Ort des Erkenntnisgewinns wiederum bildet die Grundlage einer Anwendung von Musik im therapeutischen Kontext. Wird Musik im aktiven Handeln am Instrument durch freie Improvisation entwickelt, kann sie als subjektiver emotionaler und kognitiver Ausdruck des musizierenden Menschen verstanden werden.

Musik ist **subjektiver emotionaler und kognitiver Eindruck und Ausdruck**. Ausdruck und Eindruck stehen in unmittelbarer Bedingtheit zueinander: Im Entstehungsprozess am Instrument wird die produzierte Musik auch zugleich aufgenommen/rezipiert. Prozesse, an denen Emotionen und musikalische Kognitionen beteiligt sind. In methodisch intensivierter Form geschieht die Rezeption von Musik durch das vorbereitete und fokussierte Hören in der Rezeptiven Musiktherapie. Die sich in non-verbaler und verbaler Form artikulierenden je „subjektiven Erlebnisgehalte eines mentalen Zustandes" werden als „Qualia" bezeichnet (*Petzold, Sieper,* 2012a, 14). Sie haben für therapeutische Prozesse zentrale Bedeutung, weil diese auf persönliches Sinnerleben zentrieren.

Musik ist **kreatives Medium**. Kreative Medien verfügen über kommunikative und expressive Valenzen mit dem Potenzial, bewusste und unbewusste Informationen in einem kommunikativen Prozess einzubringen (vgl. *Petzold* 2003a, 507). Zugleich übernehmen sie im psychotherapeutischen Prozess eine vermittelnde „intermediäre Funktion" in der Beziehung zwischen den Beteiligten (*Petzold, Osten* 1998h, 127; *Petzold, Orth, Sieper,* 2008/2010/2019b).

Bereits die im Raum der Musiktherapie aufgestellten Instrumente verfügen als kreative Medien über einen sog. Aufforderungscharakter: Über das stumme Betrachten eines Instrumentes kann bereits dessen stimulierendes Potenzial antizipiert werden – abhängig von der individuellen physio-psychischen Gestimmtheit des/der Betrachtenden sowie seiner/ihrer Sozialisationserfahrungen. Das aktive Spiel mit dem Medium wiederum wird zum Ausdruck der Person oder Gruppe, die sich seiner bedienen. Am Instrument ist das jedem Menschen inhärente Potenzial zur Selbstwirksamkeit unüberhörbar – das kann ermutigen, lustvoll oder machtvoll erlebt werden, ängstigen, überfordern, unter Leistungsdruck setzen. Über die hörbaren musikalischen Elemente/Phänomene und ihrer Verbindungen zueinander wird Ausdruck erlebbar. Jeder intendierte Ausdruck vermittelt immer auch nichtintendierte „Ladungen", die als hörbares Phänomen zur weiteren Erkundung einladen. Sowohl in der Autokommunikation am Instrument als auch im gemeinsamen Spiel mit anderen entsteht ein Prozess in Wechselhaftigkeit von ‚Ausdruck geben' und ‚hörende Aufnahme' (Rezeption). Auf diese Weise wird Wirkung bzw. Rückwirkung erzielt. Die Wirkungsmöglichkeit eines Mediums setzt bei den Sinnen an: Je direkter ein Medium auf die Sinne Einfluss nimmt, desto größer wird seine Wirkung sein. Nun gehört der Hörsinn zu den sogenannten intrusiven Sinnen, die Informationsgehalte sehr unmittelbar in das zentrale Nervensystem weitergeben. Die im Raum der Musiktherapie Anwesenden sehen sich nicht nur als Spielende in ihrem körperlichen Bewegungsablauf, sondern nehmen alle hörbaren Ausdrucksgestalten am Instrument unmittelbar und gleichzeitig wahr; das erzielt Wirkung und eröffnet Rückwirkungsmöglichkeiten auf alle anwesenden Leib-Subjekte. Die Rückwirkungsmöglichkeiten eines Mediums bestimmen seine Effizienz in der zirkulären Kommunikation: Je unmittelbarer das Feedback auf eine Information zurückkommen kann (etwa im Spiel der freien oder tonal gebundenen Improvisation), desto kommunikationsfördernder ist das Medium. In diesem Potenzial der Rückwirkungsmöglichkeiten liegt das Potenzial eines gezielten Einsatzes kreativer Medien in der Therapie. Und: Für einen reflektierten Umgang mit der ungeheuren Unmittelbarkeit von Musikwahrnehmung in der Therapie bedarf es einer umfassenden Ausbildung, die immer auch den Schutz des/der Einzelnen im Blick behält und Wege zur Selbstwirksamkeit eröffnen kann, jenseits von Überforderung oder gar Überwältigung bis hin zur Traumatisierung durch Sounds. Die hier skizzierten komplexen Wechselwirkungen in der Musikwahrnehmung bilden die Basis für Diagnose und Intervention mit und über Musik.

Der Begriff von Musiktherapie

Musiktherapie ist im Verständnis des Integrativen Verfahrens **kreative/ko-kreative Leibtherapie,** denn sie zielt auf die Förderung der perzeptiven Wahrnehmung, den expressiven Ausdruck, den memorativen und reflexiven Leib sowie auf die kommunikativen und ko-kreativen Fähigkeiten des Menschen (*Sieper, Petzold* 2001/2017; *Petzold, Orth, Sieper* 2008/2010/2019b) durch ein breites Spektrum an Formen künstlerischen Ausdrucks, in denen die Stimulation und Bewusstwerdung von Leibresonanz, Non-Verbalität und Imagination miteinander verschränkt werden. Auf diese Weise wird einerseits einer Verkürzung der Hermeneutik auf einen allein sprachlichen Zugang entgegengetreten. Andererseits bleibt die sprachliche Kommunikation zum Erleben nicht unberücksichtigt, denn im Verständnis des Integrativen Verfahrens müssen ganzheitliche Therapien immer Verbales und Non-Verbales verbinden. Im non-verbalen Bereich werden die Ebenen von Wahrnehmung und Handeln ausgedehnt in die Bereiche der Atmosphären und Klänge, der Symbole und Bilder sowohl bei personalen als auch bei interpersonalen, ko-kreativen Prozessen. In der Kreation/Kokreation wird der Bereich des Schöpferischen eröffnet, in dem die Ermutigung zur Handlung, zur persönlichen und gemeinschaftlichen Gestaltung zentral ist. Bedeutsam ist in diesem Zusammenhang die achtsame therapeutische Begleitung auf einem Weg in die Kreation, in der auf Originalitätsansprüche, objektivierbare künstlerische Qualitäten oder gar perfektionistische Ansätze verzichtet werden darf (vgl. *Petzold, Osten* 1998h, 126).

Musiktherapie im Integrativen Verfahren ist **ko-kreative Leibtherapie** (vgl. *Petzold, Sieper* 2012a). Zentrale Begriffe für alle Formen der therapeutischen Ansätze im Integrativen Verfahren sind „Intersubjektivität", „Ko-Kreation", „Konflux". Das Ko-respondenzmodell des Integrativen Verfahrens legt die Betonung darauf, dass jegliches Sein ein „Mit-Sein" ist und sich alles „Mit-Sein" in Kontexten und Bezogenheiten vollzieht. Musik innerhalb musiktherapeutischer Prozesse kann in Dyaden und in Gruppen entstehen und geschaffen werden, wobei es zu „Konflux-Geschehen", einem gemeinsamen, ko-kreativen „flow" kommen kann (*Petzold, Brühlmann-Jecklin, Orth, Sieper* 2008). Immer sind es intersubjektive und ko-kreative Prozesse, in denen das Erleben von Korespondenz leitend ist.

4. Aspekte: Intermedialität im Integrativen Verfahren

Mit der Neubenennung der musiktherapeutischen Methodik im Integrativen Verfahren als Integrativ-intermediale Musiktherapie (IIMT) ist auf die Einbettung der Musiktherapie in einem methodenpluralen Ausdifferenzierungsprozess verwiesen: Die „**intermediale Arbeit mit kreativen Medien und Methoden**", die auf den Metatheorien, den realexplikativen Theorien sowie der Praxeologie im Integrativen Verfahren aufbaut, ist das gemeinsame Lebenskunstwerk von *Hilarion G. Petzold, Ilse Orth* und *Johanna Sieper* (*Petzold, Orth, Sieper,* 2008/2010/2019b, 2). Hier ist die Integrativ-intermediale Musiktherapie verortet als Teil einer intermedialen Kunstpsychotherapie für die Behandlung somatisch, psychisch, psychosomatisch und psychosozial erkrankter Menschen.

Im Umgang mit kreativen Medien übermitteln die entstehenden Schöpfungen immer eine dreifache Botschaft: „Von mir, über mich, für mich und an andere" (*Petzold* 1990/2001, 708), denn was Menschen über ihre verbale Narration hinaus mit Hilfe kreativer Medien aus sich herausschaffen, ist natürlicher Ausdruck und zugleich immanente Interpretation ihres Erlebens (*Orth* 2012; *Petzold, Orth, Sieper,* 2008/2010/2019b) sowie Arbeit an einem „Kunstwerk ihres Selbst und ihres Lebens (*Petzold* 1999q).

Ein intermedialer Quergang ist dann beschritten, wenn innerhalb des therapeutischen Prozesses methodische Wege im Sinne intermedialer Methodik kombiniert werden (z. B. das musik- und bewegungstherapeutische Vorgehen) bzw. wenn der Weg von einem kreativen Medium zu einem anderen beschritten wird (z. B. von der freien Improvisation am Instrument zum Ausdruck über Formen und Farben). Möglich sind ebenfalls Sequenzen von intermedialen Quergängen (z. B. vom eigenleiblichen Spüren – zum Bewegen – zum Tönen – zum Singen). Der intermediale Quergang verbleibt dabei weitgehend im Bereich des Nicht-Sprachlichen (des Präverbalen, Transverbalen), Ikonischen, Aktionalen, Szenischen, Atmosphärischen, findet aber immer wieder auch zum sprachlichen Ausdruck, „findet Worte", bringt Erlebtes „auf den Begriff". In Quergängen zur Poesietherapie wird erlebnisaktivierend mit Worten und sprachlichem Ausdruck gearbeitet, jedoch nicht mit Sprache in ihrer diskursiven Form, die kommt erst in Reflexionsphasen zum Einsatz. Die Kombinationsmöglichkeiten der Quergänge sind vielfältig, Art und Häufigkeit der Wechsel sind interventionstheoretisch zu begründen: Es kann um die Initiierung eines Prozesses gehen, um beständige Erweiterung des Erlebensraumes im Handeln. Es kann um Verdichtung in einem Prozess der non-verbalen Hermeneutik gehen. Ein intermedialer Quergang kann aber auch dann angezeigt sein, wenn ein ursprünglich vorgesehenes kreatives Medium (noch) keinen Aufforderungscharakter hat oder wenn im Prozess mit einem kreativen Medium die Formen des Ausdrucks unbestimmt und flach bleiben, wenn überspielt wird oder wenn das kreative Medium zur Möglichkeit des Agierens instrumentalisiert wird – was insbesondere in der musiktherapeutischen Arbeit mit Gruppen eine akustische Heraus- und ggf. auch Überforderung für die Teilnehmenden bedeuten kann. Mit einem intermedialen Quergang können Wege der Beruhigung im Setting eingeleitet und intensiviert werden, wenn beispielsweise ein akustisch hochstimulierter Raum zu einem zeitweilig akustisch stillen Raum wird, in dem mit Formen und Farben gearbeitet wird. Intermediale Quergänge erweitern den therapeutischen Spielraum der Prozessverantwortlichen, aber auch jenen der medienerfahrener Teilnehmer*innen, denn auch diese lernen in ko-kreativen Prozessen die Potentiale der verschiedenen Medien kennen und nutzen.

Mit der nachfolgenden Skizzierung von sechs ausgewählten Bereichen, die sich für intermediale Quergänge mit Musik besonders anbieten, möchten wir in aller Vorläufigkeit einen Eindruck vermitteln von erweiterten musiktherapeutischen Spielräumen durch die Nutzung Intermedialer Quergänge. Hingewiesen sei darauf, dass die Qualität der intermedialen Quergänge sich nicht über die Fülle ihrer möglichst kreativen Kombinationen konstitutiert, vielmehr ist die reflektierte und prägnante Auswahl der Quergangs, das Timing sowie eine feinschrittige und sprachlich-differenzierte Anleitung im Prozessgeschehen notwendig. Aussagen zur Diagnostik und daraus folgenden Modalitäten im Vorgehen (übungszentriert, erlebniszentriert, konfliktzentriert) innerhalb des tetradischen Prozessmodells im Integrativen Verfahren, sowie Aussagen über spezifische Techniken und Unterschiedlichkeiten in den verschiedenen Settings können wir in der nachfolgenden Skizzierung nur ganz am Rande streifen.

5. Intermediale Quergänge in der IIMT

Quergänge zwischen Musik und Bewegung

Im Integrativen Verfahren fokussieren wir mit *V.N. Iljine* und *J.L. Moreno*, aktional und körperorientierten Therapeuten auf „die Möglichkeiten des Leibes, des „corps créateur", der über kreative Wahrnehmung und über kreativen Ausdruck verfügt. Das spielerische Prinzip der „Kokreativität im Milieu der Koexistenz" (*Petzold, Sieper* 1990/2001, 535), das für *Iljine* zentrale Bedeutung hatte, ist in die Konzeption der Integrativen Leib- und Bewegungstherapie eingegangen (*Petzold* 1988n). In der aktiven Musiktherapie kann über intentionale feinmotorische Bewegungen am Instrument eine improvisierte Musik mit Ausdrucks- und Eindrucksqualitäten artikuliert werden. Diese sich entwickelnde Musik steht im Spannungsfeld von subjektiv intendiertem, objektiv verfügbarem sowie subjektiv wahrgenommener Verfügbarkeit von Spiel- bzw. Handlungspotenzial am Instrument. Kann die Zuwegung ans Instrument aber aufgrund von Unbeweglichkeiten, Unsicherheiten und Hemmungen noch nicht gegangen werden, können übungszentrierte Bewegungen zur basalen Stimulation am eigenen Körper (berühren, abstreifen, reiben, klopfen etc.) jene Aktivierungspotenziale wecken, die erst eine Zuwegung ans Instrument und die für ein Spiel notwendige Bewegungsbereitschaft ermöglichen. Ein weiteres Feld der Herausforderung in der Musiktherapie stellt die sensomotorische Koordination am Instrument dar und auch hier eröffnen Quergänge in die feinschrittige Methodik der Bewegungstherapie Erweiterungen des Handlungsraumes.

Das leiborientierte Verfahren der Integrativen Therapie betont die Bedeutung der „eigenleiblichen Spürens", der feinspürigen Wahrnehmung „für das Erfassen und Verstehen der eigenen psychophysischen Regulationsprozesse und für den Wiedergewinn einer funktionalen Steuerung dieser Prozesse" (*Petzold* 2009c). In Quergängen zur Methodik der Körper/Leib- und Bewegungstherapie werden Grundlagen der Achtsamkeit für die Atemregulation erarbeitet. Die Wahrnehmungsfähigkeit für die Regungen des Leibes im Kontext und Zeitkontinuum kann durch „komplexe Achtsamkeit" gefördert werden (*Wölfle*,

Petzold, Mathias-Wiedemann 2023), was „den informierten Leib" – so ein zentrales Konzept des Integrativen Ansatzes – bereichert (*Petzold* 2003a). Über die beständige Weiterentwicklung dieser Basiskompetenzen im Umgang mit Leibinformationen entsteht im klinischen Kontext ein gangbarer Weg vom übungszentrierten Modus in der Musiktherapie hin zur erlebniszentrierten Modalität.

In der erlebniszentrierten Ausdrucksbewegung wiederum steht das Leib-Subjekt in bewusster Beziehung zum umgebenden Raum mit seinen mehrdimensionalen Richtungen, sich beständig verändernde Kräfteverhältnissen, die in der Bewegung erfahrbar werden und Reaktionen erfordern. Auch im Bewegungsengagement erlebt sich das Leib-Subjekt im Spannungsfeld von subjektiv und objektiv verfügbarem Bewegungspotenzial. Der Bewegungsartikulation wie der musikalischen Artikulation gemeinsam ist das Ausloten von Phänomenen wie Enge und Weite, von Dynamiken und Konturen, von Nähe und Distanz. Angeleitete Wechsel zwischen Bewegungsartikulation und Musikartikulation oder gar die zeitgleiche Verbindung von eigenaktiver Musik (mit der Stimme oder einem transportablen Instrumentarium) und Bewegung aus einem gemeinsamen Impuls heraus können die Wahrnehmungsfähigkeit für die benannten Phänomene intensivieren und verstehbarer werden lassen.

Eine weitere grundlegende Form des intermedialen Quergangs in den Bereich der Bewegung sind Wechselbeziehungen zwischen Führen und Folgen – im Ursprung eine musikpädagogische Technik aus der „méthode rythmique" nach *Dalcroze*, die für den Einsatz in der Musiktherapie evaluiert wurde (*Frohne* 1981): Im intermedialen Quergang kann beispielsweise die Bewegung die Improvisationsrichtung der Musik führen oder die Improvisationsrichtung der Musik die Bewegungsartikulation.

Die Darstellung störungsspezifischer und ressourcenorientierter Praxis der Integrativen Bewegungstherapie (*Waibel, Jakob-Krieger* 2009) gibt einen Einblick in die Spezifität der Bewegungsmethodik und bildet für die therapeutische Methodik mit Musik eine wichtige Grundlage für die Entwicklung von Quergängen in den methodischen Bereich der Bewegungstherapie.

Quergänge zwischen Musik und Bildender Kunst

Musik und Sound haben nicht nur – wie oben beschrieben – Qualitäten des Unmittelbaren und Verbindenden. Musik und Sound sind ebenso ephemere Phänomene, d.h. sie sind flüchtig, und bereits im Moment ihres Entstehens vergehen sie (es sei denn, man würde die Musik/den Sound tonträgerbasiert speichern oder in einer komplexen Partitur aufzeichnen). Die Qualität der Flüchtigkeit von Musik lädt im therapeutischen Prozess dazu ein, das Potenzial von beliebig oft wiederholbaren Probehandlungen mit ihren Möglichkeiten für zahlreiche Variationen zu explorieren. Gerade über das Spiel mit den Variationen kann innere Flexibilität erworben, wiederbelebt und/oder gesteigert werden. Ziel ist eine schöpferische Fähigkeit des Organismus/des Subjekts zur „kreativen Anpassung im Umfeld" (*Petzold, Sieper* 1990/2001, 538) oder auch seine Kapazität zur „kreativen Veränderung" eines Umfeldes an seine Bedürfnisse (*Petzold, Beek, Hoek* 1994). Menschen haben autoplastische und alloplastische Fähigkeiten, die indikationsspezifisch genutzt werden sollten.

Wird darüber hinaus ein höherer Grad an Exzentrizität und Mehrperspektivität gegenüber sich selbst und den eigenen Themen gesucht, können Arbeiten mit Formen und Farben sowie bildhafte Plastizität eine Materialisierungsgrundlage bilden, die zur kontinuierlichen Weiterbeschäftigung einlädt und solange verfügbar bleibt, wie gewünscht. Und selbstverständlich gibt es zirkuläre Wege der Methodik wie beispielsweise von der Musik zum selbst geschaffenen Bild und vom selbstgeschaffenen Bild wieder zurück zur Musik. Oder der Weg führt über die Erkundung von Entwicklungslinien in einer Reihe von Bildern derselben Person aus unterschiedlichen Therapiesitzungen.

Ein weiteres Format eines Quergangs aus dem Bereich des Bildhaften bietet einerseits die Rezeption eines Werkes der bildenden Kunst und im Anschluss daran der musikalische Ausdruck zu erlebten Resonanzen und Assoziationen sowie andererseits die intentionale Auswahl eines Werkes *nach* einer Musikimprovisation. In beiden Varianten kommt dem Kunstwerk eine verdichtende Funktion zu. Denn im Unterschied zur Musik, die sich erst über die Zeitspanne ihrer Dauer erschließt, wird ein Bild im Augenblick der Begegnung in seiner Ganzheit wahrgenommen – auch wenn sich Details wiederum erst nach und nach erschließen.

Inspiration zu skulpturaler Arbeit gelangen von der Kunsttherapie in die Musiktherapie. Über die Technik des „projektiven sozialen Atoms" (*Petzold* 1990/2001, 625; *Hass, Petzold* 1999) beispielsweise wurde ein kunsttherapeutisches Instrument entwickelt, das es erlaubt, soziale Netzwerke zu erfassen und zu explorieren. Eine Familienskulptur, die gemalt worden ist, kann auch über Instrumente zum Klingen gebracht werden und wird nach einer musikalischen Bearbeitung wiederum neu wahrgenommen werden.

Quergänge zwischen Musik und Imagination

Imagination und Fantasie sind keine innere, für sich abgeschlossene Welten, sie verbinden vielmehr Innen- und Außenwelt, denn der informierte Leib, der in der Lebenszeit steht und über die Dauer die Lebensinformationen des Leib-Subjekt beständig aufgenommen hat, übernimmt auch die Funktion des Informierens (informierender Leib) aus den „Archiven des Leibgedächtnisses" (*Petzold* 2003a, 854; *Petzold, Orth* 2017a). Im ruhigen, geschützten Raum werden Klient*innen und Patient*innen über geleitete Induktion eingestimmt auf Vorstellungsübungen, die das Potenzial haben, gespeicherte Sinneseindrücke zu evozieren. Vorstellungsübungen (katathyme Imaginationen mit vorgegebener

Thematik) zielen dabei nicht nur auf das visuell-ikonische Bilderleben, sondern auch auf damit zusammenhängende olfaktorische, gustatorische, kinästhetische Vorstellungen mit dem Ziel, positive Erlebnisse und beglückende Erfahrungen neu zu beleben. Beispielsweise kann durch eine stimmlich-sprachlich differenzierte Begleitung des Imaginationsprozesses auf die Evozierung und das Wieder-Erleben heilsamer Qualitäten wie Ruhe, Frische, sanft öffnende Weite usw., also „sanfte Gefühle" mit gesundheitsförderndem Potenzial (*Petzold, Sieper* 2012e) fokussiert werden. Das Erleben in den Vorstellungsübungen wiederum kann Ausgangspunkt werden für nachfolgende aktive Erarbeitungen in musikalischer Improvisation. Mögliche Kontrasterfahrungen, die sich in der Vorstellungsübung oder der musikalischen Improvisation öffnen, werden therapeutisch begleitet. Die Arbeit mit Vorstellungsbildern wiederum ist eng verbunden mit einem weiteren Quergang zur Methodik der Naturtherapien, denn beispielsweise gelingt die Vorstellung ‚sanft tropfendes Blätterdach im Buchenwald *nach* einem Regen' und das anschließende entschleunigte Einzeltonspiel auf helltönenden Kalimbas, die im Raum verteilt sind, ja eben auf der Basis, dass es bereits Walderfahrungen in den Biographien der Mitspielenden gegeben hat.

Quergänge zwischen Musik und Poesie

Bei Quergängen zwischen Musiktherapie und Poesietherapie (*Petzold, Orth* 2015; *Petzold, Leeser, Klempnauer* 2018) geht es um die intermediale Koordination von nonverbalen und verbalen Ansätzen, die zunächst nicht die diskursive Sprache betreffen. Vielmehr geht es erst einmal um einzelne Worte, um Sprachbilder, neue Wortschöpfungen und ungewohnte Wortkombinationen, um Wortmalereien, Wortskulpturen, Metaphern sowie poetische Kleinformen. Solcherart Sprache hat über Aspekte von Prosodie, Rhythmus und Intonation eine große Nähe zum musikalischen Ausdruck. Das, was im Klang ausgedrückt und/oder erfahren wurde, kann in der Sprache der Poesie verdichtet werden. Und gerade da, wo Menschen noch keine Worte haben für das, was sie erleben und empfinden, wo sie wortkarg sind und in ihrer Sozialisation wenig Gelegenheit zur sprachlichen Differenzierung bekommen haben, können Interventionen aus der Methodik der Poesietherapie Spielräume erweitern: So gibt es Angebote, sich aus einem Bündel von Worten, die bereits zur Auswahl stehen, ein Wort auszuwählen, Angebote, sich einen Gedanken aus einem Gedicht oder Lied zu eigen zu machen oder über Anleitungen zum poetischen Ausdruck eine eigene poetische Kleinform zu verfassen. Resonanzmusiken auf das Gehörte wiederum sind Teil zirkulärer Prozesse. Die Komplexität im Umgang mit Sprache und Musik kann gesteigert werden bis hin zum Songwriting – es ist der therapeutische Prozess, der die Wegrichtung weist. Und das kann bedeuten, dass auch psychoedukative Informationen und fachliche Reflexionen dazwischen angezeigt sind.

Quergänge zwischen Musik und dramatherapeutischen Methoden

Aus dem klassischen Psychodrama nach *Moreno*, den gestalttherapeutischen Techniken nach *Perls* sowie Konzepten des therapeutischen Theaters nach *Iljine* sind zentrale Impulse in die Formen der dramatischen Therapie im Integrativen Verfahren eingeflossen (*Petzold* 1990/2001, 849). Grundlegende Konzepte darin sind ‚Bühne', ‚Rolle', ‚Skript', ‚Szene' (*Petzold* 1982a). Über eine Auseinandersetzung mit diesen und weiteren Konzepten gewinnt die musiktherapeutische Methodik Spielraum, indem innerhalb des therapeutischen Prozesses Wege beschritten werden können zu Formen eines aktionalen Spiels. Aus Erinnertem, Erlebtem und Gegenwärtigem können Rollen entwickelt werden, die durch das Instrumentarium verkörpert werden. Dabei geht die Bandbreite von der Besetzung eines einzelnen Instrumentes und seiner Spielform als Ausdruck/Externalisierung eines inneren Erlebens (z. B. wählt eine Patientin harte Bassschläge auf einer Djembe als akustische Verkörperung ihrer Eifersucht) bis hin zum szenischen Spiel: Auf der ‚Bühne' der Musiktherapie kann über die Regie des/der Erinnernden mit therapeutischer Unterstützung die vergangene Szene über die Zuordnung der Rollen zu Instrumenten und deren Spielweisen verlebendigt werden. Das strukturierte musikalische Rollenspiel eröffnet Hörenden und Mitwirkenden ein neues Erkenntnisfeld, ist es doch eine Annäherung an das in Szenen inhärente, aber noch nicht bewusste Material. Das musiktherapeutische Rollenspiel bietet ebenso Möglichkeiten, veränderte Rollen und neue Szenen zu kreieren und sich prospektiv mit ihnen spielerisch auseinanderzusetzen. Wichtig für solcherart Inszenierungen ist die teilnehmende Präsenz der Gruppe, das Halten und Bergen (holding und bonding) in der Zwischenleiblichkeit, sowie das Sharing als emotionale Mitteilung der wechselseitigen Berührung im gemeinsamen Erleben (*Petzold* 1990/2001, 871).

Quergänge zwischen Musik und Naturerleben

In der Integrativen Therapie wird der Mensch stets als Teil der „ökologischen Lebenswelt" gesehen (*Petzold, Orth* 2021a). Seit den Anfängen der therapeutischen Praxis der Integrativen Therapie wurden naturtherapeutische Momente berücksichtigt (*Petzold, Petzold-Heinz, Sieper* 1972), ja ein Ansatz von Naturmeditation, die „Green Meditation"", entwickelt (*Petzold, Orth* 2021a). Von hier aus erfolgte die Konzeptionalisierung der Neuen Naturtherapien (*Petzold, Ellerbrock, Hömberg* 2018), zu denen sich wiederum intermediale Quergänge zu musiktherapeutischer Methodik entwickeln konnten. Zentrale Konzepte für Quergänge zwischen Naturerleben und Musik sind „komplexe Achtsamkeit" (*Wölfle* et al. 2023) und „komplexe Resonanzen", ein sich beständig erneuerndes Wechselspiel von Mensch und Welt sowie von Mensch zu Mitmensch, zu Mitgeschöpf, zu Natur (*Häusle-Paulmichl* 2023).

Wie bereits oben dargestellt sind mnestisch evozierte Erinnerungsbilder von Naturerfahrungen (*Petzold, Orth-Petzold, Orth* 2013a; *Petzold* 2022o), die wohltuende Wirkung haben und in den Räumen der Musiktherapie wiederbelebt werden können, Ausgangspunkt intermedialer Quergänge, wenn das Erleben im Anschluss in hörbare Resonanz gebracht wird. Für viele Patient*innen haben bestimmte Instrumente, die in der Musiktherapie zum Einsatz kommen, naturprogrammatische Qualitäten. Zum einen Teil sind diese Qualitäten intendiert (bspw. Regenmacher, Donnertrommel, Ocean drum), zum anderen Teil sind es individuelle Projektionen: bspw. die Hapi drum als sanftes Sonnenlicht, die Kesselpauke als Donnergrollen usw. Thematische Improvisationen, die ihren Ausgang bei dynamischen Naturerfahrungen nehmen (z. B. Gewitter, Meeresbrandung), können einen Erlaubnisraum entstehen lassen, in dem stark zurückgenommene Patient*innen eine Legitimation entdecken können, die Dynamiken ihres Spiels in der aktiven Improvisation lustvoll zu intensivieren.

Im Bereich der rezeptiven Musiktherapie können Programmmusiken mit Naturbezug (z. B. „Enchanted lake“ von *Liadov* oder „Karelien“ von *Sibelius*) Quergänge zum Malen und anschließender geteilter Bildbetrachtung eröffnen.

Neben den Geophonien (Geräusche bedingt durch Wind, Wasser, Gewitter, usw.) laden auch Biophonien (Laute, die durch Lebewesen verursacht werden) zum experimentellen und lustbetonten Nachahmungsspiel über Instrumente und Stimmimprovisation in der Musiktherapie ein.

6. Ausblick

Bedürfnisse und Notwendigkeiten in der „Arbeit mit Menschen in unsicheren Zeiten“ (EAG Jahrestagung 2024; vgl. *Petzold* 2006m) verändern sich und das gilt auch für die klinische Arbeit mit Patient*innen in der Musiktherapie. Das breit gefächerte Inventar von theoriegeleiteten Interventionen und Techniken in der Methode der Integrativ-intermedialen Musiktherapie (IIMT) wird auch zukünftig in beständiger Weiterentwicklung sein, um angesichts der gesellschaftlichen Veränderungen für Patient*innen Spielräume so eröffnen zu können, dass sie in Prozesse ihrer je individuellen *Weg*nahme bestmöglich einsteigen und darin begleitet werden können. In der beständigen Weiterentwicklung im Fachbereich IMT bzw. IIMT zeichnen sich derzeit drei Projekte ab:

- *Leib-musikalische Diagnostik (ILMD*: Der Ansatz der Integrativen leibmusikalischen Diagnostik (ILMD) stellt für die Integrativ-intermediale Musiktherapie eine Möglichkeit der methodischen Weiterentwicklung dar: Die bereits bestehende 3-teilige Körper/Leib/Bewegungs-Musik-Partitur (KLBMP) (*Skrzypek* 2021) wurde daher für die initiale und prozessuale Integrative leib-musikalische Diagnostik weiterentwickelt und evaluiert. Über dieses komplexe System werden nun Phänomene, die sich im Körperlichen/Leiblichen, in der Bewegung, in Spiel-, Sing- und Sprecharten sowie in der musikalischen Artikulation im Verlauf therapeutischer Prozesse zeigen, systematisch erfasst. Das System der ILMD wird darin unterstützen, die diagnostische Wahrnehmung in der Integrativ-intermedialen Musiktherapie weiter zu differenzieren und musiktherapeutische Interventionen für die klinische Arbeit weiterzuentwickeln.

- *Integration der 4E-Cognition:* Ein weiteres Projekt wird den konzeptionellen Ansatz der IIMT erweitern um die Integration der „4E-cognition“ mit den Foki von „embodiment/Einleitung/Verkörperung“; ökologische und soziale „embeddedness/Einbettung/Situiertheit“; sowie Überschreitung des Körpers in den Raum: „enactivism/performance“ und „extendedness“ (*Petzold, Orth, Sieper* in: *Stefan* 2020, 139ff.).
- *Musikalisches Embodiment*: Und schließlich wird es darum gehen, das Musikalische Embodiment vertiefter verstehen, denn neurobiologische Wissensbestände sind Grundlagen für die Weiterentwicklung musiktherapeutischer Interventionen.

Mit Achtung vor der Leistung all derer, die in der Vergangenheit Wissensbestände von Musiktherapie im Integrativen Verfahren entwickelt haben und in Dankbarkeit für all die Unterstützung, die der Fachbereich IIMT durch die Wissenschaftliche Leitung der EAG kontinuierlich erfährt, freuen wir uns darauf, den weiteren Weg der IIMT mitgestalten zu können.

Literatur

Dülberg, D. (2024): Fragmente historischer Dimensionen. Musiktherapie in der Nachkriegszeit der Bundesrepublik Deutschland. *Musiktherapeutische Umschau*, 45(2), 178-183.

Frohne, I. (1981): Das Rhythmische Prinzip. Grundlagen, Formen und Realisationsbeispiele in Therapie und Pädagogik. Lilienthal: Eres.

Frohne-Hagemann, I. (1996): Dokumentation der Entwicklung der Integrativen Musiktherapie als Zweig der Psychotherapieausbildung an FPI und EAG. In: *Petzold, H. G., Sieper, J.: Integration und Kreation*, Bd. 2, 549-555.

Frohne-Hagemann, I. (1999): Integrative Musiktherapie als psychotherapeutische, klinische und persönlichkeitsbildende Methode, S. 101-123, in: Frohne-Hagemann, I. (Hg.). Musik und Gestalt. Klinische Musiktherapie als integrative Psychotherapie. Göttingen: Vandenhoeck & Ruprecht.

Frohne-Hagemann, I. (2004): Rezeptive Musiktherapie aus Sicht der Integrativen Musiktherapie, S. 307-340, in: Frohne-Hagemann, I. (Hg.). Rezeptive Musiktherapie. Theorie und Praxis. Wiesbaden: Reichert.

Hass, W., Petzold, H. G. (1999/2011): Die Bedeutung der Forschung über soziale Netzwerke, Netzwerktherapie und soziale Unterstützung für die Psychotherapie – diagnostische und therapeutische Perspektiven. In: *Petzold, H. G., Märtens, M.* (1999a) (Hrsg.): Wege zu effektiven Psychotherapien. Psychotherapieforschung und Praxis.: Modelle, Konzepte, Settings. Opladen: Leske + Budrich, S. 193-272. Bei: http://www.fpi-publikation.de/artikel/textarchiv-h-g-petzold-et-al-/hass-w-petzold-h-g-1999-neueinst-2011-die-bedeutung-der-forschung-ueber-soziale-netzwerke.html.

Häusle-Paulmichl, G. (2023): Resonanzen: Die heilsamen Klänge der Natur in der Integrativen Musiktherapie, *Grüne Texte* 16/2023, https://www.fpi-publikation.de/gruene-texte/16-2023-haeusle-paulmichl-g-resonanzen-die-heilsamen-klaenge-der-natur-in-der-integrativen-musiktherapie/.

Mathias-Wiedemann, U., Petzold, H. G. (2019): Impulse für die „Neuen Naturtherapien". In: *Grüne Texte,* online: www.fpi-publikation.de/gruene-texte/31-2019-mathias-wiedemann-u-petzold-h-g-2019-impulse-fuer-die-neuen-naturtherapien/.

Moser, J. (2021): Integrative Musiktherapie. In: *Decker-Voigt, H.-H., Weymann, E.* (Hg.). Lexikon Musiktherapie. Göttingen: Hogrefe, 3., vollständig überarbeitete und erweiterte Auflage, S. 277-281.

Orth, I. (2012): Unbewusstes in der therapeutischen Arbeit mit künstlerischen Methoden, kreativen Medien – Überlegungen aus der Sicht „Integrativer Therapie". In: *Polyloge,* online: https://www.fpi-publikation.de/downloads/?doc=polyloge_orth-unbewusstes-in-der-therapeutischen-arbeit-mit-kuenstlerischen-methoden-polyloge-02-2012.pdf.

Orth, I., Petzold, H. G. (1990c/2015): Metamorphosen – Prozesse der Wandlung in der intermedialen Arbeit der Integrativen Therapie. In: *Petzold, H. G., Orth, I.*, 1990a. Die neuen Kreativitätstherapien. Handbuch der Kunsttherapie, 2 Bde., Paderborn: Junfermann; 3. Aufl. 2002: Bielefeld: Edition Sirius, Aisthesis Verlag S. 721-773. http://www.fpi-publikation.de/polyloge/alle-ausgaben/03-2015-orth-i-petzold-h-1990c-metamorphosen-prozesse-der-wandlung-in-der-intermedialen.html.

Orth, I., Petzold, H. G. (1993c): Zur „Anthropologie des schöpferischen Menschen". In: *Polyloge,* online: www.fpi-publikation.de/downloads/?doc=polyloge_orth-petzold-1993c-zur- anthropologie-des-schoepferischen-menschen-polyloge-04-2015.pdf.

Petzold, H. G. (1977c/2012): Die Medien in der integrativen Pädagogik und Therapie. In: Polyloge, online: https://www.fpi-publikation.de/downloads/?doc=polyloge_petzold-die-medien-in-der-integrativen-paedagogik-und-therapie-polyloge-19-2012.pdf.

Petzold, H, G. (1978c, 1991e/2017): Das Ko-respondenzmodell als Grundlage Integrativer Therapie, Agogik, Supervision und Kulturarbeit. In: *SUPERVISION*: Theorie – Praxis – Forschung. Ausgabe 07/2017. In: *Supervision,* online: https://www.fpi-publikation.de/downloads/?doc=supervision_petzold-1978c-1991e-2017-ko-respondenzmodell-grundlage-integrativer-therapie-agogik-superv-07-2017.pdf.

Petzold, H. (1982a). *Theater oder Das Spiel des Lebens.* Frankfurt/Main: Werner Flach KG.

Petzold, H. G. (1988n): Integrative Bewegungs- und Leibtherapie. Ein ganzheitlicher Weg leibbezogener Psychotherapie. 2 Bände. 3. überarbeitete Auflage. Paderborn: Junfermann-Verlag. Online: https://www.fpi-publikation.de/downloads/?doc=Petzold-1988n3-Integrative-Bewegungs-und-Leibtherapie-Bd-I-2.pdf.

Petzold, H. G. (1990b/2001): „Form" und „Metamorphose" als fundierende Konzepte für die Integrative Therapie mit kreativen Medien – Wege intermedialer Kunstpsychotherapie. In: *Petzold, H., Orth, I.* (Hrsg.). Die neuen Kreativitätstherapien. Handbuch der Kunsttherapie, Band II, S. 639-720.

Petzold, H. G. (1990p/2001): Integrative Dramatherapie und Szenentheorie – Überlegungen und Konzepte zur Verwendung dramatherapeutischer Methoden in der Integrativen Therapie. In: *Petzold, H., Orth, I.* (Hrsg.). Die neuen Kreativitätstherapien. Handbuch der Kunsttherapie, Band II. Paderborn: Junfermann, 3. Auflage 2001, S. 849-880.

Petzold, H. G. (1992m/1993): Die heilende Kraft des Schöpferischen. In: *Integrative Bewegungstherapie,* online: https://www.fpi-publikation.de/downloads/?doc=petzold-1992m-die-heilende-kraft-des-schoepferischen-IBT-01-1993.pdf.

Petzold, H. G. (1999q): Das Selbst als Künstler und Kunstwerk – Rezeptive Kunsttherapie und die heilende Kraft „ästhetischer Erfahrung". Düsseldorf/Hückeswagen: FPI/EAG. Und in:

Kunst & Therapie 1-2/1999, 105-145, *Integrative Therapie* 3/2004, 267-299; auch in: Düsseldorf/Hückeswagen. Bei www. FPI-Publikationen.de/materialien.htm – POLYLOGE: Materialien aus der Europäische Akademie für psychosoziale Gesundheit – 07/2001. http://www.fpi-publikation.de/polyloge/alle-ausgaben/07-2001-1999q-petzold-h-g-das-selbst-als-kuenstler-und-als-kunstwerk.html

Petzold, H. G. (2003a). Integrative Therapie. Modelle, Tehorien & Methoden einer schulenübergreifenden Psychotherapie, 3 Bd., Paderborn: Junfermann.

Petzold, H. G. (2009c): Körper-Seele-Geist-Welt-Verhältnisse in der Integrativen Therapie. Der „informierte Leib", das „psychophysische Problem" und die Praxis. In: Textarchiv *H. G. Petzold*, online: https://www.fpi-publikation.de/downloads/?doc=textarchiv-petzold_pdf-petzold-2009c-koerper-seele-geist-welt-verhaeltnisse-in-der-integrativen-therapie.pdf.

Petzold, H. G. (2006m/2019): „Mit einer unsicheren Zukunft leben lernen". Vortrag Hospitalhof. Tonträger 230905. Stuttgart: Evangelisches Bildungswerk. Jetzt Einstellung in Polyloge Jg. 2019. https://www.fpi-publikation.de/polyloge/15-2019-petzold-h-g-2006m-2019-mit-einer-unsicheren-zukunft-leben-lernen-vortrag/.

Petzold, H. G. (2016i): Die „Neuen Naturtherapien", engagiertes „Green Care", waldtherapeutische Praxis. In: Textarchiv H. G. Petzold, online: https://www.fpi-publikation.de/downloads/?doc=textarchiv-petzold_petzold-2016i-die-neuen-naturtherapien-engagiertes-green-care-waldtherapeutische-praxis.pdf.

Petzold, H. G. (2022o): Das „Summen des Lebens" am Rande ökologischer Desaster: mutiges Eintreten für das Lebendige – Heilsames Nature Embodiment, Arbeit mit Honigbienen in tiergestützter Integrativer Therapie POLYLOGE 17/2022. https://www.fpi-publikation.de/downloads/?doc=petzold-2022o-summen-des-lebens-nature-embodiment-heilsame-arbeit-honigbienen-gruene-texte-17-2022.pdf.

*Petzold, H. G., Beek, Y. van, Hoek, A.-M. van der (*1994/2016): Grundlagen und Grundmuster „intimer Kommunikation und Interaktion" – „Intuitive Parenting" und „Sensitive Caregiving" von der Säuglingszeit über die Lebensspanne. In: *Petzold, H. G.* (1994j): Die Kraft liebevoller Blicke. Psychotherapie und Babyforschung Bd. 2: Paderborn: Junfermann, 491-646. http://www.fpi-publikation.de/images/stories/downloads/polyloge/petzold-beek-hoek-1994a-grundlagen-intime-kommunikation-intuitive-parenting-polyloge-02-2016.pdf.

Petzold, H. G., Brühlmann-Jecklin, E., Orth, I., Sieper, J. (2008): „Methodenintegrativ" und „multimodal" – kokreative Strategien in den Konfluxprozessen der „Integrativen Therapie". Zur Geschichte und Bedeutung der Begriffe. Bei: www.FPI-Publikationen.de/materialien.htm – POLYLOGE: Materialien aus der Europäischen Akademie für Psychosoziale Gesundheit – 33/2008 – http://www.fpi-publikation.de/downloads/download-polyloge/download-nr-33-2008-petzold-bru-hlmann-jecklin-orth-sieper.html.

Petzold, H. G., Ellerbrock, B., Hömberg, R. (2018a): Die neuen Naturtherapien. Handbuch der Garten- Landschafts-, Waldtherapie, Tiergestützten Therapie, Green Care und Green Meditation. Bd. I. Bielefeld: Aisthesis.

Petzold, H. G., Leeser, B., Klempnauer, E. (Hrsg.) (2018): Wenn Sprache heilt. Handbuch der Poesie- und Bibliotherapie, Biographiearbeit und Kreatives Schreiben. Festschrift für Ilse Orth. Bielefeld: Aisthesis *psyche*.

Petzold, H. G., Orth, I. (Hrsg.) (1990/2001): Die neuen Kreativitätstherapien. Handbuch der Kunsttherapie, Band II. Paderborn: Junfermann, 3. Auflage 2001.

Petzold, H. G., Osten, P. (1998): Diagnostik und mehrperspektivische Prozessanalyse in der Integrativen Therapie. In: Textarchiv Hilarion G. Petzold, online: https://www.fpi-publikation.de/downloads/?doc=textarchiv-petzold_petzold-osten-1998-diagnostik-mehrperspektivische-prozessanalyse-integrative-therapie.pdf.

Petzold, H., G., Orth, I. (2004b/2005): Unterwegs zum Selbst und zur Weltbürgergesellschaft. Wegcharakter und Sinndimension des menschlichen Lebens. Perspektiven Intergrativer Kulturarbeit. Hommage an Kant. In: *Petzold, H. G., Orth, I.* (2005): *Sinn, Sinnerfahrung, Lebenssinn in Psychologie und Psychotherapie.* Band 1. Bielefeld: Aisthesis/Edition Sirius, S. 689-791. Online: https://www.fpi-publikation.de/downloads/?doc=textarchiv-petzold_petzold-orth-2004b-2005-selbst-weltbrgergesellschaft-sinndimension-integrative-kulturarbeit-kant.pdf.

Petzold, H. G., Orth, I. (2015): Poesie und Therapie. Über die Heilkraft der Sprache. Poesietherapie, Bibliotherapie, Literarische Werkstätten. Bielefeld: Aisthesis *psyche.*

Petzold, H. G., Orth, I. (2017a): Interozeptivität/Eigenleibliches Spüren, Körperbilder/Body Charts – der „Informierte Leib" öffnet seine Archive: „Komplexe Resonanzen" aus der Lebensspanne des „body-mind-world-subject". Hückeswagen: Europäische Akademie für biopsychosoziale Gesundheit. *Polyloge* 22/2018; http://www.fpi-publikation.de/polyloge/alle-ausgaben/22-2018-petzold-h-g-orth-i-2017a-interozeptivitaet-eigenleibliches-spueren-koerperbilder.html.

Petzold, H. G., Orth, I. (2017b): Epitome. Polyloge in der Integrativen Therapie: „Mentalisierungen und Empathie", „Verkörperungen und Interozeption" – Grundkonzepte für „komplexes Lernen" in einem intermethodischen Verfahren „ko-kreativen Denkens und Schreibens". In: *Polyloge,* online: www.fpi-publikation.de/polyloge/31-2017-petzold-h-g-orth-i-2017b-epitome-polyloge-in-der-integrativen-therapie/.

Petzold, H. G., Orth, I. (2021a): GREEN MEDITATION und OIKEIOSIS: Wege zu ökologischem Selbstverstehen und Naturbezug, zu „ökophiler Lebenspraxis" und aktiver „ökologischer Kultur" – Gedanken und Materialien – Arbeitsversion. In: *Heilkraft der Sprache und Kulturarbeit,* online: https://www.fpi-publikation.de/downloads/?doc=petzold-orth-2021a-green-meditation-oikeiosis-oekophile-lebenspraxis-arbeitsversion-gruene-texte-10-2021pdf.pdf.

Petzold, H. G., Orth, I., Sieper, J. (2008/2010/2019b): Integrative Therapie mit Kreativen Medien, Komplexen Imaginationen und Mentalisierungen als „intermediale Kunsttherapie" – ein ko-kreativer Ansatz der Krankenbehandlung, Gesundheitsförderung, Persönlichkeitsbildung und Kulturarbeit. In: *Textarchiv H. Petzold,* online: https://www.fpi-publikation.de/downloads/?doc=petzold-orth-sieper-2008-2010-2019b-integrative-therapie-kreative-medien-intermediale-kunsttherapie-polyl-22-2019.pdf.

Petzold, H. G., Orth-Petzold, S., Orth, I. (2013a): Freude am Lebendigen und weiser Umgang mit Natur. Die Frische, Kraft und Weisheit integrativer Garten- und Landschaftstherapie – „Green Meditation", „Therapeutic Guerilla Gardening". In: *Polyloge,* online: https://www.fpi-publikation.de/downloads/?doc=polyloge_petzold-orth-orth-2013a-freude-am-lebendigen-weiser-umgang-mit-natur-weisheit-polyloge-20-2013.pdf.

Petzold, H. G., Petzold-Heinz, I., Sieper, J. (1972/2019): Naturverbundenheit schaffen, Natur-Sein erfahren: Grün Erleben, Grüne Übungen, Grün Erzählen – ökologische Lebenspraxis. Projektkonzept. Büttgen: Volkshochschule Büttgen. http://www.fpi-publikation.de/artikel/gruene-texte/05-2019-petzold-h-g-petzold-heinz-i-sieper-j-1972-naturverbundenheit-schaffen-gruen.html.

Petzold, H., Sieper, J. (1990/2001): Die neuen – alten – Kreativitätstherapien. Marginalien zur Psychotherapie mit kreativen Medien. In: *Petzold, H., Orth, I.* (Hrsg.). *Die neuen Kreativitätstherapien. Handbuch der Kunsttherapie, Band II.* Paderborn: Junfermann, 3. Auflage 2001, S. 519-548.

Petzold, H. G., Sieper, J. (Hrsg.) (1996): *Integration und Kreation. Modelle und Konzepte der Integrativen Therapie, Agogik und Arbeit mit kreativen Medien.* Paderborn: Junfermann.

Petzold H. G., Sieper, J. (2012a): „Leiblichkeit" als „Informierter Leib" embodied and embedded – Körper-Seele-Geist-Welt-Verhältnisse in der Integrativen Therapie. Quellen und Konzepte zum „psychophysischen Problem" und zur leibtherapeutischen Praxis. In: *Polyloge,* online:

https://www.fpi-publikation.de/downloads/?doc=polyloge_petzold-sieper-2012a-leiblichkeit-informierter-leib-embodied-embedded-konzepte-polyloge-21-2012.pdf.

Petzold, H. G., Sieper, J. (2012e): Über sanfte Gefühle, Herzensregungen, „euthyme Erfahrungen" und „komplexe Achtsamkeit" in der „Integrativen Therapie". Überlegungen anlässlich 40 Jahre FPI und 30 Jahre EAG. *Gestalt und Integration* 73, 23-43. http://www.fpi-publikation.de/downloads/download-polyloge/28-2012-petzold-h-sieper-j-2012e-ueber-sanfte-gefuehle-herzensregungen-euthyme-erfahrung.html.

Petzold, H. G., Sieper, J., Orth, I. (2000/2002/2019): Eine „Dritte Welle" der Integrativen Therapie im neuen Millennium – vertiefende Projekte und ko-kreative Polyloge zu Natur, Kunst/Kultur und Ökologie integrativ-humantherapeutischer Theorie und Praxis-Transgressionen II. In: *Polyloge,* online: https://www.fpi-publikation.de/polyloge/05-2019-petzold-h-g-sieper-j-orth-i-2002-neu-2019-eine-dritte-welle-der-integrativen/.

Sieper, J. (2000): Ein neuer „POLYLOG" und eine „Dritte Welle" im „herakliteischen Fluß" der INTEGRATIVEN THERAPIE – Transgressionen III. *Polyloge* 03/2000. http://www.fpi-publikation.de/polyloge/alle-ausgaben/03-2000-sieper-j-ein-neuer-polylog-und-eine-dritte-welle-im-herakliteischen-fluss.html.

Sieper, J., Petzold, H. G. (2001b/2017): Der Therapeut – ein „kreatives Medium", Identitätsarbeit – ein kreativer Prozess. In: *Heilkraft der Sprache und Kulturarbeit,* online: https://www.fpi-publikation.de/downloads/?doc=HeilkraftSpracheNEU_sieper-petzold-2001b-2017-therapeut-kreatives-medium-identitaetsarbeit-kreativ-heilkraft-sprache-17-2017.pdf.

Skrzypek, H. (2021): Körper/Leib-Bewegungs-Musik-Partitur zur phänomenologisch-hermeneutischen initialen und prozessualen Leib- und Musik-Therapeutik und -Diagnostik in der *Integrativen Therapie*. Theoretische Grundlagen und praktische Anwendung. In: *Integrative Bewegungstherapie,* online: https://www.fpi-publikation.de/downloads/?doc=skrzypek-koerper-leib-bewegungs-musik-partitur-phaenomenologisch-hermeneutisch-initial-IBT-05-2021.pdf.

Stefan, R. (2020): Zukunftsentwürfe des Leibes. Integrative Psychotherapiewissenschaft und kognitive Neurowissenschaften im 21. Jahrhundert. (Integrative Modelle in Psychotherapie, Supervision und Beratung). Wiesbaden: Springer.

Waibel, M. J., Jakob-Krieger, C. (2009): Integrative Bewegungstherapie. Störungsspezifische und ressourcenorientierte Praxis. Stuttgart, New York: Schattauer.

Wölfle, C. F., Petzold, H. G., Mathias-Wiedemann, U. (2023): Unterwegs zu „komplexer Achtsamkeit"- Integrative Perspektiven auf die mindfulness-based cognitive therapy (MBCT) und Achtsamkeitsmeditation. *Polyloge* 03/2023. https://www.fpi-publikation.de/gruene-texte/03-2023-woelfle-c-f-petzold-h-g-mathias-w-u-unterwegs-zu-komplexer-achtsamkeit-integrative-perspektiven-auf-die-mindfulness-based-cognitive-therapy/.

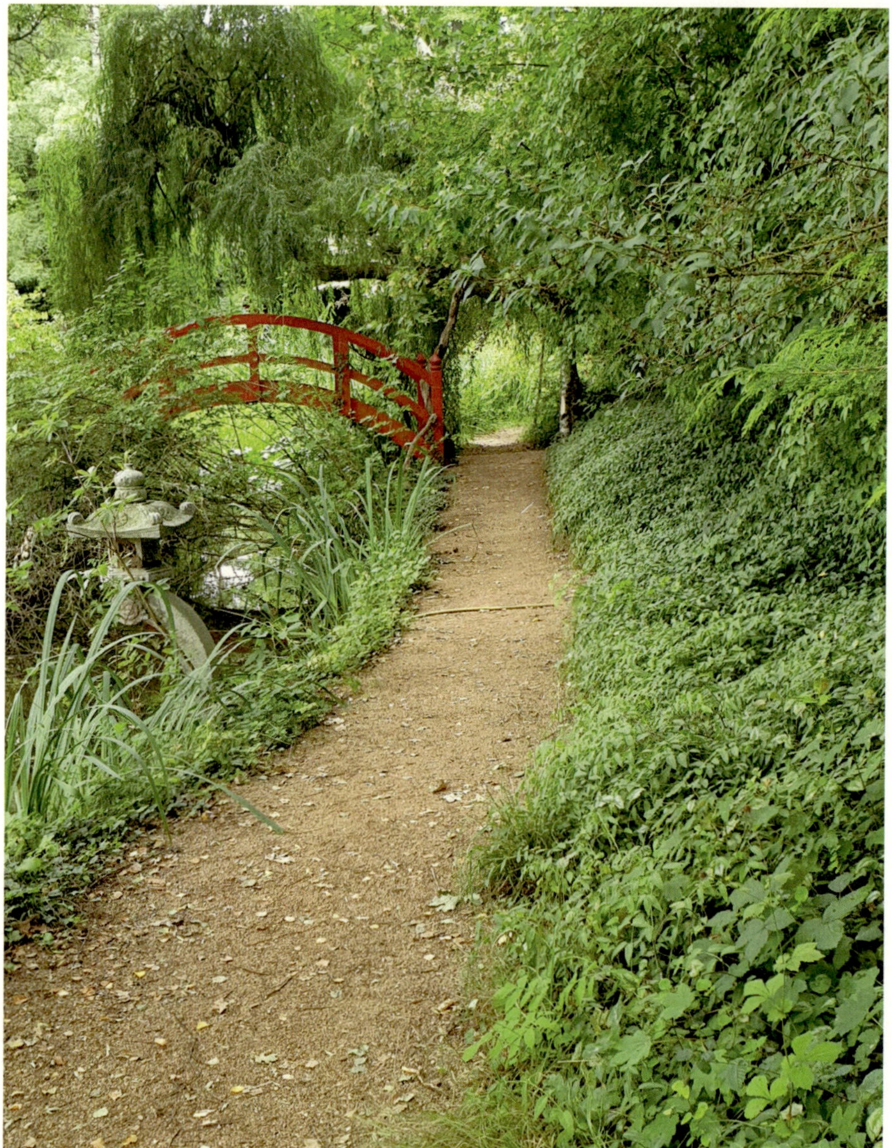

„Surrounded by Green“

Surrounded by Green

Integrative Garten- und Landschaftstherapie, ein Weg kreativer therapeutischer und agogischer Kulturarbeit

Marina Raffaella Cerea

> Alles, was der Natur gemäß geschieht, geschieht richtig.
> *Epiktet*

Ein Jubiläum ist ein trefflicher Anlass, innezuhalten, sich den zurückgelegten Weg vor Augen zu führen und das Erreichte zu würdigen. So, als öffnete sich nach einer ausgedehnten Höhenwanderung im steten Fließen der Zeit ein wohlverdienter Raum zum Verweilen, um die durchwanderte Wegstrecke noch einmal vor dem inneren Auge zu betrachten, Atmosphären, ikonisch-sensorisch Gespeichertes, Szenen, Erlebnisse, Gefühle und Empfindungen erneut aufleben zu lassen und sich – wie der Jubilar – nach einer überreichen, vielleicht nicht immer einfach zu meisternden Wegstrecke am Erschaffenen und Erreichten zu erfreuen.

> Es erfüllt uns immer mit ‚Wohlbehagen', ja, das ist das richtige Wort, dass wir diesen Zweig ‚Garten- und Landschaftstherapie' an der EAG haben.
> *Hilarion G. Petzold*

Dieser Beitrag möchte aus dem reichen, schöpferischen Lebenswerk des Begründers der Integrativen Therapie, *Prof. Dr. mult. Hilarion G. Petzold*, die Integrative Garten- und Landschaftstherapie herausheben – eine der Methoden, die von ihm und seinen langjährigen Weggefährtinnen entwickelt wurden – und zu einem kleinen gedanklichen Spaziergang durch diese vielfältige „Landschaft" einladen.

Der Weg als Metapher

Die Wegmetapher für die Erfahrung des menschlichen Lebens mit seinen Viationen oder, im integrativen therapeutischen Kontext verstanden, den Viationen des therapeutischen Prozesses (*Petzold, Orth* 2004b) zu verwenden, hat in der Integrativen Therapie eine lange Tradition (*Petzold* 1965, 2007d; *Müller, Petzold* 2020; *Orth, Petzold* 2015b; *Sieper, Petzold* 1993c).

Aus dieser Perspektive betrachtet, sind wir Menschen zeitlebens als Wandernde auf unserem Lebensweg unterwegs. Wir teilen Wegstrecken mit einem Konvoi von Weggefährten (*Brühlmann-Jecklin, Petzold* 2004), suchen, finden und bahnen uns Wege – gemeinsam mit und unterstützt von Anderen –, verlassen ausgetretene oder entdecken unbekannte, vielleicht sogar bisher nicht beschrittene Pfade, loten – dem Jubilar gleich – neue Wege aus und wagen uns in neue Regionen vor. Wir „er-laufen" uns neue Gegenden, betreten Neuland, durchwandern neue Lebenslandschaften.

Wir sind auf vielfältige Art und Weise und in variablen Tempi unterwegs: mal schlendernd, mal eilig, mal zögerlich oder mit vorsichtig tastenden Schritten, mal zielstrebig, mutig, vielleicht sogar beflügelt, vor dem Horizont von Zeit und Welt (*Petzold* 1993a/2007a, S. 350). Immer wirkt die persönliche wie kollektive vergangene Zeit in die gegenwärtige hinein und verwebt sich zu einer „verschränkten Zeit" (ebenda, S. 359), einem Gewebe, das wiederum in die Zukunft hineinwirkt und gleichzeitig viele vorangegangene und nachfolgende Wegerfahrungen enthält.

Auf diesem Hintergrund basiert das Konzept der „Philosophie des Weges" der Integrativen Therapie, das die Geschichte der menschlichen Zivilisation und das individuelle menschliche Leben als eng zusammengehörende „Wegerfahrung" durch die persönliche und mit anderen geteilte Lebenszeit (vgl. *Petzold, Orth* 2004b) versteht. Auf diesem „Zeitband der Entwicklung" (*Beuys* 2001, S. 28) wandern wir – ausgestattet mit allen Sinnen unseres perzeptiven (wahrnehmenden), expressiven (ausdrückenden), memorativen (erinnernden) und reflexiven (sich besinnenden) Leibes – durch vielfältige innere und äußere Lebenslandschaften mit ihren Höhen und Tiefen des Erlebens, ihren Herausforderungen, Möglichkeiten, Chancen, Betrübnissen und Glücksmomenten. Wir sind unterwegs auf Wegen, die uns, durch die hermeneutische Erkenntnisspirale von wahrnehmen, erfassen, verstehen, erklären – und durch Handeln, immer wieder zu Erkenntnis führen, Wandel ermöglichen und uns fortschreiten lassen auf unserem Weg der Persönlichkeitsentwicklung und der Lebensgestaltung.

> [Und] alles, was auf diesen Wegen durch unsere Sinne aufgenommen, erlebt, wurde, schreibt sich dem Wandernden als „Erfahrungen" in die „Archive des Leibes" ein. Es prägt sich ein in das persönliche „Leibgedächtnis" (*Petzold* 2004h) des jeweiligen Menschen und zugleich in das „kollektive Gedächtnis" der Gruppe, des Sippenverbandes; kollektives Erleben, welches durch Legenden, Mythen und Sagen, Lieder, Berichte und Erzählungen weitergegeben wird an Andere, an Zuhörer, die solche Kunde in aller atmosphärischen Dichte und bildhaft-szenischen Konkretheit aufnehmen und in ihrem atmosphärischen und szenischen Leibgedächtnis (idem 2003a) archivieren, als seien sie selbst dabei gewesen, als hätten sie es selbst erfahren. Sie partizipieren damit an kollektivem Sinn..." (*Petzold, Orth* 2004b, S. 15).

Sinn zu suchen, zu finden und zu erkennen, gemeinsam mit Anderen Sinn zu schöpfen und zu verwirklichen, ist uns Menschen als Aufgabe für ein gelingendes, erfülltes sinn- und verantwortungsvolles Sein und Mit-Sein – denn alles Sein ist Mit-Sein – auf den Weg gegeben. Sinnfindung, Sinngebung unseres Lebens, seiner Teilstrecken, stellt ein grundlegendes menschliches Bedürfnis dar (*Frankl* 1972), das sich auf verschiedenen Ebenen manifestieren kann: auf der *intra*personalen Ebene, beispielsweise durch die Fähigkeit, Freude zu erleben, auf der *inter*personalen Ebene, wenn diese Fähigkeit in Beziehungen zu Anderen zur Wirkung kommt und wir anderen Menschen Freude schenken, und auf der transpersonalen Ebene, in Bereichen, zu denen wir etwas beitragen, das über uns hinaus von allgemeiner Bedeutung ist (vgl. *Spiegel-Rösing, Petzold* 1984).

Die Sorge um die Integrität von Menschen, Mit-Wesen und Lebensräumen (vgl. *Sieper, Orth, Petzold* 2010) und daraus folgend ein auf komplexer Achtsamkeit beruhender Umgang mit sich, dem Anderen, der Natur, kann als ein zentrales Anliegen des Humanisten, Denkers und Philanthropen *Hilarion G. Petzold* bezeichnet werden. Doch lassen wir ihn selbst zu Wort kommen:

> Erfahrung und Sinn, Vernunft und Wissen, Liebe und Gerechtigkeit, praktizierter Altruismus und weltbürgerliche Gemeinwohlorientierung sind auf dem Weg der Menschen miteinander durch die Geschichte keine Selbstverständlichkeit gewesen, obwohl es immer wieder Wegweiser gab, die in diese Richtung wiesen: die großen Religionsstifter und Denker wie Sokrates, Demokrit, Seneca. Deshalb müssen diese Qualitäten für den WEG, den es als Zukunft zu gestalten gilt, angestrebt und verwirklicht werden. (*Petzold, Orth,* 2004b, S. 18)

Joseph Beuys, einer der bedeutendsten deutschen Künstler und Kunsttheoretiker und für seine tiefgründigen Aussagen bekannt, drückte Ähnliches mit folgenden Worten aus: *„Die Zukunft, die wir möchten, muss erfunden werden. Sonst bekommen wir eine, die wir nicht wollen“* (*Beuys* 1984).

Gemeinsam ist beiden, Denker und Künstler, zum einen die Wahrung und den Schutz der Integrität alles Seienden, *„sowohl von Menschen als auch von Lebensräumen sicherzustellen und sich dafür einzusetzen“* (vgl. *Petzold* 1978c; *Sieper, Orth, Petzold* 2010, S. 357) und zum andern die persönliche und gesellschaftliche Umsetzung einer tätigen, kreativen und sozial-ökologisch verantwortungsvollen Lebens- und Zukunftsgestaltung.

Dies verlangt jedoch von uns, über unsere Lebensweise im Hier und Heute grundlegend nachzusinnen und sie – wo not-wendig – zu verändern. Das schließt Disruption ein: Umbruch und Wandel zu wollen, zu ermöglichen und zu fördern durch eine entschlossene, von Herz und Verstand geleitete Abkehr von einem anthropozentrisch geprägten Weltbild hin zu einem mundanologisch verstandenen und gelebten Bekenntnis zu einem zusammengehörenden Ganzen von Mensch und Natur – Welt in Kontext und Kontinuum.

> Betrachte die ganze Natur, wovon du nur ein winziges Stücklein bist, und das ganze Zeitmaß, von welchem nur ein kurzer und kleiner Abschnitt dir zugewiesen ist, und das Schicksal, wovon das deinige nur einen Bruchteil bildet.
>
> *Marc Aurel*

Zu den Erfordernissen einer gelingenden Wanderung durch unbekanntes Gebiet mit möglichen Unwägbarkeiten gehört eine gute Vorbereitung. Eine Landkarte, eine visualisierte Topographie des zu durchwandernden Gebietes zu konsultieren ist ein guter erster Schritt, einen Kompass mit sich zu führen, stellt eine weitere wichtige Orientierungshilfe zum „Einnorden" auf der angedachten Strecke dar. In Gesellschaft Gleichgesinnter, bei passender Witterung und mit entsprechender Wegzehrung ausgestattet, kann die Wanderung vertrauensvoll angegangen werden. Dies gilt sinngemäß auch für unsere Wanderung auf dem Lebensweg, auf dem sich – in Anlehnung an den Daoismus – in der Folge der WEG als ZIEL der Wanderung auf unserer Lebensstrecke des steten Erkenntnisgewinns, der Lebensgestaltung und der Lebenskunst erweist.

> Gehen ist des Menschen beste Medizin.
>
> *Hippokrates*

Die frühe biographisch geprägte Naturverbundenheit des Jubilars kann als eine der Wegmarken verstanden werden, als Teil einer „verinnerlichten Wanderkarte", eines „inneren Kompasses", der gleichzeitig die Freiheit gewährt, eigene kreative Wege einzuschlagen. Dazu gehörte von Anbeginn, die Natur und ihre wissenschaftlich belegten Wirk- und Heilkräfte in die psycho- und soziotherapeutische und die agogische Arbeit einzubeziehen *(vgl. Petzold* 2011o, S. 703).

Mitte der 1960er Jahre begründete er zusammen mit *Johanna Sieper*, und seit Anfang der 1970er mit *Hildegund Heinl* und *Ilse Orth* das Integrative Verfahren als eine *„komplexe Form bio-psycho-sozial-ökologischer Humantherapie, in der individuelle und kollektive Mentalisierungsprozesse verschränkt sind"* (*Petzold, Orth, Sieper* 2013a; *Sieper* et al. 2021). In der Weiterentwicklung entstanden die „Neuen Naturtherapien"; Methoden im Kontext des Integrativen Verfahrens, zu denen die Integrative Garten- und Landschaftstherapie, die Integrative Waldgesundheitsberatung, die Green Meditation® und die Integrative Tiergestützte Intervention gehören – die sich als Formen von Praxeologie und Praxis unterscheiden *(Petzold, Ellerbrock, Hömberg* 2019, S. 45*)*.

Das kreative und komplexe Integrative Verfahren kann vielleicht mit dem metaphorischen und poetischen Bild von „Indra's (mit Edelsteinen besetztem) Netz" verglichen werden, in welchem sich an jedem Knoten die in das Verfahren integrierten Erkenntnisse aus der empirischen Therapieforschung, der klinischen Psychologie, der Neurobiologie, der modernen Wissenschaftstheorie und der klinischen Philosophie *(Petzold* 2005r*)*, Theorien, erarbeiteten Konzepte,

Methoden, Techniken, Praxeologie und Praxis wie Juwelen untereinander unerschöpflich spiegeln, bzw. jedes in jedem anderen enthalten ist (vgl. *Cheng Chien* 1997).

Eine ausführliche Beschreibung des Integrativen Verfahrens würde den Rahmen dieses Beitrags sprengen, aber dafür stehen dann auch die Beiträge dieser Festschrift, welche die Vielfalt dokumentieren. Auch das Bild des , den „Tree of Science" (*Petzold* 1993a; *Apfalter* et al. 2021) bietet sich an – einen sinnbildlich aus der Natur entlehnten Baum, mit Wurzeln, Stamm, Ästen und Zweigen – der sowohl die Metatheorien, die Realexplikativen Theorien und die Praxeologie, auf denen die Integrative Therapie gründet, als auch die Praxis der Anwendung umfasst, ausgiebig, genau und aus vielen Blickwinkeln zu betrachten, ihn sich immer vertrauter zu machen und die Früchte der Erkenntnis zu ernten und zu kosten.

Jedes Tun ist Erkennen, und jedes Erkennen ist Tun.
Humberto Maturana und *Francisco J. Varela*

Wir Menschen sind evolutionspsychologisch aus der Natur hervorgegangen, deren Teil wir sind, und haben uns, unsere Sinne, Fähigkeiten, Fertigkeiten und Formen unseres Zusammenlebens über Jahrtausende in ihren vielfältigen Lebensräumen und mit ihren Rhythmen weiterentwickelt. Als Gruppenwesen wussten wir seit jeher aus Erfahrung von unserem unmittelbar zusammenhängenden Natur- und Selbstverhältnis (*Gebhard* 2013, S. 38). Menschsein war von Beginn an geprägt vom Bewusstsein der Ko-Existenz allen Seins, d.h. Teil des Gesamten und in die Natur eingebettet (embedded) zu sein. Wenn wir also fragen, woher wir kommen, lautet die Antwort: aus der bio-psycho-sozio-ökologischen Verbundenheit alles Lebendigen.

Daraus folgt, dass jeder Mensch auch Teil der „ökologischen Lebenswelt" *(vgl. Petzold, Orth-Petzold, Orth* 2013, S. 3*)* und als Individuum in der jeweiligen Lebenssituation auf seinem Lebensweg einmalig und entwicklungsorientiert ist. Leben, so die Philosophie, ist ein beständiger Prozess von Differenzierung, Integration und Kreation in Kontext und Kontinuum (Lebenszusammenhang), das in stetem Fluss immer neue Formen und Lebensvielfalt hervorbringt. Das heraklitische Prinzip des steten Werdens, Seins und Wandels, besonders eindrucksvoll als Phänomen in der Natur zu beobachten, gefasst in Heraklits Kurzformel „panta rhei" (gr. = alles fließt) ist das ultimative Metaprinzip im Integrativen Ansatz, der das Leben als lebenslangen Entwicklungsprozess versteht. Wir sprechen daher vom „life-span-developmental approach" und der darin enthaltenen Möglichkeit des fortwährenden komplexen Lernens (emotional, kognitiv, sensomotorisch, sozial, ökologisch, volitiv). Ein solches Konzept ermöglicht „kontinuierliche Bildungsarbeit", verstanden als Kulturarbeit, weshalb Integrative Therapie immer auch als kreative Bildungsarbeit, Agogik und kritische, engagierte Kulturarbeit verstanden wird (vgl. *Orth, Sieper, Petzold* 2014c-2014d).

Bildung ist das Anzünden einer Flamme, nicht das Füllen eines Gefäßes.
Sokrates

> In unseren Projekten geht es darum, Naturbewusstsein zu fördern und Naturbezüge zu stärken, zu sensibilisieren für die prinzipielle „Naturzugehörigkeit" aller Lebewesen auf dieser Erde, was mit einer positiven „Naturverbundenheit" einhergehen sollte. Die aufzubauen und zu fördern ... sehen wir als ein wichtiges übergreifendes Bildungsziel jeglicher Bildungsarbeit an. (*Petzold, Petzold-Heinz, Sieper* 1972)

Dies spiegelt sich als methodischer Zugang im Zweig der Integrativen Garten- und Landschaftstherapie.

Integrative Garten- und Landschaftstherapie – ein Weg kreativer therapeutischer, agogischer Kulturarbeit

Garten- und Landschaftstherapie ist ein kreativer Weg „aktiver Kulturarbeit" (*Petzold, Orth* 2004b). Kultur (lat. cultura = Landbau, Pflege des Geistes und Körpers) wird im Duden beschrieben als „Gesamtheit der geistigen, künstlerischen, gestalterischen Leistungen einer Gemeinschaft, als Ausdruck menschlicher Höherentwicklung", bzw. als „Gesamtheit der von einer bestimmten Gemeinschaft auf einem bestimmten Gebiet während einer bestimmten Epoche geschaffenen charakteristischen geistigen, künstlerischen, gestaltenden Leistungen" (*Duden Bd. 5*). In der Integrativen Therapie wird Kultur wie folgt definiert: „Kreative Kulturarbeit aber heißt das Pflegen und Fördern von Lebensprozessen, des Lebendigen auf allen Ebenen" (*Orth, Petzold* 1996). Das Verb kultivieren (lat. colere) wiederum, hat mehrere Bedeutungen, so z. B. Land urbar machen, Kulturpflanzen anbauen, etwas sorgsam pflegen, auf eine höhere Stufe bringen (*Duden Bd. 5*).

Die Methode der Integrativen Garten- und Landschaftstherapie und Agogik verbindet diese Bedeutungen inhaltlich auf besondere, sich ergänzende Weise. Dabei geht es darum, die Menschen in ihrer Ganzheit wahrzunehmen, zu erfassen und zu fördern, über das landschafts- und gartentherapeutische Tun Erkenntnisprozesse zu ermöglichen, ihr ökologisches Bewusstsein zu sensibilisieren, ihre Ressourcen und Potentiale zur Entfaltung zu bringen und zu stärken, Kreativität und Ko-Kreativität zu fördern und sie zu unterstützen, Wege zu einem möglichst selbstbestimmten, gesundheitsbewussten, funktionalen, nach Möglichkeit „grünen Lebensstil" *(vgl. Petzold* 2015a; S. 348) zu entwickeln.

Als „Therapieraum", der dazu genutzt wird, dienen Landschaft und Garten – beide locken mit ihrem hohen Aufforderungscharakter und unzähligen Angeboten – die Natur mit ihrer „Grünkraft" (lat. viriditas). Darunter verstehen wir die Kraft der Natur des steten Werdens und Entfaltens, ein Begriff, der auf die Universalgelehrte, Heilkundige und Äbtissin *Hildegard von Bingen* zurückgeht. Die therapeutische Behandlung und die gezielt auf die jeweiligen Menschen oder Gruppen ausgerichteten Interventionen werden dabei in den garten- und landschaftstherapeutischen Settings gleichsam wie absichtslos eingebettet in Landschaftserleben und ko-kreatives gärtnerisches Tun.

Der Mensch, eine kleine Welt
Demokrit

Unsere Entwicklung und Befindlichkeit wird maßgeblich von unseren Lebensumständen und prägenden Informationsströmen geformt und bestimmt, die wir aus der Umwelt aufnehmen, die über die Sinne in unseren Leib gelangen und leiblich verkörpert werden. Dieser lebenslange Prozess der „Einleibungen", (embodiments) bildet sich im Menschen als „informierter" und „informierender Leib" ab (*Petzold* 2013f). Umgekehrt beeinflussen wir mit unserem Denken, Handeln und Sein unsere Umwelt in einer spiralförmig verlaufenden Metamorphose von Sein und Werden (*Orth, Petzold* 1990c/2015).

Die Vielfalt der körperlichen, seelischen und geistigen Beziehung zwischen Mensch, Garten und Landschaft bietet ein großes Wahrnehmungsspektrum, in dem alle Sinne angesprochen (vgl. *Berting-Hüneke* et al. 2010) und in der Garten- und Landschaftstherapie und Agogik genutzt werden. Die Wahrnehmungsschulung, die Schulung der Sinne, stellt deshalb ein wichtiges Anliegen in der Integrativen Garten- und Landschaftstherapie dar.

Im Verhältnis des Menschen zur Natur wird stets auch sein Verhältnis zu sich selbst sichtbar bzw. aktualisiert. Viele Künstler haben Gärten gestaltet; *Monet* in Giverny, *Liebermann* am Wannsee, *André Heller* am Gardasee, *Virginia Woolf* in Rodmell. *Klimt* und *Nolde* bezeugen die nie versiegende Freude und das Interesse an solchen Orten der hortensischen (von hortus, Garten) Teilhabe oder *Sir Thomas Hanbury*, der seiner Passion folgte und die Botanischen Gärten in Ligurien schuf. Die Erfahrungen, die wir in und mit Natur machen, sind immer auch Erfahrungen mit uns selbst. So können Natur, Landschaften und Gärten zusätzlich identifikatorische Funktionen haben und damit zu Sinn konstituierenden „Orten" werden.

Ein sinnstiftendes Ziel Integrativer Therapie ist, den Menschen den Wegcharakter ihres Lebens bewusst zu machen. Dies wird vorwiegend über Naturerfahrung, naturästhetisches Erleben, dem Empfinden von Naturempathie versucht. Aktivitäten wie Walking, Spazieren oder Wandern in der Natur oder Bewegung im Garten und ihre gesundheitsfördernden Effekte bieten Anregung, sind weitere Möglichkeiten, den Wegcharakter erfahrbar zu machen (vgl. *van der Mey, Petzold, Bosscher* 1997; *Petzold* 2023c; *Schay* et al. 2004).

Sinn hat immer auch mit unseren Sinnen zu tun, die mit multipler Stimulierung angeregt werden können, manchmal sogar erweckt oder „wiedererweckt" werden müssen, weil sie nicht (ausreichend) in explorativer Neugierde entdeckt, entwickelt und genutzt wurden und unzureichend ausgebildet und verkümmert sind. In der Natur mit ihrer Fülle an Formen, Farben, Klängen, Düften, Texturen, Atmosphären, im leiblichen Erleben von Naturästhetik können sie sich wieder entfalten und das sinnlich Wahrgenommene im Leibgedächtnis als heilsam erlebte Eindrücke und Ressourcen bewahren. Auf dem weiteren Lebensweg können diese „Sinnesbilder" oder komplexen „Sinneseindrücke" dann aus den Leibarchiven aufsteigen oder bewusst aufgerufen werden und das damals Erlebte wieder erlebbar werden lassen.

> Wir sollten ausgedehnte Spaziergänge unternehmen, damit unser Verstand von der frischen Luft und den tiefen Atemzügen erfrischt und genährt wird.
>
> *Lucius Annaeus Seneca*

Auf anregende Weise kann dies bei einem „multisensorischen Spaziergang" – ein von *Hilarion Petzold* begründetes Konzept (*Petzold, Petzold-Heinz, Sieper* 1972, 6; *Petzold* 2023c) geschehen, bei welchem die sinnliche Wahrnehmungsfähigkeit geschult wird, sowohl die nach außen, auf die Mit-Welt als auch die nach innen, interozeptiv auf die eigene Befindlichkeit gerichteten Sinne. Dies kann im Lauf der Jahreszeiten sowohl im *rezeptiven* als auch im *aktiven* Modus erfahren und vertieft werden. Mit der rezeptiven Vorgehensweise fördern wir mit vielfältiger sensorischer und motorischer Stimulierung das multisensorische Natur- und Landschaftserleben und das Erleben ästhetischer Erfahrung. So können wir beispielsweise bei einem ersten Frühlingsspaziergang, bei dem vielleicht an einigen schattigen Stellen sogar noch kleine Schneereste auf den Wegen liegen, die wärmenden Sonnenstrahlen auf unserem Gesicht, den Händen, spüren und gleichzeitig die noch immer kühle Luft wahrnehmen. Unser Blick fällt von den noch kahlen Laubbäumen auf die ersten Frühblüher: sonnengelbe Winterlinge, manche, im Schatten stehende mit geschlossenen, manche mit der wandernden Sonne zugewandten, geöffneten Blüten, die schon von der einen oder anderen Nektar sammelnden Hummel umflogen werden. Vogelstimmen dringen ans Ohr... Der Wandel der Jahreszeiten wird mit allen Sinnen deutlich erfahrbar. Das Versprechen des nahenden Frühlings zeigt sich uns in der Landschaft, in den Gärten, und kann auch uns erfüllen mit der damit verbunden Hoffnung, ja Gewissheit des beständigen Wanderns, des Kreislaufes von Werden und Vergehen.

Eine weitere Möglichkeit stellt die *aktive* bzw. *aktiv-produktive* Vorgehensweise dar. So können wir auf unserem Spaziergang an einem Bächlein vorbeikommen, dessen munteres Plätschern an einer Stelle durch Äste und Zweige, die ein Herbststurm in sein Bachbett gefegt hatte, gestaut wurde und sein Fließen erschwert. Vielleicht regt uns dieser Anblick dazu an, einem Impuls zu folgen und die Äste und Zweige zu entfernen. Dabei das eisig kalte Wasser an den Händen zu spüren, das vielleicht zur Eile treibt und gleichzeitig die Freude zu erleben, den guten Fluss wieder ermöglicht zu haben, wird sich in unser Leibgedächtnis einprägen und uns als Erfahrung, die wir auch auf unserem Lebensweg im Alltag umsetzen können, zur Verfügung stehen.

Möglich sind auch die *produktiv-rezeptive* Vorgehensweise, wenn beispielsweise gärtnerisches Tun zu zufriedenem Betrachten des Gestalteten führt und umgekehrt, die rezeptiv-produktive Vorgehensweise, wenn wir entspannt im Therapiegarten sitzen, unser Blick genussvoll über das Grün streift und uns an einer Stelle plötzlich etwas ins Auge fällt, das uns zum Handeln auffordert. Daneben kennen wir die psycho-physiologische Art des Vorgehens, mit dem Ziel der Förderung von Entspannung und des Trainings von Kraft, Beweglichkeit und Ausdauer und die imaginativ-polyästhetische Vorgehensweise, die ein mentales Training mit Hilfe von Sinnesvorstellungen ermöglicht.

Therapieziele können im physischen, psychischen, kognitiven, sozialen oder ökologischen Bereich liegen, z. B. in der Verbesserung der Feinmotorik, der Wahrnehmungsschulung, der Stärkung des Selbstbewusstseins, der verbesserten Kontaktfähigkeit, dem vertieften Naturerlebenoder in unspezifischen Therapiezielen. In der Behandlungspraxeologie kommen in der Integrativen Garten- und Landschaftstherapie vorwiegend zwei methodische Modalitäten zum Tragen: Zum einen die übungszentriert-funktionale Modalität, mit welcher Wahrnehmung und Ausdruck am Material und am Medium geübt werden, und zum andern die erlebniszentriert-stimulierenden Modalität, mit der mit unterschiedlichsten kreativen Medien improvisiert wird, um mit Hilfe von multipler direkter oder indirekter Stimulierung des perzeptiven, memorativen, expressiven und reflexiven Leibes neue eigenleibliche Erfahrungen zu ermöglichen, vergessene Erfahrungen wiederzubeleben und Erkenntnisprozesse zu begünstigen. Sowohl übungszentriertes als auch erlebnisaktivierendes, ko-kreatives garten- und landschaftstherapeutisches Tun in gelingender gegenseitiger Bezogenheit – vielleicht von kleinen Pausen des Betrachtens oder einem regen Austausch begleitet – wird im „totalen Sinnesorgan Leib“ abgespeichert und dient fortan als Ressource.

Die Aktivierung der Sinne, das regelmäßige Üben, die Stimulierung und Stärkung von Körper, Geist und Seele durch regelmäßige Naturaufenthalte, ästhetische und naturästhetische Erfahrungen wie z. B. das Erleben von „Frische“ und Leistungsfähigkeit (*Petzold* 2010b, S. 19-26) tragen wesentlich zu Wohlbefinden und einem gesundheitsorientierten Lebensstil bei.

Das Erlebte, die Sinneseindrücke müssen jedoch verarbeitet werden, um zu Erkenntnis zu gelangen. Eindruck verlangt nach Ausdruck. Indem wir von einem multisensorischen und multiexpressiven Ansatz ausgehen, bei dem allen Sinnen unseres Leibes künstlerische Ausdrucksformen entsprechen, nutzen wir die vielfältigen Möglichkeiten des kreativen Selbstausdruckes in der Arbeit mit „kreativen Medien“. Diese stellen ein Kernkonzept der Integrativen Therapie dar, das auf die der Gründerpersönlichkeiten des Integrativen Verfahrens, *Johanna Sieper*, *Ilse Orth* und *Hilarion Petzold* zurückgeht (*Oeltze* 1996, S. 439*)* und in den 1960er Jahren von *Hilarion G. Petzold* (1965, 1987d/2017) geprägt und in die Fachliteratur eingeführt wurde.

Ein Thema kann beispielsweise mit Hilfe eines Fundstückes aus der Natur dargestellt, eigenleiblich Wahrgenommenes auf diese Weise ausgedrückt, angeschaut und bearbeitet werden. Mit intermedialen Quergängen (dieses Buch, *Dülberg, Skrzypek*) *mittels* Farben, in Form einer Zeichnung dargestellt und z. B. mit Hilfe der Vergrößerungstechnik kann dann ein ganz bestimmter Fokus gesetzt werden, der eine weitere Erkundung und Bearbeitung ermöglicht. Ein naturästhetisches Erleben kann in einer Collage, Skulptur, im Legen von Mandalas mit Naturmaterialien ausgedrückt, sein Bedeutungsgehalt erfasst und durch einen Text ergänzt oder mit Hilfe von weiteren kreativen Medien vertieft und aus der Resonanz bearbeitet und lösungsorientierte Möglichkeiten gesucht und gefunden werden.

Kreativität entfalten bedeutet, mit sich und seinen Sinnen in Kontakt zu kommen. Landschaft und Garten können deshalb auch als Sinnes- und Wahrnehmungsschule verstanden und als kreative Medien genutzt werden. Eine schöpferische Form, den Wegcharakter oder das Bewusstsein für eine bestimmte Wegstrecke erfahrbar zu machen, kann beispielsweise dadurch erfolgen, wenn das Gehen oder Wandern auf einer absichtsvoll ausgesuchten „Symbolstrecke" mit der Vorstellung von Lebens- und Entwicklungszielen verbunden und die gemachten Erfahrungen, Reflexionen und Erkenntnisse auf den realen Lebensweg, den Bereich der Lebensbewältigung, übertragen werden (*vgl. Petzold, Orth* 2004b, S. 15*)*.

Je entwickelter die Sinne sind oder werden, desto reicher und komplexer gestaltet sich unsere Wahrnehmungs- und Ausdrucksfähigkeit. Je vielfältiger Menschen über die Sinne stimuliert werden, desto mehr Material liegt als Ressource bereit und kann aktiviert werden. Ein großer Teil der öko-psychosomatischen Störungen beruht auf einer eingeschränkten Wahrnehmungs- und Ausdrucksfähigkeit.

> Wer diese Qualitäten, sich „mit allen Sinnen" wahrnehmen zu können, sich mit allen Ausdrucksmöglichkeiten des Leibes äußern zu können, nicht verwirklichen kann, der hat eine natürliche Quelle des Sinnerlebens und des Sinnschaffens verloren und muss sie wiedergewinnen... (*Petzold, Orth* 2004b)

Im Rhythmus der Jahreszeiten lernen die Menschen in Kontakt und Begegnung mit Landschaften, Gärten, Pflanzen, Tieren, Anderen die Natur – und somit auch ihre eigene Natur – immer besser kennen. Sie können so ein tieferes Verständnis für sich, ihre Mit-Welt und das wechselseitige Aufeinander-Bezogen-Sein, bzw. Aufeinander-Angewiesen-Sein entwickeln. Dieses Zusammenspiel gelingt durch Naturbeobachtung, durch Sich-Einlassen, durch in Resonanz gehen, durch Natur-Empathie.

Natur bringt uns in Kontakt mit dem Lebendigen, der Umwelt, mit unserem Lebensraum und mit uns selbst – ganz gleich, ob wir gesund oder beeinträchtigt sind. Sie weckt in uns eine „Freude am Lebendigen und am Schöpferischen"

(*Orth.* dieses Buch; *Petzold, Orth-Petzold, Orth* 2013). Viele Menschen verfügen nicht in ausreichendem Maße über Erfahrungen von Wertschätzung, nicht über das Erleben, in ihrer „Eigen-Art", ihrem „So-Sein" angenommen zu sein, vermögen deshalb keine Verbundenheit mit der Lebenswelt zu erleben. Beim Betrachten von Natur, beim Pflegen von Pflanzen kann wahrgenommen und nachvollzogen werden, warum eine Pflanze „so" gewachsen ist, wie sie sich im Hier und Heute zeigt. Ein Bäumchen, das ungeschützt stetem Nordwind ausgesetzt ist, beugt sich unter ihm und schmiegt sich Schutz suchend so dicht wie möglich an den Boden. Im Betrachten und in der Reflexion kann ein Mensch eine Verbindung zu seinem eigenen „So-Gewachsen-Sein" herstellen, Verständnis für sich und seinen Lebensweg entwickeln und auch die *„Andersheit des Anderen"* (*Lévinas* 1999) respektieren, ja vielleicht sogar wertschätzen lernen.

Selbstfühlen, Selbstpflege, Selbstfreundschaft können im dyadischen oder polyadischen Setting durch heilsame, bereichernde und fördernde garten- und landschaftstherapeutische Interventionen erfahren und gefördert werden, indem der Mensch im begleiteten Tun über die Pflege der Natur (Pflanzen, Gärten, Landschaften) und Naturfühlen, sich gleichsam in alternativem Erleben diese Qualitäten zu eigen macht.

Die Sensibilität für den „Anruf" der Natur in und um uns ist vielen Menschen durch entfremdende Sozialisation, durch mangelnde Ökologisation in Kindheit und Jugend verloren gegangen. Destruierte und denaturierte Umwelt haben unter Umständen öko-psycho-somatische Störungen zur Folge und die Möglichkeiten des Sinnerlebens durch ein Verstehen der Sinnhaftigkeit der Natur – man spricht metaphorisch von der „Weisheit der Natur" eingeschränkt. Vielen Menschen, die in Mega- oder Giga-Cities leben, sind Naturverstehen und Naturverbundenheit auf ihrem Lebensweg zunehmend fremd geworden oder verloren gegangen.

Im Integrativen Verfahren stehen uns mit den „Vier Wegen der Heilung und Förderung" und der in ihnen zum Einsatz kommenden „14 + 3 Wirkfaktoren" exzellente Wege zur Verfügung, um *„Heilung in der Therapie und Gesundheitsförderung im Alltagsleben zu erreichen..."* (*Petzold* 2012h), Wege, die beschritten werden, um – im übertragenen Sinn – gut begleitet und bewusst eine Wegstrecke zu gehen, Verlorengegangenes wiederzufinden, Neues zu entdecken, ausreichend mit nährendem Proviant versorgt zu werden, Fürsorge und Gemeinschaft zu erleben und sich an der Natur zu erfreuen. Sie werden theoriegeleitet in dyadischen und polyadischen Settings personen- und gruppenzentriert bzw. gruppengerichtet angewendet:

1. Bewusstseinsarbeit, 2. Nach- und Neusozialisierung, Ökologisation und Nach-Ökologisation, 3. Erlebnis- und Ressourcenaktivierung , 4. Netzwerkarbeit, Exzentrizitäts-, Solidaritätserfahrung und Förderung, wobei der 2. und 3. Weg in der Integrativen Garten- und Landschaftstherapie in Theorie und Praxis maßgeblich eingeschlagen werden. Sie ermöglichen eine Weitung des Erfahrungshorizontes durch Sozialisation, Nachsozialisation, Ökologisation,

Nach-Ökologisation und durch Mehrperspektivität. Die Weitung (Enlargement) hat gleichzeitig die Anreicherung (Enrichment) der Wahrnehmung und des Selbst- und Fremderlebens zur Folge. Sie ermöglicht Selbstakzeptanz, Selbstvertrauen und die Erfahrung von Selbstwirksamkeit (Empowerment).

Einen wichtigen Heilfaktor stellt das Erleben von gemeinsam gestalteter Zeit dar. Eine Qualität, die viele Menschen auf ihrem Lebensweg nicht in ausreichendem Masse erleben. „Die gemeinsame Erfahrung, miteinander und füreinander Zeit zu haben, gehört zu den wichtigsten heilenden Faktoren im therapeutischen Prozess" (*Petzold* 1993a, S. 347). In gemeinsamem Naturerleben, im gemeinsamen gartentherapeutischen Tun kann dies auf heilsame Weise geschehen.

Der Garten ist die kleinste Parzelle der Welt
und darauf ist er die Totalität der Welt.
Michel Foucault

Die Vermittlung von Wissen über die Natur und Naturzusammenhänge und die praktische Umsetzung dieser Kenntnisse in der Bearbeitung von Land, dem Anbau, der Pflege und dem Schutz von Pflanzen stellen für viele Menschen eine sinnvolle Betätigung und persönliche Bereicherung dar. Zu erleben, wie auf dem sorgfältig vorbereiteten Boden die selbst ausgebrachte Saat aufgeht oder die Keimblätter des eigenhändig gesteckten Pflanzguts als erstes aus der Erde herausspitzen, ist für viele Menschen mit Neugierde und Freude verbunden, oft auch mit Hoffnung. Wenn die Jungpflanzen und Setzlinge dann unter der Obhut der eigenen Hände wachsen, sich entfalten und mit ausreichend Platz, Wärme, Nahrung und Wasser versorgt zu kräftigen Pflanzen mit gesundem, glänzenden Laub und prallen Knospen heranwachsen, wenn sie erblühen, Früchte und am Ende eines Vegetationszyklus Samen tragen, wird im Begleiten, Betrachten, Mitgestalten, Miterleben dieses Prozesses der Entwicklung und des Wandels, im Mitschwingen, in der Resonanz eine Freude am Lebendigen, an der Fülle der Natur, ihrem Reichtum und ihrer Schönheit – und gleichzeitig ihrer Verletzbarkeit spürbar. Dann kann dieses erfüllende fürsorgliche Tun und Erleben, die Fürsorge für die Pflanze, zu Selbstfürsorge führen und dazu anregen, sich den inneren Landschaften, dem eigenen inneren Garten zuzuwenden, ihn zu beachten, zu kultivieren, zu gestalten und sich inspirieren zu lassen, vielleicht auch bisher Verborgenes zu entdecken. Dies, indem über das Sein in und mit der Natur, die Pflege und den fürsorglichen Schutz für die Pflanzen, Möglichkeitsräume erschlossen und Erkenntnisprozesse angestoßen werden, die Wandel, d. h. Entwicklungs- und Heilungsprozesse, möglich machen. Aus der Fürsorge für die Natur, die Pflanzen, den Garten, die Landschaft wird Selbstfürsorge, die zu einem von komplexer Achtsamkeit geprägten Umgang mit sich, den Anderen und der Kostbarkeit allen Lebens führen kann.

Die Integrative Garten- und Landschaftstherapie, wie sie an der EAG gelehrt wird, ist zwar eine junge Disziplin, blickt jedoch auf Jahrtausende altes Wissen zurück, in dem Menschen Natur, Landschaft, Gärten, Naturerfahrung und Naturästhetik nutzten, um ihre Gesundheit zu erhalten, zu fördern und mit dem Lebendigen in Kontakt zu sein.

So beispielsweise in der Antike, in den Heiligtümern des Asklepios, Asklepieia genannte Sanatorien (lat. sanare, heilen, gesund machen), von denen die berühmtesten in Epidauros, auf der Insel Kos, in Athen, Rom und Pergamon lagen; alle in wohltuende, von heilsamem „Grün" umgebene, intakte Landschaften eingebettet (*Petzold, Sieper* 1990b; *Petzold, Moser, Orth* 2012).

Die Asklepiadische Heilbehandlung fußte auf einem holistischen Therapiekonzept, das den ganzen Menschen in den Blick nahm. Die Behandlung der Pilger, Ratsuchenden und Kranken erfolgte auf vielfältige Art und im Wissen um die Heilkräfte der Natur. Die Selbstheilungskräfte zu aktivieren und zu Selbsterkenntnis zu gelangen war ein wesentlicher Teil der Heilbehandlung, ganz im Sinne der Apollinischen Weisheit „Erkenne dich selbst, erkenne was du bist" (gr. gnóthi seautón) (*Papadakis* 1978, S. 7) mit der Zielsetzung von Einsicht und Erkenntnisgewinn, und – durch eine not-wendige und nachhaltige Lebensstilveränderung – Wandlung und Heilung zu ermöglichen.

Dieser Erkenntnisweg, der die persönliche Selbst- und Weltsicht, Lebenshaltungen und Lebenspraxis erweitern und verändern kann, wird im modernen, integrativen Verständnis mit OIKEIOSIS bezeichnet, einem aus der Stoà übernommenen und erweiterten Begriff. Oikeiosis (gr. oikeioun, Aneignung, Zueignung), abgeleitet von oixos (gr. für Haus, „zum Haus gehörig"), bezeichnet einen Prozess, *„durch den ein Lebewesen schrittweise seiner selbst inne und dadurch mit sich selbst vertraut und einig wird" (Forschner* 1994, S. 51*)*. OIKEIOSIS, im Integrativen Ansatz typographisch vom stoischen Begriff durch Versalien unterschieden, bedeutet *„Selbstverstehen, Weltverstehen, Verstehen der Mitgeschöpfe"* (*Petzold* 2019d; *Petzold, Orth* 2021a*)* und wird wie folgt definiert: „OIKEIOSIS ist das Sich-Vertraut-Machen mit sich selbst, den Menschen, der Natur, der Welt. Es ist das Sich-Aneignen von all diesem mit dem Ziel, Zugehörigkeit und Verbundenheit zu schaffen. Diese Selbst- und Weltaneignung durch theoretische und persönliche Selbsterfahrung soll der Unverbundenheit (Allotriosis) und multiplen Entfremdung, Verdinglichung und Verhärtung entgegenwirken" (*Petzold,* 2020f).

Der Begriff Allotriosis (gr. „allotrios" = merkwürdig, fremd, fremdartig), Entfremdung, beinhaltet den Prozess des (sich) Fremdwerdens eines Menschen, in dem sein Bewusstsein seiner genuinen Zugehörigkeit zu dieser Welt, zu sich selbst als Leib (Körper-Seele-Geist-Wesen), zu den Mitmenschen und Mit-Wesen, zur Natur und der Mit-Welt gestört, verlorengegangen oder sogar ausgelöscht ist. Entfremdung stellt folglich einen Zustand dar, in dem ein Mensch nicht mehr „der menschlichen Natur gemäß" lebt. Eine Folge ist der Verlust der Fähigkeit, die Welt empathisch wahrzunehmen, zu erfassen, zu verstehen und letztlich empathisch zu handeln.

Darauf bezieht sich die anthropologisch-philosophische Dimension der Integrativen Gesundheits- und Krankheitslehre mit Begriffen wie Naturferne, multiple Entfremdung, Verdinglichung und Verhärtung. Multiple Entfremdung kann sich auf verschiedenen Ebenen manifestieren: In der Entfremdung von sich selbst als Leib (Selbstentfremdung), der Entfremdung vom Mitmenschen (Interpersonale Entfremdung), der Entfremdung von der Welt, der Natur aber auch der Entfremdung von der Zeit als Lebenszeit und der Entfremdung von der Dimension der Werte.

Seneca, der römische Stoiker, beschrieb das „gute Leben" wie folgt: „Ein uns ganz geläufiger Lehrsatz besagt, es sei das höchste Gut, naturgemäß zu leben" (*Seneca* 2014, S. 235). Nur, wenn wir uns der Natur, uns selbst und den Anderen entfremdet haben, wie können wir dann diesem höchsten, handlungsleitenden Wert, unserer Natur gemäß zu leben, folgen?

Ein wichtiges Ziel integrativer garten- und landschaftstherapeutischer Arbeit, Agogik und kreativer Kulturarbeit besteht deshalb darin, den Menschen immer wieder ins Bewusstsein zu bringen, dass sie Teil der Natur sind, ihnen die *„Fülle des Naturerlebens zu vermitteln, Grünes Erleben, Erleben des Lebendigen"* (*Petzold, Petzold-Heinz, Sieper* 1972) zu ermöglichen und Lebensqualität zu fördern.

Die Integrative Garten- und Landschaftherapie bietet eine Fülle von Möglichkeiten, Verbundenheit (Affiliation) mit der Lebenswelt wieder zu erleben und zu erlernen (*Petzold* 2020f). Durch multiple Stimulierung und Erlebnisaktivierung können sich Erfahrungshorizonte weiten, das Erleben von Bereicherung, Solidaritätserfahrung und Selbstwirksamkeit erfahren und verleiblicht und Kompetenzen und Ressourcen zur Lebensgestaltung gewonnen werden. Körper, Geist und Seele werden durch regelmäßige Naturaufenthalte und ästhetische Erfahrungen stimuliert und gestärkt. Die Erlebens- und Ausdrucksfähigkeit wird angeregt und gefördert und die Entwicklung und Nutzung von Ressourcen und Potentialen sowie das Erleben von Zugehörigkeit, Beziehungsfähigkeit und Selbstermächtigung ermöglicht (vgl. *Petzold, Goffin, Oudhof* 1993, S. 213).

In der Rückbesinnung auf die antiken Philosophenschulen in Athen verstehen wir Landschaft und Gärten auch als Orte des Nachdenkens, Sinnierens und der Lebenskunst, in denen Menschen leiblich erleben, erfahren, be-greifen, ver-stehen, dass die Natur der Boden ist, auf dem sie stehen, der sie zugehören, mit der und allen Mit-Wesen sie verbunden sind, die sie trägt, ihnen Halt gibt und sie nährt. Dass sie erfassen, durchdringen, erkennen, dass Natur der „Seins-Grund" und die Quelle der Kraft ist, aus der sie schöpfen können. Aus dieser Verbundenheit mit ihr erwächst ein starkes Ur- oder Grundvertrauen und eröffnet ihnen den Zugang zu ihren eigenen inneren Lebensquellen. Dies trägt dazu bei, „die lebensbejahende Seite im Menschen zu stärken" (*Fromm* 2021, S. 52).

Auch im heutigen Verständnis von *Medicus curat, Natura sanat* steht im Integrativen Ansatz die Aktivierung der Selbstheilungskräfte im Vordergrund.

Neben der Fürsorge für die Gesundheit (health) gehören die Fürsorge für Wohlbefinden (well-being) und Kraft (fitness), gehört auch die Förderung von Glücksfähigkeit (happyness) zur soziokulturellen Dimension von Integrativer Therapie, Begleitung und Agogik (*Petzold* 2010b).

Glücklich leben und naturgemäß leben ist eins.
Lucius Annaeus Seneca

Im aristotelischen Sinne verstanden ist Glück „erfülltes Tätigsein,...ein erfülltes, gelungenes, artspezifisch vollendetes Leben" (vgl. *Forschner* 1994, S. 1). Dazu gehört aus integrativer Sicht, lebenslang alle Ressourcen, Talente, Potenziale zu nutzen, zu entwickeln und zu leben, die jedem einzelnen Menschen mit auf seinen Lebensweg gegeben sind, um als integrer, souveräner Mensch unter Menschen und Mit-Wesen ein erfülltes, selbstbestimmtes Leben im Einklang mit der/seiner Natur zu leben.

Indem wir die Zugehörigkeit zum „Prinzip Leben", dem wir als Teil des großen Ganzen angehören, erfassen und eigenleiblich spüren, wird es uns immer vertrauter, bedeutsamer. Daraus wird die Notwendigkeit erkannt, sorgsam und respektvoll mit der Natur und mit allem, was zu ihr gehört, umzugehen. Aus dieser Haltung erwächst der Wunsch, für die eigene Integrität und die der Mit-Welt Sorge zu tragen. Hand in Hand mit dem sorgsamen Umgang mit der Natur, dem mit unserem Leib als totalem Sinnesorgan erlebten Wissen um die Kostbarkeit und Schönheit allen Seins, entsteht Ökosophie (*Petzold* 2016i), der weise Umgang mit der Natur. Dadurch, dass diese Haltung Lebenspraxis wird, sind wir in der Lage, Ökophilie, die Liebe zur Natur und eine „Freude am Lebendigen" *(ebenda)* zu entwickeln und Biosodie, die Erfahrung des Lebensweges als Narration, als Erleben von zwischenmenschlichen Beziehungen und ihrem Niederschlag im Leibgedächtnis zu erleben. Aus diesem gelebten Verständnis von „One Health" und dem Wissen darum, dass die Vielfalt von Arten und Lebensräumen die Lebensgrundlage für alle lebenden Wesen – und besonders für uns Menschen – bildet, erfolgt die lebenswichtige und lebenslange Aufgabe auf dem gemeinsamen Weg, die Integrität von Menschen, Mit-Wesen und Lebensräumen zu schützen.

Natur, Landschaft, Gärten – Naturerfahrung, „viriditas" grundsätzlich in das therapeutische Setting mit einzubeziehen macht Sinn, denn – mit den Worten des Jubilars ausgedrückt – gerade die Integrative Garten- und Landschaftstherapie macht spürbar, dass es „wenig gibt, das aufbauender wirkt als Naturerleben".

Wir müssen Natur bewahren, weil wir sie selbst sind, und wir müssen Natur bewahren, weil sie alles ist, was wir nicht sind.
Andreas Weber, 2007, S. 294

Literatur

Apfalter, I., Stefan, R., Höfner, C. (2021): Grundbegriffe der Integrativen Therapie. Ein Nachschlagwerk. Wien: facultas.

Aurel, M. (2018): Selbstbetrachtungen, München: Anaconda Verlag.

Berting-Hüneke, Ch., Jung, S., Kellner, G., Neuberger, K. (2010): Gartentherapie. Idstein: Schulz-Kirchner.

Beuys, J. (1984) Schriften, Hrsg. Dieter Koepplin, Basel, Museum für Gegenwartskunst

Beuys, J. (2001):in: Harlan, V. Was ist Kunst? Werkstattgespräch mit Beuys. Stuttgart: Urachhaus, 6. Auflage, 2001, S. 28

Cheng, Ch. (1997): Alles ist reiner Geist, Deutsche Übersetzung des Avatamsaka-Sutra,Buch 28. München: O. W. Barth.

Demokrit, Die Fragmente der Vorsokratiker, Diels/Kranz (Hrsg.), Berlin, 1903-1910, S. 34

Duden Bd. 5, (1974): Fremdwörterbuch, Mannheim: Bibliographisches Institut.

Epiktet, in: Die Nachsokratiker, in Auswahl übersetzt und Herausgegeben, Band 1 + 2, Jena: Verlag Eugen Diedrichs, 1923

Forschner, M. (1994): Über das Glück des Menschen. Darmstadt : WBG.

Foucault, M. (1984): Des espaces autres. Hétérotopies. In: *Architecture/Mouvement/Continuité* Nr 5, 1984, 46-49. Der Text war die Grundlage eines Vortrages von Michel Foucault vom März 1967. Dt. „Andere Räume" aus dem Französischen von *Walter Seitter.* In: *K. Barck* et al. (Hrsg). Bielefeld: Aisthesis.

Frankl, V. (1972): Der Mensch auf der Suche nach Sinn. Stuttgart: Klett.

Fromm, E. (2021): Die Seele des Menschen. Neuauflage, 2016. München: dtv.

Gebhard, U. (2013): Kind und Natur. Wiesbaden: Springer.

Hippokrates von Kos (2013): Aphorismen. Leipzig: Reprint Verlag.

Lévinas, E. (1999): Die Spur des Anderen, Studienausgabe. Baden-Baden: Alber.

Maturana H.R., Varela, F.J. (2009): Der Baum der Erkenntnis, Die biologischen Wurzeln menschlichen Erkennens, Bern, Scherz, 3. Aufl. 1987, deutsche Übersetzung von Kurt Ludewig, Frankfurt/Main, Fischer.

Mei, S. van der, Petzold, H. G., Bosscher, R. (1997): Runningtherapie, Streß, Depression – ein übungszentrierter Ansatz in der Integrativen leib- und bewegungsorientierten Psychotherapie. *Integrative Therapie* 3, 374-428. http://www.fpi-publikation.de/images/stories/downloads/textarchiv-petzold/mei-petzold-bosscher-1997-runningtherapie-integrative-leib-und-bewegungsorientierte-psychotherapiepdf.pdf.

Müller, L., Petzold, H. G. (2020): Geschichten vom Lebensweg – Biographiearbeit in den Naturtherapien. Grüne Texte Jg. 2020 und Green Care 3,2020 https://www.fpi-publikation.de/downloads/?doc=mueller-petzold-2020-biograpiearbeit-in-der-naturtherapie-gruene-texte-15-2020.pdf.

Oeltze, J. (1996): Johanna Sieper – Integrative Bildungsarbeit und kreative Medien, in: Integration und Kreation, Bd. 2, Paderborn, Junfermann.

Orth, I., Petzold, H. G. (1990c/2015): Metamorphosen – Prozesse der Wandlung in der intermedialen Arbeit der Integrativen Therapie. In: Petzold, H. G., Orth, I., 1990a. Die neuen Kreativitätstherapien. Handbuch der Kunsttherapie, 2 Bde., Paderborn: Junfermann; 3. Aufl. 2002: Bielefeld: Edition Sirius, Aisthesis Verlag S. 721-773. http://www.fpi-publikation.de/polyloge/alle-ausgaben/03-2015-orth-i-petzold-h-1990c-metamorphosen-prozesse-der-wandlung-in-der-intermedialen.html.

Orth, I., Petzold, H. G. (2015b): Kreatives Schreiben als WEG der Kokreativität. *Heilkraft der Sprache* 03/2015, http://www.fpi-publikation.de/heilkraft-der-sprache/heilkraft-der-sprache/09-2016-orth-ilse-petzold-hilarion-g-2014-kreatives-schreiben-als-weg-der-kokreativitaet.html

Orth, I., Sieper, J., Petzold, H. G. (2014c/2014d): Integrative Therapie als methodenübergreifende Humantherapie (Teil I Theorie, Petzold, H. G. (2014d), Teil II Praxis, *Orth, I., Sieper, J., Petzold, H. G.* (2014c) In: *Eberwein, W., Thielen, M.* (Hrsg. 2014): Humanistische Psychotherapie. Theorien, Methoden, Wirksamkeit, Gießen, Psychosozial Verlag, S. 279-332.

Papadakis, T. (1978): Epidauros. Das Heiligtum des Asklepios. München/Zürich: Schnell & Steiner.

Petzold, H. G. (1965): Géragogie – nouvelle approche de l'éducation pour la vieillesse et dans la vieillesse. *Publications de L'Institut St. Denis 1, 1-19;* https://www.fpi-publikation.de/downloads/?doc=textarchiv-petzold_petzold-1965-gragogie-nouvelle-approche-de-lducation-pour-la-vieillesse-et-dans-la-vieillesse.pdf; dtsch. (1972i): Geragogik ein neuer Weg der Bildungsarbeit für das Alter und im Alter, als Vortragsversion von idem 1965 auf dem „Studientag Marie Juchacz", 2. Mai 1972. Fachhochschule für Sozialarbeit, Düsseldorf Eller, Altenheim Eller repr. in: Petzold, H. G., 1985a. Mit alten Menschen arbeiten. Bildungsarbeit, Psychotherapie, Soziotherapie, Pfeiffer, München, S. 11-30; erw. Neuaufl., Pfeiffer, Klett-Cotta 2004a, 86-107; http://www.fpi-publikation.de/images/stories/downloads/textarchiv-petzold/petzold-1985b-angewandte-gerontologie-als-bewaeltigungshilfe-fuer-das-altwerden-das-alter-im-alter.pdf.

Petzold, H. G. (1978c): Das Ko-respondenzmodell in der Integrativen Agogik. Integrative Therapie 1, 21-58; revid. und erw. als 1991e in: (1991a) 19-90/2003a, 93-140. http://www.fpi-publikation.de/supervision/alle-ausgaben/07-2017-petzold-h-g-1978c-1991e-2017-das-ko-respondenzmodell-als-grundlage-integrativer.html.

Petzold, H. G. (1987d/2017): Kunsttherapie und Arbeit mit kreativen Medien – Wege gegen die „multiple Entfremdung" in einer verdinglichenden Welt, Polyloge – Heilkraft der Sprache 01/2017

Petzold, H. G. (1993a/2007a): Chronosophische Anmerkungen zu Zeit und Zeitbewusstsein, Integrative Therapie, Bd. II/1, Paderborn: Junfermann.

Petzold, H. G. (1993a): Integrative Therapie, Bd. II/1 Paderborn, Junfermann, 1993, Zeit in der Psychotherapie.

Petzold, H. G. (2003a): Integrative Therapie. 3 Bde. Paderborn: Junfermann, überarb. und ergänzte Neuauflage von 1991a/1992a/1993a.

Petzold, H. G. (2004h): Der „informierte Leib im Polylog" ein integratives Leibkonzept für die nonverbale/verbale Kommunikation in der Psychotherapie. In: *Hermer, M., Klinzing, H. G.* (Hrsg.) (2004): Nonverbale Kommunikation in der Psychotherapie. Tübingen: dgtv. 107-156. Textarchiv 2004: http://www.fpi-publikation.de/artikel/textarchiv-h-g-petzold-et-al-/petzold-hilarion-g-2004h-der-informierte-leib-im-polylog-ein-integratives-leibkonzept.html.

Petzold, H. G. (2005r/2010): Entwicklungen in der Integrativen Therapie als „biopsychosoziales" Modell und „Arbeit am Menschlichen". Überlegungen zu Hintergründen und proaktiven Perspektiven. Integrative Therapie 40 Jahre in „transversaler Suche" auf dem Wege. Krems, Zentrum für psychosoziale Medizin. Hückeswagen: Europäische Akademie für Psychosoziale Gesundheit. Hier als Update 2010. www. FPI-Publikationen.de/materialien.htm – POLYLOGE: Materialien aus der Europäischen Akademie für psychosoziale Gesundheit – 04/2010. http://www.fpi-publikation.de/downloads/download-polyloge/download-nr-04-2010-petzold-h-g-2005r.html.

Petzold, H. G. (2007d): „Mit Jugendlichen auf dem WEG ..."Biopsychosoziale, entwicklungspsychologische und evolutionspsychologische Konzepte für „Integrative sozialpädagogische Modelleinrichtungen". Bei www. FPI-Publikationen.de/materialien.htm – POLYLOGE: Materialien aus der Europäischen Akademie für Psychosoziale Gesundheit – Jg. /2007. http://www.fpi-publikation.de/polyloge/alle-ausgaben/09-2007-petzold-h-g-mit-jugendlichen-auf-dem-weg.html.

Petzold, H. G. (2010b): Gesundheit, Frische, Leistungsfähigkeit – Potentialentwicklung in der Lebensspanne durch „Integratives Gesundheitscoaching". In: Ostermann, D., Gesundheitscoaching. Wiesbaden VS Verlag für Sozialwissenschaften, S. 9-26 und POLYLOGE 11/2010. http://www.fpi-publikation.de/artikel/textarchiv-h-g-petzold-et-al-/petzold-h-g-2010b-gesundheit-frische-leistungsfaehigkeit.html.

Petzold, H. G. (2011o): Gärten und Landschaften – euthyme Orte für persönliche Entwicklungen und „Lebens-Kontext-Interventionen, Integrative Therapie 3, 367-406 und in: *Petzold, H. G., Ellerbrock, B., Hömberg, R.* (2018a): Die neuen Naturtherapien. Handbuch der Garten-, Landschafts-, Waldtherapie und Tiergestützten Therapie, Green Care und Green Meditation. Bd. I. Bielefeld: Aisthesis. S. 703-740. http://www.fpi-publikation.de/images/stories/downloads/polyloge/petzold-2011o-gaerten-landschaften-euthyme-orte-persoenliche-entwicklungen-polyloge-17-2013.pdfGärten und Landschaften – Euthyme Orte für persönliche Entwicklungen und „Lebens-Kontext-Interventionen", in: Die Neuen Naturtherapien, Band I, Bielefeld: Aisthesis Verlag, 2019, S. 703ff.

Petzold, H. G. (2012h): Integrative Therapie – Transversalität zwischen Innovation und Vertiefung. Die „Vier WEGE der Heilung und Förderung" und die „14 Wirkfaktoren" als Prinzipien gesundheitsbewusster und entwicklungsfördernder Lebensführung. Erschienen in: *Integrative Therapie* 3/2012 und POLYLOGE 15/2012, http://www.fpi-publikation.de/polyloge/alle-ausgaben/15-2012-petzold-h-g-2012h-transversalitaet-innovation-vertiefung-vier-wege.html

Petzold, H. G. (2013f): Grün, duftend, wachsend: Erholung in der Natur. Interview mit Hilarion Petzold. Report Psychologie September 2013, http://www.report-psychologie.de/heft/archiv/?tx_rparchive_pi1%5Barticle%5D=571&tx_rparchive_pi1%5Baction%5D=show&tx_rparchive_pi1%5Bcontroller%5D=Article&cHash=ccae2b649cbd14d86f0872a39b119eac.

Petzold, H. G. (2014c): Klinische Theorien und Praxeologie der Integrativen Therapie. Praxis der „Dritten Welle" methodischer Weiterentwicklung. In: Eberwein, W., Thielen, M. (Hrsg.): Humanistische Psychotherapie. Theorien, Methoden, Wirksamkeit. Giessen: Psychosozial Verlag. S. 279-314; Textarchiv 2014. http://www.fpi-publikation.de/images/stories/downloads/textarchiv-petzold/orth-sieper-petzold-integrative-therapie-als-methodenuebergreifende-humantherapie-2014c-2014d.pdf

Petzold, H. G. (2014d): „Integrative Therapie" als methodenübergreifende Humantherapie – Teil I: Einige Bemerkungen zur Metatheorie und übergreifenden Wissensstruktur. http://www.fpi-publikation.de/images/stories/downloads/textarchiv-petzold/orth-sieper-petzold-integrative-therapie-als-methodenuebergreifende-humantherapie-2014c-2014d.pdf.

Petzold, H. G. (2015a): GREEN CARE EMPOWERMENT – „Going Green and Doing Social", „Caring for Nature and Caring for People" – Engagierte Sorge für Natur und Menschen mit einem „Grünen Lebensstil" – Transversale Ökologie. Hückeswagen: „Europäische Akademie für biopsychosoziale Gesundheit, Naturtherapie und Kreativitätsförderung" (EAG).

Petzold, H. G. (2016i): Die „Neuen Naturtherapien", engagiertes „Green Care", waldtherapeutische Praxis. Komplexe Achtsamkeit" und „konkrete Ökophilie" für eine extrem bedrohte Biosphäre- In: *Niels Altner* (2016): Rieche das Feuer, spür den Wind. Wie Achtsamsein in der Natur uns und die lebendige Welt stärkt. Essen: KVC Verlag. Netzversion des Artikels in http://www.fpi-publikation.de/artikel/textarchiv-h-g-petzold-et-al-/petzold-h-g-2016i-die-neuen-naturtherapien-engagiertes-green-care-waldtherapeutische.html.

Petzold, H. G. (2019d/2020c): Notizen zur „Oikeiosis", Selbstfühlen und Naturfühlen. Transversale Selbst-, Natur-, Welterkenntnis, „Green Meditation", „Green Writing", „Grünes Handeln" – anthropologische und mundanologische Konzepte der Integrativen Therapie. Grüne Texte 14/2019 https://www.fpi-publikation.de/downloads/?doc=petzold-2019d-2020c-oikeiosis-selbstfuehlen-naturfuehlen-transversal-gruene-texte-14-2019.pdf; Ohne Vorspann:

Polyloge 5/2020, https://www.fpi-publikation.de/downloads/?doc=petzold-2019d-oikeiosis-selbstfuehlen-naturfuehlen-transversal-polyloge-05-2020.pdf.

Petzold, H. G. (2020f): Der „INTEGRATIVE ANSATZ des „Selbst- und Weltverstehens" (Oikeiosis) – Weltkomplexität offen halten und mitgestalten: ein nicht-reduktionistischer, transversaler Blick für Menschenarbeiter12/2020 POLYLOGE https://www.fpi-publikation.de/polyloge/12-2020-petzold-h-g-2020f-der-integrative-ansatz-des-selbst-und-weltverstehens-oikeiosis-weltkomplexitaet/.

Petzold, H. G. (2023c): Praxeologisches: Supervision „auf dem Weg" – Zur Out-Door-Praxis supervisorischer Arbeit: Feldentwicklung, Walk & Talk, Green Exercises Embedded in Nature and Time. Ein erläutertes Interview mit Hilarion G. Petzold zu Problemen von Praxeologie, Ökologie, Zeit und mehr in der Supervision, SUPERVISION 3/2023 https://www.fpi-publikation.de/supervision/03-2023-petzold-h-g-2023c-praxeologisches-supervision-auf-dem-weg-zur-out-door-praxis-supervisorischer-arbeit-feldentwicklung-walk-talk-green-exercises-embedded-in-n/.

Petzold, H. G., Ellerbrock, B., Hömberg, R. (Hrsg.) (2019): Die Neuen Naturtherapien, Bd. 1. Bielefeld: Aisthesis.

Petzold, H. G., Goffin, J. J. M., Oudhof, J. (1993): Protektive Faktoren und Prozesse – die „positive" Perspektive in der longitudinalen, „klinischen Entwicklungspsychologie" und ihre Umsetzung in die Praxis der Integrativen Therapie. In: *Petzold, H. G.*, 1993c. Frühe Schäden, späte Folgen? Psychotherapie und Babyforschung, Bd. I, Paderborn: Junfermann und und in: *Petzold, H. G., Sieper, J.*(1993a): Integration und Kreation, 2 Bde., Paderborn: Junfermann, , 2. Auflage 1996,S. 173-266. http://www.fpi-publikation.de/images/stories/downloads/polyloge/petzold-goffin-oudhof-1993-protektive-faktoren-entwicklungspsychologie-praxis-polyloge-08-2013.pdf.

Petzold, H. G., Moser, S., Orth, I. (2012): Euthyme Therapie – Heilkunst und Gesundheitsförderung in asklepiadischer Tradition: ein integrativer und behavioraler Behandlungsansatz „multipler Stimulierung" und „Lebensstilveränderung" in: Psychologische Medizin, Heft 3, 18-36 und 4, 42-59 und in: Petzold, H. G., Ellerbrock, B., Hömberg, R. (2018a): Die neuen Naturtherapien. Handbuch der Garten-, Landschafts-, Waldtherapie und Tiergestützten Therapie, Green Care und Green Meditation. Bd. I. Bielefeld: Aisthesis. S. 189-255. In: Textarchiv 2012. http://www.fpi-publikation.de/images/stories/downloads/textarchiv-petzold/petzold-moser-orth-2012-euthyme-therapie-heilkunst-asklepiadische-tradition-integrativ-behavioral.pdf.

Petzold, H. G., Orth, I. (2004b): „Unterwegs zum Selbst" und zur „Weltbürgergesellschaft" – „Wegcharakter" und „Sinndimension" des menschlichen Lebens – Perspektiven Integrativer „Kulturarbeit" – Hommage an Kant. Europäische Akademie für Psychosoziale Gesundheit, Hückeswagen 2004b, mimeogr. ergänzt in: *Petzold, H. G., Orth, I.* (2005a): Sinn, Sinnerfahrung, Lebenssinn in Psychologie und Psychotherapie. 2 Bände. Bielefeld: Edition Sirius beim Aisthesis Verlag. S. 689-791. http://www.fpi-publikation.de/polyloge/alle-ausgaben/09-2009-orth-i-petzold-h-g-2004b-unterwegs-zum-selbst-und-zur-weltbuergergesellschaft.html.

Petzold, H. G., Orth, I. (2021a):Green Meditation und Oikeiosis: Wege zu ökologischem Selbstverstehen und Naturbezug, zu *„ökophiler Lebenspraxis"* und aktiver *„ökologischer Kultur"* – Gedanken und Materialien Grüne Texte 10/2021. https://www.fpi-publikation.de/downloads/?doc=petzold-orth-2021a-green-meditation-oikeiosis-oekophile-lebenspraxis-arbeitsversion-gruene-texte-10-2021pdf.pdf.

Petzold, H. G., Orth, I., Sieper, J. (2013a): Manifest der Integrativen Kulturarbeit 2013. In: und in: Petzold, Orth, Sieper (2014): „Mythen, Macht und Psychotherapie". Therapie als Praxis kritischer Kulturarbeit. Bielefeld: Aisthesis. S. 671-688. https://www.fpi-publikation.de/polyloge/24-2013-petzold-h-orth-i-sieper-j-2013a-manifest-der-integrativen-kulturarbeit-2013/.

Petzold, H. G., Orth-Petzold, S., Orth, I. (2013): Freude am Lebendigen und weiser Umgang mit Natur. Die Frische, Kraft und Weisheit integrativer Garten- und Landschaftstherapie – Naturtherapeutische Gedanken, „Green Meditation", „Therapeutic Guerilla Gardening". POLYLOGE 20/2013. http://www.fpi-publikation.de/downloads/download-polyloge/download-nr-20-2013-petzold-h-orth-petzold-s-orth-i.html.

Petzold, H. G., Petzold-Heinz, I. Sieper, J. (1972/2019): Naturverbundenheit schaffen, Natur-Sein erfahren: Grün Erleben, Grüne Übungen, Grün Erzählen – ökologische Lebenspraxis. Projektkonzept. Büttgen: Volkshochschule Büttgen. http://www.fpi-publikation.de/artikel/gruene-texte/05-2019-petzold-h-g-petzold-heinz-i-sieper-j-1972-naturverbundenheit-schaffen-gruen.html.

Petzold, H. G., Sieper, J. (1990b): Die neuen – alten – Kreativitätstherapien. Marginalien zur Psychotherapie mit kreativen Medien. In: *Petzold, H. G., Orth, I.* (1990a): Die neuen Kreativitätstherapien. Handbuch der Kunsttherapie, 2 Bde., Junfermann, Paderborn. II, 519-548. 3. Aufl. Bielefeld: Aisthesis 2007.

Petzold, H. G., Sieper, J. (1993a/2019): Integration und Kreation. Der Integrative Ansatz in der Weiterbildung von Angehörigen helfender und psychosozialer Berufe. Festschrift 20 Jahre Bildungsarbeit an FPI und EAG, 2 Bde., Paderborn: Junfermann, 2. Auflage 1996; 2019. Als e-buch: https://www.fpi-publikation.de/e-books/petzold-h-g-sieper-j-hrsg-1996-integration-und-kreation-modelle-und-konzepte-der-integrativen-therapie-agogik-und-arbeit-mit-kreativen-medien-band-1/; – https://www.fpi-publikation.de/e-books/petzold-h-g-sieper-j-hrsg-1996-integration-und-kreation-strukturen-methoden-organisation-band-2/.

Schay, P. Petzold, H. G., Jakob-Krieger, C. Wagner, M. (2004): Laufen streichelt die Seele. Lauftherapie mit Drogenabhängigen – eine übungs- und erlebniszentrierte Behandlungsmethode der Integrativen Therapie. Integrative Therapie 1-2, 150-175. https://www.fpi-publikation.de/textarchiv-petzold/schay-p-petzold-h-jakob-krieger-c-wagner-m-2004-laufen-streichelt-die-seele/.

Seneca, L. A. (2014): Das große Buch vom glücklichen Leben. Köln: Anaconda.

Sieper, J., Orth, I., Petzold, H. G. (2010): Warum die „Sorge um Integrität" uns in der Integrativen Therapie wichtig ist – Überlegungen zu Humanität, Menschenwürde und Tugend in der Psychotherapie. In: *H. G. Petzold, I. Orth, J. Sieper* (2010): Gewissensarbeit, Weisheitstherapie, Geistiges Leben als Themen moderner Psychotherapie. Wien: Krammer. S. 367-460. 2015 Neuaufl. Bielefeld: Aisthesis. http://www.fpi-publikation.de/images/stories/downloads/textarchiv-petzold/sieper-orth-petzold_sorge-um-integritaet_2010.pdf.

Sieper, J., Orth, I., Petzold, H. G., Mathias-Wiedemann, U. (2021): Psychotherapieverfahren entwickeln sich – Zwanzig Jahre POLYLOGE Entwicklungen der Integrativen Therapie seit 1965 zu ihrer „Dritten Welle" 2000-2020. POLYOGE 24/2020, https://www.fpi-publikation.de/polyloge/24-2020-sieper-j-orth-i-petzold-h-g-2020-psychotherapieverfahren-entwickeln-sich-zwanzig-jahre-polyloge/.

Sieper, J., Petzold, H. G. (1993c/2011): Integrative Agogik – ein kreativer Weg des Lehrens und Lernens. In: *Petzold, H. G., Sieper, J.* (1993a): Integration und Kreation, 2 Bde., 2. Auflage 1996. Paderborn: Junfermann, S. 359-370. http://www.fpi-publikation.de/downloads/download-supervision/download-nr-06-2011-sieper-j-petzold-h-g.html.

Sokrates: https://gedankenwelt.de/die-beruehmtesten-zitate-von-sokrates.

Spiegel-Rösing, I. Petzold, H. G. (Hrsg.) (1984): Die Begleitung Sterbender. Theorie und Praxis der Thanatotherapie, Bielefeld: Aisthesis.

Weber, A. (2007): Alles fühlt: Mensch, Natur und die Revolution der Lebenswissenschaften. Berlin: Berlin Verlag.

„Waldtherapie“ – ein noo-ökopsychosomatisches Element in der Integrativen Therapie

Ralf Hömberg

Inhalt

1. Der Kontext Integrative Therapie und Naturtherapie

Die INTEGRATIVE THERAPIE[1] verfolgt, nach ihrem institutionellen Aufbau (Gründung 1972) in ihren transgressiven Entwicklungsansätzen, auf Basis ihres umfassenden Menschenbildes (*Menschen sind* Körper-Seele/*Geist–Welt-Wesen in ihren vielfältigen sozial-gesellschaftlichen, ökonomischen,* ökologischen *sowie technokratischen Kontexten*) ein stetiges Bemühen, fundierte Wissensstände ethisch abgewogen zu integrieren und Vereinseitigungen zu überwinden (*Petzold* 2001g). Dies geschieht auf Grund der Überzeugung, dass das Lebensgesamt eine fließende, hyperkomplex-dynamische, sich im Zeitkontinuum, ständig verändernde ko-existente, organismische Gesamtbasis (Lebewesen von Viren bis zum Mammutbaum und Megapilzen) bildet. In einer solchen Sicht ist es naheliegend, dass in der Integrativen Therapie seit ihren Anfängen Natur und naturtherapeutische Methoden in ihre Theorienbildung und Praxeologie Eingang fanden und gepflegt wurden und werden (*Petzold, Petzold-Heinz, Sieper* 1972; *Petzold, Ellerbrock, Hömberg* 2018). Sie müsse deshalb auch in dieser Festschrift einen angemessenen Platz erhalten (vgl. *Cerea,* dieses Buch; *Pörtl,* dieses Buch).

Der transversale Blick auf die Natur zeigt: Die unzähligen, materiellen-energetischen Wechselwirkungen (Wellenlängen von 10^{-15} bis 10^{7})[2] bewegen sich sowohl in unfassbar makroastronomischen sowie in winzigsten subatomaren Größenordnungen zugleich – sie bewegen auf ganz basaler Ebene das Lebensgesamt. Mal manifestieren sich subatomare *Elementarteilchen* als *Welle,* dann wieder als *Teilchen* und trotzdem sind Wellen (waves) und Teilchen (particles) ein und dasselbe, weshalb Wissenschaftler sie als „*wavicles*“ bezeichnen (*Thích-Nhất-Hạnh* 2007, S. 20).

---

1 Gegründet und seit 1972 geleitet von *Hilarion G. Petzold, Ilse Orth* sowie *Johanna Sieper* († 2020), *Hildegund Heinl* († 2005).

2 https://de.wikipedia.org/wiki/Elektromagnetische_Welle.

Treten wir als Menschen vor dem Hintergrund dieser Größenordnungen als *Zerstörer* oder *Bewahrer* des Lebensgesamt auf Erden auf, oder was war und ist unsere Rolle? *Oppenheimer* zitierte im Sommer 1945 aus dem Epos Bhagavad Gita: „Jetzt bin ich der Tod geworden, der Zerstörer der Welten" (*Harari* 2019, S. 308). Die Atombombenexplosionen über Hiroshima und Nagasaki töteten insgesamt rund 100.000 Menschen sofort. Bis Ende 1945 starben weitere 130.000 Menschen an den Folgeschäden. In den folgenden Jahren kamen weitere hinzu. Die Atomphysikerin *Lise Meitner* hatte Ende der 1930er Jahre die Auswirkungen der Entfesselung der Kräfte in den Atomen einer Atombombe theoretisch bereits richtig vorhergesagt – sie wurde in „der Welt" der „Atomphysiker" ihrer Zeit wenig beachtet (*Lesch* 2024). *Al Gore* macht in seinem TED-Beitrag klar, dass wir, weltweit alle miteinander, über alle fossilen Brennstoffquellen (Autos, Flugzeuge, Schiffe, Industrieanlagen etc.) hinweg, ein Hitzeäquivalent von täglich 400.000 Atombomben der Klasse Hiroshima und Nagasaki in die Atmosphäre einbringen (*Gore* 2006). Die klimatischen Kippphänomene sind überdeutlich: Meereiskollaps, Eisschildverluste in Grönland und der Antarktis (auch in subglazialen Bereichen schwindet das Eis). Der boreale Permafrostboden taut auf, die nordischen Nadelwälder, die südamerikanischen, afrikanischen Regenwälder als auch die Korallenriffe sterben ab. Die atlantischen Umwälzungszirkulationen (thermohaline Pumpen, welche mit den atmosphärischen Luftströmen verbunden sind, verändern ihre Dynamiken: sie beschleunigen sich zu Hurricanes und Taifunen oder rufen „Steady Weather"-Phänomene hervor (Potsdam Institute for Climate Impact Research 2024).

Unter dem Dach der nuklearen Abschreckung wurden konventionellere, inzwischen digitalisierte und automatisierte bzw. autonome Waffensysteme entwickelt, Fake News und künstliche Intelligenzen sind an der Tagesordnung. Im Trend wird die Masse der Menschen durch Massenmedien informiert, fürchtet um ihr Leben (Notmigrationen, Verfolgung, Kriege) oder ihren Arbeitsplatz (digitale Automatisierungen), ist weitgehend isoliert und lebt teilweise bereits in geschlossenen Blasen. Organismen werden zunehmend durch intelligentes Design und nicht mehr durch natürliche Selektion geformt, was zu einem neuen Grundprinzip des Lebens werden könnte. Vielleicht werden die Sapiens Hominiden durch Übermenschen (Cyborgs) ersetzt, so eine Vision von *James Lovelock* 2020). Der Klimawandel beschleunigt sich und hat unübersehbare Rückwirkungen auch auf unsere Gesundheit als Menschen. Wir Menschen (8 Milliarden +, weltweit) sind im Anthropozän, mit unseren technokratischen Lösungsansätzen sowie unserer planetar digitalisierten Kapitalökonomie, offenbarer Hauptverursacher der weltweiten Ressourcenausbeutungen und -vernutzungen und damit des Klimawandels. Wir könnten auch ressourcenschonender Handeln und Leben (durch kybernetische Vorgehensweisen), wie es z. B. über gute Denkanstöße im ARTE Beitrag „Roots" erkennbar wird (Roots – ARTE 2024).

Der Integrative Therapieansatz hat eine klare bio-noo-ökologisch-psychosoziale Position (*Petzold, Sieper, Mathias-Wiedemann* 2022), eine lebensspannen-

sowie entwicklungsorientierte und eine kontextorientierte Sichtweise. Er folgt damit einem multiperspektivischen, komplexen transversalen Paradigma, das in den longitudinal, orientierten „Lebens- oder Biowissenschaften“ (Biologie, Medizin mit den wichtigen Teildisziplinen Neurowissenschaften, Psychiatrie und Immunologie) gründet, weiterhin in der „wissenschaftlichen Psychologie“ (Entwicklungspsychologie, klinische Psychologie, Sozialpsychologie) und in den klinisch relevanten Sozialwissenschaften“ (Klinische Soziologie, Organisations-, Politik- und Supervisionswissenschaften, Kulturgeschichte) und schließlich in einer modernen, wissenschaftlich orientierten Philosophie. Das hat in der therapeutischen Theorienbildung, Praxis und Lehre Niederschlag gefunden (*Sieper* et al. 2021; *Petzold, Mathias-Wiedemann* 2020).

Die Integrative Therapie hat die *Evolutions-* und *Devolutionsbedingungen* unseres menschlichen Daseins im Blick und formuliert daher in ethischer Hinsicht, dass MINT[3] (*M*athematik, *I*nformatik, *N*aturwissenschaften, *T*echnik) -getriebene, meist technokratisch genutzte, bzw. auch bedenklich ausnutzende Entwicklungen Einfluss auf die Stabilität des ko-kreativen Lebensgesamt haben können. Durch ethische, humane, ökologische, kulturelle sowie Fragen zur Natur geleitet (EHÖK-*N*[4]) muss MINT-Getriebenheit stets kritisch hinterfragt und abgepuffert werden, um das ko-kreative Lebensgesamt nicht noch weiter zu strapazieren, bzw. zu malträtieren. Insbesondere spielt hier in ökonomischer Hinsicht auch die global-kapitalistische Wirtschaftsordnung eine bedeutsame Rolle (*Piketty* et al. 2014). Einige Denkanstöße, wenn sie auch Tiefen vermisst, sind in *Piketty* 2023 zu finden.

Der in den Naturtherapien leitende Oberbegriff Green Care (GC) umschreibt vielfältige „bio-psycho-sozial-ökologische“ Maßnahmen zur Förderung der menschlichen Gesundheit und Lebensqualität durch Naturerleben (Health Care). Er meint insbesondere Maßnahmen zur Bewahrung der Unversehrtheit von Lebensräumen (auch über ökonomische Maßnahmen muss man diesbezüglich kritisch nachdenken, ob sie wirklich für die Stabilisierung des Lebensgesamt förderlich oder vernutzend oder ausbeuterisch sind). Man bedenke in tiefer Weise, wie sehr das natürliche Lebensgesamt im *Anthropozän* (in dem von gegenwärtig 8 Milliarden Menschen dominierten Zeitalter) durch den menschlichen Ressourcenhunger, den Notmigrationen, Kriegen und tiefgehenden Umweltverschmutzungen Tag für Tag überlastet wird. Das *Anthropozän* bezeichnet in der gegenwärtigen Erdepoche auch die „Sphäre des menschlichen Geistes“, die „Noosphäre“ (*Vernadskij* 1926) und seine kulturelle „Beherrschung“ der Natur mit Beginn der Industrialisierung, die wir so weit vorangetrieben haben, dass

3 https://de.wikipedia.org/wiki/MINT-F%C3%A4cher.

4 Ethik, Humanität, Ökologie, Kultur, Natur (letzteres von mir hinzugefügt, weil es den Kulturraum, den vom Menschen dominierten Raum ergänzt – die Spannungen zwischen Natur und Kultur sind oft sehr groß. Zur Natur/Kultur Aufteilungen und deren Implikationen verweise ich auf *Baptiste Morizot*s „Philosophie der Wildnis“ *Morizot* 2020).

wir als Menschen zum wichtigsten Einflussfaktor für die biologischen, geologischen und atmosphärischen Prozesse auf der Erde geworden sind. Dem destruktiven biblischen Imperativ „Machet euch die Erde untertan ..." (1. Mos. 1, 26) folgend, wurde der Mensch für die Erde zu einem höchst zerstörerischen Faktor (*Zalasiewicz* 2008, *Zalasiewicz, Williams* 2011) für das in der planetaren Evolution entwickelte, fein abgestimmte Zusammenleben des globalen Ökosystems (*Lovelock* 2000; *Margulis* 1998) (*angelehnt an Petzold* 2015*)*. Wir leben auf einem symbiotischen, konvivialen und kokreativen Planeten mit all seinen Spezies. Neben Green Care (GC) als psychosoziale Interventionen in Präventions- und Erholungsangeboten (z. B. des Turismo rural, des sustainable ecotourism, agrotourism ...) braucht es Mitarbeit in der Natur (Bergwaldprojekte[5] etc.), aber auch ökologischen Maßnahmen zur Sensibilisierung *für* die Natur als ECO Care. GC umfasst in „klinisch-kurativer und rehabilitativer Zielsetzung „humantherapeutische" Maßnahmen z. B. in Psycho-, Sozio-, Bewegungs-, Sport-, Ergotherapie und selbstverständlich die Formen der „neuen Naturtherapien": *Garten-, Landschafts-, Wald-, Wasser- und Tiergestützte Therapie, Green Meditation,* die alle in einer Integrativen Therapie bzw. Integrativen Humantherapie, indikationsspezifisch in „Bündeln von Maßnahmen" (*Petzold* 2014j) eingesetzt werden können und in ihrer „Dritten Welle" auch immer häufiger eingesetzt werden (*Hömberg* 2019; *Petzold, Sieper, Orth* 2002; *Polzt-Watzenig* 2023; *Sieper* 2000). Green Care betreibt ökologische Öffentlichkeitsarbeit mit ökopolitischen Aktionen aus zivilgesellschaftlichem Engagement als EcoCare für die Natur und gegen Naturzerstörung auf dem Boden einer „fundierten Konvivialität" eines gemeinschaftlichen Lebens. Sie fördert eine „komplexe Achtsamkeit" (*Wölfle* et al. 2023) für naturverträgliche Lebensstile und einer Grundhaltung des „ökophilen Carings". Das vorgestellte Manifest zielt auf ein „proaktives ökologisches Empowerment" für Bewahrung, Schutz, Pflege, ja „Rettung von gefährdeter Natur/Ökologie." Es will ermutigen, die Quellen für ein gesundes Leben zu nutzen und zu bewahren, die uns unzerstörte Natur bietet (angelehnt an *Petzold* 2015).

Die Fokussierung auf das humane sowie superplanetare „Erholungs- und Heilungspotenzial" wird dadurch zum Hinter- und Untergrund jeglicher künftigen menschlichen Aktivität, insbesondere für Interventionen naturtherapeutischer, -präventiver sowie supervisorischer Praxis. In unserer weltbürgerlichen Entwicklung (welche plurizentrisch in Gefahr gerät) ist daher ein „geozentrischer Blickwechsel" mit „planetenärztlicher Qualität" (sensu *J. Lovelock*) notwendig geworden (*Hömberg* 2017). Machen wir uns einerseits die desaströsen Prozesse am Beispiel gigantischer Waldverluste (wir haben mit 40 Millionen Quadratkilometer nur noch 65% des globalen Waldbestandes von dem vor 8000 Jahren. Die globale Entwaldung befindet sich mit ca. 130.000 km² pro Jahr auf einem erschreckend hohen Niveau (WWF – Deutschland 2011). Machen wir uns

5 https://www.bergwaldprojekt.de/.

die durch Menschen gemachte Entwaldungen bewusst, erkennen wir andererseits zunehmend die gesundheitsfördernden und heilsamen Wirkungen sowie die planetarbiosphärenphysiologische Wichtigkeit unserer Wälder. Sie gilt es zu schonen, zu hegen und zu pflegen und zu bewahren, wenn wir jene nicht als Lebensquell verlieren wollen. *Wladimir Iwanowitsch Vernadskij* und *James Lovelock* machten bereits auf die erdsystemische Relevanz der „grünen Vegetationen" (neben der Luft-, Gewässer- und Meeressysteme) aufmerksam:

> „Wenn ein kleiner Teil abstirbt, bricht das ganze System zusammen. Das Leben wird vollständig von der Stabilität im Bereich der grünen Vegetationen bestimmt." *Vladimir Ivanovitsch Vernadskij* (1863-1945) (*Vernadsky* 1926; *Vernadskij, Hofkirchner* 1997)

Es braucht, wie ein weiterer Pionier der Erdsystemforschung, *James Lovelock*, am Beispiel der Wüste Harappa in Pakistan aufzeigte, etwa 50% der Waldfläche, bis der regelhafte Monsunregen (den der Wald durch Evaporationen baumeigener Substanzen, den Dimethylsulfiden, entscheidend mitbeeinflusst) ausfällt, der restliche Waldbestand austrocknet und zerfällt. In der Folge desertifiziert die Region, sie wird zur Wüste (bis heute), siehe Kapitel 5.1 aus *Lovelock* 1996 (*Lovelock* 1996).

Denken wir über zeitliche Dimensionen im Erdsystem nach, können wir uns, in Anlehnung an *Klaus Halbrock*, vor Augen führen, dass die Evolution der Erde ca. 4-5 Milliarden, die des Erdölmuttergesteins 100-400 Millionen und die des Menschen 2-7 Millionen Jahre alt ist. Seine Sesshaftwerdung bewegt sich im Bereich von Jahrtausenden, seine systematische Anwendung von Wissenschaft und Technik von Jahrhunderten, seine Entwicklung traditioneller und digitalindustrieller Prinzipien von Jahrzehnten. Für die Rückbesinnung auf ein Leben in ausreichend großer Einklängigkeit unserer Natur mit der Natur, bei schonendem und wohlüberlegtem Einsatz von Technik, verbleiben uns nur noch wenige Jahre (*Welzer* 2011).

2. Ökologie der Verbundenheit und „doppelte Waldmedizin"

Das sind ideengeschichtliche Hintergründe, zu denen seit Mitte der 1960er Jahre Zeitgeisteinwirkungen dazu geführt haben, dass naturtherapeutische Methoden, die in der Praxis der Integrativen Therapie stets ihren Ort gehabt hatten, in ihrer vermehrt auch in der Theorienbildung und Lehre entwickelt wurden: Garten- und Landschaftstherapie (*Cerea*, dieses Buch; *Petzold* 2022j), tiergestützte Therapie (*Pörtl*, dieses Buch; *Petzold* 2018e),

Waldtherapie (*Hömberg* 2017; *Petzold* 2016i) und übergreifend dazu die „Green Meditation"®, eine Form therapeutisch relevanter Naturmeditation, die in allen naturtherapeutischen Wegen einsetzbar ist (*Petzold, Orth* 2020b).

So können auch die integrativen Angebote der Waldtherapie in die „Bündel von Maßnahmen" verschiedener Therapieformaten einbezogen werden (ders. 2013g), denn Psychotherapieverfahren entwickeln sich (*Sieper, Petzold, Orth, Mathias-Wiedemann* 2021).

Waldtherapie sei kurz definiert:

> **Waldtherapie** ist eine forschungsbasierte Methode der Therapie und Prävention sowie der Gesundheitsförderung und Gesundheitsberatung im Rahmen der ‚Neuen Naturtherapien'. Waldtherapie zielt darauf ab, das Lebens- und Ökosystem ‚Wald' angeleitet und begleitet durch fachlich geschulte ExpertInnen (WaldtherapeutInnen, Wald-GesundheitsberaterInnen) als gesundheitsfördernden und heilsamen Erfahrungsraum zu nutzen. Die vielfältigen, positiven Einflussmöglichkeiten, die der Wald und das Walderleben im Sinne der Salutognese für den ‚Menschen als Ganzen' in seinen körperlichen, emotionalen, kognitiven und sozialen Dimensionen bietet, sollen die Gesundheit kräftigen und Genesungsprozesse fördern. Waldtherapie kommt aber auch bei der Heilbehandlung von Pathogenem, von psychischen und psychosomatischen Störungen durch anerkannte Heilberufe (Ärztinnen, approbierte PsychotherapeutInnen, ErgotherapeutInnen, HeilpraktikerInnen) zum Einsatz in individualtherapeutischen, gruppen- und familientherapeutischen Formaten. Ihre Methoden und Techniken können als wichtige Komponenten einer Waldmedizin, ‚Ökopsychosomatik' und ‚klinischen Ökologie' im Kontext komplexer Therapieprogramme mit ‚multimodalen Bündeln' von therapeutischen Maßnahmen verwendet werden, wie sie in moderne Ansätze der Psychiatrie und Suchttherapie, der Integrativen Therapie, Soziotherapie und Rehabilitation Eingang gefunden haben. – Der Wald als hochdifferenziertes Ökosystem bedarf jedoch selbst des achtsamen, ökophilen Umgangs im Sinne des für die Naturtherapien maßgeblichen ‚erweiterten Ökologischen Imperativs', der Natur nicht zu schaden, für den Waldtherapie sensibilisiert. Sie vermittelt in ihrer Praxis Sorgfalt der Natur gegenüber als „caring for nature, eco-care" – und eine besonnene Achtsamkeit gegenüber anderen Lebewesen – eine „Ökosophie" –, sowie eine Liebe für das Lebendige, eine Liebe zum Wald, eine „Ökophilie", als „caring for life, caring for people." Das schließt auch eine achtsame Selbstsorge ein (self caring), denn der Mensch ist Teil der Natur. (*Petzold, Hömberg, Ellerbrock* 2018, 47; *Petzold* 2019e)

Auf dieser Grundlage wurde eine differenzierte Praxeologie entwickelt (*Polz-Watzenig* 2023), zu der in der Zeitschrift „Grüne Texte" immer wieder Fachbeiträge aus der natur- und waldtherapeutischen Praxis publiziert werden[6], die – wie hier zu zeigen versucht wird – in breiter Weise fachlich kontextualisiert sind.

---

6 *Grüne Texte.* Die NEUEN NATURTHERAPIEN – Internetzeitschrift für Garten-, Landschafts-, Waldtherapie, tiergestützte Therapie, Green Care, Green Meditation, Ökologische Gesundheit, Ökopsychosomatik https://www.fpi-publikation.de/gruene-texte/.

Die Wirkungen der Wälder sind leise und beständig – sie sprechen keine Menschensprache und haben keine große „Lobby“ in der Politik (*Petzold* 2016i, 2019o). Es geht, wie auch in anderen „globalregionalen Zusammenhängen“, um tief verwobene Ko-existenzen im Lebendigen, deren Teil wir sind.

Unter Wald versteht man Biome (örtliche Lebensgemeinschaften), in welchen hohe Bäume flächendeckend vorherrschen und zusammen mit anderen Pflanzen, Tieren, Insekten und Mikroorganismen eine waldökologische Biozönose bilden, die zusammen (koexistent) ein typisches Waldklima entwickeln und aufrecht erhalten. Man unterscheidet (von Menschen unberührte) Urwälder von naturnahen und von Menschen kultivierten Wäldern (das sind in Deutschland die meisten). In der Medizin geht es traditionell um Vorbeugung, Erkennung und Behandlung von Krankheiten, Störungen und Verletzungen bei Menschen und Tieren. In einer „Therapie/Medizin für den Wald“ überschreiten wir unsere menschenzentrierte Sichtweise und sehen den Wald, da wo er aus dem Gleichgewicht geraten ist oder krankt, metaphorisch als „Klienten/Patienten“. Wir müssen vernunftgeleitet eine „Mensch-Wald/Natur-“ und eine „Wald/Natur-Mensch-Medizin“ entwickeln. Das Waldklima ist angenehm temperiert, feucht und kühl – voll erfrischender Luft. Diese wird ständig erneuert, ist sauerstoffreich, staubreduziert und voll von Botenstoffen der „Waldgesellschaft“, wodurch sie „kommuniziert“. Die Pflanzen, Baumstämme, -blätter und -nadeln dämpfen wohltuend das einfallende Licht und die Umgebungsgeräusche ab. Allein schon dadurch wirken sie wohltuend auf uns Menschen und sie helfen uns, uns zu entspannen. Aber wir müssen umgekehrt auch helfen, die Wälder auf unserem Planeten widerstandsfähig zu erhalten, unsere Kulturlandschaften zu pflegen und die Biodiversität zu fördern. Dasselbe gilt für die Tiere und für die Pflanzen. Die gemeinsame, domestizierende Entwicklung von Menschen und Hunden (siehe *Pörtl,* dieses Buch), Pferden, diversen „Nutztieren“ und sogar Vögeln ließ mehr oder weniger starke Bande unter den verschiedenen Arten entstehen. Das Neuropeptid und Antistresshormon „Oxytocin“ ist ein, teilweise mittels Funktionsanaloga (Isotocin bei Fischen und Mesotocin bei Vögeln), speziesübergreifendes regulatives „Kontakt- und Beziehungsschmiermittel“ für Rezeptoren im zentralen Nervensystem (vor allem im Hirnstamm) wo vegetative Steuerungen der Vitalfunktionen ablaufen und im Zwischenhirn, wo unsere Emotionen zum großen Teil generiert werden, in unseren Organen sowie in unserem Immunsystem. So wirken das Streicheln und der Haut-Fellkontakt in den Tier-Mensch Beziehungen in beide Richtungen „verbindend“, entspannend, wachstumsfördernd und erholsam. Dieser „Entspannungs- und Wachstumsmodus“ wirkt darüber hinaus schmerzhemmend, angstlösend, immunstimulativ, heilungs-, verdauungs-, interaktions-, lernprozessfördernd und regt Zellneubildungen an. Das gilt für Menschen, Hunde, Pferde, Schäfchen, genauso wie für Kaninchen, Meerschweinchen, Ratten oder Vögel usf. Auch wenn fraglich ist, ob andere Spezies in der Stammesgeschichte ein hoch entwickeltes Bindungssystem generiert haben, ist jedoch beim Auftreten von „Bindungs- und Fürsorgeverhalten“

Oxytocin bzw. ein Analogon beteiligt (*Julius* 2013; *Klein* 2017). Relativ unbeobachtet, erlebte ich selbst auch die Umarmung eines Baumes als für mich erholsam. Welche interessanten pflanzenphysiologischen Prozesse bei dem Bergahorn abliefen, weiß ich leider nicht. Persönliche Sensibilität muss hier durch Forschung ergänzt werden, und die steht noch in den Anfängen, bringt aber Erstaunliches zur Interaktion von Pflanzen in und mit ihrem Lebensraum und seinen Bewohnern zu Tage (*Schlanger* 2024).

Sensibilisierungen für *global-regional- und regional-global-ökologische Zusammenhänge* und entsprechend ökophiles Handeln, wirkt sich im doppelten Sinne positiv aus – für *Menschen* (als Körper-Seele/Geist-Welt-Wesen) und *Umwelten* (als planetar-biosphärisches Supersystem) –, denn „wir sind Natur" (Petzold 2019e). „Als Menschen sind wir konsequent über unzählige Wechselwirkungen in unserer Umwelt tief eingewoben. Was wir daher notwendiger Weise brauchen, ist ein „ökopsychosomatisches Lebensverständnis" *und* daraus resultierend eine „Ökologie der Verbundenheit" (ders. 2015c; Petzold, Petzold-Heinz, Sieper 1972). Das gilt für *psychophysiologische* genauso wie für *pathopsychophysiologische* Wechselwirkungen mit ihr. Wir können unserer Umwelt (damit implizit auch uns selbst) helfen, sich zu erholen, ihr helfen stabil zu bleiben, da wo nötig, wieder stabil zu werden, zu renaturieren oder wir beuten sie weiterhin acht- und schonungslos aus. Die belebte Natur ist die Lebensgrundlage alles Lebendigen – siehe dazu auch den *„ökologischen Imperativ"*[7] im integrativ-theoretischen Ansatz (Petzold 2015a). Das gilt, wie die neuesten Forschungen zeigen – neben den Böden, Meeren, Gewässern und der Atmosphären – insbesondere für unsere *Wälder.*

Wir bestehen als Menschen aus ca. 100 Billionen organismisch phylo- und ontogenetisch strukturierten Zellen. Sie evolutionierten funktionell auf subatomarer, atomarer, molekularer, intra- und interzellulärer, auf organischer, organsystemischer organismischer, individualsubjektiver Ebene in gesamtkörperlicher und damit auch auf geistiger und seelischer Dimension (vgl. *Frambach,* dieses Buch). Auf allen Funktionsniveauebenen sind jeweils übergeordnete Emergenzen wirksam und dennoch ist alles ohne die kleinsten Funktionsebenen nicht existenzfähig. Ihre Existenz erwächst aus der jeweiligen Gesamtheit. Das gilt auch für intersubjektiv kollektive Zusammenhänge und das Eingebettetsein in die mehr oder weniger kulturell geschaffenen bzw. urwüchsig natürliche multiplen mundanen Ökologien, die sich, wie wir und alle Lebewesen in der Biosphäre, in der Zeit stets verändern (*Hömberg* 2016, 2017, 2019).

---

7 „Handle so, dass durch deine Lebensweise keine Gefährdungen der Biosphäre eintreten können. Sei mit ‚Kontext-Bewusstsein' und ‚komplexer Achtsamkeit' wachsam für schädigendes Handeln, das den Fortbestand des Lebens und die Funktion der Ökosysteme auf dieser Welt bedrohen könnte. Trete ein, wo solches Handeln durch Menschen in der Noosphäre sichtbar wird, und versuche, es zu verhindern. Pflege eine ökosophische Lebenspraxis, bewahre und schütze die Natur!" (*Petzold, Orth-Petzold, Orth* 2013).

3. Waldtherapie/-medizin im engeren Sinne

Die Wald- und Naturmedizin haben gezeigt, dass Waldgemeinschaften/Biozönosen (Bäume, Pflanzen, Tiere, Pilze, Moose, Farne, Mikroorganismen) aber auch Landschaften, Parkanlagen, Gärten, Tiere, Gewässer und Luft ein komplexes Wirkspektrum für Menschen entfalten. Insbesondere diverse bioaktive Funktionskreisläufe und ästhetisches Empfinden sind hierbei bedeutsame Wirkfaktoren. Das ist auch umgekehrt über die komplexen Einwirkungen der Menschen auf ihre Umwelten erkennbar – im belastenden als auch im förderlichen Ergebnis. Somit geht man in der Waldmedizin von komplexen Interaktionen und Wechselwirkungen in hyperkomplexen Mensch-Umwelt-Zusammenhängen aus. Die evolutionäre „Ökologisation", die Umgebungsprägung des Menschen durch Wälder im Verlauf der Hominisation bildet die Grundannahme für heilende Waldwirkungen in Perspektive naturtherapeutischer Ökopsychosomatik (*Hömberg* 2016); (*Petzold, Hömberg* 2017). , ein Konzept, das in der Integrativen Therapie von *Petzold, Heinl* und *Sieper* entwickelt wurde (*Sieper, Petzold* 1975; *Petzold* 2018c).

> Ökopsychosomatik ist eine für eine integrative Therapie und Gesundheitsförderung unverzichtbare Perspektive und Handlungsaufgabe, die positive und belastende Umweltfaktoren berücksichtigen muss, positive Umweltpotentiale nutzen und destruktive beseitigen sollte, wie wir das durch das Einbeziehen von Natur – Gärten, Wälder, Felder, Tiere, Pflanzen – in der Integrativen Therapie stets tun als Garten-, Wald-, Landschaftstherapie, um ‚alternatives und korrektives ökologisches Erleben' zu ermöglichen. Ökopsychosomatik will auch für umweltzerstörende menschliche Aktivitäten sensibilisieren, um zugleich verletzte Natur zu heilen und das heilsame Potential der Natur nutzen zu lehren. (*Petzold, Sieper* 1975)

Ein solches Nutzen bezieht die verschiedenen Naturbereiche und Landschaftsformen spezifisch ein.

Die pflanzliche Waldgemeinschaft, vorwiegend die Bäume, produzieren bioaktive Substanzen (Phytoncide, Terpene usw.) welche auf biologischer Ebene kommunikative Funktionen innerhalb der Waldgemeinschaft haben (z.B. Konkurrenzpflanzen im Wachstum aufhalten, Fressfeinde abhalten, nützliche Lebewesen anlocken). Wenn wir Menschen uns in die Waldgemeinschaft hineinbegeben, wirken sie ebenfalls auf uns mit all ihren Möglichkeiten ein, wie auch wir, eher durch unsere Taten, auf sie einwirken. Wir können z. B. in ihrer wohltuenden, reinen, sauerstoff- und terpenreichen Waldluft „baden" (Shinrin Yoku), diese aromatisch, flüchtigen Substanzen riechen und einatmen. Aus invitro-Studien wissen wir, dass es die Phytoncide sind, welche signifikant die Produktion unserer natürlichen Killerzellen in unserem Immunsystems aktivieren, als auch deren Effektivität steigern (*Li* et al. 2013).

Da sich *unser Immunsystem* (dahinter liegt eine noch längere Evolutionszeit der Säugetiere) und das *System bioaktiver Substanzen der Pflanzen* über

Jahrmillionen, zum Teil *parallel entwickelten,* sind solche Wechselwirkungen nicht verwunderlich. Abermillionen Jahre dauerte die funktional ko-existente Entwicklung der Millionen Lebewesen aus den Netzwerken des Lebens.

Das dynamisch komplexe Immunsystem (Abwehrsystem) ist dazu da, uns und andere Organismen vor schädigende Einwirkungen (z. B. pathogene Viren, Bakterien, Pilze, schädigende Substanzen, Gifte, abgestorbene Zellen) zu schützen. Im gesamten Organismus verteilt, sind Billionen von Immunzellen und Trillionen von Immunmolekülen damit beschäftigt, diesen Schutz permanent aufrecht zu erhalten. Ständig werden körpereigene Biosubstanzen (Moleküle, Zellen und Gewebsstrukturen) und Nutzsubstanzen (Nahrungsbestandteile, Mineralstoffe, Vitamine, Wasser, Sauerstoff) von Fremdsubstanzen und -organismen unterschieden und im Abwehrfall bekämpft. Das mutet ein wenig wie „Star Wars im Mikroorganismus Körper" an, bei dem die „unterstützenden Biosubstanzfreundschaften" und die „förderlichen Evolutionsallianzen" gleich mitgedacht werden müssen. Für den „Abwehrprozess" muss es jedoch ein verlässliches Gesamtsystem geben, welches einerseits als angeborenes Immunsystem sofort zu Abwehrzwecken bereitsteht und sich andererseits als spezifisches Immunsystem mit neuartigen Fremdsubstanzen, mit denen wir es nach unserer Geburt zu tun bekommen, über Stunden oder Tage auseinandersetzt, um die entsprechende Gefahr zu überwinden. Zellen, Viren, Bakterien oder andere Partikel haben ein für das Gesamtimmunsystem identifizierbare Oberflächenstruktur, was dazu beiträgt, jene Oberflächenstrukturen als körpereigen (Selbstidentifikation) oder körperfremd (antigen) zu identifizieren. Als Reaktion auf antigen wirkenden Substanzen (Antigene genannt), produziert das Immunsystem unter anderem, spezifische Antikörper um sie zu bekämpfen. Manchmal irrt das Immunsystem und produziert Antikörper gegen körpereigene Zellen. Dieser „Selbstangriff" (Autoimmunreaktion) kommt z. B. dadurch zustande, dass sich die Oberflächen der Körperfremd- und Körpereigensubstanzen zu ähnlich sind. Diese überschießenden und gegen den eigenen Körper (die Selbsttoleranz der Immunsystems ist hier gestört) gerichteten Reaktionen des eigenen Immunsystems aber auch überschießende Immunreaktionen auf harmlose Umweltsubstanzen werden im Allgemeinen als Allergien (z. B. allergisches Asthma) bezeichnet. Unser komplexes Abwehrsystem besteht, wenn man es in eine Übersicht bringt aus folgenden, auf einander abgestimmte Komponenten.

Das angeborene Immunsystem, welches sehr schnell reagiert, besteht aus intakten Barrieren (Haut, Schleimhaut, antimikrobielle Substanzen) aus verschiedenen Blutproteinen (Komplementsystemproteine, Interferon und andere), und Zellen (neutrophile Granulozyten, Natürliche Killerzellen). Das spezifische Immunsystem reagiert über mehrere Stunden oder Tage auf spezifische neue Antigene (Partikel, Mikroorganismen oder Zellen) und besteht aus speziellen Lymphozyten (Epithel, B- oder T-Zelllymphozyten), welche spezifische Antikörper (Blutproteine) zur Bekämpfung der Antigene produzieren.

Psychoneuroimmunologisch kann man sich das ableitbare Waldbäume-Mensch-Funktionsbild etwa so vorstellen. Für das Immunsystem wurde in Studien bewiesen, dass die Baumphytoncide (z.B. die Alpha-Pinene der Nadelbäume oder die Isoprene der Laubbäume) beim „Waldbaden" die Vermehrung der Natürlichen Killerzellen (= spezialisierte Lymphozyten, welche ca. 15 % der Gesamtlymphozyten ausmachen) in unserem roten Knochenmark steigern und deren Aktivität fördern. Damit wird der angeborene Teil unseres Immunsystems gestärkt. Wenn unsere weiteren Abwehrmechanismen (Schleimhautbarrieren, Komplementproteine, Fresszellen) versuchen, z.B. Grippeviren in Schach zu halten, und wenn das spezifische Abwehrsystem versucht gegen die aktuellen Grippeviren (und sie verändern sich laufend) Antikörper zu produzieren, gelingt es einigen Viren auch, unsere Schleimhautzellen zu befallen und in sie einzudringen. Die Viren verändern, während sie sich in den Schleimhautzellen selbst vermehren, unsere befallenen Körperzellen. Die natürlichen Killerzellen haben nun die Fähigkeit, unsere von Viren befallenen Körperzellen über die damit einhergehende Veränderung der Oberflächenstrukturen zu erkennen und abzutöten, damit sich die darin befindlichen Viren nicht weiter vermehren können. Die natürlichen Killerzellen gehen mit den durch Viren veränderten Körperzellen in Kontakt und sezernieren mikroskopisch kleine „Wirkkörnchen" welche die betroffene Zielzelle perforieren (mittels des Eiweißes Perforin) und dann mittels der Eiweiße Granulysin, und Granzymen (strukturauflösende Proteasen) zerstören. Dasselbe machen die natürlichen Killerzellen auch mit entarteten Körperzellen, welche über Oberflächenstrukturveränderungen erkannt und daraufhin mittels Antikrebsproteinen zerstört werden (*Li* et al. 2013).

Die erfrischend reine Waldluft ist in den Sommermonaten mehr, in den Wintermonaten weniger erfüllt von typischen Waldaromen. Die Mixtur der flüchtigen Substanzen kommt aus den Blättern, den Stämmen und den Rinden der Bäume des Waldes. Jeder Wald ist anders. Je nach Zusammensetzung der Waldgemeinschaft, z.B. ob es sich um Laub-, Nadel- oder Mischwälder in den verschiedenen Klimaregionen der Erde handelt, wird ein anderes Luftgemisch kreiert. In dieses tages- und witterungsabhängige Aromengemisch geben auch die Waldböden, das verrottende Unterholz, die Pilze, die Moose und das abgestorbene Laub ihre Duftnoten hinein. Man erforschte, das die Verteilung der *bioaktiven Substanzen* der Bäume (Phytoncide, Terpene, Terpenoide, Cumarine, Phenole und andere) in der Luft zur Waldmitte hin und bodennah zunimmt. Weiterhin fand man heraus, dass es sowohl flüchtige für Menschen *riechbare* als auch *nicht riechbare,* in Wasser oder biologischen Feststoffen (z.B. im Xylem) gebundene *bioaktive Pflanzensubstanzen* gibt – sie bleiben unserem Geruchssinn verborgen. Nadelbäume, wie die Sachalin-Tanne (Abies sachalinensis), der Japanische Lebensbaum (Thuja standishii) die Hinoki-Scheinzypresse (Chamaecyparis obtusa) oder die Sicheltanne (Cryptomeria japonica) produzieren hauptsächlich sogenannte *Alpha-Pinene,* die als Monoterpene besonders während der Nachtzeit in die Waldluft abgesondert werden. Anders machen das die Laubbäume. Die Japanische Kastanien-Eiche (Quercus acutissima) und die Bambusblättrige Eiche (Quercus myrsinifolia) haben wie fast alle Laubbäume weniger Phytoncide und produzieren ihre *Isoprene* (= Grundeinheit der Terpene) vorwiegend tagsüber (Ohira, Naoyuki 2013). Die ineinander stoßenden Kronen der Waldbäume regulieren nicht nur die Luftfeuchtigkeit, dämpfen nicht nur das Licht und den Schall, sie halten auch die flüchtigen Terpene im Wald zurück, so dass sie nicht nach oben entweichen können. Mittels dieser bioaktiven Substanzen (Terpene) „sprechen" die Bäume und Pflanzen untereinander, warnen sich gegenseitig und „flüstern" zu anderen Nützlingen, sich zu ihnen zu gesellen, bzw. schrecken Schädlinge ab. Somit stehen die unterschiedlichen Lebewesen einer Waldgemeinschaft in einem regen, stoffgebundenen kommunikativen Austausch. Auch wir Menschen fühlen uns, verführt durch die frische und duftende Waldluft magisch angezogen. Heute Morgen habe ich mich beim Spaziergang im feinen, warmen Herbstnebel zwischen den Pappeln und Bergahornbäumen in unserer Allee an dem betörend süßlich milden Geruch kaum satt riechen können. Seit 2004 wurden in Japan die Effekte der Wald- und Waldparkumgebung auf uns Menschen in verschiedenen Versuchsreihen genderspezifisch untersucht. Diese Untersuchungen, welche über mehrere Jahre in den Frühjahrs-, Sommer- und Herbstjahreszeiten durchgeführt wurden, liefen beispielsweise wie folgt ab: 12 gesunde Männer im Alter von 37-55 Jahren und 13 Krankenschwestern im Alter von 25-43 Jahren, nahmen an den *3-Tage und 2-Nächte* dauernden *Waldbadeausflügen* (Shinrin Yoku) in verschiedenen japanischen Wäldern teil. In identisch konzipierten Kontrollgruppen wurde das *Einwirken der Stadtumgebungen* untersucht. Die Versuchsteilnehmer/-innen „badeten" und „tauchten" zum einen in phytoncidreiche Wald- und Parkatmosphären „ein", zum anderen atmeten sie verbrauchte Stadtluft japanischer Metropolen. An den Studientagen gingen die jeweiligen Versuchspersonen eine definierte Strecke von 2,5 km, was der Weglänge eines durchschnittlichen Arbeitstages entspricht. Sowohl im Wald als auch in der Stadt konnten sich die Probanden zu jeder beliebigen Zeit an jeder Stelle des Weges ausruhen. Die Luftzusammensetzung, insbesondere der Phytoncidgehalt wurde an verschiedenen definierten Messpunkten der Wegstrecke gemessen. Den Untersuchungspersonen wurde zu definierten Zeitpunkten Blut (weiße Blutzellen, Natürliche Killerzellen (NK), T-Lymphozyten, Granulysin (GRN), Perforin sowie Granzyme A+B, Cortisol bestimmt) und Urinproben (Adrenalin) abgenommen und ein Untersuchungsfragebogen (Profile of Mood States) durchgeführt. Im Ergebnis wurde deutlich, dass Waldumgebungen die Aktivität der Natürlichen Killerzellen unseres Immunsystems steigern. Sowohl die Anzahl der Natürlichen Killerzellen als auch die Höhe der intrazellulären Anti-Krebsproteine sind messbar angestiegen. Sowohl die Waldphytoncide, welche von den Bäumen in die Umgebung abgegeben wurden, als auch das Sinken der Stresshormone im Blut führten zum

Anstieg der benannten Immunsystemparameter. Da die natürlichen Killerzellen umgebende Tumorzellen durch die Ausschüttung ihrer Anti-Krebsproteine (wie Perforin, GRN, GrA/B) absterben lassen, und die obigen Ergebnisse einen Anstieg der benannten Parameter bewirken, ist davon auszugehen, dass Waldbadeausflüge einen präventiven Effekt auf die Krebsentstehung haben. Die japanischen Waldforscher bildeten nach eingehenden Untersuchungen im Wirkfeld der Wälder die Hypothese, dass die Phytoncide (Terpene) im heilsamen Wirkungsspektrum des Waldes eine wichtige Rolle spielen. Nach erfolgreicher Isolation und Identifikation der bioaktiven Substanzen in der Waldluft verschiedener Wälder entschlossen sie sich bei einer in *vivo-Studie* zu einem Doppel-Blind-Versuch in einem Stadthotel in Tokio. 12 gesunde männliche Probanden im Alter von 37-60 Jahren, schliefen 3 Nächte lang in dem Hotel. Ohne dass sie es wussten, wurde die Hotelzimmerluft von 6 Probanden (Versuchsgruppe) während ihres Schlafes über einen Zerstäuber mit ätherischen Aromen der Hinoki-Scheinzypresse (Chamaecyparis obtusa) angereichert. Die 6 Probanden der Kontrollgruppe schliefen in normalen, nicht mit ätherischen Aromen angereicherten, Zimmern. Ab Abend zuvor sowie am darauffolgenden Morgen wurde allen Versuchspersonen Blut und Urin abgenommen, um es zu untersuchen. Die Untersuchungsergebnisse haben die Erwartungen übertroffen. Die Probanden, welche während der Nacht die ätherischen Öle eingeatmet hatten, zeigten in den Blutuntersuchungen einen signifikanten Anstieg der *Anzahl* und der *Aktivität* sogenannter *natürlicher Killerzellen* unseres Immunsystems, einen Anstieg von *Perforin, GR und GrA/B exprimierende Zellen* als auch einen Abfall von *Adrenalin* und *Noradrenalin* in ihrem Urin (*Li* et al. 2013). Diese Ergebnisse zeigen, im Vergleich zur vorangegangenen Waldstudie, dass es die Phytoncide sind, welche die Stresshormonspiegel absenken und die Steigerung der Anzahl und der Aktivität von Natürlichen Killerzellen bewirken.

> Wie Wind und Sonnenuntergang nahm man die Dinge der Natur als selbstverständlich hin, bis der Fortschritt sie zu verdrängen begann. Nun stehen wir vor der Frage, ob ein noch höherer Lebensstandard es wert ist, mit all dem bezahlt zu werden, was naturhaft, wild und frei ist. Für uns, die Minderheit, ist der Anblick von Wildgänsen wichtiger als das Fernsehen, und die Möglichkeit, eine Schlüsselblume zu finden, ein ebenso unverzichtbares Recht wie das Recht auf Meinungsfreiheit (*Aldo Leopold*).

Jetzt beginnen wir zu Renaturieren, Flussläufe, Moore (Wiedervernässungen um CO_2 zu binden, 40 Hektar neuvernässte Moore ca. 175 Tonnen CO_2 pro Jahr; BUND, 2024), Wälder... wir müssen uns achtsam mit der Natur wieder verbinden, sie schonen und wertschätzen Die von Hilarion G. Petzold und seinen KollegInnen entwickelten Methoden der Naturtherapie, insbesondere die Integrative Waldtherapie versucht Naturverbundenheit und Naturbewußtsein zu fördern mit der doppelten Zielsetzung eines „caring for nature and caring for people", um dazu beizutragen, dass Menschen ihre ganze „Ökophilie"[8], ihre Naturliebe auf die Welt des Lebendigen richten, denn sie ist unsere Lebensbasis.

Makroökologisch sind die zusammenhängenden Biosphärenreservate des Böhmerwaldes interessant. Alle wesentlichen ökologisch wichtigen Elemente des Nationalparks sind sowohl in der tschechischen Šumava als auch im Bayrischen Wald vorhanden. Die tschechische Seite ist von weitläufigen, klimatisch rauen Hochplateaus geprägt – die Šumava entwässert über Moldau und Elbe in die Nordsee, der **Bayrische Nationalpark** entwässert über die Donau ins Schwarze Meer hinein.

Abschließend einige anregende Illustrationen aus dem Mikroökotop **„Seelensteig"** (ein sehr kleiner, aber feiner Teil des Bayrischen Nationalparks Bayrischer Wald) bei Spiegelau[9]:

> Der Gedanke bei einer Vernissage in der Natur seinen Gefühlen zum Wald freien Lauf zu geben, seine Seele baumeln zu lassen, gab ein 1,3 km langer Holzsteg seinen Namen – **Seelensteig.** Um das Erlebnis der Geburt eines wilden Waldes auch in schwer zugänglichen Naturwäldern zu ermöglichen, wurde im Sommer 1995 ein typischer Fichten-Tannen-Buchen-Bergmischwald im Nationalpark Bayerischer Wald mit diesem Steg naturschonend erschlossen. Dabei wurde kein Baum durchtrennt. Hindernisse sind mit Treppen überbaut, auch um zu demonstrieren, dass die ungestörte Walddynamik hier Vorrang hat. Er gibt tiefe Einblicke in die ungeahnten Selbstheilungskräfte der Natur. Die bedankt sich mit einem einzigartigen Schauspiel, lässt uns den ewig währenden Kreislauf „Wachsen, Werden und Vergehen" erleben und schenkt uns Vertrauen in die Entwicklung der seit 1996 ablaufenden großflächigen Walderneuerung im Bergfichtenwald. Texttafeln mit Zitaten von Dichtern und Künstlern begleiten den Seelensteig und laden zum Nachdenken und zur Besinnung ein.

---

8 „Ökophilie ist die in Prozessen naturbezogener Erziehung und Bildungsarbeit, d. h. ‚Ökologisation' vermittelte ‚Liebe zur Natur', die eine über biophile Faszination und naturästhetische Freude an Naturschönheiten hinausgehende, bewusst entschiedene Hinwendung zum Lebendigen umfasst. Sie gründet in ‚naturempathischer Schulung', d. h. im kognitiven Wissen um die Einzigartigkeit und Zerstörbarkeit von Leben und im emotionalen Empfinden einer mitgeschöpflichen Verbundenheit, in einem tiefen, ökosophischen Verstehen, wie kostbar Natur ist und dass ich selbst der Natur in einer synontischen Qualität zugehöre. ‚Ich gehöre zum Fleisch der Welt' (*Merleau-Ponty*). Ökophilie entsteht und wächst in ‚basalen ökologische Erfahrungen' und in Prozessen ‚reflexiven Naturverstehens', die Kindern, Heranwachsenden, Menschen jeden Lebensalters durch naturverständige und naturliebende ‚bedeutsame Andere' vermittelt werden. Diese sensiblen Hinführungen entwickeln liebevolle Achtsamkeit, besonnene Fürsorge (*caring*), engagierten Einsatz für den Schutz und Erhalt der mundanen Ökologie im Großen wie im Kleinen, wirken devolutionären und lebenszerstörenden Tendenzen (*Biodysmenie*) von Menschen entgegen. Ökophilie vertieft sich – wie jede Liebesbeziehung – in der konkreten, sich immer wieder erneuernden Erfahrung des Liebens und durch konkreten Einsatz für praktische Naturliebe". (*Petzold* 2016i, 2019o)

9 https://www.nationalpark-ferienland-bayerischer-wald.de/die-seele-steigen-lassen/

Die Seele wird vom Pflastertreten krumm. Mit Bäumen kann man wie mit Brüdern reden und tauscht bei ihnen seine Seele um. Die Wälder schweigen. Doch sie sind nicht stumm. Und wer auch kommen mag, sie trösten jeden.

(Erich Kästner)

Das Besondere am Naturwald ist das von Menschen unbeeinflusste Zusammenleben von alten und jungen Bäumen und Pflanzen in einem Raum. Bäume können hier alt werden und sterben, junge treten hervor. Der Totholzanteil ist hoch – die Windwürfe bleiben liegen. Wie ein großfamiliär geschütztes Zusammenleben in denen die Kinder und Enkelkinder behütet aufwachsen und die Großeltern in Würde alt werden können. Ein natürliches Kommen und Gehen. Kontrastierend dazu verfallen große Städte hingegen zu Geisterstädten.

> Eine Tragödie der Menschheitsgeschichte liegt darin, dass die von Menschen in Gang gesetzten Strukturen eine solch starke Eigendynamik entwickelt haben, dass wir unsere vielfältigen ökologischen Abhängigkeiten aus unserem Bewusstsein verdrängt haben. (*Bernhard Malkmus,* zitiert auf einer Stele im Seelensteig bei Spiegelau)

Abschließend einige Fotos (Nr. 1-6, Copyright *Ralf Hömberg*) dazu:

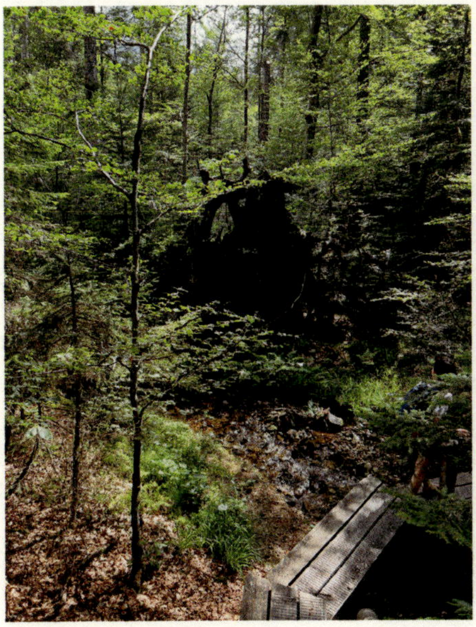

Nr. 1

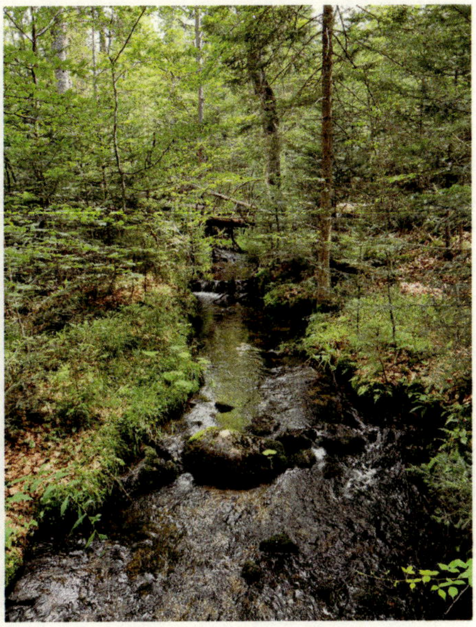

Nr. 2

Es braucht nicht nur der Mensch den Wald, sondern der Wald braucht auch den Menschen, der ihn schützt (*Horst Stern*).

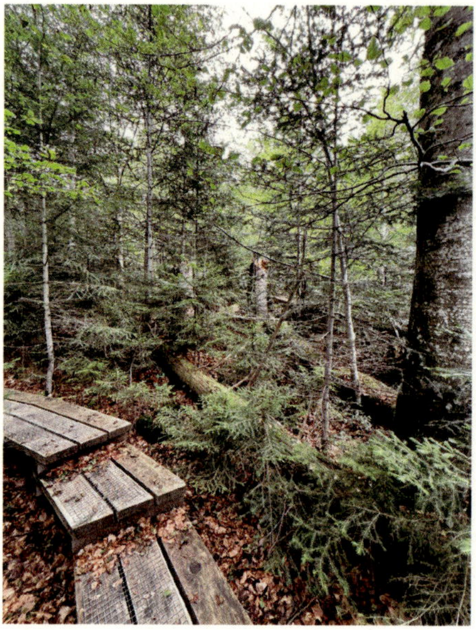

Nr. 3

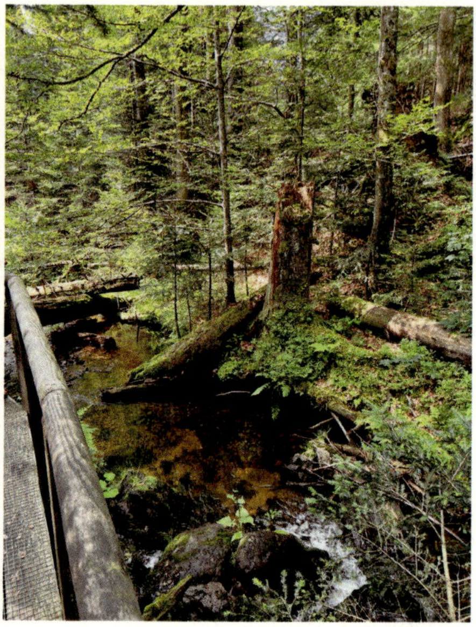

Nr. 4

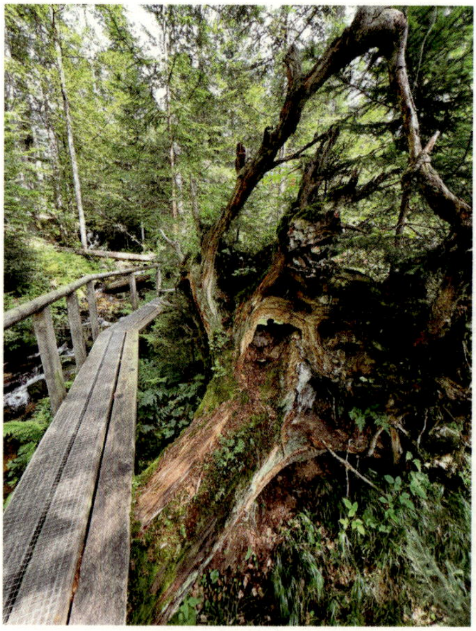

Nr. 5

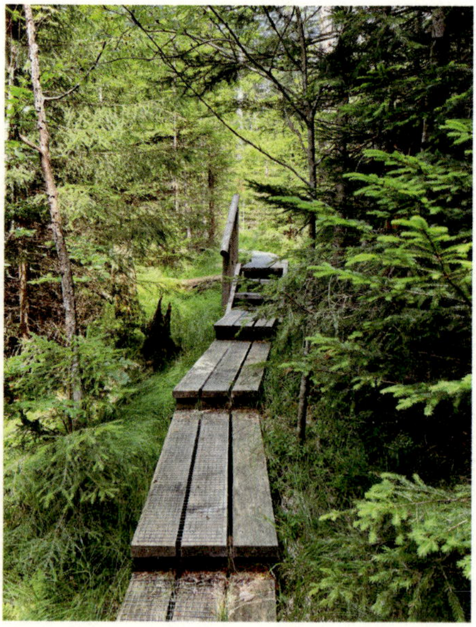

Nr. 6

Literatur

Gore, Al (2006): Eine unbequeme Wahrheit. Eine globale Warnung. Originaltitel: An Inconvenient Truth. Weitere Beteiligte: Jay Cassidy. Davis Guggenheim (Regie). DVD: Paramount Pictures – Paramount Classics and Participant Productions.

Harari, Y. N. (2019): Eine kurze Geschichte der Menschheit. Unter Mitarbeit von *Jürgen Neubauer*. 1. Auflage. München: DVA.

Hömberg, R. (2016): Naturinterventionen und Supervision als ökopsychosomatische Burnout-Prophylaxe. Europäische Akademie für biopsychosoziale Gesundheit, Naturtherapien und Kreativitätsförderung – Fritz Perls Institut. 08/2016 *Supervision* (Internetzeitschrift). https://www.fpi-publikation.de/supervision/08-2016-hoemberg-ralf-naturinterventionen-und-supervision-als-oekopsychosomatische-burnout/.

Hömberg, R. (2017): Ökopsychosomatik und Waldtherapie im Integrativen Verfahren aus evolutionärer Perspektive. Editorische Vorbemerkung von Hilarion G. Petzold. Hg. v. FPI Publikationen. Europäische Akademie für biopsychosoziale Gesundheit, Naturtherapien und Kreativitätsförderung – Fritz Perls Institut. 17/2017 Grüne Texte – Die neuen Naturtherapien (Internetzeitschrift). https://www.fpi-publikation.de/gruene-texte/17-2017-hoemberg-ralf-oekopsychosomatik-und-waldtherapie-im-integrativen-verfahren-aus/.

Hömberg, R. (2019): Integrative Naturtherapie im Rahmen der „Dritten Welle" der Integrativen Therapie. *Grüne Texte* 1/2019. https://www.fpi-publikation.de/gruene-texte/01-2019-hoemberg-r-integrative-naturtherapie-im-rahmen-der-dritten-welle-der-integrativen/.

Julius, H. (2013): Bindung zu Tieren. Psychologische und neurobiologische Grundlagen tiergestützter Interventionen. Göttingen: Hogrefe.

Klein, C. (2017): Der Integrative Ansatz der Humantherapie Konzept und Praxis einer „Integrativen Tier- und Pferdegestützten Therapie". 08/2017. Europäische Akademie für biopsychosoziale Gesundheit (EAG). Polyloge (Internetzeitschrift). Online verfügbar unter http://www.fpi-publikation.de/images/stories/downloads/polyloge/klein-integrative-ansatz-humantherapie-praxis-tier-und-pferdegestuetzte-theapie-polyloge-08-2017.pdf.

Leopold, A. (1948): A Sand County Almanac and Sketches Here and There (Special Commemorative Edition, 1987) New York, New York: Oxford University Press. https://ethz.ch/content/dam/ethz/special-interest/usys/ites/ecosystem-management-dam/documents/EducationDOC/Readings_DOC/Leopold%20Thinking-like-a-mountain.pdf.

Lesch, H. (2024): Oppenheimer. Die vergessene Figur. Online verfügbar unter https://www.zdf.de/dokumentation/terra-x/lesch-und-co-oppenheimer-und-lise-meitner-102.html, zuletzt aktualisiert am 19.04.2024, zuletzt geprüft am 19.04.2024.

Li, Q., Kobayashi, M. Wakayama, Y. Inagaki, H. Katsumata, M. Hirata, Y. et al. (2009): Effect of phytoncide from trees on human natural killer cell function _ Auswirkungen von Phytonziden von Bäumen auf die Funktion menschlicher Killertzellen. In: *International journal of immunopathology and pharmacology* 22 (4), S. 951-959. DOI: 10.1177/039463200902200410.

Li, Q., Kobayashi, M., Inagaki, H. et al (2013): Effect of Phytoncides from Forest Environments on Immune Function. In: *Q.Li* (Hg.): Forest medicine. New York: Nova Science Publishers (Environmental health--physical, chemical and biological factors), S. 159-169.

Lovelock, J. E. (1996): Gaia. Die Erde ist ein Lebewesen. Anatomie und Physiologie des Organismus Erde. Ungekürzte Taschenbuchausg. München: Heyne (Heyne-Bücher Heyne-Sachbuch, Nr. 441).

Lovelock, J. E. (2020): Novozän. Das kommende Zeitalter der Hyperintelligenz. Unter Mitarbeit von *Annabel Zettel*. München: C. H. Beck.

Morizot, B. (2020): Philosophie der Wildnis oder Die Kunst, vom Weg abzukommen. Unter Mitarbeit von Ulrich Bossier. Ditzingen: Reclam, Philipp.

Petzold, H. G. (2001g): INTEGRATIVE THERAPY IN A NUTSHELL – Integrative Therapie kompakt – Englisch und Deutsch – The history and development of „Integrative Therapy"- an Innovative Approach of „Biopsychosocial". Psychotherapy and Body Oriented Intervention. Belgrad: Center Susret ATIP. Düsseldorf/Hückeswagen. Bei www.FPI-Publikationen.de/materialien.htm – POLYLOGE: *Materialien aus der Europäischen Akademie für psychosoziale Gesundheit* – 01/2001. http://www.fpi-publikation.de/downloads/download-polyloge/download-nr-01-2001-petzold-h-g-2001g.html.

Petzold, H. G. (2013g): Naturtherapie in der „Dritten Welle" Integrativer Therapie – ein „Bündel" tiergestützter, garten- und landschaftstherapeutischer Interventionen. www.FPI-publikationen.de/materialien.htm – POLYLOGE: Materialien aus der Europäischen Akademie für psychosoziale Gesundheit – 25/2012; http://www.fpi-publikation.de/polyloge/alle-ausgaben/25-2013-petzold-h-g-2013g-naturtherapie-in-der-dritten-welle-integrativer-therapie-ein.html. Auch Integrative Therapie 4, 2012, 409-424.

Petzold, H. G. (2014i): Integrative Depressionsbehandlung auf neurowissenschaftlicher Grundlage – Veränderung des „depressiven Lebensstils" mit „Bündeln" komplexer Maßnahmen in der „Dritten Welle" Integrativer Therapie http://www.fpi-publikation.de/images/stories/downloads/textarchiv-petzold/petzold-2014i-integrative-depressionsbehandlung-neurowissenschaftliche-grundlage-dritte-welle.pdf.

Petzold, H. G. (2015c): Plädoyer für eine ökologisch fundierte Gesundheit – Manifest für „GREEN CARE Empowerment" – Transdisziplinäre Überlegungen zu einer Ökologie der Verbundenheit *Z. Psychologische Medizin* 2, 2015, 56-68. Und Grüne Texte 5/2015; https://www.fpi-publikation.de/downloads/?doc=sonstiges_petzold-2015c-green-care-oekologisch-fundierte-gesundheit-transdisziplinaer-gruene-texte-05-2015.pdf.

Petzold, H. G. (2016i): Die „Neuen Naturtherapien", engagiertes „Green Care", waldtherapeutische Praxis. Komplexe Achtsamkeit" und „konkrete Ökophilie" für eine extrem bedrohte Biosphäre- In: Niels Altner (2016): Rieche das Feuer, spür den Wind. Wie Achtsamsein in der Natur uns und die lebendige Welt stärkt. Essen: KVC Verlag. Netzversion des Artikels in http://www.fpi-publikation.de/artikel/textarchiv-h-g-petzold-et-al-/petzold-h-g-2016i-die-neuen-naturtherapien-engagiertes-green-care-waldtherapeutische.html und http://www.fpi-publikation.de/images/stories/downloads/grueneTexte/petzold-2016i-neue-naturtherapien-engagiertes-green-care-waldtherapeutische-praxis-gruene-texte-25-2016.pdf, sowie http://www.achtsamkeit.com/Altner2016Rieche_das_Feuer.pdf.

Petzold, H. G. (2017d): Waldtherapie: eine ökopsychosomatische, ökosalutogene und humanökologische Methode der „Neuen Naturtherapien" – Perspektiven Integrativer Therapie. *POLYLOGE* 24/2018; https://www.fpi-publikation.de/gruene-texte/12-2018-petzold-h-g-2017d-waldtherapie-eine-oekopsychosomatische-und-humanoekologische/.

Petzold, H. G. (2018c): Ökopsychosomatik und ökologische Neurowissenschaften – Integrative Perspektiven für die „Neuen Naturtherapien" und das Engagement „Pro Natura!" in: *Green Care Fachzeitschrift für Naturgestützte Interaktion* 1/6-9 und *Grüne Texte,* 2/2018. https://www.fpi-publikation.de/gruene-texte/02-2018-petzold-h-g-2018c-oekopsychosomatik-und-oekologische-neurowissenschaften-pro-natura/.

Petzold, H. G (2018e): Naturtherapeutische Überlegungen zu offenen Fragen in der „tiergestützten Therapie": Mensch-Hund-Beziehung, Menschenbild, Tierbild und andere Entwicklungsaufgaben. *Grüne Texte* 9/2018. http://www.fpi-publikation.de/artikel/gruene-texte/09-2018-petzold-h-g-2018e-naturtherapeutische-ueberlegungen-offene-fragen-tiergestuetzte.html*Petzold, H. G.* (2019e): Natur sein, Natur-Sein – Nature embodied in time and space, in Kontext/Kontinuum. „Ökologische Intensivierungen" im Integrativen Ansatz der Therapie und Supervision. POLYLOGE 10/2019, https://www.fpi-publikation.de/polyloge/alle-ausgaben/10-2019-petzold-h-g-2019e-natur-sein-natur-sein-nature-embodied-in-time-and-space-in.html.

Petzold, H. G. (2019o): Caring for Nature and Caring for People! Waldtherapie fördert Naturverbundenheit und ökopsychosomatische Gesundheit. Vortrag auf dem Kongress „Wald ist gesund?!" Schutzgemeinschaft Deutscher Wald 24.-25. September 2019. Bielefeld, https://www.youtube.com/watch?v=MRPFrf4XAlQ.

Petzold, H. G. (2022j): Ökologische Bedrohungen und die heilende Kraft von Natur und Gärten – 50 Jahre „ökopsychosomatischer" Sicht der Integrativen Therapie auf oikeiotische „Orte und Prozesse des Wachsens", Grüne Texte 8/2022, https://www.fpi-publikation.de/downloads/?doc=petzold-2022j-oekologische-bedrohung-heilende-natur-50-jahre-oekopsychosomatische-sicht-gruene-texte-08-2022.pdf.

Petzold, H., Hömberg, R. (2017): Ökopsychosomatik – ein integratives Kernkonzept in den „Neuen Naturtherapien" Grüne Texte 07/2017, https://www.fpi-publikation.de/gruene-texte/13-2019-hoemberg-r-petzold-h-g-oekopsychosomatik-oekologische-neurowissenschaften-transver/.

Petzold, H. G., Hömberg, R., Ellerbrock, B. (2018): Die „Neuen Naturtherapien": Formen, Konzepte, Perspektiven – eine Übersicht. In: *Petzold, H. G., Ellerbrock, B., Hömberg, R.* (2018a): Die neuen Naturtherapien. Handbuch der Garten-, Landschafts-, Waldtherapie und Tiergestützten Therapie, Green Care und Green Meditation I. Bielefeld: Aisthesis. S. 31-70.

Petzold, H. G., Mathias-Wiedemann, U. (2020): Arbeiten zu den „Neuen Naturtherapien" aus der EAG: Rahmenkonzepte, Grundgedanken, Terminologie *Grüne Texte* 04/2020 https://www.fpi-publikation.de/downloads/?doc=petzold-mathias-wiedemann-arbeiten-zu-den-neuen-naturtherapien-der-EAG-gruene-texte-04-2020.pdf.

Petzold, H. G., Orth, I. (2020b/2021c): Green Meditation® und Oikeiosis: Wege zu ökologischem Selbstverstehen und Naturbezug, zu „ökophiler Lebenspraxis" und aktiver „ökologischer Kultur" – Gedanken und Materialien. Hückeswagen: Europäische Akademie für biopsychosoziale Gesundheit. Grüne Texte 10/2021. https://www.fpi-publikation.de/downloads/?doc=petzold-orth-2021a-green-meditation-oikeiosis-oekophile-lebenspraxis-arbeitsversion-gruene-texte-10-2021pdf.pdf.

Petzold, H. G., Orth-Petzold, S., Orth, I. (2013): Freude am Lebendigen und weiser Umgang mit Natur. Die Frische, Kraft und Weisheit integrativer Garten- und Landschaftstherapie – Naturtherapeutische Gedanken, „Green Meditation", „Therapeutic Guerilla Gardening". Polyloge 20/2013. http://www.fpi-publikation.de/downloads/download-polyloge/download-nr-20-2013-petzold-h-orth-petzold-s-orth-i.html.

Petzold, H. G., Petzold-Heinz, I., Sieper, J. (1972/2019): Naturverbundenheit schaffen, Natur-Sein erfahren: Grün Erleben, Grüne Übungen, Grün Erzählen – ökologische Lebenspraxis. Projektkonzept. Büttgen: Volkshochschule Büttgen. http://www.fpi-publikation.de/artikel/gruene-texte/05-2019-petzold-h-g-petzold-heinz-i-sieper-j-1972-naturverbundenheit-schaffen-gruen.html.

Petzold, H. G., Sieper, J., Mathias-Wiedemann, U. (2022): Aktuelle Positionen und neue „bio-psycho-sozial-ökologische" Perspektiven der „Integrativen Therapie" zu Ökologie, Politik, Bioökonomie, Psychotherapie und Kulturarbeit von 1965 – 1972 – 1982 bis 2022. EAG-Forschungsmanuskript, Hückeswagen. Polyloge 15/2022, https://www.fpi-publikation.de/gruene-texte/15-2022-petzold-h-g-sieper-j-mathias-w-u-transversale-reflexionen-ueber-multiple-entfremdungen-in-einer-prekaeren-moderne-bio-psychо-sozio-oekologische/.

Petzold, H. G., Sieper, J., Orth, I. (2002/2020): Eine „Dritte Welle" der Integrativen Therapie im neuen Millennium – vertiefende Projekte und ko-kreative Polyloge zu Natur, Kunst/Kultur und Ökologie in integrativ-humantherapeutischer Theorie und Praxis. **Transgressionen II**. Hückeswagen: Europäische Akademie für Psychosoziale Gesundheit. Auch in: POLYLOGE: Materialien aus der Europäischen Akademie für psychosoziale Gesundheit – 5/2002. http://www.fpi-publikation.de/downloads/download-polyloge/download-nr-05-2002-petzold-h-g-sieper-j-orth-i.html; erg. Heilkraft der Sprache und Kulturarbeit 10/2020: https://www.fpi-publikation.

de/heilkraft-der-sprache/10-2020-petzold-h-g-sieper-j-orth-i-2002-2020-eine-dritte-welle-der-integrativen-therapie-im-neuen-millennium-vertiefende/.

Piketty, T. (2023): Natur, Kultur und Ungleichheit. Eine historische und vergleichende Betrachtung. Unter Mitarbeit von André Hansen. München: Piper.

Piketty, T., Lorenzer, St., Utz, I. (2014): Das Kapital im 21. Jahrhundert. Erste Auflage. München, [Germany]: Verlag C. H. Beck oHG.

Polz-Watzening, A. (2023): Die heilsame Wirkung des Waldes in der Integrativen Therapie – Mit zahlreichen Übungsbeispielen für die Praxis. Wiesbaden: Springer.

Potsdam Institute for Climate Impact Research (2024): Kippelemente – Großrisiken im Erdsystem. Online verfügbar unter https://www.pik-potsdam.de/de/produkte/infothek/kippelemente/kippelemente, zuletzt aktualisiert am 31.01.2024, zuletzt geprüft am 01.07.2024.

Roots – ARTE (2024): Roots – Wissenschaft | ARTE. Online verfügbar unter https://www.arte.tv/de/videos/RC-022665/roots/, zuletzt aktualisiert am 19.03.2024, zuletzt geprüft am 19.03.2024.

Schlanger, J. (2024): The Light Eaters: How the Unseen World of Plant Intelligence Offers a New Understanding of Life on Earth. New York: Harper.

Schmidt, Ch. (2012): Der Wald in Deutschland. Ausgewählte Ergebnisse der dritten Bundeswaldinventur. Hg. v. Bundesministerium für Ernährung und Landwirtschaft. Online verfügbar unter https://www.bundeswaldinventur.de/fileadmin/SITE_MASTER/content/Dokumente/Downloads/BMEL_Wald_Broschuere.pdf.

Sieper, J., Petzold, H. G. (1975/2017): Über die Platane des Hippokrates und Baumerlebnisse als „korrektive ökologische" Erfahrungen in einer integrativen Ökopsychosomatik und Naturtherapie. Eine Nachlese zum Gestalt-Kibbuz Dugi-Otok 1975. Düsseldorf: Fritz Perls Institut. https://www.fpi-publikation.de/images/stories/downloads/grueneTexte/sieper-petzold1975-platane-hippokrates-korrektive-oekologische-erfahrungen-gruene-texte-35-2017.pdf.

Sieper, J., Orth, I., Petzold, H. G., Mathias-Wiedemann, U. (2021): Psychotherapieverfahren entwickeln sich – Zwanzig Jahre *POLYLOGE* Entwicklungen der *Integrativen Therapie* seit 1965 zu ihrer „Dritten Welle" 2000-2020. *POLYOGE* 24/2020, https://www.fpi-publikation.de/polyloge/24-2020-sieper-j-orth-i-petzold-h-g-2020-psychotherapieverfahren-entwickeln-sich-zwanzig-jahre-polyloge/ *Thích-Nhất-Hạnh* (2007): Ärger. Befreiung aus dem Teufelskreis destruktiver Emotionen. Ungekürzte Taschenbuchausg., 1. Aufl. München: Goldmann (Goldmann, 21781: Arkana).

Vernadsky, V. I. (1926): The Biosphere. Berlin, Heidelberg, New York: Springer.

V*ernadskij, V. I., Hofkirchner, W.* (1997): Der Mensch in der Biosphäre. Zur Naturgeschichte der Vernunft. Frankfurt/Main: Peter Lang.

Welzer, H. (Hg.) (2011): Perspektiven einer nachhaltigen Entwicklung. Wie sieht die Welt von morgen aus? 1. Aufl. Frankfurt/Main: Fischer, S (Fischer, 18794).

Wölfle, C. F., Petzold, H. G., Mathias-Wiedemann, U. (2023): Unterwegs zu „komplexer Achtsamkeit"- Integrative Perspektiven auf die mindfulness-based cognitive therapy (MBCT) und Achtsamkeitsmeditation. Polyoge 03/2023. https://www.fpi-publikation.de/gruene-texte/03-2023-woelfle-c-f-petzold-h-g-mathias-w-u-unterwegs-zu-komplexer-achtsamkeit-integrative-perspektiven-auf-die-mindfulness-based-cognitive-therapy/

WWF – Deutschland (Hg.) (2011): Die Wälder der Welt – Ein Zustandsbericht. Online verfügbar unter http://www.wwf.de/fileadmin/fm-wwf/Publikationen-PDF/WWF_Waldzustandsbericht.pdf, zuletzt geprüft am 01.08.2016.

Zalasiewicz, J. (2008): *The Earth After Us: The Legacy That Humans Will Leave In The Rocks.* Oxford University Press.

Zalasiewicz, J., Williams, M. (2011): The Anthropocene ocean in a deep time context. In: *Vidas, D., Schei, P. J.* (ed.): The World Ocean in Globalization: Challenges and Responses. Martinus Nijhoff: Leiden.

Über die Entwicklung tiergestützter Arbeit in der Integrativen Therapie

Daniela Pörtl

Inhalt

1. Persönliche Einleitung

Hochgeschätzter Jubilar, liebe menschliche Tiere

Lieber Herr Professor Petzold, die SEAG bat mich um einen Beitrag für diese Festschrift zu Ehren Ihres 80. Geburtstags und es war mir ein Bedürfnis spontan zuzusagen. Es ist mir eine Freude, Sie und Ihre so umfangreichen Arbeiten zur Integrativen Therapie mit einem Beitrag würdigen zu dürfen. Seit gut 7 Jahren bin ich nun schon als Honorardozentin an Ihrer Akademie, der EAG/FPI in Hückeswagen, in der Kompakt-Weiterbildung für tiergestützte Interventionen tätig. Jedes Seminar erlebe ich ganz im Sinne der Integrativen Therapie als „Selbstprojekt". Immer komme ich mit Freude. Und immer fahre ich bereichert und inspiriert heim. Meine „fünf Säulen der Identität" werden gemäß des integrativen Konzeptes in Ihrer Akademie für Biopsychosoziale Gesundheit jedes Mal gleichermaßen genährt: Die Leiblichkeit mit lecker gesundem Essen sowie ruhigen Zimmern inmitten einer herrlichen Natur. Beziehungen zu den Mitarbeitern und Seminarteilnehmern werden gelebt und beleben. Leistung wird sowohl von Mitarbeitern der EAG als auch den Seminarteilnehmern erbracht, wir können miteinander und voneinander lernen. Meine materielle Existenz kann ich stärken und darf dabei die Werte Integrativer Therapie reflektieren und vermitteln. Der Geist der Integrativen Therapien mit ihren Neuen Naturtherapien ist in Hückeswagen überall und jederzeit spürbar und will aufgesogen werden. So wird die Leiblichkeit nicht allein körperlich sondern auch geistig genährt. Jedes Mal wieder erwacht meine Neugier, mich in die enorme und vielfältige Anzahl Ihrer Veröffentlichungen einzulesen: vom Säugling bis zum Greis, vom Abhängigen bis zum Depressiven, von der Sozialtherapie bis zur Kunst- und Bewegungstherapie, von der Biographiearbeit zur Meditation und vom Pferd bis zum Hund kann man dort in den Kosmos der integrativen Therapien eintauchen. Doch die verschiedenen Ausbildungscurricula und die Institute des Jubilars sind „nur" die Kristallisationspunkte seiner Arbeiten. Um wieviel mehr aber hat die von Ihnen, Herr Professor Petzold, entwickelte Integrative Therapie in den letzten fünf Jahrzehnten Patienten und Klienten besonders im ambulanten Behandlungsbereich bereichert und wird es weiterhin tun. Das Maß an verbesserter Lebensqualität, das Sie gestiftet und die Entwicklungsprozesse, zu denen Sie mittels der Integrativen Therapie angestiftet haben, gehen weit über die Anzahl der von Ihnen veröffentlichten Seiten hinaus. Ich bin dankbar, in das von Ihnen entwickelten Verfahren der Integrativen Therapie mit meiner tiefenpsychologischen Ausbildung ein wenig eingebunden zu sein Die vielen Jahre meiner klinischen Tätigkeit beinhalteten jedoch einige Aspekte des integrativen Ansatzes: „Bündel" von individuellen Behandlungsmaßnahmen wurden auch dort geschnürt, so dass ich mich in der Haltung Integrativer Therapien gut wiederfinde. Gartentherapie, Achtsamkeitsspaziergänge und Stationsaquarien als naturnahe Therapiemaßnahmen waren ebenfalls Teil des Stationsalltags.

2. Naturtherapie: Grüne Flächen

In der Natur können wir abschalten von Alltagsaufgaben und uns entspannen. *Mary Carol Hunter*, Professorin an der Universität Michigan, hat in einer Studie (*Hunter* et al. 2019) untersucht, wie lange sich Menschen in der Natur aufhalten müssen, um einen messbaren optimalen Entspannungseffekt zu erleben. Bei Probanden, die sich 30 Minuten in der Natur aufgehalten hatten, war der Kortisolwert am stärksten abgefallen. Im weiteren Zeitverlauf sank das Stresshormon zwar weiterhin, nun jedoch deutlich langsamer. Die stressreduzierende Wirkung durch Naturerleben zeigte sich aber nicht nur im einsamen Wald. Schon ein kleiner Stadtpark, eine Grünfläche, ja Zimmerpflanzen haben diese Wirkung. *Andreas Meyer-Lindenberg*, Leiter des Institutes für Seelische Gesundheit in Mannheim, forscht seit Jahren zu den Einflüssen von Natur und Urbanisation auf unsere seelische Gesundheit beziehungsweise auf psychische Erkrankungen. Er konnte zeigen, dass Grünflächen in Städten positive Effekte auf die Stressreduktion und seelische Gesundheit haben (Tost et al. 2019). Das Gehirn von Großstädtern reagiert insgesamt empfindlicher auf Stress. Schizophrenie, Depressionen und Angsterkrankungen finden sich bei Städtern vermehrt. Das Erkrankungsrisiko steigt mit der Größe der Stadt (*Os* et al. 2010). Wie *Meyer-Lindenberg* aufzeigt, sind dabei Menschen, die in der Großstadt geboren wurden und/oder dort aufwuchsen, besonders gefährdet. Als Stressfaktoren einer Großstadt sind Lärmbelastung, Lichtüberflutung und soziale Dichte zu nennen. Solche Stressoren fehlen in der Natur. Aber ist das Fehlen urbaner Stressoren der einzige Grund, warum uns Natur, Grünflächen oder der Kontakt zu Tieren so gut tun? Nein, es ist die Natur selbst, die uns entspannen lässt. Mehrere Studien (*Ratcliffe* et al. 2013; *Methorst* et al. 2021; *Cox* et al. 2017) belegen, dass Vogelgezwitscher positive Auswirkung auf die psychische Gesundheit von Menschen hat. Forscher haben Probanden ins fMRT gelegt und ihnen darin Naturgeräusche wie Vogelzwitschern, Bachplätschern, Wald- und Meeresrauschen sowie künstliche und urbane Geräusche vorgespielt. Sie fanden beim Hören der Naturgeräusche eine veränderte Aktivität im Default Mode Netzwerk (DMN): es war deutlich aktiver. Das Default Mode Netzwerk ist aktiviert, wenn ein Mensch tagträumt, in seinen Gedanken hängt, sich mit sich selbst beschäftigen kann, ohne dass aufgabenspezifische Anforderungen bestehen, er sich sozusagen in einem reizunabhängigem Denkzustand, einem nach innen gerichteten Aufmerksamkeitszustand befindet. Der naturbezogene Ansatz, den Professor *Petzold* schon seit den 1960er Jahren im Integrativen Verfahren zur Stärkung der Salutogenese verfolgt, wird heute zunehmend und eindeutig durch wissenschaftliche Studien gestützt.

3. Naturtherapie: Das Tier im integrativen Kontext

Die Integrative tiergestützte Pädagogik und Therapie (ITGT) folgt als Teil der „Neuen Naturtherapien" den Grundlagen des Integrativen Verfahrens im Sinne einer Humantherapie mit bio-psycho-sozial-ökologischem Ansatz unter Einbezug von Kontext und Kontinuum (*Petzold, Hömberg* 2014). Über multisensorische Wahrnehmung und zwischenleibliches Erleben können so im dynamischen Synergieviereck von Therapeut-Klient/Patient-Tier-Kontext/Kontinuum Heilungs- und Entwicklungsprozesse gefördert werden, die den vier integrativen Wegen der Heilung und Förderung folgen: Bewusstseinsarbeit/Sinnfindung, Nach- bzw. Neusozialisation, Erlebnis-/Ressourcenaktivierung sowie Exzentrizitätsförderung und Solidaritätserfahrung (*Petzold* 2012h, S. 24-30). Besonders wichtig ist in der ITGT die tragfähige therapeutische und/oder agogische Beziehung von Therapeut und Klient/Patient im dynamischen Synergieviereck, eine artspezifische und konzeptgeleitete Einbindung des Tieres als Medium sowie ein multisensorisches und multiexpressives Erleben. „Jedes therapeutische und pädagogische Verfahren bedarf einer Theorie der ‚Relationalität' mit Konzepten zum Beziehungsgeschehen zwischen Akteuren, das immer von einer strukturellen Qualität der Wechselseitigkeit gekennzeichnet ist", formuliert *Hilarion Petzold* (*Petzold* 2018e, S. 18). Die tiergestützte Arbeit im Integrativen Verfahren hebt dabei hervor, dass ein Tier immer nur artspezifisch als genau dieses Tier in Beziehung treten kann, genau wie ein Mensch auch immer nur als Mensch handeln kann. Das in die Therapie eingebundene Tier unterstützt die therapeutische Arbeit, Reflexion und Mentalisierung der Prozesse obliegen natürlich dem Therapeuten. Überzeugt von diesem Ansatz der Integrativen Tiergestützten Therapie habe ich ohne nachzudenken den Artikel für die Festschrift zugesagt. Beim Schreiben aber kam das große Kopfzerbrechen: Schier unmöglich erscheint es mir, die herausragende wissenschaftliche und therapeutische Leistung des Jubilars bezüglich der Entwicklung der Integrativen Tiergestützten Therapie in einem kleinen Artikel ausreichend zu würdigen.

4. Biographie und Arbeit: Biographiearbeit

Lieber Herr Professor *Petzold*, Sie wurden in der Nähe des Neandertals in eine kreative, naturbezogene, pazifistische Familie geboren, die nicht nur Airedale Terrier züchtete, sondern auch deren hündische Sozialkompetenz im Kontakt mit Kindern und Suchtkranken sehr zu schätzen wusste (Textarchiv *H. G. Petzold* et al. 2018). Aus Sicht der integrativen Biographiearbeit wurden die Grundsteine für die Entwicklung der Integrativen Therapie so wahrscheinlich schon früh ihn Ihnen angelegt. Sie selbst schreiben dazu: „Alles Geschehen im menschlichen Leben, das auf dem ‚Lebensweg', der Biosodie, durch die exterozeptiven und interozeptiven Sinne aufgenommen, eingeleibt (embodied), durch das Gehirn verarbeitet und durch das Subjekt mit seiner sozialen Gruppe mit Sinn und Bedeutung versehen wurde, wird Teil der Biographie eines Menschen. Der Mensch *ist* deshalb immer auch Biographie, er hat nicht nur eine solche. Biographie ist deshalb immer mit dem Selbst verbunden, in das lebendige Selbst, sein Leben, eingeschrieben" (*Petzold* 2022). Schon Mitte der 1960er Jahre begründeten Sie, Herr Professor Petzold, aus Ansätzen der Gestalttherapie, der Psychoanalyse, dem therapeutischen Theater und dem Psychodrama die „Integrative Therapie" und begannen auch bereits Ende der 1960er Jahre tiergestützt mit drogenabhängigen Patienten therapeutisch zu arbeiten. Das war lange bevor die „Dritte Welle" der Integrativen Therapie, in der auch die Neuen Naturtherapien immer wichtiger wurden, ins Wogen kam, und lange bevor tiergestützte Therapie ab den 1990er Jahren bei anderen Akteuren ebenfalls populär wurde. Die tiergestützte therapeutische Arbeit ist aus der Praxis entstanden, so fehlt ihr oft ein fundiertes Konzept und eine wissenschaftlich evidenzbasierte Grundlage. Die tiergestützte Therapie im Integrativen Verfahren berücksichtigt von Beginn an beide Anforderungen: die ITGT verfügt über ein Integratives Konzeptes, das unter Berücksichtigung neuer biologischer und neurowissenschaftlicher

Forschungsergebnisse immer weiterwächst. Professor *Petzold* ist somit als ein Pionier der tiergestützten Arbeit zu ehren.

5. Wurzeln tiergestützter Arbeit

„Gib dem Menschen einen Hund und seine Seele wird gesund", soll *Hildegard von Bingen*, Universalgelehrte und hervorragende Vertreterin der deutschen Mystik im Mittelalter, vor knapp 1000 Jahren gesagt haben. Mystisch allerdings erscheint uns die positive Wirkung von Tieren auf den Menschen heutzutage nicht mehr, denn wir wissen: auch der Mensch ist ein Tier, ein hochsoziales Säugetier, das evolutionär zu den Primaten zählt. Mit unseren genetisch nächsten Verwandten, den Schimpansen und Bonobos, teilen wir zwischen 96 bis 99 Prozent unserer Erbinformation. Und mit unserem Hund, dem Tier, das uns sozial am nächsten steht (*Heberlein* et al. 2016; *Marshall-Pescini* et al. 2012, 2014, 2015; *Kubinyi* et al. 2007) immerhin noch über 70 Prozent. Die längste Zeit ihrer Entwicklungsgeschichte lebte die Gattung Menschen eingebettet in die Natur im engen Miteinander mit nicht-menschlichen Tieren und Pflanzen. Menschen teilten ihr Habitat von Beginn an mit Wildtieren, seit guten 30.000 Jahren teilen sie es auch mit ihren domestizierten Haus- und Hoftieren. Allen voran mit Hunden, die uns als erstes domestiziertes Tier schon mehr als 30.000 Jahre begleiten (*Thalmann* et al. 2013). Erst vor 12.000 Jahren wurden die ersten Menschen sesshaft. Unsere Hunde ermöglichten es uns wahrscheinlich erst, Herdentiere wie Schafe und Ziegen zu domestizieren und zu hüten. Noch bis vor ungefähr 200 Jahren lebten selbst unsere europäischen Vorfahren in enger Gemeinschaft mit ihren Ziegen, Schafen, Schweinen und anderen Bauernhoftieren: Vorn im Stall die Tiere, in den Räumen dahinter die Menschen. So erklärt es sich, dass nicht allein der Hund als ältester und stetiger tierischer Gefährte des Menschen unsere Emotionen lesen und auf menschliche Zeigegesten reagieren kann, sondern eben auch Schafe, Ziegen und Schweine (*Müller* et al. 2005; *Kis* et al. 2014; *Nawroth* et al. 2020; *Wondrak* et al. 2018). Andersherum können auch Menschen Mimik und Verhalten von (Haus)Tieren adäquat lesen und deuten (*Pongracz* et al. 2011; *Lawrence* et al. 2012; *Yong* et al. 2014). So steht uns der Hund als Tier zwar sozial am nächsten, aber auch mit Bauernhoftieren können wir gut in Beziehung treten und sie somit auch in die tiergestützte therapeutische oder pädagogische Arbeit einbinden. Ein Grund für die artübergreifende Verständigungsmöglichkeit von Säugetieren liegt in der evolutionären Kontinuität des Säugetiergehirns (*Roozendaal* et al. 2009; *Reep* et al. 2007). Insgesamt hat sich das menschliche Gehirn Hand in Hand mit nichtmenschlichen Tieren weiterentwickelt. So ist uns zum Beispiel die Angst vor Spinnen und Schlangen angeboren, wie Forscher des Max-Planck-Institutes für Kognitions- und Neurowissenschaft in Leipzig herausfanden (*Hoehl* et al. 2017). Selbst in unseren heutigen Zivilisationsgesellschaften reagieren bereits sechs

Monate alte Babys mit stressgeweiteten Pupillen auf Bilder von Spinnen und Schlangen, obwohl sie zuvor zumindest letztere noch nie zu Gesicht bekamen. Betrachten Säuglinge dagegen Fotos von Säugetieren, bleibt diese Stressreaktion aus. Weiterhin hat sich die menschliche Sehrinde im stetigen Miteinander mit nicht-menschlichen Tiere auf das Erfassen von (deren) Konturen spezialisiert. Nichtmenschliche Tiere hatten und haben Einfluss auf unserer menschlichen Entwicklungsgeschichte inklusive unserer zerebralen Evolution. Tiere sind aus unserem Leben nicht wegzudenken. So gibt es auch keine menschliche Kultur ohne Hundehaltung. Und obwohl Bauernhoftiere heute aus der urbanen Umwelt verschwunden sind, um ihr Dasein versteckt in Anstalten der Massentierhaltung zu fristen, sind neben Hunden und Katzen dennoch eine ganze Reihe andere Tiere in unserer Großstadtkultur allgegenwärtig: in Kinderbüchern, Filmen, Comics und Mangas. Wer kennt nicht Mickey Mouse, den rosaroten Panther, Snoopy, Tom und Jerry, Bugs Bunny, Donald Duck oder Scoopy-Doo?

Der Film „Winternomaden" ist keine Walt Disney Produktion. Die Filmreportage erzählt eine reale Geschichte. Mitten im heutigen Europa kann man sie erleben: Zwei Schäfer, Carole und Pascal, ziehen mit drei Packeseln, vier Hütehunden und 800 Schafen quer durch die winterlich französische Schweiz. Die Filmdokumentation begleitet sie bei dieser viermonatigen Wanderung. Es ist eine leise Geschichte. Nahezu lautlos, oft kaum sichtbar, verläuft die Kommunikation zwischen den Schäfern, ihren Hunden und den 800 Schafen. Eine eingespielte Triade. Eine jahrtausendealte Kulturtechnik. In ihr treten Beutetiere und Prädatoren, Herdentiere und Hetzjäger, Natur und Kultur in einer vernetzten Einheit zusammen. Die Herde bewegt sich durch eine Kulturlandschaft und dient dem Naturschutz. Die Schäfer sind nicht nur verbunden mit ihren Hunden und Schafe sondern auch verflochten mit Gesetzgebung, Politik, Anwohnern, Bauern, Naturschützern, Wirtschaft und Forschung. Aus der Triade von Fluchttier, Prädator und Mensch wird eine Polyade, in welcher jeder mit seinen biopsychosozialen Bedürfnissen eingewoben ist in den Kontext eines ökokulturellen Kontinuums. Was für ein schönes Bild – auch als Metapher für die integrative tiergestützte Arbeit.

Seit der Mensch sesshaft wurde, gestaltet er die Natur mittels seiner Kulturtechniken mehr und mehr für sich um. So konnten Menschen sich von den Bedingungen der Natur immer unabhängiger machen und ihre eigenen kulturellen Nischen formen. Der Homo sapiens begann Pflanzen und Tiere zu domestizieren, wurde zum Bauern und Viehzüchter. In Domestikationsprozessen spielt Selektion und genetische Isolation von der Wildform eine wesentliche Rolle. Die aktuelle wissenschaftliche Forschung jedoch zeigt, dass der erste Schritt von Domestikationsprozessen epigenetischen Veränderungen entspringt (*Wilkins* et al. 2014, 2021). Ein gegenseitiges Sich-vertraut-werden von Mensch und Tier senkt über epigenetische Modulationen im Gehirn die Stressbereitschaft innerhalb eines artübergreifenden Miteinanders. So verminderten sich Angst, Fluchtreflex und reaktive Aggression zwischen Menschen und den von ihnen domestizierten Tieren. Zuerst wurden Tiere gezähmt, die dann über Generationen ihre zur Zahmheit hin veränderte Stressachsenfunktion epigenetisch an ihre Nachkommen weitergaben (*Brusini* et al. 2018; *Buschdorf* et al. 2015; *Jensen* et al. 2015; *Kumsta* et al. 2013) und sich dabei im Sinne eines Domestikationssyndroms bezüglich Stressachsenaktivität, Verhalten, Körpermerkmalen und Sozialkompetenz veränderten (*Trut* 2009; *Wilkins* et al. 2014, 2021; *Pörtl, Jung* 2017, 2019; *Gulevich* et al 2004; *Huang* et al. 2015; *Herbeck* et al. 2017; *Hare* et al. 2012). Schon *Charles Darwin* postulierte solche Veränderungen: „Es lässt sich kaum bezweifeln, dass die Liebe zum Menschen beim Hund zu einem Instinkt geworden ist" (*Darwin* 1910).

6. „Ca signifie'créer' des liens": Es bedeutet Verbindung schaffen

„Kontakt, Begegnung, Beziehung, Bindung, Abhängigkeit, Hörigkeit" – so werden die Formen zwischenmenschlichen Miteinanders in den Relationsmodalitäten der Integrativen Therapie unterschieden. Das gilt auch für die Annäherung und das Miteinander bei domestizierten Tieren. Kontakt, Begegnung, ein mitfühlendes in Verbindung treten, formt die Brücke vom Feind zum Freund. Auch in artübergreifenden Beziehungen ist emotionale Empathie die Basis für das Entstehen von zwischenartlichen Beziehungen und Bindungen. In seinem Buch „Der kleine Prinz" beschreibt *Antoine de Saint-Exupery* fiktiv und zauberhaft solch eine zwischenartliche Begegnung. In Kapitel 21 trifft der kleine Prinz auf den Fuchs und fragt diesen, ob er mit ihm spielen wolle. Der Fuchs antwortet: „Je ne puis pas jouver avec toi (...) Je suis pas apprivoisé", was mit ‚Ich kann nicht mit dir spielen (...) Ich bin dir nicht vertraut', übersetzt werden kann. Der Fuchs spricht weiter: „Wenn du einen Freund haben willst, zähme mich" und „(...) man versteht nur die Dinge, die man zähmt." Im Deutschen bedeutet zähmen, einem Tier die Wildheit zu nehmen. Im Französischen aber gibt es zwei Worte für das deutsche Verb „zähmen": Einmal „apprivoiser", was „sich mit jemanden vertraut machen" bedeutet. Und „dompter", was „sich jemanden gefügig machen" heißt. *Antoine de Saint-Exupery* benutzte in seinem Buch „Der kleine Prinz" ausschließlich „apprivoiser", also „sich vertraut machen". Diese Bedeutung fehlt dem deutschen Verb „zähmen" leider. Dennoch geht auch aus dem deutschen Text eindeutig hervor, wie „zähmen" gemeint ist. Dreimal fragt der kleine Prinz den Fuchs: „Qu'est-ce que signifie, ‚apprivoisier'?" – ‚Was bedeutet zähmen?' Und der Fuchs antwortet: „Ça signifie ‚créer' des liens...". Wörtlich übersetzt: ‚Es bedeutet Verbindung schaffen'. (aus: *Marion Herbert* 2016, Rezensionszeitschrift zur Literaturübersetzung).

7. Ohne Mensch kein Hund – keine Kultur lebt ohne Hund

Die Angst vor dem Neuen und Fremden kann überwunden werden, wenn Begegnung möglich wird, die Verbindung schafft, uns das Fremde so vertraut werden lässt. Der Fuchs erklärt dem kleinen Prinzen, wie ein solches Sich-vertraut-machen möglich wird: Man muss sich still ins Gras setzen und den anderen aus dem Augenwinkel beobachten und sich dabei täglich langsam ein wenig näher kommen. Bis es ein fester Brauch wird, der Sicherheit schenkt. Tatsächlich zeigt das Siberian-Farm-Fox-Experiment von *Belyaev* und *Trut* (*Belyaev* 1979; *Trut* 1999), wie Füchse durch Kontakt mit Menschen und gleichzeitiger Selektion auf Zahmheit domestiziert werden können. Auch der Kontakt zwischen prähistorischen Wölfen und dem eingewanderten Homo sapiens vor mehr als 40.000 Jahren könnte aufgrund ihrer sehr ähnlichen sozialen Strukturen und des gleichen Habitats zu zwischenartlichen Kontakten und schließlich Begegnung bis hin zur „doppelten Gefährtenschaft" (*Petzold, Ellerbrock* 2017) geführt haben, die der Anstoß zur Domestikation des Hund aus dem Wolf waren. In meinen Arbeiten zur Domestikation des Hundes und der Hund-Mensch Beziehung klingt das so: „During the Palaeolithic period, humans and wolves lived in similar structured family clans as cooperative hunters in the same ecological niche. Evolutionary continuity of mammalian brains enabled humans and wolves interspecific communication and social interaction which reduced stress and aggression during their frequently contacts as the first step of a natural domestication process. Domestication means decreased aggression and decreased flight distance concerning to humans. Therefore changes of the activity of the Hypothalamic-pituitary-adrenal (HPA) axis are suspected to be important during the domestication processes from wolf to dog. ... Thus epigenetically decreased cortisol levels of less stressed human-associated wolf clans allowed them to extend their social skills to interactions with humans. Over time tame wolves could grow into domestic dogs able to emerge human directed behaviour[1] (*Pörtl, Jung* 2017). Herr Professor *Petzold*, Sie kommentierten dazu: „Sie hatten den Wölfen wohl kaum eine epigenetisch wirksame down-regulation ihres adrenergen

1 „Während der Altsteinzeit lebten Menschen und Wölfe in ähnlich strukturierten Familienclans wie kooperative Jäger in derselben ökologischen Nische. Die evolutionäre Kontinuität der Säugetiergehirne ermöglichte Menschen und Wölfen eine Interspezies-Kommunikation und soziale Interaktion, die Stress und Aggressionen während ihrer häufigen Kontakte als ersten Schritt eines natürlichen Domestizierungsprozesses reduzierte. Domestizierung bedeutet verminderte Aggression und verringerte Fluchtdistanz gegenüber dem Menschen. Daher wird vermutet, dass Veränderungen der Aktivität der Hypothalamus-Hypophysen-Nebennieren-Achse (HPA) während der Domestikationsprozesse vom Wolf zum Hund wichtig sind. ... So ermöglichte ein epigenetisch verringerter Cortisolspiegel von weniger gestressten, mit Menschen assoziierten Wolfsclans ihnen, ihre sozialen Fähigkeiten auf Interaktionen mit Menschen auszudehnen. Im Laufe der Zeit könnten zahme Wölfe zu Haushunden heranwachsen, die in der Lage sind, vom Menschen gesteuertes Verhalten zu entwickeln."

Systems zu verdanken, bei all dem Lebensstress ...denen die Menschen dieser Zeit ausgesetzt waren. Ähnliches ist wohl auch von den Wölfen zu sagen..." (*Petzold* 2018e). Eine durch die Bindung zum Menschen epigenetisch über die hippocampalen Glukokortikoidrezeptoren gesteuerte down regulation der Stressachsenaktivität konnte im Farm-Fox Experiment als Modell für Domestikationsprozesse gut dargelegt werden: „First, physiological changes including changes in the adrenal cortex, serotonergic and limbic systems related to a down regulation of the hypothalamic-pituitary-adrenal (HPA) axis, were identified. The brains of experimentally domesticated foxes exhibit elevated levels of serotonin and tryptophan hydroxylase relative to unselected control line (*Popova* et al. 1980; *Kulikova* et al. 1989; *Pörtl, Jung* 2017; *Trut* et al. 2009). Cortisol levels in domesticated foxes were also lower. They had less corticosteroid reactivity and changes in gene expression in the HPAaxis (*Plyusnina* et al. 1991; *Gulevich* et al. 2004; *Trut* et al. 2009) compared to control group foxes.(...) Fourth, cognitive changes in social problem solving skills improved in foxes of the experimental group (*Miklosi* et al. 2003; *Hare* et al. 2005). Finally, compared to control group individuals, spontaneous ability to use basic human communicative gestures had improved in experimental group foxes. Domesticated fox puppies were as skilled as dog puppies in using human communicative gestures[2] (*Hare* et al. 2005)" (*Pörtl, Jung* 2017). Bindung, neurobiologisch vermittelt über Serotonin und Oxytozin (*Oliva* et al. 2016), ist neurobiologisch der Gegenspieler von Stress, vermittelt über Kortisol. Während des Domestikationsprozesses blieben selbstverständlich viele äußere Stressoren erhalten, teilweise verminderte sich im Zusammenspiel Mensch/Protohunde umweltbedingte Stressoren aber auch, zum Beispiel durch einen besseren gemeinsamen Jagderfolg und damit einhergehende bessere Nahrungsressourcen (*Shipman* 2014; *Mech* 2009). Auch lässt uns soziale Zuwendung mit Stress anders umgehen. Erinnern wir uns an die „Harvard Study of Adult Development", auch bekannt als „Harvard Study of Happiness" (*Waldinger* 2015; *Vaillant* et al., 2021): Sie läuft seit über 80 Jahren

---

2 „Zunächst wurden physiologische Veränderungen identifiziert, einschließlich Veränderungen der Nebennierenrinde, des serotonergen und limbischen Systems, die mit einer Herunterregulierung der Hypothalamus-Hypophysen-Nebennieren-Achse (HPA) zusammenhängen. Die Gehirne von experimentell domestizierten Füchsen weisen im Vergleich zur nicht selektierten Kontrolllinie erhöhte Spiegel an Serotonin und Tryptophan-Hydroxylase auf (*Popova* et al. 1980; *Kulikova* et al. 1989; *Pörtl, Jung* 2017; *Trut* et al. 2009). Die Cortisolspiegel bei domestizierten Füchsen waren ebenfalls niedriger. Sie wiesen eine geringere Kortikosteroid-Reaktivität und Veränderungen in der Genexpression in der HPAaxis auf (*Plyusnina* et al. 1991; *Gülevich* et al. 2004; *Trut* et al. 2009) im Vergleich zu Füchsen der Kontrollgruppe. (...) Viertens verbesserten sich kognitive Veränderungen in den sozialen Problemlösungsfähigkeiten bei Füchsen der Versuchsgruppe (*Miklosi* et al. 2003; *Hare* et al. 2005). Schließlich hatte sich im Vergleich zu Individuen der Kontrollgruppe die spontane Fähigkeit, grundlegende kommunikative Gesten des Menschen zu verwenden, bei Füchsen der Versuchsgruppe verbessert. Domestizierte Fuchswelpen waren genauso geschickt wie Hundewelpen im Umgang mit menschlichen kommunikativen Gesten (*Hare* et al. 2005)" (*Pörtl, Jung* 2017).

und zeigt, dass gute Bindung das ist, was uns am gesündesten und glücklichsten macht – allen Stressoren zum Trotz. Auch Hundebesitzer (und Haustierbesitzer im Allgemeinen) sind statistisch weniger krank (*Mubanga* et al. 2017; *Tangiguchi* et al. 2023), denn Haustiere wurden zu unseren artfremde Beziehungspartner. So wie die gezähmten Füchse im Farm-Fox Experiment „Ist der Hund ein Produkt des Menschen. Und vielleicht ist auch der Mensch ein ganz klein bisschen das Produkt des Hundes. Der Hund ist so eng auf den Menschen ausgerichtet, dass man ihm nur gerecht werden kann, wenn man diese enge Bindung an den Menschen auch würdigt. Das natürliche Biotop des Hundes ist nicht der Wald und die Wildnis. Es ist die menschliche Gesellschaft. Den Hund für sich genommen kann man nur hinsichtlich seiner Körperfunktionen erfassen. Und selbst das auch nur unvollkommen. Auch der Körper und seine Funktionen sind von seiner Rolle der menschlichen Gesellschaft beeinflusst. Das Sozialverhalten, die Kommunikation und das Wesen des Hundes kann man ohne Einbeziehung und Verständnis des Menschen und der menschlichen Gesellschaft überhaupt nicht verstehen. Kynologie muss daher wesentlich den Menschen, seine Gesellschaft, seine Produktionsweise und seine gesellschaftlichen Strukturen betrachten." (*Jung* 2010, S. 12). Diese Positionen *Jung*s teilen wir in der ITGT weitgehend..." (*Petzold* 2018e), schreibt Professor *Petzold* dazu in seinen Grünen Texten. Diese Internetzeitschrift steht für den stets offenen Diskurs und die kritisch reflektierende und dabei stets konstruktive Auseinandersetzung, die Professor *Petzold*s mit Blick auf neue wissenschaftliche Erkenntnissen und das Gedankengut anderer Kollegen und Wissenschaftler kennzeichnet. Ein besonderer Dank gebührt Ihnen, Herr Professor Petzold, dafür, in der „Integrativen tiergestützten Therapie" einerseits mit agogischen Bündeln von Behandlungsmaßnahmen eine Humantherapie mit zwischenleiblichen Erfahrungen zu gestalten und erlebbar zu machen und dabei gleichzeitig den Blick auf konzeptuelle Prozesse und evidenzbasierte Forschung nicht zu verlieren.

8. Doppelte Gefährtenschaft – versuchtes Miteinander ohne Anthropomorphismen

Antoine de Saint-Exupery lässt in seinem Buch den Fuchs weiter mit dem kleinen Prinzen reden: „Aber wenn du mich zähmst, wird mein Leben durchsonnt sein. Ich werde den Klang deines Schrittes kennen, der sich von allen anderen unterscheidet. Die anderen Schritte jagen mich unter die Erde. Der deine wird mich wie Musik aus dem Bau locken. Und dann schau! Du siehst da drüben die Weizenfelder? Ich esse kein Brot. Für mich ist der Weizen zwecklos. Die Weizenfelder erinnern mich an nichts. Und das ist traurig. Aber du hast weizenblondes Haar. Oh, es wird wunderbar sein, wenn du mich einmal gezähmt hast! Das Gold der Weizenfelder wird mich an dich erinnern. Und ich werde das Rauschen des Windes im Getreide lieb gewinnen." So ähnlich wie Fuchs und Mensch sich bei *Saint-Exupery* und im Farm-Fox Experiment angenähert haben, so sind sich vor 40.000 Jahren vielleicht auch Individuen des Homo sapiens und der Wölfe nähergekommen: Der Mensch wurde dem Wolf vertraut. Der Wolf wurde dem Menschen vertraut und entwickelte sich so zu seinem Gefährten, dem Hund. *Hilarion Petzold* bezeichnet dieses von positiven Emotionen getragene Miteinander zwischen Menschen und (Haus)Tieren in der Integrativen Therapie als „doppelte Gefährtenschaft“. Gefährte entstammt dem mittelhochdeutschem „geverte“, was so viel wie „der die Fahrt/Reise mit einem gemeinsam macht“ bedeutet. Gefährten begleiten uns, sind an unserer Seite, es gibt ein gemeinsames Ziel. Und oft sind es die Umstände selbst, die Gefährten zusammenführen und zusammenschweißen. Die doppelte Gefährtenschaft beschreibt in der tiergestützten Therapie der Neuen Naturtherapien im integrativen Verfahren das artübergreifende miteinander Vertraut-sein und will mit dem Wort „Gefährte“ dabei gleichzeitig deutlich machen, dass es sich dabei um zwei unterschiedliche Spezies handelt: Mensch und domestiziertes Tier. Ein Hund, Pferd, Esel, Schaf – oder was auch immer für ein Tier – kann immer nur genau als dieses Tier, also artspezifisch, mit uns kommunizieren. Genau wie wir immer nur als Mensch in Kontakt treten können mit anderen Tieren. Selbst wenn wir mittels unserer menschlichen Imagination und unseres Wissens versuchen, uns in ein Tier hinein zu fühlen und zu denken, müssen wir aufpassen, nicht Anthropomorphismen aufzusitzen. Menschen sind intentionale Wesen: Wir neigen dazu, unserem Gegenüber auch unsere menschlichen Absichten und Gefühle zu unterstellen. Nicht nur Tieren. Selbst Maschinen: Besonders, wenn diese mit künstlicher Intelligenz operieren. Wie schnell sagen wir über „Robbie“, unseren Saugroboter: „Jetzt ist er frustriert, weil er nicht über die Schwelle kommt.“ Oder: „Heute mag er nicht!“ Oder wir fragen ihn gar: „Was hast du denn heute nur?“ Und vergessen scheinbar ganz, dass das Gerät nur nach einem Algorithmus funktioniert. Genau wie wir oft vergessen, dass Hunde uns und ihre Umwelt bevorzugt über den Geruch wahrnehmen, wir sie dagegen aber visuell. Wir können nicht selbst erleben, wie ein Hund uns und seine Welt riecht. Und der Hund kann nicht wissen, dass wir Menschen den roten Ball auf der grünen Wiese viel besser sehen als er, da Menschen über ein trichromatisches, Hunde aber nur ein dichromatisches Farbensehen verfügen. Im Gegensatz zum Hund allerdings wissen Menschen um diesen Unterschied im Farbsehen und können so eine theoretische Vorstellung davon entwickeln – und so können wir unserem Hund lieber einen gelben als einen roten Ball kaufen für das Spiel auf der grünen Wiese. Trotz diverser biopsychosozialer Unterschiede gelingt ein artübergreifendes Miteinander von Tier und Mensch (*Obermann* et al. 2007; *Palagi* et al. 2014; *Joly-Mascheroni* et al. 2008; *Romero* et al. 2014). Der Hund – als das uns sozial am nächsten stehende Tier – bringt die Eigenschaft, sich in menschliche Gruppen zu integrieren, aus seinem wölfischen Erbe mit (*Range, Virányi* 2011). Der Mensch wurde zur in-group, zur sozialen Bezugsgruppe des Hundes. Hunde nehmen Menschen im Gehirn in den gleichen Arealen wahr, die auch in der Wahrnehmung ihrer Artgenossen aktiv sind (*Boch* et al. 2023). Und fMRT-Studien zeigen, dass Menschen ihren eigenen Hund neurobiologisch ähnlich wahrnehmen wie menschliche Bindungspartner (*Stoeckel* et al. 2014). So erklärt es sich, dass dem Hund der Abschied von seinem Menschen schwerfällt und er ihn bei der Wiederkehr freudig erregt begrüßt – genau wie Wölfe es untereinander in ihrem Clan eben auch tun. Doch niemals würde unser Hund sich spontan ruhig hinsetzen und uns mit einem menschlichen „Pfote-geben" begrüßen. Das macht er höchstens auf unsere Ansage hin: „Gib Pfötchen" – vorausgesetzt, wir haben es ihm zuvor beigebracht. Oder mal spontan im Sinne einer Overimitation (*Huber* et al. 2018), einer für den Hund sinnentleerten Kopie einer menschlichen Handlung, die nur das Ziel hat, über soziale Imitation Zuwendung und Zugehörigkeit zu erleben. Meistens aber wird ein Hund seine Pfote heben, wenn er bettelt. Das entspringt dem Milchtritt des Welpen, er handelt als Hund.

9. I wish you were here

Menschliche und nicht-menschliche Tiere unterscheiden sich neben all ihren unterschiedlichen biophysiologischen Spezifitäten und psychosozialen Diversitäten vor allem aber in Bezug auf eine Funktion: das reflexive und metareflexive Denken. Während nichtmenschliche Tiere sehr wohl – und oft besser als wir – die Schritte, die Stimme und den Geruch einer vertrauten spezifischen menschlichen Person wahrnehmen und von anderen unterscheiden können, können sie nicht wie der Fuchs im Buch „Der kleine Prinz" im Sinne eines „I wish you were here" beim Anblick reifer Weizenfelder an eine geliebte blonde Person denken. Dieses Denken erscheint spezifisch für den Menschen. Wenn Tiere uns vermissen, dann im Sinne eines aktuellen Verlusterlebens. Erinnern wir uns an den japanischen Hund (Akita) Namens Hachiko, der noch Jahre nach dem Tod seines Bezugsmenschen, Professor *Hidesaburo Ueno*, jeden Nachmittag pünktlich am Bahnhof von Shibuya in Tokio saß, um ‚seinen Professor' wie eh und je dort abzuholen. Unzweifelhaft ein Zeichen doppelter Gefährtenschaft. Doch aus menschlicher Sicht rühmen wir schnell die unendliche Treue des Hundes. Unzweifelhaft saß Hachiko verlässlich täglich am Bahnhof und wartete auf seinen Professor. Doch er wartete dort nach dessen Tod Tag um Tag und Jahr für Jahr, gerade weil er in seiner hündischen Natur die Endlichkeit des Seins nicht verstand. Sondern schlicht das tat, was er immer schon tat: Auf seinen Gefährten warten. Noch heute steht Hachiko am Bahnhof von Shibuya – als Denkmal. So berührt hat seine hündische „Treue" uns Menschen, dass wir ihm ein Denkmal setzten – wir können eben auch nur als Mensch handeln.

10. Expandierende Gehirne und die Geburtsstunde menschlicher Götter

Tiere wissen nicht um die Endlichkeit des Lebens. Weltweit gibt es aber derzeit keine menschliche Kultur ohne spirituelle Handlungen. Schon die Neandertaler bestatteten ihre Toten (*Balzeau* et al. 2020). Das bedeutet, bereits der Neandertaler hatte eine Vorstellung von der Endlichkeit des eigenen Daseins. Er konnte folglich reflexiv denken, also prüfend über sich und die Welt nachsinnen. Religion ist eine typisch menschliche Fähigkeit, die sich auf die Evolution unseres expandierenden Gehirns gründet. Der Mensch begann mit seinem aufrechten Gang in der Ebene zurück zu schauen, voran zu schreiten und dabei voraus zu schauen. Der Mensch entwickelte sich so zu einem vorausschauenden Tier. Je besser Menschen sich erinnern lernten, desto besser konnten sie sich ihre Zukunft ausmalen. Konnten sich im Verlauf irgendwann sogar eine Zukunft nach ihrem Tod imaginieren. In ihrem Wissen um die eigene Endlichkeit sowie den damit entstandenen Religionen unterscheiden sich Menschen grundsätzlich von andern nicht-menschlichen Tieren. Tiere können vor dem drohenden Tod, vor ihren Feinden flüchten oder gegen sie kämpfen. Oder in eine Schreckstarre verfallen. Der Tod drohte ihnen immer von außen. Mit der menschlichen Erkenntnis um die eigene Endlichkeit aber begann der Tod in uns selbst zu lauern. Wir wissen, dass wir dem Tod letztendlich nicht entkommen können und müssen mit ihm leben lernen. So begannen Homo sapiens und Neandertaler schon vor über 100.000 Jahren ihren Verstorbenen eine Heimat, einen sicheren Ort, zu geben: Sie bestatteten ihre Toten. Beide hatten für sich das Jenseits entdeckt. Doch der Homo sapiens war es, der wohl irgendwann begann, sich ein fiktives Gegenüber im Jenseits zu imaginieren: die Geburtsstunde der Götter war gekommen.

11. Informierter Leib – von Zeitgefühl und Zeitreisen

Moderne Menschen haben im Vergleich zu allen anderen – bereits ausgestorbenen – Menschenarten kleinere Gesichtsschädel und größere Scheitelknochen und damit auch größere Scheitellappen im Gehirn. Unser Gehirn wurde so kugeliger, man nennt es Globularisation. Die kugeligere Form des Gehirns ermöglicht eine bessere Vernetzung zwischen den verschiedenen, nun näher zusammengerückten, Hirnstrukturen und hat eine Bedeutung auch für unsere komplexe Sprachentwicklung (*Boeckx, Benitez-Burraco* 2014; *Irurtzun*, 2015). Die phylogenetische Globularisation unseres Gehirns bildet sich ontogenetisch erst nach der Geburt im Lauf des ersten Lebensjahres voll aus. Obwohl Neandertaler und Homo sapiens Gehirne von ungefähr gleicher Größe hatten und mit nahezu gleicher Schädelformation geboren wurden, zeigt nur der Moderne Menschen in seiner Entwicklung diese Globularisation. Im Innern unserer Scheitellappen liegt der – nun ebenfalls vergrößerte und zentraler liegende – Precuneus, dessen vorderer Teil unsere Körperwahrnehmung und dessen hinterer Teil unsere visuelle Wahrnehmung verarbeitet. Sein Arbeitsprozess dient der visuell-räumlichen Integration. Dabei geht seine Funktion aber weit über eine rein koordinative Wahrnehmung des Körpers in seiner räumlichen Umgebung hinaus. Auch visuelle Vorstellungen und der bewusste selbstzentrierte Gedächtnisabruf erfolgen hier und sind die Basis für gedankliche Simulationen und mentale Experimente. Der Körper wird zum Maß für den physischen Raum, aber auch für zeitliche und soziale Räume einer egozentrischen Perspektive. Der im Vergleich zu anderen Primaten beim Menschen deutlich vergrößerte Precuneus spiegelt den Aufbruch und das Voranschreiten des Modernen Menschen in Zeit und Raum wider. Er ermöglicht uns Imaginationen und mentale Zeitreisen. Menschen sind fühlende Wesen der Zeit. Ohne Gefühle gibt es auch kein Zeitgefühl. Denn Zeit definiert sich im Menschen darüber, wie stark er gerade etwas wahrnimmt, etwas empfindet. Selbstwahrnehmung und Zeiterleben scheinen untrennbar verbunden wie Experimente im Floating Tank (*Wittmann* 2013) zeigen. So wird Zeit zu einer leiblichen Erfahrung, die sich im Gehirn in der Aktivität der Insula, einer primären Region des Gehirns in welcher Körpergefühle, die auch die Basis für komplexe Gefühle sind (*Bosse* et al. 2008; *Damasio* et al. 2000), zusammenlaufen. Der Neuroanatom *Craig* vom Barrow Neurological Institute in Phoenix, Arizona, zeigte 2009, dass das Erleben eines Körper-Ichs auf der kontinuierlichen Aufnahme und Weiterverarbeitung von Körpersignalen über die Zeit basiert, Zeit sich somit als ein subjektiv erlebtes sich stetig veränderndes Körper-Ich definiert. So empfinden wir bei Fieber Zeiträume länger als normal, da pro objektive Sekunde aufgrund der erhöhten Temperatur und der damit verbundenen gesteigerten physiologischen Aktivität (Thermodynamik) mehr Körperimpulse verzeichnet werden (*Hoagland* 1943). Auch starke Emotionen modulieren unser subjektives Zeitempfinden. Hierbei scheint die Herzfrequenz Taktgeber zu sein. Die neuronale Aktivität sensorischer und tiefer liegender Hirngebiete kulminiert in der vorderen Inselrinde und wird an nachgeschaltete und assoziative Hirnareale weitergeleitet, so entsteht im Menschen ein Ich-Gefühl, dass sich seiner selbst und seiner Präsenz in Raum und Zeit gewahr ist. Selbstbewusstsein – selbst bewusst (da)sein – entspringt neuronaler Vernetzung und braucht eine wache Selbstwahrnehmung. In der Integrativen Therapie finden sich diese Prozesse in dem Konzept des „informierten Leibes" wieder. „Der Mensch ist ein Leib-Subjekt in der Lebenswelt, das bedeutet, er ist ein Körper-Seele-Geist-Subjekt in Kontext und Kontinuum und steht in der lebenslangen Entwicklung einer souveränen und schöpferischen Persönlichkeit" (*Petzold* 2004h, S. 6).

12. Selbst bewusst sein – haben auch Tiere ein Selbstbewusstsein?

Die Fähigkeit zur Unterscheidung von eigener und fremder Bewegung, von „das war ich“ und „das war ich nicht“ erscheint dabei in den wissenschaftlichen Arbeiten von *Synofzik* als eine Art minimales Selbst (*Synofzik* 2013). Denn um überhaupt visuell eine stabile Welt wahrnehmen zu können, muss ein Individuum erkennen können, dass die Welt an ihm vorbeizieht, weil es seinen Blick schweifen lässt und nicht weil sich seine Umwelt um ihn herum bewegt. Wissenschaftler vermuten als dem zu Grunde liegenden Mechanismus, dass das Gehirn mit der Bewegungsplanung auch einen Plan für die zu erwartende sensorische Veränderung entwirft. Stimmen Erwartung und sensorische Wahrnehmung dann weitestgehend überein, wird die Bewegung als die eigne erkannt. Über diese Fähigkeiten verfügen auch Tiere. Einigen sozialen Tiere, die ihre Umwelt bevorzugt visuell wahrnehmen, wie Krähen, Menschenaffen, Elefanten, Delphinen, ja selbst Putzerfischen, gelingt es daher auch, sich selbst in einem Spiegeltest zu erkennen. Im Spiegeltest werden Tiere zuvor unmerklich mit einem Farbpunkt auf der Stirn markiert und anschließend wird ihnen ein Spiegel vorgehalten. Versuchen sie nun, sich selbst den Punkt zu entfernen, gilt der Test als bestanden. Diese Tiere scheinen über ein einfaches Gegenwartsselbst zu verfügen. Hunde und Wölfe haben diesen regulären visuellen Spiegeltest nicht bestanden. Sie schenkten ihrem Spiegelbild keine Aufmerksamkeit, d. h. sie reagierten darauf aber auch nicht wie auf einen fremden Artgenossen. Eine abgewandelte Form dieses Tests zur Selbsterkennung mit Hilfe von Urinproben bestehen Hunde jedoch prompt (*Horowitz* 2017; *Gatti* 2016). Hier wird nochmals deutlich, wie Anthropomorphismen auch wissenschaftliche Arbeit beeinflussen können. Darüber hinaus scheinen Hunde, Menschenaffen, Krähen und einige andere Tiere auch ein einfaches Zukunftsselbst zu haben. In Tests können sie zum Beispiel angebotene Nahrung liegen lassen, wenn sie gelernt haben, dass es nach einer Wartezeit einen besseren Leckerbissen gibt. Diese Tests untersuchen die Funktion der frontalen Hemmung, sagen aber auch etwas über ein basales Zukunftsbewusstsein aus. Das menschliche Selbstbewusstsein scheint somit einer evolutionären Entwicklung im Tierreich zu entwachsen. Ohne die uns unbewusst bleibende Aktivität der Formatio reticularis im Hirnstamm und ohne das Limbische System ist unser Selbstbewusstsein genauso wenig möglich wie ohne supplementäre-motorische und parietale kortikale Strukturen oder ohne Insula, auch wenn das bewusst Wahrgenommene dann den assoziativen Arealen in hinterem Scheitellappen und im Schläfenlappen entspringt (*G. Roth*, Dt. Ärzteblatt 1999). So wie Gefühle der Summe äußeren und inneren Wahrnehmung entspringen und uns zu Handlungen auffordern, so könnte das menschliche Selbstbewusstsein, unser „Ich“, die Funktion eines Avatars haben, der scheinbar die Welt direkt wahrnimmt. Die unendlich vielen komplizierten neuronalen Prozesse können dahinter weiter unbewusst bleiben. Dabei „verleugnet“ unser Gehirn uns sogar seine Handlungszeit von 300 bis 500 ms, wie

Libet in seinen Experimenten nachweisen konnte (*Libet* et al. 1983). Bewusstsein braucht Konzentration und Fokussierung auf eine Fragestellung oder Aufgabe, derweilen werden andere Prozesse entsprechend gehemmt, entziehen sich so unserer Wahrnehmung. Denken und bewusst handeln entspringen der Hemmung. Bewusste Wahrnehmungs- und Denkprozesse kosten viel Energie. Eine kognitive Hypothese, warum Menschen überhaupt ein so ausgeprägtes und energetisch kostspieliges Selbstbewusstsein entwickelt haben, lautet daher, dass im Laufe der Evolution bei sozialen Säugetieren, insbesondere Primaten, die Anforderungen an Planung und Handlung in ihrer komplexer werdenden sozialen Umwelt soweit anwuchsen, dass es einen virtuellen Akteur, ein Ego brauchte, das plant. Diese enorme soziale Vernetzung steht beim Modernen Menschen auch mit den Funktionen seines vergrößerten Precuneus in Zusammenhang. Der Precuneus ist aktiviert, wenn das episodische Gedächtnis bei Bearbeitung von Aufgaben anhand des Langzeitgedächtnisses und bei räumlich-visueller Wahrnehmung und Erinnerung angeregt wird. Der Precuneus ist involviert in die Selbstwahrnehmung und das biographische Gedächtnis, er wird durch Vorstellungsbilder angeregt. Er ist Teil des Default-Mode/Ruhestandardnetzwerkes und ist aktiv, wenn wir Tagträumen, wenn unsere Gedanken durch die Vorstellung der eigenen Vergangenheit oder einer imaginierten Zukunft schweifen. Das Default-Mode-Netzwerk ist auch mit der Theory of mind assoziiert. Darüber hinaus ist der Precuneus aktiv beim Erkennen bekannter Gesichter, und als Teil des Langzeitgedächtnisses arbeitet er eng mit dem Hippocampus zusammen.

13. Luftschlösser – Gedächtnisspeicher der Tiere sind mit anderen Informationen gefüllt

Der Precuneus wird über seine Fähigkeit zur Rekursion auch mit der sozialen Vernetzung von Menschen und der Entwicklung komplexer Sprache in Verbindung gebracht. Rekursion ist ein prinzipiell unendlicher Vorgang, der sich selbst als Teil enthält. Wenn man sich mit einem Spiegel in der Hand einem Wandspiegel gegenübersetzt, dann entsteht in der Spiegelung des Spiegels eine solche Rekursion: immer wieder das gleiche Bild im Bild, nur immer kleiner werdend. Auch der Baum des Pythagoras ist ein Beispiel für Rekursion. Fraktale Kunst, Informatik und die menschliche Sprache bauen auf dieser Fähigkeit zur Rekursion auf. Rekursion ermöglicht es, Algorithmen zu formen und damit eine Künstliche Intelligenz zu füttern, die uns dann fremde Sprachen übersetzt. Und das, was den Menschen auszeichnet, nämlich dass er sich seiner selbst bewusst ist, auch das ist eine Rekursion. Denn der menschliche Blick nach innen bedient das mathematische Prinzip der Rekursion: das Selbst nimmt das Selbst wahr. Und zwar nicht nur als Objekt, sondern als Subjekt. Die deutsche Sprache kennt nur ein „Ich". Im Englischen oder Französischen aber gibt es „I" und „me" oder „je" und „moi" – hier kann unterschieden werden in ein Ich, wie ich mich sehe (I, je) und ein Ich, wie ich denke von außen, also sozial, wahrgenommen zu werden (me, moi). Rekursion ist somit ein wichtiger kognitiver Prozess, der es dem Menschen ermöglicht, sich seine eigene Zukunft aktiv und komplex vorzustellen. Wir können Luftschlösser bauen. Wir können planen, in der Zukunft richtige Schlösser zu bauen. Immer mehr schien in der Entwicklung des Modernen Menschen der Satz „Wir sind unsere Erinnerung, wir sind unsere Vorstellungskraft" an Bedeutung zu gewinnen. Religion und Kunst brauchen diese komplexe Erinnerung und Vorstellungskraft genau wie eine transgenerationale Weitergabe komplexer Kultur. Vor ungefähr 40.000 Jahren machte der Homo sapiens einen enormen kulturellen Sprung in Bezug auf Sprache, Kunst und Technologie (*Benitez-Burraco, Pörtl, Jung* 2021): Die Höhlenmalereien in Lascaux und Chauvet, Skulpturen wie die Venusfigur von der schwäbischen Alp und Flöten aus Geflügelknochen sowie Speerschleuder tauchen in diesem Zeitraum auf. Zeitgleich bildet sich aus dem Wolf der beste Freund des Menschen: der Hund. Dabei gelingt es dem Hund heute nicht nur, mit Menschen zu kommunizieren und deren Blick zu verstehen, sondern ein Stück weit auch die menschliche Intention (*Huber, Lonardo* 2023). Ohne die Fähigkeit zur dieser basalen artübergreifenden emotionalen und kognitiven Empathie wäre weder die Domestikation unserer Haustiere möglich gewesen (*Pörtl, Jung* 2017, 2019) noch ihre Gefährtenschaft mit uns, geschweige denn ihre Integration in ein therapeutisches Setting. Tiere haben emotionale Zustände, können empfinden, wahrnehmen und sich basal erinnern, besonders gut ist ihre Erinnerung dabei für geographische und soziale Begebenheiten. Aber Tiere tun es einfach, ihnen ist nicht bewusst, dass sie es tun. Tiere handeln – soweit bisher bekannt – nicht reflexiv oder metareflexiv. Sie fühlen, denken und handeln als das Tier, das sie sind. „Deshalb sind die Gedächtnisspeicher jedes Tieres mit anderen Informationen über die Welt – d. h. mit anderen Perzepten, Szenen und Atmosphären – gefüllt als beim Menschen" (*Petzold* 2018e). Bei aller Verbundenheit und Vertrautheit bleiben Tiere uns Menschen doch auch fremd. So wie wir ihnen.

14. Kränkung – oder die vier Wege der Heilung und Förderung

„On risque de pleurer un peu si l'on s'est laissé apprivoiser..." – ‚man läuft Gefahr ein bisschen zu weinen, wenn man sich vertraut gemacht hat', schreibt Saint-Exupéry weiter über den Abschied von Prinz und Fuchs. Abschied, ein Verlust der Bezugsgruppe, ist ein wichtiges, tiefes und oft existentiell bedrohliches Gefühl für soziale nichtmenschliche und menschliche Säugetiere. Ausgestoßen zu werden oder den Verlust von Gemeinschaft erleben Menschen oft als Kränkungen, es macht Körper und Psyche krank und lässt uns empfindlicher werden für Schmerzen (*Eisenberger* 2012). Verlust von Zugehörigkeit lässt uns schnell daran zweifeln, ja oft sogar verzweifeln, ob es je wieder gelingen kann, mit dem eigenem So-sein in einer Gemeinschaft aufgenommen zu werden. Solche

Selbstzweifel können Menschen in Identitätskrisen und Depressionen stürzen. Der dänische Philosoph *Kierkegaard* beschreibt dieses Dilemma in seinem Buch „Die Krankheit zum Tode" (*Kierkegaard* 1969; *Monrad* 1909). Er schreibt, Verzweiflung bedeute Identitätskrise und Identitätskrise sei Verzweiflung. Man verzweifle nicht an etwas, sondern immer an sich selbst. Nach *Kierkegaard* kann ich verzweifelt sein, kein Selbst zu haben. Oder ich kann verzweifelt nicht ich selbst sein wollen. Oder ich kann verzweifelt ich selbst sein wollen. *Kierkegaard* macht es an einem schönen Beispiel fest: Ein herrschsüchtiger Mann möchte Caesar werden oder gar nichts. Wird er nicht Caesar, was ja unmöglich wäre, verzweifelt er darüber, nicht Caesar zu sein, denn er kann sein Selbst-Sein nicht aushalten. Wenn er jedoch hätte Caesar werden können, wäre er nicht er selbst geworden, er wäre verzweifelt sich selbst losgeworden. Der Verzweifelte verzehrt sich so selbst auf der Suche nach seinem Selbst. Das Selbst ist kein Objekt, das ich „haben" kann. Mein Selbst ist mein Wissen um das Verhältnis, wie ich mich zu mir selbst verhalte. Menschen können daran arbeiten, die beste Version ihrer Selbst zu werden. Das ist in den vier Wegen der Heilung und Förderung (*Petzold* 2012h, S. 24-30) auch ein wesentliches Anliegen der Integrativen Therapie. Was bedeutet das? Da Menschen sowohl Souveränität als auch Zugehörigkeit für ihre Gesundheit benötigen, bedeutet eine gute Version meiner selbst zu sein, dass ich mich verwirklichen kann, für mich selbst gut sorgen kann und gleichzeitig in einer Sozialgemeinschaft gut integriert bin. Dabei klingt im „Verwirklichen" an, dass der Mensch wirken, etwas bewirken will, somit intentional und aus eigner Entscheidung heraus handelt, ein Stück weit zumindest mit einem „freien Willen" seine Welt zu gestalten sucht. Wir haben Einfluss auf unsere Handlungen, denn wir können unser Veto einlegen, können die von *Libet* gemessenen uns noch unbewussten zerebralen Handlungsplanungen bewusst stoppen (*Schultze-Kraft* et al. 2016). Auch soziale Tiere sind auf Befriedigung ihrer eigenen Bedürfnisse und auf Zugehörigkeit zu einer Gruppe angewiesen. Doch Tiere sind nicht selbstreflexiv, sie können allenfalls sehr begrenzt autonom im Sinne eines „eigenen Willens" handeln. Tiere können frustriert sein von Ereignissen im Außen, können resignieren. Tiere meiden Individuen oder Plätze, wenn sie dort schlechte Erfahrungen gemacht haben. Tiere können lernen. Doch Tiere verzweifeln nicht an sich selbst und können sich im Umkehrschluss auch selbst keinen Zuspruch, keinen Trost spenden. Tiere werden geleitet von ihren aktuellen Bedürfnissen innerhalb ihres bio-sozio-ökologischen Kontextes, nicht aber in größerem Maßstab von Intentionalität oder Imagination wie wir Menschen. In einer tiergestützten Therapiesitzung kann aber eine artübergreifend zwischenleibliche Begegnung stattfinden, die getragen wird von artübergreifender emotionaler und basal kognitiver Empathie (einfache Perspektivenübernahme, *Huber* et al. 2018; *Huber, Lonardo* 2023; *Lamm* et al. 2007; *Palagi* et al. 2014). Gefühle entspringen der körperlichen Wahrnehmung und zeigen sich in einem artübergreifend ähnlichen basalen Ausdrucksverhalten, wie es schon *Charles Darwin*, Begründer der Evolutionstheorie, beschrieb (*Darwin* 1872). Denn das

Säugetiergehirn entwickelte sich im Sinne der evolutionären Kontinuität, so ist ein artübergreifendes Miterleben von einfachen Gefühlen als auch eine basale Perspektivenübernahme (ein Prädator kann sich in seine Beute reindenken) zwischen sozialen Säugetieren möglich ist.

15. Entwicklung der tiergestützten Therapie

In der Integrativen Tiergestützten Therapie tritt uns ein Tier weder als selbstreflexives Subjekt noch als ein unbelebtes Objekt im Sinne eines Werkzeugs entgegen, sondern als ein artfremder Gefährte (*Petzold, Ellerbrock* 2017). So war es seit der Mensch Wildtiere domestizierte und sie zu seinen Gefährten machte. Seitdem ist die doppelte Gefährtenschaft Teil unseres menschlichen Lebens. Jungsteinzeitliche Bestattungen von Hunden gemeinsam mit Menschen wie im Grab von Bonn Oberkassel vor 14.200 Jahren (*Janssen* et al. 2018), unzählige ägyptische Katzen- und Hundemumien sowie 10.000 Jahre alte Hundeabbildungen auf Felsmalereien z. B. in der Cueva de la Vieja in Alpera zeugen schon früh von der Wertschätzung unserer Vorfahren für ihre Haustiere. *Hildegard von Bingen* greift somit auf eine lange Tradition zurück. Der Einsatz von Tieren in der Behandlung psychisch erkrankter Patienten wird auch bereits seit über 200 Jahren praktiziert. Ab 1796 wurden Bauernhoftiere in England von dem Quäker *William Tuke* im Retreat York, einem Hospital für psychisch erkrankte Menschen, gezielt in die Therapie eingebunden (*Serpell* 2010). Doktor *Leopold Feckles* in Wien verwies 1835 auf die positiven Effekte des therapeutischen Reitens bei Lungenerkrankungen, und auch die Bodelschwinghschen Anstalten in Bethel/Bielefeld arbeiten seit über 150 Jahren erfolgreich tiergestützt mit Bauernhoftieren und Hunden. (*Beetz*, Handout EAG/FPI „Tiere in der Therapie"). Ende des 19. Jahrhunderts schrieb *Charles Darwin*: „So groß auch die Verschiedenheit an Geist zwischen den Menschen und höheren Tieren sein mag, sicher ist sie nur eine Verschiedenheit des Grades, nicht der Art." Und: „Die Tiere empfinden wie der Mensch Freude und Schmerz, Glück und Unglück; sie werden durch die selben Gemütsbewegungen betroffen wie wir." *Sigmund Freud*, der Vater der Psychoanalyse, nahm in seinen späten Jahren oft seine Chow-Chow Hündin Jofie mit in seine Sitzungen und schrieb 1930 in einem Brief an *Lou Andreas-Salome*: „Man wird den Respekt vor solchen Tierseelen nicht los". *Freud* erlebte „(...) bei aller Fremdheit der organischen Entwicklung doch das Gefühl einer innigen Verwandtschaft, einer unbestrittenen Zusammengehörigkeit." Im Jahr 1952 begann der deutsche Arzt *Max Reichenbach* das therapeutische Reiten systematisch anzuwenden, zuerst als physiotherapeutische Maßnahme, dann auch als heilpädagogische. Und 1962 wurde dann die erste wissenschaftliche Publikation über stressreduzierende Effekte (Blutdruck/Herzfrequenz) von Hunden auf Kinder, die Lesen lernen, von dem Kinderpsychotherapeut *Boris M. Levinson* in den USA unter dem Titel „The dog as a co-therapist" veröffentlicht. Seitdem wird die Mensch-Tier Beziehung intensiv weiter erforscht, und die stressreduzierende und wohltuende Wirkung von Tieren auf den Menschen konnte mehrfach repliziert und validiert werden (*Friedmann* et al. 1983; *Motooka* et al. 2006; *Odendaal* 2000; *Beetz* et al. 2011). Seit den 2000er Jahren konnte die artübergreifende stressreduzierende Beziehung zwischen Tier und Mensch in Experimenten auch mittels Kortisol- und Oxytozinmessungen wissenschaftlich validiert werden (*Nagasawa* et al. 2015; *Rehn* et al. 2013).

16. Das Tier als Medium – wenn die Passung passt

Professor *Petzold* zählt zu den Pionieren der tiergestützten Interventionen. Er etablierte die tiergestützte Arbeit im Kontext der Integrativen Therapie bereits seit den 1960er Jahren und entwickelte sie Hand in Hand mit neuen neurobiologischen Forschungsergebnissen als Neue Naturtherapie weiter. Die integrative Therapie baut auf einem bio-psycho-sozial-ökologischen Ansatz und versteht sich als Humantherapie in einem kulturökologischen Kontext, in den sich die Naturtherapien mit ihren Methoden gut in die „3. Welle" des Verfahrens der Integrativen Therapie" (*Sieper* 2000; *Petzold, Sieper, Orth* 2002/2020) einfügen, denn sie hat ja wie auch die Verhaltenstherapie und andere Verfahren inzwischen eine „Dritte Welle" entwickelt (*Heidenreich, Michalak* 2013). Gerade die Interaktion mit Tieren lädt uns ein, mit ihnen im Hier und Heute zu sein, zwischenleibliche Erfahrung zu machen, unsere Achtsamkeit zu schulen. Im sozialen Miteinander wird die Oxytozinausschüttung – und durch den Körperkontakt mit dem Tier auch die Serotoninproduktion – im Gehirn angekurbelt und so die Kortisolproduktion reziprok eingebremst. Nicht nur für den Moment, sondern, vermittelt über epigenetische Modulationen im Hippocampus, auch anhaltend. Je niedriger der Kortisolspiegel, desto besser ist unsere Hirnplastizität und damit auch unsere sozialen und kognitiven Fähigkeiten (*Radley* et al. 2008; *Roozendaal* et al. 2009, *McEwen, Morrison* 2013; *Meaney, Szyf* 2005). Oft können sich Menschen vertrauensvoll Tieren zuwenden, selbst wenn sie aufgrund schlechter Vorerfahrung zu anderen Menschen keine sichere Bindung aufbauen können. Denn Tiere nehmen uns anders wahr als Menschen es tun. Sie reagieren artspezifisch und ‚analog', also nonverbal, auf Therapeutin und Klient. Tiere nehmen unsere Emotionen wahr und reagieren mit ihrem Verhalten direkt darauf. In der tiergestützten Therapie werden versteckte Emotionen, vermittelt über das Medium Tier, oft besser sichtbar und können dann vom Therapeuten zusammen mit dem Patienten/Klienten mentalisiert werden. So habe ich es in der eigenen therapeutischen Arbeit zusammen mit meinen Hunden oft erlebt. Ein kleines Beispiel soll es hier veranschaulichen: Ein narzisstisch strukturierter Patient kommt zum wiederholten Male zu spät in die Sitzung. Ich thematisiere die Situation, die seinen unbewussten Widerstand zu spiegeln scheint. In diesem Moment kommt meine Husky Hündin Mary aus ihrem Korb und legt sich zwischen uns. Der Patient fragt: Warum legt sich Ihr Hund jetzt vor Ihre Füße?" Ich frage zurück: „Was meinen Sie, warum?" Er erwidert: „Es sieht aus, als ob Mary Sie schützen wolle." „Wovor muss Mary mich denn schützen?", frage ich zurück. „Vor meiner Wut, meiner versteckten Wut vielleicht", antwortet der Patient. Jetzt war seine narzisstische Wut nicht nur unsichtbar im Raum, sondern konnte – deutlich weniger beschämend – thematisiert werden. Natürlich weiß ich bis heute nicht genau, was Mary dazu bewegt hat, sich vor meine Füße zu legen – und doch war ihre, wahrscheinlich stimmungsadäquate Handlung, sehr hilfreich für die Therapiestunde. Die integrative tiergestützte Therapie betont die störungsspezifische und individuelle Passung im dynamischen Synergieviereck. Ich muss als Therapeutin eine gute Beziehung zu meinem Tiergefährten haben und ihn kommunikativ gut lesen können. Und mir muss bewusst sein, dass mein Therapietier, besonders der Hund, natürlich auch auf mich, meine Stimmung reagiert. So gehört immer auch ein Moment der Selbsterfahrung in die tiergestützte Arbeit. Aber auch der Patient muss Zugang haben, zu meinem Therapietier. So passt ein stürmisch verspielter Golden Retriever möglicherweise nicht so gut zu einem muslimischen Patienten, sofern bei ihm eine kulturelle Ablehnung Hunden gegenüber zum Tragen kommt oder einem deutlich autistisch beeinträchtigten Kind. Hier wäre vielleicht eine Katze passender. Aber nur, wenn sie auch zum Therapeuten passt. Neben und nach der Entwicklung der Neuen Naturtherapien im Integrativen Verfahren setzte sich die tiergestützte Therapie auch bei anderen Akteuren weiter durch, allerdings oft ohne das Spezifische der „Tier-Mensch-Beziehung" ausreichend zu berücksichtigen. Das birgt die Gefahr, das den Therapeuten begleitende Tier entweder zu vermenschlichen oder es zu einem Werkzeug in der Hand des Therapeuten zu degradieren. Beides wird der artübergreifenden zwischenleiblichen Begegnung, der „doppelten Gefährtenschaft" im therapeutischen Kontext nicht gerecht (*Petzold, Ellerbrock* 2017).

17. „nichts, nichts, nichts – als Dank."

Dieser kleine Exkurs über die von Professor *Petzold* entwickelte tiergestützte Therapie im Integrativen Verfahren mit Ausblick auf ihre weiteren Entwicklungsmöglichkeiten, die sich vielleicht auf dem Boden neuer Forschungsergebnisse ergeben, erhebt keinen Anspruch auf eine umfassende Darstellung und hinreichende wissenschaftliche Erklärung tiergestützter Arbeit. Er bleibt ein weiterer Beitrag zu den schon veröffentlichten Texten und Arbeiten des Jubilars zur ITGT. Mein Text zur Festschrift entspringt meiner persönlichen Passung mit der Integrativen Therapie. Er skizziert einige Meilensteine der Entwicklung tiergestützter Therapie und soll die herausragende Leistung des Jubilars bezüglich der ITGT verdeutlichen. Mir liegt es am Herzen, *Hilarion Petzold* zu danken für das integrative Konzept tiergestützter Therapien, das die zwischenartliche Begegnung menschlicher und nicht-menschlicher Tiere als Chance eines neuen zwischenleiblichen Erlebens in Kontext und Kontinuum des dynamischen Synergievierecks auf dem Boden wissenschaftlicher Erkenntnisse fasst und dabei gleichzeitig weitere Forschung zur tiergestützten Arbeit fordert, um das integrative tiergestützte Therapiekonzept evidenzbasiert weiterentwickeln zu können.

Lieber Herr Professor Petzold, mir bleibt – nichts, nichts, nichts – als Ihnen für Ihre Arbeit und Konzepte der Integrativen Therapie Danke zu sagen.

Literatur

Andreas-Salomé, L. (1931): Mein Dank an Freud. Holzinger, Berliner Ausgabe 2017, Seite79/80.

Balzeau, A., Turq, A., Talamo, S., Daujeard, C. et al. (2020): Pluridisciplinary evidence for burial for the La Ferrassie 8 Neandertal child. *SciRep* 10.

Beetz, A., Uvnäs-Moberg, K., Julius, H., Kotrschal, K., (2012) : Psychosocial and psychophysiological effects of human-animal interactions: the possible role of oxytocin. *Front. Psychol.* 3, 234.

Belyaev, K. (1979): Destabilizing selection as a factor in domestication. *J. Hered.* 70(5), 301-308.

Benitez-Burraco, A., Pörtl, D., Jung, C. (2021): Did Dog Domestication Contribute to Language Evolution? *FrontPsychol.* Vol 12.

Boeckx, C., Benitez-Burraco, A. (2014) : Globularity and language-readiness: generating new predictions by expandingthe set of genes of interest. *FrontPsychol.* Vol 5 – 2014.

Bosse T., Janker C.M., Treur, J. (2008): Formalisation of Damasio's Theory Of emotion, feeling and core consciousness. *Consiousness and Cognition* Vol 17 3/2008, 94-113.

Brusini, I., Carneiro, M., Wang, C., Rubin, C.J., Ring, H., Afonso, S., Blanco-Aguiar, J.A., Ferrand, N, Rafati, N, Villafuerte, R., Smedby, Ö., Damberg, P., Hallböök, F., Fredrikson, M., Andersson, L. (2018): Changes in brain architecture are consistent with altered fear processing in domestic rabbits. *Proc. Natl. Acad. Sci. U.S.A.* 115(28), 7380-7385.

Buschdorf, J.P., Meaney, M.J. (2015) : Epigenetics/programming in the HPA axis. *Compr. Physiol.* 6(1), 87-110.

Craig, A.D. (2009): Emotional moments acreoss time: a possible beural basis for time perception in the anterior insula, Philosophical Transactions of the Royal Society b364, 1933-1942 https://doi.org/10.1098/rstb.2009.0008.

Cox, D.T.C., Shanahan, D.F., Hudson, H.L., Plummer, K.E. et al. (2017): Doses of Neighborhood Nature: The Benefits of Living with Nature, BioScience, Vol. 67, Issue 2.

Darwin, C. (1872): The Expression of the Emotions in Man and Animals, John Murray 1872 London.

Darwin, C. (1910): Das variieren der Tiere und Pflanzen im Zustand der Domestikation Stuttgart: Schweizerbart 1910.

Eisenberger, N., Liebermanm, M., Kipling, D.W. (2013): Does rejection hurt? An FMRI study of social exclusion. *Science* Vol 302, Issue 5643290-292.

Gatti, C. (2016): Self-consciousness: beyond the looking glassand what dogs found there. *Ethology Ecology & Evolution*, 28(2) 232-240.

Gulevich, R., Oskina, I., Shichkevik, S., Federova, E., Trut, L. (2004): Effect of selection for behavior on pituitary-adrenal axis and proopiomelanocortin gene expression in silver foxes (Vulpes vulpes). *Physiol. Behav.* 82, 513-518.

Hare, B., Plyusnina, L, Ignacio, N., Schepina, O., Stepika, A., Wrangham, R., Trut, L. (2005): Social cognitive evolution in captive foxes is a correlated by-product of experimental domestication. *Curr. Biol.* 15, 226-230.

Hare, B., Wobber, V., Wrangham, R. (2012); The self-domestication hypothesis: evolution of bonobo psychology is due to selection against aggression. *Anim. Behav.* 83, 573-585.

Heberlein M., Turner, D. C., Range, F., Virányi, Z. (2016): A comparison between wolves, Canis lupus, and dogs, Canis familiaris, in showing behaviour towards humans. *Anim. Behav.* 122, 59-66.

Heidenreich, Th., Michalak, J. (2013): Die „dritte Welle" der Verhaltenstherapie. Grundlagen und Praxis. Weinheim: Beltz.

Herbeck, Y., Khantemirova, A., Antonov, V., Goncharova, N., Gulevich, R. G., Shepeleva, D., Trut, L. (2017): Expression of the DNA methyltransferase genes in silver foxes experimentally selected for domestication. *Russ. J. Genet.* 53, 483-489.

Hoagland, H. (1943): The Chemestry of Time, *AAAS* Vol 56, Jan. 1943, 56-61.

Hoehl, S., Kahl, H., Johansson, M., Gredebäck, G. (2017): Itsy bitsy spider.... Infants react with increased arousal to spiders and snakres, *Front.Psychol.*

Horowitz, H. (2017): Smelling themselves: Dogs investigate their own odours longer when modified in an „olfactory mirror" test. *Behavioural Processes* 2017, Vol 143.,17-24.

Huang, S., Slomianka, L., Farmer, A.J., Kharlamova, A. V., Gulevich, R. G., Herbeck, Y.E., Trut, L., Wolfer, D. P., Amrein, I. (2015): Selection for tameness, a key behavioral trait of domestication, increases adult hippocampal neurogenesis in foxes. *Hippocampus* 25(8), 963-975.

Huber, L., Lonardo, L. (2023): Canine perspective-taking. *AnimCog.* 2023 Jan(1), 275-298.

Huber, L., Popovova, N., Riener, S., Salobir, K. et al., (2018): Would dogs copy irrelevant actions from their human cargiver? *learning& behavior* Vol. 46, 387-397.

Irurtzun, A. (2015): The „Globularisation Hypothesis" of the Language-ready Brain as a Developmental Frame for Prosodic Bootstrapping Theories of Language Acquisation, *Front.Psychol.* 2015.

Janssens, L., Giemsch, L., Schmitz, R., Street, M. et al. (2018) : A new look at an old dog: Bonn-Oberkassel reconsidered, *Journal of Archaeological Science* Vol 92, 126-138.

Jensen, P. (2015): Adding ‚epi-' to behaviour genetics: implications for animal domestication. *J. Exp. Biol.* 2 (Pt. 1), 32-40.

Joly-Mascheroni, R.M., Senju, A., Shepherd, A.J. (2008) : Dogs catch human yawns. *Biol. Lett.* 4, 446-448.

Julius, H., Beetz, A., Kotrschal, K. (2014): Bindung zu Tieren: Psychologische und neurobiologische Grundlagen tiergestützter Interventionen [Attachment to pets: an integrative view of human-animal relationships with implications for therapeutic practice by Henri Julius]. Göttingen: Hogrefe.

Jung, C, Pörtl, D. (2018): Scavenging hypothesis: lack of evidence for dog domestication on the waste dump. *Dog Behav.* 4(2).

Kierkegaard, S. (1969): Die Krankheit zum Tode. München: Rowohlt.

Kis, A., Bence, M., Lakatos, G., Pergel, E., Turcsan, B., Pluijmakers, J., Vas, J., Elek, Z., Brúder, L., Földi, L., Sasvári-Székely, M., Miklósi, A., Rónai, Z., Kubinyi, E. (2014): Oxytocin receptor gene polmorphisms are associated with human directed social behavior in dogs (Canis familiaris). *PLoS* One 9, e83993.

Kubinyi, E., Virányi, Z., Miklósi, A. (2007) : Comparative social cognition: from wolf and dog to humans. *Comp. Cogn. Behav. Rev.* 2, 26-46.

Kumsta, R., Hummel, E., Chen, F. S., Heinrichs, M. (2013) : Epigenetic regulation of the oxytocin receptor gene: implications for behavioral neuroscience. *Front. Neurosci.* 7, 83.

Lamm, C., Batson, C.D., Decety, J. (2007) : The neural substrate of human empathy: effects of perspective-taking and cognitive appraisal. *J. Cogn. Neurosci.* 19, 42-58.

Lanfumey, L., Mongeau, R., Cohen-Salmon, C, Hamon, M. (2008) : Corticosteroid-serotonin interactions in the neurobiological mechanisms of stress-related disorders. Neurosci. Biobehav. Rev. 32, 1174-1184.

Lawrence, A., Rutherford, K., Ramona, D., Donald, R., Wemelsfelder, F. (2012): Qualitative behavioural Assessment of emotionality in pigs, ApplAnim. *Behav Sci.*

Levinson, B. (1997): Pet-Oriented Child Psychotherapy, Springfield: Charles C Thomas Pub.

Libet, B., Gleason, C.A., Wright, E.W., Pearl, D.K. (1983): Time of conscious intention to act in relation to onset of cerebral activity (readines-potential9. The unconscious intention of a freely voluntary act). *Brain* Sep 1983: 106, 623-642.

Marshall-Pescini, S., Ceretta, M., Prato-Previde, E. (2014): Do domestic dogs understand human actions as goal-directed? *PLoS One* 9(9), 106530.

Marshall-Pescini, S., Passalacqua, C, Miletto Petrazzini, M.E., Valsecchi, P., Prato-Previde, E. (2012): Do dogs (Canis lupus familiaris) make counterproductive choices because they are sensitive to human ostensive cues? *PIoS One* 7(4), e35437.

Marshall-Pescini, S., Virányi, Z., Range, F. (2015): The effect of domestication on inhibitory control: wolves and dogs compared. *PIoS One* 10, e0118469.

McEwen, B.S., Morrison, J.H. (2013): The brain on stress: vulnerability and plasticity of the prefrontal cortex over the life course. *Neuron* 79(1), 16-29.

Meaney, M.J., Szyf, M. (2005): Maternal care as a model for experience-dependent chromatin plasticity? *Trends Neurosci.* 28, 456-463.

Mech, L.D. (2009): Possible use of foresight, understanding, and planning by wolves hunting Muskoxen. *ARCTIC* 60(2), 145-149.

Methorst, J., Rehdanz, K., Mueller, T., Bernd, H. et al. (2021): The importance of species diversity for human well-being in Europe. *Ecological Economics,* Vol 181.

Miklosi, A., Topal, J., Virányi, Z. et al. (2003): A simple reason for a big difference: wolves do not look back at humans, but dogs do. *Current Biology* 2003:13 (9), 763-766.

Monrad, O.R. (1909): Sören Kierkegaard. Sein Leben und seine Werke. Jena: Diederichs.

Mubanga, M., Byberg, L., Nowak, C., Egenvall, A. et al., (2017): Dog ownership and risk of cardiovascular disease and death – a nationwide cohort study, *SciRep.*

Nagasawa, M., Mitsui, S., En, S., Ohtani, N., Ohta, M., Mogi, K., Sakuma, Y., Onaka, T., Kikusui, T. (2015): Oxytocin-gaze positive loop and the coevolution of human bonds. *Science* 348(6232), 333-336.

Müller, C., Schnitt, K., Barber, A., Huber, L. (2015): Dogs Can Discriminate Emotional Expressions of Human Faces. *Current Biology.*

Nawroth, C., Martin, Z.M., McElligott, A.G. (2020): Goats Follow Human Pointing Gestures in an Object Choice Task. *Front.Psychol.*

Oberman, L.M., Pineda, J.A., Ramachandran, V.S. (2007): The human mirror neuron system: a link between action observation and social skills. *Soc. Cogn. Affect Neurosci.* 2(1), 62-66.

Oliva, J.L., Wong, Y. T., Rault, J.-L., Appleton, B., Lill, A. (2016): The oxytocin receptor gene, an integral piece of the evolution of Canis familaris from Canis lupus. *Pet Behav. Sci.* 1, 1-15.

Os, J., Kenis, G., Rutten, B.P.F. (2010): The environment and schizophrenia, Nature.

Palagi, E., Norscia, I., Demuru, E. (2014): Yawn contagion in humans and bonobos: emotional affinity matters more than species. *PeerJ* 2, (11/2020)e519.

Petzold, H.G., Ellerbrock, B. (2017): Du Mensch – Ich Tier? FPI Publikationen, Verlag Petzold+Sieper Hückeswagen, Grüne Texte ISBN 2511-2759 (Ausgabe 29/2017).

Petzold, H.G., Hömberg, R. (2014): Naturtherapie-tiergestützte, garten- und landschaftstherapeutische Interventionen, FPI Publikationen Plattform Polylog. 11/2024.

Petzold, H. G. (2012h): Integrative Therapie – Transversalität zwischen Innovation und Vertiefung. Die „Vier WEGE der Heilung und Förderung" und die"14 Wirkfaktoren" als Prinzipien gesundheitsbewusster und entwicklungsfördernder Lebensführung* Erschienen in: Integrative Therapie 3/2012 und POLYLOGE 15/2012, http://www.fpi-publikation.de/polyloge/alle-ausgaben/15-2012-petzold-h-g-2012h-transversalitaet-innovation-vertiefung-vier-wege.html.

Petzold, H. G. (2018e): Naturtherapeutische Überlegungen zu offenen Fragen in der „tiergestützten Therapie": Mensch-Hund-Beziehung, Menschenbild, Tierbild und andere Entwicklungsaufgaben. Grüne Texte 9/2018. http://www.fpi-publikation.de/artikel/gruene-texte/09-2018-petzold-h-g-2018e-naturtherapeutische-ueberlegungen-offene-fragen-tiergestuetzte.html.

Petzold, H. G. (2022): Einführung in die Integrative Therapiearbeit, Hand-out zum Vortrag in der Online-akademie der EAG.

Petzold, H. G., Sieper, J., Orth, I. (2002/2020): Eine „Dritte Welle" der Integrativen Therapie im neuen Millennium – vertiefende Projekte und ko-kreative Polyloge zu Natur, Kunst/Kultur und Ökologie in integrativ-humantherapeutischer Theorie und Praxis. **Transgressionen II**. Hückeswagen: Europäische Akademie für Psychosoziale Gesundheit. Auch in: POLYLOGE: Materialien aus der Europäischen Akademie für psychosoziale Gesundheit – 5/2002. http://www.fpi-publikation.de/downloads/download-polyloge/download-nr-05-2002-petzold-h-g-sieper-j-orth-i.html; erg. Heilkraft der Sprache und Kulturarbeit 10/2020: https://www.fpi-publikation.de/heilkraft-der-sprache/10-2020-petzold-h-g-sieper-j-orth-i-2002-2020-eine-dritte-welle-der-integrativen-therapie-im-neuen-millennium-vertiefende/.

Plyusnina, I. Z., Oskina, I. N., Trut, L. N. (1991): An analysis of fear and aggression during early development of behaviour in silver foxes (Vulpes vulpes). Appl. *Anim. Behav. Sci.* 32, 253-268.

Popova, N. K., Voitenko, N. N., Pavlova, S. L., Trut, L. N., Naumenko, E. V. (1980): Genetics and phenogenetics of the hormonal characteristics of animals. VII. Correlative interrelationship between serotonin of the brain and the hypothalami-cehypophysealeadrenal system in conditions of emotional stress in domesticated and undomesticated silver-black foxes. *Genetika* 16, 1865-1870.

Pörtl, D., Jung, C. (2017): Is dog domestication due to epigenetic modulation in brain? Dog Behav. 3(2).

Pörtl, D., Jung, C. (2019): Physiological pathways to rapid prosocial evolution, Biol. Fut. 70, 93-102.

Radley, J. J., Rocher, A. B., Rodriguez, A., Ehlenberger, D. B., Dammann, M., McEwen, B. S., Morrison, J. H., Wearne, S. L., Hof, P. R. (2008): Repeated stress alters dendritic spine morphology in the rat medial prefrontal cortex. *J. Comp. Neurol.* 507, 1141-1150.

Range, F., Virányi, Z. (2011): Development of gaze following abilities in wolves (Canis lupus). *PLoS One* 6(2), e16888.

Ratcliffe, E., Gatersleben, B., Sowden, P. T. (2013): Birds sounds and their contributions to perceived attention restoration and stress recovery. *Journal of Environmental Psychology*, Vol 36, 221-228.

Reep, R. L., Finlay, B. L., Darlington, R. B. (2007): The limbic system in mammalian brain evolution. *Brain Behav. Evol.* 70, 57-70.

Rizzolatti, G., Craighero, L. (2004): The mirror-neuron system. *Ann. Rev. Neurosci.* 27, 169-192.

Romero, T., Ito, M., Saito, A., Hasegawa, T. (2014): Social modulation of contagious yawning in wolves. *PIoS One* 9, e105963.

Roozendaal, B., McEwen, B. S., Chattarji, S. (2009): Stress, memory and the amygdala. *Nat. Rev. Neurosci.* 10(6), 423-433.

Roth, G. (1999): Entstehung und Funktion von Bewußtsein Dtsch. Ärzteblatt 96(30): A-19577B-1686/C1567.

Saetre, P., Lindberg, J., Leonard, J. A., Olsson, K., Pettersson, U., Ellegren, H., Bergström, T. F., Vilà, C., Jazin, E. (2004): From wild wolf to domestic dog: gene expression changes in the brain. *Mol. Brain Res.* 126, 198-206.

Saint-Exupery, A. de (2015): Der kleine Prinz, aus dem Französischen übersetzt von Marion Herbert, Köln: Anaconda.

Schmitz, R. W., Worthington, B., Buikstra, J. E., Druzh-kova, A., Graphodatsky, A. S., Ovodov, N. D., Wahlberg, N., Freedman, A. H., Schweizer, R. M., Koepfli, K.-P., Leonard, J. A., Meyer, M., Krause, J., Pääbo, S., Green, R. E., Wayne, R. K. (2013): Complete mitochondrial genomes of ancient Canids suggest a European origin of domestic dogs. *Science* 342, 871-874.

Schultze-Kraft, M., Birman, D., Rusconi, M., Haynes, J. D. et al. (2015): The point of no return in vetoing self-iniated movements. *PNAS* Dez. 2015 113(4), 1080-1085.

Serpell, J. A. (2010): Animal-Assisted Interventions in Historical Perspectives, Handbook of Animal-Assited Therapy (3. Edition), Pages 17-32.

Shipman, P. (2015): How do you kill 86 mammoths? Taphonomic investigations of mammoth megasites. *Quarter. Int.* 359-360, 38-46.

Sieper, J. (2000): Ein neuer „POLYLOG“ und eine „Dritte Welle“ im „herakliteischen Fluß“ der INTEGRATIVEN THERAPIE – Transgressionen III. Polyloge 03/2000. http://www.fpi-publikation.de/polyloge/alle-ausgaben/03-2000-sieper-j-ein-neuer-polylog-und-eine-dritte-welle-im-herakliteischen-fluss.html.

Stoeckel, L. E., Palley, L. S., Gollub, R. L., Niemi, S. M., Evins, A. E. (2014): Patterns of brain activation when mothers view their own child and dog: an fMRI study. *PLoS One* 9, e107205.

Synofzik, M., Vosgerau, G., Voss, M. (2013): The experience of agency: an interplay between prediction and postdiction. *FrontPsychol* 2013; 4:27.

Tangiguchi, Y., Yokoyama, Y., Ikeuchi, T., Mitsutake, S. et al. (2023): Pet-ownership-related differences in medical and lomg-term care costs among community-dwelling older Japanese, *PloS One* 18 (1).

Thalmann, O., Shapiro, B., Cui, P., Schuenemann, V. J. et al. (2013): Complete Mitrochondrial Genomes of Ancient Canids Suggest a European Origin of Domestic Dogs. *Science* 2013, Vol 342, no. 6160: 871-874.

Tost, H., Reichert, M., Reinhard, I., Meyer-Lindenberg, A. et al. (2019): Neural correlates of individual differences in affective benefit of real-life urban green space in exposure. *Nature Neuroscience* 22 1389-1393.

Trut, L., Oskina, I., Kharlamova, A. (2009): Animal evolution during domestication: the domesticated fox as a model. *BioEssays* 31, 349-360.

Vaillant, G. E., McArthur, C. C., Bock, A. (2022): Grant Study of adukt Development 1938-2000, Version 4.6 https://doi.org/10.7910/DVN/48WRX9, Havard Dataverse V4.

Waldinger, J. R. (2015): What makes a good life? Lessons from the longest study on happiness. *TEDx* November 2015, – https://www.ted.com/talks/robert_waldinger_what_makes_a_good_life_lessons_from_the_longest_study_on_happiness?fbclid=IwAR0QQgKChMcatym4M_KdA4P46KHlavHOc9yCromHlMVwrz4WIznNEtaThfo&subtitle=en&lng=de&geo=fr.

Wilkins, A. S., Wrangham, R. W., Fitch, W. T. (2014): The ‚Domestication syndrome‘ in mammals: a unified explanation based on neural crest cell behavior and genetics. *Genetics* 197, 795-808.

Wilkins, A. S., Wrangham, R. W., Fitch, W. T. (2021): The neural crest/domestication syndrome hypothesis, explained: reply to Johnsson, Henriksen, and Wright. *Genetics* Vol. 219.

Wittmann, M. (2013): The Inner Sense of Time: How the Brain Creates a Represenation of Duration. *Nature Rev.Ne* 14, 217-*223neurosci.*

Wondrak, M., Conzelmann, E., Veit, A., Huber, L. (2018): Pigs (Sus scrofa domesticus) categorize pictures of human heads, *Journal: Applied Animal Behaviour Science,* 2018, 19-27; https://ouci.dntb.gov.ua/en/works/4r0a0rw9/.

Yong, M. H., Ruffman, T. (2014): Emotional contagion: dogs and humans show a similar physiological response to human infant crying. *Behav. Processes* 108, 155-165.

Zu den Themen Religion, Rekursion und „Der Kleine Prinz" Auszüge aus dem Manuskript „Fernweh", Daniela Pörtl, Schattauer Verlag, Reihe Wissen und Leben, voraussichtliches Erscheinen 5/2025.

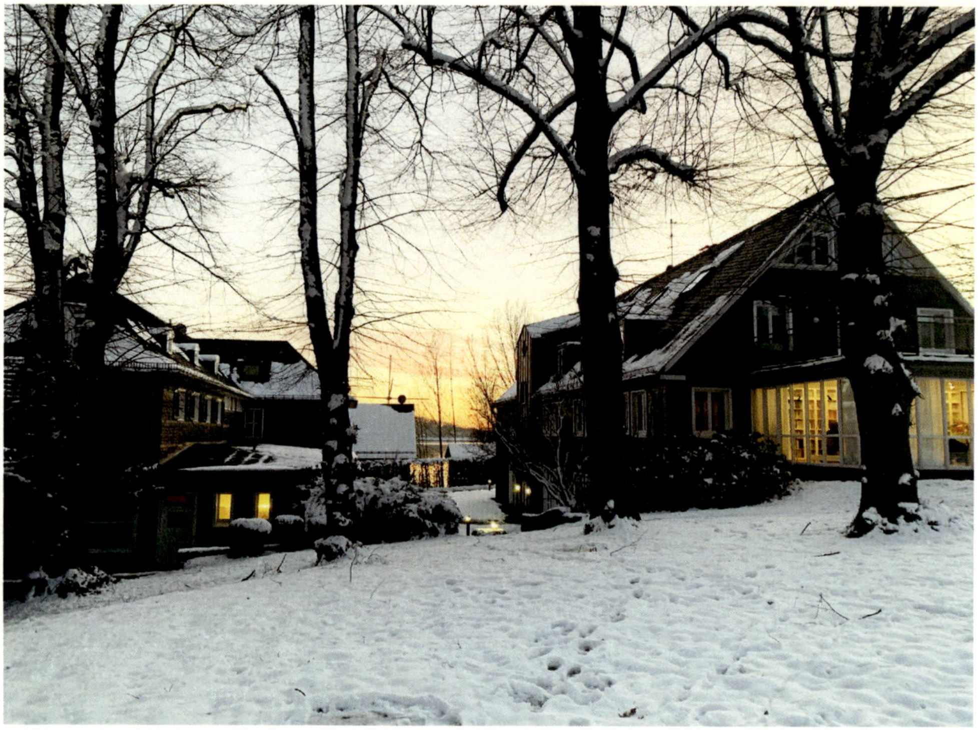

Die Bedeutung von sicheren emotionalen Bindungen als Schutzfaktoren im Kontext Integrativer Kinder- und Jugendlichenpsychotherapie

Susan Plüss Staubli

Vorbemerkung der Herausgeberinnen

Die „Integrative Therapie" versteht sich als eine schulenübergeifende entwicklungsorientierte Form der Psychotherapie bzw. Humantherapie, die einem „bio-psycho-sozioökologischen Modell" (*Petzold* 1965, 2) und konsequent einer „Entwicklungspsychologie der Lebensspanne" verpflichtet ist, einem „life span developmental approach" (ders. 1971l, 1992e, *Sieper* 2007b). Das kann als ein Alleinstellungsmerkmal des Integrativen Ansatzes von *Hilarion G. Petzold* und MitarbeiterInnen in Agogik und Therapie angesehen werden. Er hat deshalb seit den Anfängen der IT mit *Johanna Sieper* **über seine gesamte Arbeitsbiographie hin mit Kindern – von Babyzeiten an gearbeitet über Kindheit und Jugend hin** (*Petzold* 1972e, 1993c, 2007d), natürlich mit Erwachsenen und mit alten Menschen bis ins hohe Senium: therapeutisch, agogisch, supervisorisch und forschend (ders. 1965, *Petzold, Bubolz* 1979, siehe *Bubolz-Lutz,* dieses Buch). Seine Publikationen zeigen auf, dass er in all diesen Bereichen der Lebensspanne von den frühen 1970er Jahren an bis in die jüngste Zeit kontinuierlich tätig war und ist (*Petzold, Feuchtner, König* 2009; *Petzold, Horn, Müller* 2010). Im Kinder- wie auch im Gerontobereich hat *H. G. Petzold* integrative therapeutische Weiterbildungen aufgebaut und geleitet. Er war bemüht die Ausgebildeten zu ermutigen und zu begleiten, in Theorie und Praxis in diesen Bereichen zu forschen und zu publizieren immer auf dem Boden einer „Entwicklungstherapie der Lebensspanne". Die nachfolgende Arbeit von *Susan Plüss Staubli* ist dafür ein Beispiel von vielen. *„Man kann Menschen nicht verstehen und in Therapien begleiten, wenn man nicht die gesamte* ***Lebensspanne****, von der Schwangerschaft bis hin zur Sterbesituation betrachtet und zu begreifen sucht. Menschen verstehen heißt, bemüht zu sein, den* ***life span im Konvoi*** *zu verstehen, letztlich das Leben im Kontext und Kontinuum gemeinsam, in der Therapie mit dem jeweiligen Menschen als Partner/Partnerin im Behandlungsgeschehen"* (*Petzold, Orth*, dieses Buch).

LM, IO

Inhalt

1. Einleitung[1]

1.1 Problem- und Fragestellung

In dieser Arbeit wird davon ausgegangen, dass sichere emotionale Bindungen in der frühen Kindheit die Grundlage für eine möglichst gesunde Weiterentwicklung im Lebensverlauf von Kindern und Erwachsenen bilden. Das ist auch die Grundposition, die in der Integrativen Therapie seit ihren Anfängen mit ihrem „Lifespan Developmental Approach" entwickelt wurde (*Petzold* 1971l, 1992e; *Sieper* 2007b) und gerade in einer neuen Veröffentlichung praxeologisch kontextualisiert und zusammengefasst dargestellt wurde (*Petzold* 2024c) – ein Grundsatztext. Während meiner Ausbildung im Curriculum Integrativer Therapie

1 Diesem Beitrag liegt eine Graduierungsarbeit für den Abschluss in Integrativer Kinder- und Jugendlichenpsychotherapie an der EAG zu Grunde.

mit dem Schwerpunkt Kinder- und Jugendlichenpsychotherapie am Fritz Perls Institut (FPI)/Europäische Akademie für psychosoziale Gesundheit (EAG) und meiner bisherigen beruflichen Tätigkeiten stiess ich immer wieder auf dieses zentrale Thema einer entwicklungspsychologischen Betrachtung menschlicher Lebensprozesse „in the life span" (siehe *Flammer* und *Bubolz,* dieses Buch), die für die unterschiedlichsten Berufsfelder Bedeutung hat (*Sieper* 2007b). So begegnete ich diesem spannenden Thema im stationären Heimalltag für verhaltensauffällige Kinder und Jugendliche, in einer Kindertagesstätte für Babys und Kleinkinder, in einer Sprachheilschule für Kinder und als Schulpsychologin.

In dieser Arbeit möchte ich mit Hilfe von Konzepten der Integrativen Therapie und der aktuellen Baby- und Kleinkindforschung aufzeigen, dass sichere, frühkindliche Bindungen eine wesentliche und grundlegende Schutzfunktion für eine gesunde Entwicklung bilden. Dabei wird der Fokus, wie im Integrativen Ansatz wesentlich (*Ostermann* 2010; *Petzold* 2010b), auf salutogenetische Aspekte gelegt, welche die pathologiezentrierte Sicht der traditionellen Psychotherapieschulen zunehmend ergänzen müssen.

1.2 Ziel der Arbeit

Das Ziel dieser theoretischen Arbeit liegt im Konkretisieren von kindlichen und elterlichen Kompetenzen und Ressourcen in der Interaktion in ihrem jeweiligen Kontext, um die Wichtigkeit von sicheren emotionalen Bindungen für den Entwicklungsverlauf hervorzuheben. Daraus sollen Konsequenzen sowohl für den praktischen, pädagogischen Alltag, als auch für die Beratung und Therapie der Eltern mit ihren Babys und Kleinkindern abgeleitet werden.

Bevor im zweiten Kapitel Bindungen besprochen werden, folgt im nächsten Abschnitt eine Begriffsdefinition der Integrativen Therapie und der Integrativen Kinder- und Jugendlichenpsychotherapie.

1.3 Definition von Integrativer Therapie und Integrativer Kinder- und Jugendlichenpsychotherapie

Die Integrative Therapie ist ein schulenübergreifendes Verfahren ganzheitlicher Behandlung und psychosozialer Förderung. Es wurde von *Hilarion Petzold, Johanna Sieper, Ilse Orth* seit Mitte der sechziger Jahre in der Arbeit mit Kindern, Jugendlichen und Erwachsenen entwickelt, seit Mitte der 1970er Jahre dann gemeinsam mit ihren KollegInnen am Fritz Perls Institut (FPI) weiterentwickelt (*Metzmacher, Petzold, Zaepfel* 1995; *Petzold, Ramin* 1987). Seine Konzepte werden bis heute an der Europäischen Akademie für biopsychosoziale Gesundheit (EAG) gelehrt.

> Wichtige Quellen sind das Psychodrama *Morenos*, die Gestalttherapie von *Perls* und die aktive Psychoanalyse der Ungarischen Schule, wie sie von *Ferenczi*, *Ilijne* und *Balint* repräsentiert wird. (*Ramin, Petzold* 1987, 359)

Die „Entwicklung der Persönlichkeit *in der Lebensspanne*" in der Integrativen Therapie ist von so grosser Bedeutung (*Petzold* 1992e, 328), dass sie in ihrer übergreifenden Umsetzung als ein Alleinstellungsmerkmal dieses Ansatzes gelten kann (*Petzold* 2024c). Die Integrative Kinder- und Jugendlichenpsychotherapie hat sich aus der Integrativen Therapie entwickelt und stützt sich auf integrative, entwicklungspsychologische Forschungskonzepte. Sie stellt die Beziehungen zwischen Kind/Jugendlichen mit ihrer jeweiligen Familie und ihrem Bezugssystem im sozialen Lebenskontext ins Zentrum.

> Auf eine ‚kindgemässe Weise' wird mit den ‚heilenden Kräften des kindlichen Spiels' (*Zulliger*), mit Spielmitteln, kreativen Medien gearbeitet, die auf die jeweilige Altersstufe und Spielkultur zugepasst werden, so dass ein ‚Raum des Möglichen', eine ‚fördernde Umwelt' (*Winnicott*) entstehen kann. (*Petzold* 1993c, 406)

Der integrative Kindertherapeut geht dabei respektvoll und liebevoll auf die Persönlichkeit des Kindes ein im gemeinsam gestaltenden Ko-respondenzprozess (s. Kap. 4.1.2 in dieser Arbeit) mit dem Wissen, dass sich Entwicklung in der Beziehung vollzieht. Dabei wird versucht,

> für Kinder in schwierigen Lebenslagen ‚schützende Insel-Erfahrungen' bereit-zustellen. Der Kindertherapeut bemüht sich dabei, zum wichtigsten protektiven Faktor zu werden, den es für Kinder geben kann: ein ‚significant caring adult' (*Rutter*), der als ‚innerer Beistand' internalisiert werden kann und der das bereitzustellen und zu ermöglichen sucht, was das Kind braucht. (Ebd.)

2. Bindungen

Der englische Kinderpsychiater *John Bowlby* war der Begründer der psychodynamischen Bindungstheorie. Sie beinhaltet Erkenntnisse aus der Entwicklungspsychologie und der Bindungsforschung, die besagen, dass ein Säugling das angeborene Bedürfnis hat, in bindungsrelevanten Situationen die Nähe, die Zuwendung und den Schutz einer vertrauten Person zu suchen und eine enge, dauerhafte Bindung zu ihr aufzubauen.

In diesem Zusammenhang hat *Bowlby* das Konzept der emotionalen Bindung ausgearbeitet (1969, 2010a,b). Während *Bowlby* seinen Schwerpunkt noch hauptsächlich auf die dyadischen, emotionalen Wechselbeziehungen zwischen Mutter und Säugling richtete, ermöglichten fortschrittliche technische Mittel (Videotechnik) neue Erkenntnisse in der nun folgenden, sich rasch entwickelnden Babyforschung. Dadurch gelang es, Beobachtungs- und Auswertungsmethoden zu entwickeln, um die fein aufeinander abgestimmten Verhaltensweisen in den frühen Interaktionen nicht nur zwischen Mutter und Säugling, sondern auch zwischen weiteren Bezugspersonen und dem Säugling sichtbar zu machen (*Papoušek, Papoušek*, in *Petzold* 1994j, 125ff.).

In diesem Zusammenhang grenzt sich die Integrative Therapie (*Petzold, Goffin, Oudhof* 1993) und die aktuelle longitudinale Babyforschung (*Grossmann, Grossmann* 2017) von der Betrachtungsweise ab, die ausschliesslich die dyadische Mutter-Kind-Bindung annimmt, ohne die anderen Bindungen zu weiteren, wichtigen Bezugspersonen mit zu berücksichtigen. Sie betonen die Tatsache, dass ein Baby schon ab Geburt fähig ist, auch zu anderen Bezugspersonen wie z. B. zum Vater, zu Geschwistern, zu Grosseltern etc. eine Bindung einzugehen.

Obwohl die Mutter bereits durch die vorgeburtliche Zweisamkeit und Geburt eine starke Bindung zum Baby hat und dadurch natürlicherweise seine primäre Bezugsperson ist, braucht ein Baby für sein gesundes Gedeihen weitere Bezugspersonen wie den Vater etc., zu denen es unterschiedliche Bindungen eingehen kann. Man weiss, dass Babys fähig sind, zu mehreren Bezugspersonen Bindungen aufzubauen. *Petzold* erweitert somit den dyadischen Begriff und nennt diese Beziehungen *polyadische Beziehungen*.

> Menschen wachsen nicht nur in Dyaden (‚Mutter-Kind-Dyade') auf, sondern diese sind eingebettet in Polyaden (‚Mutter-Vater-Kind-Geschwister-Polyaden'). Jedem Du-und-Ich liegt ein ‚Wir' zugrunde. (*Petzold* 2007a, 393)

In der aktuellen Babyforschung werden die beiden folgenden wichtigen Funktionen von Bindungen beschrieben:

1) Schutz vor Gefahren (Sicherung des Überlebens)
2) Möglichkeit zur Exploration

Das bindungsbezogene, angeborene Verhalten wird in Situationen von Angst und/oder Verunsicherung aktiviert. Das Kind zeigt dabei eine starke innere Erregung, die mit Anstieg der Herzfrequenz gemessen werden kann (*Spangler, Grossmann* 1993, in *Ziegenhain*, 2004, 43ff.).

Für die Interaktion mit dem Kleinkind, sei es als Eltern oder als TherapeutIn, ist meiner Meinung nach besonders die Exploration wichtig. So steht Exploration in einem dynamischen Gleichgewicht mit Bindung. Das Wechselspiel dieser beiden Verhaltenssysteme wird im nächsten Abschnitt 2.1 näher beschrieben.

2.1 Frühkindliche Bindungsbeziehungen

Es wird nun der Frage nachgegangen, wie wichtig sichere, frühkindliche Bindungen im emotionalen, sozialen, motorischen und kognitiven Bereich für eine gesunde Entwicklung eines Kindes sind.

Auch wenn in dieser Arbeit der Schwerpunkt auf gesunde, sichere Bindungen im Frühbereich gelegt wird, ist es für das Verständnis wichtig, auch an weniger gut gelingende Bindungen unter erschwerten Bedingungen zu denken.

Als Schülerin von *Bowlby* hat *Mary Ainsworth*, eine US-amerikanisch-kanadische Entwicklungspsychologin, basierend auf der Bindungstheorie ein Untersuchungsverfahren entwickelt, den sogenannten Fremde-Situations-Test. Sie untersuchte damit zwölf bis achtzehn Monate alte Kleinkinder und konnte drei unterschiedliche Bindungsmuster herausarbeiten, die für die weitere Babyforschung grundlegend und für die beraterische und therapeutische Arbeit – auch mit einigen Vorbehalten – wegweisend bleibt. Ein viertes Bindungsmuster wurde zu einem späteren Zeitpunkt von *Mary Main*, einer Schülerin von *Mary Ainsworth*, hinzugefügt (*Ziegenhain* 2004, 46ff.).

Ein Vorbehalt ist, dass der Fremde-Situations-Test eine standardisierte Laborsituation in einer fremden Umgebung mit fremden Personen darstellt. Selbstverständlich sind die Eltern-Kind-Interaktionen im Alltag viel komplexer als in einer Laborsituation, und das Kind entwickelt zu seinen verschiedenen Bezugspersonen unterschiedliche, individuelle Bindungsmuster. Diese Muster bleiben nicht, wie vielfach angenommen, ein Leben lang bestehen, sondern verändern sich im Lauf der Zeit aufgrund der hohen Neuroplastizität des Menschen. Auch gibt es Kombinationen und Mischformen der Muster in unterschiedlich starker Ausprägung.

Des Weiteren beeinflussen die Eltern in ihrer jeweiligen sozialen Situation diese Muster. Deshalb ist es zwingend, dass wesentliche „gender-, schicht-, kultur- und ethnien-spezifische Differenzierungen mit beachtet werden“ (*Petzold* 2007a, 390).

Die vier Bindungsformen resultieren aus verschiedenen Erfahrungen, die die Kinder mit Bezugspersonen in Interaktionen gemacht haben, d. h., die Kinder zeigen unterschiedliche Bindungsstrategien, die nicht als „stabile Eigenschaftszuschreibung“ verstanden werden sollen (*Ziegenhain* 2004, 47).

Auch wenn eine solche Kategorisierung in vier Bindungsformen mit Vorsicht zu geniessen ist, kann sie eine übersichtliche Strukturierungs- und Orientierungsmöglichkeit für dieses Thema der sicheren emotionalen Bindungen in der frühen Kindheit darstellen. Heute werden in der IT mit modernen Methoden der Diagnose- und Intervention (siehe *Osten*, dieses Buch) Bindungsformen und -stile differentiell und personalisiert erhoben (*Petzold* 2024c), so dass die Stile in der *Bowlby-Ainthworth*-Orientierung noch als grobe Anhaltspunkte dienen und als solche wichtig bleiben, aber als spezifizierungsbedürftig angesehen werden. Personalisiertes Vorgehen ist heute angesagt.

Ute Ziegenhain (2004, Kinder- und Jugendpsychiatrie/Psychotherapie des Universitätsklinikums Ulm) und *Karl Heinz Brisch* (2014, Pädiatrische Psychosomatik und Psychosomatik, München) haben diese vier frühkindlichen Bindungsbeziehungen übersichtlich dargestellt, auf die ich mich im Folgenden stütze.

Die unterschiedlichen Bindungsstrategien sind aus der Perspektive des Säuglings und Kleinkindes zu betrachten. Die Hauptunterscheidung ist, ob sich ein Kleinkind sicher (1) oder unsicher gebunden (2 und 3) oder hoch unsicher gebunden (4) fühlt und verhält:
1. Sichere Bindung
2. Unsicher-ambivalente Bindung
3. Unsicher-vermeidende Bindung
4. Hochunsicher-desorganisierte Bindung
Was verstehen wir nun unter einer gesunden frühkindlichen Bindungsentwicklung?

> Die gesunde Bindungsentwicklung des Säuglings zeichnet sich dadurch aus, dass er durch vielfältige feinfühlige Interaktionserfahrungen mit der Mutter bzw. dem Vater oder anderen Bindungspersonen während des ersten Lebensjahres beginnt, sich an diese zu binden. (*Brisch* 2014, 32)

Bei Angst und Gefahr wendet sich der Säugling normalerweise an seine verfügbare anwesende Bezugsperson, um Sicherheit und Schutz zu suchen. Diese Reaktion ist für ihn überlebenswichtig. Um einen Säugling möglichst adäquat – seinen Bedürfnissen entsprechend – zu trösten, wird er in diesem Entwicklungsalter hauptsächlich mit Hilfe von Körperkontakt beruhigt.

Das Bindungsverhalten des Säuglings differenziert sich erst im Verlaufe seiner Entwicklung weiter aus. So lässt er sich während den ersten Monaten auch von fremden Personen tragen und trösten und lächelt ab der sechsten Woche noch die meisten seiner Kontaktpersonen an. Bis zum sechsten/siebten Monat reagiert er immer spezifischer auf vertraute und fremde Personen. Ab dem achten Monat reagiert er deutlich mit Fremdeln auf unbekannte und fremde Personen, die er als bedrohlich erlebt, indem er sich abwendet und vielleicht anfängt zu weinen. Ihm vertraute, Sicherheit spendende Bezugspersonen, die für ihn sehr wichtig sind, kann er mit einem Lächeln beglücken.

Wenn das Baby seine Eltern/Bezugspersonen als zuverlässige und sichere Bindungspersonen erlebt, gelingt es ihm, mit Neugier und Interesse seine Umgebung je länger je mehr zu explorieren. Seine Eltern bilden für ihn die existentiell wichtige, sichere Basis, um von dort aus Unbekanntes, Fremdes und auch Bedrohliches zu erkunden (*Ainsworth* et al. 1978, in *Ziegenhain* 2004, 45).

Angenommen, das Kleinkind ist an seine Eltern/Bezugspersonen *sicher gebunden*, dann wird es im zweiten Lebensjahr seinen Explorationsradius ständig vergrössern und entdeckt dadurch seine spannende Umgebung. Dabei sucht es in unsicheren Situationen immer wieder den Blickkontakt zu seinen Eltern, um anhand ihres emotionalen Ausdrucks zu verstehen, ob sie seine Exploration gutheissen oder ob sie sie als gefährlich einschätzen. Es richtet sein Verhalten danach aus und exploriert dementsprechend weiter oder kommt zurück, um wieder emotionale Sicherheit durch Körperkontakt zu ‚tanken' (*Ziegenhain* 2004, 45).

Einem Baby, das sich *unsicher-ambivalent gebunden* verhält, fällt es schwer, sich von der Bezugsperson zu lösen. Es erlebt Angst und klammert sich fest. Auch wenn es trotzdem versucht, sich zögerlich von der Bezugsperson wegzubewegen und von ihr eventuell zusätzlich noch einen besorgten Gesichtsausdruck wahrnimmt, kommt es zurück und kann so nur wenig explorieren (*Brisch* 2014, 35f.; *Ziegenhain* 2004, 46ff.).

Auch das *bindungsvermeidende* Kind fühlt sich wie das ambivalent gebundene Kind in seiner Bindung zur Bezugsperson verunsichert, da es erfahren hat, dass es in seiner Kontaktaufnahme immer wieder zurückgewiesen wurde. So exploriert es – wie das ambivalent gebundene – auch zurückhaltend. Distanzmässig entfernt es sich jedoch (zu) weit weg von der Bezugsperson und kann sich somit nicht mehr über den Blickkontakt rückversichern. Das Kind wirkt sicherer als es wirklich ist.

Obwohl diese drei verschiedenen Bindungsformen unterschiedliche Konsequenzen für die weitere Entwicklung haben, sind sie gesunde Ausprägungen von Bindungserfahrungen (*Ziegenhain* 2004, 47).

Die vierte Bindungsbeziehung ist die des *desorganisiert gebundenen* Kindes. Diese Kinder wirken desorientiert und zeigen oft widersprüchliche und sich rasch ändernde Verhaltensweisen, die wiederum die Bezugspersonen verunsichern und verwirren. Wenn diese desorganisierten Bindungsbeziehungen länger andauern und nicht Ausdruck einer kurzfristigen entwicklungsbedingten Veränderung sind, können sie bereits Ausdruck einer psychopathologischen Tendenz sein und stellen einen möglichen Risikofaktor für spätere Entwicklungsschwierigkeiten dar (*Brisch* 2014, 36, *Ziegenhain* 2004, 48).

Bindungspersonen nehmen also über die unterschiedlichen Bindungsbeziehungen entscheidend Einfluss auf den Entwicklungsverlauf des Kleinkindes, wobei ihr jeweiliger Einfluss sehr unterschiedlich sein kann. So reicht er von unterstützend-fördernd bis zu ungünstig-hemmend und auch schädigend.

Aus diesem Grund ist die Gestaltung dieser frühkindlichen Zeit so ausserordentlich bedeutungsvoll, damit das Kind fähig wird, möglichst gelingende Freundschaften, Partnerschaften und andere soziale Beziehungen im weiteren Lebensverlauf eingehen zu können.

2.2 Wie können frühkindliche Bindungsbeziehungen mit Hilfe der Integrativen Therapie wahrgenommen und verstanden werden?

In diesem Kapitel wird versucht, mittels der Integrativen Therapie Antworten zu finden auf die Frage, wie die oben beschriebenen Bindungsbeziehungen in der frühen Kindheit wahrgenommen und verstanden werden können. Dabei ist es wichtig, das Kleinkind jeweils seinem Alter entsprechend zu betrachten.

Einerseits wird die phänomenologische Methode, von den Phänomenen zu den Strukturen, als auch der Hermeneutische Spiralprozess, Wahrnehmen –

Erfassen – Verstehen – Erklären, dazu beigezogen (*Rahm, Otte, Bosse, Ruhe-Hollenbach* 1993, 26-35).

2.2.1 Phänomenologische Methode: Von den Phänomenen zu den Strukturen

Die Integrative Therapie beschreibt, dass die phänomenologische Erkenntnis mit der Wahrnehmung beginnt. Der Leib ist Voraussetzung für Erkenntnis („Leib-a-priori").

Phänomene werden als „Erscheinung von Realität" verstanden, d. h., sie können unmittelbar als ganzheitliche Atmosphäre oder Mimik oder Sprache, etc. wahrgenommen (beobachtet) werden. Wir nehmen nicht ausschliesslich die Körperteile eines Kindes vereinzelt wahr, sondern ein Kind in seiner Gesamtheit als Mensch. Da den Phänomenen eine Struktur zugrunde liegt, nehmen wir sie schon teilweise geordnet, in ihrem Zusammenhang wahr. Mit der phänomenologischen Methode versuchen wir also, die Struktur hinter den Phänomenen zu finden und die in ihnen enthaltenen Zukunftsentwürfe, also ihren Sinn zu erschliessen.

Wichtig in diesem Zusammenhang ist, Phänomene von Interpretationen möglichst klar zu unterscheiden.

In der Beratungsarbeit versuchen wir, Phänomene wahrzunehmen und zu verstehen im Hier und Heute. Wir kombinieren und vernetzen die gesammelten Phänomene, d. h., wir arbeiten die latenten Strukturen heraus und reichern sie mit Biographie an (*Rahm* et al. 1993, 26-30).

2.2.2 Hermeneutischer Spiralprozess: Wahrnehmen – Erfassen – Verstehen – Erklären

Anhand des hermeneutischen Spiralprozesses der Integrativen Therapie „Wahrnehmen – Erfassen – Verstehen – Erklären" wird beschrieben, wie das nonverbale und verbale Verhalten von Kleinkindern (Haltung, Muskeltonus, Mimik, Gestik, Bewegung, Sprache, etc.) ‚gelesen' und verstanden werden kann.

Dieses Verständnis ist zentral, um prompt und angemessen auf das kleinkindliche Verhalten zu reagieren, sei es als Eltern, als Bezugsperson oder in der Beratung, respektive in der Therapie. Dabei soll uns bewusst sein, dass wir aus unserer Perspektive als Erwachsene das kleinkindliche Verhalten wahrnehmen und verstehen.

Die Hermeneutik wird hier verstanden als „Kunst der Auslegung" von Bedeutungen, verschlüsselter Botschaften und Sinn (*Rahm* et al. 1993, 33).

Mit der phänomenologischen Methode wird versucht, von den Phänomenen zu den Strukturen zu gelangen, d. h., man versucht z. B. hinter dem, was ein

Kleinkind über sein Verhalten ausdrückt, einen inneren, dahinterliegenden Sinn zu finden und ihn in den kindlichen Lebenszusammenhang, in seine Lebensgeschichte (Narration) zu stellen. Wir versuchen, den Sinn des Verhaltens aus der gegenwärtigen Situation zu verstehen. Angenommen, ein Baby fängt während einer Wickelsituation an zu weinen, fragen wir uns, ob ihm kalt ist, ob es übermüdet ist oder ob andere Gründe ‚dahinter' liegen.

Wir bekommen also mit Hilfe von Interaktionen Erkenntnisse im hermeneutischen Prozess über Wahrnehmen, über Erfassen, über Verstehen und über Erklären. Das Resultat der momentanen Erkenntnis leitet eine erneute Suchbewegung (Wahrnehmen – Erfassen – Verstehen – Erklären) ein. Die neue Erkenntnis erlaubt uns eine leicht veränderte Sichtweise auf die Phänomene und es findet wieder ein Suchprozess statt. Deshalb wird dieser Erkenntnisgewinn als hermeneutischer Spiralprozess beschrieben. Wahrnehmen und Erfassen hängen dementsprechend eng zusammen. Während wir passiv Hintergrundgeräusche oder Details eines Gegenstandes visuell wahrnehmen können, bezieht sich Erfassen schon auf die Gesamtsituation.

Auch Verstehen und Erklären hängen zusammen. Verstehen beinhaltet bereits die Vorstellung vom Sinn der wahrgenommenen Phänomene und ihrer zugrunde liegenden Struktur. Der hermeneutische Begriff Erklären bedeutet, dass wir eine bewusste Wahrnehmung in einen Gesamtzusammenhang bringen und sie vernetzen (*Rahm* et al. 1993, 34f.).

Versuchen wir, die phänomenologische Methode und den hermeneutischen Spiralprozess in die Praxis von Beratungen und Therapien umzusetzen, können wir z. B. mit Hilfe genauer Verhaltensbeobachtungen mittels Videoaufnahmen frühe kindliche Verhaltensprobleme, die sich in der Beziehungsdynamik mit den Eltern zeigen, in ihren gegenseitigen Interaktionen wahrnehmen, erfassen, verstehen und erklären.

Selbstverständlich werden diese Verhaltensbeobachtungen weiter angereichert mit Informationen aus Gesprächen über die Biographie des Kindes und seines Lebens-kontextes (s. Kapitel 5.2 ‚Prozessuale Diagnostik').

2.3 Bindungen in den Lebenswelten/Kontexten

Neben der Fragestellung der unterschiedlichen, konkreten frühkindlichen Bindungsbeziehungen und ihrem Verständnis, ist es ausserordentlich wichtig, diese Bindungserfahrungen im Zusammenhang mit den kindlichen Lebenswelten zu sehen. Die Integrative Therapie spricht hier von Kontext. *Rahm* formuliert es deutlich:

> **Die Persönlichkeit *ist* ihre integrierten Umweltbeziehungen** (*Rahm* et al. 1993, 113)

So können wir uns fragen: Wie ist ein Kleinkind in seine Familie eingebettet? Welches sind die kulturellen und sozialen Beziehungs- und Bezugssysteme der Eltern (Sprache, Religion, Schicht, dörflicher oder städtischer Wohnort, Quartier, Nachbarn etc.)?

Im therapeutischen Kontext der Integrativen Therapie resultieren aus diesen Antworten die Interventionen, die flexibel auf das jeweilige Kleinkind und seine Bezugspersonen angepasst werden. Als Methode wird auch hier „von den Phänomenen zu den Strukturen" angewendet (*Ramin, Petzold* 1987, 362).

Für die Diagnostik können dadurch bereits wertvolle Hinweise auf vorhandene protektive Faktoren gefunden werden. Diese wiederum bilden zusammen mit den Ressourcen und der möglichst gesunden sozialen Lebenswelt und dem Netzwerk des Kindes die Grundlage für eine optimale Entwicklung (*Petzold, Goffin, Oudhof* 1993, 350).

3. Ressourcen und Risikofaktoren in ihrem Kontext und Kontinuum

Bevor näher darauf eingegangen wird, dass sichere Bindungserfahrungen Schutzfaktoren für die weitere Entwicklung im Lebensverlauf darstellen, werden zuerst grundlegende Begriffe wie Krankheit/Gesundheit, Schutz- und Risikofaktoren, Ressourcen und Resilienz kurz skizziert.

Menschen und Babys im Speziellen sind in ihren sozialen Lebenskontext eingebunden und können nicht isoliert (über)leben. Wenn dieser Kontext entwicklungsfördernd ist, können sie sich entfalten und sich gesund entwickeln. Sind die sozialen Lebensbedingungen belastend oder schädigend, steigt das Risiko auf ungünstige, pathogene Entwicklungsverläufe.

Krankheit und Gesundheit werden im Integrativen Ansatz als zueinander, in Wechselwirkung stehende, einander bedingende Prozesse betrachtet. Sie sind jeweils von ihrem soziokulturellen Kontext abhängig und werden in ihrem biographischen Entwicklungskontinuum/Lebensverlauf gesehen. Oder anders gesagt: Krankheit und Gesundheit sind zwei Dimensionen menschlicher Existenz, die zusammengehören und ko-respondierend betrachtet werden. So stehen Risiko- und Belastungsfaktoren, kritische Lebensereignisse (life events) in engem Kontakt mit Schutzfaktoren, Ressourcen und Widerstandsfähigkeit (resilience). Dabei wird Resilienz verstanden als Erhöhung der Bewältigungskompetenz, um Belastungssituationen zu meistern (*Petzold* 1995a, v. a. 191-199).

So verfügen beispielsweise gesunde Säuglinge und Kleinkinder schon über eine erstaunlich grosse Resilienz und Verhaltensflexibilität. Wenn sie Verhaltensauffälligkeiten zeigen, ist es von grosser Wichtigkeit, sie in ihrem jeweiligen Kontext zu betrachten, da sie häufig nur in bestimmten Situationen und meist vorübergehend auftreten (*Ziegenhain* 2004, 64).

Folgendes Zitat von *Petzold* definiert die zentralen Begriffe für dieses Kapitel:

> In der Integrativen Therapie wurde dementsprechend konzeptualisiert, dass die Persönlichkeit eines Menschen – gesund oder krank – von der Gesamtheit seiner positiven Erfahrungen (chain of protective events), seiner negativen Erfahrungen (chain of adversive events) und seiner Mangelerfahrungen (chain of deficits), d. h. der Interaktion dieser Ereignisketten bestimmt ist. (*Petzold*, in *Stumm, Pritz*, 2000r, 536)

Wichtig dabei ist zu beachten, dass nicht in erster Linie vereinzelte Ereignisse für die Persönlichkeitsentwicklung ausschlaggebend sind, sondern dass Erfahrungen vielmehr in jeweils mehrere, verschiedene und vielschichtige positive und negative Ereignisketten gebettet sind und diese im Gesamtkontext der Lebensspanne verstanden werden müssen.

Dabei werden *„internale"*, persönliche Schutzfaktoren und Prozesse, welche die „Persönlichkeitsmerkmale und verinnerlichte positive Erfahrungen", kognitive und emotionale Kompetenzen betreffen, von den *„externalen"*, sozialen Schutzfaktoren, die die Einflüsse der sozialen Lebenswelt betreffen, unterschieden. Sie stehen in einem interaktionellen Prozess zueinander und vermindern zusammen mit den vorhandenen „Risikofaktoren Entwicklungsrisiken für das Individuum und sein soziales Netzwerk" (*Petzold* 1995a, 193; *Petzold* 2024c).

Sowie das Gesundheits- und das Krankheitsverständnis zusammengehören, stehen auch Schutz- und Risikofaktoren in einem engen, interaktionellen Zusammenhang.

Obwohl ein Kleinkind in seiner Entwicklung die unterschiedlichsten Erfahrungen macht, die von positiv stimulierend-unterstützend und entwicklungsfördernd bis zu negativ belastend und entwicklungshemmend reichen können, wird in dieser Arbeit der Schwerpunkt auf die salutogenen Schutzfaktoren gelegt.

Die Resilienz bei Kindern wird verstanden als Wechselwirkungsprozesse zwischen den intrapersonalen, selbstregulatorischen und den sozioökologischen Prozessen, in denen die protektiven Faktoren in einem regen Austausch stehen. *Lotti Müller* und *Hilarion Petzold* beschreiben diese komplexen Prozesse als „resilience-cycle" in ihrem weiterführenden Artikel ‚Protektive Faktoren und Resilienzen in der diagnostischen und therapeutischen Praxis' (*Petzold, Müller*, 2004c).

3.1. Ressourcen und salutogene Schutzfaktoren im Zusammenhang sicherer frühkindlicher Bindungsbeziehungen

Wie oben bereits ausgeführt, wird in dieser Arbeit auf die Ressourcen fokussiert, um einerseits die Wichtigkeit einer ressourcenorientierten Haltung zu betonen und um andererseits den Rahmen nicht zu sprengen.

Wir finden salutogene Schutzfaktoren sowohl beim Kleinkind, als auch bei seinen Bezugspersonen, als auch im soziokulturellen Lebenskontext, in welchem das Kind aufwächst. Dabei sollen Schutzfaktoren nicht isoliert als fixe Grössen verstanden werden, sondern wie bereits erwähnt, als positiv erfahrene Ereignisketten (chain of protective events) im Sinne von dynamischen, sich verändernden Wechselwirkungsprozessen, die sich zwischen Kind und Eltern/Bezugspersonen, sowie zwischen ihnen und ihrem jeweiligen kulturellen Lebenskontext abspielen.

Wo liegen nun die Ressourcen und die salutogenen Schutzfaktoren, die auf die Entwicklung von sicheren frühkindlichen Bindungen wirken? *Brisch* erwähnt folgende drei Hauptbereiche:

1. Möglichst gesunde psychische und körperliche Entwicklung des Kindes
2. Psychische Gesundheit und möglichst stabile sozioökonomische Situation der Eltern
3. Ein möglichst unterstützendes familiäres und soziales Umfeld (*Brisch* 2014, 38f.)

Ergänzen möchte ich noch einen weiteren Bereich, der die Interaktionen zwischen dem Kleinkind und seinen Bezugspersonen betrifft. Wenn diese Interaktionen bei günstigen Voraussetzungen gelingen, haben sie eine wichtige Schutzfunktion auf die kindliche Entwicklung (s. Kapitel 4 ,Interaktionen zwischen Eltern und Kleinkindern').

Wenn der Fokus auf die Eltern gelegt wird, ist in diesem Zusammenhang erwähnenswert, dass bereits

> positive Einstellungen zu Schwangerschaft und Geburt einen signifikanten Einfluss auf die pränatale Mutter-Kind-Bindung haben, welche wiederum den Grundstein für eine günstige sozio-emotionale und kognitive Entwicklung des Kindes legt. (Kinder- und Jugendpsychiatrie/Psychotherapie, KJPP, Universitätsklinikum Ulm, 2011, 36)

Auch wenn in diesem Zitat auf die Mutter-Kind-Bindung fokussiert wird, ist selbstverständlich auch die Einstellung des Vaters zur Schwangerschaft und Geburt für die weitere Entwicklung des Kindes sehr mitbestimmend (*Garstick* 2013).

Das Kind braucht nicht nur diese essentiellen Elternbeziehungen für einen weiteren positiven Entwicklungsverlauf, sondern zusätzlich ein unterstützendes und konstruktives Beziehungsnetz von Verwandten, Freunden und sonstigen Bezugspersonen. Diese Beziehungen können sich wiederum positiv auf die ganze Familie auswirken. Wenn dieses soziale Netz tragend und entlastend ist, erleichtert es den Eltern, ihre Erziehungs- und Beziehungskompetenzen wahrzunehmen.

Wie konkret gelingende, protektive Interaktionen zwischen Kleinkind und seinen Eltern aussehen können, wird in Kapitel 4 ,Interaktion zwischen Eltern und Kleinkind' weiter ausgeführt.

3.1.1 Selbstregulation in der frühen Kindheit

Um die Interaktionen zwischen dem Kleinkind und seinen Eltern besser zu verstehen, werden nun die grundlegenden Prozesse der Selbstregulation von Babys genauer betrachtet. Versuchen wir, uns in die Situation eines Babys zu versetzen und von seiner Warte aus der Selbstregulation näher auf den Grund zu gehen. Dabei kann nur auf die wesentlichsten Hauptlinien eingegangen werden.

Während man schon beim Neugeborenen vier basale Verhaltenssysteme (autonomes und motorisches System, System der Schlaf- und Wachzustände und interaktives System) beobachten kann, wird noch ein fünftes System, das auf alle diese Verhaltensebenen wirkt, als *Selbstregulation* beschrieben. Beispielsweise dient das Saugen sowohl der Nahrungsaufnahme, als auch der Selbstberuhigung des Säuglings (*Als* 1984, in *Ziegenhain* 2004, 20f.).

Sobald ein Baby fähig ist, „den Wechsel der Verhaltenszustände entsprechend seines Befindens und seiner Bedürfnisse zu regulieren, hat es eine wichtige Fähigkeit zur Selbstregulation erworben“ (*Brazelton, Cramer* 1994, in *Ziegenhain* 2004, 23f.). Diese Verhaltenszustände decken die ganze Palette von Tiefschlaf, Halbschlaf, über wacher bis quengeliger Aufmerksamkeitszustand, bis zu Schreien ab. Ein Baby kann also unterschiedliche Grade seiner Wachheit und Ansprechbarkeit anzeigen.

Angenommen, sein Verhaltenszustand ist wach und aufmerksam, so kann es mit seiner Umwelt interagieren, d. h., es kann Informationen aufnehmen und ist z. B. so in der Lage, die Erfahrung von emotionaler Geborgenheit zu machen. Dies ermöglicht ihm schon früh, den sozialen Kontakt selber aktiv mitzubestimmen, indem es Nähe sucht oder sich abwendet. Je älter das Kind wird, desto besser gelingt ihm die Regulation seiner Verhaltenszustände.

Im Kontakt mit dem Baby ist es wichtig und hilfreich sich zu fragen, in welchem der Verhaltenssysteme es sich gerade befindet. Das Baby zeigt dies mithilfe der Feinzeichen seiner jeweiligen Befindlichkeit an, die sich rasch ändern können. So können eine regelmässige Atmung und Aufmerksamkeit für visuelle und akustische Reize Anzeichen von Stabilität sein. Oder umgekehrt, können unregelmässige Atmung, Blickvermeidung, Quengeln, etc. Anzeichen von Instabilität anzeigen.

Während einige dieser Feinzeichen der Befindlichkeit normale, vorübergehende Belastungszeichen sind, können sie – wenn sie von den Eltern oder sonstigen Bezugspersonen nicht wahrgenommen oder missverstanden werden – zu Regulationsstörungen (wie z. B. Schrei-, Schlaf- und Fütterstörungen) führen (*Als* 1984, in *Ziegenhain* 2004, 65f.).

Deshalb ist es für die kindliche Entwicklung von grosser Bedeutung, dass die Feinzeichen des Säuglings von seinen Eltern einerseits wahrgenommen und verstanden werden, und dass sie andererseits prompt darauf reagieren. Nur so lernt das Baby, dass es „ihre Reaktionen in seine Erfahrungen integrieren kann“ (*Ziegenhain*, 2004, 24f.).

Wie konkret die Eltern/Bezugspersonen diese kindlichen Feinzeichen wahrnehmen und darauf reagieren, wird im Kapitel 4 ‚Interaktion zwischen Eltern und Kleinkind' näher beschrieben.

Oder zusammengefasst formuliert:

> [...] gute selbstregulatorische Kompetenzen des Kindes und/oder seine Zugewandtheit stellen Schutzfaktoren dar, die sich Forschungsergebnissen zufolge unter ansonsten eher widrigen Lebensumständen positiv auf die soziale und emotionale Entwicklung, die psychische Gesundheit und Widerstandsfähigkeit gegenüber Belastungsereignissen und auf die Lern- und Interessensentwicklung auswirken. (*Ziegenhain* 2011, 37)

Die Selbstregulation kann also als wichtiger Regulationsprozess und Bewältigungs-mechanismus sowohl für das Kind selber, wie auch für die Interaktionen mit den Eltern/Bezugspersonen gesehen werden.

3.1.2 Selbstwirksamkeit in der frühen Kindheit

Ohne dass in dieser Arbeit auf den Begriff der Selbstwirksamkeit näher eingegangen werden kann, soll sie an dieser Stelle kurz erwähnt werden. Ursprünglich von *Bandura* als ‚self-efficacy' beschrieben, entspricht sie einem menschlichen Grundbedürfnis, aus eigenem Antrieb etwas bewirken zu können und schliesst Vertrauen in die eigenen Fähigkeiten mit ein.

Bruno Metzmacher beschreibt dies kurz und prägnant auf das frühkindliche Spiel bezogen:

> Auf sehr früher Entwicklungsstufe vermittelt das Spiel vielfach äusserst direkt ein Gefühl für persönliche Wirksamkeit. Dies betrifft sowohl den Umgang mit Gegenständen und Materialien wie auch mit Menschen und zwischenmenschlichen Beziehungen. (*Metzmacher*, in *Petzold, Ramin* 1987, 243)

Ein Baby erlebt also schon früh, dass es etwas bewirken kann, zuerst im Kontakt mit seinen Eltern und später auch mithilfe von Gegenständen. Diese Wirksamkeitserfahrungen macht es hauptsächlich in zwischenmenschlichen, gegenseitigen Beziehungen. Es merkt, dass es mit seinem Verhalten, sei es ein Lächeln, Weinen oder Schreien, eine Reaktion bei seinen Eltern auslöst. Die Folgen, dass ein Kleinkind seine eigene Wirksamkeit erfährt, können Freude, Stolz und im Entwicklungsverlauf ein wachsendes Selbstvertrauen und -bewusstsein sein.

Barbara Zollinger bezeichnet dies als „Smile of Mastery", wenn Kleinkinder sich über eine Handlung, die ihnen gelingt, freuen und sie ein Gefühl bekommen, dass sie etwas können (*Zollinger* 2010, 281). Selbstverständlich macht das Kleinkind auch immer wieder frustrierende Erfahrungen, dass es etwas nicht kann. Wenn dies von seinen Eltern nicht wahrgenommen wird, bleibt es mit solchen misslingenden Erfahrungen alleine und läuft ins Leere. Günstiger ist es, wenn es eine elterliche Antwort, eine Resonanz darauf bekommt und die Eltern ihm konkret aufzeigen können, wie es damit umgehen kann, wenn etwas nicht gelingt.

Auch wenn die bisher beschriebenen Ressourcen, die Selbstregulation und die Selbstwirksamkeit – aus der Perspektive des Kleinkindes – zentral sind, so bildet doch das emotionale, einfühlende Verstehen der Eltern/Bezugspersonen die existentiell notwendige Basis für sichere Bindungen. Dies wiederum ist die Voraussetzung für eine möglichst gesunde, stabile Entwicklung des Babys.

So soll es immer wieder die Erfahrung machen können, dass es in der Welt aufgehoben ist und dadurch ein Gefühl von ‚ich werde verstanden' bekommt. Dies ermöglicht ihm – trotz negativer Erfahrungen, die es sicherlich ebenfalls macht – sein Grundvertrauen zu stärken und zu entwickeln.

Wie die elterlichen Kompetenzen aussehen, ihr Kleinkind emotional einfühlend in Interaktionen zu verstehen, wird im nächsten Kapitel ‚Interaktion zwischen Eltern/Bezugspersonen und Kleinkind' vertieft. Auch der Unterschied zwischen den Feinzeichen des Kindes und der Feinfühligkeit der Bezugspersonen, wird im nächsten Kapitel besprochen.

3.2. Resümee

In diesem Kapitel wurde der Frage nachgegangen, welche internalen und externalen Schutzfaktoren und Ressourcen es im Zusammenhang mit sicheren emotionalen Bindungen in der frühen Kindheit gibt. Aufgezeigt wurde, dass Schutz- und Risikofaktoren als chains of protective and adversive events (Gesamtheit der positiven und negativen Erfahrungen) und chain of deficits (Mangelerfahrungen), vorkommen und es wurde auf ihre Abhängigkeit vom soziokulturellen Kontext und Entwicklungskontinuum hingewiesen.

Ressourcen und einige ausgewählte salutogene Schutzfaktoren im Kontext sicherer frühkindlichen Bindungen wie Selbstregulation und Selbstwirksamkeitserfahrungen des Kleinkindes in gegenseitigen Beziehungen wurden aufgezeigt.

4. Interaktionen zwischen Eltern/Bezugspersonen und Kleinkind

4.1 Begegnungen im Zentrum

Da Begegnungen und Beziehungen eng mit Bindungen zusammenhängen, werden nun einige anthropologisch-philosophische Aspekte beschrieben.

4.1.1. Dialogische Beziehungen

Der Philosoph *Martin Buber* formuliert in seinem Hauptwerk ‚Ich und Du' folgenden Gedanken: **„Der Mensch wird am Du zum Ich"** (*Buber* 1923/1962, 32). Diese wichtige Erkenntnis, wurde mit Bezug auf *Levinas* (1983, ‚der Andere ist immer vor mir') und die moderne Entwicklungspsychobiologie und Evolutionspsychologie (*Petzold* 2024c) präzisiert und als „Wir, Du, Ich in Kontext/Kontinuum" formuliert, womit das Ich in der „Ich und Du-Formel" aus seiner hegemonialen Stellung genommen wird (*Petzold, Orth* 2017b). Auch *Buber* geht ja vom Du aus und betont die Notwendigkeit der Existenz des ‚Du' für das ‚Ich'. In der Integrativen Therapie heben wir aber noch das „Wir", die *Polyade,* die Gruppe, die Gemeinschaft, die Gesellschaft hervor. Das Ich wird also nicht isoliert betrachtet, sondern es ist immer auf das Du und das Wir bezogen und umgekehrt. Der Mensch zeigt schon ab der Geburt durch sein Schauen, Suchen und Berühren, dass er an der Welt interessiert ist und in Beziehung treten möchte. Für ein Baby ist schon sehr früh hauptsächlich das ‚Du' der Mutter und des Vaters zentral, bevor später ein Ich-Bewusstsein entwickelt wird, und zwar genau durch diese mutiplen Bezogenheiten der sozialen Netzwerke, des „Konvois" seiner Familie (*Hass, Petzold* 1999).

Buber stellt die gegenseitige unmittelbare Begegnung im Lebensverlauf ins Zentrum und nennt sie „dialogische Beziehung". Sie geht nicht von einem für sich stehenden Subjekt (Ich) aus, sondern er stellt sie in eine wechselseitige Du-Beziehung. Dieses zwischen dem Ich und Du aufgespannte Beziehungsfeld nennt er die „Sphäre des Zwischenmenschlichen". In der IT behalten wir den Hintergrund des „Wir" immer mit im Auge und sprechen über die Dialogik hinausgehend von **„Polylogik"** (*Petzold* 2005ü).

> Die Sphäre des Zwischenmenschlichen ist die des Einander-gegenüber; ihre Entfaltung nennen wir das Dialogische. (*Buber* 1953/1979, 276)

Buber zu erweitern heißt auch, seine Grundabsichten der „Zwischenmenschlichkeit" zu vertiefen. Sowohl der Philosoph *Levin Gold*schmidt, als auch der Kinderpsychiater und Psychotherapeut *Heinz Stefan Herzka,* erweiterten gleichfalls *Buber*s Verständnis der Dialogik. Ihnen sind die Begriffe des Widerspruchs und Konflikts wichtig. So versteht *Goldschmidt* Widerspruch nicht als Gegensatz, sondern als Vielfalt, die die Dialogik zulässt. Sie versucht nicht Widersprüchliches aufzuheben, sondern sieht den „Konflikt als etwas Fruchtbares" und die „Spannung als Reichtum" an (*Goldschmidt* 1976, 17).

Dialogische Beziehungen sind geprägt von einer sich gegenseitig bedingender Wechselseitigkeit und Gleichwertigkeit, die trotz ihrer Verschiedenheit zusammen als Sowohl-als auch und nicht als Entweder-oder verstanden werden.

Dieses Verständnis der Dialogik, das dialogische Prinzip, hat *Herzka*, der 1975 die Kinder- und Jugendpsychiatrische Tagesklinik in Zürich gegründet und bis 1985 geleitet hat, in die praktische, pädagogische und therapeutische Arbeit mit Kindern und Familien übertragen und angewendet (*Herzka*, in *Metzmacher, Zaepfel, Petzold* 1995).

Einige für die Integrative Therapie relevanten therapeutischen Aspekte seines reichen, praktischen Erfahrungsschatzes, werden im Kapitel 5 ‚Konsequenzen für die Integrative Therapie' näher ausgeführt.

Petzold betont also die Wichtigkeit, dass neben den dialogischen Beziehungen, jeweils auch die sogenannten ***polyadischen*** Beziehungen zu weiteren Mitmenschen, miteinbezogen werden sollen (Kapitel 2 ‚Bindungen'). Polyadische Beziehungen finden wir auch im schulischen Kontext. So hat eine Lehrperson zu all ihren SchülerInnen polyadische Beziehungen.

Die Integrative Therapie beschreibt damit übereinstimmend: „Mensch wird man durch den Mitmenschen" oder „Alles Sein ist Mit-Sein" (*Petzold* 1994j, 402) und betont die Wichtigkeit der Interaktion, der sogenannten **Ko-respondenz**, Begegnung und Auseinandersetzung, die über die ganze Lebensspanne stattfindet (life span development) (*Petzold* 1992e; *Sieper* 2007b).

4.1.2 Ko-respondenz und Entwicklung im Lebensverlauf (life span development)

Die Integrative Therapie nimmt auf die dialogischen Beziehungen direkt Bezug, wenn sie sagt, dass das „dialogische Geschehen des ‚Ich und Du', die sich wechselseitig bedingen, [...] als Ko-respondenzprozess" zu verstehen ist (*Ramin, Petzold* 1987, 392).

Wir stehen zu unseren Mitmenschen und zu unserer Umwelt in Beziehung und brauchen sie, um existieren und uns entwickeln zu können. Ohne den Andern gibt es kein Ich und nur mit ihnen sind wir verstehbar (*Rahm* et al. 1993, 79).

„Der Mensch ist ein leibliches Wesen (Leibsubjekt), das in, mit und durch seine Lebenswelt (Mitwelt) existiert". Unter Ko-respondenz verstehen wir also „den Austauschprozess zwischen Mensch und Lebenswelt", der Entwicklungs- und Veränderungsprozesse ermöglicht (ebd. 88).

Ko-respondenzprozesse finden bereits in der frühesten Kindheit statt. So kommunizieren Babys schon früh und sind in Kontakt und Interaktionen mit ihren Mitmenschen (ebd., 188, 212). Dies steht in deutlichem Gegensatz zu früheren Annahmen, dass sich Babys in den ersten Wochen hauptsächlich passiv verhalten und noch nicht kommunizieren könnten.

Die Ko-respondenzprozesse beinhalten die Gestaltung von gelingenden und misslingenden Interaktionen und finden über die gesamte Lebensspanne statt. Die Integrative Therapie betont damit die Entwicklungsbezogenheit und spricht von life span development approach (*Petzold*, 1992e, 401f., 405f.).

Da das Ko-respondenzmodell der Integrativen Therapie die zwischenmenschliche Begegnung und Beziehung ins Zentrum stellt und „zur Erklärung der Prozesse im Miteinander von familialen oder familienähnlichen **Polyaden** und ihrem Beziehungs-geschehen“ dient, bezeichnet es *Petzold* auch als **polylogisches Modell** (*Petzold* 2012q, 463). Polyloge sind dabei soziale Beziehungen und ökologische Bezogenheit (ebd. 2012q, 448, s. Kap. 2 ‚Bindungen‘ dieser Arbeit).

> ***Polylog*** wird verstanden als vielstimmige Rede, die den Dialog zwischen Menschen umgibt und in ihm zur Sprache kommt, ihn durchfiltert, *vielfältigen Sinn* konstituiert oder einen [...] **Polylogos** aufscheinen und zur Sprache kommen lässt. (*Petzold, Scheiblich, Thomas* 2006, 69)

4.1.3 Lebenswelten als social worlds

In der Integrativen Therapie wird mit dem Begriff der social worlds die Wichtigkeit des „ständigen Austausches“ mit unseren Mitmenschen und zu unserer Umwelt betont. Wir sind vernetzt mit den unterschiedlichen sozialen und kulturellen Lebenswelten unserer Mitmenschen (*Rahm* et al. 1993, 78f.).

Damit ist auch gemeint, dass wir die soziale und ökologische Welt, in der ein Kleinkind aufwächst, für sein Verständnis zwingend kennen müssen (ebd., 113).

> *Soziale Welten* (social worlds) [...] entstehen aus *geteilten Sichtweisen* auf die Welt und sie bilden geteilte Sichtweisen auf die Welt. Sie schliessen Menschen zu Gesprächs-, Erzähl- und damit zu Interpretations- und Handlungsgemeinschaften zusammen und werden aber zugleich durch solche Zusammenschlüsse gebildet [...]. (*Petzold* 2012q, 476)

Wir sind eingebettet sowohl in den Kontext unserer Lebenswelt als auch in das Kontinuum der Zeit. Im Kontinuum sind jeweils Vergangenheit, Gegenwart und Zukunft mit vorhanden.

Wie schon im Kapitel 2.3 ‚Bindungen in ihren Lebenswelten/Kontexten‘ erwähnt, sollen jeweils die verschiedenen Ebenen der Lebenswelt, in der ein Kleinkind aufwächst und seine Eltern/Bezugspersonen leben, mitberücksichtigt werden. Wie ist die Kernfamilie des Kindes zusammengesetzt? Wo wohnt die Familie? Welche Beziehungen bestehen zu den Grosseltern und der Verwandtschaft aus der kindlichen und elterlichen Perspektive betrachtet? Wie sind die Eltern eingebettet in Quartier, Stadt, Dorf, Land? Wie ist ihr beruflicher Status, ihre Religion etc.?

Zusammenfassend lässt sich sagen, dass die Entwicklung des Kindes stark davon abhängt, wie seine Entwicklungsbedingungen seines soziokulturellen und ökologischen Kontextes geprägt sind.

4.2 **Intuitive Kompetenzen der Eltern** (intuitive parenting und sensitive caregiving)

Die im dritten Kapitel besprochene Selbstregulation von Babys wird hier nun ergänzt und in Beziehung gesetzt mit den intuitiven Kompetenzen der Eltern.

Fragen, die sich daraus ergeben, lauten z. B.: Wie nehmen feinfühlige Eltern oder Bezugspersonen die Feinzeichen der Babys wahr? Oder: Wie unterstützen die Eltern die ‚Selbstregulationsfähigkeiten' ihrer Babys bei unangenehmen und stressigen Fütter- und Wickelsituationen?

Da die intuitiven Kompetenzen der Eltern für ihre Interaktionen mit dem Kleinkind grundlegend sind, wird im nächsten Kapitel v. a. auf die bedeutungsvollen Blickdialoge und die wechselseitige Empathie fokussiert. Selbstverständlich sind die weiteren kommunikativen Mittel wie Berührungen, Mimik, Gestik und Vokalisationen auch zentral und können mitgedacht werden.

Mechthild und *Hanuš Papoušek* beschreiben schon 1981 die *„intuitive elterliche Didaktik"* („intuitive parenting") als die „unbewusst ausgeübten und daher sprachlich nicht vermittelbaren Verhaltensformen, die für das Einüben der frühkindlichen Denkfähigkeiten und Vokalisationen so sinnvoll erscheinen". Diese intuitiven didaktischen Fähigkeiten sind „biologisch verankerte Verhaltensbereitschaften", die [...] „relativ universell, unabhängig vom Geschlecht, Alter, kulturellen Ursprung des Betreuers [...] unwillkürlich ausgeübt" werden (*Papoušek, Papoušek*, in *Petzold* 1994j, 132f.).

Konkret sind damit die kommunikativen Anregungen der Eltern, die genau auf den jeweiligen Entwicklungsstand und auf den gegenwärtigen Aufmerksamkeits- und Wachheitsgrad des Säuglings intuitiv abgestimmt werden, gemeint. Diese Anregungen können via Berührungen, Blickkontakte, Mimik (Augenbrauengruss etc.), Gestik, Stimme (z. B. erhöhte Stimmlage) und Sprache (z. B. Imitation der Vokalisationen vom Baby) erfolgen. Die Eltern fördern so intuitiv seine kommunikativen Fähigkeiten, indem sie nonverbal und verbal mit ihm in wechselseitigem Dialog sind. Voraussetzung dafür ist, dass die Eltern/Bezugspersonen die Bedürfnisse des Babys intuitiv erkennen (lernen), richtig deuten und feinfühlig darauf reagieren können. Bei gelingender Kommunikation wird die kindliche Ko-respondenzfähigkeit gefördert, d. h. konkret, indem das Baby sich verstanden fühlt, wird es in seiner Entwicklung gefördert (*Rahm* et al. 1993,160).

In diesem Zusammenhang spricht die Integrative Therapie von *„sensitive caregiving"* (*Vyt* 1989, zit. nach *Petzold* 1992e, 329). Um ein solches feinfühliges Elternverhalten leisten zu können, wird von den Eltern vorausgesetzt, dass sie die Bedürfnisse und Fähigkeiten ihres Babys möglichst sensibel wahrnehmen. Die frühen Interaktionen werden als ein wechselseitiger Prozess gesehen, in dem sowohl Babys, wie auch Eltern und Bezugspersonen („caregivers") lernen, immer besser aufeinander zu reagieren. Sie bilden gemeinsam ein Interaktionssystem (*Petzold, van Beek, van der Hoek* 1994a, 564f.).

In diesem kommunikativen Interaktionssystem lernt ein Baby nicht nur auf seine Eltern zu reagieren, sondern auch die Erwachsenen müssen sich immer wieder von Neuem im Kontakt auf das Baby einstellen und so dazu lernen (ebd., 572). Die neuere Babyforschung formuliert damit übereinstimmend:

> Die Wahrnehmungsfähigkeiten und die prompte Reaktion seiner Eltern sind die Voraussetzungen dafür, dass das Baby ihre Reaktionen in seine Erfahrungen integrieren kann. (*Ziegenhain*, 2004, 24f.)

Unter gelingender Elternschaft wird dabei die elterliche Erziehungs- und Beziehungskompetenz (Feinfühligkeit, emotionale Zuwendung, angemessene Reaktionen etc.) verstanden, die eng mit dem kindlichen Temperament, sowie den unterschiedlichen Umwelteinflüssen und psychosozialen Lebensumständen zusammenhängen.

Nicht nur die elterlichen Kompetenzen sind wichtig für eine gelingende Elternschaft. Auch das kindliche Verhalten spielt dabei eine wichtige Rolle. Wenn sich das Kleinkind selber gut regulieren kann oder temperamentsbedingte Charaktereigenschaften wie z. B. Frustrationstoleranz, grosse Belastbarkeit, Offenheit, Geselligkeit, etc. hat, hilft dies den Eltern in ihrer Erziehungs- und Beziehungskompetenz (KJPP, 2011, 36ff.).

Dabei konnte in Studien nachgewiesen werden, dass sich gelungene Eltern-Kind-Interaktionen protektiv auf eine gesunde kindliche Entwicklung auswirken und zwar auch unter belastenden Lebenssituationen. Oder ähnlich formuliert: Wenn den Eltern ein möglichst feinfühliges Verhalten mit ihrem Baby gelingt, dann ist dies ein „Schutzfaktor, welcher entwicklungshemmenden Einflüssen schwieriger psycho-sozialer Umstände entgegenwirkt und die Chancen auf eine gesunde und positive Entwicklung wesentlich fördert" (KJPP, 39f.).

Kurz zusammengefasst, wird eine gelingende Elternschaft als psychologische Ressource betrachtet.

Selbstverständlich sind nicht alle Interaktionen zwischen Kleinkind und Eltern/Bezugspersonen immer gelingend. So können Interaktionen bei ‚Notsituationen' oder bei Erkrankung eines Elternteils oder bei einer Beeinträchtigung des Kindes (wie z. B. Down-Syndrom, Frühgeburt etc.) erschwert werden (*Petzold* et al. 1994a, v. a. 561-587).

4.2.1 Vom Blickkontakt zu Blickdialogen

Da Blickdialoge gegenseitige Eltern-Kind-Interaktionen voraussetzen, wird in diesem Kapitel nochmals auf die dialogischen Beziehungen Bezug genommen (s. Abschnitt 4.1.1 ‚Dialogische Beziehungen'). Eltern/Bezugspersonen und ihre Babys bilden eine aufeinander bezogene Ganzheit. Sie gehören zusammen, auch wenn sie sich in ihrer Unterschiedlichkeit zu widersprechen scheinen. *Ramin* und *Petzold* beschreiben dies übereinstimmend sehr schön im folgenden Zitat:

> Im dialogischen Geschehen des ‚Ich und Du', die sich wechselseitig bedingen, lernt das Kind, sich zu sehen, weil es angeschaut wird, lernt es, sich zu zeigen und gesehen zu werden, so dass in diesen Ko-respondenzprozessen aus Konfluenz (Allverbundenheit) sinnvolle und sinnenhafte Differenzierung von ‚Innen und Aussen' wird. (*Ramin, Petzold* 1987, 392)

Dieses Zitat verdeutlicht, wie wichtig die wechselseitigen Dialoge der kindlichen und elterlichen Blicke in den Ko-respondenzprozessen sind. Dabei ergeben sich vielfältige und vielschichtige Fragen. Wie nehmen die Eltern Blickkontakt zum Baby auf und umgekehrt? Wie deuten und reagieren sie auf die kleinkindlichen Blicke? Wie fördern die Eltern und ggf. die Geschwister und andere Caregiver die Ko-respondenzfähigkeit ihres Babys?

Mit Hilfe der phänomenologischen Methode und des hermeneutischen Spiralprozesses der Integrativen Therapie, die in den Unterkapiteln 2.2.1 und 2.2.2 beschrieben wurden, können Antworten auf diese Fragen gefunden werden. So lassen sich z. B. aus dem Blickverhalten diagnostische Rückschlüsse auf die Qualität der Eltern – Kind – Beziehung oder der Baby-Caregiver-Relation ziehen (*Petzold* 1992e, 443).

Und wie werden aus kurzen Blickkontakten länger anhaltende Blickdialoge? Wie findet ein Dialog der Blicke statt? Nur wenn das Baby den Eltern auch immer wieder Feedbacks, z. B. in Form von Vokalisieren oder Lächeln gibt und umgekehrt, entsteht ein kontinuierlicher, wechselseitiger Dialog. Werden die Rückmeldungen verzögert oder gar nicht gegeben, wird der Dialog und somit auch die Interaktion beeinträchtigt (*Ziegenhain* 2004, 41f.).

Über den Blickkontakt gelingt es dem Baby, einerseits die für sein Gedeihen existentiell wichtige Beziehung aufrecht zu (er)halten, und andererseits gelingt es ihm auch, das Gesicht seines Gegenübers genau beobachten zu können, um so abzuschauen und zu lernen, wie man sprachliche Laute bildet und wie man sich auch mimisch kommunikativ ausdrücken kann. Der Blickkontakt ermöglicht es ihm also, sowohl Kontakt mit seiner Bezugsperson (also nicht nur zu den Eltern) aufzunehmen, als auch miteinander nonverbal zu kommunizieren und so im Dialog und in der Beziehung zu bleiben. Zentral dabei ist herauszufinden, in welchem Verhaltenszustand das Baby gerade ist. Wenn seine Belastungszeichen anzeigen, dass es müde oder überreizt ist, dann gelingt es ihm nicht mehr, sich auf (Blick)Dialoge einzulassen. In einem wachen Verhaltenszustand jedoch ist es interessiert, aufnahmebereit und kann sich – seinem Entwicklungsstand entsprechend – auf Neues einlassen und ist somit fähig zu lernen.

Wenn man genauer hinschaut und dabei entdeckt, wie ‚verliebt' Babys ihre Eltern und wie verliebt und liebevoll Eltern ihre Babys anschauen können, wird klar, dass wechselseitige Blickdialoge auch fundamentale Träger von Zuneigung und Bindungen in Interaktionen sind.

Diese innigen Blickdialoge, auch „gazing dialogues" genannt, sind transkulturell zu finden (*Petzold* 1994a et al., 568) und im therapeutischen Kontext ebenfalls besonders wichtig (*Petzold* 1992e, 446).

Auch wenn solche gelingenden Blickdialoge für Babys und ihre Eltern positiv sind, sind diese Interaktionen nicht immer möglich. Blickkontakte und Blickdialoge können – wie schon angetönt – auch misslingen. Das Baby kann z. B., indem es seinen Blick abwendet, den Kontakt abbrechen. Oder die Eltern ‚übersehen' immer wieder seine Blickkontakte und seinen Wunsch nach Kontakt.

Im Zusammenhang mit den kleinkindlichen Blickkontakten soll noch kurz der referenzielle Blick erwähnt werden. Gegen Ende des ersten Lebensjahrs beginnt das Kleinkind, eine Verbindung zwischen Person und Gegenstand herzustellen. Es beschäftigt sich nicht mehr nur hauptsächlich alleine mit einem Spielzeug, sondern beginnt, auch vermehrt zu schauen, wie seine Eltern auf seine Spielaktivitäten reagieren. Es kann nun eine solche Dreiecksverbindung zwischen sich selber, seinem Gegenüber und einem Gegenstand herstellen. Indem das Kleinkind zwischen 12 und 18 Monaten mit Hilfe dieses referenziellen Blicks Antworten auf seine vielen Fragen bekommt, lernt es, die Wörter mit den Gegenständen und Handlungen zu verknüpfen. Damit ist ein wichtiger Grundstein für die Entwicklung der Sprache gelegt (*Bruner* 2002, in *Zollinger* 2010, 281f.).

Blickdialoge sind nicht nur in der frühen Kindheit für die sprachliche Entwicklung und Persönlichkeitsentwicklung von grosser Bedeutung, sondern sie bleiben ein Leben lang bestehen.

4.2.2 Wechselseitige Empathie

In der Integrativen Therapie wird Empathie verstanden als „die Fähigkeit, sich in den anderen einzufühlen und ein spontanes Bewusstsein davon zu entwickeln, dass auch der andere ein ‚Ich' ist" (*Rahm* et al. 1993, 81). Empathie findet also in gegenseitigen Interaktionen statt und wird in einem Hin und Her zur wechselseitigen Empathie.

> Die Empathie der Mutter und anderer ‚relevant caregiver' fördert nicht nur die Möglichkeit zur *Selbstempathie* bei ihrem Säugling und Kleinkind, sondern sie schafft auch die Voraussetzungen dafür, dass das Kind sich in sie und in andere Menschen einfühlen und multiple Beziehungen – später etwa in der eigenen Familie, in Freundeskreisen, Gruppen, Teams usw. – gestalten kann. (*Petzold, Müller* 2005/2007, 39f.)

Petzold unterscheidet dabei drei Empathieformen:

Die *kognitiven* Dimensionen, die für das ‚Verständnis' notwendig sind, die *emotionalen* Dimensionen, die das ‚Mitgefühl' betreffen und die *somatosensorischen*

Empfindungen des *‚Mitschwingens‘* (*Petzold* 2018n; *Petzold, Mathias-Wiedemann* 2019a).

Die Fähigkeit, sich in eine andere Person einzufühlen, ist teilweise angeboren, wird jedoch durch Erfahrungen weiterentwickelt. Wenn das Baby erfährt, dass es in seinen Bedürfnissen von den Eltern immer wieder wahrgenommen wird, ist damit eine wesentliche Voraussetzung für seine spätere Empathie- und Beziehungsfähigkeit gegeben (*Rahm* et al. 1993, 171).

Gelingende und wechselseitig-empathische Interaktionen zwischen Baby und Eltern bilden einen wichtigen Schutzfaktor für die weitere Entwicklung. Wie genau finden nun diese Interaktionen statt?

Da ein Baby hauptsächlich im vorsprachlichen Raum interagiert, nimmt es v. a. über Stimmungen und Atmosphären sehr genau synästhetisch wahr. *Rahm* et al. bezeichnen dies als „atmosphärisches Erfassen“. So kann das Baby bereits die Gestimmtheit seiner Mutter oder seines Vaters über ihren Muskeltonus, Stimmlage etc. wahrnehmen. Es versteht den Sprachinhalt noch nicht kognitiv, aber es nimmt die Atmosphäre, die mitschwingt bei der mütterlichen Äusserung von Freude oder Ungeduld, wahr. Umgekehrt nehmen auch die Eltern die Stimmung, das Verhalten, die Körperspannung, die Mimik etc. ihres Kindes unbewusst atmosphärisch wahr. Dieses gegenseitige, sich aufeinander Einstimmen beschreibt *Stern* als „attunement“. Das atmosphärische Erfassen als vorsprachliche Kommunikationsform in den Interaktionen kann auch als Ko-respondenzprozess verstanden werden (*Stern* 1985, in *Rahm* et al. 1993, 130f.).

In der modernen Babyforschung wird diese Wechselseitigkeit in den empathischen Interaktionen wie folgt beschrieben:

> Ähnlich führen regulatorische Kompetenzen des Kindes (wenn es sich z. B. leicht beruhigen lässt oder sich bei kleinen Belastungen selber emotional regulieren kann und daher weniger schreit) dazu, dass sich Eltern im Umgang mit dem Kind sicherer und kompetenter fühlen. (KJPP, 37)

Dadurch werden wechselseitige Interaktionen ermöglicht, die sowohl vom Kind als auch von den Eltern als gelingend empfunden werden.

Wenn sich die Eltern/Bezugspersonen in der Interaktion auf die Reaktionen ihres Babys einstellen und umgekehrt das Baby sich wiederum auf dieses elterliche Verhalten abstimmt, kommt es zu einem gelingenden, kommunikativen Interaktionsprozess, der Dialogqualitäten hat. Dieser wichtige Prozess wird „turn-taking“ genannt. Er ist zentral und bildet die Voraussetzung für den Spracherwerb (*Petzold, van Beek, van der Hoek* 1994a, 570f.).

Das turn-taking lässt sich mit einem Tanz vergleichen, indem die ‚Tanzenden‘ ständig aufeinander bezogen sind und sich immer wieder aufs Neue fein aufeinander abstimmen.

5. Konsequenzen für die Integrative Kindertherapie

Im Weiteren werden die bisherigen theoretischen Aussagen in die Praxis übertragen, um einerseits die Verschränkung der Theorie zur Praxis aufzuzeigen und um andererseits für die Praxis hilfreiche Erkenntnisse zu gewinnen.

5.1 Verschränkung von Theorie und Praxis

Der Bezug der Theorie zur Praxis ist in der Integrativen Therapie äusserst wichtig. Hier können nur einige Aspekte überblicksweise erwähnt werden, und es muss auf die Übersichtsarbeit von *Petzold* (2024c) verwiesen werden.

Wie in dieser Arbeit schon besprochen, gelten als frühkindliche Entwicklungspotentiale Gesundheit, gute selbstregulatorische Kompetenzen und Eigenschaften des Temperaments wie soziale Zugewandtheit, Offenheit, hohe Belastbarkeit, Frustrationstoleranz, etc. Die frühkindlichen Entwicklungspotentiale vereinfachen es den Eltern, zu gelingenden Interaktionen zu kommen, welche sich wiederum protektiv auf die (klein)kindliche Entwicklung auswirken (KJPP, 37). Auf der elterlichen Seite sind deren Ressourcen wie Gesundheit, Feinfühligkeit, intuitive Elternkompetenz (intuitive parenting) und familiärer Zusammenhalt, sowie Unterstützung durch Freunde, Herkunftsfamilien und Nachbarschaft zentral. Frühkindliche Entwicklungspotentiale und familiäre ressourcenreiche Lebenswelten erleichtern den Aufbau von sicheren Bindungen.

Die Integrative Therapie stellt in Bezug auf die Praxis folgende bedeutsame Fragen:

- Welche altersentsprechenden *„gesunden Anteile"* des Kindes sollen erhalten werden, um sie im weiteren Leben und in der Therapie nützen zu können?
- Welche *„ungenutzten Potentiale"* sind vorhanden und können entwickelt werden?
- Welche Verhaltensweisen funktionieren nicht mehr und welche *„Defizite"* sind vorhanden? (*Ramin*, *Petzold* 1987, 370)

In der beraterischen und therapeutischen Praxis hat ein detailliertes Wissen um früh-kindliche Entwicklungspotentiale und um elterliche Ressourcenbereiche Einfluss auf die Sicht und das Verständnis des kindlichen Verhaltens in den familiären Interaktionen. So können z. B. mit Hilfe von Videosequenzen das kindliche Verhalten und die Interaktionen mit den Eltern beobachtet werden, um zu verstehen und zu erklären, welche zugrunde liegenden Entwicklungsprozesse vorhanden sind. Dies ermöglicht, Interventionen, die jeweils möglichst genau auf das Kind und seine Bezugspersonen abgestimmt werden, für die Beratung und Therapie abzuleiten. Im weiteren Beratungs- oder Therapieverlauf werden diese Interventionen immer wieder überprüft und angepasst. Je nach Indikationen werden die kleinkindlichen und elterlichen Kompetenzen in den Interaktionen gestärkt (*Ziegenhain* 2004, 15).

5.2 Prozessuale Diagnostik

Die Integrative Therapie betont mit dem Begriff ‚Prozessuale Diagnostik' (siehe *Osten*, dieses Buch), dass die Diagnostik während des ganzen Therapieverlaufes stattfindet.

Im diagnostischen Prozess wechseln sich Involvierung (an der Interaktion beteiligt sein), Zentrierung (bei sich sein) und Exzentrizität (beobachten und erklären) ab. KlientIn und TherapeutIn sind immer beide am diagnostischen Prozess beteiligt.

Bevor therapeutische Handlungsstrategien abgeleitet werden, analysieren wir folgende Bereiche:
1. Ursachen
2. Bedürfnisse/Ziele
3. Lebenswelt
4. Kontinuum
5. Ressourcen (*Rahm* et al. 1993, 336ff.)

Ausgehend von den **Phänomenen** (Symptomen u. a.) versuchen wir, Erkenntnisse über die zugrunde liegenden **Strukturen** der Persönlichkeit zu gewinnen, aus denen sich **Entwürfe** für künftiges Verhalten fortschreiben – funktionale und dysfunktionale. Mit Hilfe dieses hermeneutischen Prozesses werden in der Diagnostik und Therapie die Erkenntnisse systematisch mit den eigenen fachlichen Theorien und Erfahrungen verknüpft (vgl. Kapitel 2 ‚Phänomenologische Methode' und ‚Hermeneutischer Spiralprozess').

Wir versuchen also, mit Hilfe der phänomenologischen Methode den Sinn der Phänomene (z. B. Symptome) im hermeneutischen Prozess zu verstehen und so zu den Strukturen der Persönlichkeit zu kommen. Die Integrative Therapie spricht hier von *Strukturdiagnostik*. Dabei werden in der Kindertherapie spielerische und kreative Mittel wie (Puppen)spiel, Malen und Tonarbeit angewendet. Je nach Situation können auch Hausbesuche sinnvoll sein (*Petzold, Müller* 2004c).

> Dies geschieht dadurch, dass wir Sinnzusammenhänge, Beziehungen zwischen den Symptomen, Verhaltens- und Erlebensweisen und der Lebensgeschichte der KlientIn herstellen. Diese Zusammenhänge nennen wir (jeweils vorläufig) die Struktur der KlientIn. (*Rahm* et al. 1993, 341f.)

Bruno Metzmacher und *Helmut Zaepfel* erweitern die Strukturdiagnostik, indem sie eine dreiteilige Diagnostik vorschlagen. Sie fügen noch die *Symptomdiagnostik* und die *Systemdiagnostik* hinzu. Somit ergeben sich drei verschiedene Perspektiven, wie Störungen betrachtet werden können.

Die *Symptomdiagnostik* erfolgt „mittels systematischer, standardisierter und halb-standardisierter Beobachtungen (z. B. verhaltensnahe Exploration, Teilleistungstest, projektive Verfahren etc.").

Die *Systemdiagnostik* verbindet die beiden genannten diagnostischen Perspektiven zu einem „sozialen Sinnverstehen", d. h. sie bezieht die „systemisch-lebensweltliche Einbindung der Person" mit ein (*Metzmacher* et al. 1996, 22f.; *Petzold, Müller* 2004c; *Osten*, dieses Buch). Mittels dieser vielseitigen und vielschichtigen Diagnostikperspektiven werden vorläufige Therapieziele formuliert, die immer wieder überprüft und angepasst werden.

5.3 Behandlungsstrategien

Zum besseren Therapieverständnis wird das folgende, prägnante Zitat angeführt, bevor auf die Behandlungsstrategien eingegangen wird:

> Unter Therapie verstehen wir in der Integrativen Therapie die Gesamtheit aller Massnahmen, die dazu dienen, die eingeschränkte Ko-respondenzfähigkeit eines Menschen, der mit sich und mit anderen nicht zurechtkommt, wieder in Gang zu bringen oder zu entwickeln. (*Rahm* et al. 1993, 327)

Ein wichtiges Therapieziel ist demnach

> die Weiterentwicklung von Ko-respondenzfähigkeit, von Fähigkeit zu Kontakt, Begegnung und Beziehung sowohl in Bezug auf die Gegenwart als auch auf die Lebensgeschichte der KlientIn. (ebd. 383)

Speziell in der Kindertherapie ist es wichtig, dass wir nicht nur auf das Baby oder Kleinkind fokussieren, sondern dass seine Eltern/Bezugspersonen und die Eltern-Kind-Interaktionen miteinbezogen werden. Eltern kommen sowohl mit Regulationsstörungen, als auch mit Erziehungsschwierigkeiten in die frühkindliche Beratung oder Therapie.

Dabei stellen wir die therapeutische Beziehung zum Baby/Kleinkind und zu seinen Eltern/Bezugspersonen ins Zentrum, da wir aus der Psychotherapieforschung wissen, dass die therapeutische Beziehung das wichtigste Mittel für eine gelingende Psychotherapie ist (*Petzold* 1995a, 239; *Petzold* 2024c; *Wampold* et al. 2018).

5.3.1 Therapeutische Beziehungen

> Heilung geschieht in der *therapeutischen Beziehung*, durch die sich in ihr entfaltende Psychodynamik und ihre kindgemässe Handhabung, so dass die Sprache des Leibes, die Regungen des Unbewussten, die Impulse der Kreativität Ausdruck und Form finden können. (*Ramin, Petzold* 1987, 10)

Dieses Zitat zeigt sehr schön die Bedeutung der therapeutischen Beziehung für eine gelingende Therapie/Beratung auf (vgl. auch *Petzold, Müller* 2007). Wie im diagnostischen Prozess findet auch in der therapeutischen Beziehung ein ähnlicher Prozess statt (s. Kap. 5.2 ‚Prozessuale Diagnostik'). Vom Therapeuten wird erwartet, dass er sich auf die Beziehung einlässt (Involvierung) und bei sich selber sein kann (Zentrierung) und als drittes, dass er auch den Überblick behält (Exzentrizität). Diese diagnostische und therapeutische Flexibilität wird in der Integrativen Therapie *„partielles Engagement"* genannt (*Rahm* 1993, 351).

Oder damit übereinstimmend formuliert: Die Therapeutin fühlt sich in die Erlebnis- und Lebenswelt des Kindes ein, nimmt dort teil und bleibt aber zugleich in ihrer eigenen Erwachsenenwelt. Sie wechselt flexibel zwischen diesen beiden Welten hin und her, verbindet sie und kann so für das Kind vermitteln. Damit wir die Erlebniswelt des Babys möglichst gut erfassen können, versuchen wir also aus seiner Kinderperspektive zu schauen und achten auf die in diesem Entwicklungsalter sich zeigenden Verhaltensmuster – in der frühen Kindheit sind das speziell seine leiblichen Interaktionen und sein nonverbales Kontaktverhalten. Auch kompetente Eltern versuchen in ihrer Erwachsenenrolle zu bleiben und trotzdem in die jeweilige kindliche Erlebniswelt hinein zu tauchen, die je nach Geschlecht, Alter und Kind sehr unterschiedlich ist. Sowohl kompetente Therapeuten wie auch kompetente Eltern zeichnen sich also dadurch aus, dass sie sich flexibel auf sich rasch ändernde Situationen beim Kind einstellen können.

Da Babys und Kleinkinder liebevolle Interaktionen mit ihren wichtigen Bezugspersonen brauchen, versuchen wir auch in der Kindertherapie ein ko-respondierendes Milieu zu schaffen. Grundlegend für eine therapeutische Beziehung ist deshalb zu Beginn der Aufbau von Kontakt und Vertrauen zum Baby/Kleinkind und zu seinen Eltern. Im weiteren Therapieverlauf orientieren wir uns am Entwicklungsgeschehen. Wir versuchen, mit Hilfe einer wertschätzenden Atmosphäre in der Therapie das Baby/Kleinkind in seiner Entwicklung zu fördern unter Einbezug seiner Familie. Normalerweise kann davon ausgegangen werden, dass je jünger ein Kind ist, desto abhängiger ist es von seinen Eltern. Auf die Therapie übertragen heisst das, dass in der therapeutischen Arbeit mit dem Kleinkind sein Lebenskontext und das Beziehungsnetz seiner Familie von grosser Wichtigkeit sind. Für die therapeutische Arbeit speziell mit dem jüngeren Kind ist der Miteinbezug seiner *„Lebenswelten"* und die gemeinsamen und unterschiedlichen *„social worlds"* seiner Familie also zwingend (s. auch Kapitel 4.1.3). Von der Therapeutin wird dabei erwartet, dass sie möglichst tolerant gegenüber den verschiedenen pädagogischen Vor-stellungen, der social worlds und Lebenswelten der Eltern und Bezugspersonen ist (*Ramin, Petzold* 1987, 360ff.).

Wie wichtig der Miteinbezug der kindlichen Lebenswelt ist, soll an folgendem Zusammenhang kurz aufgezeigt werden: Wenn Babys und Kleinkinder Verhaltens-auffälligkeiten zeigen, sollen sie zwingend in ihrem jeweiligen

Kontext betrachtet werden, da sie häufig nur in bestimmten Situationen und meist vorübergehend auftreten. So können sich z. B. Ess-, Fütter- oder Schlafstörungen schon nach wenigen Beratungen in kurzer Zeit verbessern (*Ziegenhain*, 2004, 64).

Ein weiterer wichtiger Punkt betrifft die Empathie. Sowie das Kleinkind Empathie von seinen Eltern erfährt, soll es auch in der Therapie in seiner Wahrnehmung bestärkt werden, damit es „ein Gefühl für sich selbst", „*Selbstempathie*", entwickeln lernt (*Ramin, Petzold* 1987, 393; *Petzold, Mathias-Wiedemann* 2019a).

In diesem Zusammenhang ist auch die wechselseitige Empathie zentral, da sie in der Therapie ein grosses heilendes Potential hat (*Petzold* 1994j, 14) und in der Interaktion zu gelingenden therapeutischen Beziehungen führen kann (*Petzold* 1995a, 242; s. auch Kapitel 4.2.2 ‚Wechselseitige Empathie' in dieser Arbeit).

Auf die wechselseitige Empathie in unterschiedlichen therapeutischen Beziehungen weist ebenso *Heinz Stefan Herzka* hin. Er sieht eine der Aufgabe in der Psychotherapie darin, Differenzen, Widersprüche und Konflikte nicht beseitigen zu wollen, sondern den Umgang mit ihnen zu thematisieren und Bewältigungskräfte (Ressourcen) zu fördern. Dabei steht die individuelle Biographie auch immer im gesellschaftlichen Kontext mit der Zeitgeschichte (*Herzka* 2001).

Dialogische Interaktionen sind geprägt vom vielfältigen Wechselspiel zwischen Baby/Kleinkind und seinen Eltern. Sie haben eine Beziehung zueinander, die ohne den andern nicht möglich wäre und sie gehören so in ihrer Unterschiedlichkeit zusammen. Übertragen auf die Therapie finden wir auch hier dialogische Beziehungen zwischen Baby, Eltern und Therapeutin. Von der Therapeutin wird eine offene Haltung erwartet, damit sie sich auf die dialogisch-therapeutischen Beziehungen einlassen kann (*Herzka, Reukauf*, in *Metzmacher* et al. 1995); vgl. auch Kapitel 4 ‚Inter-aktionen zwischen Eltern und Kleinkind').

Für ein besseres Verständnis der Wirkprozesse in der Kindertherapie wird das Konzept der „14 + 3 Wirkfaktoren" der Integrativen Therapie beigezogen. Speziell für die Therapie und Beratung bei Babys, Kleinkindern und ihren Familien sind meiner Meinung nach vor allem folgende Wirkfaktoren bedeutsam: Einfühlendes Verstehen, emotionale Annahme und Stütze, Förderung des emotionalen Ausdrucks und kommunikative Kompetenz und Beziehungsfähigkeit, Selbstregulation und psychophysische Entspannung, Förderung von Lernmöglichkeiten und Förderung von tragfähigen sozialen Netzwerken (*Petzold* 2016n).

Ein weiteres wichtiges Charakteristikum der Therapie ist vergleichbar mit unserer Welt, in der sich beständig Wechsel und Veränderungen vollziehen, Tag und Nacht, Wachsein und Schlafen, Sommer und Winter usw.

„Alles fliesst, nichts bleibt, noch ist es je dasselbe."
(*Heraklit*) (*Petzold, Orth, Sieper* 2006, 642)

Die Integrative Therapie formte, beruhend auf den griechischen Philosophen *Heraklit*, das heraklitische Prinzip,

> dass Leben ein beständiger Prozess von *Differenzierung, Integration und Kreation* in Kontext und *Kontinuum* ist. Dieser Prozess bringt immer neue Formen und in steten Metamorphosen Welt- und Lebensvielfalt hervor. (*Schwennen*, in *Petzold, Scheiblich, Thomas* 2006, 97)

Nichts hat fortwährend Bestand. Alles verändert sich. Entwicklung ist Veränderung und Wandel. Der Therapeut soll Respekt haben für das, ‚was fliesst', und nicht zu grosse Veränderungen anstreben wollen. Manchmal sind nur sehr kleine Veränderungen möglich und nötig. Auch wenn nur winzige Entwicklungsschrittchen stattfinden, sollten wir sie trotzdem wertschätzen.

In diesem Zusammenhang empfiehlt es sich, sowohl mit unseren beraterischen und therapeutischen Ansprüchen bescheiden zu bleiben, mit dem Wissen, dass wir nur beschränkt Einfluss auf das Leben eines Kindes und seiner Familie haben (*Rahm* et al. 1993, 385).

Im therapeutischen Entwicklungsprozess wechseln sich wiederholende rhythmische Phasen von Ordnung-Chaos-Neuordnung-Chaos etc. ab, wobei die Chaos-Phasen als Umbruchphasen betrachtet werden können, in denen Veränderungen und Umstrukturierungen möglich werden. Diese Übergänge können als jeweilige Chance für eine Neuentwicklung gesehen werden. Sie sind jedoch auch labil und störanfällig. Unsere Aufgabe als Therapeuten ist es, dieses Chaos zu respektieren und Hilfestellungen beim Aufgeben von Überholtem und bei der Entwicklung von Neuem, das zu einer Neuordnung werden kann, zu geben (ebd. 383ff.). So versuchen wir jeweils herauszufinden, in welcher Phase das Baby mit seinen Eltern in der Therapie gerade ist.

Dabei stellt sich die Frage, wieweit können wir die Eltern in den Interaktionen mit ihrem Kind therapeutisch unterstützen. *Mechthild* und *Hanus Papoušek* schlagen in diesem Zusammenhang folgende drei übersichtliche Unterstützungsmöglichkeiten für die Therapie vor:

1. „Psychophysische Entlastung der Eltern"
2. „Therapeutische Förderung der intuitiven elterlichen Früherziehung" (intuitive parenting)
3. „Wirksamwerden der intuitiven elterlichen Früherziehung" (intuitive parenting) im Alltag (*Papoušek, Papoušek*, in *Petzold* 1994j, 138f.)

Sowohl der von *Papoušek* geprägte Begriff *„intuitive parenting"* wie auch der des *„sensitive caregiving"* (*Vyt* 1989, nach *Petzold* 1992e, 329) haben eine hohe Relevanz für die Psychotherapie (*Petzold* 1995a, 205; vgl. auch Kap. 4.2 dieser Arbeit).

Eine Psychotherapie, die auf die drei oben beschriebenen Unterstützungsmöglichkeiten der intuitiven, elterlichen Kompetenz (intuitive parenting) fokussiert, kann so „das Potential wirksamer Selbstheilungskräfte in erfolgreich ablaufenden Interaktionen aktivieren und ausschöpfen" (*Papoušek,* in *Petzold* 1994j, 138f.).

Die Eltern werden also in den Interaktionen konkret darin bestärkt, sich intuitiv auf die Spiele und Interessen ihres Babys/Kleinkindes einzulassen, wobei es wichtig ist, dass sie sich dem kindlichen Tempo anpassen. Das heisst auch, dass sie seinen Bedürfnissen genügend Raum geben und das Kind nicht ‚bespielen'.

Damit übereinstimmend sollen die Eltern in der Beratung oder Therapie lernen, die frühkindlichen Feinzeichen von Belastung zu erkennen (wie z. B. unregelmässige Atmung' veränderte Gesichts- und Hautfarbe, Grimassieren etc.), um das Baby so bei seiner Selbstregulation in der Interaktion zu unterstützen. Konkret kann das heissen, das Baby weniger zu stimulieren und ihm die von ihm benötigten Pausen und Ruhe zu gewähren (*Ziegenhain* 2004, 122).

Wie in dieser Arbeit bereits erwähnt, ist das dynamische Wechselspiel zwischen dem kindlichen Bindungs- und Explorationsverhalten nicht nur für die Eltern-Kind-Interaktionen zu Hause, sondern auch in der Therapie zentral. So kann es ein Therapieziel sein, die Beweglichkeit oder Balance zwischen diesem Bindungs- und Explorationsverhalten zu optimieren. Wichtig dabei ist, den Entwicklungsstand, die aktuelle Situation, seine Lebensgeschichte, den Kontext, in dem das Kind aufwächst, sowie die Entwicklungsziele mit zu berücksichtigen (ebd. 44f.).

Den Eltern kann in der Therapie z. B. konkret aufgezeigt werden, wie und wo sie ihr Kind in seiner Exploration unterstützen können, damit es ihm immer wieder gelingt, positive Erfahrungen zu sammeln, selber etwas bewirken zu können.

Die bereits 1995 von *Petzold* beschriebene entwicklungsorientierte Psychotherapie (1994r, 15, 21) ist nach wie vor aktuell (ders. 2024c). In der modernen Baby- und Kleinkindforschung finden sich spannende Parallelen dazu (*Brisch* 2014; *Grossmann* 2017; *Ziegenhain* 2004). Die Integrative Therapie ist entwicklungsorientiert, da sie die lebenslaufbezogenen Entwicklungen und Entwicklungspotentiale, die im Kontinuum die Vergangenheit, Gegenwart und Zukunft mit einbezieht, stets berücksichtigt (*Petzold* 1995a, 170, 179) – nicht nur in Kindertherapien.

Eine Psychotherapie, die sich an der kindlichen Entwicklung orientiert, ist sich zudem bewusst, dass sich Babys nur in Beziehungen entwickeln können und dass sich diese in den Beziehungsnetzen des Konvois lebenslang fortsetzen (*Sieper* 2007b).

6. Schlussbetrachtung

6.1 Kritische Diskussion und Ausblick

Meiner Meinung nach hat sich die in der Einleitung dieser Arbeit formulierte Annahme, dass frühkindliche Bindungsbeziehungen einen grossen, existentiell wichtigen Einfluss auf eine optimale Entwicklung in der Lebensspanne eines Kindes haben, bestätigt. Dabei wurde auch klar, dass es zwingend ist, diese

Beziehungen von Babys/Kleinkindern mit ihren Eltern und ihren Bezugspersonen in den Interaktionen und im jeweiligen soziokulturellen Lebenskontext zu betrachten.

Auch wenn Gesundheit und Krankheit in der Integrativen Therapie als zusammengehörige Prozesse betrachtet werden, wurden psychopathologische Aspekte in dieser Arbeit nur gestreift. Bewusst wurde der Fokus auf die gesunden und protektiven Bereiche sowie Resilienz fördernden Momente in den Eltern-Kind-Interaktionen gesetzt (*Petzold, van Beek, van der Hoek* 1994; *Petzold, Müller* 2004), um ihre Wichtigkeit für das theoretische, grundlegende Verständnis dieser komplexen Prozesse und für die praktische, pädagogische und klinische Arbeit aufzuzeigen.

Wichtige Fragen, die weiterzuverfolgen in diesem Zusammenhang spannend wären:

Was brauchen Babys/Kleinkinder und Eltern/Bezugspersonen in unterschiedlichen Kontexten (zu Hause, in der Therapie etc.), damit gemeinsame Interaktionen gelingen?

Wie können kindliche und elterliche Bewältigungskompetenzen und Resilienzbildungsprozesse gefördert werden, so dass Bezugspersonen und Babys/Kleinkinder mit Belastungssituationen besser umgehen lernen?

Gelingende Interaktionen haben Einfluss auf eine positive Entwicklung, auch bei Babys und Kleinkindern mit schweren Regulationsstörungen und in belasteten, dysfunktionalen Familien. Auch in einem solchen schwierigen Kontext bestehen funktionierende, protektive Inhalte, mit denen therapeutisch und agogisch gearbeitet werden kann (*Michaelis, Petzold* 2010).

Diese theoretische Arbeit hat nicht den Anspruch auf Vollständigkeit, sondern möchte einige wesentliche Charakteristika dieses spannenden Themas aufzeigen, mit dem Wunsch, dass kleine Kinder und ihre Familien in der Beratung und Kindertherapie von unserer Kompetenz, unserer Spielfreude und unserem Humor profitieren können.

Ausblick

Jedes Kind ist einzigartig.
Wie entdeckt es aktiv die Welt?
Welche Bedeutungen gibt es seinen Entdeckungen?

Um die Bedeutung von sicheren emotionalen Bindungen als Schutzfaktoren in der frühen Kindheit im Kontext der *„Integrativen Kinder- und Jugendlichenpsychotherapie* darzustellen, wurde anhand von Konzepten der *„Integrativen Therapie“* und der aktuellen Baby-/ Kleinkindforschung aufgezeigt, dass sichere, frühkindliche Bindungen und eine entwicklungsgemäße und entwicklungsfördernde Beziehungsvielfalt im sozialen Netz des Kindes, in seinem „Konvoi“ (*Hass, Petzold* 1999; *Brühlmann-Jecklin, Petzold* 2004) eine wesentliche und grundlegende Schutzfunktion für eine gesunde Entwicklung bilden (siehe *Flammer*, dieses Buch). Der Fokus wurde auf salutogenetische Aspekte wie frühkindliche Entwicklungspotentiale, Ressourcen, protektive Faktoren im familiären Beziehungsnetz und in der sozialen und ökologischen Lebenswelt gelegt. Es wurde aufgezeigt, wie mit Hilfe der Selbstregulationsprozesse von Babys, Infants, Todlers diese von den Eltern/Bezugspersonen (caregivern) wahrgenommen werden, um mit ihren „intuitiven elterlichen Kompetenzen" (*Papoušek, Papoušek* 1981b) möglichst prompt und entsprechend auf kleinkindliche Bedürfnisse zu reagieren und dadurch wechselseitig gelingende Interaktionen in der Familie und im diagnostisch-therapeutischen Kontext zu ermöglichen. So werden positive Entwicklungen und Resilienzentwicklungen gefördert und – wo erforderlich – ergänzende und *korrektive kognitive, emotionale, volitionale, soziale und ökologische Erfahrungsmöglichkeiten* bereitgestellt, die genutzt und für die Neuroplastizität des Kindes wirksam werden können nach der Maxime: „*Use it, enjoy it and improve it*" (*Petzold, Orth* 2024). Das Eröffnet die Aussicht auf eine gelingende Entwicklung für die gesamte Lebensspanne.

Mit folgendem Zitat möchte ich diese Arbeit abschliessen:
„Eine ‚persönlich bedeutsame Beziehung' ist der wichtigste *Schutzfaktor* im Leben von Menschen" (nach *Petzold*, 1994r, 21).

Literatur

Ainsworth, M. D. S., Blehar, M. C., Waters, E., Wall, S. (1978): Patterns of attachement: A psychological study of the strange situation. Hillsdale, N. J.: Erlbaum.

Als, H. (1984): Manual of Naturalistic Observation of the Newborn (Pre-term and Full-term). Boston: Children's Hospital.

Bowlby, J. (1969): Attachment. London: Hogarth (dt. Bindung. München: Kindler, 1975).

Bowlby, J. (2010 a): Bindung als sichere Basis – Grundlagen und Anwendung der Bindungstheorie. 2. Auflage, München: Reinhardt Verlag.

Bowlby, J. (2010 b): Frühe Bindung und kindliche Entwicklung. 6. Auflage, München: reinhardt Verlag.

Brazelton, T. B., Cramer, B. G. (1994): Die frühe Bindung. Stuttgart: Klett Cotta.

Brisch, K. H. (2014): Säuglings- und Kleinkindalter, Bindungspsychotherapie Bindungsbasierte Beratung und Therapie. Stuttgart: Klett.

Brühlmann-Jecklin, E., Petzold, H. G. (2004): Die Konzepte ‚social network' und ‚social world' und ihre Bedeutung für Theorie und Praxis der Supervision im Integrativen Modell. Bei www.FPI-Publikationen.de/materialien.htm – *SUPERVISION: Theorie – Praxis – Forschung. Eine interdisziplinäre Internet-Zeitschrift* – 5/2005 und in *Gestalt* 51(Schweiz) 37-49 und *SUPERVISION: Theorie – Praxis – Forschung. Eine interdisziplinäre Internet-Zeitschrift* – 5/2004; http://www.fpi-publikation.de/downloads/download-supervision/download-05-2005-bruehlmann-jecklin-e-petzold-h-g.html.

Bruner, J. (2002): Wie das Kind sprechen lernt. Bern: Huber.

Buber, M. (1979, 1962): Das dialogische Prinzip. (Ich und Du, 1923; Zwiesprache, 1932; Elemente des Zwischenmenschlichen, 1953). Heidelberg: Lambert Schneider.

Garstick, E. (2013): Junge Väter in seelischen Krisen. Wege zur Stärkung der männlichen Identität. Stuttgart: Klett-Cotta.

Goldschmidt, H. L. (1976)*:* Freiheit für den Widerspruch. Schaffhausen: Novartis.

Grossmann, K.: Vortrag ‚Bindung in der kindlichen Entwicklung', Hochgeladen am 22.10.2015 vom RPP Institut, Wien.

Grossmann, K., Grossmann, K. E. (2017): Bindungen. Das Gefüge psychischer Sicherheit. Stuttgart: Klett-Cotta.

Hass, W., Petzold, H. G. (1999/2011): Die Bedeutung der Forschung über soziale Netzwerke, Netzwerktherapie und soziale Unterstützung für die Psychotherapie – diagnostische und therapeutische Perspektiven. In: *Petzold, H. G., Märtens, M.* (1999a) (Hrsg.): Wege zu effektiven Psychotherapien. Psychotherapieforschung und Praxis.: Modelle, Konzepte, Settings. Opladen: Leske + Budrich, S. 193-272. Bei: http://www.fpi-publikation.de/artikel/textarchiv-h-g-petzold-et-al-/hass-w-petzold-h-g-1999-neueinst-2011-die-bedeutung-der-forschung-ueber-soziale-netzwerke.html.

Hauch, G. (1996): Vorüberlegungen und Konzepte zu einer ‚Integrativen Früh-therapie'. In: *Metzmacher, B., Petzold, H., Zaepfel, H.* (Hg.): Praxis der Integrativen Kindertherapie. Integrative Kindertherapie in Theorie und Praxis. Bd. 2. Paderborn: Junfermann. 199-241.

Herzka, H. St. (31.5.2001): ‚Warum Psychotherapien dialogisch sind'. Referat an der Universitätsklinik Zürich.

Herzka, H. St., Reukauf, W. (1996): Kinderpsychotherapie als dialogischer Prozess, ein der frühen Mutter-Kind-Entwicklung entsprechendes Konzept. In: *Metzmacher, B., Petzold, H., Zaepfel, H.* (Hg.) (1995): Therapeutische Zugänge zu den Erfahrungen des Kindes von heute. Bd. 1. Paderborn: Junfermann. 131-166.

Levinas, E. (1983): Die Spur des anderen. Freiburg: Alber; Orig. (1963): La trace de l'autre, Paris: Gallimard.

Metzmacher, B. (1987): Integrative Bewegungstherapie mit Kindern. In: *Petzold, H., Ramin, G.* (Hg.): Schulen der Kinderpsychotherapie. Paderborn: Junfermann. 227-255.

Metzmacher, B., Petzold, H., Zaepfel, H. (Hg.) (1995): Therapeutische Zugänge zu den Erfahrungen des Kindes von heute. Integrative Kindertherapie in Theorie und Praxis. Bd. 1. Paderborn: Junfermann.

Metzmacher, B., Petzold, H., Zaepfel, H. (Hg.) (1996): Praxis der Integrativen Kindertherapie. Integrative Kindertherapie in Theorie und Praxis. Bd. 2. Paderborn: Junfermann.

Ostermann, D., Gesundheitscoaching. Wiesbaden VS Verlag für Sozialwissenschaften.

Papoušek, H., Papoušek, M. (1981b): Intuitives elterliches Verhalten im Zwiegespräch mit dem Neugeborenen. *Sozialpädiatrie in Praxis und Klinik* 3, 229-238.

Papoušek, H., Papoušek, M. (1995): Vorsprachliche Kommunikation: Anfänge, Formen, Störungen und psychotherapeutische Ansätze. In: *Petzold, H.* (Hg.) (1994j): Die Kraft liebevoller Blicke. Psychotherapie und Babyforschung. Bd. 2. Paderborn: Junfermann. 123-139.

Petzold, H. G. (1965): Géragogie – nouvelle approche de l'éducation pour la vieillesse et dans la vieillesse. Publications de L'Institut St. Denis 1, 1-19; https://www.fpi-publikation.de/downloads/?doc=textarchiv-petzold_petzold-1965-gragogie-nouvelle-approche-de-lducation-pour-la-vieillesse-et-dans-la-vieillesse.pdf.

Petzold, H. G. (1971l): Das menschliche Leben als lebenslanger Entwicklungsprozeß. Entwicklungspsychologie des Lebenslaufes als Grundlage des „life long learning" und der „éducation permanente" in Erwachsenenbildung/Andragogik und Altenbildung/Geragogik. Vortrag auf der Arbeitstagung „Lebenslanges Lernen als Entwicklung im Lebensverlauf „, VHS Dormagen und Büderich 12.11.1971; VHS Büderich.

Petzold, H. G. (1992e): Integrative Therapie in der Lebensspanne. Zur entwicklungspsychologischen und gedächtnistheoretischen Fundierung aktiver und leibzentrierter Interventionen bei

„frühen Schädigungen" und „negativen Ereignisketten bei „frühen Schädigungen" und „negativen Ereignisketten" in unglücklichen Lebenskarrieren. In: *Petzold, H.* (Hg.) (1994j): Die Kraft liebevoller Blicke. Bd. 2. Paderborn: Junfermann. 325-490.

Petzold, H. G. (1993a, 2003a): Integrative Therapie. Integrative Modelle, Theorien und Methoden für eine schulenübergreifende Psychotherapie, Bd. 1, Klinische Philosophie. Paderborn: Junfermann.

Petzold, H. G. (Hg.) (1993c): Frühe Schädigungen – späte Folgen? Psychotherapie & Babyforschung Bd. 1. Paderborn: Junfermann.

Petzold, H. G. (Hg.) (1994j): Die Kraft liebevoller Blicke. Psychotherapie & Babyforschung. Bd. 2. Paderborn: Junfermann.

Petzold, H. G.(1994r): Einführung Entwicklungsorientierte Psychotherapie – ein neues Paradigma. In: *Petzold, H.* (Hg.) (1994j): Die Kraft liebevoller Blicke. Psycho-therapie & Babyforschung. Bd. 2. Paderborn: Junfermann, 13-24.

Petzold, H. G. (1995a): Weggeleit, Schutzschild und ko-kreative Gestaltung von Lebenswelt – Integrative Arbeit mit protektiven Prozessen und sozioökologischen Modellierungen in einer entwicklungsorientierten Kindertherapie. In: *Metzmacher, B., Petzold, H., Zaepfel, H.* (Hg.) (1995): Therapeutische Zugänge zu den Erfahrungswelten des Kindes von heute. Bd. 1. Paderborn: Junfermann. 169-280.

Petzold, H. G. (2000r): Protektive Faktoren. In: *Stumm, G., Pritz, A.*: Wörterbuch der Psychotherapie. Wien-New York: Springer. 536-537.

Petzold, H. G. (2005ü): P*OL*YLO*G*E II: die Dialogzentrierung in der Psychotherapie überschreiten – eine Sicht Integrativer Therapie und klinischer Philosophie. Hommage an Mikhail M. Bakhtin. (Updating von 2002c). www. FPI-Publikationen.de/materialien.htm – *POLYLOGE: Materialien aus der Europäischen Akademie für psychosoziale Gesundheit*8/2006 – http:// www.fpi-publikation.de/downloads/download-polyloge/download-nr-08-2006-petzold-h-g-upd-von-2002c.html.

Petzold, H. G. (2007a): Integrative Supervision, Meta-Consulting, Organisationsentwicklung. Ein Handbuch für Modelle und Methoden reflexiver Praxis. Wiesbaden: VS Verlag für Sozialwissenschaften.

Petzold, H. G. (2007d): „Mit Jugendlichen auf dem WEG ..."Biopsychosoziale, entwicklungspsychologische und evolutionspsychologische Konzepte für „Integrative sozialpädagogische Modelleinrichtungen". Bei www. FPI-Publikationen.de/materialien.htm – POLYLOGE: Materialien aus der Europäischen Akademie für Psychosoziale Gesundheit – Jg. /2007. http://www.fpi-publikation.de/polyloge/alle-ausgaben/09-2007-petzold-h-g-mit-jugendlichen-auf-dem-weg.html.

Petzold, H. G. (2010b): Gesundheit, Frische, Leistungsfähigkeit – Potentialentwicklung in der Lebensspanne durch „Integratives Gesundheitscoaching". In: *Ostermann, D.*, Gesundheitscoaching. Wiesbaden VS Verlag für Sozialwissenschaften, S. 9-26 und *Polyloge* 11/2010. http://www.fpi-publikation.de/artikel/textarchiv-h-g-petzold-et-al-/petzold-h-g-2010b-gesundheit-frische-leistungsfaehigkeit.html.

Petzold, H. G. (Hg.) (2012a): Identität: Ein Kernthema moderner Psychotherapie – interdisziplinäre Perspektiven. Integrative Modelle in Psychotherapie, Supervision und Beratung. Wiesbaden: VS Verlag für Sozialwissenschaften.

Petzold, H. G. (2012q): Transversale Identität und Identitätsarbeit – Die Integrative Identitätstheorie als Grundlage für eine entwicklungspsychologisch und sozialisationstheoretisch begründete Persönlichkeitstheorie und Psychotherapie – Perspektiven ‚klinischer Sozialpsychologie'. In: *Petzold, H.* (Hg.) (2012a): Identität: Ein Kernthema moderner Psychotherapie – interdisziplinäre Perspektiven. Wiesbaden: VS Verlag für Sozialwissenschaften. 407-603.

Petzold, H. G. (2016n): „14 plus 3" – Wege des Integrierens und Einflussfaktoren im Entwicklungsgeschehen: Belastungs-, Schutz-, Resilienzfaktoren bzw. -prozesse und die Wirk- und

Heilfaktoren/-prozesse der Integrativen Therapie. Hückeswagen: Europäische Akademie für biopsychosoziale Gesundheit. Auch in *POLYLOGE* Jg. 2018. https://www.fpi-publikation.de/polyloge/.

Petzold, H. G. (2018n): Das integrative Modell „komplexer, wechselseitiger Empathie" – Grundlage konstruktiv-melioristischer Lebenspraxis und Therapie. Ein Arbeits-papier. Hückeswagen: Europäische Akademie für Biopsychosoziale Gesund-heit, Naturtherapien und Kreativitätsförderung. *POLYLOGE* Jg. 2019. https://www.fpi-publikation.de/polyloge/alle-ausgaben/index.php.

Petzold, H. G. (2024c/2018d): Embodiment und Mentalisierung, Phantasie und Selbstgestaltung in der Integrativen Therapie mit kreativen Medien, Puppen und Puppenspiel – Collagierte-Materialien zur Entwicklungstheorie von „My Body-Mind-World in Process". Hückeswagen: EAG. Ersch. erw. von 2018d, in *Polyloge* 2024.

Petzold, H. G., Beek, Y. van, Hoek, A.-M. van der (1994a): Grundlagen und Grundmuster „intimer Kommunikation und Interaktion" – „Intuitive Parenting" und „Sensitive Caregiving" von der Säuglingszeit über die Lebensspanne. In: *Petzold, H.* (1994j): Die Kraft liebevoller Blicke. Bd. 2:. Paderborn: Junfermann, 491-646.

Petzold, H. G., Feuchtner, C., König, G. (2009): Für Kinder engagiert – mit Jugendlichen auf dem Weg. Wien: Krammer. https://www.fpi-publikation.de/downloads/?doc=integrative-therapie_it-2009-2-3-fuer-kinder-engagiert-mit-jugendlichen-auf-dem-weg.pdf

Petzold H. G., Goffin, J. J. M., Oudhof, J. (1993): Protektive Faktoren und Prozesse – die „positive" Perspektive in der longitudinalen, „klinischen Entwicklungs-psychologie" und ihre Umsetzung in die Praxis der Integrativen Therapie. In: *Petzold, H.* (Hg.) (1993c): Frühe Schädigungen – späte Folgen? Bd. 1. Paderborn: Junfermann, 345-497.

Petzold, H. G., Horn, E., Müller, L. (2010): Hochaltrigkeit. Wiesbaden: VS Verlag Spriger.

Petzold, H. G., Mathias-Wiedemann, U. (2019a/2020): Das integrative Modell „komplexer, wechselseitiger Empathie"und „zwischenleiblicher Mutalität" als Grundlage melioristischer Lebenspraxis, Therapie und Supervision. Forschungsbericht aus der Europäischen Akademie für biopsychosoziale Gesundheit, Hückeswagen. *Polyloge* 3/2019, https://www.fpi-publikation.de/downloads/?doc=petzold-mathias-2019a-integrative-modell-wechselseitige-empathie-zwischenleiblich-polyloge-03-2019.pdf

Petzold, H. G., Müller, L. (2004c): Integrative Kinder- und Jugendlichenpsychotherapie – Protektive Faktoren und Resilienzen in der diagnostischen und thera-peutischen Praxis. *Psychotherapie Forum 4*, Berlin: Springer, 185-196.

Petzold, H. G., Müller, M. (2005/ 2007): Modalitäten der Relationalität – Affiliation, Reaktanz, Übertragung, Beziehung, Bindung – in einer „klinischen Sozialpsychologie" für die Integrative Supervision und Therapie. Revid. von *Petzold, Müller, M.* (2005), in: *Petzold, H. G.*, Integrative Supervision, 2. Aufl. Wiesbaden: Verlag für Sozialwissenschaften. 2007a, 367-431. http://www.fpi-publikation.de/artikel/textarchiv-h-g-petzold-et-al-/petzold-h-g-mueller-m-2005-2007-modalitaeten-der-relationalitaet.html.

Petzold, H. G., Orth, I. (2017b): Epitome. POLYLOGE IN DER INTEGRATIVEN THERAPIE: „Mentalisierungen und Empathie", „Verkörperungen und Interozeption" – Grundkonzepte für „komplexes Lernen" in einem intermethodischen Verfahren „ko-kreativen Denkens und Schreibens". In: *Petzold, H. G., Leeser, B., Klempnauer, E.* (2017): Wenn Sprache heilt. Handbuch für Poesie- und Bibliotherapie, Biographiearbeit, Kreatives Schreiben. Festschrift für Ilse Orth, Bielefeld: Aistheis. S. 885-971. Auch in *POLYLOGE. Polyloge* 31/2017. http://www.fpi-publikation.de/polyloge/alle-ausgaben/31-2017-petzold-h-g-orth-i-2017b-epitome-polyloge-in-der-integrativen-therapie.html.

Petzold, H. G., Orth, I., Sieper, J. (2006): Erkenntniskritische, entwicklungspsycholo-gische, neurobiologische und agogische Positionen der „Integrativen Therapie" als „Entwicklungstherapie".

In: *Petzold, H., Schay, P., Scheiblich, W.* (Hg) (2006): Integrative Suchtarbeit. Wiesbaden: VS Verlag. 627-714.

Petzold, H. G., Ramin, G. (Hg.) (1987, 1995): Schulen der Kinderpsychotherapie. Paderborn: Junfermann.

Petzold, H. G., Schay, P., Scheiblich, W. (Hg) (2006): Integrative Suchtarbeit. Innovative Modelle, Praxisstrategien und Evaluation. Wiesbaden: VS Verlag.

Petzold, H. G., Scheiblich, W., Thomas, G. (2006): Drogentherapie – Entwicklung, Formen, Methoden, Wirkungen und „der Integrative Ansatz". In: *Petzold, H., Schay, P., Scheiblich, W.* (Hg) (2006): Integrative Suchtarbeit. Wiesbaden: VS Verlag. 41-94.

Rahm, D., Otte, H., Bosse, S., Ruhe-Hollenbach, H. (1993, 1999): Einführung in die Integrative Therapie. Grundlagen und Praxis. Paderborn: Junfermann.

Ramin, G., Petzold, H. (1987): Integrative Therapie mit Kindern. In: *Petzold, H., Ramin, G.* (Hg): Schulen der Kinderpsychotherapie. Paderborn: Junfermann. 359-426.

Rutter, D. R., Durkin, K. (1987): Turn-taking in mother–infant interaction: An examination of vocalizations and gaze. *Developmental Psychology*, 23(1), 54-61. https://doi.org/10.1037/0012-1649.23.1.54.

Schwennen, H. (2006): *Philosophische, ideologische und ideologiekritische Positionen in der Suchttherapie. In: Petzold, H., Schay, P., Scheiblich, W.* (Hg) (2006): Integrative Suchtarbeit. Wiesbaden: VS Verlag. 95-116.

Sieper, J. (2007b/2011): Integrative Therapie als „Life Span Developmental Therapy" und „klinische Entwicklungspsychologie der Bezogenheit" mit Säuglingen, Kindern, Adoleszenten, Erwachsenen und alten Menschen, Gestalt & Integration, Teil I 60, 14-21, Teil II 61 (2008) 11-21. Update 2011, in: www. FPI-Publikationen.de/materialien.htm – POLYLOGE: Materialien aus der Europäischen Akademie für Psychosoziale Gesundheit – 5/2011 http://www.fpi-publikation.de/downloads/download-polyloge/download-nr-05-2011-sieper-johanna.html.

Spangler, G., Grossmann, K. E. (1993): Biobehavioral organization in securely and insecurely attached infants. *Child Development, 64,* 1434-1450.

Stern, D. (1985): The interpersonal world of the infant. Basic Books, New York. Die Lebenserfahrung des Säuglings. Stuttgart: Klett-Cotta. 1992.

Stumm, G., Pritz, A. (Hg) (2000): Wörterbuch der Psychotherapie. Wien-New York: Springer.

Universitätsklinikum Ulm, Kinder- und Jugendpsychiatrie/Psychotherapie (KJPP) (2011): Instrumente für die Praxis, Einschätzung von Belastungsfaktoren und Ressourcen. Handout.

Vyt, A. (1989): The second year of life as a developmental turning point: Implications for sensitive caretaking. *European Journal of Psychology of Education* 2. 145-158.

Wampold, B., Imel, B., Flückiger, C. (2018): Die Psychotherapie-Debatte. Göttingen: Hogrefe.

Ziegenhain, U., Fries, M., Bütow, B., Derksen, B. (2004): Entwicklungs-psychologische Beratung für junge Eltern – Grundlagen und Handlungs-konzepte für die Jugendhilfe. Weinheim: Juventa.

Zollinger, B. (2010): Die Entdeckung der Sprache, Entwicklungsprozess, Störungen, Untersuchung, Beurteilung. Pädiatrie up2date. www.thieme-connect.de/ ejournals,Thieme, 279 – 2.

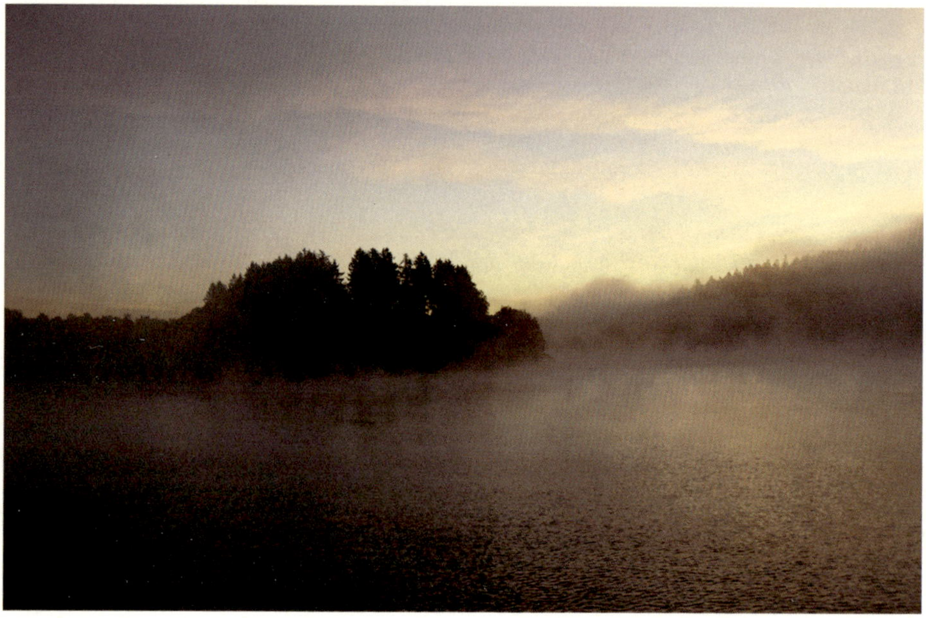

Für eine humane Gesellschaft des langen Lebens

Integrative Psychotherapie, Geragogik und Soziale Arbeit mit Älteren

Elisabeth Bubolz-Lutz

Inhalt

Ältere und hochaltrige Menschen sind in therapeutischen, bildungswissenschaftlichen und sozialarbeiterischen Settings zu einer Konstante geworden, die es – insbesondere mit Blick auf ihre altersspezifischen Besonderheiten und Anliegen – in den Blick zu nehmen gilt. Sie sind keine marginale Gruppe, sondern mit ihnen ist zu rechnen, nicht nur als Klienten und Patienten, sondern als verantwortliche Akteure in der Gesundheitsvorsorge, der Versorgung und Therapie, aber auch im Bildungsbereich, in der Stadtplanung, der Pflege und der Sozialen Arbeit. Sie bringen sich in die Gestaltung unseres Gemeinwesens und unseres alltäglichen Zusammenlebens ein. Insofern ist es an der Zeit, sich zu fragen, wie Psychotherapie, eine auf Bildung und Lernen im Alter hin fokussierte Geragogik und Soziale Arbeit daran mitwirken können, dass die „Gesellschaft des langen Lebens" ein humanes Gesicht erhält und bewahrt. Es gilt, sowohl die Schwächen als auch die Stärken im Prozess des Alterns zur Kenntnis zu nehmen und ihnen Raum zu geben. *Hilarion Petzold* hat bereits vor mehr als fünfzig Jahren Konzepte entwickelt und Ansätze erprobt, die einen ganzheitlichen Zugang zum Älterwerden und Altsein skizzierten (*Müller* 2008). Sie waren richtungsweisend, wirken bis heute fort und geben zentrale Impulse zur Implementierung von professionellen als auch interprofessionellen Netzwerken und Strukturen. Als besonderes Merkmal erscheint sein disziplinübergreifend verbindender zukunftsweisender Denkansatz, der konsequent den Kriterien der Wahrung menschlicher Würde folgt: als Leitlinie für die einzelnen alten Menschen als auch für die Gesellschaft insgesamt.

1. Wir werden älter, bunter und aktiver – die Langlebigkeit als Herausforderung für den Einzelnen und die Gesellschaft

Die „Gesellschaft des langen Lebens" wird als eine Folge der Fortschritte in der Medizin und der öffentlichen Gesundheitsversorgung verstanden. Wenn davon die Rede ist, werden sowohl die dadurch entstehenden Chancen als auch Herausforderungen hervorgehoben, die mit dem demografischen Wandel in Zusammenhang stehen, also damit, dass der Anteil der alten Menschen an der Gesamtbevölkerung steigt. Zudem leben Menschen länger als früher: Hochaltrige und Langlebige bilden derzeit weltweit die am stärksten wachsende Bevölkerungsgruppe. Die wissenschaftlichen Disziplinen wie die Gerontologie als die Lehre vom Altern und Älterwerden, die Soziale Arbeit, die eine Verbesserung der Lebensbedingungen im Alter anstrebt und die Geragogik, die die Bildung im Alter in den Fokus rückt, zielen auf die Ermöglichung von mehr Lebensqualität für die Älteren selbst. Sie betonen jedoch ebenso die Bedeutsamkeit intergenerationeller Kommunikation und Solidarität. So geht es ihnen nicht nur um einzelne Gruppierungen und Interessen, sondern um die Gesellschaft als Ganzes: das Zusammenwirken und Zusammenleben von „Alt und Jung" – etwa in „sorgenden Gemeinschaften" und beispielsweise in intergenerationellen Wohnprojekten, in denen unterschiedliche Generationen ein gutes Miteinander pflegen.

Differenzierung tut not – nicht das kalendarische Alter sondern die unterschiedlichen Lebenslagen bestimmen die Lebensqualität

Wer sich um ein Verständnis des letzten Lebensdrittels bemüht, dem fällt zunächst die Vielfalt der Lebenssituationen und Lebensformen auf. Schnell wird deutlich: Es ist nicht das kalendarische Alter, das für die Entwicklung und Lernfähigkeit im Alter den Ausschlag gibt, sondern vielmehr die Lebenssituation. So rechnet die Gerontologie die fitten und mobilen Alten dem sog. *Dritten Alter* zu (*Laslett* 1995), die (bewegungs-)eingeschränkten Personen dem *Vierten Alter* (*Petzold, Horn, Müller* 2011) und die dem Sterben Näherkommenden dem *Fünften Lebensalter* (*Kruse* 2021; siehe dazu zusammenfassend *Bubolz-Lutz, Engler, Kricheldorff, Schramek* 2022, S. 33). Auch das Alter verfügt über eigene Lebensphasen und -lagen. Zudem wird deutlich: Je länger Menschen leben, desto größer ist die Vielfalt der Erfahrungen und der Charaktere. Wir sprechen hier von „Psychovariabilität". Insofern kann man nicht von *„den* Alten" als einer einzigen Zielgruppe sprechen.

Was Menschen beim Älterwerden unterscheidet, ist besonders die *individuelle Lebenslage.* Entscheidende Weichen für die erlebte Lebensqualität im Alter werden bereits in der Kindheit gestellt, etwa hinsichtlich von Ernährung, Wohnen, finanziellen Verhältnissen und Bildungschancen. Ebenso wie förderliche Bedingungen setzen sich Benachteiligungen bis ins hohe Alter fort (*Petzold,*

Bubolz 1976, S. 142ff.). So lassen sich beim Altwerden allgemeine *biologische* Gegebenheiten wie eine nachlassende Kompensationsfähigkeit beobachten als auch individuelle *biografische* sowie *gesellschaftlich* bedingte ungleiche Chancen für ein erfülltes und gesundes Älterwerden. Das gilt auch für die Möglichkeiten zu Selbstentfaltung und Bildung im Alter. Somit ist das Älterwerden nicht nur als eine individuelle Aufgabe zu verstehen. Zentrales Anliegen der Politik muss es sein, hier strukturelle Bedingungen zum Ausgleich zu schaffen. Notwendig sind Gesundheitsprävention, Psychotherapie, unterstützende Bildungsangebote als auch entwicklungsförderliche Verhältnisse für *alle* alten Menschen.

Verletzlichkeit und Kompetenzentwicklung schließen einander im Alter nicht aus

In der Corona-Zeit wurde die „Verletzlichkeit des Alters“ zum Leitmotiv öffentlicher Kommunikation. Resilienz, Kompetenzen, Anpassungsfähigkeit und Einsatzbereitschaft älterer Menschen fanden kaum Erwähnung. Unterstützung, Erfahrungswissen und der Einsatz der Potenziale von Menschen im hohen Alter waren nicht gefragt. Mitsprachemöglichkeiten, ob und wie sich Hochaltrige in stationären Einrichtungen selbst „schützen“ und wie sie leben wollten, waren eher die Ausnahme. Freiwilligen und Angehörigen wurde der Zutritt verwehrt. Dass in der Pandemiekrise einseitig akzentuierte Bilder vom Alter in der Politik vorherrschten und die Humanwissenschaften ihre Einwände so zaghaft zur Sprache brachten, verdeutlicht die Herausforderung, vor der wir als Gesellschaft stehen, Stereotype, Vorurteile und Diskriminierungen (sog. *ageism*) zu überwinden.

Verletzlichkeit ist allerdings eine konstitutive Bedingung menschlicher Existenz. Durch die grundlegende Verwiesenheit auf andere, durch die Leibgebundenheit und schließlich die Endlichkeit unseres Daseins sind wir in jedem Lebensalter verletzliche Wesen. Der Medizinethiker und Philosoph *Giovanni Maio* entwirft eine „Ethik der Verletzlichkeit“ (2024, S. 143ff). Orientierungsmarken sind für ihn u. a.: die Einsicht in die Kostbarkeit der menschlichen „Grundverletzlichkeit“ (S. 155) sowie der Aufruf, die verbliebenden Kompetenzen des anderen zu entdecken und fördern, „damit seine Verletzlichkeit durch entsprechende Sorge letztlich in ein Potenzial der Entwicklung verwandelt werden kann“ (S. 158). Damit spannt *Maio* den Bogen zu einer Zielperspektive, die sich am Gelingen eines Balanceaktes zwischen Verletzlichkeit und Kompetenzentwicklung bis ins hohe Alter orientiert.

Die Häufigkeit der Diagnosen zu psychischen Störungen im Alter hat deutlich zugenommen – ebenso das Einsamkeitserleben

Ein weiterer Aspekt verdient Beachtung: In der vergangenen Dekade (2011 bis 2020) hat die Häufigkeit ambulant gestellter Diagnosen im Bereich der psychischen Störungen im Alter insgesamt erheblich zugenommen (KV Nordrhein und Westfalen-Lippe, LZG.NRW, 2024, Tabelle 1). Dies könnte auf eine verbesserte Wahrnehmung und Diagnostik psychischer Störungen oder auf Veränderungen der Kodierpraxis zurückzuführen sein. Es ist aber auch nicht auszuschließen, dass die Prävalenz psychischer Störungen in der älteren Bevölkerung angestiegen ist. Der Hintergrund für die beobachtbaren Veränderungen kann zudem von Erkrankung zu Erkrankung variieren. Die Auswirkungen der Corona-Pandemie auf die psychische Gesundheit von älteren Menschen lässt sich noch nicht abschließend bewerten (*Mauz* et al. 2021). Umfragen deuten jedoch darauf hin, dass sich in dieser Zeit im Verhältnis zu 2014 und 2017 erheblich mehr ältere Menschen einsam gefühlt haben (vgl. *Huxhold, Tesch-Römer* 2021). Mobilität erschwerende Wohnverhältnisse, die Zunahme der Single-Haushalte in Großstädten sowie Armut verstärken das Einsamkeitserleben im Alter zusätzlich. Inzwischen ist unbestritten: Chronische emotionale und soziale Einsamkeit erhöht das Risiko für Herzinfarkte, Schlaganfälle, Krebs oder Demenzerkrankungen.

Trotz hoher Prävalenzraten für psychische Erkrankungen im Alter sind weder Informations- und Bildungsmaßnahmen noch psychotherapeutische, psychosoziale und psychologische Interventionen Standardangebote der Regelversorgung, auch nicht der allgemeinen Daseinsvorsorge. Die Gefahren für die erkrankten Betroffenen (hohe Suizidraten) und die Überlastungssyndrome von pflegenden Angehörigen (reduzierte Lebensqualität sowie erhöhte psychische Morbidität) werden oftmals übersehen. Im persönlichen Umfeld sind häufig Rationalisierungs- und Bagatellisierungstendenzen zu beobachten. Für nachbarschaftliche und ehrenamtliche Unterstützung fehlen vielfach verlässliche (Organisations-)Strukturen, niedrigschwellige Anlaufstellen und präventive, gut erreichbare Angebote. Mit der Digitalisierung erschließen sich allerdings auch neue Wege: professionell moderierte Austauschforen in sozialen Medien helfen, die Einsamkeitsrisiken abzufedern, sind aber nur von Personen mit Medienzugang und -kompetenz nutzbar, ersetzen aber den persönlichen Kontakt nicht. Inzwischen ist erwiesen: Vertrauensvolle mitmenschliche Beziehungen sind notwendig und hilfreich. Bei chronischer Einsamkeit werden im Gehirn dieselben Areale aktiviert wie bei Schmerz (*Spitzer* 2024).

Übergänge und Statuspassagen als angstauslösende Krisenzeiten

Die für das Alter typischen Übergangssituationen wie der Übergang in das Rentenalter oder in ein Pflegeheim sind häufig angstbesetzt, vor allem bei Personen, die im Zuge von Hilfe- und Pflegebedarf von Unsicherheiten, Armut und prekären Lagen betroffen sind (*Richter* 2024, S. 146ff.). Es kommt zu einem Phänomen erlebter Zukunftsunsicherheit. Hierbei können verschiedene Aspekte zusammentreffen: das Wissen um die begrenzte Rente bzw. Ersparnisse, verbunden mit dem Wissen um steigende Lebenshaltungskosten, welche mit einem erhöhten Pflegebedarf einhergehen. Auch das Eintreten einer chronischen Erkrankung und die damit verbundene Ungewissheit über die verbleibende Lebenszeit befördern das Auftreten von Ängsten. Weitere Einschränkungen und Verluste der Autonomie destabilisieren bereits zuvor vulnerable Menschen noch zusätzlich. Besonders problematisch ist, dass diese teils durch strukturelle Probleme ausgelöste existenzielle Unsicherheit weitgehend unsichtbar bleibt, „still" ertragen wird, jedoch zu erheblichen Schädigungen des Selbstbildes und des Wohlbefindens führt.

Grundlegende Wertorientierungen – die Wahrung der menschlichen Würde im Alter ist zunehmend in Gefahr

Zweifellos stellen die typischen Veränderungen im Älterwerden jeden Einzelnen vor individuelle Lernaufgaben und zum Teil existenzielle Herausforderungen. Dennoch wollen gerade die Menschen, die im Bewusstsein der begrenzten Lebensspanne, Gesundheit und Produktionskraft leben, nicht zum *Objekt* von Zuwendung gemacht und nicht bevormundet werden. Sie möchten, dass man ihnen im Rahmen ihrer Möglichkeiten Entscheidungs- und Handlungsspielräume lässt: Partizipations- und Gestaltungsoptionen sollen eingeräumt werden, damit sie im Hinblick auf ihr eigenes Leben und ihr eigenes Sterben handlungsfähig bleiben können. Auf ihrem Erkenntnis- und Lernweg wollen sie *begleitet* und *nicht bevormundet* werden. Aber auch hier zeigen sich Unterschiede: Nicht jede und jeder hat gelernt, die eigenen Spielräume zu nutzen. Dies einzuüben, am besten gemeinsam mit anderen, kann Aufgabe von Bildung im Alter sein. Es gilt, die beschriebenen Phänomene verstärkt in das Bewusstsein von Politik und Professionellen zu heben als auch strukturelle Voraussetzungen zu deren Vermeidung oder Bewältigung zu schaffen, um ein würdevolles Leben im Alter möglich zu machen (*Richter* 2024, S. 150).

Damit wird klar: Das Älterwerden ist nicht nur eine *individuelle* Entwicklungsaufgabe, sondern hängt von vielen weiteren Gegebenheiten wie strukturellen, auch *gesellschaftlich* geprägten Vorstellungen und Bedingungen ab. *Hilarion Petzold* hat bereits seit fünfzig Jahren die Vision der Würde im Alter als Ausweis einer humanen Gesellschaft skizziert (*Marcel, Petzold* 1976, S. 9ff.)

und die Komplexität der „Entwicklungsaufgabe Alter" herausgestellt. In seinen Arbeiten fließen nicht nur Ergebnisse der Gerontologie, der Psychotherapieforschung, der Sozialen Arbeit und der Geragogik ein, jeweils unter besonderer Berücksichtigung ökologischer, institutioneller (*Petzold, Petzold* 1992) und globaler Perspektiven. Auf der Grundlage dieser Erkenntnisse entstand in der Tradition der Humanistischen Psychologie als Konsequenz für die Praxis der Ansatz der „Entwicklungs- bzw. Lernbegleitung" (*Petzold* 1985; *Haring, Bacher, Bubolz-Lutz, Stiel, Röhricht* 2019, S. 34ff.; Bubolz-Lutz, 2022). Dieser greift auf gerontologische, humanwissenschaftliche Konzepte und Forschungsergebnisse zurück, ohne dabei die Strukturverschiedenheit von Theorie und Praxis außer Acht zu lassen.

2. Konzepte zum Älterwerden

Die Prinzipien der Humanistischen Psychologie, des Konstruktivismus und der Integrativen Therapie können in der Verknüpfung mit entwicklungs-und lernpsychologischen Ansätzen sowohl der Bildungsarbeit mit älteren und sehr alten Menschen, als auch der Sozialen Arbeit und der psychotherapeutischen Arbeit mit älteren Menschen als Leitkonzepte dienen (für die Geragogik/Bildungsarbeit mit Älteren siehe *Bubolz-Lutz* 2008, 2010; für die Psychotherapie siehe *Petzold* 2008, für die Soziale Arbeit *Steinfort-Diedenhofen* 2023). Grundsätzlich ist davon auszugehen, dass die verschiedenen Aspekte, die die Entwicklung im höheren Lebensalter beeinflussen, wechselseitig wirken. Der in der Integrativen Therapie favorisierte Ansatz der Wechselwirkungen erscheint auch für ein Verständnis der Alternsprozesse plausibel und weiterführend, auch wenn die große Komplexität solcher Prozesse immer nur in Teilaspekten erforscht und abgebildet werden kann. Das bio-psycho-sozial-ökologische Modell, das die Zeitdimension, Kontexte wie ökologische Bedingungen und globale Verwerfungen einbezieht (*Petzold, Orth, Orth-Petzold* 2023) fordert auch in Bezug auf die Erforschung von Teilaspekten inter- und transdisziplinäres Arbeiten. Selbst wenn der versäulte Wissenschaftsbetrieb hierzu nicht beste Bedingungen bereitstellt, zeigt sich hier doch eine Tendenz, Prozesse des Älterwerdens ganzheitlich und multiperspektivisch zu betrachten.

Der entwicklungspsychologische und bildungswissenschaftlich-geragogische Blick auf den gesamten Lebenslauf

Aus der lebenslaufübergreifenden Sicht der *Lifespan-Development-Psychology* erscheint das Alter als ein Kontinuum von Wachstumsprozessen. Betont wird, dass es Verluste und Gewinne sind, die vom Individuum integriert werden (vgl. die Veröffentlichung mit dem bezeichnenden Titel von *Cumming & Henry*

„Growing old", 1961). Aus Sicht der Bildungswissenschaften können für die Lebensphasen im letzten Lebensdrittel Entwicklungsaufgaben benannt werden. Nach *Havighurst* (1953) sind die Entwicklungsaufgaben für das späte Erwachsenenalter, seine Energien auf neue Rollen zu lenken, sein eigenes Leben zu reflektieren und zu akzeptieren sowie eine Haltung zur eigenen Sterblichkeit zu entwickeln. Im Zusammenhang mit den vielfältigen und vielzähligen Verlusterlebnissen speziell in den späten Lebensjahren wird aus der Perspektive der „Palliative Care" die Trauerarbeit als besondere Entwicklungsaufgabe benannt: Trauernde stehen vor der Aufgabe, den Verlust als Realität zu akzeptieren, den Schmerz des Verlustes zu verarbeiten, sich wieder an die Welt anzupassen und Platz für Neues zu schaffen (*Hirsmüller, Schröer*, 2024, S. 99). Das zugrunde gelegte Entwicklungs- und Bildungsverständnis umfasst dabei nicht nur das Selbst- und Welt-Verstehen, sondern auch das diesem Verständnis gemäße Handeln (*Bubolz-Lutz* et al., 2022, S. 30ff).

Im Rahmen der Geragogik (Zusammensetzung aus den griechischen Wörtern Geraios/Geraros = alt und dem Begriff Ago = ich zeige den Weg) als wissenschaftlicher Disziplin und Praxis wurde an das o. g. Verständnis von Bildung im Alter angeknüpft – unter Rückbezug auf *Bollnow* (*Bollnow* 1962) und die Schulen der Lebensalter im 1669 erschienenen Werk *Pampaedia* von Comenius (*Tenorth* 2003). Die Geragogik selbst etablierte sich in Deutschland erst in den neunzehnhundertsiebziger Jahren. Nach einer ersten Konzeptionierung durch *Mieskes* (*Mieskes* 1970) legten *Petzold* und *Bubolz* einen ersten Reader mit internationalen Autoren zur „Bildungsarbeit mit alten Menschen" vor (*Petzold, Bubolz*, 1976). In dem dort erschienenen Aufsatz „Konzepte einer integrativen Bildungsarbeit mit alten Menschen" skizzierten sie eine erste Grundlegung und Einordnung dieses neuen Forschungsgebietes und der entsprechenden Praxis. Es ist erstaunlich, wie sich dieser Ansatz einer „Integrativen Bildungsarbeit" seit nunmehr fünfzig Jahren bewährt und im Wesentlichen seine Gültigkeit behalten hat.

Der Gestaltansatz in der Psychotherapie

Unter Federführung von *Hilarion Petzold* wurde 1980 der Sammelband „Psychotherapie mit alten Menschen" herausgegeben (*Petzold, Bubolz* 1979). In dem Aufsatz von *Petzold* „Der Gestaltansatz in einer integrativen psychotherapeutischen, soziotherapeutischen und agogischen Arbeit mit alten Menschen" erfolgte hier ein erster Brückenschlag über die unterschiedlichen Disziplinen hinweg. Die transdisziplinäre Verknüpfung unterschiedlicher Ansätze zum Verständnis des Alterns und zur Arbeit mit älteren Menschen als ein „Markenzeichen" der Integrativen Therapie mit den Prämissen einer auf Lebensqualität, Entwicklung und Stärkung hin ausgerichteten Gesamtkonzeptes ist inzwischen zu einem zukunftsweisenden geragogischen Ansatz avanciert. Er wird von den nachkommenden Wissenschaftlergenerationen unter Zugrundelegung eines partizipativen Forschungsansatzes weiter verfolgt (z. B. *Miesen* 2022; *Steinfort-Diedenhofen* 2023; *Schramek, Engler* 2024). Im Lehrbuch „Gestalttherapie" (*Hartmann-Kottek* 2008) finden therapeutische Ansätze für Ältere und sehr alte Menschen als eigenständiges Handlungsfeld explizit Platz (*Bubolz-Lutz* 2008). Prinzipien der Integrativen Therapie wie Ganzheitlichkeit, Integration, Identitätsentwicklung und Kontextbezug werden hier im Hinblick auf ein Verständnis des Alterns expliziert.

Die integrative Ansatz und seine Leitprinzipien

Die Prinzipien der Integrativen Therapie bieten ebenfalls Ansatzpunkte zum Verständnis von Menschen in den alterstypischen Lebenssituationen und führen zu Anregungen für die Arbeit mit alten Menschen. So führt etwa das Prinzip der *Ganzheitlichkeit* über ein Bildungsverständnis, das nicht nur auf Wissen und Verstehen setzt, sondern auch Erleben, (Mit-)Fühlen, Wollen und Handeln sowie die Körperlichkeit und Spiritualität einbezieht, zu einem ganzheitlichen Interventionsansatz auf der Grundlage des biopsychosozialen Modells. Die Ergebnisse der Hirnforschung, die u. a. eine wechselseitige Abhängigkeit emotionaler und kognitiver Fähigkeiten und einen Zusammenhang mit motorischen Aktivitäten dokumentieren (*Damasio* 2000, S. 12), münden in ganzheitlich angelegte Trainings- und Präventionsprogramme, etwa zur Vermeidung depressiver Erkrankungen im Alter (*Geschke, Wuttke* 2024). Das Modell der fünf Säulen der Identität (*Petzold* 1993) greift die Entwicklungsaufgabe der *Identitätsentwicklung im Alter* auf (*Steinfort* 2010) und bietet ein anschauliches Werkzeug zu Verständnis und Handhabung von alterstypischen Lebenskrisen. Das Konzept der Bedeutsamkeit der Biografie regt (z. B. durch Lesen und Schreiben autobiografischer Texte) zu Integration und Versöhnung mit dem eigenen Leben an. Der versöhnliche Blick zurück auf das, was war, erleichtert es, das Heute als kostbar wahrzunehmen und auch dem eigenen Ende gelassener entgegenzusehen (*Kast* 2018). Der Rückbezug auf das *Kontextprinzip* ermöglicht ein Verständnis speziell des vierten Alters, in dem durch zunehmende Immobilität die Gestaltung von Wohnumwelten und Lebensräumen immer wichtiger wird (*Nahemow, Lawton* 1973). Entsprechend fokussieren ökogerontologische Ansätze, die von einem Zusammenspiel, von Person-Umwelt-Interaktionen ausgehen, auf die Entwicklung von sozialen Räumen wie Quartieren sowie auf lebensweltliche Nutzungsweisen und Beziehungen der dort lebenden Menschen (*Bleck, Höppner* 2024, 141f.) Dabei rücken zunehmend speziell besonders belastete Personengruppen im vierten und fünften Alter in den Blick, etwa Hochaltrige, die unter „Total Pain" (ganzheitlicher schmerz als ein umfassender, multidimensional konzipierter Schmerz) leiden und deshalb ganzheitlich angelegte Unterstützung brauchen, in der ihnen Würde und (relationale) Autonomie zuerkannt wird (zum Ansatz der relationalen Autonomie vgl. *Klie* 2023; zum Verständnis des „existenziellen Schmerzes“/ von „Total Pain“ vgl. *Heimerl. Millius* 2024).

Soziale Arbeit und ihre gerontologischen Handlungsfelder

Aus Sicht der Sozialen Arbeit sind es nicht nur die individuell variierenden Gegebenheiten, sondern vor allem die damit verknüpften Lebensumstände, die im Alter Schwierigkeiten machen können und zur Veränderung anstehen. Dem Ansatz des *Empowerment* als Fremd- und Selbststärkung entsprechend entwickelt sich der „Sozialraumbezug“ zu einem zentralen Forschungsschwerpunkt (*Rüssler, Heite*, 2017). Altern in kommunalen Sozialräumen unter Mitwirkung der Älteren zu gestalten und dabei Exklusion zu vermeiden zeigt die Richtung an, in die aktuell gedacht wird (siehe dazu bereits *Petzold* 1992). „Lebenswelt- und Handlungsfeldorientierung“ werden auch zur Maxime für ein differenzierendes Verständnis von „Randgruppen“, zu denen bei den Älteren vor allem alte Migranten, Pflegende An- und Zugehörige sowie chronisch kranke Menschen gehören (*Becker*, *Kricheldorff, Schwab* 2020). Ein zentraler Forschungsschwerpunkt liegt auf der Förderung der Ressourcen und Potenziale des Alters. So werden für die als „Baby-Boomer“ bezeichneten Älteren, die mit dem Übergang ins Rentenalter noch weitgehend gesund und leistungsmotiviert sind, „Spielräume für die Anliegen und Pläne“ eingefordert, ihre Ideen und Anliegen möglichst selbstorganisiert umsetzen zu können (*Steinfort-Diedenhofen* 2023, S. 107). Mit dem Ansatz einer partizipativ angelegten Sozialforschung kommen speziell ältere Menschen aus unterschiedlichen Milieus zu Gehör und werden in die Gestaltung ihrer Lebens- und Lernwelten einbezogen (siehe dazu *Miesen* 2022).

Der motivationsorientierte, personalisierte Zugang der Geragogik

Lernpsychologisch fundierte geragogische Ansätze betonen die Motivationen, die Lernen und Entwicklung fördern. Was motiviert Menschen zum Lernen – gerade in herausfordernden Lebenssituationen wie Erkrankungen, Pflege oder Immobilität? Die Resilienzforschung (*Antonovsky* 1997) als auch die Sozial- und Lernpsychologie (*Deci, Ryan* 1985; *Kasser* 2004) geben Hinweise darauf, was Menschen auch unter schwierigen Bedingungen über die gesamte Lebensspanne hinweg zum Lernen motiviert.

In der Geragogik wurden die als lernförderlich herausgearbeiteten Aspekte zu einem didaktischen Modell zusammengeführt. Sechs zentrale lernförderliche Aspekte wurden herausgestellt, die die Veränderungsbereitschaft, Flexibilität und psychische Widerstandsfähigkeit/ Resilienz, Krisen und Katastrophen ohne dauerhafte Schäden zu überstehen, in besonderer Weise im Alter fördern (zur Resilienz im Alter siehe ausführlich *Geschke, Wuttke* 2024). Demnach gilt es, folgende Aspekte als Teil des Lebens und als Entwicklungsimpulse zu nutzen.

Lernfreude und Entwicklung werden gefördert, wenn Lernende

- ihre eigene Situation begreifen und verstehen können,
- Wahlfreiheit und Selbstbestimmungsmöglichkeiten erhalten,
- sich als selbstwirksam und handlungsfähig erleben,
- einen sicheren (Lern-)Ort und „Rahmen“ haben, speziell durch eine kompetente Lernbegleitung,
- in ihrem Leben und Lernen einen Sinn erkennen, und
- sich einer Gemeinschaft zugehörig sowie anerkannt, wertgeschätzt und mit anderen verbunden fühlen und gemeinsam (auch körperlich) aktiv sind.

Es kann davon ausgegangen werden, dass ältere Menschen auf die genannten Aspekte jeweils ganz individuell unterschiedlich ansprechbar sind. Entsprechend ist ein *personalisierter* Bildungsansatz im Sinne von Beratung erforderlich, der zu Selbstreflexion anregt (*Kolland, Brünner, Müllegger, Gallistl* 2023). Manche Personen werden besonders durch das Erleben von Gemeinschaft motiviert, andere, eher verletzliche Personen, benötigen in besonderem Maße Sicherheit und eine zugewandte, konstante und kompetente Ansprechperson, die die eigene Entwicklung begleitet.

Folgende Fragen erleichtern die Realisierung des individuellen, personalisierten Lernprogramms:

1. *Wie habe ich mich bis heute entwickelt?* Welche Ereignisse und auch Krisen waren prägend? Welche Strategien haben mir die Entwicklung erleichtert? Welche Hindernisse habe ich wie überwunden? Wo stehe ich jetzt?
2. *Wo will ich hin?* Was sind meine Ziele im Älterwerden? Was macht für mich persönlich Sinn? Was macht mein Lebensziel im Kern aus? Was hindert mich an der Verwirklichung meiner Ziele?
3. *Was ist mir am Wichtigsten?* Was sind meine Prioritäten im Hinblick auf mein persönliches „erfülltes Leben im Alter“?
4. *Wie will ich vorgehen?* Welche Strategien will ich erproben? Welche Schritte will ich gehen? Welche Alltagsroutinen könnten mich mir selbst näherbringen und das mir zuträgliche Maß an Außenaktivitäten finden lassen?

Ein solches Vorgehen fokussiert auf die veränderbaren Bedingungen im psychischen (positive Bewertung der eigenen Lebenszufriedenheit im Alter) und sozialen Bereich (Teilhabe, Reduktion von Einsamkeit und Annahme von Unterstützungsleistungen). Es eignet sich auch im Rahmen eines auf Selbstreflexion und Selbstausdruck sowie Austausch gerichteten Bildungs- und Präventionsangebots (*Geschke, Wuttke*, 2024, S. 180ff.). Dabei können auch die besonderen altersspezifischen Hürden zur Sprache kommen wie z. B. die Befürchtung, anderen nicht zur Last zu fallen oder Schwierigkeiten, die mit der Akzeptanz von alterstypischen körperlichen Veränderungen und gesundheitlichen Einschränkungen zu tun haben.

Wie bereits angesprochen gilt es somit, neben den individuellen psychischen und sozialen Strategien zur Resilienzförderung auch Strategien auf gesellschaftlicher Ebene zu entwickeln und umzusetzen – etwa zur Schaffung von Möglichkeiten der Mitwirkung und Selbstorganisation, der Ko-Kreation, des Kompetenzerwerbs und zum Abbau von Altersdiskriminierung.

3. Folgerungen für eine integrativ und partizipativ angelegte Arbeit mit alten Menschen

Mit Beginn des neuen Jahrtausends gewannen nicht nur integrative, auf die Persönlichkeitsentwicklung hin angelegte Konzepte in der Arbeit mit alten Menschen immer mehr Bedeutsamkeit. „Partizipation Älterer" wurde zu einem weiteren Leitgedanken gerontologischer Intervention, und später auch zu gerontologischer Forschung. Die empirisch fundierten „Qualitätsziele der Geragogik" (*Köster, Schramek, Dorn* 2006) fanden in den gerontologischen Handlungsfeldern zunehmend Anerkennung und Verbreitung. Mit dem zentralen Ansatz der Partizipation Älterer wurde ein werthaltiges Qualitätskriterium eingeführt, das auch politische Konsequenzen einfordert. In seiner Weiterentwicklung findet sich der Ansatz der „Selbstorganisation" als „höchste Stufe der Partizipation". Mit dem Begriff des „Selbstorganisierten und Selbstbestimmten Lernens" rückt die Eigenverantwortlichkeit der Lernenden in den Fokus didaktischer Überlegungen. In Bezug auf die Arbeit mit älteren Menschen werden Anforderungen an eine Lernbegleitung formuliert, die im Folgenden umrissen werden (*Bubolz-Lutz* 2022).

Entwicklungsbegleitung als Basiskonzept

Besonders ältere, allein lebende Personen sind an einer verlässlichen und vertrauten persönlichen Entwicklungsbegleitung interessiert. Sie wünschen sich organisierte Rahmenbedingungen, die ihnen sowohl einen Kontakt als auch Schutzraum bieten. Jemanden „an seiner Seite zu wissen" stärkt die Zuversicht, auch in schwierigen Situationen zurechtzukommen. Insofern kommt dem Konzept der „Lern- und Entwicklungsbegleitung" gerade in Bezug auf ältere Menschen immense Bedeutung zu (*Bubolz-Lutz* 2022). Unter Bezugnahme auf die anthropologische Prämisse der Entwicklung durch Begegnung und Beziehung wird mit der „Begleitung" ein im Kern „natürliches" mitmenschliches Geschehen beschreibbar, das allerdings besondere Kompetenzen der Begleitenden voraussetzt. Wesentliches Merkmal von psychosozialer Begleitung stellt das offene, wertschätzende, nichturteilende Gespräch dar, das eine Einschätzung der persönlichen Ausgangssituation ermöglicht. Es basiert auf der Einsicht, dass „der Mensch seine Fähigkeit zur Selbstbestimmung nicht einfach aus sich selbst heraus produziert, sondern auf befähigende und bestärkende Bedingungen angewiesen ist“ (*Maio* 2024, S. 147).

Eckpunkte von Begleitung sind u. a. (siehe dazu weiterführend *Bubolz-Lutz, Stöckl* 2017 unter Bezugnahme auf *Schäffter* 2016)

- Begleitung setzt auf Begegnung und Beziehung
- Begleitung geschieht in Wechselseitigkeit – auch im Sinne von Ko-Kreation
- Begleitung geschieht auf Augenhöhe – ist hierarchiefrei in der Kommunikation
- Begleitung schont nicht dadruch, dass sie Schwieriges beschönigt: sie weiß, dass Irritationen als Lernimpulse aufgegriffen werden können – und gibt entsprechende Interpretationsanregungen
- Begleitung bietet Schutz- und Spielräume, ebenso „Resonanzräume“ (*Hirsmüller, Schröer* 2024, S. 101)
- Begleitung basiert nicht nur auf fachlichem Wissen und Können, sondern schließt das „Existenzielle Credo“, also das persönliche Bekenntnis, der Lernbegleitung mit ein (*Schulz von Thun* 2023, S. 9)
- Begleitung fußt auf der Anerkenntnis der menschlichen Angewiesenheit und der Förderung einer Autonomie, die das Gegenüber mit einbezieht
- Begleitung macht den anderen nicht zum Objekt von Zuwendung, sondern versteht ihn als Mit-Subjekt – sie handelt aus einem Bewusstsein miteinander geteilter Verletzlichkeit (*Maio* 2024, S. 155).

Das Erleben kompetent begleitet zu werden ermutigt zur Entwicklung eigener Identität und Zuversicht und erhöht die Fähigkeiten zu alltagsnahem, eigenverantwortlichem Lernen, auch im Austausch mit anderen.

Entwicklungsförderliche Kontexte – anregende und sichere Orte

Wenn von Bildung mit Menschen im hohen Alter gesprochen wird, sind vorrangig Bildungsangebote in institutionell organisierten Komm-Strukturen gemeint. Die zahlreichen, von älteren und alten Menschen genutzten Möglichkeiten des alltagsnahen Lernens in informellen Kontexten geraten seltener in den Blick. Dabei ereignet sich Bildung in vielen selbstorganisierten Initiativen, in Quartiersprojekten und Netzwerken, im ehrenamtlichen Engagement, ebenso in betrieblichen Bezügen (*Kulmus* 2024). Auch stehen vielen Älteren im Alltag durch die Digitalisierung und die Medien vielfältige Informations- und Kommunikationskanäle offen. In den Fokus der Konzeptentwicklung rückt derzeit nicht nur die altersfreundliche Gestaltung von Lernorten und Räumen, sondern auch die „raumbezogene Partizipation“. In Pflegeheimen wird versucht, den Bewohnerinnen und Bewohnern Mitgestaltungsmöglichkeiten in Bezug auf Räumlichkeiten und Alltagsroutinen einzuräumen. Aber auch das will gelernt sein: Die Fähigkeiten zur Gestaltung partizipativer Prozesse ist als zentrale Kompetenz von Personen, die mit alten Menschen arbeiten, anzusehen. Hier geht es um Begleitung bei der Raumaneignung, Raumgestaltung und Raumplanung (*Höppner* 2024, S. 144).

Medienkompetenz zur Nutzung digitaler Medien und assistiver Technik – Teilhabe für alle Altersstufen und Milieus

Technologische Systeme ermöglichen heute sowohl individualisierbare Nutzung als auch Optionen zu komplexen Kommunikations- und Handlungssträngen und zur Teilhabe am öffentlichen Leben. Forschungsergebnisse zeigen, dass Ältere technische Systeme in Bezug auf Nutzen überwiegend positiv bewerten, dass es ihnen aber dennoch an Medienkompetenz fehlt. Insofern erscheint es notwendig, alltagsnahe und speziell auf ungeübte Ältere ausgerichtete soziotechnische Lernarrangements anzubieten (z. B. durch ehrenamtlich tätige Digitalpaten und Technikbegleitung), damit gerade ältere Personen digitale Kompetenzen erwerben können. Hierzu ist der Peer-to-Peer-Ansatz weit verbreitet (*Bubolz-Lutz, Stiel* 2018; *Barczik, Dyrna, Weinhold* 2023; *Bubolz-Lutz* 2024), der allerdings voraussetzt, dass den technisch versierten Ehrenamtlichen für ihre Aufgabe ein Rahmen mit Fortbildung und Organisation geboten wird. In Bezug auf das Anliegen, ältere Menschen bereits bei der Entwicklung und Nutzung technischer Systeme einzubeziehen (*Schramek, Engler* 2024), erprobt die Sozioinformatik inzwischen eigene partizipativ angelegte, auf die Lebenswelt Älterer abgestimmte Ansätze, Vorgehensweisen und Forschungsmethoden (*Müller, Kollewe* 2024).

4. Lernformate für das Älterwerden – Beispiele

Lernen im Älterwerden im Sinne von „neugierig, beweglich und zielorientiert zu bleiben" geschieht in unterschiedlichen Kontexten „en passant", aber auch intendiert und geplant (BAGSO 2019; *Haring, Bacher, Bubolz-Lutz, Stiel,* Röhricht 2019). Bildungsorganisationen wie die Volkshochschulen oder andere Bildungsträger experimentieren inzwischen mit neuen Lernformaten, die die Lernenden selbst als verantwortliche Akteure ansprechen und dem Prinzip der Kontextgestaltung folgen. Auch wenn sich die Handlungs- und Themenfelder unterscheiden, lässt sich als „roter Faden" die „Ermöglichungsdidaktik" erkennen (vgl. *Arnold, Schüssler* 2003).

Denk-Raum 50 plus – Selbst- und Mitbestimmung in lebensweltlichen Kontexten

Als Beispiel für die Wahl von unterschiedlichen, „durchlässigen" und miteinander vewobenen Lern- und Entwicklungskontexten kann das Bildungsangebot „Denk-Raum 50 plus" genannt werden (*Bubolz-Lutz* 2017). Zu diesem Format für Personen ab fünfzig Jahren wird zunächst in die Bildungseinrichtung eingeladen. Nach einer Einführung in den Ansatz des „Selbstbestimmten Lernens" werden gemeinsam interessierende Themen gesammelt, im Anschluss bilden sich darauf bezogene Thementeams, die sich dann selbstorganisiert in alltagsnahen Räumen wie Treffpunkten oder Cafés treffen und ihre Themen erarbeiten. Neben der Wahl von hybriden Kontexten (auch digitale Kommunikation wird eingesetzt) ist charakteristisch, dass sich das übliche „Lehr-Lernverhältnis" mit festgeschriebenen Rollen auflöst. Es sind die Teilnehmenden, die ihre Kompetenzen und ihr Wissen den anderen und damit sich gegenseitig zur Verfügung stellen – entsprechende Hierarchien entfallen. Dennoch wird durch den Bildungsträger Lernbegleitung angeboten, als ein Sicherheit und Struktur gebender „Rahmen": zwei- oder dreimal im Semester trifft man sich im „großen Kreis"; man präsentiert und diskutiert dort die aufbereiteten Themenstellungen und Arbeitsergebnisse.

Intergenerationelle Textwerkstatt – Friedensarbeit

Neben dem Lernen, bei dem Seniorinnen und Senioren „unter sich" bleiben, besteht gerade bei Älteren Interesse am Austausch mit anderen Generationen. Aber auch jüngere Generationen sind dafür offen, etwa wenn es um Ereignisse geht, die sie nicht selbst erlebt haben. So dokumentiert eine aktuelle Broschüre (*Stadt Monheim am Rhein* 2024) die Ergebnisse einer dreiteiligen intergenerationell angelegten Workshopreihe zum Thema *„Gegen die Sprachlosigkeit und über den Wunsch nach Frieden"*. Im November 2023 trafen sich im Ulla-Hahn-Haus in Monheim acht Personen zwischen 12 und 74 Jahren unter fachlicher Begleitung einer Literaturpädagogin. Sie näherten sich den Themen „Krieg" und „Frieden", malten dazu Plakate und sammelten Wörter, Gefühle und Bilder. Es folgten Zwiegespräche zum Kennenlernen, dann erste Textbausteine: Wie fühlt, wie hört sich Frieden an? Gesprochen wurde über Erinnerungen an Krieg und Frieden, und über unterschiedliche Hoffnungen und Sehnsüchte nach einem friedvollen Zusammenleben. Ein Projekt der „Friedensarbeit", wie sie in der Integrativen Therapie bedeutsam ist (*Petzold* 1986a). Der zunächst geschlossene Lern-Raum öffnete sich sukzessiv: Ausgewählte, dort entstandene Texte wurden im Rahmen einer Gedenkfeier zum Volkstrauertag öffentlich vorgetragen. So erweist sich der Sozialraum, die Kommune, als Ort Sozialer Altenarbeit und intergenerationeller Bildung. Damit bleibt Bildung nicht im „privaten Raum" oder im „Denk-Raum" von Bildungsträgern, sondern wird im „öffentlichen Raum" zum Motor für gesellschaftliche Reflexions- und Veränderungsprozesse.

Bürgerschaftliches und berufliches Engagement

Auch wenn bei Menschen im höheren Alter Vergangenes eine wichtige Rolle spielt, sind viele von ihnen am Übergang ins Rentenalter auf ihr neues Leben und die Zukunft gerichtet. Angesichts der begrenzten Lebenszeit kann sich der Horizont weiten: Viele alte Menschen engagieren sich für eine gerechte Welt, den achtsamen Umgang mit der Natur, das Aufhalten des Klimawandels oder auch gesellschaftliche Fragen. Die „Omas gegen rechts" haben sich inzwischen zu einem bundesweit tätigen Verein mit ca. 30.000 Mitgliedern entwickelt. Die Potenziale und gemeinwohlorientierten Motive älterer und sehr alter Menschen werden leicht übersehen. Dabei streben Ältere nicht nur nach individueller Erfüllung, sondern nehmen vielfach Aufgaben wahr, die dem Wohl des Ganzen dienen. Ein Blick auf diese Aufgaben zeigt: Ohne den Einsatz der Lebenserfahrung und des Wissens der älteren Generationen lägen im Gemeinwesen viele Aufgabenbereiche brach. Das dritte Alter wird auch als ein „bewegtes Alter" beschrieben, das oft Gelegenheit bietet, die eigene Identität neu zu definieren. Das bürgerschaftliche Engagement mit seinen Bildungsangeboten und seinen Tutoren-bzw. Begleitungsprofilen setzt hier wichtige Impulse zur Identitätsentwicklung und Entfaltung (*Steinfort* 2010, S. 233). Aber auch eine berufliche Tätigkeit im Alter erscheint vielen Älteren erstrebenswert. Angebote, in denen körperliche, geistige und emotionale „Beweglichkeit" neu eingeübt wird, sind zunehmend gefragt. Ebenso finden Projekte Interesse, bei denen man bereits am Übergang in den „Ruhestand" herausfinden kann, in welchem Bereich man tätig werden will. Im Saarland werden Orientierungskurse für *Longinas* und *Longinos* gut angenommen. Auch die ehrenamtlichen *SeniorTrainerInnen* und die *Senior-Experts*, die ihre berufliche Qualifikation einbringen, sind Leuchttürme für ein durch Ältere mitgestaltetes zivilgesellschaftliches Leben.

Sorgende Gemeinschaften und Unterstützungsnetzwerke

Unter der Überschrift „Wohin mit Oma?" berichtete die Zeitschrift Der Spiegel bereits 2005 über die Herausforderung, sich der Entwicklungsaufgabe „Pflege" und „Sorge um Alte und Kranke" prospektiv zu stellen. Anfang des Millenniums wurden Initiativen ergriffen, das Freiwillige Engagement im Hinblick auf dieses Anliegen weiter auszudifferenzieren und zu qualifizieren. Es entstanden Freiwilligenprofile wie z. B. „Pflegebegleitung" (*Bubolz-Lutz, Kricheldorff* 2011), „Patientenbegleitung" (*Bubolz-Lutz, Cosack, Grote, Wattad* 2015), „Technikbegleitung" (*Bubolz-Lutz, Stiel* 2018) und „Robotbegleitung" (*Schramek, Engler* 2024). Zwar gelang der Nachweis der Wirkungen der einzelnen Profile – dennoch trugen diese Ansätze aufgrund ihres begrenzten Projektcharakters nur punktuell zu einer Verbesserung der Versorgungs- und Bildungslandschaft bei. Die dazu erforderliche Veränderung der Strukturen kommt nur mühsam voran, obwohl viele Freiwillige, die selbst schon älter sind, sich als verlässliche Partner und Vorreiter erweisen, speziell dann, wenn sie Fortbildung und Engagementbegleitung erfahren (*Bubolz-Lutz* 2024). Besonders erfreuliche Entwicklungen lassen sich für Strukturen zur Begleitung am Lebensende beobachten: Die Hospizarbeit hat es in Kooperation mit der Palliativmedizin und -pflege geschafft, Schwerkranken, Sterbenden und ihren An- und Zugehörigen würdevolle Bedingungen zu schaffen (speziell in Bezugnahme auf das hohe Alter siehe dazu *Hirsmüller, Schröer* 2024). Viele andere Initiativen versuchen, über die Vernetzung von professionellen Organisationen und Freiwilligen, im Sinne der Idee einer „Caring Community" und einer neuen „Sorgekultur" (*Klie*,2023, S. 22; *Maio* 2024, S. 140), sowohl familiale und nachbarschaftliche Unterstützungsnetze als auch organisationale Netzwerkstrukturen aufzubauen, um den Betroffenen und den involvierten An- und Zugehörigen sowie den ehrenamtlich Begleitenden Unterstützung, fachliche Begleitung, Fortbildungen und Informationen zur gesunden Lebensführung im Alter zugänglich zu machen (https://begleiter-netzwerk-bochum.de).

5. Eine humane „Gesellschaft des langen Lebens" muss politisch gewollt sein!

Psychotherapie, Soziale Arbeit und Bildungsarbeit haben zunehmend die Älteren und Alten im Blick – auch unter Berücksichtigung der besonders herausfordernden speziellen Lebenslagen (wie z. B. der häuslichen Pflege, chronischer Krankheit und Altersarmut). Sie sollten sich noch stärker als bisher mit den Anliegen einer „Gesellschaft des langen Lebens" auseinandersetzen. Dazu sind allerdings politische Weichenstellungen unerlässlich.

Veränderungen wären auf folgenden Gebieten einzuleiten:

- **Altern als Forschungsgegenstand und Handlungsfeld von Einzeldisziplinen etablieren**
  Hier zählen bildungspolitische Strategien, die die alten Menschen in den „Nationalen Bildungsbericht" und die „Nationale Bildungsstrategie" aufnehmen.
- **Strukturen für interdisziplinäre und interprofessionelle Zusammenarbeit ausbauen**
  Jüngste Ansätze wie etwa die Gründung des Leibniz-Forschungsverbundes Altern und Resilienz (https://www.leibniz-gesundes-altern.de) bieten Plattformen und Ansporn zu interdisziplinärer und transdisziplinärer Zusammenarbeit. Allerdings ist nicht zu unterschätzen, dass diese einen langen, strukturverändernden Prozess benötigt und entsprechenden finanziellen Einsatz auf Bundesebene fordert.
- **Die Professionalisierung im gerontologischen und geragogischen Bereich voranbringen**
  Entwicklungsbegleitung für ältere Menschen – speziell in Bezug auf die im *dritten, vierten und fünften Alter* so unterschiedlichen Lebenssituationen – will gelernt sein. Entwicklungsförderung, Weiterbildung, Beratung und Therapie von und mit Älteren und sehr alten Menschen sind (z. B. an Hochschulen) zu lehren. Auch Tutoren-Fortbildungen für ehrenamtliche psychosoziale Begleitung sind anzubieten (*Bubolz-Lutz* 2024).

- **Altersbilder überdenken, Vorurteile abbauen und Orte zum miteinander reden einrichten**
  Entwicklungsförderliche Bedingungen für Ältere sind zu schaffen, um Ältere nicht verletzlich zu *machen* und sie auszugrenzen. Die Selbstorganisationsmotivation ist aufzugreifen und intergenerationeller Dialog ist einzuüben – dafür sind Lernorte im Lebensumfeld zu schaffen und zu unterhalten. Diese Aufgaben können jedoch nur wahrgenommen werden, wenn gesetzliche Regelungen dies vorsehen, z. B. indem sie die Zuständigkeit der Verantwortlichkeit von Kommunen für die Teilhabe alter Menschen festschreiben (§71 SGB XII).

Es gilt, das Älterwerden als Entwicklungschance für den Einzelnen, aber auch als Entwicklungsaufgabe für die Gesellschaft zu begreifen: Nicht *über* die Älteren, sondern *mit* ihnen zu reden und dazu Gelegenheiten zu bieten, wäre eine Maxime. Ebenso sind das wechselseitig aufeinander Angewiesen sein und die grundsätzliche Verletzbarkeit des Menschen anzunehmen, ohne gleichzeitig die Selbstorganisationskräfte, Kompetenzen und Motivationen Älterer zu unterschätzen. Orte, Gelegenheiten, Spielräume, fachliche Begleitung und Stärkung der Eigeninitiative sind wünschenswert. Vor allem aber ist eine Haltung gefragt, wie sie in den Vorhaben und Veröffentlichungen von Hilarion Petzold durchscheint: ein humanes Älterwerden in einem gesunden ökologischen und gesellschaftlichen Kontext zu erleichtern – damit die Älteren ihren Platz zum Leben, Lernen und zur Gestaltung eines friedvollen Miteinanders finden und dort ihren besonderen Beitrag einbringen können.

Literatur

Antonovsky, A. (1993): *Salutogenese. Zur Entmystifizierung der Gesundheit.* Tübingen: dgvt-Verlag

Arnold, R., Schüssler, I. (Hrsg. 2003): *Ermöglichungsdidaktik. Erwachsenenpädagogische Grundlagen und Erfahrungen.* Hohengehren: Schneider Verlag.

BAGSO (2019): Neugierig bleiben. Bildung und Lernen im Alter, 2. überarbeitete Auflage, Bonn.

Barczik, K.,Dyrna, J., Weinhold, N. (2023): Aufsuchende Bildungsarbeit als Chance zur Förderung digitaler Kompetenzen älterer Erwachsener – Ein Peer-to-Peer-Ansatz. *Der pädagogische Blick. Zeitschrift für Wissenschaft und Praxis in pädagogischen Berufen. 31, Nr. 1,* 30-41.

Becker, M., Kricheldorff, C., Schwab, J. E. (Hrsg. 2020): *Handlungsfeldorientierung in der Sozialen Arbeit,* 2. erweiterte und überarbeitete Auflage, Kohlhammer: Stuttgart.

Bleck, CH., Höppner, G. (2024): Das Verhältnis von Partizipation und Raum in stationären Altenhilfeeinrichtungen. *Z Gerontol Geriat, 57,* 140-145.

Bollnow, O. F. (1962): Das hohe Alter. *Neue Sammlung, 2,* 385-396.

Bubolz-Lutz, E. (2008): Gestalttherapeutische Arbeit mit Menschen im fortgeschrittenen Alter. In: *Hartmann-Kottek, L.* (Hrsg.): *Gestalttherapie,* 2. Auflage, Springer-Verlag: Berlin, S. 371-385.

Bubolz-Lutz, E. (2010): Bildung im Alter. Eine gestalttherapeutische Perspektive. In: *C. Kricheldorff, C., A. Trilling* (Hrsg.): *Psychotherapie im Alter. Forum für Psychotherapie, Psychiatrie, Psychosomatik und Beratung. Bildung und Lebenslanges Lernen. 7.* Jahrgang, 25/1, 25-42.

Bubolz-Lutz, E., Kricheldorff, C. (2011): Pflegebegleiter. Schriftenreihe Modellprogramm zur Weiterentwicklung der Pflegeversicherung. Band 6, GKV (Hrsg.), Berlin.

Bubolz, E. (1979): Methoden kreativer Therapie in einer integrativen Psychotherapie mit alten Menschen. In: *H. Petzold, H., E. Bubolz* (Hrsg.): *Psychotherapie mit alten Menschen* (S. 343-382). Paderborn: Junfermann Verlag.

Bubolz-Lutz, E., Stiel, J. (2018): *Technikbegleitung. Aufbau von Initiativen zur Stärkung der Teilhabe im Quartier.* Band 5: Fachhochschule Dortmund & Forschungsinstitut Geragogik (Hrsg.): Ältere als (Ko-)Produzenten von Quartiersnetzwerken. Impulse aus dem Projekt QuartiersNETZ, Dortmund.

Bubolz-Lutz, E., Cosack, A., Grote, S., Wattad, D. (2015): *Patientenbegleitung. Handbuch zum Aufbau von Initiativen zur Begleitung alleinstehender Älterer in Übergangssituationen*. Lengerich: Pabst Verlag.

Bubolz-Lutz, E. (2017): Selbstbestimmtes Lernen im Alter am Beispiel des „Denk-Raum 50 plus". Nonformal und Selbstbestimmt. *DIE Forum IV*, 30-32.

Bubolz-Lutz, E., Kricheldorff, C. (2021): „Was wir tun ist unbezahlbar." Die Bedeutung neuer Engagementprofile in Pflege- und Versorgungsnetzwerken. *Z Gerontol Geriat.* 54, S. 1-2.

Bubolz-Lutz, E., Stöckl, C. (2017): Sozialgeragogische Perspektiven: Folgerungen aus einem lebensweltlichen und relationalen Bildungsverständnis. In: *C. Stöckl* (Hrsg.): *Ältere Menschen in der Wissensgesellschaft. Die Bedeutung von Nicht-Wissen* (S. 113-122). Graz: Grazer Universitätsverlag.

Bubolz-Lutz, E., Engler, St. , Kricheldorff, C., Schramek, R. (2022): *Geragogik. Bildung und Lernen im Prozess des Alterns. Das Lehrbuch*, 2. erweiterte und überarbeitete Auflage, Stuttgart: Kohlhammer.

Bubolz-Lutz, E. (2022): „Begleitung" als Basiskonzept und Praxis der Geragogik – zur Bedeutsamkeit von Lernmotivationen und dem Prinzip der Wechselseitigkeit. In: *R. Schramek, J. Steinfort-Diedenhofen, C. Kricheldorff* (Hrsg.): *Diversität der Altersbildung. Geragogische Handlungsfelder, Konzepte und Settings* (21-39). Kohlhammer: Stuttgart.

Bubolz-Lutz, E. (2024): Bildungsarbeit mit Älteren als Chance für Einrichtungen der Erwachsenenbildung. Digitalpatenschaft und Engagementbegleitung. *DIE – weiter bilden*, Ausgabe 2, 53-56.

Cumming, E., Henry, W.E. (1961): *Growing old.* New York: Basic Books.

Deci, E.L., Ryan. R.M. (1993): *Die Selbstbestimmungstheorie der Motivation und ihre Bedeutung für die Pädagogik. Zeitschrift für Pädagogik, 39/2*, 223-239.

Damasio, A. (2002): *Ich fühle, also bin ich. Die Entschlüsselung des Bewußtseins*. München: List.

Damasio, A. (2021): *Wie wir denken, wie wir fühlen. Die Ursprünge unseres Bewußtseins*. München: Hanser Verlag.

Fachbeirat Digitalisierung und Bildung für ältere Menschen (2022): *Positionspapier. Zukunftsthema Bildung im Alter: Forderungen an die deutsche Bildungspolitik*. Institut für Sozialarbeit und Sozialpädagogik (Hrsg. ISS e. V.), Frankfurt/Main. Verfügbar unter: https://www.digitalisierung-und-bildung-fuer-aeltere-menschen.de/fileadmin/assets/institut/DigiBaeM_Positionspapier_Bildung_im_Alter_barrierefrei.pdf.

Geschke, K., Wuttke, A. (2024): Positives Altern – Wie geht das? Beitrag von Resilienz zur Prävention depressiver Erkrankungen im Alter. *Z Gerontol Geriat,* 57, 179-185.

Haring, S., Bacher, H., Bubolz-Lutz, E., Stiel, J., Röhricht, N. (2019): Wie Bildung im Alter gelingt. Handreichung für Multiplikatoren. BAGSO (Hrsg.), Bonn. Verfügbar unter: https://www.bagso.de/publikationen/themenheft/wie-bildung-im-alter-gelingt/.

Hartmann-Kottek, L. (Hrsg.) (2008): *Gestalttherapie,* 2. Auflage, Berlin: Springer-Verlag.

Havighurst, R.J. (1953): Human Development and Education. New York: David McKay.

Hörhold, O., Tesch-Römer, C. (2021): Einsamkeit steigt in der Corona-Pandemie bei Menschen im mittleren und hohen Erwachsenenalter gleichermaßen deutlich. Deutsches Zentrum für Altersfragen: *dza aktuell*. 4.

Heimerl, K., Millius, S. (Hrsg. 2024): Total Pain in der Palliativen Geriatrie. Vom Umgang mit dem existenziellen Schmerz im hohen Alter. Bern: Hogrefe Verlag.

Hirsmüller, S.,Schröer, M. (2024): Verluste und Trauer im hohen Alter. In: *Heimerl, K., Millius, S.* (Hrsg.): Total Pain in der Palliativen Geriatrie. Vom Umgang mit dem existenziellen Schmerz im hohen Alter. Bern: Hogrefe Verlag, 93-102.

Kasser, T. (2004): *The need of Safety/Security*. Second international conference of self-determination theory. Ottawa, Canada.

Kast, V. (Hrsg. 2018): *Diese vorüberrauschende einzige blaue Welt. Gedichte zu Trauer, Tod und der Liebe zum Leben*. Ostfildern: Patmos Verlag.

Klie, Th. (2023): Würde, Autonomie und Selbstbestimmung. *Leidfaden. Fachmagazin für Krisen, Leid, Trauer*. Vandenhoeck & Ruprecht: Göttingen. 12/1, 20-23.

Köster, D., Schramek, R., Dorn, S. (2008): *Qualitätsziele moderner SeniorInnenarbeit und Altersbildung Das Handbuch*. Oberhausen: Athena.

Kolland, F., Brünner, A., Müllegger, J., Gallistl, V. (Hrsg. 2023): *Bildung in der nachberuflichen Lebensphase. Ein Handbuch*. Stuttgart: Kohlhammer.

Kruse, A. (2021): *Vom Leben und Sterben im Alter. Wie wir das Lebensende gestalten können*. Stuttgart: Kohlhammer.

Kulmus, C. (2024): Lernorte im Alter. Universität Hamburg; Projekt noch nicht abgeschlossen. Infos verfügbar unter: https://www.ew.uni-hamburg.de/forschung/transfer/forschung-transfer/steckbriefe-data/transfer-projekt-67.html.

Landeszentrum für Gesundheit NRW (2024): *Psychische Erkrankungen im hohen Erwachsenenalter*. Verfügbar unter https://www.lzg.nrw.de/ges_bericht/factsheets/index.html.

Laslett P. (1995): *Das dritte Alter. Historische Soziologie des Alterns*. Weinheim/ München: Juventa.

Maio, G. (2024): Ethik der Verletzlichkeit. Freiburg: Herder.

Malteser (2021): Arbeiten trotz Ruhestand. Verfügbar unter: https://www.malteser.de/dabei/aktivitaet-teilhabe/arbeiten-trotz-ruhestand.html.

Mauz, E., Eicher S., Peitz D., et al. (2021): Mental health of the adult population in Germany during the COVID-19 pandemic. Rapid Review. *Journal of Health* Monitoring 6, 1-63.

Miesen, V. (2022): *Engagement und Habitus im Alter: Milieuspezifische Engagementtätigkeit im sozialen Nahraum,* (Alter – Kultur- Gesellschaft). Bielefeld: transcript Verlag.

Mieskes, H. (1979): Geragogik – Pädagogik des Alters und des alten Menschen. *actuelle gerontologie, 1*, 90-101.

Müller, C., Kollewe, C. (2024): Soziotechnische Innovationen und Partizipation. *Z Gerontol Geriat, 57*, 97-102.

Müller, L. (2008): Engagiert für alte Menschen – Hilarion G. Petzold und die Gerontotherapie. 30 Jahre gerontologischer Weiterbildung, Supervision und Forschung in Österreich. Psychologische Medizin (Graz) 1, 29-41. https://www.fpi-publikation.de/downloads/?doc=textarchiv-petzold_mueller-2007-engagiert-fuer-alte-menschen-petzold-und-die-gerontotherapie-30-jahre-weiterbildung.pdf.

Nahemow, L., Lawton, M. P. (1973): Toward an ecological theory of adaption and aging. In: *Preiser, W.F.* (Ed.): Environmental design research. Powden, Hutchinson & Ross, Inc.: Stroundsburg, Pennsilvania.

Oma gegen rechts: Verfügbar unter: https://www.omas-gegen-rechts.org.

Petzold, H., Bubolz, E. (1976): Konzepte zu einer integrativen Bildungsarbeit mit alten Menschen. In: H. Petzold, H. & E. Bubolz (Hrsg.): *Bildungsarbeit mit alten Menschen (S.* 37-60). Stuttgart: Klett Verlag.

Petzold, H., Bubolz, E. (1976): Theorien zum Prozess des Alterns und ihre Relevanz für geragogische Fragestellungen. In: *H. Petzold, E. Bubolz* (Hrsg.): *Bildungsarbeit mit alten Menschen* (S. 116-144). Stuttgart: Klett-Verlag.

Petzold, H., Bubolz, E. (Hrsg.)(1979): *Psychotherapie mit alten Menschen*. Paderborn: Junfermann

Petzold, H. (1979): Der Gestaltansatz in einer integrativen psychotherapeutischen, soziotherapeutischen und agogischen Arbeit mit alten Menschen. In: *H. Petzold, E. Bubolz* (Hrsg.): *Psychotherapie mit alten Menschen (* S. 261-294). Paderborn: Junfermann.

Petzold, H. G. (1985): Sich im Lebensganzen verstehen lernen. In: *Petzold, H. G.* (Hrsg.): *Mit alten Menschen arbeiten: Bildungsarbeit, Psychotherapie, Soziotherapie* (S. 93-122). München: Pfeiffer.

Petzold, H. G. (1986a/2020): Psychotherapie und Friedensarbeit, Paderborn: Junfermann. Als e-book 2020: https://www.fpi-publikation.de/downloads/?doc=petzold-hrsg-1986-Psychotherapie-und-Friedensarbeit.pdf.

Petzold, Ch., Petzold, H. G. (Hrsg.) (1992*): Lebenswelten alter Menschen. Konzepte, Perspektiven, Praxisstrategien*. Hannover: Vincentz Verlag.

Petzold, H. G., Horn, E., Müller, L. (Hrsg.) (2011): *Hochaltrigkeit. Herausforderung für persönliche Lebensführung und biopsychosoziale Arbeit.* Wiesbaden: VS Verlag.

Petzold, H. G., Orth, I., Petzold-Orth, S. (2023): Integrative Leib-und Bewegungstherapie – ein humanökologischer Ansatz. Das „erweiterte biopsychosoziale Modell" und seine erlebnisaktivierenden Praxismodalitäten: therapeutisches Laufen, Landschaftstherapie, „Green Exercises". Verfügbar unter: https://psycharchives.org/en/item/eaf51973-ad51-428a-92c6-8069a86d0f1c.

Richter, S. (2024): Erleben von Zukunftsunsicherheit, Armutsrisiken und prekären Lebenslagen im Pflegeheim. *Z Gerontol Geriat 57*, 146-15.

Rüssler, H., Heite, E. (2017): Kommunen als Orte Sozialer Altenarbeit. *Z Gerontol Geriat, 50*, 446-450.

Schäffter, O. (2016): Die „innere Arbeit" des Beraters aus relationstheoretischer Sicht. In: *K. Obermeyer, H. Pühl* (Hrsg.): *Die innere Arbeit des Beraters* (S. 171-188). Gießen: Psychosozial Verlag.

Schramek, R., Engler, S. (2024): Interaktionen mit technischen Systemen lernen. Geragogische Perspektive auf die Bedeutsamkeit von Wechselwirkungen und Beziehungen in Lernprozessen mit Älteren. *Z Gerontol Geriat, 57*, 103-109.

Schulz von Thun, F. (2023): *Erfülltes Leben. Ein kleines Modell für eine große Idee.* München: Goldmann.

Spitzer, M. (2024): Einsamkeit: tödlich, ansteckend, schmerzhaft. Vortrag am 19.06.2024. Verfügbar unter: https://www.ethikrat.org/fileadmin/PDF-Dateien/Veranstaltungen/jahrestagung-2024-06-19-spitzer.pdf.

Stadt Monheim am Rhein (Hrsg.). (2024). Gegen die Sprachlosigkeit: Texte aus einem intergenerationellen Schreibworkshop über den Wunsch nach Frieden – unter Leitung von Barbara Zoschke. Ulla-Hahn-Haus, November 2023.

Statista 2024: Bevölkerung Deutschlands nach Altersgruppen. Verfügbar unter:https://de.statista.com/statistik/daten/studie/1365/umfrage/bevoelkerung-deutschlands-nach-altersgruppen/.

Statista 2024: Durchschnittliche weitere Lebenserwartung von männlichen und weiblichen Säuglingen 2022. Verfügbar unter: https://de.statista.com/statistik/daten/studie/1783/umfrage/durchschnittliche-weitere-lebenserwartung-nach-altersgruppen/.

Steinfort, J. (2010): *Identität und Engagement im Alter. Eine empirische Untersuchung.* Wiesbaden: VS Verlag.

Steinfort-Diedenhofen, J. (2023): *Bildungsarbeit mit älteren Menschen. Reflexions- und Handlungswissen für die Soziale Arbeit.* Stuttgart: Kohlhammer.

Tenorth, H.- E. (2003): Klassiker der Pädagogik. München: Beck.

Integrative Paartherapie

Rudolf Sanders

Inhalt

1. Mein Weg zur Integrativen Therapie

Auf der Suche nach „anderen Wegen" in der Arbeit mit Erwachsenen stieß ich in den 80er Jahren auf den Jubilar, *Hilarion Petzold*, in der Form des Buches *Gestaltpädagogik – Konzepte der integrativen Erziehung* (*Petzold, Brown* 1977).

> Der Gestaltansatz will für den Menschen, der als Körper-, Geist-, seelische Ganzheit (als „informierter Leib") im sozialen ökologischen Umfeld verstanden wird, eine ganzheitliche Agogik entwickeln, die neue Wege des Lehrens und Lernens geht. Ihr

> Ziel ist es, zu menschlicherem Lernen für eine menschlichere Gesellschaft beizutragen. Um dieses Ziel zu erreichen, ist ein komplexes agogisches Konzept und eine Praxis erforderlich, in der kognitives, emotionales, somato-motorisches und soziales Lernen verbunden werden und die auf das Lebensganze des Menschen gerichtet ist. Wir verwenden deshalb den Begriff „Integrative Agogik", weil er Pädagogik, Andragogik und Geragogik und die Forderung nach einer *éducation permanente* einschließt. [...] Wir beabsichtigen nicht, eine geschlossene Theorie vorzulegen, sondern Konzepte, die miteinander in Korrespondenz stehen und zu weiterer Auseinandersetzung anregen sollen. (a. a. O. S. 5)

Da wusste ich, oder besser und präziser, *spürte* ich zutiefst, genau *hier* bin ich richtig. So war es naheliegend, dass ich Fortbildungen am FPI/EAG machte.

Hier fand ich dann wichtige Schlüssel, die mir zum beruflichen Erfolg verhalfen. Aber nicht nur das, vor allem auch in meiner persönlichen Entwicklung, die ja die Grundlage für erfolgreiches Arbeiten mit Menschen ist, bekam ich wesentliche Impulse, von denen ich bis heute profitiere. So begleitet mich über viele Jahrzehnte hinweg mein „Therapieheft" mit meinen Aufzeichnungen. Bei *Ilse Orth* hatte ich gelernt, dem, was sich in mir bewegt, durch Ölmalkreiden einen Ausdruck zu geben und mich wieder von diesem Ausdruck beeindrucken zu lassen und das aufzuschreiben. Manchmal musste ich auch erst zwei oder drei Bilder malen, bevor ich wusste, *genau das ist es*! Dieser Wechsel von Ausdruck und Eindruck und wieder Eindruck und Ausdruck hat mir geholfen, Klarheit über mich zu gewinnen und mein Leben immer verantwortlicher zu steuern. Auch denke ich an die Gespräche am Trainertisch in Hückeswagen. Welch eine Bereicherung! Durch *Frank Siegele* konnten wir hier z. B. die therapeutische Budo-Kampfkunst entdecken und sie in unseren Ablauf der Paartherapie in hohem Maße gewinnbringend integrieren.

2. Meine ersten Schritte in der Integrativen Paartherapie

Mitte der 80er Jahre begann ich eine Ausbildung zum Ehe- und Familienberater und ab 1997 die Ausbildung zum Integrativen Paartherapeuten bei *Michael Cöllen*, die ich 1990 mit der Graduierung abgeschlossen habe. 2000 bis 2016 leitete ich die Ehe- und Familienberatungsstelle Hagen & Iserlohn. Angesichts der hohen Nachfrage habe ich sofort auch angefangen, paartherapeutisch mit Gruppen zu arbeiten. Da Achtsamkeit und Wertschätzung in der IT nichts Besonderes, Außergewöhnliches sind, was man lange trainieren müsste, sondern „zur DNA gehören", war mir von Beginn an klar, dass Paare, die unsere Hilfe suchen, ihre Ehe retten wollen. Ab 2000 habe ich das *Partnerschule* genannt, damit sie ihre Scham überwinden können, so etwas *Peinliches* wie eine Eheberatung oder Paartherapie in Anspruch nehmen zu müssen. Darüber hinaus bedeutet dieser Begriff auch genau das, was in dem oben zitierten Vorwort steht: Die

Menschen, die zu uns kommen, sind nicht krank, sondern sie wissen nur noch nicht, wie sie miteinander glücklich sein können, so dass sie zufrieden sind und in der Verbundenheit zum anderen aufblühen können. Aber das, was man noch nicht kann, kann man noch lernen, so mein Credo, ganz im Sinne des Entwicklungsgedankens in der IT (*Sieper* 2007b).

Zum pfadfinderischen Grundprinzip gehört es, die Kinder und Jugendlichen genau in den Blick zu nehmen: „Look at the boy!" „Look at the girl!". Ferner lernen wir ja nur durch neue Erfahrungen und deshalb: *„Scouting is doing!"* Wenn ich dann heute in meinen Seminaren 10 Tage mit Erwachsenen und Kindern zusammenlebe, das Ganze *Partnerschule* nenne, abends am Lagerfeuer mit ihnen sitze, dann denke ich mir so, das Ganze ist *Pfadfinderei für Erwachsene.* Hier lernen sie, wie miteinander zu leben aussieht, wie jeder und jede sich mit seinen oder ihren unterschiedlichen Fähigkeiten einbringen kann und so zum Erfolg des Ganzen beiträgt, wie jeder für den Anderen verantwortlich ist und wir als Leiter ein Teil des Ganzen sind. Und wenn wir dann die achtjährige Marie so ganz nebenbei mir bei Tisch sagt: „Wie schön, dass meine Eltern zu Dir in die Partnerschule gehen", dann geht mein Herz auf und ich spüre, hier bin ich zur richtigen Zeit am richtigen Ort.

3. Mein Weg, mich den Widerständen gegen meine Art der Paarberatung zu stellen

Diese *integrative Haltung* zum Menschen habe ich dann sofort in meiner Paarberatung umgesetzt und bin zu meinem völligen Entsetzen auf heftigste Widerstände seitens mancher Vorgesetzter gestoßen. Das passte so gar nicht in das herkömmliche Schema: montags hat der Mann und mittwochs die Frau in die Beratung zu kommen. Jeder muss erstmal einzeln fit gemacht werden, bevor man überhaupt mit dem Paar zusammenarbeiten kann. Und außerdem: Mit Gruppen darf man doch eigentlich gar nicht arbeiten, weil den Menschen das doch viel zu peinlich ist. Außerdem weiß man ja auch gar nicht, ob die beiden überhaupt zusammenbleiben wollen oder nicht, das muss man zunächst erst einmal klären, denn wir sind ja *ergebnisoffen.*

Trotz des „Gegenwindes" konnte ich immer wieder auf fachlich kompetente Förderer zählen.

Besonders hervorheben möchte ich *Hilarion Petzold*, von dem ich immer wieder wertschätzende Rückmeldungen zu meiner Arbeit bekommen habe. Auch konnte ich ihn als Zweitgutachter meiner Dissertation gewinnen. Denn um diesem Druck übergeordneter Stellen in der kirchlichen Hierarchie etwas entgegenzusetzen, entschloss ich mich, meine Arbeit einmal von außen überprüfen zu lassen. So promovierte ich an der Philosophischen Fakultät der Universität Münster bei meinem Doktorvater *Hans Dietrich Löwer* mit der Dissertation *Integrative Paartherapie. Grundlagen – Praxeologie – Evaluation. Eine pädagogische Intervention zur Förderung der Beziehung von Frau und Mann als Partner* (*Sanders* 1997). Im Jahre 2004 konnte ich den Integrativen Ansatz auf der Jahrestagung der DAJEB (Deutsche Arbeitsgemeinschaft für Ehe- und Jugendberatung) in Bonn vorstellen. Hier war die Resonanz – anders als in der katholischen Beratungsszene – gross und der Wunsch nach Fortbildungen überwältigend. Last but not least setzten die vielen Klienten und Klientinnen, etwa mit der Gründung des Netzwerk Partnerschule e. V. im Jahr 2000, ein deutliches Signal für die Wirksamkeit dieses integrativen Ansatzes.

4. Das Gute setzt sich durch – Oder: Einen Eimer Wasser kann man nicht aufhalten

Vielleicht ist es ja das, was das Pfadfinderische auszeichnet, was ich in der IT, der *Integrativen Therapie* wiederfinde. Statt über die *Gestalt der Ehe* mit dem Paar zu reden, gebe ich beiden ein Stück Ton in die Hand und nach einer meditativen Hinführung gibt jeder *seine Gestalt dieser Ehe* in einen mit geschlossenen Augen modellierten Ausdruck. Dieser findet dann im Expressiven Schreiben wieder einen Eindruck. Dann gelingt es den beiden, über diese künstlerischen Zugänge miteinander *die* Worte zu finden über das, was *wirklich* bewegt. Bindungserfahrungen der Kindheit werden als wichtiger Schlüssel für maladaptive Beziehungsmuster durch einen gemalten Ausdruck identifiziert. Allem voran wird der ganze Leib in die Arbeit mit den Menschen einbezogen. Dies alles sind Zugangsweisen, die den Betroffenen Erfahrungen von Selbstermächtigung ermöglichen, sie gleichzeitig im Angesicht des Anderen in ihrem Selbstwert stärken, und so in dieser Verbundenheit wachsen.

Da es als Pfadfinder selbstverständlich dazu gehört, immer auch zu reflektieren: Was ist mein Ziel? Wie weit habe ich das erreicht? Wie nachhaltig ist es? Was lässt sich verbessern? habe ich die von der Universität Braunschweig und vom Bundesfamilienministerium finanziert beratungsbegleitende Forschung ab 1990 genutzt, um die Wirksamkeit und die Nachhaltigkeit meiner Arbeit überprüfen zu lassen (*Klann, Hahlweg* 1994).

> Entsprechende Mittelwertsvergleiche (vgl. *Kröger, Sanders* 2005) belegen, dass sich die Problembelastung der Paare durch die Teilnahme an der Partnerschule bedeutsam reduziert: Sowohl die Männer als auch die Frauen geben zu Beratungsende durchschnittlich rund drei Konfliktbereiche weniger an als zu Beratungsbeginn. Außerdem bewirkt die Partnerschule im Prä-Post-Zeitraum signifikante Verbesserungen der globalen Partnerschaftszufriedenheit, der affektiven Kommunikation, der Problemlösefertigkeiten, der Freizeitgestaltung und der sexuellen Zufriedenheit. Auch die eher individuelle Belastungssymptomatik (depressive Verstimmungen und körperliche Beschwerden) bessert sich in einem statistisch bedeutsamen Ausmaß. (Vgl. *Kröger, Sanders* 2002, 2005)

Die Partnerschule regt offenbar Veränderungen an, die sich teilweise erst nach Abschluss der Beratung in vollem Umfang entfalten. Dieser Befund zur spezifischen Wirkungsweise der Partnerschule kann natürlich nur mit angemessener Vorsicht interpretiert werden: es konnten nur von einem Teil der Klienten Katamnesedaten erhoben werden (*Kröger, Sanders* 2002, 2005). Dennoch ist plausibel, dass diese besonderen Zugewinne darauf zurückzuführen sind, dass der es um einen Ansatz mit einem vergleichsweises hohen Stundenumfang handelt, und dass die besonderen Wirkbedingungen im Gruppensetting eine wichtige Rolle spielen.

5. Gutes tun und davon reden!

Das Anliegen der Paare, Kontrolle über ihre Konflikte zu gewinnen, um so in der Verbundenheit aufblühen zu können, ist bis heute der Antrieb meiner therapeutischen Arbeit. Dieses kann ich mit der IT seit fast 40 Jahren am besten umsetzen. Dabei ist es mir wichtig, diese durch Veröffentlichungen so aufzubereiten, dass Kolleginnen und Kollegen nicht nur den theoretischen und wissenschaftlichen Hintergrund verstehen, sondern auch Selbstwirksamkeitserfahrungen in ihrer paartherapeutischen Tätigkeit machen können.

Die erste Veröffentlichung richtete sich an Ratsuchende selber. Psychoedukation verbunden mit Übungen, in denen sie neue Erfahrungen machen können, ermöglicht ihnen, ihre Probleme zu verstehen und dadurch diese zu bewältigen denn: *Zwei sind ihres Glückes Schmied* (1998). Dann ein klares Statement: *Partnerschule – damit Beziehungen gelingen. Grundlagen Handlungsmodelle – Bausteine – Übungen. Erprobte Wege in Eheberatung und Paartherapie* (2000). Um Kolleg*innen in den Beratungsstellen Mut zu machen, mit Gruppen zu arbeiten, folgte: *Beziehungsprobleme verstehen – Partnerschaft lernen. Partnerschule als Kompetenztraining in Ehe- und Familienberatung* (2006). In: *Partnerschule als Paartherapie im Integrativen Verfahren* (2022) findet sich neben der aktuellen wissenschaftlichen Fundierung ein strukturierter Ablauf, um Paartherapie als *Fokale Kurzzeittherapie* über einen Zeitraum von circa 25 bis 30 Einheiten zu gestalten. Unterteilt ist dieser in fünf miteinander verschränkten Modulen, zunächst *Beziehungsaufbau und Diagnostik*, dann im zweiten Modul *Verständnis fördern zur Bedeutung individueller früher Beziehungserfahrungen*. Sind dann weitgehend Übertragungen geklärt, geht es im dritten Modul darum, *in Verbundenheit zu wachsen und kommunikative Kompetenzen und beziehungsförderliches Verhalten einzuüben*. Erst durch den in den vorher gehenden Modulen angestoßenen persönlichen Entwicklungsprozess wird es möglich, sich jetzt auch für das Thema der Gestaltung der gemeinsamen *Sexualität als Ressource* zu öffnen. Das fünfte Modul, die bewegungstherapeutische Arbeit, zieht sich wie ein roter Faden durch die anderen 4 Module. Hier ist es besonders *Renate Lissy-Honegger* (2015) zu verdanken, dass sie kontinuierlich die bewegungstherapeutische

Arbeit weiterentwickelt und prägt. Themen der Zwischenleiblichkeit werden wichtig, wie „meine Würde, ich bin dir ein Anderer, ich kann mich öffnen und schließen" und last not least ihre Umsetzung in Übungen der therapeutischen Budo Kampfkunst (vgl. *Siegele,* dieses Buch), etwa wenn in der Übung mit den Stöcken gelernt wird, das „Schwert nicht zu benutzen" und zwischenmenschliche „Friedensarbeit" geübt wird (*Petzold* 2020b). So erleben die Paare miteinander, wie es geht, zu seiner Stärke zu finden, dem Anderen diese in der Rolle des *Entschiedenen Akteurs* beziehungsweise des *Standhaften Gegenübers* zur Verfügung zu stehen, aber immer auch dem Anderen zu signalisieren: Ich habe Gewaltkompetenz und tue alles, dich nicht zu verletzen.

Im Folgenden stelle ich nun in Anlehnung an einen Artikel, der in den Polylogen (*Sanders* 2019) erschienen ist, die Integrative Paartherapie vor. Da sie in der Fachwelt weitgehend unter *Partnerschule* bekannt ist, nutze ich vor allen Dingen diesen Begriff.

6. Prävention, Gesundheitsförderung und Integrative Therapie

Das pathologiezentrierte Denken *Freud*s, das auch im Psychotherapeutengesetz hierzulande (und anderen Orts) zu einer Verengung des Begriffes „Therapie" auf Behandlung von Störungen mit Krankheitswert geführt hat, und eine einseitige Orientierung in der klinischen Psychologie hatten zur Folge, dass salutogene Wege der Prävention und Gesundheitsförderung oft ein stiefmütterliches Dasein fristen. Besonders für Kinder ist die Vernachlässigung der Prävention unverantwortlich, denn: „Da Kinder nach „positiver" Scheidung der Eltern nur unwesentlich oder gar nicht positiver abzuschneiden scheinen als Kinder in ungünstigen Scheidungskonstellationen, stellt sich die Frage, ob man weiterhin von einer positiven Scheidung für Kinder sprechen kann" (*Bodenmann* 2016, S. 213). *Bodenmann* weist darauf hin: „Die Scheidung gehört neben chronischen destruktiven Partnerschaftskonflikten zu einem der bedeutendsten Risikofaktoren für die Entwicklung psychischer Störungen beim Kind und Jugendlichen und stellt eine lebenslange Vulnerabilisierung dar" (*Bodenmann* 2016, S. 167). Aufgrund dieser Studien positionieren sich die Herausgeber einer aktuellen Veröffentlichung (*Roesler, Bröning* 2024) eindeutig zur Dringlichkeit einer auf Prävention zur Vermeidung von Trennung und Scheidung angelegten Paartherapie.

> In Spannung zueinander stehen bei Trennungsüberlegungen bei Paaren mit Kindern häufig die Bedürfnisse betroffener Kinder nach Stabilität und Kontinuität mit dem *Diktat der Individualisierung*, d. h., den Bedürfnissen der Erwachsenen nach Neuanfang und Weiterentwicklung, danach, ihr persönliches (Liebes-)glück zu finden und ihrer Wege zu ziehen. Doch auch die Belastungen für Erwachsene, die aus einer Trennung entstehen, sind – je nach familiären Ressourcen – häufig weitreichend, was

> im Vorwege einer solchen Entscheidung nicht immer bedacht wird. Vieles spricht für eine Aufwertung von Langzeitbeziehungen und Überwindung partnerschaftlicher Schwierigkeiten. Dies steht jedoch im Kontrast zur schlechten Versorgungslage im Bereich der Paarprävention und -therapie in Deutschland. (Ebenda 2024, S. 9).

Ausführlich habe ich in dem Aufsatz *Partnerschule als Kontextmodell in Ehe-, Partnerschafts- und Familienberatung. Prävention trennungs- und scheidungsbedingter gesundheitlicher Beeinträchtigungen* (*Sanders* 2023) die Zusammenhänge und Wege zu einer Prävention durch eine *zielorientierte* Paar- und Familienberatung in Beratungsstellen aufgezeigt.

Als ein methodisches Behandlungs- und Entwicklungsformat innerhalb der *Integrativen Therapie* ist die Partnerschule *explizit* ein Gegenentwurf zu pathogener Einseitigkeit. Deshalb werden deren Wurzeln, Entstehung und Relevanz für Prävention und Gesundheitsförderung im Folgenden zunächst aufgezeigt.

Das Wort θεραπευειν (therapeuein) kommt aus dem Griechischen und meint das Pflegen, Fördern, Hegen, Heilen und auch Dienen. Dieser Begriff ist in umfassender Perspektive einer antiken Medizin als Heilen und Fördern des Menschen gemeint (*Petzold* 1990b; *Petzold, Moser, Orth* 2012). Über eine reparative Wiederherstellung hinaus wurde die Entwicklung von Fähigkeiten und Fertigkeiten in das Handeln des Arztes einbezogen. APOLLON war nicht nur Gott der Heilkunst, sondern auch Erzieher der Menschen, und die asklepiadischen Ärzte verstanden ihr Tun als eine umfassende *„Anthropoplastik“* (*Bubolz* 1983), als Menschenbildung. Durch παιδεια, (paideia) die pädagogische Führung, erreichten sie die διαιτα (diäta) die rechte Lebensweise. HIPPOKRATES, dessen Eid noch heute die Ärzte sprechen, gab als Richtschnur: *„Es ist wohlgetan, die Gesunden zu führen“* und *„man muss das philosophische Wissen in die Heilkunst, und die Heilkunst in die Lebenskunst einführen“* (zitiert nach *Petzold* 1990b, S. 216). So ist der Arzt immer auch Pädagoge und der Therapeut immer auch Lehrer (*Schipperges* 1986). Als solcher bringt er den Menschen auf den Weg zur *„rechten Lebensführung“* (Diät), begleitet den Kranken auf dem Weg zur Besserung und stellt sich dem unaufhaltbaren Niedergang entgegen. Er wirkt darauf hin, dass ganz im Sinne APOLLOS (Paracelsus) die Krankheit wie der Lebensweg einen guten Verlauf nimmt und zu einer „Euthymie“, einem Wohlbefinden führt (*Petzold* 1990 b; *Petzold, Moser, Orth* 2012).

Und da sind nicht nur wir Therapeut*innen im Blick, sondern auch Klient*innen, die durch den Integrativen Ansatz Hilfen und Förderung erfahren. Ein Beispiel sind die Menschen, die sich im Jahr 2000 im Netzwerk Partnerschule e. V. zusammengeschlossen haben und durch ihre Mitgliedsbeiträge und Spenden allen Paaren, unabhängig von ihren finanziellen Möglichkeiten, eine Teilnahme an Gruppen ermöglichen und Kosten für die parallele Kinderbetreuung übernehmen (*Sanders* 2018). Aber nicht nur das, viele halten auch nach den Gruppen den Kontakt untereinander. Einmal im Jahr treffen sich Mitglieder dieses Netzwerkes an einem Wochenende im Advent. Hier bieten sie für andere

Workshops an: Aquarellmalen, einen Vortrag über gesunde Ernährung unter dem Titel *Ölwechsel*, Heizung ökologisch einstellen, Tanz Improvisationen oder Kinderyoga. Mit 65 Teilnehmenden waren wir im Jahr 2023 absolut an unserer Kapazitätsgrenze. Einige waren schon vor 25 Jahren mit dabei, andere sind aktuell noch in Beratung. Ein besonderes Phänomen ist es, dass junge Erwachsene, die früher als Kinder mit dabei waren, sich in einer eigenen Gruppe an diesem Wochenende zum gemeinsamen Sport, Gesellschaftsspiel etc. verabreden und bis tief in der Nacht zusammensitzen. Hier wird realisiert, was in der Integrativen Therapie als der *„Konvivialitätsfaktor"* beschrieben worden ist (*Petzold, Orth* 2024).

> Konvivialität kennzeichnet die heilsame Wirkung eines guten Miteinanders in einem ‚gastlichen Raum' der auch das Klima therapeutischer Beziehungen kennzeichnen sollte – so die Grundregel der Integrativen Therapie (*Petzold* 2000a). Es ist ein Klima, in dem das Wohlsein-fördernde Neuropeptid Oxytocin ausgeschüttet wird. Es fördert soziale Bindungen, liebevolle Zuwendung und auch Heilungsprozesse (https://en.wikipedia.org/wiki/Oxytocin; *Buemann* et al. 2021). Therapeutische Beziehungen müssen deshalb wohlwollende, konviviale, zwischenmenschliche Qualitäten generieren, die zugleich professionell und mitmenschlich zum Tragen kommen sollen, Konviviale Qualitäten wurden auch als die zentralen Wirkmomente in der größten je durchgeführten Longitudinalstudie zur menschlichen Entwicklung herausgefunden. Mit heute über 80 Jahren Laufzeit, begonnen 1938, hat die ‚Harvard Study of Adult Development' folgendes herausgefunden: ‚The finding that when we study hundreds of people over their entire adult lives, the people who turn out to be the happiest and the healthiest are those who have good, warm connections to others' – so der vierte Studiendirektor *Robert Waldinger* 2022 in einem TED-Talk. (*Petzold, Orth* 2022)

Der konviviale Einbezug der Menschen in unseren Projekten ist stets enorm wichtig, denn „Patient*innen und Therapeut*innen sind Partner*innen in kritischer Kulturarbeit" (*Petzold, Orth, Sieper* 2014, ders. 2000d). Durch ihre Mitgliedschaft im Netzwerk Partnerschule e. V. zeigt sich, dass diese Vorgehensweise, eine Paartherapie im Integrativen Verfahren, als eine engagierte Arbeit für Menschen und für die menschliche Gesellschaft und die Natur erkannt und wertgeschätzt wird. „Netzwerke" – als Erbe *Morenos* so wichtig in der Integrativen Therapie (*Hass, Petzold* 1999) – und die in ihnen wirkenden gemeinsamen Gedanken, Gefühle und Willensentschlüsse – „kollektiven Repräsentationen" wie *Serge Moscovici* sagt – haben die Chance, dass ihre Anliegen durchtragen und Verbreitung finden und damit vielen Menschen zu Gute kommen.

7. Die Partnerschule – Integrative fokale Kurzzeittherapie

Paare suchen eine Paartherapie auf, weil sie zunächst einmal Kontrolle über ihre Konflikte gewinnen wollen. Denn diese stehen ihrer Verbundenheit und dem individuellen Aufblühen in dieser im Wege. Implizit spüren sie, dass sie mit ihrem Anliegen richtig sind. Untermauert wird dies wird durch die schon erwähnten Erkenntnisse aus der Harvard Adult Development Studie über ein erfülltes Leben. Wenn die Autoren diese „eindampfen" müssten, kommen sie zu folgender „Glücksformel": Nichts ist so wichtig für die Gesundheit, Glück und persönliches Aufblühen wie gute erfüllende Beziehungen (*Waldinger, Schulz* 2023, S. 22). Dementsprechend sind gravierende Schwierigkeiten in der Partnerschaft als bedeutender gesundheitlicher Risikofaktor einzuordnen (*Kröger, Sanders* 2018). Nachdem sie Kontrolle über ihre Konflikte gewonnen haben, können sie auch zu der Entscheidung kommen, dass es besser ist, ab jetzt getrennte Wege zu gehen. Dann wird es möglich, sich in Würde voneinander zu verabschieden, indem man das, was miteinander wertvoll war, wertschätzen kann. Für gemeinsame Kinder ist das auf jeden Fall im Falle einer Trennung eine gute Grundlage, dass ein Paar weiterhin ihre Elternschaft verantwortlich wahrnehmen kann.

Die Partnerschule stellt als „Integrative fokale Kurzzeittherapie" (*Petzold* 1993; *Sanders* 1997, 2022) in Theorie und Methodologie dar, wie fokaldiagnostisch relevante Schwerpunkte in einem Prozess über einen Zeitraum von 15 bis 25 Einheiten (je ca. 100 Minuten) ausgewählt und angegangen werden. Paartherapeutinnen und Paartherapeuten haben damit einen klaren Rahmen, in welchem sie Entwicklungsprozesse mit einem Paar gestalten können. Darüber hinaus besteht auch die Möglichkeit, diesen Ansatz als Gruppentherapie mit drei bis acht Paaren zu nutzen.

8. Folgende heilenden Wirkfaktoren kommen zum Tragen

Die Integrative Therapie hat stets auf die Bedeutung therapeutischer Wirkfaktoren und Wirkprozesse Wert gelegt. *Hilarion Petzold* (2012h, 2016n) hat 14 und dann 17 herausgearbeitet. Bevor wir uns überhaupt darüber Gedanken machen, welche Heil- beziehungsweise Wirkfaktoren und Prozesse zum Tragen kommen, gilt es grundsätzlich zu betonen, dass es drei Metafaktoren (*Petzold, Orth, Sieper* 2021) gibt, die die Grundlage jedweder Therapie sind! Vereinfacht und auf Therapieerfordernisse eingeengt kann man sie so benennen:

1. Ein gut funktionierender Staat mit einem soliden öffentlichen Gesundheitswesen, mit Krankenversicherung, klinischen und rehabilitativen Einrichtungen und Diensten, medizinischer Versorgung etc. Ferner müssen hinlänglich gesicherte Lebensverhältnisse wie Arbeit, Wohnung, Versicherungsschutz gewährleistet sein.

So kooperieren wir bei der Durchführung der Seminare der Partnerschule seit 1990 mit Trägern kirchlicher und staatlicher Einrichtungen der Familien- und Erwachsenenbildung (Akademien, Familienbildungsstätten, örtliche Bildungswerke oder Kindertageseinrichtungen) und nutzen deren vielfältige räumliche Möglichkeiten als auch die Trägerschaft bei der Durchführung.

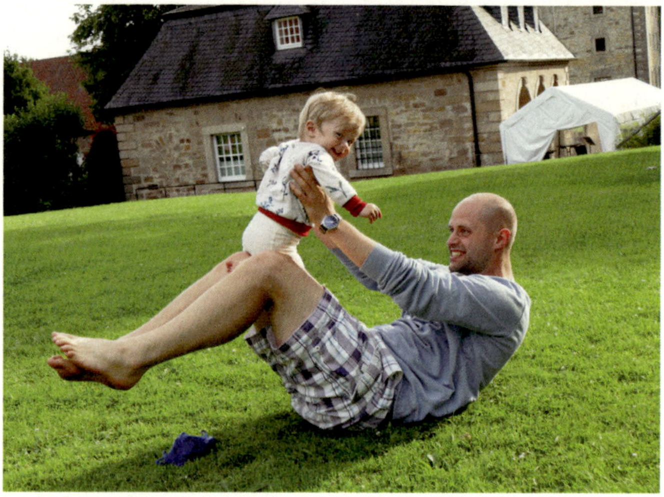

Bis Ende 2024 konnten insgesamt 183 Seminare mit durchschnittlich sechs bis acht Paaren durchgeführt werden. Da es uns ein wichtiges Anliegen ist, allen Paaren, auch denen mit Kindern, eine Teilnahme zu ermöglichen, wird durchgehend, außer bei Abendseminaren, eine parallele Kinderbetreuung angeboten. Hier sind meistens zwischen 5-15 Kinder im Alter von 1-15 Jahren mit dabei.

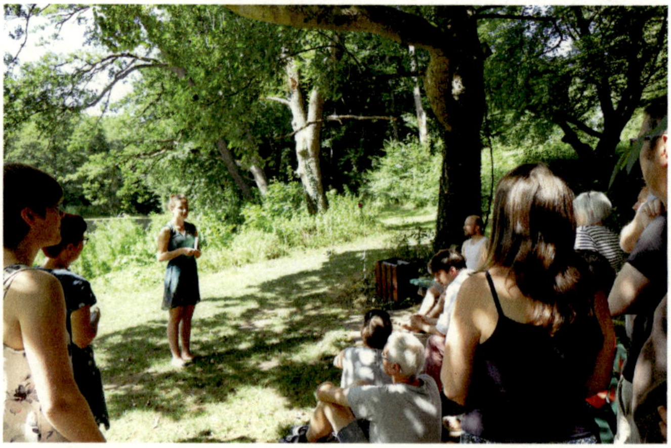

2. Eine hinreichend (mehr geht wohl nicht mehr!) unzerstörte Umwelt, unbelastete Ökologien bei den Mikroökologien von Wohnsituationen und Arbeitsplätzen (*Preuss* 1995) und hinlänglicher Zugang zur Natur, zu Wald, Feld, „grüner" Landschaft.

Jeder, der die wunderschöne Landschaft am Beversee während eigener Fortbildungen erlebt hat, hat am eigenen Leib erfahren, wie wichtig der richtige Ort für eine Fortbildung ist. So haben wir beste Erfahrungen gemacht mit Klöstern, die für unsere Art der Seminargestaltung geeignet sind. Dann kommt es zu solchen spontanen Erlebnissen, dass die Ordensschwester Teilnehmern bei ihren Spaziergängen im Garten von ihren Kräutern erzählt. Unsere Kinder kommen mit Bauer Heinrich, Leiter des Bio Bauernhofes der Jugendbildungsstätte Hardehausen ins Gespräch. Und die waldreiche Umgebung bietet nicht nur Erholung, sondern auch vielfältige Inspiration, sich bei dem Seminar „In Verbundenheit wachsen" draußen in der Natur dem Partner oder der Partnerin und den anderen Teilnehmern mit seinen Stärken zu präsentieren.

3. Eine breite Allgemeinbildung der Bevölkerung, gewährleistet durch Bildungswesen und Medien, in der das Wissen um Gesundheit breit vermittelt wurde und präsent und auf neustem Stand gehalten wird.

Diese sehr generellen Grundvoraussetzungen können gar nicht hoch genug bewertet werden, denn ohne sie haben Therapien wenig Chancen (*Petzold, Orth, Sieper* 2021).

Die demokratietheoretische, als gesellschaftlich umgesetzte, gelebte Praxis einer Gewährleistung von Würde und Integrität bis in die Dyaden und Polyaden des zwischenmenschlichen Umgangs muss beständig im Hintergrund aller metatheoretischen Überlegungen zu Therapie präsent sein, denn die Metatheorie kommt immer auch bis in die Mikrointerventionen zum Tragen und wird durch deren Umsetzungen auch bestätigt.

So werden etwa in der allerersten Vorstellungsrunde eines Seminares die Teilnehmer eingeladen, dass jeder sich mit seinem Können, mit seinen Stärken, seinen Ideen und seinem Wohlwollen aber auch mit seiner Not einbringt, denn dann wird das Schöne schöner und das Schwere leichter.

Aufgabe der Therapeutinnen ist es also vor allem, für dieses „heilende Klima" zu sorgen. In diesem Klima werden nicht nur die therapeutischen Fachleute, sondern alle Gruppenmitglieder einander gegenseitig heilsam. Dann können diejenigen „am besten beraten" bzw. „heilen", die selbst an die Grenzen ihrer Existenz geraten sind, die sich den Widersprüchlichkeiten des menschlichen Lebens gestellt, mit Verzweiflung oder gar mit dem Tod gerungen haben" (*Steinkamp* 1991, S. 120).

Es gilt zu betonen, dass therapeutische Wirkfaktoren als Konstituenten von – potentiell positiv und/oder negativ wirksamen – biopsychosozialen Therapieprozessen in der Integrativen Therapie derzeit als „Elemente von Heuristiken" gesehen werden (*Märtens, Petzold* 1998; *Petzold* 1993p; *Petzold* 1992g; *Petzold, Steffan* 2000a). Diese kommen kontextbezogen zum Tragen; hier mit dem Ziel, dass Paare die Erfahrung machen, miteinander und aneinander heilsam zu werden und Heil zu ermöglichen. *Sölle* (1976) vermutet einen „Kompass" in jedem Menschen mit der Fähigkeit, Heil und Unheil zu empfinden. Und das religiöse Wort „Heil" meint „Ganzsein, „Nicht-kaputt-sein". Es trägt in sich den Wunsch nach einem Leben ohne Angst und Berechnung, nach Vertrauen, offen glauben zu können, ohne Absicherung. Erst das Vertrauen seitens der Beraterin oder des Beraters in die Wirksamkeit dieses Kompasses lässt Therapie gelingen. „Durch die Gruppe habe ich gelernt, auf andere Menschen zuzugehen, mich in einem größeren Kreis zu äußern, von meinen Ängsten zu erzählen. Mir gefielen besonders die praktischen Übungen, z. B. kreatives Formen oder tatsächlich auf ‚fremde' Menschen zuzugehen. Ich bin sicher, dass unsere Ehe ohne diese Therapie in den Alltagsproblemen steckengeblieben wäre." (Klientenzitat aus: *Sanders* 1997). Die Erfahrung und Einsicht, dass Heil nicht machbar ist, sondern dass wir uns dafür öffnen müssen, wird so zur Richtschnur.

Deshalb beinhalten Wirkfaktoren auch keine Heils- und Heilungsversprechen nach dem Motto: „Wenn du diese Übung machst, dann wirst du mit Sicherheit glücklich mit deinem Mann/ deiner Frau sein und ihr werdet tollen Sex haben!", denn die Grenzen des Konzeptes sind deutlich: einzelne Faktoren oder Faktorengruppen machen natürlich noch keinen Therapie*prozess*. Ein solcher hat eine auf mehrere Ebenen (die biologisch-körperliche, die psychologisch-seelische, die kognitiv-mentale, die kommunikativ-soziale und die kontextuell-ökologische Ebene) gerichtete differentielle und ganzheitliche Qualität. Diese ist durch die Therapeutenvariable (1) und die Patientenvariable (2) nachhaltig geprägt, denn damit wird die Beziehungsvariable (3) bestimmt. Kontext- bzw. Settingvariablen (4) sind oft nachgeordnet.

Wirkfaktoren beinhalten die Gefahr, als Manipulationsinstrumente gebraucht zu werden, um mit Paaren etwas zu „machen". Darum wird in intersubjektiver Korrespondenz (*Petzold* 1991e) zwischen dem Therapeuten und dem Paar erarbeitet, ausgehandelt und dann gemeinsam evaluiert, was, wie, wann wirksam und hilfreich ist. Es wird in der Partnerschule lediglich ein Rahmen zur Verfügung gestellt, in dem sich das Paar „selbst zum Projekt" macht. Hier erfahren sie zwischenleibliche Selbstwirksamkeit bezogen auf eine Reihe von zentralen Beziehungsmotiven, wie das Motiv nach Anerkennung, Wichtigkeit, Verlässlichkeit, Solidarität, persönliche Souveränität (*Petzold, Orth* 2014) – wir ziehen sie im Begriff der Autonomie vor, denn es kann nicht alles nach „meinen Gesetzen" gehen, sondern es braucht immer ein „Aushandeln von Grenzen und Positionen" (*Petzold* 2012q). Grenzen und Territorialität sind „Verhandlungssache" (*Sachse* 2019, S. 16). In solchen Prozessen beginnen Paare zu verstehen, warum sie sich so verhalten, wie sie sich verhalten, sie erkennen störende Verhaltensweisen und erlernen neue förderliche. Ganz besonders aber generieren sie eine Zielorientierung und entdecken damit das Entwicklungspotential ihrer einmaligen Liebesbeziehung. Damit erlangen sie Zufriedenheit in und mit ihrer Beziehung. In prospektiven Untersuchungen zur Wirksamkeit der Partnerschule wurde deutlich, dass es insbesondere die subjektive Zufriedenheit mit Partnerschaft, Sexualität und Familie ist, die sich signifikant verbessert (*Kröger* 2006).

9. Die Integrativen Wirkfaktoren und -prozesse

Zu den Wirkfaktoren bzw. Wirkprozessen (*Petzold* 2016n), die im Integrativen Ansatz entwickelt wurden, sollen im Folgenden einige kurze Erläuterungen gegeben werden.

9.1 Die therapeutische Allianz, einfühlendes Verstehen, komplexe Empathie

Der Therapeutin bzw. dem Therapeuten kommt für den Erfolg einer Therapie *die* zentrale Bedeutung zu, er ist dafür verantwortlich, dass die Heilfaktoren zum Tragen kommen können. Da man in der Therapieforschung und analog dazu auch in der Beratungspraxis bisher eine spezifische Methode, z. B. die EFT (*Johnson* 2009), als Grundlage für den Erfolg oder Misserfolg angesehen hat (*Roesler* 2015), kam der Behandler selber kaum ins Blickfeld. Therapeutenvariablen wurden zwar manchmal mit untersucht, dabei zeigte sich aber meistens, dass zumindest objektivierbare Kennzeichen wie Alter, Geschlecht oder ausbildungsbezogene Merkmale relativ wenig Vorhersagekraft für den Therapieerfolg haben (vgl. *Castonguay, Hill* 2017). Erst in den letzten zwei Jahrzehnten wurde deutlich, dass es eine große Varianz zwischen Psychotherapeuten gibt, die auch beinhaltet, dass einige regelhaft gute Psychotherapien produzieren, während andere mit gewisser Konsistenz ihren Patienten wenig helfen können.

Worauf legen diese „Master-Therapeuten" besonderen Wert, fragt *Wöller* (2022). Offensichtlich gibt es Schlüsselvariablen, die über die angewandten Therapieverfahren hinausgehen. Dazu gehört etwa die Fähigkeit, die *tatsächlichen*, meist impliziten Bedürfnisse der Patienten zu erfassen, so dass sich diese verstanden und respektiert fühlen. Master-Therapeuten sind in der Lage, in der Behandlungstechnik flexibel zu sein und in Abhängigkeit von den individuellen Bedürfnissen unterschiedliche therapeutische Zugänge zu wählen, je nachdem welche Problematik vorliegt und sowohl auf psychodynamische als auch verhaltenstherapeutische, systemische oder humanistisch-psychologische Strategien zurückzugreifen. Sie machen deutlich, dass die Frage der Therapiemotivation nicht nur eine Angelegenheit des Patienten ist, sie sehen ihre Aufgabe darin, die Therapiemotivation des Patienten zu stärken. Interessanterweise fällt auf, dass sich von den Master-Therapeuten als hilfreich betrachtete Einstellungen und therapeutische Strategien in hohem Maße mit dem, was Patienten als hilfreich für den Aufbau einer guten therapeutischen Beziehung und als Voraussetzung für den Therapieerfolg ansehen, decken (*Sullivan* et al. 2005). Aus diesen Forschungsergebnissen wird deutlich, welche Bedeutung die therapeutische Allianz hat.

Durch die in der Beziehung gemachten Erfahrungen mit der Therapeutin lernen die Partner Mitgefühl, Empathie und Wertschätzung. Dann fühlt jeder sich in seinem „Sosein", in seiner Existenz vom Anderen verstanden. Dieses Erleben von stimmiger Empathie fördert beim Einzelnen auch das Verständnis für sich selbst. *Gottman & Silver* (2014) kommen in ihren Langzeitforschungen über das Gelingen und Misslingen von Paarbeziehungen zu dem Schluss, dass es insbesondere wichtig sei, Gefühle des Partners zu verstehen und sie als legitim zu betrachten, auch wenn man sie selber nicht teilt. Er empfiehlt, sich in die Gefühle und den Standpunkt des Partners hineinzuversetzen, sich in seine Lage hineinzudenken und dessen Gefühle sozusagen von innen heraus zu verstehen. Die Integrative Therapie hat unter Rückgriff auf neurowissenschaftliche Forschungen (z. B. *Decety* 2012) eine Theorie und Praxeologie „komplexer Empathie" entwickelt (*Petzold, Mathias* 2019a) mit der sie arbeitet und drei empathische Dimensionen im Beziehungsgeschehen differenziert und zum Einsatz bringt: 1. *kognitive Empathie* (Verstehen, Verständnis, „Ich verstehe Dich!"); 2. *emotionale Empathie* (Mitgefühl, Mitleid, Mitfreude, „Ich fühle mit Dir!"; 3. *somato-sensumotorische Empathie* (Mitbewegtsein, Mitzittern, Mitverspannen- bzw. -entspannen, „Ich zittere mit Dir!").

Auch für die folgenden Wirkfaktoren ist das Lernen durch die Erlebnisse im Rahmen der Integrativen Paartherapie der Therapeut verantwortlich, damit die Klienten Folgendes im Miteinander an diesem Ort erleben können.

9.2 Emotionale Annahme und Stütze

Diese Fähigkeit lässt sich beschreiben als Ermutigung, Trost, Akzeptanz, Auffangen, positive Zuwendung und Förderung positiver selbstreferentieller Gefühle und Kognitionen, z. B. Selbstsicherheit, Selbstakzeptanz, Selbstvertrauen. Natürlich ist dieser Faktor mit dem vorhergehenden eng verbunden, denn nur aus dem einfühlenden Verstehen erwächst emotionale Annahme und Stütze. Für *Adler* (1930) ist die „Ermutigung" zum Leitmotiv seiner Individualtherapie geworden. Allerdings ist hier für Paare eine Falle verborgen, dann nämlich, wenn solche „Stütze" den Partner „dumm, klein und abhängig" hält, wenn sie missbräuchlich dazu benutzt wird, eigene Schwäche zu kaschieren und sich selbst auf ein Podest zu stellen. Umgekehrt mag jemand alle „Stütze" vom Partner erwarten, um sich weiterhin regressiv verhalten zu können. Wenn sich solche Fallen zeigen, besteht die Aufgabe darin, im diagnostischen Prozess den Sinn im Unsinn zu dechiffrieren, damit „Fehlempathierungen" nicht immer wieder belastende oder verletzende Situationen der Vergangenheit des Einzelnen oder des Paares reinszenieren.

9.3 Hilfen bei der realitätsgerechten praktischen Lebensbewältigung

Jeder kennt die kleinen und großen Sorgen des Alltags: Welches Kleid ziehe ich an? Was schenken wir Oma zum Geburtstag? Wie organisieren wir die Kinderbetreuung, wenn ...? So klein diese Probleme für Außenstehende zu sein scheinen, können sie doch für den Einzelnen sehr belastend sein. Hier kann der in Verruf geratene *Ratschlag* des Therapeuten durchaus hilfreich sein. Gerade bei Menschen, die den Blick für die Realität, etwa für die Not ihrer Kinder, völlig verloren haben, ist es hilfreich, wie durch einen Lotsen in unsicheren Gewässern, Führung im Sinne eines Hilfs-Ichs durch einen klaren Hinweis, wahrzunehmen. So weise ich gerne darauf hin, dass eine Trennung vom Partner durchaus sinnvoll sein kann, aber erst dann, wenn man weiß, warum man sich trennen will. Denn ohne an seiner eigenen Persönlichkeit gearbeitet zu haben, nimmt man sich in die nächste Beziehung mit den gleichen Mustern wieder mit. Die Scheidungszahlen für die Zweit- und Dritt-Ehe unterstreichen dies.

9.4 Förderung emotionalen Ausdrucks

Emotionen sind Reaktionen auf Situationen, Personen, Erlebnisse. Sie zeigen dem Einzelnen und dem Partner, wie diese bewertet werden. Vielfach haben Klienten keinen Zugang zu ihren Emotionen. Der Partner kann zwar am Ausdruck des anderen ablesen, dass etwas „nicht in Ordnung" ist, er weiß aber nicht, auf was und wen die Emotion sich bezieht. Oft ging der bewusste Zugang zu den Gefühlen schon in der Kindheit eines Menschen verloren, weil es aufgrund der persönlichen Entwicklungsgeschichte nicht angebracht war, Gefühle zu zeigen.

Eine sanfte Hinführung zu Erfahrungen der Kindheit, ein anschließender Ausdruck durch Malen und expressives Schreiben ermöglicht es dem Einzelnen, einen Zugang zu den angeregten Bereichen zu finden. Mit demjenigen, der sein Bild und seinen Text vorstellt, in ein Spüren des eigenen Leibes zu kommen, um die Spuren im Leibgedächtnis zu identifizieren, hilft, abgespaltene Erlebnisse, die wie Gespenster aus der Kinderstube ihr Unwesen treiben, zu integrieren. Für diese Arbeit können auch emotionsaktivierende Techniken eingesetzt werden, wie z. B. Brainspotting (*David* Grand) und EMDR (*Francine* Shapiro) oder IDR (eine Technik der Integrativen Therapie, *Petzold* 2000g). Solche Techniken zeitigen immer wieder ausgesprochene gute Erfolge. Nach einer solchen Sitzung fühlen sich die Protagonistin und auch der Partner, der immer mit anwesend ist, *leibhaftig* erleichtert. So ihre Beschreibung im Anschluss der Sitzung. Auch später erzählen sie immer wieder davon, dass sie sich körperlich *leichter* fühlen. Durch diese Klärungsarbeit mit Hilfe der Emotionen lösen sich Übertragungsgeschehen im Paar. Damit öffnet sich ein Weg für eine Liebesbeziehung zwischen zwei erwachsenen Menschen auf Augenhöhe.

9.5 Förderung von Einsicht, Sinnerleben, Evidenzerfahrungen

Diese Klärung im therapeutischen Prozess ermöglicht immer mehr Einsicht in Verdrängtes und/oder dysfunktionale implizite Verhaltensmuster. Beiden wird klar, *warum* sie als Paar zwangsläufig an diesen Punkt, der scheinbar ein Ende ihrer Beziehung bedeutet, kommen mussten. Sehr hilfreich ist es an dieser Stelle für die Paare, ihre Schwierigkeiten krisentheoretisch einordnen zu können.

So lässt ein Paar sich als ein System aus zwei Subsystemen betrachten. Jedes System hat die Eigenschaft, sich zu erhalten. Treten existentielle Bedrohungen auf, reagiert das System, das Paar, mit Chaos. Die Dynamik eines solchen Chaos hat die Tendenz, zu einer komplexeren Ordnung des Miteinanders zu kommen. Durch neue Erfahrungen, die jeder für sich und beide miteinander in der Partnerschule machen, werden sie in die Lage versetzt, neue Weisen des Miteinanders zu generieren. Gehörte es z. B. zum Arbeitsmodell für das Miteinander für einen Partner dazu, in Stresssituationen sich zu unterwerfen, ist er nun durch das neu Gelernte in der Lage, seine eigene Meinung neben die des anderen zu stellen. Hier kommen zum Beispiel die Übungen aus der Budo Kampfkunsttherapie als Erfahrungslernen (*Siegele,* dieses Buch) immer wieder mit guter Wirksamkeit zum Einsatz. Somit hat dieses Paarsystem etwas Neues, in „synergetischer Selbstorganisation" generiert (*Haken* 1992). Dies führt dann zu einer Evidenzerfahrung bei jedem Einzelnen von beiden, wenn „der Groschen endlich gefallen ist". Hier geht es um eine Sinnvergewisserung, die sich auf die Lebenswirklichkeit des Einzelnen und sein Handeln in diesem Paar, in dieser Familie und die daraus verwachsene Verantwortung bezieht.

9.6 Förderung von kommunikativer Kompetenz und Beziehungsfähigkeit

Viele Partner leiden unter ihrer Unfähigkeit, Gefühle, Wünsche, Meinungen klar, direkt und situationsbezogen auszutauschen. Sie haben z. B. nicht gelernt, „ich" statt „man" oder „wir" zu sagen oder eine konkrete Befindlichkeit angemessen mitzuteilen. Als Kinder konnten sie nicht die Erfahrung machen, gehört zu werden, Aufmerksamkeit zu bekommen oder die Freude in den Augen der Eltern an der eigenen Persönlichkeit zu erleben. So ist es mehr als naheliegend, dass sie es einfach *noch nicht können*. Und was man noch nicht kann, kann man, wo jetzt die Übertragungen aufgelöst sind, ganz im Sinne des lebenslangen Lernens, noch lernen.

Jetzt kommt das *spiegelnde Resonanzgespräch* zum Einsatz (*Sanders* 2022, S. 169). Es gibt einen Zuhörer und einen Spiegel, der die Aufgabe hat, ganz für den Anderen da zu sein, seine eigenen Impulse und Ideen zu dem Gesagten zu suspendieren. und das, was das Gegenüber sagt, *wörtlich* zu wiederholen. Auf keinen Fall soll paraphrasiert werden, sondern es gilt wirklich die verwendeten Worte zu nutzen.

9.7 Förderung leiblicher Bewusstheit, Selbstregulation und psychophysischer Entspannung

Das Spüren der Befindlichkeit des eigenen Leibes, seiner Bedürfnisse, seiner Regungen und Empfindungen wird geschult, damit jeder von beiden lernt, das, was seinem Leib guttut, auch tatsächlich zu tun. Das bedeutet konkret: Wenn man eigentlich müde ist, dieses wahrzunehmen, um im Sinne einer Selbstregulation des Organismus auch dafür zu sorgen, dass der Körper das bekommt, was er braucht oder dass man, wenn man satt ist, auch tatsächlich mit dem Essen aufzuhören.

Für Paare ist das Wahrnehmen des eigenen Leibes besonders wichtig, damit sie in der Gestaltung ihrer Sexualität immer mehr der Sprache und Ausdrucksform ihres Leibes folgen können, dass sie spüren, was sie *wirklich* wollen; dass sie etwa keinen Sex miteinander haben, wenn sie eigentlich „nur" körperlich Nähe und Berührung suchen.

Das körperliche Wahrnehmen und die Selbstregulation zwischen Spannung und Entspannung sind für Paare noch aus einem anderen Grund sehr wichtig: Partner sind einander dafür verantwortlich, dass sie auch körperlich attraktiv bleiben! Ein körperlich unansehnliche, von Fast-Food ernährter und vom Fernsehen zugedröhnter „Fettsack" ist nicht gerade anziehend. Durch Körper- und Bewegungsarbeit aber auch durch Psychoedukation, über Ernährung lernen die Klienten, von einem passiven zu einem bewegungsaktiven gesunden Lebensstil zu kommen.

9.8 Förderung von Lernmöglichkeiten, Lernprozessen und Interessen

Das pädagogische Prinzip der Bildsamkeit des Menschen, das die Identität des Menschen im Werden begreift und ihn nicht auf Einseitigkeit und Vorbestimmtheit festlegt, sondern seine Vielseitigkeit und Offenheit fördert, ist von der Erwachsenenbildung im Postulat eines „lebenslangen Lernprozesses" (*Brocher* 1967) betont und in der Verhaltenstherapie zur Grundlage des therapeutischen Ansatzes gemacht worden. In der Integrativen Therapie ins seit den frühen 1970er Jahren mit der „Gestaltpädagogik" bzw. „Integrativen Agogik eine eigene erwachsenenbildnerische Tradition enzwickelt worden (siehe *Bubolz*, dieses Buch; *Petzold* 1973c; *Sieper, Petzold* 1993c). Auf diesem Hintergrund geht es darum, den Klienten Mut zu machen, das eigene Leben unter dem Aspekt des Lernens zu sehen, denn vielen ist die Chance noch nicht bewusst, dass sie sich überhaupt weiterentwickeln können, sich verändern und ihr Leben auch selbst in die Hand nehmen können.

Mit den Klienten wird bisher Gelerntes überprüft und festgestellt, ob Vorstellungen über die „richtige Ehe und Partnerschaft" bisher hilfreich waren oder nicht, und dann mit intrinsischer Motivation nach stimmigen Lösungen gesucht, für die Herausforderungen und die Schwierigkeiten, eine befriedigende Gestaltung und letztlich das Glück in der eigenen Beziehung zu finden. Für dieses Lernen werden Erfahrungsfelder im Prozess angeboten. Aus diesen holen sich die Klienten intuitiv das, was sie für eine Erweiterung ihrer Möglichkeiten brauchen. Sie öffnen sich für neue Einsichten, z. B. konkret für den Abschied von der Orgasmusfixiertheit in ihrem sexuellen Miteinander.

9.9 Förderung kreativer Erlebnismöglichkeiten und Gestaltungskräfte

Viele Klienten sind nicht in der Lage, das, was sie als Paar quält, auszudrücken. In der Regel haben sie schon in nächtelangen Diskussionen versucht, sich ihre Misere zu erklären, gewannen aber den Eindruck, sich immer wieder im Kreis zu drehen. In der konkreten Arbeit mit kreativen Medien, im Malen und Plastizieren, durch expressives Schreiben, durch Handeln im psychodramatischen Rollenspiel erleben die Klientinnen und Klienten einen völlig neuen Zugang zu ihren Schwierigkeiten, zu ihren Erlebnissen.

Schubert (2018) weist in seinem Aufsatz: *Bewusstwerden als Heilung – die Wirkung künstlerischen Tuns auf das Immunsystem* auf die besondere Auswirkung dieser Erlebnismöglichkeiten hin.

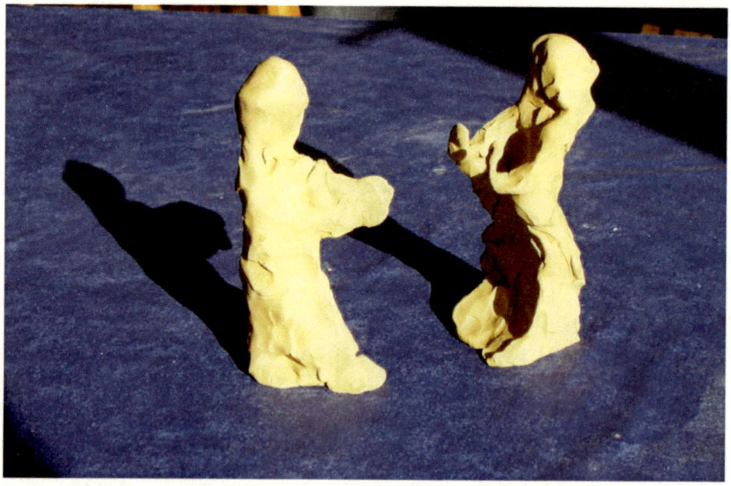

„Denn nach *Tenbrink* (2000) suchen wir unbewusst durch unsere präverbalen Erlebnismuster gesteuert ständig nach symbolischen Formen, um diesen Mustern und Erfahrungen nachträglich einen fassbaren Ausdruck zu verleihen oder ihnen eine symbolische Form zu geben." (S. 455). Die Symbolisierung stellt eines der wesentlichen Grundbedürfnisse des Menschen dar (*Langer* 1942), insbesondere dann, wenn traumatische Erfahrung danach drängen, nachträglich symbolhaft transformiert zu werden (*Tenbrink* 2000)." (in *Schubert*, 2018, S. 69).

> Gelingt die symbolische Transformation von traumatischen Erlebnissen doch nicht oder nur unzureichend, neigt der Mensch dazu, Traumatisierungen und Konflikte in unbewussten Reinszenierungen zu wiederholen, was *Freud* als Wiederholungszwang bezeichnete. *Dornes* (1973) geht sogar so weit zu sagen, dass alles, was nicht symbolisiert werden kann, wiederholt werden muss. Der Wiederholungszwang und damit assoziierte Phänomene (z. B. Übertragung), die auf der Basis unbewusster Prozesse immer wieder selbstähnliche Problemkonstellationen in menschlichen Beziehungen reinszenieren lassen, sind wesentliche weitere Beispiele psychischer Fraktale. (*Schubert* 2018, S. 71)

9.10 Erarbeitung von positiven Zukunftsperspektiven

Viele Paare, die zur Beratung kommen, denken an Trennung oder Scheidung. Sie fühlen sich einander entfremdet und sehen keine Perspektiven in der Fortsetzung ihrer Beziehung. Deshalb gilt es anzuknüpfen an eine Ahnung, ein Erinnern an eine „Hoch-Zeit", die die Partner motivieren können, eine Paartherapie „auf sich zu nehmen". Denn dies ist nicht nur ein angenehmes Unterfangen, da aversive emotionale Zustände, die an Traumata erinnern, aktiviert werden. Oftmals kann aber auch an die Visionen und Träume aus der Anfangszeit der Beziehung angeknüpft werden.

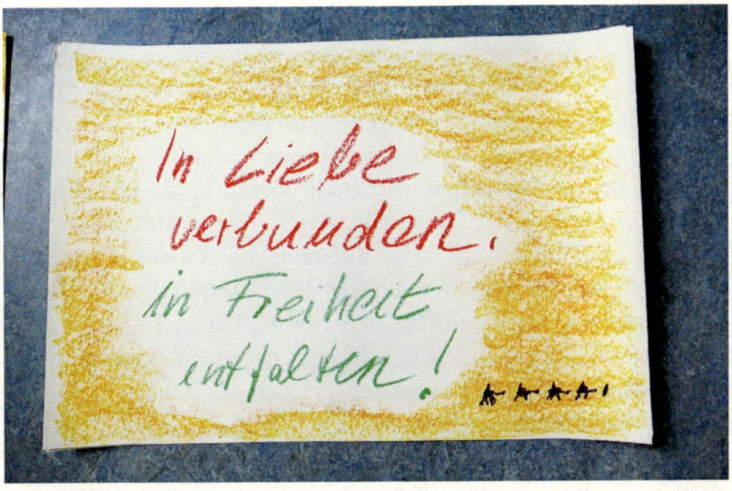

Die Partner lernen, von unerfüllbaren Erwartungen Abschied zu nehmen, weil sie erkannt haben, dass z. B. der Partner nicht die richtige Adresse für den Zorn gegen den wütenden Vater ist oder der Partner auch nicht die damals abwesende Mutter ersetzen kann. Stattdessen können sie den Anderen wieder deutlicher als den wahrnehmen, der er ist, und das genießen, was er an Schätzen in die Beziehung mitgebracht hat. Das erschließt dem Paar Perspektiven für eine gemeinsame Zukunft.

9.11 Förderung eines positiven, persönlichen Wertebezugs

Als „politisches Lebewesen" – (*Aristoteles* Politika III,6) ist der Mensch, das Paar eingebunden in eine Gemeinschaft, eine Gruppe, eine Glaubensrichtung. Da kein Paar für sich alleine leben kann, sollten die Werte und Normen dieser Gruppen in ihrer Auswirkung auf das Leben des Paares überprüft werden. Positive Werte, wie tätige Solidarität, Freiheit in der Lebensgestaltung, verantwortete Fruchtbarkeit lassen sich insbesondere durch die Erfahrungen in den Gruppen der Partnerschule vermitteln (*Sanders* 2018).

9.12 Förderung eines prägnanten Selbst- und Identitätserlebens

Viele Paare leiden an symbiotischer Verstrickung: „Wir machen alles gemeinsam!" und später dann: „Ich kann mich nicht entfalten, weil du mich immer bremst! „ Die Problematik macht eine Trennung der Konturlosigkeit in Richtung auf eine klar unterscheidbare Identität jedes Einzelnen notwendig, sowie die Förderung von Autonomie und Souveränität, um zu emotionaler Unabhängigkeit zu gelangen. Oftmals lautet der gutgemeinte zwischenmenschliche Rat unter Freunden bei Paarproblemen: „Ihr müsst auch einmal Kompromisse schließen! „ Aber wie soll ein Kompromiss möglich sein, wenn der Einzelne gar nicht sagen kann, was er genau fühlt, denkt und dann will?

Ein Selbst- und Identitätserleben wird schon dadurch gefördert, indem gleich zu Beginn einer Therapie darauf hingewiesen wird, dass alles, was jeder Partner über *sein* Erleben der Geschichte des Paares erzählt, „wahr" ist. Denn es handelt sich dabei um verschiedene Wahrnehmungen der Wirklichkeit, und die Sichtweisen jedes Einzelnen, auch die des Therapeuten, sind, auch wenn sie ganz verschieden klingen, jede für sich „wahr". Dieser Hinweis entlastet die Partner enorm und nimmt ihnen den Druck, gegen die Aussage des anderen angehen zu müssen. Stattdessen fangen sie an, sich mit der Sichtweise des anderen auseinanderzusetzen.

Bei körperzentrierten Paarübungen wird immer darauf geachtet, dass die Klientinnen und Klienten den folgenden Unterschied wahrnehmen: „Gerade haben Sie mit ihrem Partner diese Übung gemacht, und jetzt stehen Sie wieder allein auf ihrem Platz. Spüren Sie den Unterschied? Wie fühlt sich das an, allein zu stehen?"

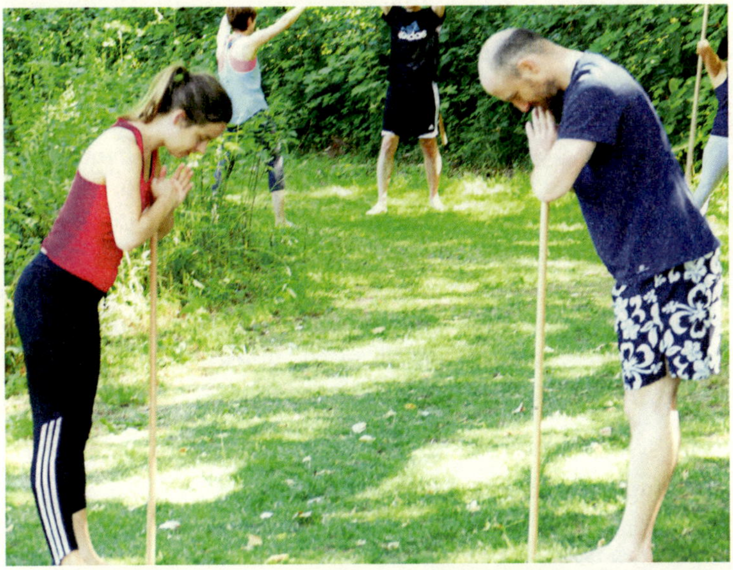

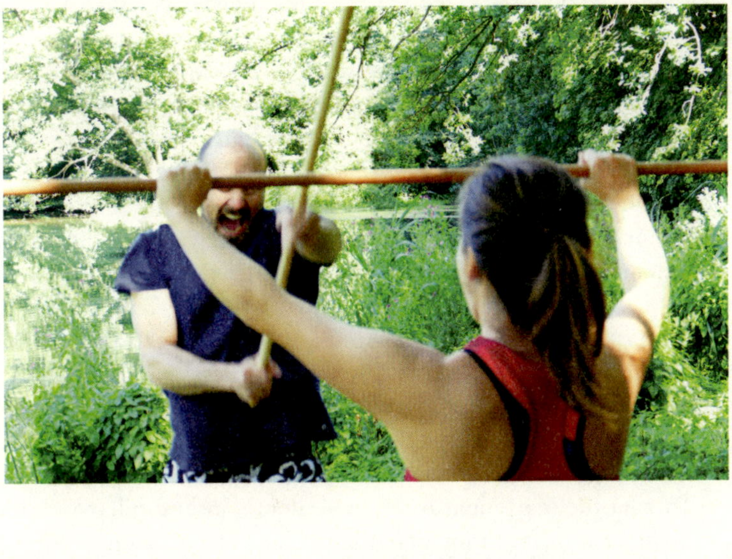

Auch die Identität als Mann, als Frau wird auf diese Weise prägnant, ohne die Vorgabe: „So muss ein Mann, eine Frau sein", sondern: „Das bin ich, als Mann, als Frau".

Für ein prägnantes Selbst- und Identitätserleben, gerade im Bereich der Geschlechtsidentität haben die Entwicklungen in den spätmodernen, hochpluralistischen Gesellschaften und durch die großen Migrationsströme auch vielfach äusserst kulturpluralen Gesellschaften für viele Menschen große Probleme aufgeworfen. Männerbilder, Frauenbilder stehen im Wandel, sind vieldeutiger geworden. Die vielfältigen Gender- und Diversity-Diskurse zeigen das – oft recht kontrovers und konflikthaft. Vieles ist zu klären auf höchst individualisierte Weise. In der Integrativen Therapie ist viel Arbeit in das Genderthema investiert worden, schon mit frühen Veröffentlichungen mit dieser Thematik und mit Forschungen bis heute (*Frühmann* 1985; *Petzold, Orth* 2011; *Schigl* 2012; *Groinig, Schigl* 2024; vgl. *Höfner,* dieses Buch). Immer wieder geht es um das „Aushandeln von Grenzen und Positionen“ das Ausloten von Möglichkeiten, das Nutzen von Ko-kreativität und das Gewährleisten von „Genderintegrität“ – zentrale Aufgaben für die „Partnerschule“.

Es bleibt eine Lebensaufgabe für jeden Einzelnen und jedes Paar, die aktuellen Sozialisationseinflüsse und Zeitgeistströmungen mit ihren unterschiedlichen und zuweilen gegensätzlichen Kräften zu integrieren und zu einer Ausgewogenheit und immer wieder auch in Harmonie miteinander zu bringen.

9.13 Förderung tragfähiger sozialer Netzwerke

Jedes Paar bringt, bewusst oder nicht, ein ganzes Bündel von sozialen Vernetzungen mit in die Beziehung: eigene Eltern, Geschwister, Nachbarn, Arbeitskollegen ... Diese Bündel sind z. T. Last, z. T. aber auch Unterstützung für das Paar. Hier gilt es, die verschiedenen Bindungen auf ihre Relevanz zu überprüfen und zu klären, welche Rolle das Paar in diesen Beziehungen spielt, wie es selbst sich seine Netzwerke gestaltet. Auf die therapeutische Bedeutung sozialer Netzwerke und Supportsysteme wird von *Keupp, Röhrle* (1987), *Hass, Petzold* (1999) und anderen hingewiesen. Bedeutsam in diesem Zusammenhang sind die Wünsche, die Ratsuchende an Beraterinnen und Berater haben, wenn Sie eine Beratungsstelle aufsuchen. In folgenden Bereichen wünschen sie sich von diesen Unterstützung: 89% wünschen mehr Kontakt zu Freunden, 73% Möglichkeiten, Gleichgesinnte zu finden. Gleichzeitig sind 65% bereit, sich in Selbsthilfegruppen zu engagieren (*Sassmann, Klann* 2004). Der Therapeut und die Therapeutin sollten sich immer im Klaren darüber sein, dass ihre Arbeit Auswirkungen auf diese sozialen Netzwerke der Klienten hat. Am deutlichsten wird das, wenn nur ein Ehepartner zur Therapie kommt. Aufgabe der Therapeutin ist es, den fehlenden Partner nicht aus dem Auge zu verlieren, insbesondere sich nicht die subjektive Sichtweise des vor ihm Sitzenden zu eigen zu machen, sondern immer wieder den Sinn des Chaos im Paar zu entschlüsseln. Das Nichterscheinen eines Partners muss nicht nur an dessen „bösem Willen“ liegen, sondern kann auch sehr geschickt (unbewusst) durch den Anwesenden inszeniert sein. Sehr hilfreich kann sein, (nach Rücksprache mit dem Ratsuchenden!) den Abwesenden anzurufen oder anzuschreiben und ihn zumindest zu einem Informationsgespräch einzuladen. Dies zeigt meistens Erfolg.

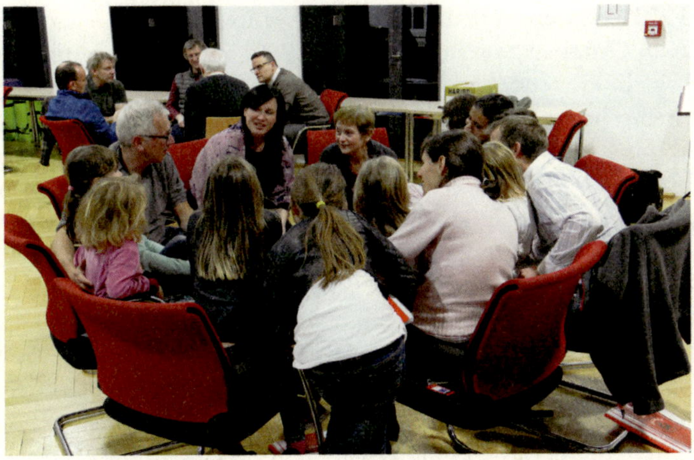

Der Aufbau tragfähiger sozialer Netzwerke ist eng verknüpft mit positiven Lernerfahrungen aus dem folgenden Bereich:

9.14 Ermöglichen von Solidaritätserfahrungen

Jedes Paar braucht tragfähige soziale Netzwerke, die im Hintergrund allein durch ihr Dasein Stütze für beide sind: „Denen könnten wir unsere Kinder anvertrauen; die würden beim Umzug helfen; bei denen könnte sich einer ausweinen; mit denen feiern wir Feste ..." Vielen Paaren, die zur Therapie kommen, fehlen solche lieben Menschen. Sie sind einsam.

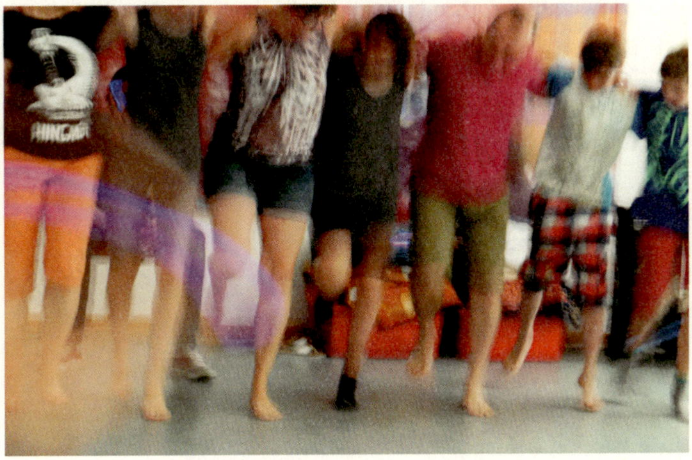

Sbandi (1973) verweist auf das Grundbedürfnis und die Urwirklichkeit des Menschen, in Gruppen zu sein, *Schachter* (1959) auf die Bedeutung von Gruppen zur Abwehr existentieller Ängste.

In der mehrtätigen therapeutischen Gruppe lernen die Menschen (wieder), wie das ist, mit anderen zusammen zu sein. Sie sitzen bei den Mahlzeiten zusammen, verbringen die Freizeit gemeinsam und erleben in den Therapiesitzungen ganz konkret, wie sie auf andere Menschen angewiesen sind und dass sie einander brauchen. Das führt z. B. dazu, dass sich zwei Frauen während einer Sommerakademie (10 Tage Dauer) verabreden, damit die eine der anderen zeigt, wie es geht, sich „schicke, weibliche“ Kleidung zu kaufen; dass in den Abendseminaren die Paare füreinander Essen für einen Abendimbiss mitbringen. Aber auch dazu: Ein zu Unrecht entlassener Arbeitnehmer erzählt mit hilflosen Worten davon in der Gruppe und bezieht diese Entlassung nur auf sich – einige Gruppenmitglieder kümmern sich solidarisch um ihn (Gang zum Rechtsanwalt).

Drei weitere Faktoren sind 2012 hinzugekommen (*Petzold, Orth, Sieper* 2014b; *Petzold* 2016n), denn Theorie- und Praxisentwicklungen und Forschung schreiten voran (*Sieper* et al. 2021):

9.15 Ökologischer Naturbezug/Naturverbundenheit

> Mit der Erweiterung um drei weitere Faktoren 15-17 sind unsere Erfahrungen in der klinischen Praxis seit den Anfängen unserer therapeutischen Arbeit verdichtet worden. Wir haben immer wieder die Natur als ökologische Realität, in die wir eingebettet sind (embedded, *Petzold* 2002j, 2006p) in das therapeutische Geschehen einbezogen. (*Petzold* 2016n, 21; *Petzold, Orth, Sieper* 2014b)

Dass Natur heilsam wirkt, ist seit der Antike bekannt, wusste man seit dem Anlegen mittelalterlicher Klostergärten und hat mit dem Aufkommen der ökologischen Bewegung Anfang der 1970ger Jahre auch zu Maßnahmen der Naturtherapie und Naturpädagogik geführt. Die Integrative Therapie war hier führend, wenn sie mit Familien in die Natur ging, um Naturverbundenheit und intergenerationalen Zusammenhalt zu fördern (*Petzold, Petzold-Heinz, Sieper* 1972), und das hat auch in der Praxis der Partnerschule Niederschlag gefunden.

9.16 Die Heilkraft ästhetischer Erfahrungen und Gestaltung

> Die salutogenetische und kreativierende Praxis [...] zielt nicht nur auf die Ermöglichung von multisensorischen, multimnestischen und multiexpressiven Erfahrungen, von Sinnesfreude, Erinnerungsglück, Ausdrucksbegeisterung (Faktor 9), sondern darüber hinaus auch auf die Vermittlung heilsamer ästhetischer Erfahrungen. (*Petzold* 2016n, 22)

Die beglückende, tröstende, heilende Wirkung von ästhetischen Erfahrungen kennt man in der „Heilkunst“ aller Völkerschaften und man nutzt das mit den „Schönheiten der Natur“ und den „Schönheiten der Kultur“, Kunstwerken, die das „Herz erfreuen“ und die „Seele gesund machen“. In der Partner- und Familienarbeit wird versucht, gemeinsame Kultur- und Kunsterfahrungen (Musik/Konzert, Theater/Tanz, Kunstausstellungen usw.) als Wege geteilter seelischer Verbundenheit zu erschließen. Auch das kann durch die Partnerschule erlernt werden, in der es eben nicht nur um die Beseitigung des Belastenden, sondern auch um die Erschließung von Potentialen geht.

9.17 Synergetisches Zusammenwirken

Besondere Effekte kommen zustande, wenn Faktoren oder Faktorenkomplexe zusammenwirken. *Petzold* (1974j) hat da von Synergieeffekten gesprochen, denn aus Zusammenwirken resultiert mehr oder etwas anderes als durch Einzelwirkungen. Die richtigen „Bündel von Maßnahmen“ zu schnüren ist wichtig, und die richtigen Wirkfaktorenkombinationen zu finden ist für PaartherapeutInnen und für die Paare selbst eine wichtige Aufgabe. Die Wirkfaktoren sind nämlich nicht nur Heilfaktoren, sondern Gesundheitsfaktoren, die ein Paar für seine Lebensgestaltung über sein Zusammenleben hin immer wieder einsetzen und für sein Paar-Enrichment nutzen kann.

10. Der Prozess

Im Rahmen der Partnerschule machen die Paare signifikant neue Erfahrungen in der Art und Weise ihres Miteinanders. Da das Fühlen, die unbewusste, spontane Reaktion auf eine Situation (die leere Bierflasche auf dem Küchentisch) oder eine Äußerung des Partners (die Bitte, sich während seiner mehrtägigen Dienstreise regelmäßig bei seiner Frau über das Internet kurz zu melden) zu ganz eigenen und oft nicht verständlichen Interpretationen führt („Sie hat wie meine Mutter ein Problem mit Alkohol“; bzw. „Ich bin ihm nicht wichtig!“) und diese dann wieder zu möglicherweise destruktiven Handlungen führen, besteht eine erste Kompetenz darin, diesen Ablauf verstehen zu lernen, ihn liebevoll anzunehmen, um dann neue adaptive Muster des Fühlens, Denkens und Handelns einzuüben. *Roth* und *Strüver* (2014) weisen darauf hin, dass das die eigentliche Herausforderung für Beraterinnen und Therapeutinnen ist, Menschen zu diesem schwierigen Schritt, des Übens zu motivieren. Um diese früh gelernten Schemata und die damit verbundenen Emotionen richtig einordnen zu können und Ratsuchende zu motivieren, neue, adaptive Muster des Miteinanders zu lernen, wird prozessorientiert immer wieder schematherapeutisch und emotionsfokussierend gearbeitet (*Sanders, Kröger* 2013; *Sanders* 2017a). In komplexen

Lebensverläufen werden von früher Kindheit an über die gesamte Lebensspanne funktionale und dysfunktionale Muster kognitiven, emotionalen, volitionalen, aktionalen und sozialen Verhaltens gelernt, wobei die ersten Lebensjahre, aber auch die Adoleszenzzeit besondere Bedeutung und Nachhaltigkeit haben und oft das ganze Leben bestimmen. Die entwicklungspsychologische Baby-, Kleinkind- und Jugendforschung untersucht mit Longitudinalstudien diese Zusammenhänge (*Grossman, Grossman* 2004; *Petzold* 1993c, 1994j; *Rutter* 1988, 1989; *Rutter, Hay* 1994) und ihre Ergebnisse finden allmählich auch in der Psychotherapie Beachtung. Dysfunktionale Muster führen oft zu Verhaltensproblemen, die die Beziehungen von Paaren schwierig, ja unerträglich machen können. Hier werden Hilfen erforderlich.

Da ein verstandesmäßiger Zugang, ein „darüber reden" und „Besserung zu versprechen" einer wirklichen qualitativen Veränderung der Interaktion und Kommunikation eines Paares nur sehr marginale Möglichkeiten bietet, orientiert sich die Partnerschule am Integrativen Verfahren (*Petzold* 1993; *Grawe* 1998, 2004). Aber was heißt denn konkret integrativ? Entgegen der Meinung *Platon*s vor zweieinhalb Jahrtausenden, der Mensch sei ein Lebewesen, dessen unsterblichen Psyche (griechisch für „Seele") in einem sterblichen „Soma" („Körper") gefangen gehalten werde, folgt das integrative Verfahren einer biologischen, sozialwissenschaftlichen und phänomenologischen Betrachtung des Menschen und spricht dabei vom „Leib in Kontext und Kontinuum" (vgl. *Stefan* und *Schuch*, dieses Buch). Denn alles ist in uns miteinander vernetzt, und dazu kommen die Vernetzungen mit der Umwelt. So kann körperlicher Schmerz die Psyche in hohem Maße irritieren, bis hin zu unerträglichen seelischen Qualen. Und das wirkt in die Mitwelt und bedeutet immer wieder, dass seelischer Schmerz das körperliche Befinden in hohem Maße beeinflusst. Denn unser Gehirn unterscheidet nicht, ob es sich um körperlichen oder psychosozialen Schmerz handelt. Ein gebrochenes Bein kann ebenso zu Aktivierung der Schmerzmatrix führen wie ein gebrochenes Herz, weil neben der sensorischen Schmerzwahrnehmung spielen affektive und kognitive Prozesse eine entscheidende Rolle spielen (*Pieh* et al. 2016). D.h. dann konkret für die Partnerschule, dass kreative Medien, wie die Arbeit mit Ton, dem Malen eingesetzt werden, um dazu einen Zugang zu finden. Häufig wird die Arbeit mit dem Ton oder den Farben eingeleitet durch eine sanfte Hinführung. In dieser wird mithilfe eines vorgegebenen Bildes ein Prozess in Gang gesetzt. Statt über das Für und Wider ihrer Beziehungen lange zu reden, wird das Paar eingeladen, einer Geschichte zu folgen, in der sie in einem Theater sich selbst als Paar auf der Bühne erleben. Anschließend formen sie mit geschlossenen Augen aus Ton eine Plastik – ein intermedialer Quergang. Von dieser Plastik lassen sie sich nun be-eindrucken und schreiben etwas dazu auf, was sie sehen, vielleicht eine Überschrift, ein Text, eine Wortsammlung oder ein Gedicht als etwas Verdichtetes. Diese implizite Diagnostik macht meist viel mehr deutlich als 1000 Worte.

Dann spielt die Bewegungsarbeit mit dem Leib eine zentrale Rolle, denn hier wird mithilfe von Embodiment Einfluss auf die Psyche genommen. *Renate Lissy-Honegger* (2015) hat dazu ein Konzept entwickelt: *„Paare in Bewegung. Körperarbeit in der Partnerschule"*, und eine qualitative Studie als Masterarbeit im Fach Pastoralpsychologie an der Universität Graz niedergelegt. Zum Integrativen Verfahren gehört es auch, dass wir soziale Wesen sind. So kommt neben der Arbeit im Einzelsetting den Erfahrungen des miteinander Lernens und Lebens, den Erfahrungen von tätiger Solidarität in Gruppen eine zentrale Bedeutung der Partnerschule zu (*Sanders* 2018). Bisher fanden diese Trainings von Beziehungskompetenzen vor allem in und mit Gruppen statt.

11. Fortbildung in Integrativer Paartherapie

Selbsterfahrungsorientiert lernen interessierte Kolleginnen und Kollegen die Integrative Paartherapie in 3 x 5 Einheiten an der EAG/FPI. Denn nur das, was man selbst als wirksam erfahren hat, also zum Beispiel die eigene Beziehung in Form einer Skulptur zum Ausdruck zu bringen, kann man mit Ratsuchenden auch umsetzen. Der Glaube an die Wirksamkeit der eigenen therapeutischen Maßnahme, bezogen auf das Ziel, Kontrolle über die Konflikte zu gewinnen, ist Bedingung für eine erfolgreiche Arbeit mit ein Paar. Darüber hinaus ist die Selbsterfahrung mit der Leibarbeitet oder mit kreativen Medien zentral, um Erwachsene dazu *einzuladen*, sich auf eine solche Arbeitsweise einzulassen. Denn die meisten rechnen nämlich mit einer Redekur! Sehr schnell merken sie aber, dass sie durch diese multimedialen Vorgehensweisen weit tiefer mit sich selbst und der Partnerin in Beziehung kommen als allein durch Sprechen. Da Schwierigkeiten und Probleme in der eigenen Partnerschaft für viele Menschen mit Scham besetzt ist, lassen sie sich gerne auf die *Partnerschule* ein. Denn das impliziert, dass es hier ums Lernen geht. Man geht ja auch in die Fahr- oder Hundeschule. Gerne erzählen sie von dieser Arbeit im Freundeskreis, so dass viele aufgrund von Empfehlungen diesen paartherapeutischen Ansatz kennen lernen und nutzen.

12. Wirksamkeit und Nachhaltigkeit – Was erleben, sagen und tun ratsuchende Paare?

Da die Wirksamkeit und Nachhaltigkeit für eine solche Art und Weise mit Paaren zu arbeiten quantitativ und qualitativ nachgewiesen werden konnte (Sanders 1997; *Kröger, Sanders* 2002, 2005; *Kröger* 2006; *Lissy-Honegger* 2015; *Damaschke* 2016; *Löwen* 2016), wird die Partnerschule seit 2016 als Empfehlung in der *Grünen Liste Prävention* geführt https://www.gruene-liste-praevention.de/nano.cms/datenbank/programm/96?a=partnerschule.

Mit Paaren klärungs- und bewältigungsorientiert in Gruppen zu arbeiten, war in der institutionellen, durch öffentliche Gelder finanzierten Beratung zu Beginn der 90er Jahre des letzten Jahrhunderts ein völlig neuer Weg. Deshalb lag es nahe, von Beginn der Entwicklung an Ziele, Inhalte und den Prozess des Vorgehens genau zu beschreiben und zu evaluieren. Dieses hat zu zahlreichen Veröffentlichungen geführt https://partnerschule.eu/publikationen/.

Ohne die Paare, die sich auf diesem Weg eingelassen haben, die immer noch davon begeistert erzählen und andere motivieren teilzunehmen, die im Netzwerk Partnerschule e. V. (*Sanders* 2018) durch ihre Mitgliedsbeiträge und Spenden allen Paaren die Teilnahme an Gruppen und die Kinderbetreuung während der Seminare ermöglichen, würde es die Partnerschule nicht geben! Das ist sicherlich ein guter Beleg für die Wirksamkeit und Nachhaltigkeit dieses integrativen paartherapeutischen Ansatzes.

Literatur

Adler, A. (1930): Praxis und Theorie der Individualpsychologie. Frankfurt/Main: Fischer.

Bock, I. (1991): Pädagogische Anthropologie. In: *Roth* 1991. S. 99-108.

Bodenmann, G. (2016): Lehrbuch Klinische Paar- und Familienpsychologie. Göttingen: Hogrefe.

Brocher, T. (1967): Gruppendynamik und Erwachsenenbildung. Braunschweig: Westermann.

Bubolz, E. (1983): Bildung im Alter. Freiburg: Lambertus.

Buemann, B., Marazziti, D., Uvnäs-Moberg, K. (2021): Can intravenous oxytocin infusion counteract hyperinflammation in COVID-19 infected patients? The World Journal of Biological Psychiatry. 22 (5): 387-398.doi:10.1080/15622975.2020.1814408.

Castonguay, L. G., Hill, C. E. (2017): How and why are some therapists better than others: Understanding therapist effects. Washington, D. C.: APA Books.

Damaschke, S. (2016): Einen neuen Anfang wagen – Geschichten aus der Partnerschule, *Beratung Aktuell,* Nr. 3, 33-57.

Decety, J. (2012): Empathy from bench to bedside. Cambridge: MIT Press.

Dornes M. (2015): Der kompetente Säugling. Die präverbale Entwicklung des Menschen. Frankfurt/Main: Fischer.

Frühmann, R. (1985): Frauen und Therapie. Paderborn: Junfermann.

Gottman, J. M., Silver, N. (2014): Die Vermessung der Liebe. Vertrauen und Betrug in Paarbeziehungen. Stuttgart: Klett Cotta.

Grawe, K. (1998): Psychologische Therapie. Göttingen: Hogrefe.

Grawe, K. (2004): Neuropsychotherapie. Göttingen: Hogrefe.

Groinig, J., & Schigl, B. (2024). „Ich überlege gerade, was es macht, dass ich eine Frau bin“: Zur Gendersensibilität von Psychotherapeut*innen. Science psychothérapeutique, 14(1), 55-64. https://doi.org/10.30820/1664-9583-2024-1-55.

Grossman, K., Grossman, K. (2004): Bindungen – das Gefüge psychischer Sicherheit, Stuttgart: Klett Cotta.

Gudjons, H. (1993): Erziehungswissenschaft kompakt. Hamburg: Bergmann + Helbig.

Haken, H. (1992): Synergetik. Berlin: Springer.

Hass, W., Petzold, H. G. (1999/2011): Die Bedeutung der Forschung über soziale Netzwerke, Netzwerktherapie und soziale Unterstützung für die Psychotherapie – diagnostische und therapeutische Perspektiven. In: Petzold, H.G., Märtens, M. (1999a) (Hrsg.): Wege zu effektiven Psychotherapien. Psychotherapieforschung und Praxis.: Modelle, Konzepte, Settings. Opladen: Leske + Budrich, S. 193-272. Bei: http://www.fpi-publikation.de/artikel/textarchiv-h-g-petzold-et-al-/hass-w-petzold-h-g-1999-neueinst-2011-die-bedeutung-der-forschung-ueber-soziale-netzwerke.html.

Jung, C. G. (1939): The Integration of the personality. New York: Farrar & Rinehart.

Jung, C. G. (1984): Praxis der Psychotherapie. Freiburg: Holten und Walter.

Keupp, H., Röhrle, B. (1987): Soziale Netzwerke. Frankfurt/Main: Campus.

Klann, N., Hahlweg, K. (1994): Beratungsbegleitende Forschung – Evaluation von Vorgehensweisen in der Ehe-, Familien- und Lebensberatung und ihre spezifischen Auswirkungen. Stuttgart: Kohlhammer.

Klann, N. (2002): Institutionelle Beratung – ein erfolgreiches Angebot. Von den Beratungs- und Therapieschulen zur klientenorientierten Intervention. Freiburg i. B.: Lambertus.

Kröger, C., Sanders, R. (2002): Klärung und Bewältigung von Partnerschaftsstörungen in und mit Gruppen. Effektivität und Effizienz des paartherapeutischen Verfahrens Partnerschule. *Beratung Aktuell*, 3, 176-195.

Kröger, C., Sanders, R. (2005): Paarberatung in und mit Gruppen – eine wirksame Intervention? *Zeitschrift für klinische Psychologie und Psychotherapie.* 1, 47-53.

Kröger, C., Wilbertz, N., Klann, N. (2003): Wie wirksam ist Ehe- und Paarberatung? Ergebnisqualitätssicherung in den katholischen Ehe-, Familien- und Lebensberatungsstellen in Nordrhein-Westfalen. *Beratung Aktuell*, 4, 136-157.

Kröger, C., Sanders, R. (2018): Prävention psychischer Störungen durch paarorientierte Interventionen. In: *H. Christiansen, D. Ebert, B. Röhrle*, Prävention und Gesundheitsförderung. Bd.VI. dgvt Verlag Tübingen 367-392.

Kröger, C. (2006): Evaluation. In: *R. Sanders* (Hrsg.), Beziehungsprobleme verstehen – Partnerschaft lernen. Partnerschule als Kompetenztraining in Ehe- und Familienberatung. Paderborn: Junfermann, 255-268.

Lissy-Honegger, R. (2015): Paare in Bewegung – Körperarbeit im Rahmen der Partnerschule. Masterarbeit Karl-Franzens-Universität Graz.

Löwen, B. (2016): Die Bedeutung von Autonomie und Verbundenheit für gelingende, lebenslange Partnerschaft. Masterarbeit Kath. Hochschule NRW, Abt. Paderborn.

Märtens, M., Petzold, H. G. (1998b): Wer und was wirkt wie in der Psychotherapie? Mythos „Wirkfaktoren“ oder hilfreiches Konstrukt? *Integrative Therapie* 1, 98-110.

Matakas, F. (1992): Neue Psychiatrie. Göttingen: Vandenhoeck & Ruprecht.

Petzold, H. G. (1965-2019). ***Hinweis zur Literatur von Hilarion G. Petzold:*** Aufgrund des Umfanges der Literatur von H. G. Petzold wurden viele Literaturverweise dem Textarchiv bzw. den FPI-Publikationen mit den exakten Siglen entnommen; sie sind dort durch die Eingabe der Jahreszahl und den Ordnungsbuchstaben in die Suchmaske leicht auffindbar. ***Textarchiv***: https://www.fpi-publikation.de/textarchiv-petzold; ***FPI-Publikationen***: https://www.fpi-publikation.de/polyloge. Einige Texte werden nachstehend aufgeführt.

Petzold, H. G. (2000a): Eine „Grundregel“ für die Integrative Therapie als Verpflichtung zur Transparenz und Anstoß, „riskanter Therapie“, Fehlern und Ungerechtigkeiten in der Psychotherapie entgegenzuwirken. Vortrag an der EAG, Düsseldorf/Hückeswagen Mai 2000. Bei Polyloge: Materialien aus der Europäischen Akademie für psychosoziale Gesundheit – 1/2000. http://www.fpi-publikation.de/images/stories/downloads/polyloge/petzold_2000a_grundregel_polyloge_01_2000.pdf. – Ergänzt 2006 um weitere Ethik-Texte: Updating 04/2005. http://www.fpi-publikation.de/downloads/download-polyloge/download-nr-01-2006-petzold-h-g-2000a-upd-2006.html und in: Petzold, H.G., Orth, I. Sieper, J. (2010a): Gewissensarbeit,

Weisheitstherapie, Geistiges Leben – Themen und Werte moderner Psychotherapie. Wien: Krammer, 2015 Neuaufl. Bielefeld: Aisthesis.

Petzold, H. G. (2000g): Integrative Traumatherapie: Integrierende und Differentielle Regulation (IDR-T) für postraumatische Belastungsstörungen – „quenching" the trauma physiology. Integrative Therapie 2/3, 367-388; auch in Petzold, H.G, Wolf, H.-U., Landgrebe, B., Josić, Z. (2002): Das Trauma überwinden. Integrative Modelle der Traumatherapie. Paderborn: Junfermann. http://www.fpi-publikation.de/artikel/textarchiv-h-g-petzold-et-al-/petzold-h-g-2000g-integrative-traumatherapie-integrierende-und-differentielle-regulation.html.

Petzold, H. G. (2012h): Integrative Therapie – Transversalität zwischen Innovation und Vertiefung. Die „Vier WEGE der Heilung und Förderung" und die"14 Wirkfaktoren" als Prinzipien gesundheitsbewusster und entwicklungsfördernder Lebensführung* Erschienen in: Integrative Therapie 3/2012 und POLYLOGE 15/2012, http://www.fpi-publikation.de/polyloge/alle-ausgaben/15-2012-petzold-h-g-2012h-transversalitaet-innovation-vertiefung-vier-wege.html.

Petzold, H. G. (2012q): „Transversale Identität und Identitätsarbeit". Die Integrative Identitätstheorie als Grundlage für eine entwicklungspsychologisch und sozialisationstheoretisch begründete Persönlichkeitstheorie und Psychotherapie – Perspektiven „klinischer Sozialpsychologie". In *Petzold, H. G.* (2012a): Identität. Ein Kernthema moderner Psychotherapie – interdisziplinäre Perspektiven Wiesbaden: Springer VS Verlag. S. 407-605. Überarbeitete und erweiterte Fassung von 2001p; https://www.fpi-publikation.de/polyloge/04-2020-petzold-hilarion-g-2012q-transversale-identitaet-und-identitaetsarbeit-die-integrative-identitaetstheorie-als-grundlage-fuer-eine-entwicklungspsychologisch-und/.

Petzold, H. G. (2016n): „14 plus 3" Einflussfaktoren und Heilprozesse im Entwicklungsgeschehen: Belastungs-, Schutz- und Resilienzfaktoren – Die 17 Wirk- und Heilfaktoren in den Prozessen der Integrativen Therapie – A preliminary report (unter Mitarbeit von I. Orth und J. Sieper 2014). https://www.fpi-publikation.de/polyloge/31-2016-petzold-h-g-orth-i-sieper-j-2014d-2016n-14-plus-3-einflussfaktoren-und-heilprozesse-im-entwicklungsgeschehen-belastungs-schutz-und-resilienzfaktoren/ auch in: Beratung Aktuell, 3/21. – http://beratung-aktuell.de/wp-content/uploads/2021/10/BA-3-2021.pdf.

Petzold, H. G. (2020b/2017p): Budō-Therapie und „fundamentale Budō-Erfahrung" – Metakritische Reflexionen zu Oikeiosis, Kampf- und Friedenswegen aus Sicht „Integrativer Therapie und Kulturarbeit". Forschungsbericht als schriftlicher Hintergrund für den am 29.09.2017 gehaltenen Vortrag Petzold (2017o): „Fundamentale Budô-Erfahrung – ein Weg zu Heilung, Gesundheit und persönlicher Mitte" auf der Fachtagung „Budō-Therapie – Wuwei – Mühelose Mühe – Kampfkunst in Therapie, Beratung, Pädagogik und Sozialarbeit" 29.09.-1.10.2017. Sigle 2020b. – POLYLOGE 8/2020. https://www.fpi-publikation.de/downloads/?doc=petzold-2017p-2020b-budo-therapie-fundamental-metakritische-reflexionen-oikeiosis-polyloge-08-2020.pdf.

Petzold, H. G., Brown, G. I. (1977): Gestaltpädagogik. Konzepte der integrativen Erziehung. München: Pfeifer.

Petzold, H. G., Moser, S., Orth, I. (2012): Euthyme Therapie – Heilkunst und Gesundheitsförderung in asklepiadischer Tradition: ein integrativer und behavioraler Behandlungsansatz „multipler Stimulierung" und „Lebensstilveränderung" in: Psychologische Medizin, Heft 3, 18-36 und 4, 42-59 und in: *Petzold, H. G., Ellerbrock, B., Hömberg, R.* (2018a): Die neuen Naturtherapien. Handbuch der Garten-, Landschafts-, Waldtherapie und Tiergestützten Therapie, Green Care und Green Meditation. Bd. I. Bielefeld: Aisthesis. S. 189-255. In: Textarchiv 2012. http://www.fpi-publikation.de/images/stories/downloads/textarchiv-petzold/petzold-moser-orth-2012-euthyme-therapie-heilkunst-asklepiadische-tradition-integrativ-behavioral.pdf.

Petzold, H. G., Orth, I, (2011): „Genderintegrität" – ein neues Leitparadigma für Supervision und Coaching in vielfältigen Kontexten. In: Abdul-Hussain, S. (2011): Genderkompetente Supervision. Mit einem Beitrag von Ilse Orth und Hilarion Petzold zu „Genderintegrität". Wiesbaden: Springer VS Verlag. 195-299. http://www.fpi-publikation.de/supervision/alle-ausgaben/04-2014-petzold-h-g-orth-i-genderintegritaet-als-neues-leitparadigma-fuer-supervision.html.

Petzold, H. G., Orth, I. (2014): Wege zum „Inneren Ort persönlicher Souveränität" – „Fundierte Kollegialität" in Beratung, Coaching, Supervison und Therapie. In: www.FPI-Publikationen.de/materialien.htm Supervision: Theorie – Praxis – Forschung. Eine interdisziplinäre Internet-Zeitschrift – Jg. 2014. http://www.fpi-publikation.de/supervision/alle-ausgaben/06-2014-petzold-h-g-orth-i-1998-2014-wege-zum-inneren-ort-persoenlicher-souveraenitaet.html.

Petzold, H. G., Orth, I. (2022a): Darum „biopsychosozialökologische" Integrative Therapie – Reflexionen zum „Integrativen Ansatz" 1972/2022 – seit 50 Jahren an FPI und seit 40 Jahren an der EAG entwickelt, POLYLOGE, Jg. 2022.

Petzold, H. G., Orth, I. (2024): Integrative Therapie 2024 – zukunftszentriert. Multimethodische und intermediale Praxis für das „Konnektom": „Use it, enjoy it, improve it – together!" EAG-Forschungsbericht. Hückeswagen: EAG ersch. POLYLOGE 1/2024.

Petzold, H. G., Orth, I., Sieper, J. (2014a): „Mythen, Macht und Psychotherapie". Therapie als Praxis kritischer Kulturarbeit. Bielefeld: Aisthesis. POS 2014a.

Petzold, H. G., Orth, I., Sieper, J. (2014b): „14 plus 3". Einflussfaktoren und Heilprozesse im Entwicklungsgeschehen: Belastungs-, Schutz- und Resilienzfaktoren – Die 17 Wirk- und Heilfaktoren in den Prozessen der Integrativen Therapie – A preliminary report (2014) Hückeswagen: EAG und Textarchiv 2014. https://www.fpi-publikation.de/downloads/?doc=petzold-orth-sieper-2014d-2016n-14-plus-3-einflussfaktoren-integrative-therapie-polyoge-31-2016pdf.pdf; Überarbeitet und erw. als dieselben in POLYLOGE.

Petzold, H. G., Steffan, A. (2000a): Gesundheit, Krankheit, Diagnose- und Therapieverständnis ‚Ziele in der „Integrativen Therapie" und „Integrativen Leib- und Bewegungstherapie. Integrative Therapie 2, 203-230 und: Psychologische Medizin 1/2001, S. 34-46.

Preuss, S. (1995): *Ökopsychosomatik. Umweltbelastungen und psychovegetative Beschwerden*. Heidelberg: Asanger.

Roediger, E. (2016): Praxis der Schematherapie, Grundlagen-Anwendungen-Perspektiven. Stuttgart: Schattauer.

Roesler, C., Bröning, S. (Hrsg.) (2024): Paarbeziehung im 21. Jahrhundert – Psychosoziale Entwicklungen und Spannungsfelder. Stuttgart: Kohlhammer.

Roesler, C. (2015): Die begrenzte Wirksamkeit bisheriger Paartherapie verlangt neue Methoden. *Familiendynamik* ,40, 336-345.

Roth, L. (1991): Pädagogik, Handbuch für Studium und Praxis. München: Ehrenwirth.

Roth, G., Strüber, N. (2014): Wie Gehirn die Seele macht. Stuttgart: Klett Cotta.

Rutter, M. (1988): Studies of psychosocial risk. The power of longitudinal data, Cambridge: Cambridge Univ. Press.

Rutter, M. (1989): Pathways from childhood to adult life,J. Child Psychology and Psychiatry I, 23-51; dtsch. in Integrative Therapie 1/2 (1992).

Rutter, M., Hay, D. F. (1994): Development Through Life: A handbook for clinicians. Sachse, R. (2019): Persönlichkeitsstörungen, Leitfaden für die psychologische Psychotherapie. 3. aktualisierte und erweiterte Ausgabe. Göttingen: Hogrefe.

Sachse, R. (2019): Persönlichkeitsstörungen, Leitfaden für die psychologische Psychotherapie. 3. aktualisierte und erweiterte Ausgabe. Göttingen: Hogrefe.

Sanders, R., Kröger, C. (2013): Die Partnerschule als schematherapeutisch orientierter und emotionsfokussierender Beratungsansatz für Paare. *Beratung Aktuell.* 14, 20-44.

Sanders, R. (1997): Integrative Paartherapie, Grundlagen-Praxeologie-Evaluation. Eine pädagogische Intervention zur Förderung der Beziehung von Frau und Mann als Partner. Frankfurt/Main: Peter Lang.

Sanders, R. (1998): Zwei sind ihres Glückes Schmied. Ein Selbsthilfeprogramm für Paare. Paderborn: Junfermann.

Sanders, R. (2000): Partnerschule.... Damit Beziehungen Gelingen! Grundlagen – Handlungsmodelle – Bausteine -Übungen, Erprobte Wege in Eheberatung und Paartherapie. Paderborn: Junfermann.

Sanders, R. (2006): Beziehungsprobleme verstehen – Partnerschaft lernen. Partnerschule als Kompetenztraining in Ehe- und Familienberatung. Paderborn: Junfermann.

Sanders, R. (2015): Eheberatung – Gefährtenschaft im Abenteuerland. Die Partnerschule als bindungsbasierte Paar- & Eheberatung. *Beratung Aktuell,* Nr. 1, 3-25.

Sanders, R. (2017a): Destruktive Muster in Paarbeziehungen. Erkennen, Verstehen, Intervenieren. DAJEB, Deutsche Arbeitsgemeinschaft für Jugend und Eheberatung e. V.: Das Tabu in der Beratung – das Fremde in uns. *Informationsrundschreiben* 234, 50-63. München.

Sanders, R. (2017b): Abschied vom Dampfkessel Modell – Bindungsorientierte und achtsamkeitsbasierte Sexualtherapie. *Beratung Aktuell* Nr. 2/ 16-34.

Sanders, R. (2018): Empowerment – Hilfe zur Selbsthilfe – in der Ehe- und Familienberatung am Beispiel des „Netzwerk Partnerschule E.V In: *Beratung Aktuell* 19/ 35-51.

Sanders, R. (2019): Partnerschule – Fokale Kurzzeittherapie für Paare im Integrativen Verfahren. *POLYLOGE. Eine Internetzeitschrift für „Integrative Therapie“* 21.

Sanders, R. (2022): Partnerschule als Paartherapie im Integrativen Verfahren. Paderborn: Junfermann.

Sanders R. (2023). Partnerschule als Kontextmodell in Ehe-, Partnerschafts- und Familienberatung. Prävention trennungs- und scheidungsbedingter gesundheitlicher Beeinträchtigungen. *Beratung-Aktuell* Nr. 1. 4-24

Sanders, R. (2024 a): Partnerschule als Paartherapie im Integrativen Verfahren. Internetbasierte Fortbildung. planetpsy.de, Paderborn: Junfermann, Klett-Cotta, Schattauer.

Sanders, R. (2024 b): Zwei sind ihres Glückes Schmied. Internetbasiertes Selbsthilfeprogramm für Paare. planetpsy.de, Paderborn: Junfermann, Klett-Cotta, Schattauer.

Saßmann, H., Klann, N. (2002): Es ist besser das Schwimmen zu lehren, als Rettungsringe zu verteilen. Beratungsstellen als Seismografen für Veränderungen in der Gesellschaft. Freiburg i. B.: Lambertus.

Saßmann, H., Klann, N. (2004): Wünsche der Ratsuchenden und Erfahrungen von BeraterInnen als Orientierung für eine bedarfsgerechte Planung. *Beratung Aktuell,* 3, 151-164.

Sbandi, P. (1973): Gruppenpsychologie. München: Pfeiffer.

Schachter, S. (1959): The psychology of affiliation. Standford, calif.: Standford Univ.Pr.

Schigl, B. (2012): Psychotherapie und Gender. Konzepte. Forschung. Praxis. Welche Rolle spielt die Geschlechtszugehörigkeit im therapeutischen Prozess? Wiesbaden: VS-Verlag.

Schipperges H. (1986): Der Arzt als Pädagoge. *Integrative Therapie 4.*

Schubert, C. (2018): Bewusstwerden als Heilung – die Wirkung künstlerischen Tuns auf das Immunsystem. In: *F. von Spreti, P. Martius, F. Steger* (2018). KunstTherapie. Wirkung – RuHandwerk – Praxis. Stuttgart: Schattauer. S. 43-114.

Sieper, J. (2007b/2011): Integrative Therapie als „Life Span Developmental Therapy“ und „klinische Entwicklungspsychologie der Bezogenheit“ mit Säuglingen, Kindern, Adoleszenten, Erwachsenen und alten Menschen, Gestalt & Integration, Teil I 60, 14-21, Teil II 61 (2008) 11-21. Update 2011, in: www. FPI-Publikationen.de/materialien.htm – POLYLOGE:

Materialien aus der Europäischen Akademie für Psychosoziale Gesundheit – 5/2011 http://www.fpi-publikation.de/downloads/download-polyloge/download-nr-05-2011-sieper-johanna.html.

Sieper, J., Petzold, H. G. (1993c/2011): Integrative Agogik – ein kreativer Weg des Lehrens und Lernens. In: *Petzold, H. G., Sieper, J.*(1993a): Integration und Kreation, 2 Bde., 2. Auflage 1996. Paderborn: Junfermann, S. 359-370. http://www.fpi-publikation.de/downloads/download-supervision/download-nr-06-2011-sieper-j-petzold-h-g.html.

Sölle, D. (1976): Die Hinreise. Stuttgart: GigPress.

Steinkamp, H. (1991): Sozialpastoral. Freiburg: Lambertus.

Sullivan, M. F., Skovholt, T. M. & Jennings, L. (2005): Master Therapists' Constructions of the Therapy Relationships. *J Ment Health Counts* 27, 48-70.

Tenbrink, D. (2000): Musik als Möglichkeit zum Ausdruck und zur Transformation präverbaler Erlebnismuster. *Zeitschrift für Individualpsychologie*. 25, 243-254.

von Spreti, F., Martius, P., Steger, F. (2018): KunstTherapie. Wirkung – Handwerk – Praxis. Stuttgart: Schattauer.

Waldinger, R., Schulz, M. (2023): The Good Life ... und wie es gelingen kann. Erkenntnisse aus der weltweit längsten Studie über ein erfülltes Leben. München: Kösel.

Wallerstein, R. S. (1989): The Psychotherapy Research Project (PRP) of the Menninger Foundation: An overview, *J. Consult. Clin. Psychol.*, 57, 195-205.

Wallerstein, R. S. (1986): Forty-two lives in treatment: A study of psychoanalysis and psychotherapy. New York: Guilford Press.

Wampold, B. E., Imel, Z. E., Flückiger, C. (2018): Die Psychotherapie Debatte – Was Psychotherapie wirksam macht. Bern: Hogrefe.

Wöller, W. (2022): *Psychodynamische Psychotherapie – Lehrbuch der ressourceSnorientierten Praxis.* Stuttgart: Schattauer.

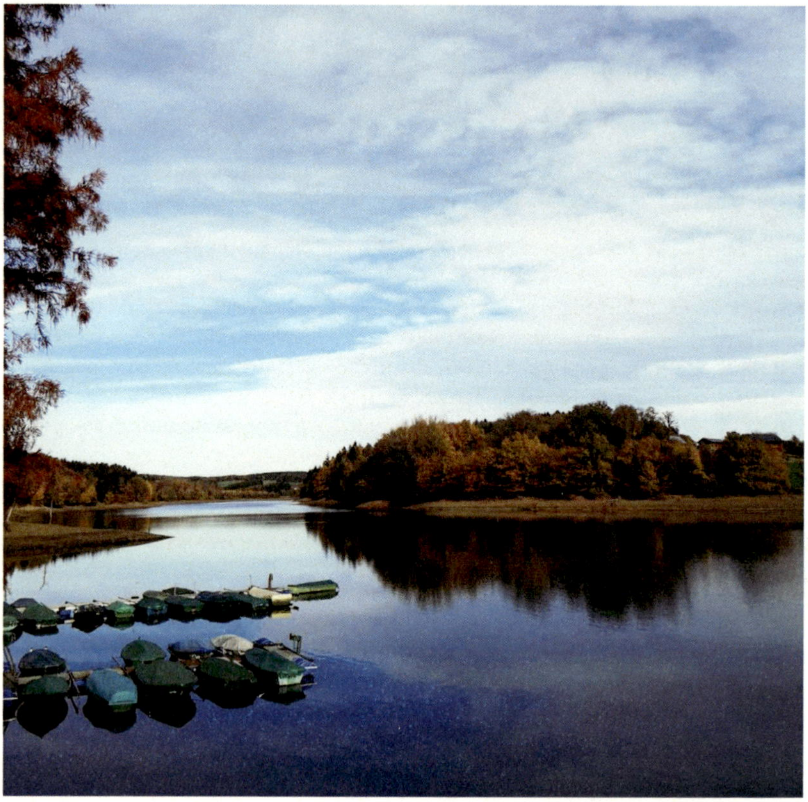

Soziotherapie und klinische Sozialarbeit bei Suchterkrankungen

Entwicklung und Praxis moderner integrativer Suchttherapie

Wolfgang Scheiblich

Inhalt

Die Integrative Suchttherapie als angewandte Humantherapie zu beschreiben, bedeutet, ihr Wesen zu beschreiben, denn sie versteht sich als eine Haltung, Sichtweise, Handlung und Methode, die sich zutiefst am Menschen und seinen Bedürfnissen, seinem Verhalten und seiner Suche nach Identität und Sinn orientieren will. So habe ich es bei *Hilarion Petzold* gelernt, in seinen Schriften, in seinen Vorträgen, seiner Praxis und in seiner Haltung.

Der Theorie und den einzelnen bereits andernorts beschriebenen Facetten der Integrativen Therapie möchte ich Ausführungen zu den Erkenntnissen und zur praktischen Anwendung im Bereich der Suchttherapie anfügen.

1972 habe ich erste Kontakte zur damals noch rudimentären und blutjungen Arbeit mit Drogenabhängigen bekommen und habe mich über die Zeit mit dieser Arbeit verbunden – weil sie mich unendlich fasziniert hat und weil ich das Phänomen der Drogenabhängigkeit verstehen wollte. Dabei hatte ich immer das Ziel, aus diesen Erkenntnissen hilfreiche Prozesse der Heilung, der Gesundung, der Identitätsentwicklung, der Kreativierung, Sinnfindung und der Förderung positiver Netzwerke anzuleiten und umzusetzen.

Ich wähle das Beispiel der Drogenarbeit auch aus, weil es sich bei diesen Patienten um eine Gruppe handelt, die als sehr problematisch, wenig kooperativ, kriminell, deviant gilt, mit geringer Aussicht auf gute Behandlungserfolge – wie das auch anderen Gruppen zugeschrieben wird.

Die Drogenarbeit der 70er Jahre bestand aus viel Engagement, aus Experiment, aus Versuch und Irrtum, aber leider auch – so muss ich das heute sehen – aus vielen Fehlern, die aus einem gänzlich theorie- und konzeptarmen Agieren herrührten bis hin zur therapeutischen Machtausübung. Die Motivationsüberprüfungen der stationären Drogenhilfeeinrichtungen früherer Jahre bei der Aufnahme von Patienten sprechen dazu Bände.

Die Drogenarbeit ist seit den Anfängen zu einer sehr erfolgreichen Arbeit geworden. Das erste stimmige Gesamtkonzept der Drogenarbeit in den deutschsprachigen Ländern war das von *Hilarion Petzold*, unterstützt von Kolleginnen und Kollegen wie *Gernot Vormann*, *Hartmut Peschke*, *Christa Krach* und anderen (*Petzold, Vormann* 1980)

Aber: die Drogenarbeit hat sich entwickelt und gilt heute in ihrer Methodik der Arbeit in der Therapiekette oder im Therapieverbund als vorbildlich, nicht nur im Vergleich zur Versorgung von Patienten mit anderen Störungsbildern wie psychischen Erkrankungen, sondern auch im europäischen Vergleich. Vorausgegangen waren *Hilarion Petzold*s Erfahrungen mit Suchtkranken während seiner Aufenthalte in Paris und seine Hilfestellungen für Betroffene in seiner Konzeption „Les Quatre Pas“ (*Petzold* 1969c), die in Deutschland zum Foursteps-Modell der Drogentherapie wurde. Die IT hat die Drogenarbeit und die Suchthilfe insgesamt mit zahllosen Erkenntnissen und Konzepten professionalisiert. Davon sind einige zu nennen:

1. Die Humanisierung der Suchthilfe

Die Integrative Therapie (IT), die von *Hilarion Petzold* und seinen Wegbegleiterinnen und -begleitern entwickelt wurde, hat die Drogenarbeit im wahrsten Wortsinn „humanisiert“, menschlicher gemacht als sie zuvor war. Vor allen Dingen hat die IT der bis Ende der 60er Jahre weitgehend konzeptarmen Drogenarbeit Verstehenshorizonte eröffnet und zu deren theoretisch-fachlichen Fundierung entscheidend beigetragen.

Die anthropologischen Grundlagen der Integrativen Therapie spiegeln die Überzeugungen wider, wie sie sich in den Definitionen der Hominität wiederfinden (*Petzold* 1993a/2003a):

Mit-Menschlichkeit, Menschengerechtigkeit, aber auch Menschenliebe oder Menschenwürde sind prägende Grundhaltungen, wie sie in den Begriffen der Konvivialität oder der client dignity repräsentiert sind. In der IT verbindet sich die Humanität mit der Hominität (*Petzold* 2003j). „Hominität bezeichnet die Menschennatur auf der individuellen und kollektiven Ebene in ihrer biopsychosozialen Verfasstheit und ihrer ökologischen, aber auch kulturellen Eingebundenheit mit ihrer Potentialität zur Destruktivität/Inhumanität und zur

Dignität/Humanität" (*Petzold* 2015k). Der Gedanke der Humanität umfasst die prinzipielle Gleichheit aller Menschen jeder Herkunft und jeden Geschlechtes, die allgemeine Menschenwürde und den Pazifismus, also die Ablehnung des Angriffskrieges (*Petzold* 1986a). Im weiteren Sinn beinhaltet Humanität auch religiöse und politische Toleranz und Achtung vor dem Mitmenschen und seinen Überzeugungen, weitergehend auch die besondere Achtung vor den Tieren und vor der Natur im Allgemeinen.

Humanität wird darüber hinaus als Grundlage der Menschenrechte und des humanitären Völkerrechts verstanden, als Rechtsgrundsatz auf der Ebene der Staaten, wie auch der Realisierung der Rechte innerhalb eines Staates. Im Zusammenhang mit den *Verbrechen gegen die Menschlichkeit* ist er von zentraler Bedeutung. In den Verfassungen der demokratischen Staaten ist die Humanität in den Gesetzen fest verankert, wie etwa im Grundgesetz für die Bundesrepublik Deutschland, in der Österreichischen Verfassung, der Verfassung der Schweiz oder Liechtensteins und anderer unmittelbarer Nachbarn.

Humanität und das Konzept der Solidarität führen zum Begriff der *Hilfsbereitschaft* und deren Umsetzung als *Hilfe.*

Beispiele sind das Engagement in sozialen Einrichtungen, in einer Hilfsorganisation für die Einhaltung der Menschenrechte, in der Nachbarschaftshilfe, oder auch im intrastaatlichen Prinzip der Hilfsbereitschaft und Nachbarschaftshilfe als *humanitärer Hilfe.* Hier äußert sich der Wille zur Menschlichkeit als konkrete Hilfeleistungen durch Hilfsgüter, medizinische Hilfe, etc.

Im Gegensatz dazu ist zum Beispiel die unterlassene Hilfeleistung ein Verstoß gegen die Menschlichkeit. Die Strafgesetzbücher definieren die unterlassene Hilfeleistung als Straftatbestand. Damit drücken sie die allgemein gültige Überzeugung einer *Pflicht zur Menschlichkeit* aus.

Integrative Therapie als Verbindung von Hominität und Humanität ist hier in ihrem Gedankengut nicht nur gut aufgehoben, sie realisiert bis in die operative Ebene hinein diese Überzeugungen im Bereich der Definition von Erkrankungen, der Verpflichtung zur Hilfe auch bei schwersten Störungen oder Schädigungen und der konkreten Hilfeleistung durch den Einsatz der Therapeutinnen und Therapeuten, der Institutionen, der Verbundsysteme, der politischen Vertretung von Patientenrechten, damit der Mensch niemals einem Zweck geopfert wird, wie es der Humanist *Albert Schweitzer* (1991) und *Henry Dunant* ausdrückten, auf die sich die IT immer wieder als Referenzen bezieht (*Petzold, Sieper* 2011).

2. Konzepte für marginalisierte Gruppen

„Die Ursachen von kompulsiver, selbstzerstörerischer, in Krankheit und Verelendung führende Drogenabhängigkeit ...liegen nach der sozialepidemiologischen Forschungslage und nach der überwältigenden Evidenz sozialarbeiterischer und soziotherapeutischer Praxiserfahrung in „prekären Lebenslagen" und

„destruktiven Lebenswelten" mit unmenschlichen Lebensbedingungen und desaströsen Auswirkungen maligner Ökologisation. Wir sprechen von „Minusmilieus" (*Hecht, A., Petzold, H., Scheiblich, W.* 2014)

Für diese Menschen, die wir heute als „hard-to-reach-Patienten" bezeichnen, gab es erst ab den frühen 70er Jahren des vorigen Jahrhunderts die ersten Konzepte der Behandlung und der Reintegration in das gesellschaftliche Leben.

Bedrückend war das Schicksal der Suchtkranken und Drogenabhängigen, die viel zu lange aus psychiatrischer Sicht noch als unheilbar galten und denen man immer und immer wieder glauben machte, dass sie ein Leben lang krank seien und dass ihre Krankheit lediglich zum Stillstand gekommen sei, wenn sie aufhörten zu trinken oder Drogen zu nehmen. Von Genesung, Gesundung, Heilung keine Spur, noch nicht einmal eine Hoffnung auf Heilung durfte sein.

Diese bis heute noch nicht überwundene Haltung beruht auf einem ganz und gar eigenartigen und unterdrückenden Bild von Krankheit und Gesundheit. Ganze Generationen von Selbsthilfegruppen betonen bis heute dieses Bild der Unheilbarkeit der Suchterkrankung. Gesundheit – so sagen es Betroffene – würde demnach darin bestehen, wieder trinken oder Drogen nehmen zu können ohne Steigerung der Dosis. Gesund wäre ein Mensch demnach, wenn er folgenlos das tun könnte, was ihn zuvor krank gemacht hat – ein sehr eigenartiges Verständnis von Gesundheit.

Dem hat die Integrative Therapie andere Konzepte entgegengesetzt und ausgearbeitet, Konzepte, die auch und vielleicht gerade für marginalisierte Patientengruppen geeignet sind. Dass auch Menschen mit hohen psychosozialen Belastungen in aussichtslos erscheinenden Lebenssituationen Hilfe und Behandlung erhalten, zeigt das hohe Interesse der Integrativen Therapie für marginalisierte Menschengruppen. Sie hat Methoden, Techniken, Medien, Stile, Modalitäten und Interventionen entwickelt, die auch für jene Menschen geeignet sind, die für therapeutisches Handeln zunächst unerreichbar erscheinen. Dazu gehörten immer schon auch die Suchtkranken, die Angehörigen aus sozial benachteiligten Milieus, die Patientinnen und Patienten der Wohnungslosenhilfe und viele andere mehr.

3. Die Definition der Sucht als Erkrankung

Drogen- und Suchtmittelabhängigkeit als Krankheit zu definieren, mag aus heutiger Sicht nicht allzu fortschrittlich gelten, ist doch zumindest die Alkoholsucht seit 1968 als Krankheit anerkannt. Da die Drogenabhängigkeit auch eine Suchtform darstellt, lag der Schluss nahe, auch der Drogenabhängigkeit den Krankheitsstatus zuzubilligen. Damit waren aber noch nicht die Inhalte, die Ausmaße, die Folgen, die Bereiche genannt, die diese Krankheit ausmachen.

Die Integrative Therapie hat ganz wesentlich dazu beigetragen, den Krankheitsbegriff mit Inhalten zu füllen. Das Risiko-, Schutz- und Resilienzfaktorenmodell war dabei genau so hilfreich wie die Benennung und Beschreibung der kritischen Lebensbereiche der Menschen, die abhängigkeitskrank geworden sind (*Petzold* 1993a/2003a; *Petzold, Orth, Sieper* 2014d/2016n).

In der Integrativen Therapie betonen wir die weitreichenden biologischen, psychologischen sozialen und ökologischen Dimensionen der Krankheit und ihre Auswirkungen auf den Kontext und das Kontinuum des Menschen, auf seine Familie, auf Freunde, auf andere Menschen des sozialen Kontextes, auf den Bereich der Arbeit und auf den Verlauf des Lebens.

Die Integrative Therapie benennt in ihrer Gesundheits- und Krankheitslehre die auslösenden Faktoren, die Traumata, die Störungen, die Defizite und Konflikte, sie beschreibt die Faktoren des sozialen Netzwerks, des Milieus, der oft entwertenden und entmutigenden Zuschreibungen von außen und der internalen Folgerungen aus diesen Zuschreibungen, aber sie benennt auch die Faktoren von Salutogenese. Immer wird beides, Gesundheit und Krankheit, Pathogenese und Salutogenese in den Blick genommen (*Petzold* 2010b). Das ist für die Integrative Therapie charakteristisch. Sie bezieht die Kenntnisse der Neurowissenschaften ebenso mit ein wie die Ergebnisse der life-event-Forschung und beachtet die hereditären Faktoren (*Petzold* 1993/2003a, S. 457).

Damit ist die Integrative Therapie in ihrem Krankheits-/Gesundheitsverständnis sehr komplex und umfassend (oder „differentiell und ganzheitlich" zugleich), jedenfalls so umfangreich, dass die bisherigen Wissensbereiche der Krankheits- und Gesundheitsentstehung weitgehend abgedeckt sind.

Die Integrative Therapie hat sich nie vor dem Krankheitsbegriff gescheut oder ihn gar abgelehnt, wie das andere therapeutische Verfahren vehement getan haben, weil sie den Krankheitsbegriff nie als diskriminierend verstanden oder gar eingesetzt hat. Krankheit war für die Integrative Therapie immer eine Beschreibung eines Zustandes bzw. eines Prozesses, der zutiefst menschlich ist und der die Solidargemeinschaft zum Schutz des Einzelnen und zur Hilfe für den Einzelnen auffordert. Damit verwirklicht die Integrative Therapie bis heute hochaktuell eine entscheidende ethische und humanitäre Forderung, dass nämlich kranke oder krank gewordene Menschen nicht in erster Linie eine Diagnose oder eine Klassifikation brauchen, sondern vor allem hilfreiche Handlungen, die sich aus Diagnosen ergeben und dass sie weiterhin – so *Ricœur*, einer der Referenzphilosophen des Integrativen Ansatzes – für uns eine „Quelle des Respekts" sein sollen (*Petzold* 2001b).

Die Leistungsträger im Suchtbereich, die das suchtspezifische integrative Curriculum anerkannt haben, bestehen zu Recht auf der Beschreibung einer Krankheitslehre, da die Hilfe für kranke Menschen eben Krankenbehandlung ist, zu Lasten der solidarischen Gemeinschaften der renten- und krankenversicherten Bürgerinnen und Bürger.

4. Das Konzept der pathologischen Konfluenz

Ein weiterer Bereich ist das Verständnis von **Pathologischer Konfluenz als ein Modell, „ungerichtetes Handeln aus dem Augenblick" zu verstehen.**

Der alte „Gestaltbegriff" der Konfluenz ist in der Suchtarbeit zu einem zentralen Begriff geworden, weil er Suchttherapeutinnen und -therapeuten den theoretischen Hintergrund für das Verhalten vieler Drogenabhängiger eröffnet hat, denn er erklärt einerseits ihre Denk- und Handlungsmuster und deutet andererseits diese Phänomene als Ergebnisse von Schädigungen in der Lebensspanne. Diese Erkenntnisse waren zentral, denn vielfach – übrigens bis heute – wird die Phänomenologie der pathologischen Konfluenz (*Petzold* 1986e) nicht berücksichtigt. Drogenabhängige werden nach wie vor nur oberflächlich beurteilt, nämlich als unzuverlässig, aus dem Augenblick handelnd, getrieben von der Gier nach neuer Drogeneinnahme. Dass dahinter eine große persönliche Not und vor allem eine Kette belastender Erlebnisse und Erfahrungen von Vernachlässigung oder Gewalt über Jahre steht, hat die Integrative Therapie mit ihrer entwicklungspsychologischen Sicht gezeigt.

Versteht man in der Suchtarbeit die frühen Ursachen pathologischer Konfluenz, vermag man zu unterscheiden zwischen positiver und pathologischer Konfluenz, kann man dieses sensible Feld rudimentärer zwischenmenschlicher Intimität und Trennung verstehen, und man vermag außerdem zu ermessen, welche Schädigungen durch Gewalt und Vernachlässigung entstehen. Dann begründet die Integrative Therapie den angemessenen Weg in der Notwendigkeit menschlicher Zuwendung und gleichzeitiger liebevoller Kontakt- und Abgrenzungsarbeit als therapeutische Intervention angesichts der beschriebenen Schädigungen, die sich in pathologischen Konfluenzphänomenen zeigen (vgl. *Ferenczi* 1988/1999).

5. Das Lebensspannenkonzept

Ein fünfter Bereich der angewandten Humanität ist das Konzept der **Lebensspanne.**

Die Integrative Therapie hat schon früh den Blick erweitert von der Fixierung auf frühkindliche Erlebnisse und Erfahrungen als alleinige Erklärungen und Begründungen für Störungen in heutiger Zeit. Sie hat das Konzept der „Lebensspanne" dagegengestellt, das frühe Erfahrungen und Erlebnisse in ihrer Bedeutung und Prägung keinesfalls zurückdrängt oder zweitrangig erscheinen lässt, das aber berücksichtigt, dass zwischen frühen Ereignissen und Erfahrungen und der aktuellen Lebenssituation viele Jahre Lebens- und Lerngeschichte liegen. Diese Jahre der Lebens- und Lerngeschichte zeugen auch vom Einsatz von Menschen, die versucht haben, ihre frühen Prägungen in das Leben zu integrieren, mit ihnen zu leben, gegen Erinnerungen anzukämpfen, sich nicht unterkriegen zu lassen, auch zu leiden und Standfestigkeit immer wie neu zurückzugewinnen. Viele Menschen schaffen das aber nicht, jedenfalls nicht alleine, sie werden krank.

Eine solche Sichtweise auf die gesamte Lebensspanne ist eine Eigenheit der Integrativen Therapie, die sich in dieser Konsequenz in anderen Therapieverfahren nicht findet (*Petzold* 1992e, 1999b, *Sieper* 2007b). Sie achtet den menschlichen Prozess, der der Entwicklung einer Krankheit innewohnt. Wie sollten wir in der Drogenarbeit denn die Phänomene verstehen, dass Menschen in früher Entwicklungszeit schwer geschädigt wurden durch Vernachlässigung und Gewalt, dass die Ausbildung des Symptoms „Drogenabhängigkeit" aber erst 10-15 Jahre später auftritt?

Der Blick auf die Lebensspanne hat uns gezeigt, dass frühe Schädigungen nicht zwangsläufig spätere desaströse Folgen zeigen müssen, insbesondere dann nicht, wenn man um die schädigenden Potentiale negativer Erfahrungen weiß und gegensteuern kann, wie wir das in der Suchtprävention seit vielen Jahren tun. Wir wissen, dass frühe Schädigungen in der Lebensspanne durch korrigierende, positive Erfahrungen abgeschwächt oder kompensiert werden konnten, dass aber auch negative Erfahrungen früher Zeit ihre Fortsetzung in negativen Ereignisketten finden können, die sich von früher Entwicklungszeit bis heute immer wieder zeigen. Beide Möglichkeiten haben den fixierten Blick von den frühen Erfahrungen erweitert auf die positiven Ereignisse, aber auch auf die Fortsetzung negativer Erfahrungen bis in heutige Zeit.

Diese Sichtweise der Integrativen Therapie hatte erhebliche praktische Bedeutung, rief sie doch dazu auf, die Patientinnen und Patienten nicht nur aus ihrer Vergangenheit zu verstehen, sondern auch aus der gelebten Gegenwart und den Jahren ihrer Entwicklung sowie ihren Zukunftsentwürfen (vgl. *Bonanno* 2024 und *Petzold* 1993).

6. Die Prozesstheorie

Ein sechster Bereich ist der der **Prozesstheorie.**

Als hilfreich und praxisnah hat sich auch unsere Prozesstheorie erwiesen, die als Regelfall nicht von linearen, sondern von spiralförmigen Prozessen von Heilung und Gesundung ausgeht. Vor diesem Hintergrund können Therapeutinnen und Therapeuten die Prozesse ihrer Patientinnen und Patienten besser verstehen lernen, können Patientinnen und Patienten auch bei „Rückfällen", wie sie im Suchtbereich immer wieder konkret werden, ihre Hoffnung und Zuversicht aufrechterhalten, können Therapeutinnen und Therapeuten Stillstand und Rückschritt als wichtige Zwischenschritte der Entwicklung akzeptieren.

Ohne diese Prozesstheorie, ohne das Konzept therapeutischer Prozessverläufe vom Wahrnehmen, Erfassen, Verstehen und Erklären würden Stillstand und Rückschritt in der Therapie nur allzu schnell gewertet als Versagen der Therapeutin/des Therapeuten oder mangelnde Motivation der Patientin oder des Patienten. Auch das gibt es natürlich. Aber bevor eine solche Bewertung erfolgt, ist der Hintergrund der Prozesstheorie hilfreich, der von vornherein einen nicht-linearen Prozess beschreibt und auf ständige Wiederholung und Entwicklung setzt – eine hilfreiche Sichtweise angesichts der fast existentiellen Bewertungen des Rückfallgeschehens in der Suchtarbeit (vgl. *Petzold* 1993a/2003a, S. 496ff.)

7. Die Relationen der Bezogenheit – „therapeutische Beziehung"

Therapeutische Verfahren allgemein und die Integrative Therapie im Besonderen setzen auf die helfende und heilende Kraft therapeutisch wirksamer Beziehungen. Die Integrative Therapie warnt aber zu Recht vor einer allzu schnellen, voreiligen und inflationären Benennung von therapeutischer Beziehung als leicht erreichbarer Grundstimmung zwischen Therapeut/in und Klient/in oder als flache Bezeichnung für eine freundliche Therapeutenhaltung. Es war gut und richtig, den Begriff der therapeutischen Beziehung nicht nur vorsichtig anzuwenden, sondern ihn präzise zu konzeptualisieren, wie wir das in der Suchtarbeit in dieser Form nirgendwo anders fanden:

Dass wir heute in der Methodik der Integrativen Therapie **in** der Übertragung, **an** der Übertragung, **in** der Beziehung und **an** der Beziehung arbeiten können und uns dafür das nötige Handwerkszeug zur Verfügung steht, ist eine Folge dieser hilfreichen Konzeptualisierung, damit Menschen, die Hilfe brauchen, in ihren Therapeutinnen und Therapeuten nicht nur freundliche Menschen finden, die Ihnen hilfreich zur Seite stehen, sondern Menschen, an und mit denen sie ihre bisherigen Erfahrungen prüfen, bestätigen, modifizieren und korrigieren können.

Ein für die Praxis hilfreicher Konzeptansatz ist die Beschreibung und Ausarbeitung der Relationen der Bezogenheit in die „Stufen": Konfluenz – Kontakt – Begegnung – Beziehung – Bindung mit den Möglichkeiten der Entgleisung in pathologische Abhängigkeit und Hörigkeit, so charakteristisch in Suchtkarrieren (*Petzold, Müller* 2007). Dieses Modell hilft uns in der Praxis, die Ebenen menschlicher Bezogenheit und Zugehörigkeit zu berücksichtigen. Wir wenden es an für die Beschreibung des Raums zwischen Patient/in und Therapeut/in, aber auch zwischen Institutionen und den Menschen, die in diesen Institutionen arbeiten und sie repräsentieren (*Petzold* 1993a/2003a, S. 793ff.).

Um eine therapeutische Beziehung zu erreichen, müssen wir uns immer wieder durch die Ebenen von Konfluenz, Kontakt, Begegnung, Beziehung und Bindung bewegen. Wir müssen uns vergegenwärtigen, in welchen Bereichen menschlicher Interaktion unsere Patientinnen und Patienten Erfahrungen gemacht haben, die sie hindern, eine therapeutische Beziehung einzugehen, vor allem, wenn es sich um vernachlässigte Menschen handelt oder um Menschen, die Gewalt erlitten haben.

In der Drogenarbeit besteht die Kunst des Helfens oftmals darin, immer wieder und unermüdlich den Schritt aus der Konfluenz der Drogenszene in den Kontakt und letztlich zu Begegnungs-, Beziehungs- und Bindungsfähigkeit zu finden, Drogenabhängigen zu helfen, den Kontakt zu finden zur Institution, den Kontakt zu den Menschen, den Kontakt zu freundlichen Worten, den Kontakt zu den Blicken, den Kontakt zur gesicherten Atmosphäre, den Kontakt zur Ordnung, den Kontakt zu gegenseitiger Achtung, bis wir wirklich davon sprechen können, dass jetzt eine stabile Ebene des Kontakts erreicht ist und der Boden bereitet werden kann für Begegnung, Beziehung, Bindung als und weitere Entwicklung.

Hilfreich ist dieses Modell auch für die Konzeptualisierung der Hilfeangebote: So genannte niedrigschwellige Angebote in der Drogenarbeit nennen wir ja auch Kontaktstellen. Wir können dieser Bezeichnung eine Bedeutung geben, weil diese Institutionen genau diese Aufgabe haben, nämlich aus der Konfluenz der Drogenszene Schritte in den Kontakt zu ebnen und zu gehen.

8. Regulationskompetenz

Diese Überlegungen führen hin zu einem weiteren Verständnis des Suchtgeschehens als mangelnde Fähigkeit zur **Regulation.**

Unter „*Regulationskompetenz*" verstehen wir heute die Fähigkeit des menschlichen Organismus, in verschiedenen Bereichen Abläufe zu steuern – von der biochemischen Ebene über die Ebene emotionaler und kognitiver Regulationsvorgänge bis zu höchst komplexen Regulationsmustern der „Selbstregulation" oder der Steuerung von zwischenmenschlichen Regulationsvorgängen. Programme für die Regulationskompetenzen nennen wir dann *Narrative* oder Schemata oder Muster.

Über die gesamte Lebensspanne hinweg gewährleisten die Fähigkeiten zur Regulation die Lebensprozesse und Überlebensprozesse des Menschen durch die Bereitstellung einer Stabilität in den Interaktionen zwischen Organismus und Umwelt, Mensch und Mitmensch. Gleichzeitig ermöglichen sie durch ihre *Plastizität* die erforderlichen *Passungen* bzw. Anpassungsleistungen.

Diese Regulationsprozesse sind auch störbar und störanfällig. Traumatische Belastungen bergen eine hohe Gefahr der Dysregulation, was sich bei Betrachtung der biographischen Hintergründe vieler Drogenabhängiger zeigt mit ihren Traumatisierungen in gewalttätigen Elternhäusern, aber auch mit traumatischen Erfahrungen im Rahmen der Drogenkarriere. Der Drogenkonsum selbst – nicht zuletzt auch scheinbar „weicher" Drogen bzw. von Designer-Drogen – kann für die neurobiologischen Regulationsprozesse erhebliche Folgen haben, denn sie greifen z. T. unmittelbar in das Transmittergeschehen an den Synapsen ein. Verelendung, Infektionen, Verletzungen und in der Folge Entzündungen – so häufig bei unsterilem Nadelgebrauch oder mangelnder Hygiene – führen zu dysregulierten Entzündungsprozessen, deren Risiken erst allmählich in ihrem Umfang bekannt werden.

In Kindheit und Jugend ist von einer höheren Plastizität der Regulationssysteme auszugehen als im Erwachsenenalter, d. h. aber auch von einem größeren und nachhaltigeren Schadensrisiko, so dass sehr junge Konsumenten auch besonders große Risiken haben. Prinzipiell bleibt die Plastizität der Regulationssysteme auch bei Störungen durch biographische Belastungen und Substanzmissbrauch erhalten, allerdings beschädigt. Damit sind aber auch Chancen für erfolgreiche Behandlungen gegeben, vor allem, wenn noch vorhandene funktionale Regulationskompetenzen in den verschiedenen Bereichen immer wieder praktiziert werden und durch Umweltantworten unterstützt und bekräftigt werden. Das ist auf der Straße, in der Verelendungsszene des Drogen- und Alkoholimusmilieus, in „Minusmillieus" (*Hecht* et al. 2012) nicht der Fall. Diese Einsicht hat erhebliche Konsequenzen für Therapie und Betreuung und spricht dafür, dass für besonders heruntergekommene, verelendete Patientinnen und Patienten „hochschwellige Einrichtungen" unverzichtbar sind, dass Modelle, die betreutes Wohnen ermöglichen, die beschützende Netzwerke bereitstellen, für viele Hilfebedürftige absolut notwendig werden, um dem weiteren Abbau von Fähigkeiten und Fertigkeiten entgegenzuwirken. (vgl. *Scheiblich, Petzold* 2006)

9. Wege der Heilung und Förderung

Unser therapeutisches Handeln zeigt sich in den **Wegen der Heilung und Förderung** (*Petzold* 1993a/2003a, 2012h). Wie für die Integrative Therapie allgemein, so ist das Kernstück des methodischen Vorgehens die Vorstellung von Wegen der Heilung und Förderung. Diese Methodik hat sich für die Arbeit mit Drogenabhängigen als zentral erwiesen, denn es geht – ganz im Sinne der Humantherapie – um Identitätsentwicklung durch komplexe Sozialisation im Lebensspektrum von Gesundheit und Krankheit.

Drogenabhängige sind durch negative Sozialisationskarrieren in prekäre Lebenswelten, in die „Drogenszene" mit ihrem „fixierenden *life style*" geraten, dem sie nur schwer entkommen können, weil er sie in einer totalen und totalitären Weise ergreift. Therapie muss deshalb von vielen Seiten her ansetzen, verschiedenste „**Wege**" der Behandlung, aber auch der agogischen Förderung und Bildungsarbeit beschreiten (*Sieper, Petzold* 1993). Sie muss vielfältige Sozialisationstrajekte bearbeiten wie leibliche Ertüchtigung, Durcharbeiten und Verarbeiten seelischer Belastungen, Netzwerksanierung, Bildungs- und Berufsförderung und dabei neue Lebens- und Sozialwelten bereitzustellen suchen – etwa in Form von Netzwerken und Verbundsystemen, damit in einem umfassenden Prozess neue Sozialisationseinflüsse zum Tragen kommen können.

Und dies geschieht im Wesentlichen in den 4 Wegen, die *Hilarion Petzold* (2012h) so benannt hat:

1. WEG: Bewusstseinsarbeit: „Sich selbst verstehen, die Menschen, das Leben verstehen lernen."
2. WEG: Nach- und Neusozialisation: „Zugehörig sein, beziehungsfähig werden, Liebe spüren und geben, sich zum Freund werden"
3. WEG: Ressourcenorientierte Erlebnisaktivierung „Neugierde auf sich selbst, sich selbst zum Projekt machen, sich in Beziehungen entfalten.
4. WEG: Förderung von exzentrischer Überschau und von Solidaritätserfahrungen „Nicht alleine gehen, füreinander einstehen, gemeinsam Zukunft gewinnen" (*Petzold* 2012h)

10. Niedrigschwellige Suchtarbeit („keeping contact")

Die niedrigschwellige Drogenarbeit hat durch die Konzeptualisierung, wie sie die Integrative Therapie geleistet hat, eine große Aufwertung erfahren, sind die niedrigschwelligen Hilfen im Drogenbereich doch in einem äußerst belastenden Feld angesiedelt (*Hecht, Petzold, Scheiblich* 2014). Gegen die landläufige Meinung, dass in diesem Bereich Mitarbeiterinnen und Mitarbeiter eingesetzt werden könnten, die nicht besonders qualifiziert sein müssten, da ja dort auch nur Betroffene auftauchen würden, die noch keine Behandlungsmotivation aufbringen, hat die Integrative Therapie, namentlich *Hilarion Petzold*, dezidiert beschrieben, worin die unverzichtbare Besonderheit niedrigschwelliger Arbeit inhaltlich besteht: Sie verhindert den Drogentod, sie bietet Schutz vor Gefahren, die sich aus der Zugehörigkeit zu einer kriminalisierten Szene fast zwangsläufig ergeben, wie Gewalt, Misshandlung, Infektionsgefahr usw. Sie erfordert Mitarbeiterinnen und Mitarbeiter, die Menschen befähigen, aus der Konfluenz ihrer Drogenszene in den Kontakt zu treten mit Menschen, die den Gegensatz zur Szene repräsentieren, nämlich Verlässlichkeit, Zuversicht, Klarheit und Solidarität; das sind Qualitäten, die in der Szene weitgehend verlorengegangen sind. Das Modell der Relationen der Bezogenheit war und ist hier ein ausgezeichnetes Modell für die stufenweise Entwicklung einer therapeutisch wirksamen Beziehung, die in den niedrigschwelligen Hilfen grundgelegt wird. (*Petzold, Hentschel* 1991/2021)

Sie sind damit wichtige Bausteine einer Karrierebegleitung (ebenda), für die die Integrative Therapie die grundlegenden Konzepte des *keeping contact* lieferte. Dazu sagt *Hilarion Petzold* wörtlich:

> Hier ist Anlass für eine karrierebezogene Begleitung gegeben. Der Therapeut/die Therapeutin, die/der die Karrierebegleitung praktiziert, kommt in die Situation eines „Ko-Researchers" (*Moreno* 1941), der aus dem Kontakt mit der Situation seines/r Patienten/seiner Klientin zusammen mit ihm selbst die Kenntnisse und Daten

> gewinnen muss. Diese Daten und Erkenntnisse beziehen sich auf die Gestaltung des Kontaktes, die praktische Lebenshilfe, die Krisenintervention, die Lebensberatung im Sinne einer Hilfe zur Formung des Lebensstils. Die sozialarbeiterische-soziotherapeutische Hilfe zur Bewältigung kritischer Lebenssituationen und die Bereitstellung einer materiellen Grundversorgung dürften im Zentrum aller Aktivitäten stehen. Hier ist der Anknüpfungspunkt für weiterführende Maßnahmen, ganz gleich, ob ein Substitutionsprogramm oder eine ambulante oder stationäre Therapie angesagt ist. Die „Basis" für die Karrierebegleitung sind niedrigschwellige Einrichtungen, Straßensozialarbeit oder Beratungsstellen, die ein Programm mit akzeptierender Drogenarbeit durchführen. Sind die Probleme des Kontaktaufbaus z. T. schon erheblich, so wird das „keeping contact" zur zentralen Frage, die nicht allein von der Motivation der Betroffenen entschieden wird, nicht nur von den Wechselfällen ihres oft chaotischen Lebenskontextes, sondern mehr noch von der Konstanz der professionellen Begleitung. Ist Kontakt hergestellt, so wird die „Metareflexion über Karriere" unerlässlich. Der Abhängige muss verstehen, was eine Karriere ist, wie sie verläuft usw. Er muss wissen, dass sie sich über 5 bis 15 Jahre erstrecken kann, dass in ihr eine Reihe von Entzügen, vorübergehende Aufenthalte in therapeutischen Wohngemeinschaften, Therapieabbrüche, Wechsel der Therapieansätze normal sind. Ihm muss klar sein, dass eine Negativkarriere als Kette „widriger Umstände" [...] sich nur langsam und in mühevoller Kleinarbeit verändern lässt, und dass eine solche Karriere auch ein normaler „persönlicher Entwicklungsprozess" ist, der sich aber unter negativen, erschwerenden Umständen vollziehen muss. Eine solche „Metaperspektive" auf die eigene Situation, die eigene Entwicklung, das eigene Leben ermöglicht eine gewisse „Exzentrizität" zum Geschehen.
>
> Ein Wissen um die Typik von Karriereverläufen wird oft als äußerst entlastend erlebt und vermag auch in schwierigen Situationen Hoffnung und Perspektivität zu gewährleisten. Es stützt die Motivation, „Kontakt zu halten". (*Petzold, Hentschel* 1991, S. 98f.)

Intensivere Beratungssequenzen in Drogenberatungsstellen, Aufenthalte in therapeutischen Wohngemeinschaften gehören genauso zu einer Karriere, wie Phasen der Drogenfreiheit oder wie „Knastzeit". „Exzentrizität zur Karriere" und Information über Hilfeangebote – auch das der Karrierebegleitung – vermag Möglichkeiten zu eröffnen, dass bestehende Hilfen systematischer genutzt, „Langzeit-Begleitungs-Kontrakte" abgeschlossen werden und damit allzu massive Abstürze vermieden werden, denn diese verringern die Chancen zu „abgekürzten Negativkarrieren".

Akzeptierende, karrierebezogene Drogenarbeit ist deshalb darauf gerichtet, für Menschen in Negativkarrieren protektive Faktoren bereitzustellen und weitere Risikofaktoren zu vermindern. Bereitgestellt wird zunächst die Basisversorgung, um dem akuten Ressourcenmangel zu begegnen: z.B. durch Sleep-Ins, Treffs, medizinische Versorgung, Unterstützung bei der Beschaffung von Wohnung, Sozialhilfe, Arbeit, weiterhin der Aufbau supportiver sozialer Netzwerke,

z. B. Selbsthilfegruppen mit akzeptierender Ausrichtung oder drogenfreier Ausrichtung als Clean-Gruppen; dazu gehören auch professionelle Krisenhilfe, Bereitstellung von Verarbeitungshilfen für traumatische Erfahrungen wie Beraubung, Vergewaltigung, zerbrechende Beziehungen durch professionelle Helferinnen, aber auch durch Selbsthelfer. Karrierebezogene Soziotherapie stellt einen Beitrag zum Aufbau eines supportiven sozialen Netzwerkes, in dem die Hilfsagentur und die in ihr arbeitenden professionellen Bezugspersonen Teile dieses Netzwerkes werden.

Das „keeping contact" muss ein wechselseitiges sein. Ohne „nachgehende" Ausrichtung müssen mittel- und langfristige Karrierebegleitungen scheitern. Das bedeutet, dass sie auch nicht nur an eine Bezugsperson gebunden werden dürfen, sondern dass eine Einrichtung, die akzeptierende Karrierebegleitung als Konzept der Drogenarbeit vertritt, als solche das Prinzip des „keeping contact" praktisch umsetzen muss. Sie muss Patientinnen und Patienten systematisch betreuen und gewährleisten, dass, auch wenn ein Mitarbeiter die Einrichtung verlässt, sein Patientenstamm vom Nachfolger bzw. der Nachfolgerin weiter mittel- bis langfristig betreut wird.

Würden all diese Hilfen nicht bereitgehalten, würden wir uns – um zur Begrifflichkeit der Humanität zurückzukehren, im Bereich der unterlassenen Hilfeleistungen befinden als Verstoß gegen die Menschlichkeit.

11. Das Konzept der Therapeutischen Gemeinschaft

Hier zeigt sich die Vielfalt therapeutischer Stile, Methoden, Techniken, Modalitäten, die grundsätzlich alle Menschen der therapeutischen Gemeinschaft in ihren jeweiligen Möglichkeiten erreichen können. Und das gelingt, wenn man zum Beispiel in stationären Einrichtungen der Drogentherapie vor der Situation steht, in einem Kalenderjahr junge Drogenabhängige aus mehr als 20 Nationen zu behandeln. Hier kann nur eine Vielfalt therapeutischer Interventionen zur Anwendung kommen. Die Therapeutischen Gemeinschaften der Anfänge haben sich inzwischen entwickelt zu anerkannten Fachkliniken zur medizinischen Rehabilitation, die aber nach dem Prinzip der Therapeutischen Gemeinschaft arbeiten.

Behandelt werden vorwiegend Menschen im Jugendalter und junge Erwachsene – auch mit deren Kindern –, die in Genese und Folge der Abhängigkeitserkrankung oftmals von tiefgreifenden Ich-funktionellen, Ich-strukturellen Störungen, schwerwiegenden Entwicklungsdefiziten, ausgeprägten Verwahrlosungsqualitäten und teils verheerenden Verwerfungen in der Biographie wie massiver Gewalterfahrung, Entwurzelung oder Zwangsprostitution betroffen sind. Ein hoher Wirkungsgrad und damit die Effizienz dieser Behandlung hängt nachweislich davon ab, dass die durch die schweren Veränderungen in Erleben, Verarbeitung und Verhalten geprägten Dynamiken und Interaktionsprozesse innerhalb eines therapeutischen Milieus überschaubar und günstig beeinflussbar bleiben und damit maligne Muster zurücktreten können.

Genau aus diesem Grund haben diese Rehabilitationseinrichtungen ihre Platzzahl überschaubar gehalten und zählen daher zu den kleineren Rehabilitationseinrichtungen in der Bundesrepublik. Es sollte nämlich eine bessere Überschaubarkeit gewährleistet sein. Drogenabhängige sollten sich in einer Einrichtung von bis zu 30-50 Plätzen besser zurechtfinden. Zudem sollten sie möglichst umfassend und individuell gefördert werden, was in einer kleineren Einrichtung eher gewährleistet werden konnte.

Selbstverständnis und Behandlungskonzeption der Rehabilitationseinrichtungen für Drogenabhängige, die nach dem Prinzip der Therapeutischen Gemeinschaft arbeiten, unterscheiden sich in wesentlichen Merkmalen erheblich von den Vorstellungen und Handlungsweisen großer Fachkliniken:

In den Therapeutischen Gemeinschaften werden die Patientinnen und Patienten nicht nur „behandelt". Vielmehr werden die Therapeutischen Gemeinschaften durch die Aktivität und den Einsatz von Patientinnen und Patienten und Therapeutinnen und Therapeuten gleichermaßen konstituiert; sie gründen auf wechselseitiger Hilfe und Unterstützung; das Lernen voneinander und miteinander ist ein Wirkprinzip der Behandlung (*Petzold, Vormann, Wachinger* 1980). Sie verstehen sich als lernende Organisationen und haben seit ihren Gründungen vor über 40 Jahren zahlreiche kontinuierliche Verbesserungsprozesse umgesetzt.

In den Anfängen hatten Therapeutische Gemeinschaften hinreichend Zeit, die Prozesse von Nachsozialisation, Nachreifung und Wachstum umfassend zu fördern. Die erlebte Solidarität und Wertschätzung in den stationären Drogentherapien wurden für die Patientinnen und Patienten zu einer existenziellen Lebenserfahrung, die Begegnung mit hilfreichen Menschen zu einem inneren Beistand.

Heutige kurze und schnelle Therapien von wenigen Wochen helfen schwer geschädigten Patienten wenig. Sie sind auch kaum geeignet für Patientinnen und Patienten aus Sibirien, Usbekistan, Anatolien, Sizilien, auch nicht für schwerst traumatisierte und seit vielen Jahren sozial entwurzelte und drogenabhängige, kriminelle junge Menschen. Kurze Therapieversuche unter starkem Außendruck eignen sich nicht zur Selbstfindung und Nachsozialisation, weil sie nicht gewährleisten, dass Ambivalenzen durchlebt werden können, dass Misstrauen schrittweise dem Vertrauen weichen kann, dass Kontakt und Rückzug als mitmenschliches Verhalten eingeübt werden können. Kurze Therapien können kaum dazu beitragen, dass Menschen, die ihre innere und äußere Regulierung verloren haben, sich selbst wieder zu regulieren lernen.

Anpassung und Funktionsfähigkeit können in der Drogentherapie nicht die vorrangigen Ziele sein. Drogenabhängige haben äußerste existenzielle Krisen erlebt und ihre Balance, ihr Gleichgewicht verloren oder in ihrem bisherigen Leben nie gefunden. Sie können es finden in einer gesunden, schützenden und geordneten Umgebung, wie die Therapeutische Gemeinschaft sie darstellt. Sie können sich öffnen durch den Halt der Therapeutischen Gemeinschaft und sich durch den Spiegel der Gemeinschaft verändern und entwickeln. Sie können abgespaltene Persönlichkeitsaspekte neu integrieren, im Alltag umsetzen und gestalten. Das Zusammenleben in der Therapeutischen Gemeinschaft ist das Übungsfeld, das neue Erfahrungen, Hoffnung und Zuversicht vermittelt. Dadurch werden alte Bahnungen hinterfragt und in ihrer Wirkung relativiert.

Der Lebensstil junger Drogenabhängiger zeigt deutlich die Gefahren, wie Menschen sich in virtuellen Welten verlieren können und sich immer weiter von der Lebensrealität und der fassbaren Lebenswelt entfernen. Jüngere Drogenabhängige entstammen häufig der „Spaß-Generation" der 80er Jahre und dem Gefühl der Perspektivlosigkeit der 90er Jahre. Sie haben sich wenig mit ihrer Innenwelt auseinandergesetzt, mit ihren Empfindungen, Gefühlen und Erfahrungen. Sie scheinen im Chaos zu versinken und sind vor allem heute in der Gefahr, sozial abgeschrieben zu werden. Die Therapeutischen Gemeinschaften arbeiten seit ihrer Gründung dieser Tendenz der Ausgrenzung und Entfremdung entgegen.

Die Konzepte der Fachkliniken der medizinischen Rehabilitation, die nach dem Prinzip der Therapeutischen Gemeinschaften arbeiten, wurden schon früh von *Petzold* und seinen KollegInnen wissenschaftlich fundiert (*Petzold, Vormann* 1980; *Petzold, Schay, Scheiblich* 2006), und die Arbeit der Therapeutischen Gemeinschaften ist in das Qualitätssicherungsprogramm des Verbandes der Deutschen Rentenversicherungsträger eingebunden. Damit wird die Arbeit in den Einrichtungen kontinuierlich im Rahmen der dort festgelegten Qualitätskriterien überprüft und evaluiert.

Obwohl die Therapeutischen Gemeinschaften in den 40er Jahren ihres Bestehens hierzulande gezeigt haben, dass sie wirksame und effektive Arbeit leisten, fürchten sie um ihre Existenz. Die Beschneidung der Behandlungszeiten, die Deckelung von Kostensätzen, die Budgetierung von Zeitkontingenten zeigen ihre zermürbende Wirkung. Die Einrichtungen sind gezwungen, freiwerdende Stellen nicht mehr neu zu besetzen, die Gehälter der Mitarbeiter in Frage zu stellen oder erfahrene Mitarbeiter durch jüngere zu ersetzen, die auf den ersten Blick weniger kosten, aber auch über weniger Berufserfahrung verfügen.

Die Therapeutischen Gemeinschaften zur medizinischen Rehabilitation nehmen die Zeichen der Zeit auf bedrückende und gleichzeitig konstruktive Weise wahr. Sie widmen sich den Menschen am Rande, weil dies gesellschaftlich und wirtschaftspolitisch notwendig ist. Benachteiligten jungen und schwerkranken drogenabhängigen Menschen die notwendigen Hilfen zu versagen oder sie einzuschränken, wird zu einer teuren Angelegenheit, weil Kriminalität und extremes Verhalten die Folge sein können. Mangelnde Hilfe führt bestenfalls zu einer Stabilisierung des Status quo, nicht aber zur Überwindung von Notsituationen. Das Resultat fehlender Hilfe ist allzu häufig die bloße Verwahrung von

Drogenabhängigen in Gefängnissen. Die Situation in den Haftanstalten mit Gewalt, Folter und Mord ist in einigen Haftanstalten in bedrückender Weise offenbar geworden.

Fachkliniken, die nach dem Konzept der Therapeutischen Gemeinschaften arbeiten, behandeln Menschen ohne Heimat, ohne Zugehörigkeit und Teilhabe an der Gesellschaft. Sie helfen mit, dass sie sich entwickeln können, sich sicher und aufgehoben fühlen. Darunter sind viele aus unterschiedlichen Nationen, unterschiedlichen religiösen und ethnischen Orientierungen. Allen gemeinsam ist die Perspektive, in Deutschland leben zu wollen. Sie brauchen Lebenswelten, die überschaubar und verständlich sind, in denen sie nicht Objekte von Behandlungen werden, sondern in denen sie Beteiligte und Mitgestaltende sind, weil sie sich in diesen heilsamen Zusammenhängen artikulieren und angemessen verhalten können.

Die Arbeit mit Menschen aus unterschiedlichen Nationen ist in den Therapeutischen Gemeinschaften eine gesellschaftspolitische Aufgabe ersten Ranges. Kulturelle Gegensätze werden angenommen, Sprachhemmnisse überwunden, das öffentliche Auftreten geschieht der Situation angemessen. Bedürfnisse, Wünsche, Anliegen und Interessen werden in gegenseitiger Achtung vertreten und geäußert. Damit wirken die Therapeutischen Gemeinschaften den Gefahren von Kriminalität, Vandalismus, Rassismus und Terror wirksam entgegen.

Die Therapeutische Gemeinschaft ist immer auch ein Mikrokosmos der Gesellschaft. Die Globalisierung der Welt und das Leben in der virtuellen Welt verlangen als Gegenpol das Leben in verständlichen, überschaubaren sozialen und ökologischen Zusammenhängen, die gemeinsam gestaltet werden. Die Erosion der gesellschaftlichen und familiären Zusammenhänge verlangt für Drogenabhängige Lebensformen, in denen sie sich aufgehoben fühlen und die sie mitgestalten und prägen können. Der Heimat- und Perspektivlosigkeit vieler Drogenabhängiger begegnet die Therapeutische Gemeinschaft in allen ihren Teilen.

12. Das Konzept der Arbeit im therapeutischen Verbundsystem: Von der Übertragung zur Affiliation in der Arbeit im Verbund

Die Wege der Heilung und Förderung, wie die Integrative Therapie sie entwickelt hat, brauchen – wie jede Methode – einen institutionellen Rahmen, z. B. ein Verbundsystem oder ein Hilfenetzwerk.

In vielen Feldern therapeutischer Arbeit mit schwer erkrankten Menschen – wie es die suchtkranken und die psychisch kranken Menschen sind – setzt sich die Arbeit im Therapieverbund durch, wird zunehmend in Verbundarbeit gedacht und gehandelt. Verbundarbeit oder Arbeit in der Therapiekette bietet nur in ihrer Gesamtheit die Erfahrungen und den Schutz, den besonders hilfebedürftige Menschen so dringend brauchen. Der Verbund ist ein Ort von Identitätsarbeit.

Die „*Identitätsarbeit*“ ist grundlegend für Gesundheit, Krankheit und Persönlichkeitsentwicklung des Menschen, aber heute am besten realisierbar im Rahmen gemeinschaftlicher Arbeit an *identitätssichernden Kontexten*. „In dieser „doppelten Identitätsarbeit“ – der individuellen und kollektiven – macht der Mensch *sich selbst zum Projekt* der Selbstverwirklichung, mit und in seinem relevanten sozialen Netzwerk und sieht zugleich dieses Netzwerk und sein *Gemeinwesen als Projekt*, für dessen gutes Gelingen er sich engagiert“ sagt *Hilarion Petzold* (2012q) dazu. Persönliche Identität realisiert sich in sozialen Kontexten und bedarf der Unterstützung und Hilfe der Mitmenschen. So kann erkannt und erfahren werden, dass jede und jeder zu den persönlichen Identitätsprozessen und zum Wohl des Gemeinwesens beitragen kann, zu dessen Sicherheit, Gerechtigkeit und Lebensfähigkeit (*Petzold* 2012q).

Diese Position ist als theoretische Leitlinie zu sehen für die Einrichtungen von *Verbundsystemen* als *Systeme koordinierter, identitätssichernder Sozialisationsagenturen*, denn sie bieten für eine individuelle Lebensstrecke einen *Raum für Nachsozialisation, häufig für Neusozialisation*, für geschützte und gestützte „Identitätsarbeit“, d. h. eine das Leben begleitende Stützung, Stärkung, Korrektur und Orientierungshilfe.

Der Verbund mit seinen unterschiedlichen Diensten, Einrichtungen, Aufgaben und Methoden stellt in vielen Lebenssituationen der Patientinnen und Patienten einen „sicheren Platz“, eine „schützende Insel“ dar als Ort der Ruhe, des Schutzes, der Förderung, der Unterstützung und Begleitung. Er repräsentiert damit in seiner Gesamtheit positive Instanzen, die für die weitere Entwicklung der Patientinnen und Patienten hilfreich sein sollen. Für den Erfolg der Hilfe ist eine „positive Übertragung“ der Patientin und des Patienten auf den Verbund notwendig, d. h. er entwickelt zu seiner Einrichtung Bindungsqualitäten wie zu einer Familie, *ähnlich* denen, die Jugendliche einem guten Elternhaus gegenüber haben. So war unsere bisherige Konzeption. Sie wurde aber gerade in den letzten Jahren erweitert: Im Verlauf der Behandlung kommt es nämlich zu übertragungsärmeren Beziehungsqualitäten, es kommt zur Entwicklung einer positiven, *tragfähigen Beziehung* der Patientinnen und Patienten zu „ihrem“ Verbund, weil in den konkreten, realen Erfahrungen des Miteinanders im Alltag der Einrichtungen, in seiner „philosophy“, in der Motivation und Leistung seiner Mitarbeiterinnen und Mitarbeiter eine *Wertschätzung* aufgrund der erfahrenen Hilfeleistungen und Förderung entsteht, eine „Affiliation“, wie *Stroebe sagt* (*Stroebe* et al. 1992), die die Übertragungsqualität ablöst.

Affiliation wird als „Tendenz beschrieben, die Gesellschaft Anderer zu suchen“. Dieser sozialpsychologische Mechanismus lässt sich auch in der Beziehungsaufnahme und -pflege zu Gruppen und Einrichtungen sehen.

Affiliation ist die Tendenz von Menschen, die Nähe anderer Menschen zu suchen, auch wenn keine gewachsenen emotionalen Beziehungen da sind, gleichzeitig auch die Tendenz, solche emotionalen Bezüge, ja Bindungen herzustellen, wenn das möglich ist. Durch die Fähigkeiten, sich motorisch, emotional und kognitiv zu synchronisieren, und zwar auch aufgrund der Ausstattung mit Spiegelneuronen und transkulturell gleicher Ausstattung mit Grundemotionen und Mustern der nichtsprachlichen Kommunikation werden Affiliationsprozesse ermöglicht, die auch kulturelle Fremdheiten im Fühlen, Denken und in kommunikativer Performanz weitgehend zu überbrücken vermögen (*Petzold, Müller* 2010).

Damit beschreiben diese Konzepte in einer anderen Weise als der Übertragungsbegriff – und in mancher Hinsicht besser – das, was Patientinnen und Patienten im Laufe ihrer Versuche erleben, sich aus der Abhängigkeit zu lösen, sich im Verbundsystem zu steuern und zu erproben.

Im Verbund durchlaufen Patientinnen und Patienten immer wieder Übergänge – z. B. von einer niedrigschwelligen zu einer hochschwelligen Einrichtung, von der stationären Behandlung in die Nachsorge usw., die gehandhabt werden müssen. Diese Übergänge sind zugleich immer auch auf der Mitarbeiterseite Übergaben von der einen in die andere Einrichtung, und sie sind auf der Patienten- wie auf der Mitarbeiterseite immer auch mit Trennung, Abschied, Trauer, manchmal auch mit einem Bruch personaler Beziehungen verbunden, wodurch Probleme entstehen, die in der Regel gut und dabei doch letztlich nie vollends ohne schmerzliche Erfahrungen gelöst werden können. Auf allen Seiten muss Abschieds-, Trauer- und Trostarbeit geleistet werden (*Bonanno* 2012; *Petzold* 1977k, 2020e).

Eine gute Möglichkeit, diese „Brüche" abzufedern oder ihnen gar einen positiven Entwicklungsaspekt zu verleihen, besteht darin, Patientinnen und Patienten nicht nur auf einzelne Mitarbeiter oder nur auf eine einzelne Einrichtung hin zu orientieren, sondern insgesamt auf den Verbund, in der Initialphase der Behandlung zunächst als „Übertragungsgröße" und dann zunehmend als „Affiliationsgröße", d. h. als „persönlich bedeutsamer Ort", dessen Wichtigkeit für das eigene Leben während der andauernden Drogenabhängigkeit erkannt und allmählich auch wegen seiner Zielsetzungen und Leistungen wertgeschätzt wird.

Affiliation wird dadurch erreicht, dass sich jede einzelne Einrichtung als Teil des Verbundes nach innen und nach außen definiert, und dass sozusagen der Verbund in jeder einzelnen Einrichtung präsent ist, weil es ein von allen getragenes „Bild", eine kollektive mentale Repräsentation des Verbundes und seiner „Philosophie der Hilfeleistung" gibt. Dieses „Bild", diese kollektive kognitive und emotionale „Vorstellung" kann Patientinnen und Patienten vermittelt und bis in die Szene wirksam werden.

Die *positive Übertragung* auf den Verbund und engagierte Affiliationen zu ihm werden einen fördernden Charakter haben und behalten, wenn

- das Verbundkonzept gut sozialisatorisch vermittelt ist,
- die „Philosophie" des Verbundes durch alle getragen wird,
- Stimmigkeit der Theorien gegeben ist und sie
- auch auf der Handlungsebene für die Patientinnen und Patienten erfahrbar wird,

so dass der Klient im Verbund reine Übertragungsqualitäten überwindet zu Gunsten besonnener und klarer Beziehungen zu seinen Einrichtungen und zu den für ihn relevanten MitarbeiterInnen.

Die Integrative Therapie hat aber auch den Hilfeverbund im Sinne eines positiven sozialen Netzwerks konzeptualisiert. Die meisten Patientinnen und Patienten eines Verbundes kommen aus Milieus und Lebensverhältnissen, die nicht nur mangelnde Tragkraft, sondern häufig darüber hinaus pathogene Wirkungen hatten.

Mit seinen Diensten und Einrichtungen und den darin tätigen Mitarbeiterinnen und Mitarbeitern, aber auch in seinem Patienten-zentrierten, integrativ orientierten, theoriegeleiteten Handeln versteht sich der Verbund für die Patientinnen und Patienten als ein „tragfähiges" soziales Netz, das Sicherheit und Stabilität, Unterstützung und Begleitung bietet.

Damit wird der Verbund Identität-stiftend und Ressourcen-fördernd. Drogenabhängige können konkret die Erfahrung der anthropologischen Aussagen machen, dass sie „Menschen unter Mitmenschen" sind, dass sie als Mensch ein „soziales Wesen" sind und deshalb auf die anderen angewiesen, dass sie „Koexistierende" sind und den Mitmenschen brauchen, um Mensch zu sein (*Marcel* 2013; *Merleau-Ponty* 1964,1986), dass sie die Anderen, das Du und das WIR brauchen (*Levinas* 1995), und dass Identität immer eine soziale ist (*Mead* 1975; *Erikson* 1968). Mit diesem Gedankengut, mit dieser Alltagspraxis verwirklicht die Integrative Therapie Humanität bis in die Konzepte der Einrichtungen hinein.

13. Ein letzter Schwerpunkt: Sozialpolitik

Mein letzter Aspekt gilt dem politischen Selbstverständnis der Integrativen Therapie:

Die Integrative Therapie hat sich immer – wie kein anderes psychotherapeutisches Verfahren – auch als politische Therapie verstanden, die sich für Menschenrechte und Menschen in sozialen Notlagen oder gegen die Beschädigung der Natur einsetzt (*Petzold, Sieper, Mathias-Wiedemann* 2022). Sie sieht dies als „Metapraxis". **Therapie ist ein gesellschaftliches Gut und verlangt gesellschaftliche Praxis** (*Petzold* 1994c; *Petzold, Orth, Sieper* 2013a).

Das Ziel der Sozialreformen seit der Agenda 2010 scheint überwiegend in der Betonung und Stärkung des Erwerbsarbeitssystems zu bestehen. Erwerbsarbeit wird als der Normalfall definiert, dem alle Maßnahmen und Leistungen unter- und zugeordnet werden. Dem seit vielen Jahren bekannten Problem der Arbeitslosigkeit (Stand April 2024: Quote 5,8%, d.h. 3,5 Mio. Personen, BA 2024) begegnet der Sozialstaat nicht mit Maßnahmen der Arbeitsplatzausweitung, sondern der Verwaltung des Problems durch Transferleistungen. Die sozialstaatlichen Prinzipien des Forderns und Förderns werden unter Zuhilfenahme Sozialer Arbeit umgesetzt, die die Aufgabe zugewiesen bekommt, Aktivitäten für Erwerbslose für deren Wiedereingliederung in das Erwerbsarbeitssystem vorzuhalten. So gelten z. B. die Suchterkrankung, aber auch andere psychische Erkrankungen in diesem Sinne eben nicht mehr als „Krankheit", sondern lediglich als ‚Vermittlungshemmnis'.

Werden aber die Problemlagen kranker Menschen überwiegend unter dem Gesichtspunkt ihrer Wiederbeschäftigung bearbeitet, dann können viele ihrer Problemlagen nicht professionell bearbeitet und kann in der Folge häufig auch nicht für deren (Wieder-) Beschäftigung gearbeitet werden. Eine unter dem Primat von „workfare" stehende Hilfe für psychisch Kranke muss die Breite der Problemlagen reduzieren und gerade deshalb auch den umfassenden Bedarf an professioneller Unterstützung für eine (Wieder-) Beschäftigung außer Acht lassen, die sie im Auftrag des aktivierenden Sozialstaats privilegiert bzw. monopolisiert (*Möhring-Hesse* 2012; *Petzold, Heinl* 1983).

Im „aktivierenden Sozialstaat" werden die Ursachen der Erwerbslosigkeit grundsätzlich individualisiert gesehen mit der Folge deutlicher Repressionen gegenüber den Erwerbslosen. Im Rahmen einer überwachenden und kontrollierenden Betreuung werden die sozialstaatlich definierten Regeln und Normen durchgesetzt. Diese Prinzipien sollen zunehmend in der Betreuung und Beratung der Geförderten umgesetzt werden. Die Soziale Arbeit, die nur das Ziel der Beseitigung von Vermittlungshemmnissen kennt, wird zum durchsetzenden Programm des aktivierenden Sozialstaats.

In den vergangenen Jahren haben sich die Lebensbedingungen eines Großteils der Bevölkerung zum Teil drastisch verändert, nicht zuletzt deshalb, weil sich mehrere Krisen in kurzer Zeit häuften und überlappten: Von der Covid-Pandemie gingen erste Preisschübe aus, die die Lebenshaltungskosten hierzulande stark erhöhten. Ihnen folgten die Energiepreisexplosion aufgrund des russischen Angriffskriegs auf die Ukraine sowie die Anhebung der Lebensmittelpreise, die Geringverdiener/innen und Transferleistungs-bezieher/innen besonders hart traf.

Trotzdem wiesen die „Entlastungspakete" der Regierungsparteien ebenso wie ihre Klimaschutzmaßnahmen (z. B. die Novellierung des Gebäudeenergiegesetzes) eine soziale Schieflage auf: Finanziell begünstigt wurden einmal mehr eher Wirtschaftsunternehmen und Wohlhabende. Diese Parteien nahmen wenig Rücksicht auf die soziale Vulnerabilität von schlecht mit den nötigen materiellen Ressourcen ausgestatteten Bevölkerungsschichten. Wie es scheint, folgt der außen-, energie- und militärpolitischen Zeitenwende, die der Bundeskanzler nach Beginn des russischen Angriffskrieges ausgerufen hat, nunmehr eine sozialpolitische Zeitenwende. Wenn gigantische Mehrausgaben im Rüstungsbereich erfolgen, wird es kaum möglich sein, die gewaltigen Herausforderungen zu bewältigen, vor denen die Bundesregierung steht: Sie muss ihren Beitrag zum

Stopp der verharmlosend „Klimawandel" genannten Erderwärmung leisten, die Modernisierung der Infrastruktur unseres Landes vorantreiben und dessen zahlreiche soziale Probleme (Prekarisierung der Arbeit, Vergrößerung des Niedriglohnsektors, Verarmung eines Teils der Bevölkerung, Fluchtmigration, Wohnungsnot, Mietenexplosion, Pflegenotstand, Bildungsungleichheit usw.) lösen (*Butterwegge* 2024).

Die Integrative Therapie hat aus meiner Sicht wie kein anderes therapeutisches Verfahren einen wachen Blick auf die gesellschaftlichen Bedingungen, die Menschen fördern können und auf solche, die Menschen schädigen und ihnen ihre Zukunftszuversicht nehmen können, was besonders auch Jugendliche trifft (*Petzold* 2014u). Sie hat vor allen Dingen Therapie immer als ein öffentliches Gut vertreten, das grundsätzlich für alle Menschen erreichbar sein muss, auch hinsichtlich ihrer Methodik. „Wo ein Mensch zu einer Kur gewillt ist, muss ein Weg gefunden werden, ihm zu helfen". In dieser Tradition *Sándor Ferenzcis* (1988/1999) befindet sich die Integrative Therapie und vertritt damit modernste Positionen sozialethischer Forderungen der Teilhabe an gesellschaftlichen Gütern und sieht Therapie immer auch als „kritische Kulturarbeit" (*Petzold* 1994c/2015; *Petzold, Orth, Sieper* 2013a).

Therapie als Teil sozialer Arbeit ist ein öffentliches Gut, weil

- der Zugang zur Therapie die Lebenschancen der Menschen und ihre Möglichkeiten zur gesellschaftlichen Partizipation maßgeblich und nachhaltig prägt. Der Zugang zu Beratung, Betreuung, Begleitung, Rehabilitation gehört zumindest grundsätzlich, wenn auch nicht immer aktuell, zum Bedarf eines jeden Menschen und darf aus diesem Grunde nicht durch deren jeweilige Kaufkraft bestimmt werden. Niemand darf vom Nutzen von Therapie ausgeschlossen werden.
- Therapie als Teil der Sozialen Arbeit trägt maßgeblich zur gesellschaftlichen Integration, also zum Zusammenhalt einer Gesellschaft und deren Fortentwicklung bei. Damit ist sie von einem kollektiven Nutzen, der noch einmal zu dem Nutzen für alle die hinzukommt, die von den jeweiligen Gütern unmittelbar oder mittelbar profitieren. Wird aber Therapie nur in unzureichendem Ausmaß oder in schlechter Qualität bereitgestellt, entsteht der gesamten Gesellschaft ein Schaden, der die Summe der individuellen Nachteile übertrifft.
- Nur in öffentlicher Verantwortung kann Therapie in dem quantitativ notwendigen Umfang und auf dem höchstmöglichen Niveau bereitgestellt werden. Beratung, Betreuung, Begleitung, Rehabilitation sind Vertrauens- und kooperative Güter, die nur dann verlässlich und professionell bereitgestellt werden können, wenn sich die jeweils Beteiligten nicht als Konsumenten und Unternehmen gegenüberstehen. Zudem können sie in öffentlicher Regie produktiver bereitgestellt werden, als wenn sie der einzelwirtschaftlichen Logik von Angebot und Nachfrage unterworfen werden.

In diesem Spannungsfeld gesellschaftlicher Entwicklungen steht auch die Integrative Therapie, die im Sinne ihrer Strategien der Repräsentation und der Amelioration aufgerufen ist, die therapeutischen Erfahrungen mit den Patienten und Patienten auch öffentlich zugänglich zu machen, damit die politischen Entscheidungen nicht mehr nur in Ministerien und in Politikerrunden getroffen werden, sondern da entstehen, wo die Menschen sind. Das kann nur durch uns geschehen, wenn wir mithelfen, einen demokratischen Sozialstaat zu fördern.

Therapie als öffentliches Gut kann nur dann alle erreichen, die sie brauchen, wenn sie „auf die Straße" getragen wird, in die Einrichtungen der niedrigschwelligen Hilfen, der Wohnungslosenhilfe, der sozialen Brennpunkte, der marginalisierten Wohngebiete.

Und deshalb bin ich von großer Dankbarkeit erfüllt gegenüber allen, die an der Entwicklung der Integrativen Therapie beteiligt waren, die sie erweitert und beschrieben haben und die sie anwenden. Die Integrative Therapie ist ohne Zweifel ein Werk von vielen, wie *Hilarion Petzold* immer betont, aber gerade ihm möchte ich einen besonderen Dank sagen für die Konzepte, für die Begleitung, für die Weiterentwicklung des Ansatzes und für meine Möglichkeit, die Integrative Therapie für Suchttherapeuten zu lehren und damit die Übersetzungsarbeit zu leisten, damit Therapie auf der Straße ankommt.

Literatur

Bundesagentur für Arbeit (2024): Arbeitslosenquote und Arbeitslosenzahlen 2024. https://www.arbeitsagentur.de/news/arbeitsmarkt. Aufruf 16.6.2024.

Butterwegge, C. (2024): Deutschland im Krisenmodus. Infektion, Invasion und Inflation als gesellschaftliche Herausforderung. Weinheim: Beltz Juventa.

Bonanno, G. (2012): Die andere Seite der Trauer, Hrsg. H. Petzold. Bielefeld. Aisthesis.

Bonanno, G. (2024): Das Ende des Traumas. Wie das Wissen über die Resilienz unser Traumaverständnis revolutioniert. Stuttgart: Klett-Kotta.

Erikson, E. H. (1968): Identity. Youth and crisis. New York: Norton (dt. *Jugend und Krise*. Weinheim: Klett-Cotta, 1981).

Ferenczi, S. (1988/Neuauflage 1999): Ohne Sympathie keine Heilung. Das klinische Tagebuch. Taschenbuch-Verlag, Frankfurt/Main, Psychosozial-Verlag.

Hecht, A., Petzold, H. G., Scheiblich, W. (2014): Theorie und Praxis differentieller und integrativer, niedrigschwelliger Arbeit (DINA) – die „engagierte Perspektive" Integrativer Suchthilfe. POLYLOGE 13/2014: http://www.fpi-publikation.de/polyloge/alle-ausgaben/13-2014-hecht-a-petzold-h-scheiblich-w-theorie-praxis-dina-integrative-suchthilfe.html.

Levinas, E. (1995): Zwischen uns. Versuche über das Denken des Anderen. München/Wien: Hanser.

Marcel, G. (2013): Leibliche Begegnung. Aus: *Petzold, H. G.* (1985g): Leiblichkeit. Paderborn: Junfermann. In: https://www.fpi-publikation.de/polyloge/15-2013-marcel-gabriel-leibliche-begegnung/.

Mead, G.H. (1975): Geist, Identität und Gesellschaft – Aus der Sicht des Sozialbehaviorismus. Berlin: Suhrkamp.

Merleau-Ponty, M. (1964, 1986): Das Sichtbare und das Unsichtbare. München: Fink.

Möhring-Hesse, M. (2012): Die Zukunft der Sozialen Arbeit im Sozialstaat. Frankfurt/Main Caritas-Suchthilfe (CaSu).

Petzold, H.G. (1969): Les Quatre Pas. Concept d'une communauté thérapeutique. Ergänzt: http://www.fpi-publikation.de/artikel/textarchiv-h-g-petzold-et-al-/petzold-hilarion-g-1980-les-quatre-voies-de-la-gu-rison-par-la-th-rapie-int-grative.html. *A*uszugsweise in Petzold 1974a.

Petzold, H.G. (1974a): Drogentherapie – Modelle, Methoden, Erfahrungen. Paderborn: Junfermann-Verlag.

Petzold, H.G. (1977k): Ablösung und Trauerarbeit in der Gestalttherapie mit Abhängigen. Drogen Informationsdienst aus der Therapiekette Hannover 2; erw. in: *Petzold, Vormann* (1980) 250-282.

Petzold, H.G. (1986a/2020): Psychotherapie und Friedensarbeit, Paderborn: Junfermann. Als e-book 2020: https://www.fpi-publikation.de/downloads/?doc=petzold-hrsg-1986-Psychotherapie-und-Friedensarbeit.pdf.

Petzold, H.G.(1986e): Konfluenz, Kontakt, Begegnung und Beziehung im Ko-respondenz-Prozeß der Integrativen Therapie. *Integrative Therapie* 4, 320-341.

Petzold, H.G. (1992e): Integrative Therapie in der Lebensspanne, erw. von (1990e); repr. Integrative Therapie, Paderborn: Junfermann, Bd. II, 2 (1992a) S. 649-788; (2003a) S. 515-606.

Petzold, H.G. (Hrsg.) (1993c): Frühe Schädigungen – späte Folgen? Psychotherapie & Babyforschung – Bd. 1. Die Herausforderung der Längsschnittforschung. Paderborn. Junfermann-Verlag.

Petzold, H.G. (1993a/2003a): *Integrative Therapie, Bände 1-3*. Paderborn: Junfermann.

Petzold, H.G. (1994c): Metapraxis*:* Die „Ursachen hinter den Ursachen" oder das „doppelte Warum" – Skizzen zum Konzept „multipler Entfremdung" und einer „anthropologischen Krankheitslehre" gegen eine individualisierende Psychotherapie. In: *M. Hermer* (1995) (Hrsg.): Die Gesellschaft der Patienten. Tübingen: dgvt-Verlag. 143-174. https://www.fpi-publikation.de/polyloge/13-2015-petzold-h-g-1994c-metapraxis-die-ursachen-hinter-den-ursachen-oder-das-doppelte/.

Petzold, H.G. (1999b): Psychotherapie in der Lebensspanne. Gestalt (Schweiz) 34, 43-46. Textarchiv 1999; http://www.fpi-publikation.de/images/stories/downloads/polyloge/petzold-1999b-psychotherapie-in-der-lebensspanne-polyloge-23-2016.pdf

Petzold, H.G. (2001b): Lebensgeschichten verstehen, Selbstverstehen, Andere verstehen lernen" Polyloge collagierender Hermeneutik und narrative „Biographiearbeit" bei Traumabelastungen und Behinderungen – Hommage an Paul Ricœur *23. Februar 1913. Polyloge 04/2001. http://www.fpi-publikation.de/downloads/download-polyloge/download-nr-04-2001-hilarion-g-petzold-et-al-2001b.html.

Petzold, H.G. (2003j): Der Hospizgedanke – Ein Weg zur Verwirklichung von Hominität und Humanität...nicht nur am Lebensende. Polyloge 7/2003.

Petzold, H.G. (2010b): Gesundheit, Frische, Leistungsfähigkeit – Potentialentwicklung in der Lebensspanne durch „Integratives Gesundheitscoaching". In: Ostermann, D., Gesundheitscoaching. Wiesbaden VS Verlag für Sozialwissenschaften, S. 9-26 und Polyloge 11/2010. http://www.fpi-publikation.de/artikel/textarchiv-h-g-petzold-et-al-/petzold-h-g-2010b-gesundheit-frische-leistungsfaehigkeit.html.

Petzold, H.G. (2012h)*:* Integrative Therapie – Transversalität zwischen Innovation und Vertiefung. Die „Vier WEGE der Heilung und Förderung" und die „14 Wirkfaktoren" als Prinzipien gesundheitsbewusster und entwicklungsfördernder Lebensführung. Polyloge 15/2012.

Petzold, H. G. (2012q): „Transversale Identität und Identitätsarbeit". Die Integrative Identitätstheorie als Grundlage für eine entwicklungspsychologisch und sozialisationstheoretisch begründete Persönlichkeitstheorie und Psychotherapie – Perspektiven „klinischer Sozialpsychologie" *Polyloge* 4/2020. https://www.fpi-publikation.de/polyloge/04-2020-petzold-hilarion-g-2012q-transversale-identitaet-und-identitaetsarbeit-die-integrative-identitaetstheorie-als-grundlage-fuer-eine-entwicklungspsychologisch-und/.

Petzold, H. G. (2014d): „Integrative Therapie" als methodenübergreifende Humantherapie – Teil I: Einige Bemerkungen zur Metatheorie und übergreifenden Wissensstruktur. http://www.fpi-publikation.de/images/stories/downloads/textarchiv-petzold/orth-sieper-petzold-integrative-therapie-als-methodenuebergreifende-humantherapie-2014c-2014d.pdf.

Petzold, H. G. (2014u): Jugend hat ein „Recht auf Zukunft". Referat europatriates – Kongress gegen Jugendarbeitslosigkeit vom 23. bis 25. Juni 2014 in Saarbrücken. In: Hartz, P., Petzold, H. G. (2015): Gegen Jugendarbeitslosigkeit Innovative Ideen, Modelle, Strategien. Bielefeld: Aisthesis. Auch in Polyloge http://www.fpi-publikation.de/images/stories/downloads/polyloge/petzold-2014u-jugend-hat-ein-recht-auf-zukunft-polyloge-15-2015.pdf; http://www.europatriates.eu/index.php/home-de-de/20-kategorie-de-de/programm-2014-de/referenten-2014-de/57-prof-dr-mult-hilarion-g-petzold.

Petzold, H. G. (2015k): Integrative Therapie aktuell 200-2015. Transversale und mundane Hominität. *Polyloge* 20/2015. http://www.fpi-publikation.de/downloads/download-polyloge/download-nr-20-2015-hilarion-g-petzold.html.

Petzold, H. G. (2020e): „Integrative Trauer- und Trostarbeit", das „neue Trostparadigma" – Zur Neurobiologie und Oikeiose empathischer „Trostarbeit", einige Revisionen zu Petzold 1982f „Gestaltdrama, Totenklage, Trauerarbeit". In: *Polyloge* 2020, https://www.fpi-publikation.de/downloads/?doc=petzold-2015h-2020e-integrative-trauer-trostarbeit-neue-trostparadigma-mit-1982f-polyloge-14-2020.pdf*Petzold, H. G., Heinl, H.* (1983): Psychotherapie und Arbeitswelt, Paderborn: Junfermann. Als e-book: https://www.fpi-publikation.de/e-books/petzold-hilarion-g-heinl-hildegund-1983-psychotherapie-und-arbeitswelt/.

Petzold, H. G., Hentschel, U. (1991/2021): Niedrigschwellige und karrierebegleitende Drogenarbeit als Elemente einer Gesamtstrategie der Drogenhilfe. *Polyloge* 14/2021. https://www.fpi-publikation.de/polyloge/14-2021-petzold-h-g-hentschel-u-1991-2021-niedrigschwellige-und-karrierebegleitende-drogenarbeit-als/.

Petzold, H. G., Müller, M. (2007): Modalitäten der Relationalität – Affiliation, Reaktanz, Übertragung, Beziehung, Bindung – in einer „klinischen Sozialpsychologie" für die Integrative Supervision und Therapie. In: *Petzold, H. G.,* Integrative Supervision, 2. Aufl.Wiesbaden: Verlag für Sozialwissenschaften. 2007a, 367-431. http://www.fpi-publikation.de/artikel/textarchiv-h-g-petzold-et-al-/petzold-h-g-mueller-m-2005-2007-modalitaeten-der-relationalitaet.html.

Petzold, H. G., Müller, M. (2010): Modalitäten der Relationalität – Affiliation, Reaktanz, Übertragung, Beziehung, Bindung – in einer „klinischen Sozialpsychologie" für die Integrative Supervision und Therapie. Polyloge 05/2010.

Petzold, H. G., Orth, I., Sieper, J. (2013a): Manifest der Integrativen Kulturarbeit 2013. In: und in: Petzold, Orth, Sieper (2014): „Mythen, Macht und Psychotherapie". Therapie als Praxis kritischer Kulturarbeit. Bielefeld: Aisthesis. S. 671-688. https://www.fpi-publikation.de/polyloge/24-2013-petzold-h-orth-i-sieper-j-2013a-manifest-der-integrativen-kulturarbeit-2013/.

Petzold, H. G., Schay, P., Scheiblich, W. (Hrsg.) (2006): Integrative Suchtarbeit. Innovative Modelle, Praxisstrategien und Evaluation. Wiesbaden: Verlag für Sozialwissenschaften.

Petzold, H. G., Schay, P., Ebert, W. (Hrsg.) (2007): Integrative Suchttherapie. Wiesbaden: Verlag für Sozialwissenschaften. 2. Auflage.

Petzold, H. G., Sieper, J. (2008): Integrative Soziotherapie – zwischen Sozialarbeit, Agogik und Psychotherapie. Zur Konnektivierung von Modellen der Hilfeleistung und Entwicklungsförderung für optimale Prozessbegleitung. In: POLYLOGE: Materialien aus der Europäischen Akademie für psychosoziale Gesundheit – Jg. 2008.

Petzold, H. G., Sieper, J. (2011): „Menschenliebe heilt. Altruismus und Engagement. Potentialorientierte Psychotherapie. Die Aktualität des HENRY DUNANT 1828-1910." Wien: Krammer Verlag,

Petzold, H. G., Sieper, J., Mathias-Wiedemann, U. (2022): Aktuelle Positionen und neue „bio-psycho-sozial-ökologische" Perspektiven der „Integrativen Therapie" zu Ökologie, Politik, Bioökonomie, Psychotherapie und Kulturarbeit von 1965 – 1972 – 1982 bis 2022. EAG-Forschungsmanuskript, Hückeswagen. *Polyloge* 15/2022, https://www.fpi-publikation.de/gruene-texte/15-2022-petzold-h-g-sieper-j-mathias-w-u-transversale-reflexionen-ueber-multiple-entfremdungen-in-einer-prekaeren-moderne-bio-psycho-sozio-oekologische/.

Petzold, H. G., Vormann, G. (1980): Therapeutische Wohngemeinschaften: Erfahrungen – Modelle – Supervision. München: Pfeiffer.

Ricœur, P. (2007): Der Unterschied zwischen dem Normalen und dem Pathologischen als Quelle des Respekts. In: *Sieper* et al. (2007) 259-270.

Scheiblich, W., Petzold, H. G. (2006): Probleme und Erfolge stationärer Behandlung drogenabhängiger Menschen im Verbundsystem – Förderung der „Regulationskompetenz" und „Resilienz" durch „komplexes Lernen". In: *H. G. Petzold, P. Schay, W. Scheiblich* (Hrsg) (2006): Integrative Suchtarbeit. Innovative Modelle, Praxisstrategien und Evaluation. Wiesbaden. VS Verlag für Sozialwissenschaften.

Schweitzer, A. (1991): Die Ehrfurcht vor dem Leben – Grundtexte aus 5 Jahrzehnten. München Beck-Verlag.

Sieper, J. (2007b/2011): Integrative Therapie als „Life Span Developmental Therapy" und „klinische Entwicklungspsychologie der Bezogenheit" mit Säuglingen, Kindern, Adoleszenten, Erwachsenen und alten Menschen, Gestalt & Integration, Teil I 60, 14-21, Teil II 61 (2008) 11-21. Update 2011, in: www. FPI-Publikationen.de/materialien.htm – POLYLOGE: Materialien aus der Europäischen Akademie für Psychosoziale Gesundheit – 5/2011 http://www.fpi-publikation.de/downloads/download-polyloge/download-nr-05-2011-sieper-johanna.html*Sieper, J., Orth, I., Schuch, H.* (Hrsg.) (2007): Neue Wege Integrativer Therapie. Klinische Wissenschaft, Humantherapie, Kulturarbeit – Polyloge – 40 Jahre Integrative Therapie, *25 Jahre EAG* – Festschrift für Hilarion G. Petzold. Bielefeld: Edition Sirius, Aisthesis Verlag.

Sieper, J., Petzold, H. G. (1993c/2011): Integrative Agogik – ein kreativer Weg des Lehrens und Lernens. In: *Petzold, H. G., Sieper, J.*(1993a): Integration und Kreation, 2 Bde., 2. Auflage 1996. Paderborn: Junfermann, S. 359-370. http://www.fpi-publikation.de/downloads/download-supervision/download-nr-06-2011-sieper-j-petzold-h-g.html.

Stroebe, W., Hewstone, M., Stevenson, G. M. (1992): Sozialpsychologie. Eine Einführung, 3. Aufl. 2003. Heidelberg: Springer.

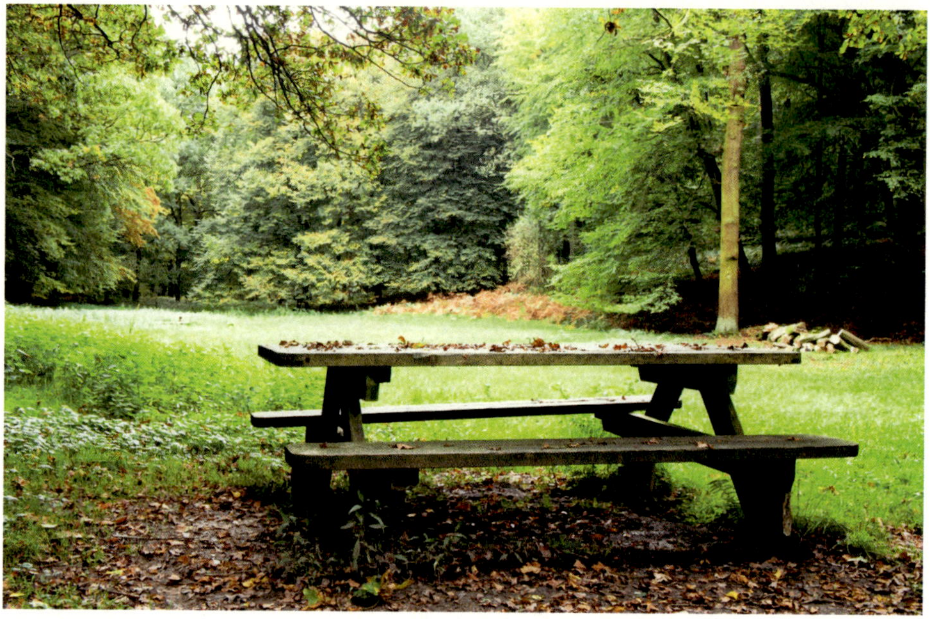

Sich selbst zum Projekt machen

Täter*innen in die Behandlung involvieren – Integrative Praxis forensischer Psychotherapie

Matthias Stürm[1], *Theres Wehrhold*[2], *Stefan Schmalbach*[3]

Inhalt

1. Was ist forensische Psychotherapie?

Im Feld psychotherapeutischer Behandlungen nimmt die forensische Psychotherapie insofern eine Sonderrolle ein, als sie in aller Regel in Form von angeordneten Massnahmen in einem verpflichtenden Kontext (zumeist als Zwangskontext bezeichnet) realisiert wird und Rückfallprävention als primäre Zielsetzung vorgegeben ist.

Auf der Basis des verfügbaren empirischen (*McGuire* 2002) und klinischen Wissens (*Marshall, Marshall* 2007) lässt sich die *best practice* der Täter*innenbehandlung kursorisch folgendermassen beschreiben: Eine pragmatische, handlungsnahe und multimodale Behandlungskonzeption wird von einem motivierten, aktiv-zielfokussierenden und fachlich qualifizierten Team durchgeführt (*Lösel* 1996). Aufgabe der Therapeut*innen ist es, die Kontrolle

1 Lic.phil. Fachpsychologe für Rechtspsychologie und Psychotherapie FSP, Zertifizierter Forensischer Psychologe SGFP (Psychotherapie), Hauptabteilungsleitung, Psychiatrisch-Psychologischer Dienst, Justizvollzug und Wiedereingliederung Zürich.

2 M. Sc. Klinische und Forensische Psychologie, Fachdienstleitung, Psychiatrisch-Psychologischer Dienst, Justizvollzug und Wiedereingliederung Zürich.

3 Dipl.-Psych. Fachpsychologe für Rechtspsychologie und Psychotherapie FSP, Zertifizierter Forensischer Psychologe SGFP (Strafrecht, Zivilrecht, Psychotherapie), Bereichsleitung, Psychiatrisch-Psychologischer Dienst, Justizvollzug und Wiedereingliederung Zürich.

über die Behandlung zu beanspruchen, eine kritische, offen-zugewandte und engagierte Beziehung zu den Straftäter*innen zu pflegen und dabei zuverlässig die Standards einer professionellen Nähe-Distanz-Regulation (besser: Beziehungsregulation) zu wahren. Institutionell wird forensische Psychotherapie durch professionelle Strukturen des Qualitätsmanagements unterstützt wie Teamarbeit, eine täter*innenspezifische, durchgängige Behandlungskonzeption mit Risikobeurteilungen, Qualitätszirkel, fachspezifische Aus- und Weiterbildung, Supervision und systematisierte Controllingprozesse. Als oberstes Prinzip der Behandlung gilt es, im Vorgehen offen, bestimmt, fair und berechenbar zu sein (klare Regeln, Grenzen und Interventionen). Erfolgreiche forensische Psychotherapien fokussieren primär auf jeweils individuelle, mit dem Deliktverhalten zusammenhängende kriminogene Faktoren, die einer therapeutischen Beeinflussung zugänglich sind wie beispielsweise: antisoziale Persönlichkeitsorganisation (Einstellungen und Werthaltungen), Identifikation mit delinquenten Rollenmodellen, Kontakt zu dissozialen Peers, fehlende prospektive Verhaltensplanung und -steuerung, Egozentrik, Externalisierung und Verantwortungsabwehr, Irrationalität, Impulsivität und substanzgebundene Abhängigkeiten (*Andrews* 1995; *Gendreau* 1996; *Lösel* 1995).

Die wohl einflussreichsten und meistdiskutierten Meta-Modelle zur Behandlung/Wiedereingliederung von Straftäter*innen sind in der aktuellen Literatur das *Risk-Need-Responsivity Modell* (RNR; *Andrews, Bonta, Hoge* 1990;; *Bonta, Andrews*, 2016) und das als Ergänzung entwickelte *Good Lives Modell* (GLM; *Ward* 2002; *Ward, Brown* 2004; *Ward, Mann, Gannon* 2007; *Ward, Stewart* 2003). Beide Modelle beschreiben allgemeine Rahmenbedingungen, die zur erfolgreichen Risikosenkung und Wiedereingliederung beitragen sollen. Der spezifische Behandlungsprozess und dessen Handlungsfelder werden in beiden Modellen den behandelnden Akteur*innen überlassen, es werden lediglich Rahmenbedingungen vorgegeben, an denen sich die Interventionen vor dem Hintergrund von Oberzielen (Erhöhung von Selbststeuerung und Senkung von Deliktmotivation) und institutionellen Bedingungen ausrichten sollen (*Schmalbach, Stürm* 2022).

Das Risk-Need-Responsivity-Modell (RNR). Die drei namensgebenden zentralen Prinzipien (RNR) unterscheiden dabei erfolgreiche Behandlungen von nicht erfolgreichen. Demzufolge haben sich Behandlungsbemühungen in Dauer und Intensität am Risikoprofil der Täter*innen auszurichten, was im Risikoprinzip *(Risk)* formuliert ist. Das Bedürfnisprinzip gibt vor, dass sich Interventionen auf die Veränderung ursächlicher, individueller kriminogener Risiko-Eigenschaften zu fokussieren haben *(Needs)* und das Ansprechbarkeitsprinzip *(Responsivity)* verlangt, dass sich Interventionen an die individuellen Lern- und Erlebensstile einer Person anzupassen haben.

Das Good Lives Modell. In einer gewissen Weise als Gegenbewegung, dabei bewusst vom dominanten Fokus auf Risiken abrückend, entstand das Good Lives Modell (GLM; *Ward* 2002; *Ward, Brown* 2004; *Ward* et al. 2007; *Ward,*

Stewart 2003) als stark humanistisch beeinflusstes, auf Ressourcen, Lebenszielen und Motiven (*primary goods*, primäre Güter) von Täter*innen basierendes Modell. Delinquenz wird dabei als dysfunktionaler Weg betrachtet, um grundsätzlich und ursächlich prosoziale Ziele zu erreichen (*Schmidt* 2019).

Im GLM geht man davon aus, dass Taten als identitätsstiftend erlebt werden. Daher sei es nicht ausreichend, lediglich problem- und risikoorientiert alternative/neue Kompetenzen aufzubauen, sondern es müsse eine *neue* prosoziale Identität entwickelt werden (*Maruna* 2001). Für die Straftäter*innenbehandlung wird es deshalb als zielführend erachtet, einen expliziten (und realistischen) sogenannten *Good Life-Plan* zur Erreichung der individuell angestrebten primären Güter zu erstellen, der spezifiziert, welche Kompetenzen und Ressourcen vorhanden (*Coping*) und welche notwendig noch zu erwerben sind (*Creating*), um diese erreichen zu können.

GLM ähnelt hier mit seinem Fokus auf Wachstumsziele der Behandlung der Integrativen Therapie, welche die Veränderung von Lebensstilen zum Erreichen therapeutischer Zielsetzungen avisiert (*Band, Müller* 2001; *Hegi* 2004; *Petzold* 2012h; *Petzold, Leuenberger, Steffan* 1998).

2. Grundprinzipien forensischer Psychotherapie

Im Sinne der Integrativen Therapie verstehen wir Grundprinzipien als ko-respondierend entwickelte Positionierungen auf Zeit, die, im Sinne einer evidenzbasierten Vorgehensweise kontinuierlich evaluiert und – wo notwendig – weiterentwickelt werden. In diesem Sinne sind die nachfolgenden Prinzipien als Ergebnis eines bald 25-jährigen kontinuierlichen interdisziplinären Austausches in den Strukturen des Justizvollzugs zu verstehen – dem *Zürcher Modell* (*Stürm, Hug, Christoffel* 2012; *Stürm, Oberhauser, Schmalbach* 2019; *Urbaniok* 2001).

Die reale Umsetzung forensischer Psychotherapien erfordert aus dieser Sichtweise die Verwirklichung einer spezifischen therapeutischen Grundhaltung, die durchgängige Orientierung der Behandlung an der übergeordneten Zielsetzung der Deliktprävention, eine konsistente und handlungsleitende Übersetzung auf täterspezifische Erfordernisse (Delikthypothese und Behandlungskonzeption) und die Realisierung spezifischer Grundprinzipien über den gesamten Behandlungsverlauf hinweg (*Schmalbach, Stürm*, 2022).

Grundprinzip *Therapeutische Haltung*. Therapeutisches Handeln ist grundsätzlich immer auch wertegeleitet (*Lachner* 2007). Erst recht gilt dies für Behandlungen im Rahmen eines Verpflichtungskontextes. Für forensische Psychotherapien geht es darum, therapeutisches Handeln transparent darzulegen, inhaltlich zu begründen und am Ende auch zu legitimieren (*Petzold, Orth* 2005). Intersubjektivität in Reinform (Begegnung zwischen Menschen und Auseinandersetzung in Freiheit und Wertschätzung auf gleicher Augenhöhe), wie von der Integrativen Therapie angestrebt, kann aufgrund der notwendigerweise asymmetrischen Struktur des therapeutischen Bezugsfeldes, der jeweils zugewiesenen Rollen und der interessengeleiteten Einflussnahme Dritter im Rahmen forensischer Therapien in der Regel nicht vorausgesetzt werden.

Die spezifische Herausforderung in der therapeutischen Arbeit mit Täter*innen besteht vor allem darin, dass man sich als Therapeut*in in unterschiedlichen Behandlungskontexten bewegt. Einerseits gilt es hinsichtlich der therapeutischen Beziehungsgestaltung die von Täter*innen häufig als Zwangsmaßnahme empfundene Behandlungssituation zu berücksichtigen, aktive Verantwortung für Motivationsarbeit zu übernehmen und unter oft suboptimalen Behandlungsbedingungen (etwa aufgrund der Inhaftierung) einen tragfähige Veränderungskontext herzustellen. Andererseits agieren die Behandelnden in einem interdisziplinären Netzwerk verschiedener Anforderungen, Ansprüche und Entscheidungskompetenzen. Es gilt, dem öffentlichen Sicherheitsanspruch und die Perspektive der Geschädigten, denen durch das mediale Interesse noch zusätzliche Bedeutung zukommt, genauso Rechnung zu tragen, wie den juristischen Rahmenbedingungen und dem Bedürfnis der Täter*innen, sich möglichst bald von den einschränkenden Bedingungen des Justizsystems emanzipieren zu können. Eine Vereinnahmung durch die Interessenlagen der beteiligten Systempartner*innen kann – abhängig davon, welche der beschriebenen Positionen mehr oder weniger bewusst übernommen wird – entweder zu einem proaktiven Agieren oder zu einer ängstlich-vermeidenden Haltung führen. Beide der im Grundsatz fremdbestimmten Reaktionsweisen sind nicht geeignet, der rückfallpräventiven Zielsetzung bestmöglich zu dienen.

Zunächst gilt es, die Täter*innen dort „abzuholen", wo sie sich befinden. Es kann vor allem zu Beginn der Behandlung nicht erwartet werden, dass sie sich intrinsisch motiviert, mit angemessenem Problem- und Zielbewusstsein auf den therapeutischen Prozess einlassen. Eine externale Motivationslage und allfällige Widerstände der Täter*innen sind im gegebenen Verpflichtungskontext der Behandlung nachvollziehbar, was sich entsprechend in der therapeutischen Haltung und Beziehungsgestaltung niederschlagen sollte.

Für die behandelnden Personen ging es lange Zeit unter Berücksichtigung primär risikoorientierter Zielsetzungen (vgl. RNR) darum, den Leitsatz *no cure, but control* zu verinnerlichen, der als ein Standard der Täter*innenbehandlung galt. Dieser Grundsatz meint, dass die primäre Zielsetzung der Behandlung nicht in Genesung bzw. Heilung liegt, sondern in der Vermittlung von Einstellungen, Kompetenzen und Verhaltensweisen, die dazu geeignet sind, die Steuerungsfähigkeiten der Täter*innen zu erhöhen. Dieser Leitsatz gab durchaus Sinn, da bei einem relevanten Anteil von Straftäter*innen keine psychische Störung im Sinne der anerkannten diagnostischen Klassifikationssysteme (ICD, DSM) diagnostiziert werden kann und es in diesem Sinne auch nichts zu Heilendes gibt. Forensische Psychotherapie ist mehr als nur die Behandlung von psychiatrischen Krankheitsbildern und umfasst zusätzlich die Beeinflussung täterspezifischer Risikoprofile, die Reflexion delinquenter Lebensstile, die Entwicklung neuer deliktfreier Lebensperspektiven und -entwürfe (vgl. GLM) unter Einbezug des sozialen Bezugsraums im Sinne einer ganzheitlichen Humantherapie (*Hass, Petzold* 1999; *Petzold* 1988n; *Sieper, Orth, Petzold* 2020).

Im Behandlungskontakt gilt es für die Therapeut*innen auf einer Metaebene, der zunächst widersprüchlich erscheinenden Anforderung zu genügen, einerseits das Delikt als Ausdruck der Täter*innenpersönlichkeit zu verstehen und andererseits in Bezug auf die therapeutische Grundhaltung zwischen Persönlichkeit und Delikt zu differenzieren. Während im therapeutischen Kontakt den Klient*innen eine im Grundsatz wertschätzende und respektvoll-einladende Haltung entgegengebracht wird, wird gleichzeitig eine ebenso eindeutige Distanznahme von den dysfunktionalen deliktischen Persönlichkeitsanteilen (*Urbaniok, Gnoth* 2012) verlangt, um gemeinsam mit den Täter*innen eine Exzentrizität (*Petzold* 2003)a zu erlangen als Voraussetzung zur Reflexion der dysfunktionalen Anteile. In diesem Sinne muss beispielsweise eine freundlich-euphorische Begrüßung unter dem Aspekt der Beziehungsgestaltung ebenso freundlich zugewandt beantwortet werden, wie sie unter der Perspektive der forensisch begründeten Wachsamkeit als mögliches Beeinflussungsszenario reflektiert werden muss.

Im Kontext forensischer Behandlungen darf die den Täter*innen gegenüber gebrachte oder aus dem Kontakt mit ihm entstandene Sympathie jedoch keinesfalls dazu führen, das dazu in Kontrast stehende Deliktverhalten zu vernachlässigen und damit die rückfallorientierte Perspektive zu verlieren.

Auf der Ebene der konkreten Umsetzung in der professionellen Beziehungsgestaltung verlangt die beschriebene Haltung die Bereitschaft der Behandelnden, die Täter*innen als gleichwertigen Vertragspartner*innen anzusprechen und sich im Umgang zuverlässig und transparent zu verhalten. Diese Grundhaltung erhält auch dadurch Ausdruck, dass mit den Täter*innen zu Beginn der Therapie eine entsprechende schriftliche Behandlungsvereinbarung erarbeitet wird, die die Pflichten und Rechte beider Seiten verbindlich regelt. Dabei ergeben sich verschiedene Anforderungen:

Aufgabe der Therapeut*innen ist es, die gewählte Behandlungsmethode nachvollziehbar darzustellen, die Täter*innen auf die wesentlichen Behandlungselemente vorzubereiten und sie für ihren aktiven Beitrag zur erfolgreichen Behandlung zu motivieren. Im Sinne eines offenen und souveränen Umgangs mit der asymmetrischen Beziehungskonstellation beinhaltet dies auch, dass zu erwartende konflikthafte Entwicklungen im therapeutischen Kontext antizipiert werden. Der angestrebte konstruktive gemeinsame Umgang mit Störungen ist dabei ebenso bedeutsam wie die aktive Grenzsetzung bei therapieschädigenden Verhaltensweisen der Täter*innen. Im Extremfall kann die professionelle Umsetzung des Behandlungsauftrags dazu führen, dass die Therapie bewusst vorzeitig, ohne deliktpräventive Effekte bewirkt zu haben, eingestellt wird.

Im Sinne der Expertise gilt es für die Therapeut*innen, die Täter*innen verantwortungsvoll und fachgerecht durch die Behandlung zu führen, einen roten Faden erkennen zu lassen, ihnen regelmäßig und aktiv Feedback zum Behandlungsstand (aktuelle Risikobeurteilung) zu geben und die Entwicklungsfelder aufzuzeigen.

Die Konzeption einer forensischen Psychotherapie als ausschließlich dyadisches Unterfangen im therapeutischen Elfenbeinturm ist zugunsten einer teamorientierten Vorgehensweise zu vermeiden, da die Exklusivität der therapeutischen Beziehung, anders als in anderen Therapiekontexten, eine risikorelevante Dimension besitzt. Die professionelle Gestaltung der Therapiebeziehung im forensischen Kontext erfordert zusätzlich zur bewussten Beziehungsregulation immer auch den aktiven und für die Täter*innen transparenten Einbezug der vielfältigen Arbeitspartner*innen.

Grundprinzip ***Risiko- und Wiedereingliederungsorientierung*****.** Ein moderner, evidenzbasierter Wiedereingliederungsauftrag beinhaltet immer auch eine umfassende Sicht auf die jeweilige Risikokonstellation der Täter*innen, um massgeschneiderte, spezifische Interventionen und Resozialisierungsprozesse zu verwirklichen. Dies erfordert zunächst die differenzierte Beurteilung der grundsätzlichen Behandelbarkeit einer Person, indem personale wie auch deliktbezogene Fakten analysiert werden. In extremen Einzelfällen kann die ausführliche Beschäftigung mit dem Tatgeschehen, der (deliktischen) Biographie und der Persönlichkeit einer delinquenten Person zur Einschätzung einer (aktuellen) Unbehandelbarkeit führen (*Urbaniok* 2002), was dann langfristige Sicherung anstelle von Wiedereingliederung bedeuten kann.

Deliktpräventive Täter*innenbehandlung ist mehr – und etwas anderes – als eine in allgemeinpsychiatrischer Sicht hinreichende Behandlung der zugrundeliegenden psychischen Störung. Abgesehen davon, dass es Risikoprofile gibt, die sich mit allgemeinpsychiatrischen Kategorien gar nicht fassen lassen, verlangt eine moderne Täter*innenbehandlung mit ihrer Fokussierung u. a. auf individuell deliktrelevante kriminogene Faktoren (*Delikthypothese*) nach einer Erweiterung der herkömmlichen diagnostischen Denkweisen, welche – forensisch betrachtet: bedauerlicherweise – nach wie vor als leitend für die juristische Rahmensetzung gelten. Behandlung von Risikoprofilen impliziert selbstverständlich in der Regel die Behandlung psychiatrischer Grunderkrankungen, geht aber in den meisten Fällen darüber hinaus. Nur in seltenen Fällen (beispielsweise die Tötung eines Menschen ausschliesslich aus einem psychotischen Wahngeschehen heraus) ist die Behandlung einer psychischen Störung vollständig deckungsgleich mit der Senkung des individuellen Risikos. In der überwältigenden Mehrheit der Tatdynamiken lässt sich eine solch einfache Kausalität nicht nachweisen.

In der grossen Mehrheit (mehr als 99%[4] der Täter*innen werden irgendwann aus dem Strafvollzug entlassen) mündet die initiale risikoorientierte

4 Laut Bundesamt für Statistik waren im Jahr 2024 insgesamt 6 881 Personen in der Schweiz im Freiheitsentzug. Im Jahr 2023 verstarben 20 Personen im Strafvollzug, lediglich eine Person befindet sich in der lebenslangen Verwahrung (Bundesamt für Statistik, 2024a, 2024b).

Beschäftigung mit der Tat und der Täter*innenpersönlichkeit in einer differenzierten, die gegebenen aktuellen und antizipierten zukünftigen Realbedingungen mit einbeziehenden, indikationsgeleiteten Behandlungsplanung. Eine kontinuierliche Risikobeurteilung durch das Behandlungsteam ist zwingend Bestandteil der laufenden Behandlung und fliesst entsprechend regelmässig in die Dokumentation und Berichterstattung ein. Eine angemessene Würdigung der individuellen Risikokonstellation beinhaltet mit Bezugnahme auf das GLM immer auch die Berücksichtigung bestehender oder zu entwickelnder Ressourcen (der Täter*innenperson selbst und ihres sozialen Empfangsraums; *Hass, Petzold* 1999).

Dreh- und Angelpunkt einer risiko- und an gelungener Wiedereingliederung orientierten Herangehensweise ist die Identifizierung und nachfolgende Bearbeitung der bei den Täter*innen vorliegenden individuellen kriminogenen Faktoren und deren Zusammenwirken in der Erklärung des spezifischen Tatgeschehens (*Delikthypothese*). Methodisch hat sich hier als Leitmatrix das aus der Verhaltenstherapie heraus entwickelte SORKC-Modell (*Kanfer, Saslow* 1965) in der Praxis bewährt, welches das Entstehen von (deliktischem) Verhalten sowohl in ätiologischer Hinsicht als auch mit Blick auf den Ablauf des konkreten (Tat-) Geschehens auf den relevanten menschlichen Funktionsebenen (Denken, Fühlen, Körperwahrnehmung und Verhalten) abbildet. Insofern nimmt forensische Psychotherapie formal und inhaltlich immer auch einen sowohl persönlichkeits- wie deliktorientierten Fokus unter Einbezug des sozialen Umfelds ein.

Rückblickend und aktuelle Entwicklungen miteinbeziehend präsentiert sich die durch das RNR-Modell angestossene Risikofokussierung nicht nur als eine notwendig gewordene Bereicherung im Rahmen des originären Wiedereingliederungsauftrags. Die erfolgreiche und umfassende Expansion risikoorientierter Interventionen in alle Bereiche des modernen Justizvollzugsalltags entfaltet etwa dort paradoxe Wirkung, wo vertretbare Risiken mit Rekurs auf eine allfällig gefährdete Sicherheitslage vermieden werden, Haftzeiten im geschlossenen Regime verlängert und Lockerungsentscheide durch eine Spirale wiederholter interner und externer Risikobeurteilungen hinausgezögert werden und wo milieutherapeutisches Arbeiten und sozialarbeitendes Wirken sich auf forensisches Risiko-Monitoring reduzieren. Auch besteht die Gefahr, zu übersehen, dass viele Täter*innen eigene Opfererfahrungen gemacht haben (*Kilvinger, Rossegger, Arnold, Urbaniok, Endrass* 2011; *Vallejo Valdivieso, Zambrano Pincay, Beltran-Aroca, Girela-Lopez* 2022; *Zych, Farrington, Ribeaud, Eisner* 2021), und dass mit einer nur auf Defizite ausgerichteten Herangehensweise die mögliche Korrektur von wesentlichen emotionalen Prozessen verpasst wird.

Um historisch nicht erneuten reduktionistischen Reflexen zu erliegen, bedarf es einer Justierung und Besinnung auf den grundlegenden Wiedereingliederungsauftrag des Justizvollzugs. So wie in den 1990er Jahren deutlich wurde, welche Gefahren eine vornehmlich auf Täter*innenbedürfnisse reduzierte Umgangsweise produzierte, so erscheint es heute notwendig, auf die Gefahren eines kurzfristig auf das Risiko reduzierten Vorgehens hinzuweisen. Im Hinblick auf die Entlassungssituation ist es vernünftig, kurzfristig vertretbare Risiken – etwa in Form von monitorisierten Vollzugsöffnungen – einzugehen, um längerfristig angelegte Progressionsprozesse mit zunehmenden Freiheitsgraden zu begleiten und somit optimierte Bedingungen für langfristige Sicherheit zu erzeugen.

Grundprinzip ***Transprofessionelle Teamorientierung.*** Bedauerlicherweise ist festzustellen, dass die forensische Psychotherapie in aller Regel ausserhalb des Justizsystems angesiedelt ist und ihr Beitrag zur Wiedereingliederung als externe Dienstleistung des Gesundheitswesens eingekauft wird. Die einseitige Orientierung der Psychotherapie am medizinischen Modell provoziert Limitierungen, welche die Entwicklung einer als Humantherapie begriffenen Psychotherapie einschränken (*Petzold* 1999p). Ein kontinuierlicher Diskurs zwischen allen beteiligten Akteuren in Forschung und Praxis ist notwendig, um die einzelnen, jeweils begrenzten Perspektiven in einem ko-respondierenden Prozess ganzheitlich zu reflektieren. Diese Reflektion resultiert im Idealfall in einer Konzeption, die die Realbedingungen des Praxisfeldes aufgreift und integriert. Nach wie vor eine Ausnahme stellt das „Zürcher Modell" dar, wo die initiale Einbettung der forensischen Psychotherapie und Psychiatrie in die interdisziplinären Strukturen des Zürcher Justizvollzugs den Anstoss für den in den folgenden Jahren fortlaufend ausdifferenzierten Prozess einer teamorientierten Weiterentwicklung der deliktpräventiven Behandlungen ermöglichte (*Stürm, Schmalbach* 2019). Insofern wurde mit diesem Schritt von Beginn weg gefördert, dass sich die forensische Psychotherapie ohne Scheuklappen pragmatisch in dem von ganz unterschiedlichen Interessenslagen gewobenen Netz entwickeln konnte. Es wurde somit vermieden, dass sie sich quasi als unbeteiligte Beobachterin an der Seitenlinie bewegt und eingefordert, dass sie sich mit gleicher Verantwortlichkeit auf dem Spielfeld der unterschiedlichen Interessenslagen und Zielsetzungen des Justizvollzugs einbringt. Der fortlaufende interdisziplinäre Austausch führte dazu, dass sich die Entwicklungen der forensischen Psychotherapie stets an den realen Erfordernissen des Vollzugsalltags orientieren und optimal an die gegebenen transprofessionellen Bedingungen adaptieren. Auf der professionellen Handlungsebene wurde schnell deutlich, dass die im forensischen Kontext zwingend erforderliche Kommunikation zwischen allen Beteiligten von Seiten der forensischen Psychotherapie ein Hinterfragen des therapeutischen Schweigegebots erforderte. Die durch den transparenten Informationsaustausch möglich werdende fortlaufende Konsolidierung von Zielsetzungen und Massnahmen ist im Interesse der in der Behandlung engagierten Täter*innen, da dadurch gewährleistet wird, dass alle an der Resozialisierung Beteiligten das gemeinsame Potential synergetisch ausnutzen können. Trotz der historischen Erkenntnisse existieren bedauerlicherweise auch heute noch forensische Konzeptionen, die den transparenten Informationsaustausch explizit unterbinden, indem sie sich hinter die professionelle Schweigepflicht zurückziehen. Es gilt aufmerksam zu verfolgen, welche Entwicklungen sich im Kontext der globalen Digitalisierung im Bereich des Persönlichkeits- und Datenschutzes ergeben werden und ob sie die im forensischen Kontext essenzielle, partielle Aufhebung der Schweigepflicht gefährden.

Was für die Psychotherapie im Allgemeinen gilt, dass der *informierte Klient* resp. *die informierte Klientin* engagierter und zielfokussierter in der Behandlung mitwirkt und somit ein positives Outcome begünstigt (*Orlinsky, Howard* 1988), gilt auch für den Verpflichtungskontext der forensischen Psychotherapie. Ein transparenter Informationsaustausch zwischen allen Beteiligten ist weniger ein Verzicht auf Vertrautheit, sondern vielmehr die Kultivierung einer teamorientiert sinnvollen rückfallpräventiven Haltung im gesamten forensischen System. Bereits 1999 wurde in Zürich gemeinsam mit behandelten Tätern eine Behandlungsvereinbarung erarbeitet, die die gegenseitigen Rechte und Pflichten festhält und sowohl die Interessen der Täter*innen wie auch jene der Behandler integriert. Explizit ist dabei auch der beidseitig gewünschte transparente Informationsfluss im Justizsystem geregelt.

Organisatorisch drückt sich das Prinzip der transprofessionellen Teamorientierung durch eine konsequente Realisierung des Mehr-Augen-Prinzips aus. Rückfallpräventive Behandlungen werden nie nur als dyadische Therapien konzipiert, die lediglich von einer therapeutischen Fachperson durchgeführt und verantwortet werden. Jede*r behandelte Täter*in hat Kontakt zu mehreren professionellen Bezugspersonen. Das therapeutische Bündnis beinhaltet dadurch vielfältige professionelle Beziehungsangebote und wird somit zu einem therapeutischen Beziehungsgefüge, welches entsprechende strukturell-organisatorische Rahmenbedingungen verlangt. Qualitätszirkelarbeit, teambasierte therapeutische Eingangsabklärungen, die gemeinsam geführte Behandlungskonzeption, Gruppenvisiten, kombinierte Therapiesettings etc. sind Ausdruck einer konsequent auf Teamverantwortung ausgerichteten Vorgehensweise.

Eine derartige Organisationsform nimmt Redundanzen und dadurch notwendige fortwährende Klärungsprozesse bewusst in Kauf und fördert sie sogar teilweise, zum Zwecke eines ganzheitlichen Blicks auf die Täter*innen und deren Behandlung. Um dem naheliegenden Verwirrungspotenzial eines solchen Ansatzes zu begegnen, müssen organisatorische Voraussetzungen existieren, die einen fortwährenden Abgleich der Beobachtungen und Erkenntnisse ermöglichen. Redundante Prozesse per se bergen die Gefahr von Ressourcenverschwendung, Ermüdung und Verantwortungsdiffusion. Nebst der Vermeidung von blinden Flecken führt die Klärung von Dissonanzen bei ähnlichem Vorgehen in unterschiedlichen Kontexten jedoch in aller Regel zu einem vertieften Verständnis des Deliktgeschehens und der Täter*innenpersönlichkeit. Das heisst: da, wo Redundanzen geschaffen werden, muss der Raum für das Zusammenführen der Erkenntnisse und der Klärung von allfälligen Dissonanzen bewusst geplant sein. Die Koordination und Kommunikation von behandlungsrelevanten

Phänomenen verlangt in einem derartigen therapeutischen Netzwerk nach einer identifizierten Zuständigkeit, die im Behandlungsteam als *internes Case Management* geregelt ist. Die Durchführung therapeutischer Interventionen einerseits und die Koordination und Kommunikation des Behandlungsprozesses andererseits sind unterschiedliche Funktionen, die konzeptionell voneinander abzugrenzen sind.

Grundprinzip ***Qualitätsorientierung.*** Die strukturierte und intentionsgeleitete Organisation forensischer Behandlungen im Sinne des Mehr-Augen-Prinzips steht zusätzlich zentral im Dienst einer notwendigen Qualitätsorientierung. Im forensischen Behandlungskontext beinhaltet Qualitätsorientierung nicht nur das Angebot selbstverständlich erscheinender qualitätssichernder Gefässe wie Supervision, Fallvorstellung, Intervision etc. Ebenso erforderlich sind eine qualitätssensitive Grundhaltung im gesamten Behandlungsteam, eine evidenzbasierte Methodik von der Indikationsstellung bis zum Risikomonitoring in Freiheit sowie entsprechende organisationale Strukturen. Dies bedeutet konkret, dass Qualitätsbewusstsein und Qualitätsentwicklung nicht delegierbar sind und alle Mitarbeitenden für die Umsetzung und Weiterentwicklung der Qualitätsstrukturen Mitverantwortung trägt. Selbstproduzierte *suboptimale Prozesse* auf Behandlungsebene oder an den Schnittstellen zu den vielfältigen Arbeitspartner*innen werden gemeinsam systematisch gesammelt, analysiert und evaluiert, um daraus – im Sinne eines Teamlernens – Massnahmen abzuleiten und zu implementieren. Therapeutische Interventionen werden *lege artis* durchgeführt und sowohl intern wie extern reflektiert und kontrolliert. Bei Bedarf werden die Angebote den jeweiligen individuellen Erfordernissen angepasst. Die Organisation als solche macht ihre definierten Prozesse und Standards für alle Mitarbeitenden jederzeit schriftlich verfügbar und stellt sich einer regelmässigen neutralen und externen Überprüfung. Die hier vorgestellte rückfallpräventive Behandlungskonzeption wurde 2014 zertifiziert nach ISO-Norm 9001.

Während die neutrale Zertifizierungsstelle primär auf die organisationalen Strukturen und standardisierten Prozesse fokussiert, wird die dargestellte Konzeption (*Stürm* et al. 2019; *Stürm, Schmalbach* 2013) seit dem Jahr 2000 kontinuierlich beforscht, u. a. im Rahmen einer breit angelegten prospektiven Untersuchung zu Behandlungseffekten (*Endrass, Rossegger, Urbaniok* 2007; *Seewald* et al. 2018; *Urwyler* 2019). Die in diesem Kontext auch zutage tretenden methodenkritischen Aspekte, wie beispielsweise die Beeinflussung der Resultate durch Forschungsdesign und Stichprobenauswahl, Schwierigkeiten bei der Definition und Operationalisierung von basalen Begriffen und Konzepten wie Erfolg/Misserfolg, forensische Therapie, Rückfall sowie die Validität der erhobenen Daten werden bis dato von der Forschungscommunity noch zu wenig aufgegriffen. Nicht nur für die forensische Praxis wird dabei deutlich, dass die Evidenzbasierung der klinischen Konzeptentwicklung nicht auf die Befunde randomisierter

Studiendesigns reduziert werden kann. Gefordert ist ein eigenständiger kritischer Evaluationsbeitrag aus dem jeweiligen Behandlungskontext. Die dabei gewonnenen Erkenntnisse gilt es in der forensischen Praxis gemeinsam mit den Arbeitspartner*innen in das System des Justizvollzugs zu implementieren. Im transprofessionellen, qualitätsbewussten Kontext von forensischer Behandlung, mit ihren Bestandteilen von Risikobeurteilung und unmissverständliche Risikokommunikation ist es wesentlich, eine gemeinsame Sprache zu fördern, in der die gemeinsamen Begrifflichkeiten definiert und integriert sind.

Grundprinzip ***Netzwerkperspektive und Wiedereingliederung.*** Wiedereingliederung von Straftäter*innen beginnt mit dem ersten Kontakt. Die frühzeitige Einnahme einer Netzwerkperspektive, die Beachtung der Interaktion der Täter*innen mit und in ihren sozialen Bezugsräumen, unterstützt die Planung und Umsetzung von geeigneten Massnahmen und Prozessen der Wiedereingliederung in der individuellen Behandlungskonzeption.

Eine wichtige Rolle spielen in diesem Kontext die Angehörigen der Täter*innen. Angehörigenarbeit stellt mittlerweile einen selbstverständlichen Teilaspekt therapeutischer Anstrengungen innerhalb eines modernen Strafvollzugs dar, wobei der systemische Fokus frühzeitig (bereits in der Abklärungsphase), breit und differenziert eingenommen werden sollte, denn Angehörige können je nach Konstellation für die Täter*innen entweder eine Ressource oder ein Problem darstellen. Der frühestmögliche Einbezug von prosozial eingestellten Angehörigen kann die Motivationslage der Täter*innen gegenüber der Behandlung steigern, wie auch den häufig anzutreffenden Entfremdungsprozessen im sozialen Nahraum der Täter*innen entgegenwirken. Auch wenn grundsätzlich eine Zurückhaltung bei der Funktionsübernahme von Angehörigen in der Behandlung angebracht ist, kann es in spezifischen (z. B. akut psychiatrischen) Situationen ein gangbarer Weg sein, Angehörigen eine Rolle innerhalb des Risiko-Managements der Täter*innen (z. B. Unterstützung der Medikamentencompliance) zuzuweisen. Angehörigenarbeit sollte nicht lediglich aus der Sicht der Täter*innen und deren Behandlungszielen, sondern gleichermassen aus Sicht der Angehörigen selbst organisiert werden unter Berücksichtigung ihrer Fragen, Wünsche und Bedürfnisse.

Besondere Sensibilität ist bei Delikten im binnenfamiliären Raum (häusliche Gewalt, sexueller Missbrauch, Inzest etc.) verlangt. Geschädigte Personen sollten u. a., um Traumatisierungen und Re-Viktimisierungen zu vermeiden, niemals eine Funktion innerhalb der Behandlung der Täter*innen zugewiesen bekommen. Berechtigte Wünsche und Bedürfnisse von Geschädigten (z. B. die Kontaktaufnahme mit den Täter*innen betreffend) sollten immer unter Einbezug von spezialisierten Opferschutz-Stellen berücksichtigt werden.

Grundprinzip ***Durchgängige, sequenzielle forensische Behandlung.*** Eine pragmatische Organisation rückfallpräventiver, deliktorientierter Behandlungsinhalte erfolgt in der Regel in chronologisch und inhaltlich aufeinander abgestimmten Sequenzen. Das gleichermassen persönlichkeits- und netzwerkorientierte, Delikt und Lebenswelt fokussierende Zürcher Modell der *sequenziellen forensischen Behandlung* bedient sich bewusst einer Methodenvielfalt und grenzt sich von modular-programmatisch gestalteten Angeboten ab. Nicht die Abfolge der jeweiligen Interventionen ist vorgegeben, sondern die Zielsetzungen der spezifischen Behandlungssequenz, was dem einzelnen Behandler und der Behandlerin grosse Freiheiten in der Wahl des therapeutischen Instrumentariums lässt. Dadurch ist die Gestaltung eines individualisierten, therapeutischen Curriculums möglich, welches auch den spezifischen Charakteristika der behandelten Täter*innen und ihrem Umfeld Rechnung trägt (*responsivity*).

Die einzelnen Sequenzen sind chronologisch und inhaltlich aufeinander abgestimmt. Die Zuordnung eines Klienten oder einer Klientin zu einer spezifischen Behandlungssequenz bzw. das chronologische Absolvieren aller Sequenzen ist idealtypisch dargestellt und kann je nach Situation oder Setting im Einzelfall variieren.

Hauptzielsetzung der ersten Behandlungssequenz (I: *Indikation, Information und Motivation*) ist die Vorbereitung der Täter*innen auf die Inhalte des nachfolgenden, sich an den RNR-Prinzipien orientierenden Behandlungsangebots. Informationsvermittlung, Motivationsarbeit, die Identifizierung und Stärkung von Ressourcen sowie eine sorgfältige Indikationsstellung stehen im Zentrum dieser Sequenz.

Hauptzielsetzung der Behandlungssequenz II (*Deliktanalyse*) ist eine vertiefende deliktfokussierende Arbeit mit dem Ziel der fundierten Einsicht in die personalen und situativen Bedingungen des Deliktverhaltens.

In der Behandlungssequenz III (*Deliktprävention*) wird ausgehend von den Erkenntnissen der vorgängig erarbeiteten Delikthypothese eine überwiegend ressourcenorientierte Arbeit realisiert, die die Förderung von deliktpräventiven Verhaltensweisen/Haltungen und die Erarbeitung einer realistischen, an den Grundbedürfnissen (GLM, *primäre Güter*) orientierten Wiedereingliederungsplanung zum Ziele hat.

Hauptzielsetzungen der Sequenz IV (*Behandlungsevaluation*) sind die Evaluation der bis dahin erzielten Behandlungsergebnisse, basierend darauf und unter Einbezug eigener und fremder Ressourcen die Erarbeitung geeigneter langfristiger Strategien für ein nachhaltiges Risikomanagement nach Haftentlassung.

In der letzten und fünften Behandlungssequenz (V: *Risikomanagement in Freiheit*) wird der Täter bzw. die Täterin im Sinne des *Good Lives Modells* (*Ward* 2002) bei einer zufriedenstellenden Lebensführung und der Wiedereingliederung in ein soziales und berufliches Umfeld unterstützt. Die Erkenntnisse der bisherigen deliktpräventiven Arbeit sollen im Alltag deliktpräventiv angewendet und der/die Täter*in zu einem selbständigen *Risikomonitoring* angeleitet werden, welches kontinuierlich bezüglich seiner Zweckmässigkeit validiert wird.

Durch die der Konzeption immanente Zuständigkeit sowohl für intra- als auch für extramurale Behandlungen ist es im *Zürcher Modell*" möglich, den Täter*innen – wo dies indiziert erscheint – eine personale Kontinuität über zum Teil viele Jahre und verschiedene Vollzugsstufen hinweg anzubieten.

3. Sich selbst zum Projekt machen

„It takes two to tango". *Orlinsky* und *Howard* wiesen bereits in ihrem allgemeinen *Generetic Model of Psychotherapy*, welches als ein Funktionsmodell des psychotherapeutischen Prozesses „... bei der Durchsicht und Integration der Ergebnisse der empirischen Forschung über psychotherapeutische Prozesse ..." (*Orlinsky, Howard* 1988, S. 281-282) konzipiert wurde, darauf hin, dass Behandlungserfolg massgeblich von der Erreichbarkeit der Klient*innen, deren aktiven Mitarbeit und Involviert-Sein in den Therapieprozess abhängt. Die Integrative Therapie prägte dafür den Begriff der *doppelten Expertenschaft* (*Leitner, Höfner* 2010; *Petzold* 1910i), die Expertenschaft des Klienten oder der Klientin für das eigene Leben, (bei Täter*innen auch für ihr Deliktverhalten) trifft auf die Expertenschaft des Therapeuten oder der Therapeutin für Behandlungsprozesse. Mittlerweile ist unbestritten, dass ein ideales *matching* zwischen Behandler*in und Klient*in als unspezifischer Wirkfaktor (*Fontao, Schorer, Ross* 2021) eine wesentliche Einflussgrösse für ein positives Outcome der Behandlung darstellt (*Barkham, Lutz, Castonguay* 2021; *Orlinsky, Grawe, Parks* 1994).

Zwar sind die Forschungsbefunde für den forensischen Kontext nicht gleichermassen stringent ausgewiesen, was zumindest teilweise an der Qualität der zu Grunde liegenden Studien liegen dürfte (*Fontao, Schorer, Ross* 2021). Dennoch scheinen die Befunde im Grundsatz auch auf die Therapie von Straftäter*innen übertragbar. So kommt auch im bereits dargelegten Risk-Need-Responsivity-Modell (RNR) der motivationalen und kognitiven Ansprechbarkeit der Klient*innen eine vorrangige Bedeutung zu (*Andrews* et al. 1990; *Bonta, Andrews* 2016).

Im forensischen Kontext können wir – vor allem zu Beginn der Behandlung – nicht regelhaft von intrinsisch motivierten Gegenübern ausgehen. Eine non-direktive Vorgehensweise hat sich daher nicht bewährt. Das Beziehungsangebot der Therapeut*innen lässt sich im forensischen Kontext nicht auf die Verwirklichung der bekannten Rogers-Variablen (Einfühlendes Verstehen, Empathie, Wertschätzung, Akzeptanz, Authentizität und Kongruenz) reduzieren, sondern muss weitere Besonderheiten berücksichtigen (*Meyer, Hachtel, Graf* 2019). Beispielsweise scheint zu Beginn der Behandlung die Einigung auf gemeinsame Ziele und Aufgaben weniger Relevanz für den Behandlungserfolg zu haben, als eine von Täter*innen als fair erlebte Transparenz und Klarheit im Umgang der Therapeut*innen mit den deliktpräventiven Zielsetzungen und die Bereitschaft, offen und berechenbar den Lead in der Behandlung zu übernehmen.

Vorrangige Aufgabe in der Initialphase der Behandlung ist es darum, gemeinsam mit motivierbaren (nicht zwingend motivierten) Täter*innen die Rahmenbedingungen und Zielsetzungen für einen erfolgreichen Behandlungsprozess zu erarbeiten. Dabei sind Methoden der „motivierenden Gesprächsführung" (*McMurran* 2009; *Rollnick, Miller* 1995) ebenso angezeigt wie der offene Umgang mit Vorbehalten der Täter*innen gegen die Behandlung. Diese sind nicht vorschnell als grundsätzliche Ablehnung jeglicher Therapie zu interpretieren. Vielmehr geht es darum, divergente Ansichten (etwa zu den primären Zielsetzungen der Behandlung), grundsätzlich normalpsychologisch erklärbare Reaktanzen (z. B. gegen die nicht immer nachvollziehbaren Einschränkungen des Justizvollzugs) und verschiedenen Widerstandsphänomene (u. a. gegen die Person des/der Therapeut*in oder die Art der Gesprächsführung) differenziert wahrzunehmen und entsprechend spezifisch zu beantworten.

Es steigert die Erfolgsaussichten, wenn die Täter*innen wissen, worauf sie sich in einer Behandlung einlassen und wie sie an einer erfolgreichen Therapie mitwirken können. Voraussetzung dafür ist eine freundliche Kontaktaufnahme durch die Behandelnden und die ausführliche Vorbereitung und Einführung der Täter*innen in deliktpräventive Arbeitsweisen. Dies geht weit über die Herstellung eines *informed consent* und das Erstellen einer Behandlungsvereinbarung hinaus. Im intramuralen Kontext hat sich dafür eine frühzeitige Kontaktaufnahme (*Begrüssungsszenario*) und die Durchführung einer modularen Einstiegsgruppe bewährt.

Bereits die Vorbereitung einer fachgerechten Behandlung nimmt in der Forensik regelhaft einen längeren Zeitraum in Anspruch (z. B. Lektüre und Aufarbeitung der umfangreichen Dokumentation, Risikoeinschätzungen und Formulierung einer konsolidierten Delikthypothese). Um dem Täter in dieser Zeit bereits Orientierung zu vermitteln und allfälligen subkulturellen Einflüssen in Haft entgegenzuwirken, wird er möglichst kurz nach Eintritt in die Institution durch ein Mitglied des Behandlungsteams begrüsst. Dabei wird erläutert, wie lange die therapeutische Abklärungsphase dauern und wie sie gestaltet wird. Angehörige, welche von der Inhaftierung ebenso betroffen sind und häufig wenig Kenntnisse über Hilfs- und Unterstützungsangebote besitzen, erhalten entsprechendes Informationsmaterial.

Nach Aufnahme der Behandlung ist in der Initialphase für alle Klienten eine modular gestaltete Einstiegsgruppe obligatorisch. Dabei werden die spezifischen Inhalte und Informationen für eine erfolgreiche deliktpräventive Behandlung vorgestellt und erklärt. Die individuellen Delikte kommen in dieser Behandlungsphase noch nicht zur Sprache. Die deliktpräventiven Methoden werden anhand von *Modelltäter*innen* erläutert. Entsprechende Hausaufgaben markieren, dass der Behandlungsprozess eine aktive Mitarbeit erfordert. Gruppenzentrierte Aktivitäten zeigen auf, dass sich kooperatives Verhalten lohnt und einen Mehrwert darstellt. Der Einbezug der Täter*innen in die Indikationsstellung (Behandlungsziele und -schwerpunkte) zeigt auf, welche realen Einflussmöglichkeiten sie besitzen und wo deren Grenzen sind. Schliesslich bewirkt die Zusammenarbeit der Therapeut*innen (vorzugsweise in gemischtgeschlechtlichen Teams), wie egalitäre Kooperation und Teamarbeit funktionieren.

Auch wenn sich die Bezeichnungen der Behandlungssequenzen an den Zielsetzungen der Deliktprävention und der Wiedereingliederung orientieren, darf dies nicht darüber hinwegtäuschen, dass die – im forensischen Kontext zwingend notwendige – deliktfokussierende Arbeitsweise lediglich einen Aspekt der Behandlung darstellt. Gerade Täter*innen, deren Delikthypothese auf ein breites Spektrum pathogener Entwicklungsbedingungen und Sozialisationsdefizite hinweist (*Leitner* 2010; *Petzold* 2003a), welche sich im Erwachsenenalter etwa als schwere Persönlichkeitsstörungen oder komplexe Paraphilien manifestieren, benötigen – nicht nur als Komplementärprogramm, sondern häufig auch als Vorbereitung auf eine erfolgreiche deliktorientierte Arbeitsweise – vielschichtige persönlichkeitsbezogene und netzwerkunterstützende Interventionen.

Das Involvieren von Täter*innen in ihre Behandlung verlangt die Beachtung ihrer individuellen Voraussetzungen und die Förderung von personalen Kompetenzen für eine erfolgreiche therapeutische Arbeit. Vor allem in der stationären Forensik hat sich dafür ein breites Spektrum ergänzender Interventionen etabliert: tiergestützte Arbeit, Natur- und Gartentherapie, Musiktherapie, Arbeit mit kreativen Medien, Sporttherapie und Yoga bis hin zu Biofeedback (*Cooke, Farrington* 2016; *Kerekes* 2024; *Korn* 2017; *Ross, Reder, Querengässer, Mess, Schmid* 2016; *Petzold, Orth* 1990a; *Petzold, Ellerbrock, Hömberg* 2018; *Smeijsters, Cleven* 2006; *Smith, Sams* 2006; *Watermann* 2010; *Wesenberg, Nestmann* 2020).

Zur Unterstützung und Stärkung des sozialen Empfangsraumes werden prosozial eingestellte Angehörige frühzeitig in die Behandlung einbezogen (Paar- und Familienarbeit). Besonders geschätzt wird dabei die *Vätergruppe*. Klienten setzen sich mit ihrer Vaterrolle auseinander und werden aktiv unterstützt im Rahmen ihrer (in Haft) eingeschränkten Möglichkeiten, Verantwortung für ihre Kinder zu übernehmen. Psychoedukative Interventionen werden ergänzt durch konkrete Unterstützungsangebote, indem beispielsweise die Besuche der Kinder vorbereitet, Geschenke zu Ostern oder anlässlich von Geburtstagen angefertigt oder geeignete Räumlichkeiten für Kinderbesuche gestaltet werden.

Nicht zuletzt gilt es, die aktuelle Lebensrealität der Inhaftierung zu beachten und aktiv mitzugestalten. Dazu gehören regelmässig themenbezogene Veranstaltungen und Sporttage, Vollversammlungen, in denen u. a. die Ergebnisse der jährlichen Klient*innenbefragung dargestellt und diskutiert werden. Diese erlauben auch einen kritischen Blick darauf, wie die Klient*innen ihre Behandlung erleben.

Die Perspektive der Täter*innen auf ihre Behandlung. Ein regelmässiger Austausch über Zufriedenheit, Kritik und Wünsche sind relevante Bausteine der Involvierung von Täter*innen in ihre Behandlung. Bereits vor rund 20 Jahren wurde die Wichtigkeit von Patient*innenbefragungen im forensisch-therapeutischen Setting betont (*Westendarp* 2006). Während Personen in allgemeinpsychiatrischen klinischen Settings im Rahmen des Qualitätsmanagements inzwischen regelmässig um Feedback gebeten werden, können Personen in forensischen Einrichtungen nach wie vor oftmals weniger partizipieren (*Nitsche* 2012; *Nitsche, Reinecke* 2019).

Das Zürcher Modell legt seit jeher einen grossen Wert auf Einbezug der behandelten Täter*innen. Deshalb werden seit 2015 jährliche Evaluationen durchgeführt. Das Erhebungsprozedere wurde im Laufe der Jahre mehrfach modifiziert und an die aktuellen Themen und Bedürfnisse angepasst, wobei auch interessierte Täter*innen dazu eingeladen wurden, bei der inhaltlichen Weiterentwicklung des Fragebogens mitzuwirken. Die Erhebung ist grundsätzlich anonymisiert und die Auswertung erfolgt von externer Seite. Die Resultate werden den Täter*innen zeitnah zur Verfügung gestellt und lassen sich, stabil über sämtliche Befragungen, wie folgt zusammenfassen:

Die meisten Täter*innen bewerten die Behandlung als für sich sinnvoll und sind damit zufrieden. Die Zustimmungswerte liegen jeweils zwischen 80 und 90 %. Die meisten Befragten geben an, durch die Therapie positive Veränderungen in ihrem Leben erfahren zu haben und sich vom Behandlungsteam verstanden zu fühlen. Beinahe alle Täter*innen kennen nach eigenen Angaben ihre Behandlungsziele und teilen diese mit dem Behandlungsteam. Täter*innen, die angeben, ihre Behandlungsziele (noch) nicht zu kennen, verweisen auf den zumeist gerade erst erfolgten Behandlungsbeginn. Die Therapieinhalte verteilen sich recht gleichmäßig auf unterschiedliche Themen, darunter Deliktarbeit, aktuelle Vorkommnisse und Krisen, Biographiearbeit sowie Vollzugsthemen. Aber auch Zukunftsplanung, soziale Beziehungen, Risikomanagement, psychische Probleme sowie Ressourcenaktivierung spielen eine wichtige Rolle.

Besonders geschätzt wird die Therapie als Möglichkeit (im Gruppensetting), sich mit anderen auszutauschen und zwischenmenschliche Beziehungen aufzubauen, aber auch sich selbst kennenzulernen und neue Ziele für das Leben in Freiheit erarbeiten zu können. Manche berichten von anfänglichen Schwierigkeiten, sich auf den Therapieprozess einzulassen, und davon, unter der in manchen Fällen ungewissen Dauer der Therapie zu leiden. Die therapeutische Beziehung wird größtenteils als sehr gut eingeschätzt. Modellernen wird als positiv, eine zweifelnde und uneinheitliche Haltung der Bezugspersonen im System hingegen als negativ bewertet. Als Ziele werden unter anderem Risikomanagement, Zukunftsplanung und Ressourcenaktivierung genannt, wobei regelmässig der Wunsch nach mehr konkreter Unterstützung im Bereich der Wiedereingliederung geäussert wird.

Dieses involvierende Vorgehen wird als integrativer Beitrag verstanden, „sich selbst zum Projekt zu machen“ (*Petzold, Trummer* 2017). Der Erfolg lässt sich einerseits an den stets erfreulich hohen Rücklaufraten (rund 80 %), andererseits an den durchgängig hohen Zufriedenheitswerten der Täter*innen ablesen.

Literatur

Andrews, D. A. (1995): The psychology of criminal conduct and effective treatment. In: *J. McGuire* (Hrsg.), *What works: Reducing reoffending: Guidelines from research and practice* (S. 35-62). Oxford: John Wiley & Sons.

Andrews, D. A., Bonta, J., Hoge, R. D. (1990): Classification for effective rehabilitation: Rediscovering psychology. *Criminal Justice and Behavior, 17* (1), 19-52.

Band, H., Müller, H.-P. (2001): Lebensbedingungen, Lebensformen und Lebensstile. *Handwörterbuch zur Gesellschaft Deutschlands*, 427-435.

Barkham, M., Lutz, W., Castonguay, L. G. (2021): *Bergin and Garfield's Handbook of Psychotherapy and Behavior Change*: John Wiley & Sons.

Bonta, J., Andrews, D. A. (2016): *The psychology of criminal conduct*: Routledge.

Bundesamt für Statistik. (2024a): *Freiheitsentzug, Insassenbestand am Stichtag 1988-2024.* Verfügbar unter: https://www.bfs.admin.ch/bfs/de/home/statistiken/kriminalitaet-strafrecht/justizvollzug/inhaftierte-erwachsene.assetdetail.31425966.html.

Bundesamt für Statistik (2024b): *Freiheitsentzug, Todesfälle und Suizide 2003-2023.* Verfügbar unter: https://www.bfs.admin.ch/bfs/de/home/statistiken/kataloge-datenbanken/tabellen.assetdetail.31445940.html.

Cooke, B. J., Farrington, D. P. (2016): The effectiveness of dog-training programs in prison: A systematic review and meta-analysis of the literature. *The Prison Journal, 96* (6), 854-876.

Endrass, J., Rossegger, A., Urbaniok, F. (2007): *Zürcher Forensik Studie: Abschlussbericht des Modellversuchs: Therapieevaluation und Prädiktorenforschung.* Verfügbar unter: https://www.bj.admin.ch/dam/data/bj/sicherheit/smv/modellversuche/evaluationsberichte/schlussber-forensikstudie-zh-d.pdf.

Fontao, M., Schorer, L., Ross, T. (2021): Therapeutische Wirkfaktoren in der Behandlung von Straftätern: ein systematisches Literaturreview. *Fortschritte der Neurologie· Psychiatrie, 89*(10), 483-495.

Gendreau, P. (1996): Offender rehabilitation: What we know and what needs to be done. *Criminal Justice and Behavior, 23*(1), 144-161.

Hass, W., Petzold, H. G. (1999): Die Bedeutung sozialer Netzwerke und sozialer Unterstützung für die Psychotherapie – diagnostische und therapeutische Verfahren. In: *H. G. Petzold, M. Märtens* (Hrsg.), *Wege zu effektiven Psychotherapien: Psychotherapieforschung und Praxis Band 1: Modelle, Konzepte, Settings.* Wiesbaden: VS Verlag für Sozialwissenschaften.

Hegi, C. (2004): Lebenskunst als Thema in der Psychotherapie – Eine integrative Perspektive. *Integrative Therapie, 3*, 237-266.

Kanfer, F. H., Saslow, G. (1965): Behavioral analysis: An alternative to diagnostic classification. *Archives of general Psychiatry, 12*(6), 529-538.

Kerekes, N. (2024): Exploring the impact of trauma-adapted yoga in forensic psychiatry. *Psychiatry Research, 335*, 115879.

Kilvinger, F., Rossegger, A., Arnold, O., Urbaniok, F., Endrass, J. (2011): Traumatische Lebensereignisse bei Gewalt- und Sexualstraftätern. *Kriminalistik, 65*(4), 255-261.

Korn, S. (2017): Zwischen Gangsta-Rap und Klangliege: Ein Handlungskonzept in der Jugendforensischen Psychiatrie. *Musiktherapeutische Umschau, 38*(3), 232-242.

Lachner, G. (2007): Ethik und Werte in der Integrativen Therapie. In: *J. Sieper, I. Orth, W. Schuch* (Hrsg.), *Neue Wege Integrativer Therapie* (S. 299-341). Bielefeld und Locarno: Edition Sirius.

Leitner, A., Höfner, C. (2010): *Handbuch der integrativen Therapie.* Wien: Springer.

Lösel, F. (1995): The efficacy of correctional treatment: A review and synthesis of meta-evaluations. In: *J. McGuire* (Hrsg.), *What works: Reducing reoffending: Guidelines from research and practice.* (S. 79-111). Oxford England: John Wiley & Sons.

Lösel, F. (1996): Ist der Behandlungsgedanke gescheitert? Eine empirische Bestandsaufnahme. *Zeitschrift für Strafvollzug und Straffälligenhilfe*, 259ff.

Marshall, W.L., Marshall, L.E. (2007): The utility of the random controlled trial for evaluating sexual offender treatment: The gold standard or an inappropriate strategy? *Sexual Abuse: A Journal of Research and Treatment, 19* (2), 175-191.

Maruna, S. (2001): *Making good: How Ex-Convicts Reform and Rebuild Their Lives* (Bd. 86). Washington, DC: American Psychological Association.

McGuire, J. (2002): Criminal sanctions versus psychologically-based interventions with offenders: A comparative empirical analysis. *Psychology, Crime and Law, 8*(2), 183-208.

McMurran, M. (2009): Motivational interviewing with offenders: A systematic review. *Legal and Criminological Psychology, 14* (1), 83-100.

Meyer, M., Hachtel, H., Graf, M. (2019): Peculiarities of the therapeutic relationship with forensic psychiatric patients. *Forensische Psychiatrie, Psychologie, Kriminologie, 13*, 362-370.

Nitsche, T. (2012): Standardisierte Patientenbefragung im Maßregelvollzug. In: *N. Saimeh* (Hrsg.), *Respekt – Kritik – Entwicklung: Forensik 2012/27. Eickelborner Fachtagung zu Fragen der Forensischen Psychiatrie* (S. 162-170). Bonn: Psychiatrieverlag.

Nitsche, T., Reinecke, B. (2019): Patientenbefragungen im Maßregelvollzug: Erfahrungen aus der Praxis. *Forensische Psychiatrie, Psychologie, Kriminologie, 26* (3), 294-310.

Orlinsky, D. E., Grawe, K., Parks, B. K. (1994): Process and outcome in psychotherapy: Noch einmal. In *Handbook of psychotherapy and behavior change, 4th ed.* (S. 270-376). Oxford, England: John Wiley & Sons.

Orlinsky, D. E., Howard, K. (1988): Ein allgemeines Psychotherapiemodell. *Integrative Therapie, 14* (4), 281-308.

Petzold, H. G. (1988n): *Integrative Bewegungs-und Leibtherapie – Ein ganzheitlicher Weg leibbezogener Psychotherapie, Band I/2*: Junfermann-Verlag.

Petzold, H. G. (1990i): Selbsthilfe und Professionelle – Gesundheit und Krankheit, Überlegungen zu einem „erweiterten Gesundheitsbegriff", Vortrag auf der Arbeitstagung „Zukunftsperspektiven der Selbsthilfe", 8.-10. Juni 1990, Dokumentation, Düsseldorf, auch in: Petzold, H. G., Schobert, R., 1991. Selbsthilfe und Psychosomatik, Paderborn: Junfermann. S. 17-28 http://www.fpi-publikation.de/artikel/textarchiv-h-g-petzold-et-al-/petzold-h-g-schobert-r-schulz-a-1991-anleitung-zu-wechselseitiger-hilfe-die.html.

Petzold, H. G. (1999p): Psychotherapie der Zukunft – Reflexionen zur Zukunft und Kultur einer korrespondierenden und evidenzbasierten Humantherapie. *Integrative Therapie, 4*, 338-393.

Petzold, H. G. (2003a): *Integrative Therapie: Modelle, Theorien und Methoden einer schulenübergreifenden Psychotherapie. 3. Klinische Praxeologie: Lifespan developmental therapy*: Junfermann Verlag.

Petzold, H. G. (2012h): Integrative Therapie – Transversalität zwischen Innovation und Vertiefung. Die „Vier WEGE der Heilung und Förderung" und die „14 Wirkfaktoren" als Prinzipien gesundheitsbewusster und entwicklungsfördernder Lebensführung. *Integrative Therapie, 3* (2012), 1-46.

Petzold, H. G., Ellerbrock, B., Hömberg, R. (2018a): Die neuen Naturtherapien. Handbuch der Garten-, Landschafts-, Waldtherapie und Tiergestützten Therapie, Green Care und Green Meditation. Bd. I. Bielefeld: Aisthesis.

Petzold, H. G., Leuenberger, R., Steffan, A. (1998a): Ziele in der Integrativen Therapie. *Gestalt und Integration, 1*, 142-188.

Petzold, H. G., Orth, I. (1990a/2007): Die neuen Kreativitätstherapien. Handbuch der Kunsttherapie, 2 Bde., Junfermann, Paderborn. 3. Aufl. Bielefeld: Aisthesis 2007.

Petzold, H. G., Orth, I. (2005): Sinn – Sinnerfahrung – Sinnstiftung als Thema der Psychotherapie heute. *Integrative Therapie, 4*, 403-414.

Petzold, H. G., Trummer, A. (2017): „Lernen ein Selbst zu werden" – Subjektlernen – „Lernen die Menschen und die Welt zu verstehen" – Weltlernen – „Pro Juventute Österreich Workshop" – Weiterbildung und Organisationsentwicklung, Polyloge Jg. 2017. http://www.fpi-publikation.de/polyloge/alle-ausgaben/34-2017-petzold-h-g-trummer-a-2017-lernen-ein-selbst-zu-werden-subjektlernen.html.

Rollnick, S., Miller, W.R. (1995): What is motivational interviewing? *Behavioural and cognitive Psychotherapy, 23* (4), 325-334.

Ross, T., Reder, S., Querengässer, J., Mess, F., Schmid, O. (2016): Sporttherapie in der forensischen Psychiatrie und Psychotherapie – eine Standortbestimmung. *Forensische Psychiatrie und Psychotherapie, 23* (1), 37-65.

Schmalbach, S., Stürm, M. (2022): Psychotherapie nach Massnahmenrecht. *Aktuelle juristische Praxis – Pratique juridique Actuelle, 2022* (2), 152-160.

Schmidt, A.F. (2019): Ein kritischer Vergleich des Risk-Need-Responsivity Ansatzes und des Good Lives Modells zur Straftäterrehabilitation. *Bewährungshilfe, 66*, 211-223.

Seewald, K., Rossegger, A., Gerth, J., Urbaniok, F., Phillips, G., Endrass, J. (2018): Effectiveness of a risk-need-responsivity-based treatment program for violent and sexual offenders: Results of a retrospective, quasi-experimental study. *Legal and criminological psychology, 23* (1), 85-99.

Sieper, J., Orth, I., Petzold, H. G. (2020): Psychotherapieverfahren entwickeln sich – Zwanzig Jahre Polyloge. Entwicklungen der Integrativen Therapie seit 1965 zu ihrer „Dritten Welle" 2000-2020... *Polyloge: Internetzeitschrift für „Integrative Therapie"* (24).

Smeijsters, H., Cleven, G. (2006): The treatment of aggression using arts therapies in forensic psychiatry: Results of a qualitative inquiry. *The arts in psychotherapy, 33* (1), 37-58.

Smith, P.N., Sams, M. W. (2006): Neurofeedback with juvenile offenders: A pilot study in the use of QEEG-based and analog-based remedial neurofeedback training. *Journal of Neurotherapy, 9* (3), 87-99.

Stürm, M., Hug, V., Christoffel, U. (2012): Das „Zürcher Modell" der ambulanten Straftäterbehandlung. In *Interventionen bei Gewalt- und Sexualstraftätern: Risk-Management, Methoden und Konzepte der forensischen Therapie* (S. 350-358). Berlin: Medizinisch-Wissenschaftliche Verlagsgesellschaft.

Stürm, M., Oberhauser, A., Schmalbach, S. (2019): Resozialisierung durch Behandlung. *Schweizerische Zeitschrift für Kriminologie. Sondernummer: 20 Jahre Amt für Justizvollzug Zürich – eine Festschrift, 12*, 90-99.

Stürm, M., Schmalbach, S. (2013): Rückfallpräventive deliktorientierte Therapie: Standards und Perspektiven moderner Täterbehandlung. *Recht & Psychiatrie, 31* (4), 195-201.

Urbaniok, F. (2001): Das Züricher PPD-Modell: Ein modernes Konzept der Zusammenarbeit von Justiz und Psychiatrie. *Forensische Psychiatrie und Psychotherapie, 8* (2), 37-67.

Urbaniok, F. (2002): Gibt es unbehandelbare Straftäter? In V. Dittmann (Hrsg.), *Zwischen Mediation und Lebenslang: Neue Wege in der Kriminalitätsbekämpfung* (20, S. 149-170). Chur: Rüegger.

Urbaniok, F., Gnoth, A. (2012): Deliktteilarbeit. In: *J. Endrass, A. Rossegger, F. Urbaniok* (Hrsg.), *Interventionen bei Gewalt- und Sexualstraftätern* (S. 205-216). Berlin: MWV.

Urwyler, T. (2019): Wirksamkeit therapeutischer Interventionen bei erwachsenen Sexualstraftätern: Implikationen der Evaluationsforschung auf die Verhältnismässigkeit therapeutischer Massnahmen. *Schweizerische Zeitschrift für Kriminologie. Sondernummer: 20 Jahre Amt für Justizvollzug Zürich – eine Festschrift, 12*, 100-111.

Vallejo Valdivieso, P.A., Zambrano Pincay, G.H., Beltran-Aroca, C.M., Girela-Lopez, E. (2022): Relationship between child abuse and delinquent behavior in male adolescents deprived of liberty. *International journal of environmental research and public health, 19*(24), 16666.

Ward, T. (2002): The management of risk and the design of good lives. *Australian psychologist, 37*(3), 172-179.

Ward, T., Brown, M. (2004): The good lives model and conceptual issues in offender rehabilitation. *Psychology, crime & law, 10* (3), 243-257.

Ward, T., Mann, R.E., Gannon, T.A. (2007): The good lives model of offender rehabilitation: Clinical implications. *Aggression and violent behavior, 12* (1), 87-107.

Ward, T., Stewart, C.A. (2003): The treatment of sex offenders: Risk management and good lives. *Professional psychology: Research and practice, 34* (4), 353.

Watermann, K. (2010): Die Effekte von Kunsttherapie auf das Erleben und Verhalten männlicher Patienten mit Persönlichkeitsstörungen in der forensischen Psychiatrie. *Musik-, Tanz und Kunsttherapie, 21*(2).

Wesenberg, S., Nestmann, F. (2020): Mensch-Tier-Begegnungen und tiergestützte Interventionen im Strafvollzug – Ein Überblick zum aktuellen Stand von Praxis und Forschung. *Tiergestützte Interventionen im Justizvollzug*, 13-42.

Westendarp, A. (2006): Patientenbefragung als Mittel der Qualitätssicherung im Maßregelvollzug. *Forensische Psychiatrie und Psychotherapie, 3*, 73-97.

Zych, I., Farrington, D.P., Ribeaud, D., Eisner, M.P. (2021): Childhood explanatory factors for adolescent offending: A cross-national comparison based on official records in London, Pittsburgh, and Zurich. *Journal of Developmental and Life-Course Criminology, 7* (3), 308-330.

Integrative Supervision

Brigitte Schigl[1]

Inhalt

1. Was ist Supervision und wo wird sie eingesetzt?

Supervision ist ein interaktionaler Prozess, in dem die vielfältigen professionellen Beziehungen zwischen unterschiedlichen Akteur*innen wie Mitarbeiter*innen, Kund*innen bzw. Klient*innen und sozialen Systemen in einem Arbeitsfeld bewusst reflektiert, transparent und somit gestaltbar gemacht werden. Supervision ist überall dort indiziert, wo Menschen mit Menschen arbeiten und die Qualität von Interventionen v. a. in psychosozialen, klinischen, pädagogischen und betrieblichen Praxisfeldern verbessert werden soll.

Die Vorläuferformen von Supervision liegen – vereinfacht gesagt – zum einen in der Tradition der amerikanischen Sozialarbeit, anderseits in der psychoanalytischen Ausbildung in Form der Kontrollanalyse (*Belardi* 2018). Die nun schon über 50-jährige Geschichte von Supervision im deutschsprachigen Raum hat verschiedene Definitionen hervorgebracht, die in einem komplexen Verständnis folgendermaßen zusammengefasst werden könnte: Supervision ist eine moderne Methodologie reflexiver und diskursiver Sozialintervention zur fachlichen Beratung, Begleitung und Weiterbildung von Mitarbeiter*innen unterschiedlicher Arbeitsfelder (schwerpunktmäßig psychosozialer) und damit ein Instrument der Qualitätssicherung in der Arbeit mit Menschen (Klient*innen, Patient*innen, Personal). Entsprechend wird eine Supervisor*in als eine spezifisch qualifizierte Berater*in gesehen, die aus ‚fachlicher Überschau' und dem ‚Abstand der Außenstehenden' in Weiterbildungs- und Unterstützungsfunktion

1 Dieser Beitrag beruht auf einem früheren Text, der gemeinsam mit Wolfgang Ebert (ehem. Universität Gera) verfasst wurde und bis dato nur den Studierenden im Lehrgang Supervision & Coaching der Universität für Weiterbildung Krems zur Verfügung gestellt wurde.

für Mitarbeiter*innen in psychosozialen, klinischen und anderen Arbeitsfeldern tätig wird (*Petzold* et al. 2003a).

Die Definitionen, Formen und Ansprüche sowie Aufgaben an Supervision sind bislang nicht einheitlich: *Die* Supervision gibt es international gesehen nicht (*Petzold* 2003a; *Schigl* et al. 2020). Im angloamerikanischen Raum ist der *„clinical supervision"* ist *„supervisor"* keine eigene Profession, sondern eine Funktion, mit der besonders erfahrene Vertreter*innen einer Berufsgruppe mit individueller Aus- und Weiterbildung betraut werden. Der Grundberuf ist dabei die Ausgangsbasis für die Tätigkeit als Supervisor*in. Ähnliches ist im Rahmen der Psychotherapiegesetze und deren Verordnungen in den deutschsprachigen Ländern institutionalisiert. In diesem Bereich ist Supervision ein vorgeschriebener Schritt im Rahmen der curricularen Psychotherapieausbildung: Als Supervisor*innen fungieren dabei besonders qualifizierte Lehrtherapeut*innen, die analog zu den angloamerikanischen Verhältnissen im klinischen Bereich mit der Supervision der Auszubildenden betraut werden.

Supervision jenseits dieser Ausbildung wird dagegen im europäischen Raum (Deutschland, Österreich, Schweiz, Baltische Staaten, Niederlande, Norwegen, Italien) als ein eigener Beruf von besonders geschulten bzw. ausgebildeten berufserfahrenen Fachleuten mit verschiedenen (akademischen) Grundorientierungen bzw. Professionen durchgeführt. Im deutschsprachigen Diskurs wird – besonders von den selbständig tätigen Supervisor*innen" und ihren Berufsverbänden – der Status einer „Profession" angestrebt bzw. schon vertreten –, und es gibt auch Kritiker*innen dieser Position (*Petzold* et al. 2001), die die Begriffe „Professionalität" (im Sinne von Fachlichkeit) und „Profession" als formal geregelter Beruf differenzieren. Durch ihre in einer aufwändigen Supervisionsausbildung erworbene Fachlichkeit, haben Supervisor*innen verschiedene Theorien und Interventionsformen zur Verfügung. Dabei ist ihre „Exzentrizität", d. h. außerhalb des beratenen Systems zu stehen, grundlegende Voraussetzung dieses Verständnisses von Supervision.[2] Durch ihre in einer Supervisionsausbildung erworbene generelle Supervisionskompetenz und eine, zumeist aus Vorerfahrungen resultierende spezifische Feldkompetenz, bieten sie Unterstützung und Anleitung. Ihre Supervisand*innen sollen durch die Supervision befähigt werden, mit sozialer und institutioneller Komplexität, mit Problemen von Interaktion, Kommunikation, Kooperation, mit fachlichen Fragen spezifischer Aufgaben- und Arbeitsbereiche zufriedenstellender umzugehen. So kommen Supervisor*innen dem Bedarf nach Strukturierung und Komplexitätsreduktion entgegen und sollen helfen, in den Organisationen Prozessqualität zu sichern.

Supervision wird v. a. im Feld der psychosozialen Versorgung nachgefragt. Die Aufgaben der Einrichtungen und Institutionen der psychosozialen Versorgung

---

2 Die wenigen, in den Organisationen als Angestellte arbeitenden internen Supervisor*innen sehen sich besonderen Herausforderungen gegenüber (*Berker* 2017).

sind hochkomplex und arbeiten in Zeiten knapper werdender Ressourcen unter zunehmendem Druck von Effizienz und Effektivität. Die Vernetzung von Angebotsbereichen, von Organisationen und Einzelnen und die damit verbundenen Anforderungen an die Qualität zwischenmenschlicher Zusammenarbeit, an *human relations* und *human ressources* sind in der informationstechnologisch bestimmten globalisierten Moderne mit ihren multiplen Herausforderungen enorm gestiegen. Die *VUCA world*[3] verlangt nach neuer Überschau und permanenter Flexibilität. Das Ziel der Interventionen psychosozialer Arbeit liegt in der Veränderung der Situation von Menschen in Richtung einer Steigerung ihrer psychischen Gesundheit und persönlichen Lebensqualität, der Milderung, Beseitigung oder Verhinderung von Entfremdungserscheinungen. Psychosoziale Arbeit versucht zu einer Humanisierung gesellschaftlicher Lebenszusammenhänge sowie der Wahrung der prinzipiellen menschlichen Grundrechte beizutragen. Supervision wird in diesem Feld als ein Instrument angeboten, das diese zunehmend schwieriger werdende Aufgabe unterstützen soll: Sie ist Beratung jener Expert*innen, die selbst mit einem hohen Maß an Professionalität als Berater*innen, Therapeut*innen, Sozialarbeiter*innen, Pädagog*innen, Pflegekräfte, Mediziner*innen etc. an diesen Aufgaben arbeiten, durch andere Expert*innen (mit ähnlichen Herkunftsberufen, die darüber hinaus noch sozialwissenschaftlich und sozialinterventiv besonders ausgebildet sind). Supervisor*innen unterstützen diese Berufsgruppen und deren Organisationen mit ihrer eigens dafür entwickelten Form der Dienstleistung, die selbst wiederum Bestandteil dieses Feldes ist.

Weitere Felder, in denen Supervision angefragt wird, sind das Justizsystem, v. a. der Strafvollzug, Bildungseinrichtungen und in einem geringen Ausmaß auch die staatliche Verwaltung oder der Wissenschaftsbereich. Im Profit-Bereich der Wirtschaftsunternehmen taucht Supervision als Begriff kaum auf, hier ist vielmehr *Coaching* als beratende Dienstleistung v. a. für Führungskräfte gefragt. Sie hat Überschneidungsbereiche mit Supervision und wendet zum Teil auch ähnliche Instrumente an, viele Supervisor*innen bieten auch Coaching an. Dieser Begriff ist jedoch wenig trennscharf und fassbar und wird eher aus markttechnischer Sicht der Supervision zugeordnet (*Petzold* 2020).

2. Integrative Supervision

Integrative Supervision entwickelte sich ab 1970 auf der Grundlage des Integrativen Ansatzes, der seit Mitte der 1960er Jahre in Paris von *Hilarion Petzold*, *Ilse Orth* und *Johanna Sieper* begründet wurde. Sie ist somit einer der ältesten Supervisionsansätze im deutschsprachigen Raum.

3 VUCA ist ein Akronym, für „volatility" („Volatilität"), „uncertainty" („Unsicherheit"), „complexity" („Komplexität") und „ambiguity" („Mehrdeutigkeit").

Der Integrative Ansatz basiert im Wesentlichen auf Konzepten der Gestalttherapie (*Fritz* und *Lore Perls*), des Psychodramas (*Jakob, Zerka* und *Florence Moreno*) und der Psychoanalyse (insbesondere *Sandor Ferenczi, Michael Balint* und *Vladimir Iljine*) sowie Elementen aus systemischen und sozial-kognitiv-behavioristischen Theorien (*Rahm* et al. 1993), sowie im Unterschied zu den meisten anderen Supervisionsansätzen in einem klaren Bezug auf die Sozialwissenschaften – Sozialpsychologie und Soziologie (*Petzold* 1998a). Gemeinsam ist diesen Ansätzen – verstehbar aus dem Zeitpunkt ihrer Entwicklung – der Anspruch an emanzipatorische und kritische Praxis sowie auf demokratiebewußte, politische Perspektiven (ebenda S. 5). Integrative Supervision wird analog zur Psychotherapie als hermeneutische Suchbewegung – hier in arbeitsbezogenen statt privat-biografischen Kontexten – verstanden.

Integrative Supervision rekurriert somit auf verschiedene Wurzeln psychosozialer Arbeit und organisationspsychologischem Wissen und ist bestrebt „ Supervisionstraditionen aus dem Bereich der Sozialarbeit und der Psychotherapie zu verbinden" (*Schreyögg* 1993, S. 594). Die wissenschaftstheoretische Orientierung und Ordnung der beteiligten Wissensbestände der Integrativen Supervision erfolgt wie im der gesamten Integrativen Theorie am Erklärungs- und Erkenntnismodell des „Tree of Science" von der Metatheorie über die Realexplikativen Theorien und der Praxeologie zur Praxis (vgl. Abb. 2).

Das Supervisionsverständnis ist dabei durch drei Dimensionen gekennzeichnet (*Petzold* 2007a):

- Supervision versteht sich als philosophisch fundierte und politisch engagierte Interventionsdisziplin zur Gestaltung der persönlichen, zwischenmenschlichen und gesellschaftlichen Wirklichkeit in professionellen Bezügen.
- Supervision ist eine kritische und anwendungsbezogene Sozialwissenschaft, die sich mit Bedingungen und Formen professionellen Handelns und seiner Beeinflussung durch die Theoriebildung, Forschung und Methodenentwicklung befasst.
- Supervision sieht sich als Metadisziplin für angewandte Human-, Organisations- und Sozialwissenschaften, deren Wissensbestände sie als Referenztheorien zu nutzen sucht, um komplexe Systeme (Organisationen und Institutionen) zu beraten.

Integrative Supervision ist somit eine interdisziplinär begründete Methode mit dem Ziel der Verbesserung von professionellen menschlichen Beziehungen und Kooperationen in verschiedenen Feldern. Sie wird an einer Schnittstelle von Alltagspraxis, professionellem Handeln, wissenschaftlichem Diskurs und ethischer Legitimierung (*Petzold, Rodriguez-Petzold* 1996; *Schreyögg* 2004, *Petzold* 2007a) wirksam.

Seit 1972 wird Integrative Supervision im Social-Profit und Profitbereich eingesetzt, zu Beginn insbesondere im Rahmen der Drogenarbeit, weiterfolgend im Bereich psychiatrischer Kliniken, der (Sozial)Pädagogik und Jugendhilfe, in der

Geriatrie und Betreuung von Menschen mit Behinderung, in Beratungsstellen und psychosozialen Projekten, in der Bildungs- und Kulturarbeit, nicht zuletzt im Hochschulbereich und der Erwachsenenbildung aber auch in Profit Unternehmen und in der Arbeit von Behörden und Verwaltungen. In all diesen Bereichen hat der Jubilar supervisorisch gearbeitet, aber auch konzeptuelle Arbeit geleistet und in breiter Weise empirische Supervisionsforschung betrieben.

2.1 Allgemeine Grundlagen Integrativer Supervision

Integrative Supervision wird von spezifischen Hintergrundkonzepten bestimmt, die sie als Teil des Integrativen Theoriegebäudes kennzeichnen und ebenso für andere Bereiche des Integrativen Ansatzes gelten:

- Intersubjektivität (*Petzold* 2000a, 2003a), Ko-respondenz (*Petzold* 1978c/1991e/2017) und Polylog (*Petzold* 2004h/2023)
- Mehrperspektivität und Exzentrizität (*Petzold* 1994, *Jakob-Krieger* et al. 2004)
- Erkenntnis- und Veränderungsweg: Metahermeneutische Mehrebenenreflexion (*Petzold* 2003a)

Intersubjektivität

Im Integrativen Ansatz gilt der Mensch als ein sozial bezogenes, interaktionalgerichtetes, ganzheitliches Subjekt, gegründet in *Leib, Seele und Geist*. Der Mensch entwickelt sich in Beziehungen und Interaktionen mit anderen Subjekten und Kollektiven und erhält dadurch seine einmalige Identität. Seine Ich-Bewusstheit entsteht und wächst aus den Erfahrungen mit einem „Du" (vgl. *Buber* 1983) und einem polylphonen „Wir" (vgl. *Bachtin* 1981), in dem das für die Integrative Therapie und Supervision zentrale Konzept des *POLYLOGS* von *Petzold* (2005ü; *Petzold, Müller* 2007) gründet. Das Basisparadigma Integrativer Theorie ist dialogisch bzw. polylogisch ausgerichtet (*Petzold* 2004h/2023). Dadurch geschieht und wirkt *intersubjektive Ko-respondenz* zwischen Supervisand*innen und Supervisor*in und konstituiert Realität als eine gemeinsame kommunikative Leistung. In diesem Interaktionsprozess werden theoretisches Wissen, praktische Erfahrung und differentielle „komplexe Empathie" (*Petzold, Mathias-Wiedemann* 2019a) vermittelt. So führt in supervisorischen Prozessen die in Ko-respondenz entstehende *joint competence* zu *Ko-Kreativität* und organisationalem Lernen (*Petzold* 2003a, S 134): Arbeitsbezogene Phänomene und Prozesse werden bewusst, reflektierbar und damit gestalt- und veränderbar.

Das wichtigste Instrument der Supervision ist die/der Supervisor*in selbst, die/der in komplexen sozialen Situationen nur adäquat intervenieren kann, wenn sie/er über eine geschulte, differenzierte Selbst- und Fremdwahrnehmung verfügt. Dies bedeutet, dass die Supervisor*in als *human as instrument* fungiert. Auf Basis dieser fachlichen und persönlichen Kompetenz gestalten Supervisor*innen mit ihren Supervisand*innen die supervisorische Beziehung, als agens movens der Veränderung (*Petzold, Müller* 2007).

Mehrperspektivität

Ebenso zentral ist das Konzept der Mehrperspektivität, d.h. einer mehrperspektivischen Betrachtung von Situationen aus „exzentrischer Position". Mehrperspektivität ist eine ganzheitliche Form des Wahrnehmens. Sie erfordert atmosphärisches und szenisches Erfassen und Verstehen von Situationen und bedeutet, gleichzeitig unterschiedliche Ebenen und Phänomene zu betrachten (*Petzold* 1990o; 1994a). So werden für ein Problem relevante situative, personenabhängige, organisationale bzw. institutionelle Hintergründe und Prozesse in den Blick genommen. Der feldbezogene bzw. gesellschaftliche Hintergrund ist ebenso stets mitzudenken. Mehrperspektivität reduziert dabei Komplexität, schafft aber auch neue Komplexität, sie stiftet Sicherheit und verunsichert zugleich (*Petzold* 1998a, S. 175). „Mehrperspektivität bedeutet im supervisorischen Kontext, über mehrere metatheoretische ‚Optiken' und natürlich über ein reiches Arsenal sozialwissenschaftlicher Sichtweisen zu verfügen, die die metaperspektivische Sicht auf eine vielgestaltige Realität überhaupt erst sinnvoll machen. Supervision und Organisationsberatung brauchen den multi-theoretischen Diskurs..." (*Petzold* 1994a, S. 89). Gemeinsam mit den Supervisand*innen versuchen Integrative Supervisor*innen so, Situationen *mehrperspektivisch* und *transversal* (*Jakob-Krieger* et al. 2004) in deren Kontextbedingungen, Hinter- und Untergründen zu reflektieren und zu analysieren (*Schigl* 2015). Dieses Hinausgehen über die persönliche Ebene bzw. deren Verschränkung in Bezug auf soziale, kulturelle, sozioökologische Gegebenheiten ist besonders im supervisorischen Kontext von Bedeutung.Eine Grundlage dieser Mehrperspektivität ist das *Mehrebenenmodell* (*Petzold* 1998a, 203, 234): Es betrachtet das Individuum und sein Umfeld in einer Figur-Hintergrund-Relation, die räumlich und zeitlich gedacht, mit „komplexer Achtsamkeit" (*Wölfle* et al. 2023) mehrperspektivisch beobachtet und hermeneutisch/metahermeneutisch reflektiert wird (vgl, Abb. 1).

Metahermeneutik

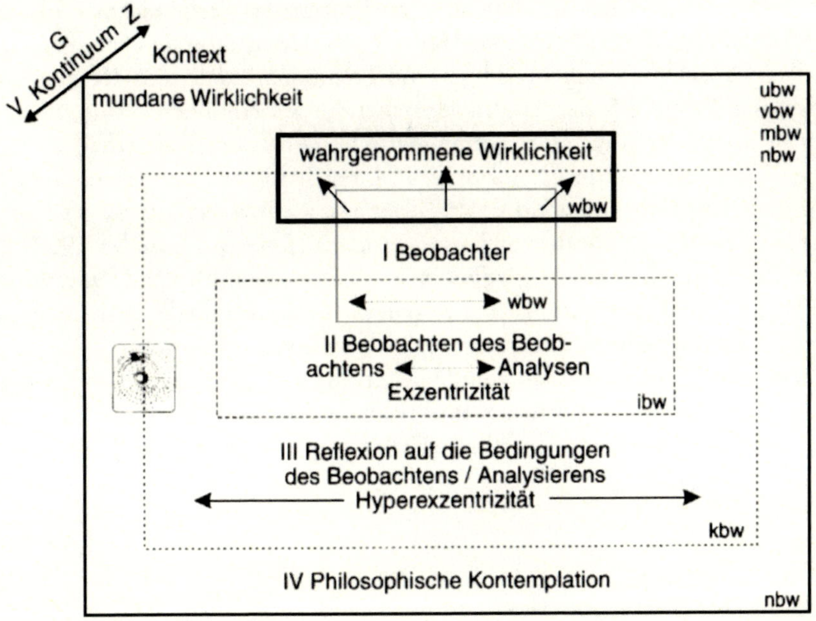

Legende:

Mehrperspektivität — Intersubjektive Ko-respondenz
Intrasubjektive Ko-respondenz
Interdisziplinäre, transversale Ko-respondenz

V = Vergangenheit G = Gegenwart Z = Zukunft

ubw = unbewußt, zum Teil nicht bewußtseinsfähig, *areflexiv*
vbw = vorbewußt, bewußtseinsfähig, *präreflexiv*
mbw = mitbewußt, *koreflexiv*
wbw = wachbewußt, *reflexiv*
ibw = ich-bewußt, *vollreflexiv*
kbw = klarbewußt, *hyperreflexiv*
nbw = nichts-bewußt, *transreflexiv* (vgl. *Petzold* 1988a/1991a, 264f)

„Heraklitische Spirale des Erkenntnisgewinns"
(*Petzold, Sieper* 1988)
ohne Anfang, ohne Ende, kontinuierlich – diskontinuierlich
(vgl. die wechselnde Dichte der Spirale)
voranschreitend (vgl. *Petzold* 1988n, 565)
Dreiecke in der Spirale als mehrperspektivische Plateaus
Kern der Spirale („Auge des Zyklons"),
Ort „philosophischer Kontemplation"

Abb. 1: „Metahermeneutische Triplex-Reflexion", *Petzold* 1998a, 157

Integrative Supervision wird analog zur Psychotherapie als *hermeneutischer Prozess* verstanden, der Erkenntnis und somit Veränderung bringt. Sie schließt von den Phänomenen auf die zugrundeliegenden Strukturen. „Therapie, Beratung, Supervision sind Hilfen im dialektischen Prozess des Verflüssigens und Stabilisierens von Strukturen" (*Petzold* 1998a, S. 81). Methodische Grundlage integrativen supervisorischen Arbeitens sind Phänomenologie und Hermeneutik: Supervisand*in und Supervisor*in versuchen im gemeinsamen (= intersubjektiven) Bemühen im Sinne eines hermeneutischen Prozesses Sachverhalte, Phänomene, Überlegungen und Emotionen in ihrer Struktur, ihrem Zusammenwirken, ihrer Interdependenz und ihrer Ganzheit *wahrzunehmen, zu erfassen, zu verstehen, zu erklären* und so ggfs. zu verändern (*Jamnig, Deutscher* 1997). Die dabei in Gang kommenden Prozesse zwischen Supervisand*in und Supervisor*in beschreiben eine gemeinschaftliche, reflexive und aktionale hermeneutische bzw. metahermeneutische Suchbewegung, „... die vom *Wahrnehmen* zum *Erfassen* zum *Verstehen* und *Erklären* und wiederum zum *Wahrnehmen* in einem spiraligen Prozess des Erkenntnisgewinns führt..." (*Petzold* 1998a, S. 102,) und der eine elaborierte metahermeneutische Erkenntnistheorie zugrunde liegt (ders. 2017f).

2.2 Spezielle Grundlagen Integrativer Supervision

Integrative Supervision beruht weiters und speziell für den Bereich ihrer Anwendung auf

- Forschungsorientierung
- Multitheoretischer Argumentation: sozialpsychologischer Anbindung v. a. in Verbindung mit Organisationsdenken und Organisationsentwicklung
- Methodenreichtum

Forschungsorientierung

Integrative Supervision ist von Beginn an eng mit Forschung verknüpft. Herausragend im europäischen Raum sind dabei die beiden Metaanalysen zur empirischen Supervisionsforschung „Supervision auf dem Prüfstand" Ausgabe 1 und Ausgabe 2 (*Petzold* et al. 2003; *Schigl* et al. 2020). Aber auch zahlreiche Feldanalysen zu Supervision etwa in der Geriatrie, der Psychiatrie, der Telefonseelsorge, der Jugendarbeit, Flüchtlingshilfe etc. haben aus der Integrativen Supervision kommend einen fundierten Wissensbestand zur Supervisionsforschung hinzugefügt. Einen Schwerpunkt stellt die Forschung zu Risiken, Schäden und Nebenwirkungen von Supervision dar, bei dem die Integrativen Forscher*innen eine führende Rolle einnehmen (*Ehrhardt, Petzold* 2014; *Schigl* 2016).

Multitheoretische Argumentation

Integrative Supervision wurde durch soziologische, kognitivistische, systemische, sozialpsychologische, sozialökologische, sozialkonstruktivistische Theorien und durch eine tiefenpsychologische Perspektive sowie Aspekten der kritischen Theorie und des Poststrukturalismus beeinflusst und fundiert (*Schreyögg* 2004; *Petzold* 2007a; 2017f). Organisationsbezogene Wissensbestände wie Gruppendynamik, Organisationssoziologie und -psychologie sowie sozialpsychologische Erkenntnisse sind für Supervision gleichermaßen unverzichtbar. Integrative Supervision stellt so ein zusammenhängendes, konsistentes Supervisionskonzept unter Einbeziehung einer Vielzahl von supervisionsrelevanten Theorien dar, die im Tree of Science wissenschaftstheoretisch geordnet und einem Konzept „transversaler Vernunft" verpflichtet sind (*Petzold* 2017f; *Petzold, Sieper, Orth* 2019c; *Welsch* 1996).

Diese konsequente sozialpsychologische Anbindung an Erkenntnisse aus den verschiedenen Bereichen der Sozial- und Humanwissenschaften ist für ein mehrperspektivisches Erkennen und Einschätzen von Problemen, Ressourcen und Potentialen und für das Entwickeln adäquater Handlungsstrategien der jeweiligen supervidierten Situation nötig. Supervision kann selbst auch als „angewandte Sozialpsychologie" verstanden werden.

Methodenreichtum

Die Integrative Supervision arbeitet auf der praxeologischen Ebene mit Modellen und Methoden aktionaler Therapieformen (Psychodrama, Gestalttherapie, Integrative Bewegungs- und Leibtherapie) sowie Kreativen Medien. Konzepte der Psychoanalyse und systemischen Denkens fließen ebenso in den Interventionskanon ein. Eigene Konzeptentwicklungen wie z. B. der *Fundierten Kollegialität*, des *Souveränitätsraumes*, das *Konflux-Modell* (vgl. *Petzold* 2007a, S. 211ff.), die *Culture Charts* (vgl. *Petzold* 2007, S. 252) und *„Power Maps"* (vgl. *Petzold* 2007a, S. 266ff.) sowie Konzepte zur „Differentiellen Teamarbeit und Teamformate" (vgl. *Petzold* 2007a, S. 351ff.) zu nennen, bringen methodische Vielfalt für supervisorisches Arbeiten in komplexen Organisationen und sind für Interventionen in der Einzel-, Gruppen-, Team-, Organisations- und Institutionssupervision auf den verschiedenen Ebenen erforderlich.

Integrative Supervision versteht sich, wie der gesamte Integrative Ansatz, absichtsvoll nicht als abgeschlossenes Theoriegebäude – wie auch das Feld von Supervision entlang gesellschaftlicher Herausforderungen permanent in Entwicklung befindlich ist (*Sieper* et al. 2021). Somit bildet die Integrative Theorie die Grundlage einer sich immer weiter differenzierenden supervisorischen Praxeologie, die auf spezifische Feldanforderungen reagiert und entsprechende

Methoden, Strategien, Techniken und Medien kreiert. Auf diese Art und Weide ist ein permanenter „*Theorie-Praxis-Zyklus*" gegeben, wie er in der integrativen Theorie als Grundmodell für sich immer weiter entwickelnde sozialinterventive Methoden postuliert wird (*Petzold* 1998a, S. 122; 2007a).

2.3 Wirkungsbereiche der Integrativen Supervision

Integrative Supervision findet in verschieden *Settings* wie Einzel-, Gruppen- und Teamsupervision sowie Organisationssupervision und Führungscoaching statt und bezieht konsequent eine organisationsanalytische Betrachtung mit ein. (z. B. *Schreyögg* 2004, *Petzold* 2007a). Sie bleibt nie auf das Individuum, die Supervisand*in begrenzt. Im vernetzten Denken Integrativer Theorie wird die Organisations- und gesellschaftliche Ebene stets mitbedacht und miteinbezogen. Es ist im Integrativen Supervisionsmodell nicht nur möglich, sondern erwünscht, nicht nur auf einer Ebene einer Organisation zu arbeiten, sondern in Feedbackschleifen Ergebnisse oder Prozesse der Arbeit mit Teams auch anderen dafür relevanten Organisationsteilen zur Verfügung zu stellen bzw. auch an mehreren Ebenen einer Organisation als Supervisor*in tätig zu sein: „Systemsupervision will Organisationen und ihren Mitarbeitern in den Pluralisierungs- und Globalisierungsprozessen einer radikalisierten Moderne bzw. in postmoderner Lebensvielfalt und Unüberschaubarkeit ‚Navigationshilfen' geben." (*Petzold* 1998a, S. 3).

In einer Funktion von Supervision als *Fachweiterbildung* für die Mitarbeiter*innen in den supervidierten Organisationen können Integrative Supervisor*innen durch Einbezug multiplen theoretischen Wissens eine praxisnahe Form von Weiterbildung verwirklichen. Das ist v. a. in Bereichen des psychosozialen Feldes immer wieder nötig, wo für die Aus- und Weiterbildung der dort Arbeitenden (bei meist sehr hoher Belastung) kaum zeitliche Ressourcen vorhanden sind: Anhand von direkten, von den Supervisand*innen selbst eingebrachten und so allen vor Augen geführten praktischen Situationen aus dem Arbeitsfeld, können in deren Bearbeitung verschiedene Erklärungsweisen, theoretisch unterlegt, erleichternd sein. Mehrperspektivisch werden so passende Erkenntnisse zur jeweiligen Situation verfügbar: Von tiefenpsychologischen, individuellen Ansätzen über sozialpsychologische und systemtheoretische Annahmen verfügen Integrative Supervisor*innen über verschiedene Optiken, um die Wirklichkeit zu beschreiben und entlang der Lineatur eines „Tree of Science", eines Wissensstrukturmodells (Abb. 2). zu erklären.

»TREE of SCIENCE« für die Supervision

I. Metatheorie („large range theories")

- Erkenntnistheorie
- Wissenschaftstheorie
- allgemeine Forschungstheorie
- Anthropologie
- Gesellschaftstheorie
- Ethik

Theorie als Matrix von Praxis

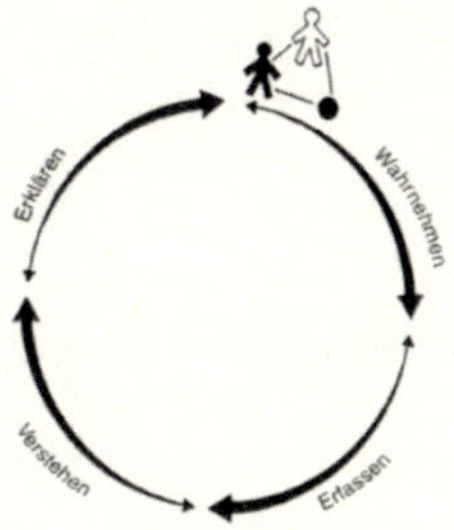

Hermeneutische Spirale
(*Petzold* 1991a,489)

II. Real explikative Theorien („middle range theories")

- Allgemeine Theorie der Supervision
(Theorie supervisionsspezifischer Wissensbestände, Supervisionstheorien über Assessment und Analyse von *Ressourcen, Problemen, Potentialen* in KONTEXT/ KONTINUUM und die Generierung von *Zielen* mit Wahl von *Methoden*)
- Gesundheits-, Krankheitslehre für supervisorische Kontexte
- Theorien zu Feld, Organisation und Institution
- Spezielle Theorien der Supervision
(z.B. Theorie der supervisorischen Beziehung, der supervisorischen Wirkfaktoren, supervisorischer Diagnostik und Assessmentkonzepte etc.)

III. Praxeologie („small range theories")

- Praxeologie als Theorie supervisorischer Praxis
- Praxis der Supervisionsforschung
- Interventionslehre
(Theorie der Methoden, Techniken, Medien, Stile)
- Prozeßtheorien
- Theorie der Settings
(Einzel-, Gruppen-, Team-, Institutionssupervision)

- ➤ Theorien zu spezifischen Klientensystemen (Drogenabhängige, Behinderte, Lehrer, Meister, Manager etc.)
- ➤ Theorien zu spezifischen Feldern (Schule, Strafvollzug, Krankenhaus, Versicherungen etc.)

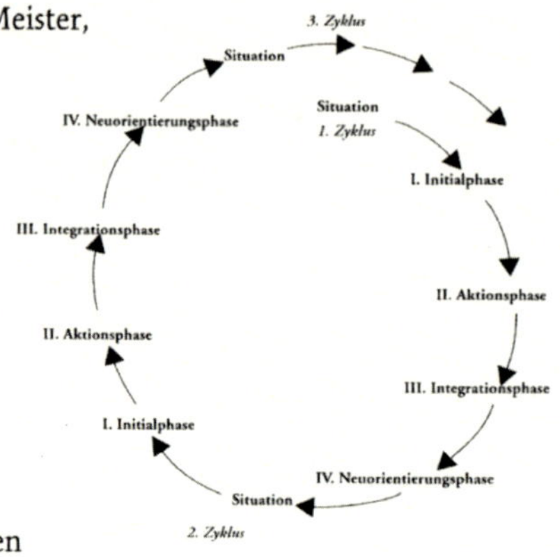

IV. Praxis

- ➤ Praxis in Dyaden
- ➤ Praxis in Gruppen und Teams
- ➤ Praxis in Organisationen und Institutionen
- ➤ Praxis in Feldern
- ➤ Praxis mit unterschiedlichen Klientensystemen

Theorie-Praxis-Zyklus ↑⇓
(*Petzold* 1992a,626) ↑⇓

↑⇓

Praxis als Matrix von Theorie

Abb. 2: Diagramm: Wissensstruktur und Wissensprozess der ‚Integrativen Supervision' als Disziplin (*Petzold* 1998; erweitert in 2007a, 85-86)

3. Alleinstellungsmerkmale Integrativer Supervision und kritische Würdigung

Integrative Supervision hat als Teil der Integrativen Theorie eine *rhizomatische, offene Wissensstruktur*, die eine permanente Integration supervisions-relevanter Theorien möglich macht und in *Mehrperspektivität* verwirklicht wird.

Der derzeitige Grad der Elaboration verschiedener Supervisionsansätze kann nur wenigen den Status eines eigenständigen Verfahrens bescheinigen. Denn dazu braucht es Erkenntnisse und zusammenhängende Konzepte auf allen Ebenen des „Tree of Science": supervisorische Metatheorie mit kohärenten Modellvorstellungen zu Menschenbild, Persönlichkeit, Entwicklung, Gesundheit/Krankheit, Gedächtnis/Lernen, Interaktion/Kommunikation, Netzwerke/Gruppen, Organisation/Institution/Feld usw. sowie eine durch empirische Forschung überprüfte Praxeologie. Dies alles kennzeichnet Integrative Supervision.

4. Ausbildung in Integrativer Supervision

Seit 1974 wird Integrative Supervision an der „Europäischen Akademie für biopsychosoziale Gesundheit", EAG (früher Fritz Perls Institut, FPI) in mehrjährigen Curricula gelehrt. Die erste Ausbildungsgruppe zur „Systemsupervision für Einzel- und Gruppen und Organisationssupervision" wurde von *Hilarion Petzold* unter Mitarbeit von *Kurt Höhfeld* und *Johanna Sieper* geleitet. Teilnehmer*innen kamen aus dem gesamten deutschsprachigen Raum und stellten in der Folge die erste Generation von Integrativen Supervisor*innen (*Sieper, Schmiedel* 1993, S. 424-26). Etwas später folgte 1983 der erste Integrative Supervisionsausbildungs-Lehrgang in Österreich, geleitet von *Hilarion Petzold* und *Astrid Schreyögg* (*Schreyögg* 1993, 595ff.). Schreyögg verfasste das erste Lehrbuch zu Integrativer Supervision 1991, 1998 folgte *Petzolds* erste Auflage des Werks „Integrative Supervision, Meta Consulting Organisationsentwicklung, ein Handbuch für Modelle und Methoden reflexiver Praxis" (1. Aufl. 1998, 2. erw. und überarb. Aufl. 2007)[4]. *Renate Frühmann, Jürgen Lemke, Heinz Lüdde, Heidi Möller, Wolfgang Ebert* u. v. a. m. haben in den folgenden Jahren beim Aufbau und der Entwicklung der Integrativen Supervision an der EAG mitgearbeitet. Bis heute [2024] werden regelmäßig von der Deutschen Gesellschaft für Supervision & Coaching (DGSv) akkreditierte Ausbildungsgruppen in Integrativer Supervision an der EAG angeboten. *Hilarion Petzold* baute an seinem Lehrstuhl an der Faculty of Human Movement Sciences der Freien Universität Amsterdam im Rahmen der postgradualen Studienangebote weiters einen europäischen Studiengang zum akademischen Diplomsupervisor auf, der von 1985 bis 2004, dem Jahr seiner Emeritierung, bestand.

Als nächste Universität folgte die Donau Universität Krems (nunmehr Universität für Weiterbildung Krems), in der *Anton Leitner* mit *Hilarion Petzold* in Zusammenarbeit mit der FU Amsterdam im Jahr 2000 den ersten Supervisionsausbildungsgang initiierte. Inzwischen wurden dort 11 Supervisionslehrgänge mit einem MSc-Abschluss bzw. Abschluss als akademische Expert*in durchgeführt. In Norwegen wurden seit 1985 in Oslo und der Universität Stavanger unter Leitung von *Hilarion Petzold* und *Ilse Orth* Supervisionsausbildungen angeboten und 2003 die Gründung einer Fachgesellschaft für Supervision, NORSKO angestoßen. Weitere Ausbildungsgänge fanden in Südtirol (seit 1990) und Slowenien (1998) statt.

Das Curriculum der Integrativen Supervision läuft in allen Ländern ähnlich ab. Es ist aufwändig und besteht aus einer geschlossenen fortlaufenden Weiterbildungsgruppe mit Methoden- und Theorie-Seminaren und der Lehrsupervision für die praktische Arbeit im Feld. Alle Supervisionsausbildungen sind von den regionalen Berufsverbänden und der ANSE anerkannt.

---

4 Dieses Buch wurde auch ins Norwegische übersetzt.

Das Curriculum wurde inzwischen in aufwändigen Forschungsarbeiten fünfmal evaluiert (*Schreyögg* 1994a; *Oeltze, Ebert, Petzold* 2002; *Bogner-Unterhofer, Ratschiller* 2013; *Lindermann* et al. 2018; *Schigl, Petzold* 1997). In der letztgenannten Untersuchung z. B. wurde die gesamte Ausbildung in teilnehmender Beobachtung dokumentiert sowie in einer Prä-post-Messung das beraterische Können der Kandidat*innen mittels Videoanalysen verglichen. Schließlich wurde die Ausbildungsgruppe noch einer Kontrollgruppe ohne Ausbildung in ihrer Entwicklung gegenübergestellt. Es zeigte sich in allen Bereichen ein deutlicher Gewinn an Kompetenz und Performanz durch die Ausbildung (*Schigl, Petzold* 1997).

5. Herausforderungen und Ausblick für Supervision

Supervision ist ein junges sozialinterventives bzw. -wissenschaftliches Gebiet, das erst am Beginn steht, einen state of the art bezüglich der wichtigsten Definitionen, ihrer Ethik, ihrer Forschungsmethoden etc. zu entwickeln. Supervision als Phänomen der Moderne verbreitet sich in vielen Bereichen des Arbeitslebens, in denen es um *human ressources*, zwischenmenschliche Kommunikation und deren Probleme geht. Sie wird als eine „Sozialtechnologie der Optimierung zwischenmenschlicher Kommunikation, Kooperation und Arbeitseffizienz" beworben und es wird ihr dabei (unbewiesen) Qualitätssicherung und Burn-Out-Prophylaxe zugeschrieben.

Supervision ist jedoch ein überaus **uneinheitliches Feld** – wir unterscheiden verschiedene Traditionen und regionale Ausformungen, die ganz unterschiedliche Herangehensweisen haben: So haben etwa der englischsprachige und der deutschsprachige Raum keine gemeinsame Theorie, Forschungslinien oder Standards bezüglich ihres Verständnisses, Nomenklatur und die Definitionen von Supervision sind divers. Wir finden unterschiedliche Traditionen (z. B. Psychotherapie, Sozialarbeit, Organisationsentwicklung...), Orientierung an unterschiedlichen Schulen (Gestalttherapie, Gruppendynamik, Integrative Therapie, Psychodrama, Psychoanalyse, Social Casework, Systemik etc.), der Sozialisation der Supervisor*innen (Psychologie, Bildungswissenschaften, Soziale Arbeit, Sozialpädagogik etc.), oder dem Arbeitsfeld (klinisches, pädagogisches, sozialarbeiterisches etc. Feld) der beteiligten Supervisand*innen und Auftragsgeber*innen (vgl. Mehrebenenmodell, Abb. 3).

Um die Verwirrung noch zu vergrößern, kommt es immer mehr zu einer Vermischung mit dem Begriff und den Aufgaben von *Coaching*, einem Feld, das die supervisorischen Berufsverbände ebenfalls zu besetzen versuchen (*Petzold* 2020). Coaching, als für v. a. im Profit-Bereich leichter anzunehmende Beratungsform, ist inflationär gebraucht und hat den Begriff in den deutschsprachigen Ländern vielfach den Begriff Supervision überholt. Was hier

Gemeinsamkeiten, was Unterschiede sind, sollte länderübergreifend (DSvG, ÖVS, BSO...) diskutiert werden.

Diese Breite des supervisorischen Arbeits- und Aufgabenfeldes, die Weite des Supervisionsverständnisses, die Settings von Einzel-, Team-, Institutionssupervision bis zur Organisationsentwicklung und Coaching machen die Entwicklung einer übergeordneten „Disziplin" Supervision ebenso wie die einer konsistenten Supervisionsforschung schwierig (*Petzold* 2020).

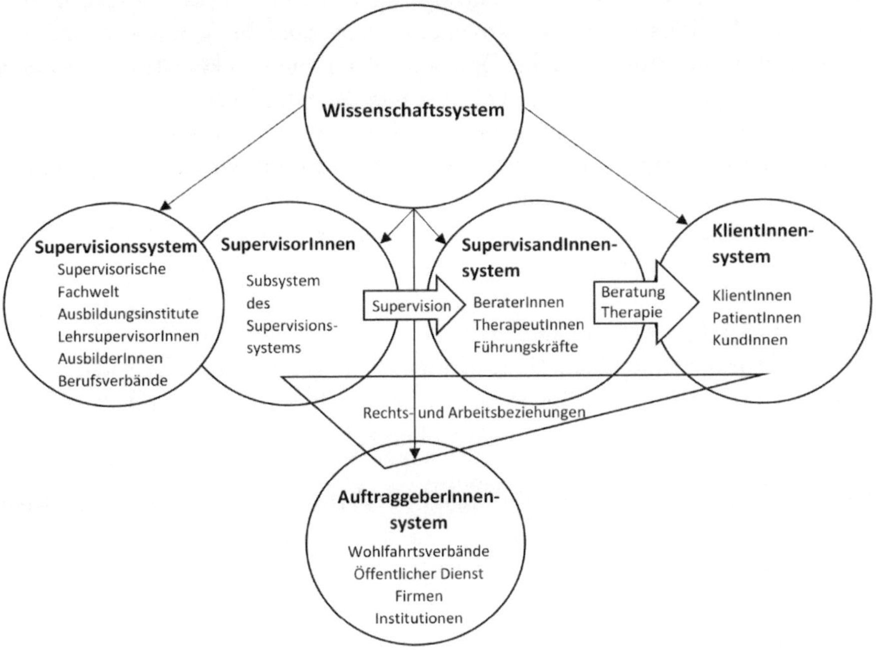

Abb. 3: Das „Gesamtsystem Supervision" als „Mehrebenenmodell"
unter mehrperspektivischer Betrachtung (*Oeltze, Ebert, Petzold* 2002).

Ungeklärt sind nach wie vor die **Wirkweise und der Wirkungsort** von Supervision. Wie sich in der Analyse über den aktuellen Stand der Supervisionsforschungsliteratur zeigte (*Schigl* et al. 2020), ist dieses Unterfangen für eine Supervision, die dem deutschsprachigen Verständnis von Supervision (als Professions- und/oder Organisationsberatung) verpflichtet ist, bis dato dünn. Es herrscht kaum Einigkeit darüber, welches die aktuellen Forschungsfragen sind, denen nachzugehen wäre – v.a. ist unklar, wo die Wirkung supervisorischen Handelns nachgewiesen werden soll – bei Supervisand*innen, den Klient*innen bzw. Kund*innen der Supervisand*innen oder in den Organisationen selbst? Generell steckt die empirische Beforschung von Supervision v.a. im europäischen Raum noch in den Kinderschuhen. Wir haben viele programmatische

Lehrbücher und Expert*innenmeinungen zu gelingender Supervision, allerdings kaum wissenschaftlich haltbare Belege. Am besten empirisch belegt ist Supervision im Bereich der klinischen Gesundheitsberufe im angloamerikanisch-pazifischen Raum (*Schigl* 2022). Der Wissensstand zu Supervision ist insgesamt noch zu gering, um klare, wissenschaftlich fundierte Aussagen über die Wirkweise von Supervision machen zu können.

Das **Thema Kontrollmacht** durch Supervision ist wenig diskutiert: Propagiert wird von den psychosozialen Einrichtungen und Berufen Supervision als Instrument ihrer Qualitätssicherung – was aber letztlich auch in Form von Qualitätskontrolle mit durchaus möglichen Konsequenzen münden könnte oder müsste, nimmt man Qualitätssicherung ernst (*Petzold* 2009d, 2019f). Für die Auftraggebersysteme von Supervision ist es natürlich entlastend, wenn sie für bestimmte Bereiche ihrer Aufsichts-, Sorgfalts-, Gewährleistungspflichten „Expert*innen" mit Unterstützungsfunktion und – manchmal offen, zumeist verdeckt – auch Kontrollfunktion beiziehen oder einsetzen können. Das reduziert Komplexität, bricht Härten disziplinarischer Maßnahmen, reduziert Komplexitätsdruck im Auftraggebersystem. Andererseits schätzen es Organisationen oft nicht, auf Schwachstellen und prekäre Arbeitsbedingungen oder gar risikobergende Umgehensformen mit Klient*innen hingewiesen zu werden – in solchen Fällen machen sich Supervisor*innen wohl schnell unbeliebt und können nicht mit Folgeaufträgen rechnen.

Auch die **Regelung der Ausbildung und Tätigkeit von Supervisor*innen** und **Lehrsupervisor*innen** ist nicht zufriedenstellend gelöst (*Petzold* 2016m). Supervisor*innen wirken an Entscheidungsfindungen über Maßnahmen der Hilfeleistung, Förderung, Behandlung von Klient*innen mit, an der Klärung von sozialen Problemen in Arbeitssituationen, Teams, Abteilungen. Supervisorisches Handeln erfordert demnach hohe Kompetenz, Fachlichkeit und Integrität. So entsteht, auch in Zusammenhang mit der oben erwähnten Qualitätssicherungsdiskussion berufspolitischer und gesellschaftlicher Bedarf diese Kompetenzanforderung zu regeln, zu überprüfen und zu gewährleisten. Supervision hat auch in rechtliche Regelungen Eingang gefunden (etwa als verpflichtender Bestandteil der Ausbildung von Pflegepersonal, Sozialarbeiter*innen oder Psychotherapeut*innen). Zurecht besteht eine Forderung nach „best practice", die neben einem Wirksamkeitsnachweis ebenso die Gewährleistung rechtlicher und ethischer bzw. berufsethischer Standards fokussiert, etwa die Datensicherheit, die Patientenrechte oder Persönlichkeitsrechte. Es werden Handlungsroutinen, professionsethische Standards erforderlich, die auch durch Forschungsdaten begründet und abgesichert und durch Qualitätssicherung überprüft werden müssen. Als Beispiel sei hierzu die Diskussion um Schweigepflicht, *informed consent* und Transparenz genannt (*Petzold, Rodriguez-Petzold* 1996; *Petzold, Orth-Petzold, Sieper* 2016). Zu solchen Fragen bestehen auch im

Feld der Supervision immer wieder auch Probleme und Tabus. Diese im kollegialen Diskurs des supervisorischen Feldes zu thematisieren, war immer ein Anliegen von *Hilarion Petzold* (*Petzold, Fortmeier, Knopf* 2018; *Petzold* 2017n).

Intensive Diskurse, Theorie- und Forschungsarbeit, engagierte Bemühungen um eine „fundierte Kollegialität", „Revisionsbereitschaft" bei eigenen Positionen und ihre kritische Reflexion unter der Maxime „weiterführender Kritik" (*Petzold* 2014e) werden hier in der supervisorischen Community nötig sein.

Soll die Praxis der Supervisand*innen den komplexen Anforderungen moderner Arbeitswelten genügen, so benötigt sie pluralistische und mehrperspektivische Supervisionskonzepte und -theorien, die ihre Brauchbarkeit für diese Praxis unter Beweis stellen. Theorie und Praxis, Konzeptualisierung und praktische Handlungs- und Interventionsstrategien müssen vernetzt und verbunden werden und sich auf verschiedenen Ebenen des Tree of science und im Theorie-Praxis-Zyklus (*Petzold* 2007a, S. 86f.) gegenseitig durchdringen, bereichern und zur Weiter- und Fortentwicklung anregen. Diesen Anforderungen wird der Ansatz der Integrativen Supervision gerecht.

Literatur

Bachtin, M.M. (1981): Dialogical Imaginationa. Austin TX: University of Texas Press.

Bogner-Unterhofer, R. Ratschiller, C. (2013): Evaluation eines Supervisionsausbildungslehrganges in Südtirol auf der Grundlage der „Integrativen Supervision und Organisationsentwicklung" der EAG – FPI Europäische Akademie für biopsychosoziale Gesundheit – Fritz Perls Institut. SUPERVISION: Theorie – Praxis – Forschung. Eine interdisziplinäre Internet-Zeitschrift – 01/2013. http://www.fpi-publikation.de/supervision/alle-ausgaben/01-2013-bogner-unterhofer-r-ratschiller-c-evaluation-eines-supervisionsausbildungslehr.html.

Buber, M. (1983): Ich und Du. Heidelberg: Lambert Schneider.

Belardi, N. (2018): Supervision und Coaching: Grundlagen, Techniken, Perspektiven. München: C.H. Beck Verlag.

Berker, P. (2017): Externe und Interne Supervision – Ein Vergleich. In: H. Pühl (Hg.). Das aktuelle Handbuch der Supervision. S. 334-346. Gießen: Psychosozial Verlag.

Ehrhardt, J., Petzold H. G. (2014): Wenn Supervisionen schaden – explorative Untersuchungen im Dunkelfeld „riskanter supervisorischer Praxis". *Supervision* 3/2014 https://www.fpi-publikation.de/supervision/03-2014-ehrhardt-j-petzold-h-g-wenn-supervisionen-schaden-explorative-untersuchungen/.

Jakob-Krieger C., Dreger, B., Schay, P., Petzold H. G. (2004): Mehrperspektivität ein Metakonzept der Integrativen Supervision – Zur „Grammatik" – dem Regelwerk – der mehrperspektivischen, integrativen Hermeneutik für die Praxis. *Supervision* 03/2004 https://www.fpi-publikation.de/supervision/03-2004-jakob-krieger-c-dreger-b-schay-p-petzold-h-g-mehrperspektivitaet/

Jamnig, S., Deutscher, E. (1997): Integrative Supervision. In: *I. Luif* (Hg). Supervision. Tradition, Ansätze und. Perspektiven in Österreich. S. 159-174. Wien: Orac Verlag.

Lindermann, N., Blumberg, J., Petzold, H. G. (2018): Integrative Supervision – zur Qualität und Qualitätssicherung curricularer Weiterbildung in „Integrativer Supervision" von 2007 bis 2017. Hückeswagen: „Europäische Akademie für biopsychosoziale Gesundheit". Forschungsbericht aus der Europäischen Akademie für biopsychosoziale Gesundheit, Hückeswagen 2018. Ersch. Supervision Jg. 2024.

Oeltze, J., Ebert, W., Petzold, H. G. (2002): Integrative Supervision in Ausbildung und Praxis? Eine empirische Evaluationsstudie im Mehrebenenmodell. *Supervision* 01/2002 https://www.fpi-publikation.de/downloads/?doc=supervision_oeltze-ebert-petzold-ausbildung-praxis-supervision-01-2002druck.pdf.

Petzold, H. G. (1978c/1991e/2017): Das Ko-respondenzmodell als Grundlage Integrativer Therapie, Agogik, Supervision und Kulturarbeit *FPI Publikationen. Textarchiv Hilarion G. Petzold et al.* https://www.fpi-publikation.de/textarchiv-petzold/petzold-h-g-1978c-1991e-2017-das-ko-respondenzmodell-als-grundlage-integrativer-therapie-agogik-supervision-und-kulturarbeit/.

Petzold, H. G. (1990o): Konzept und Praxis von Mehrperspektivität in der Integrativen Supervision, dargestellt an Fallbeispielen für Einzel- und Teambegleitung. Gestalt und Integration 2, 7-37; erw. Bd. II, 3, (1993a) 1291-1336 und (2003a) S. 947-976. http://www.fpi-publikation.de/downloads/download-supervision/download-nr-14-2016-hilarion-g-petzold.html .

Petzold, H. G. (1994a/2018): Mehrperspektivität – ein Metakonzept für Modellpluralität, konnektivierende Theorienbildung und sozialinterventives Handeln in der Integrativen Supervision https://www.fpi-publikation.de/supervision/13-2018-petzold-h-g-1994a-2018-mehrperspektivitaet-ein-metakonzept-fuer-modellpluralitaet/.

*Petzold, H. G. (*1998a/2007a): Integrative Supervision, Meta-Consulting & Organisationsentwicklung. Modelle und Methoden reflexiver Praxis. Paderborn: Junfermann. 2. erw. Aufl. Wiesbaden: Verlag für Sozialwissenschaften 2007a.*Petzold, H. G.* (2003a): Integrative Therapie. Modelle, Theorien und Methoden für eine schulenübergreifende Psychotherapie. Band 1 Klinische Philosophie. Band 2. Klinische Theorie Band 3. Klinische Praxeologie. Paderborn: Junfermann Verlag.

Petzold, H. G. (2005ü): POLYLOGE II: die Dialogzentrierung in der Psychotherapie überschreiten – eine Sicht Integrativer Therapie und klinischer Philosophie. Hommage an Mikhail M. Bakhtin. (Updating von 2002c). www. FPI-Publikationen.de/materialien.htm – *POLYLOGE*: Materialien aus der Europäischen Akademie für psychosoziale Gesundheit8/2006 – http://www.fpi-publikation.de/downloads/download-polyloge/download-nr-08-2006-petzold-h-g-upd-von-2002c.html.

Petzold, H. G. (2007a): Integrative Supervision, Meta-Consulting & Organisationsentwicklung. Modelle und Methoden reflexiver Praxis. Ein Handbuch. 2. überarb. Aufl.): Wiesbaden: VS Verlag.

Petzold, H. G. (2009d): „Macht", „Supervisorenmacht" und „potentialorientiertes Engagement" Überlegungen zu vermiedenen Themen im Feld der Supervision und Therapie verbunden mit einem Plädoyer für eine Kultur „transversaler und säkular-melioristischer Verantwortung" *supervision* https://www.fpi-publikation.de/downloads/?doc=supervision_petzold_macht_supervision_04_2009druck.pdf.

Petzold, H. G. (2004h/2023). Der „informierte Leib im Polylog" – ein integratives Leibkonzept für die nonverbale/verbale Kommunikation in der Psychotherapie, Soziotherapie und Supervision. *Polyloge* https://www.fpi-publikation.de/polyloge/11-2023-petzold-h-g-2004h-2023-der-informierte-leib-im-polylog-ein-integratives-leibkonzept-fuer-die-nonverbale-verbale-kommunikation-in-der-psychotherapie-soziotherapie-und-s/.

Petzold, H. G. (2005e): Über die Unsensibilität von Supervisoren für die Historizität des Namens ihrer „Profession" – Mythen und einige Fakten zu Herkommen und Hintergrund des Wortes „Supervision". Bei www. FPI-Publikationen.de/materialien.htm – Supervision: Theorie – Praxis – Forschung. Eine interdisziplinäre Internet-Zeitschrift – 1/2005. http://www.fpi-publikation.de/supervision/alle-ausgaben/update-01-2005-2005e-petzold-h-g-ueber-die-unsensibilitaet-von-supervisoren.html.

Petzold, H. G. (2005ü): POLYLOGE II: die Dialogzentrierung in der Psychotherapie überschreiten – eine Sicht Integrativer Therapie und klinischer Philosophie. Hommage an Mikhail M. Bakhtin. (Updating von 2002c). www. FPI-Publikationen.de/materialien.htm – POLYLOGE: Materialien aus der Europäischen Akademie für psychosoziale Gesundheit8/2006 – http://www.fpi-publikation.de/downloads/download-polyloge/download-nr-08-2006-petzold-h-g-upd-von-2002c.html.

Petzold, H. G. (2014e): Zweifel I – Marginalien zu Zweifel-Zyklen, Kritik und Parrhesie. POLYLOGE 2014 http://www.fpi-publikation.de/images/stories/downloads/polyloge/petzold-2014e-zweifel-1-marginalien-zu-zweifel-zyklen-kritik-und-parrhesie-polyloge-02-2014pdf.pdf.

Petzold, H. G. (2016m): Lehrsupervision, Verantwortung, Forschung – Anmerkungen zu Zukunftsperspektiven der Supervision. Europäische Akademie für biopsychosoziale Gesundheit. Hückeswagen. Ergänzte Fassung von 2015n. http://www.fpi-publikation.de/images/stories/downloads/supervision/petzold-2016m-lehrsupervision-verantwortung-forschung-anmerkungen-zukunftsperspektiven-07-2016pdf.pdf.

Petzold H. G. (2017f): Intersubjektive, „konnektivierende Hermeneutik", Transversale Metahermeneutik, „multiple Resonanzen" und die „komplexe Achtsamkeit" der Integrativen Therapie und Kulturarbeit. Polyoge 19/2017. http://www.fpi-publikation.de/polyloge/alle-ausgaben/19-2017-petzold-h-g-2017f-intersubjektive-konnektivierende-hermeneutik-transversale.html.

Petzold, H. G. (2017n): Heterotope Räume der Wirklichkeit, Tabuthemen und vermiedene Fragen in der Supervision in Zeiten „kollektiver Beunruhigung" – Aufgaben kritischer Selbstevaluation. Nach-Gedanken zu einem Interview mit Paul Fortmeier und Wolfgang Knopf. Hückeswagen: Europäische Akademie für Biopsychosoziale Gesundheit und Kreativitätsförderung. Ergänzt und erweitert SUPERVISION 3/2023. https://www.fpi-publikation.de/supervision/03-2024-petzold-h-g-2017n-2022k-2024-heterotope-sozio-oekologische-raeume-tabu-themen-und-vermiedene-fragen-der-supervision-als-kulturarbeit/.

Petzold, H. G. (2019f/2022): Das EAG-Supervisionsjournal zur Dokumentation von Supervisionsprozessen im „dyadischen Setting" (Einzelsetting) – „Der klientInnenfokussierte Ansatz. Forschungsbericht aus der Europäischen Akademie für biopsychosoziale Gesundheit, Hückeswagen. (Netzversion ersch. Supervision Theorie, Praxis, Forschung. Eine interdisziplinäre Internet Zeitschrift. 4/2022, https://www.fpi-publikation.de/downloads/?doc=petzold-2019f-2022-eag-seag-supervisionsjournal-zur-dokumentation-dyadisches-setting-superv-04-2022.pdf.

Petzold, H. G. (2020): Nachgedanken zum Forschungsbericht. In: *B. Schigl, C. Höfner, N. Artner, K. Eichinger, C. B. Hoch, H. G. Petzold,* Supervision auf dem Prüfstand 2 Wirksamkeit, Forschung, Anwendungsfelder, Innovation. S 219-285 Wiesbaden: Springer.

Petzold, H. G, Ebert, W., Sieper, J. (2001): Kritische Diskurse und supervisorische Kultur: Konzeptionen, Begriffe, Qualität. Probleme in der supervisorischen „Feldentwicklung" – transdisziplinäre, parrhesiastische und integrative Perspektiven. *Supervision* 03/2002 https://www.fpi-publikation.de/downloads/?doc=petzold-ebert-sieper-1999-2010-beitraege-feldentwicklung-kritische-diskurse-qualitaet-supervision-03-2002.pdf*Petzold, H. G., Lemke, J., Rodriguez-Petzold, F.* (1994/2015: Die Ausbildung von Lehrsupervisoren. Überlegungen zur Feldentwicklung, Zielsetzung und didaktischen Konzeption aus Integrativer Perspektive. Gestalt und Integration 2 (1994) 298-349. http://www.fpi-publikation.de/supervision/alle-ausgaben/01-2015-petzold-h-lemke-j-rodriguez-petzold-f-1993-2015-feldentwicklung-lehrsupervisoren.html.

Petzold, H. G., Mathias-Wiedemann, U. (2019a/2020): Das integrative Modell „komplexer, wechselseitiger Empathie"und „zwischenleiblicher Mutalität" als Grundlage melioristischer Lebenspraxis, Therapie und Supervision. Forschungsbericht aus der Europäischen Akademie für biopsychosoziale Gesundheit, Hückeswagen. Polyloge 3/2019, https://www.fpi-publikation.de/downloads/?doc=petzold-mathias-2019a-integrative-modell-wechselseitige-empathie-zwischenleiblich-polyloge-03-2019.pdf.

Petzold, H. G., Müller, M. (2005/2007): Modalitäten der Relationalität – Affiliation, Reaktanz, Übertragung, Beziehung, Bindung – in einer „klinischen Sozialpsychologie" für die Integrative Supervision und Therapie. Hückeswagen: Europäische Akademie und in: Petzold, H. G., Integrative Supervision, 2. Aufl. Wiesbaden: Verlag für Sozialwissenschaften. 2007a, 367-431. http://www.fpi-publikation.de/artikel/textarchiv-h-g-petzold-et-al-/petzold-h-g-mueller-m-2005-2007-modalitaeten-der-relationalitaet.html.

Petzold, H. G., Orth-Petzold, S., Sieper, J. (2016): Theoriegeleitete Arbeit und Prozesstransparenz im „biopsychosozialökologischen" Ansatz der „Integrativen Supervision" – Perspektiven für SupervisorInnen zum „Transparenzdilemma" (nicht nur) im Kontext „Sozialtherapie Sucht" SUPERVISION 1/2016 http://www.fpi-publikation.de/downloads/download-supervision/download-nr-01-2016-hilarion-g-petzold-susanne-orth-petzold-johanna-sieper.html.

Petzold, H. G., Rodriguez-Petzold, F. (1996): Schweigepflicht oder supervisorische Ethik. OSC, 1996/3, S. 277-288.

Petzold, H. G., Schigl, B., Fischer, M., Höfner, C. (2003): Supervision auf dem Prüfstand 1. Opladen: Leske & Budrich.

Petzold, H. G., Sieper, J., Orth, I. (2019c/2022): TRANSVERSALE VERNUNFT und Zukunftssicherung Leitidee für eine moderne Psychotherapie und Supervision, Kernkonzept „Integrativer Humantherapie und prospektiver Kulturarbeit". – Forschungsbericht aus der Europäischen Akademie für biopsychosoziale Gesundheit, Hückeswagen. Vgl. dieselben 2013b, erg. Supervision 6/2022, https://www.fpi-publikation.de/supervision/06-2022-petzold-h-g-sieper-j-orth-i-2019c-2022-transversale-vernunft-und-zukunftssicherung-leitidee-fuer-eine-moderne/.

Petzold, H. G., Stoewer, R., Lindermann, N. (2023): Prolegomena und Zertifizierungstheme. Qualitätssicherung und -entwicklung von Supervision und „supervisorischer Weiterbildung" in 50 Jahren „professioneller Feldentwicklung" 1972-2022. Zur Evaluation der Supervisionsweiterbildung im Integrativen Verfahren von 2007 bis 2017 an der europäischen Akademie für biopsychosoziale Gesundheit, Hückeswagen: EAG. Ersch. *Supervision* Jg. 2024.

Rahm, D., Otte, H., Bosse, S., Ruhe-Hollenbach, H. (1993): Einführung in die Integrative Therapie. Paderborn: Junfermann.

Schigl, B. (2015): Integrative Supervision – Ein intersubjektiver, mehrperspektivischer Prozess. *Psychotherapie im Dialog* 1/2015 S. 46-50.

Schigl, B. (2016): Risiken von Supervision: Perspektiven in ein Dunkelfeld. *Psychotherapie Forum* 21, 82-89. https://doi.org/10.1007/s00729-016-0073-8.

Schigl, B. (2022): Internationale Supervisionsforschung revisited: Trends, Highlights und Desiderate, *OSC Organisationsberatung, Supervision, Coaching.* https://link.springer.com/article/10.1007/s11613-022-00769-0.

Schigl, B., Höfner, C., Artner, N., Eichinger, K., Hoch, C. B., Petzold, H. G. (2020); Supervision auf dem Prüfstand 2. Wirksamkeit, Forschung, Anwendungsfelder, Innovation. Wiesbaden: Springer.

Schigl, B., Petzold, H. G. (1997): Evaluation einer Ausbildung in Integrativer Supervision mit Vertiefungsschwerpunkt für den klinisch-geriatrischen Bereich. Ein begleitendes Forschungsprojekt *Supervision* 4/2017 https://www.fpi-publikation.de/textarchiv-petzold/schigl-b-petzold-h-g-1997-evaluation-einer-ausbildung-in-integrativer-supervision-klinisch-geriatrischer-bereich-begleitendes-forschungsprojekt-1997/.

Sieper, J., Orth, I., Petzold, H. G., Mathias-Wiedemann, U. (2021): Psychotherapieverfahren entwickeln sich – Zwanzig Jahre POLYLOGE Entwicklungen der Integrativen Therapie seit 1965 zu ihrer „Dritten Welle“ 2000-2020. POLYOGE 24/2020, https://www.fpi-publikation.de/polyloge/24-2020-sieper-j-orth-i-petzold-h-g-2020-psychotherapieverfahren-entwickeln-sich-zwanzig-jahre-polyloge/.

Sieper, J., Schmiedel, I. (1993): Innovatorische Aktivitäten von Hilarion G. Petzold im Bereich der Psychotherapie, psychosozialen Arbeit und Agogik – ein Überblick. In: Petzold, H. G., Sieper, J. (1993a): Integration und Kreation. Band 1. Paderborn: Junfermann. 421-437; Textarchiv 1993; http://www.fpi-publikation.de/images/stories/downloads/textarchiv-petzold/sieper-schmiedel-1993-innovatorische-aktivitaeten-petzold-in-psychotherapie-psychosoziale-arbeit-agogik.pdf.

Schreyögg, A. (1991): Supervision. Ein Integratives Modell. Paderborn: Junfermann.

Schreyögg, A. (1993): Der Supervisionszweig am FPI und EAG. In: *H. G. Petzold, J. Sieper* (Hrsg.), Integration und Kreation. Band 2. S. 593-601 Paderborn: Junfermann.

Schreyögg, A. (1994a/2004): Supervision – Didaktik und Evaluation. Paderborn: Junfermann.

Schreyögg, A. (2004): Supervision. Ein Integratives Modell. Lehrbuch zu Theorie & Praxis. Wiesbaden VS Verlag/Springer.

Wölfle, C. F., Petzold, H. G., Mathias-Wiedemann, U. (2023): Unterwegs zu „komplexer Achtsamkeit“- Integrative Perspektiven auf die mindfulness-based cognitive therapy (MBCT) und Achtsamkeitsmeditation. *Polyloge* 03/2023. https://www.fpi-publikation.de/gruene-texte/03-2023-woelfle-c-f-petzold-h-g-mathias-w-u-unterwegs-zu-komplexer-achtsamkeit-integrative-perspektiven-auf-die-mindfulness-based-cognitive-therapy/.

Welsch, W. (1996): Vernunft. Frankfurt/Main: Suhrkamp.

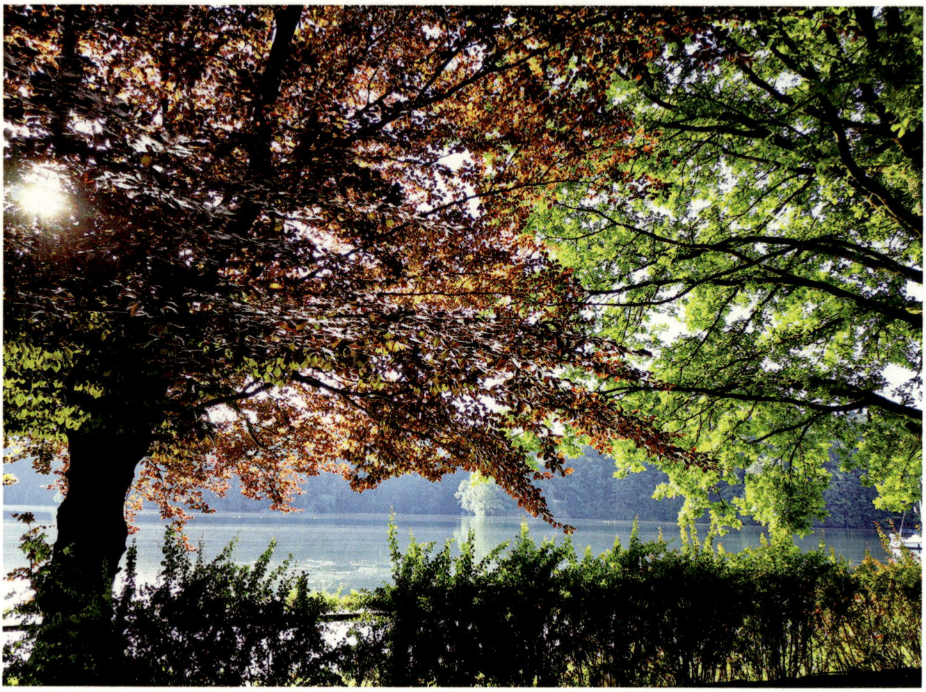

Zur Praxis und Theorie der „Grünen Meditation“ in der Integrativen Therapie

Komplexe Achtsamkeit, Selbsterforschung, Naturverstehen

Ilse Orth[1]

Inhalt

1. Grüne Meditation, ein Weg vertiefender Integration

Meditation wurde in der Integrativen Therapie seit ihren Anfängen wertgeschätzt und hat im Leben ihrer Begründer, *Hilarion Petzold, Johanna Sieper* und der Autorin stets einen wichtigen Platz gehabt, ja wurde auch theoretisch und praxeologisch in die Methoden des Integrativen Ansatzes einbezogen (*Petzold* 1974j, 291; 1983d, 2015b). Sieht man, wie in unserer Arbeit, „Integration als Lebensaufgabe“ und ist man sich zugleich der „Grenzen des Integrierens“ bewusst (*Orth, Petzold* 1993/2015a), hat man mit meditativen Wegen ein gutes Mittel zur Selbstunterstützung, zur Selbstvertiefung und zuweilen auch zur Hilfe bei Heilungsprozessen, selbst bei bedrohlichen Erkrankungen (*Petzold* 2018k). Bei den GründerInnen waren die meditativen Erfahrungen einerseits mit spontanen Erlebnissen von überwältigender Natur und von großer Kunst verbunden, andererseits mit vertiefender philosophisch-theoretischer Arbeit, *Bertrand Russel* (1964) nannte sie „Philosophische Kontemplation“, die in das epistemologische Modell der Integrativen Therapie und Supervision eingegangen ist (*Petzold* 1998a, 157/2007a, 132). Schließlich kamen noch viele Jahre der Zen-Praxis und der ostkirchlichen hesychastischen Meditation in unseren Studienzeiten hinzu, wo wir uns mit Religionsgeschichte, Theologie und Mystik auseinandergesetzt hatten, auch in dem Versuch, eine „säkulare Mystik“ zu erarbeiten (*Petzold* 1983d; *Orth, Petzold* 1993/2015a, vgl. *Frambach*, dieses Buch), denn wir sind überzeugt: Menschen brauchen „geistiges Leben“ und geistiges Leben kann religiös, aber auch säkular fundiert sein. Es gab Jahre, da gehörte die Übung von Meditation für uns zum Lebensstil, zur Alltagspraxis und Jahre, in denen Meditation von uns weniger regelmässig praktiziert

1 Der Beitrag verwendet Materialien aus *Petzold, Orth* 2020b/2021c

wurde, aber dennoch anwesend war. Aber die Möglichkeit, sich in die Meditation zu begeben, war und ist bei uns stets vorhanden gewesen und konnte von uns immer genutzt werden, wo sie notwendig war: zur Beruhigung oder zur Problemklärung, aber auch zur Selbstklärung, zum Erkenntnisgewinn und wesentlich zum **Ausloten** von wichtigen Lebensereignissen und Lebenserfahrungen. Wenn man sich Meditation einmal wirklich über einige Jahre der Praxis erschlossen hat, dann steht sie uns zur Verfügung und kann immer wieder aufgerufen werden, wenn sie gebraucht wird, ja sie tritt zuweilen von selbst auf den Plan: Man fällt beim „Innehalten", bei einer kleinen Pause spontan in eine, meist nur kurze meditative Contemplation, ja zuweilen gar in eine Versunkenheit und kommt dann – manchmal überrascht – ins Tagesgeschehen zurück, immer wieder auch bereichert. So können wir aus Sicht der Integrativen Therapie durchaus empfehlen, sich eine meditative Praxis anzueignen und einen meditativen Lebensstil zu praktizieren, und das braucht eine Regelhaftigkeit – immer wieder oder als gesuchte und gewollte Qualität des Lebens, ganz wie man es braucht und will. Der „Alltag als Übung" (*Dürckheim* 1987), ein Zen-Weg, den die Autorin in den 1960er Jahren in Rütte bei *Graf Dürckheim* kennengelernt hatte, muss aber nicht zu einer verpflichtenden, täglichen Zen-Praxis führen, sondern Meditation soll Menschen als Möglichkeit zur Verfügung stehen. Das aber erfordert eine Einübung. Die Dosierung und Frequenz ist selbstbestimmt. Das ist unsere Position. So leben und lehren wir die von uns über viele Jahre entwickelte Praxis der „Green Meditation" [GM], eine Form der Naturmeditation, die gut zu erlernen ist (*Petzold* 2015b, *Petzold, Orth* 2019d/2020), weil sie den Aufforderungscharakter der Natur und die primordiale Verbundenheit mit der Natur, mit dem „Fleisch der Welt" (*Merleau-Ponty* 1964, 1995) nutzt. Sie bietet auch einen guten Anschluss an die Naturkonzeption der jüngeren Stoa (*Hierokles, Epiktet, Seneca, Marc Aurel*), die ein *„secundum naturam vivere"* vertrat, ein der Natur gemäßes Leben, das uns zu einer Oikeiosis führen kann, einer sich vertiefenden Verbundenheit mit sich selbst, mit den Mitmenschen, mit allem Lebendigen, mit dem Kosmos (*Petzold* 2019d/2020c). GM ist auch mit der modernen empirischen, neurowissenschaftlichen Meditationsforschung gut kompatibel, die zeigt: auch das Gehirn als hochvernetztes Konnektom lernt und verändert sich durch meditative Übung (*Lutz* et al. 2004; *Singer, Ricard* 2008; *Ricard* 2009).

Wie sind wir zur Meditation gekommen? Im Elternhaus von *Hilarion Petzold,* gehörte Meditation zur Lebenspraxis der Eltern, und das wurde auch für die Kinder und Gäste des Hauses erlebbar. Sie konnten an den Meditationszeiten teilnehmen, wenn sie wollten. So ist *Johanna Sieper* an ihre ersten Meditationserfahrungen gekommen, die sie dann später im Kunststudium in der Meditation von Bildern und Skulpturen großer Kunst praktizierte. Sie erschloß sich damit eine Vertiefung ästhetischer Erfahrung. Das wurde für sie ein Weg „ästhetischer Meditation", die auch im Ausloten einer Landschaft, einer Blume in der Naturmeditation Anwendung finden kann. Mit *Hilarion Petzold* und seinem Vater war sie oft auch bei meditativer Gartenarbeit beteiligt oder sah, wie Hilarion als Junge an seinen Bienenstöcken arbeitete, in tiefer Versunkenheit. *Johanna Sieper* (2019,13) schreibt aus dieser Zeit:

> Im Kind und Jugendlichen, so sagt man, zeigt sich schon der Erwachsene. Das ist wohl wahr – zumindest immer wieder einmal. Schneeglöckchen, Narzissen, Tulpen, Pfingstrosen, Flieder, Rittersporn, Gladiolen, Schwertlilien wuchsen in den Gärten unserer Kindheit. Und in ihnen standen auch Hilarions Bienenstöcke, um die er sich immer sorgsam kümmerte, begleitet von seinem Hund, der respektvoll Abstand hielt, während der sonst äußerst lebhafte Hilarion ganz ruhig und besonnen an den Beuten arbeitete, meist ohne Imkeranzug, behutsam, geradezu meditativ. Vielleicht liegt auch hier eine Wurzel der ‚Green Meditation', die er später entwickelte. (*Sieper* 2019, 13)

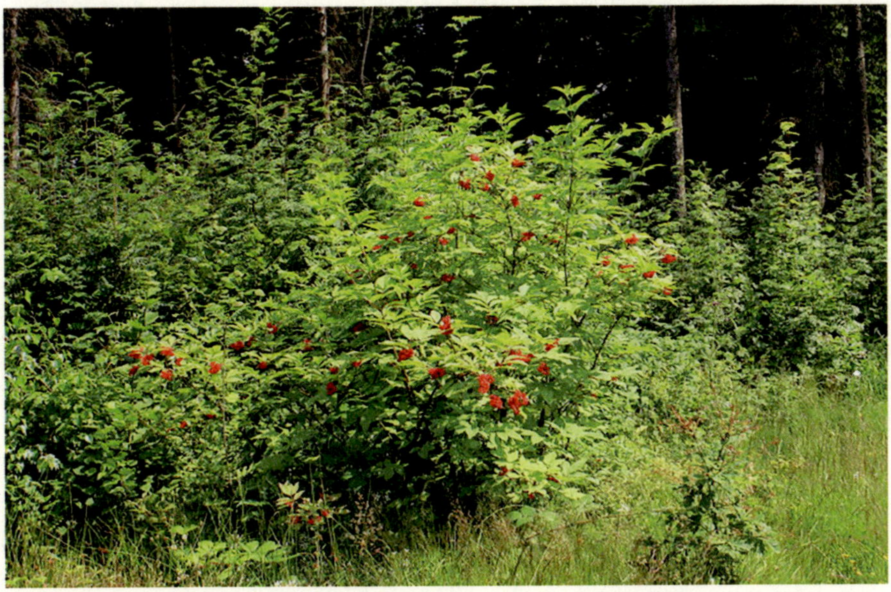

Abb. 1: Roter Holunder (Sambucus racemosa) am Waldrand

Hilarion Petzold schreibt über eine persönliche, spontane meditative Erfahrung als Jugendlicher in seiner Landwirtschaftslehre:

> In einer frühen botanischen Hausarbeit 1961 für die Landwirtschaftsschule habe ich die Gräser und Kräuter unter dem ‚Roten Holunder' (*Sambucus racemosa*), auch Trauben- oder Berg-Holunder genannt, an Waldrändern und Lichtungen des bergischen Landes untersucht und bin, an einem sonnigen Tag ausruhend im Schatten eines solchen Busches liegend und die Landschaft betrachtend, in eine *Versunkenheit* geraten, in der ich in einer ganz eigenartigen, höchst vernetzten Weise die Zusammenhänge all der Pflanzen in diesem Phytozönon um mich herum „verstand" und

> ich die „Weisheit der Natur“ erlebte. Ich prägte dann in dieser Arbeit den Begriff ‚Ökosophie‘ und hatte eine tiefe *Verbundenheit mit allem Lebendigen* erlebt als *‚konviviales* Lebewesen unter Lebewesen‘ und in mir eine starke Liebe zur Natur gespürt, eine ‚Ökophilie‘ zum Ganzen der Natur allüberall. Das hat mich zutiefst mit einer großen Freude erfüllt, zugleich auch mit dem Gefühl der Demut vor der Fülle des Lebendigen und einer leisen Traurigkeit, im Gedanken daran, wie wir Menschen mit der Natur umgehen. (*Petzold* 2011g, 328)

Ich selbst ging 1960 als junge Studentin für vier Monate (Okt. bis. Dez.) ins Oberengadin, um Natur zu erleben, in die Landschaft einzutauchen, für mich zu wandern. Bei einer „absichtslosen“ Wanderung nahe „Sils Maria“ kam ich unversehens zu einem Stein mit einem Nietzsche-Text:

> O Mensch! Gib acht!
> Was spricht die tiefe Mitternacht?
> „Ich schlief, ich schlief –,
> Aus tiefem Traum bin ich erwacht:
> Die Welt ist tief, und tiefer als der Tag gedacht.
> Tief ist ihr Weh –,
> Lust – tiefer noch als Herzeleid:
> Weh spricht: Vergeh!
> Doch alle Lust will Ewigkeit –, –
> will tiefe, tiefe Ewigkeit!“
> (*Friedrich Nietzsche*: Zarathustra, Werke 1954, Bd. 2, S. 558)

Der Stein, der Text, ich war vom Ort, der Natur und der Atmosphäre überwältigt, ergriffen. Ich hatte nicht nach Nietzsche, nicht nach einer Gedenkstätte gesucht. Ich wusste damals nicht, dass so etwas existierte. Ich war nur gewandert. Der Ort, an den ich gelangt war, stand für sich, der Text stand für sich, das Erleben stand für sich. Es war wie ein Glockenschlag. Ein Moment, in dem Zeit und Raum aufgelöst schien. Für wie lange? Ich weiß es nicht! ... Nach dem Weggehen von diesem Ort, aus diesem gleichsam ewigen Moment fühlte ich mich von einer ungeheuren Schaffenskraft erfüllt. Ich schrieb die nächsten Tage und Wochen Texte, formte in Ton, collagierte Naturmaterialien, all das, was ich später in der Arbeit mit kreativen Medien weiterentwickelte, strömte aus mir hervor, NEUES als Frucht dieser unverhofften – heute würde ich sagen – spontanen meditativen Erfahrung.“

Diese hier berichtete Art des „absichtslosen Gehens“ in der Natur, des „Seins-in Natur“, wurde für uns in der GM eine Möglichkeit, „in die Meditation zu gehen“ als ein Basisansatz der Green Meditation. Einfach gehen, ohne sonderliche Anleitung, nur auf die „Resonanzen des Leibes“ gerichtet, Resonanzen, die die Natur durch das leibhaftige, fungierende phänomenologische Wahrnehmen und Empfinden in Menschen aufruft. Durch diese Einwirkungen der Natur selbst kommt es immer wieder bei Menschen zu spontanen, tranceähnlichen meditativen Qualitäten, Stimmungslagen, Mikroprozessen achtsamer Besinnung, kontemplativer Betrachtung und abskonditiver Versunkenheit – so der sich in allen Meditationsformen findende Dreischritt (*Petzold* 1983e).

2. Grüne Meditation und Oikeiosis – Selbstverstehen und Weltverstehen

Die Praxis von **Grüner Meditation/Green Meditation®** ist darauf gerichtet, Menschen ein breiteres und tieferes *Selbstverstehen* und *Weltverstehen* zu vermitteln. Das geschieht durch Erschließen von „*Grünerleben*" und der „*Leibresonanzen*" auf solches Erleben, wie es in Naturerfahrungen oft spontan aufkommt – als „*spontane Green-Meditation-Effekte*" – und durch Einüben in **„*komplexe Achtsamkeit*"** vertieft wird. Dieses Konzept und seine Methodik haben wir in der GM entwickelt (*Wölfle, Petzold, Mathias-Wiedemann* 2023).

Sie eröffnet Möglichkeiten der Selbsterforschung durch intensiviertes „Eigenleibliches Spüren" (*Schmitz* 1965, 1990), fokussiertes Wahrnehmen von „Leibinseln", des **„Auslotens"** als eines **Lotens** in der eigenen „abskonditiven Tiefe", in der eigenen Unergründlichkeit und in der Unergründlichkeit der Welt. GM erschließt „Quellen der Kraft" für die eigene Lebensgestaltung, d. h. für die Entwicklung „persönlicher Souveränität und Lebenskunst" (*Petzold* 1999q; *Petzold, Orth* 2014) „*auf dem WEG* durch das Leben" (*Petzold, Orth* 2004b), aber auch Kraft für besonnene Wirksamkeit in der Welt, für ko-kreative Weltgestaltung. In der Gruppenarbeit hilft GM „komplexe Achtsamkeit" und *Kraft im Eintreten für die Natur* und *gegen die Naturzerstörung* zu generieren. Sie vermag Beständigkeit im Engagement des „*caring for nature and caring for people*" zu unterstützen.

Grüne Meditation nutzt die *multisensorischen* Erfahrungs- und Gestaltungsmöglichkeiten in der Welt mit ihren unterschiedlichen Naturkontexten. Sie kann sie nutzen, weil die „Anthropologie des schöpferischen Menschen" (*Orth, Petzold* 1993/2015) den Menschen als multisensorisches, multiexpressives, multimnestisches Wesen erkannt hat – so sehen wir das die Welt verkörpernde „Leibsubjekt" (siehe nachstehende Abbildung). *Embodiment* und *embeddedness,* Mensch und Welt werden in dieser Sicht *verschränkt* betrachtet (*Petzold, Orth* 2017a, b), unlösbar verbunden, wie das *Merleau-Ponty* (1964) in seinem Spätwerk mit dem Begriff „*chair*" umschrieben hatte, wobei der Begriff „Fleisch" für den Versuch steht, „Differenz und Identität in neuer, d. h. nicht subjektzentrierter Art und Weise zu denken" (*Alloa* 2012, 38). GM fokussiert in der Multisensorik des Menschen auf die Farbe **Grün** in ihren differentiellen Wirkungen. Sie ist Farbe der lebendigen Welt, die Farbe des Lebens und der Liebe – „Ich bin dir grün" – und ist auch Farbe des Chlorophylls – Grün als Schutzfarbe in den pflanzlichen Energiefabriken[1], den Zellen. Sie ist Farbe des sprießenden Frühlings und der lebensspendenden Oasen in den Wüsten.

Anthropologie des Schöpferischen Menschen (*Orth, Petzold* 1995)

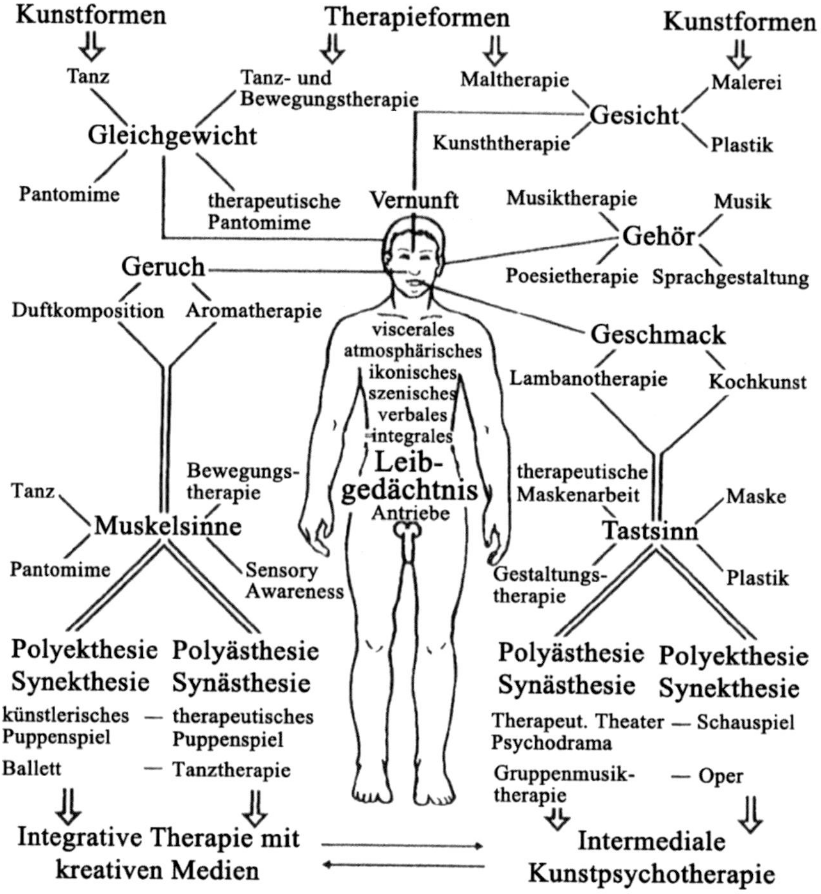

Abb. 2: Das Leib-Subjekt als „totales Sinnes- und Handlungsorgan" – perzeptiver, memorativer, reflexiver und expressiver Leib. – Der intermediale Ansatz der Integrativen Therapie und seine Grundlagen in Monästhesien, Polyästhesie und Synästhesie (nach *Petzold* 1975,7)

GM nutzt die verschiedenen Grüntönungen (*Heller* 2006) in der NATUR (Birken-, Tannen-, Moosgrün usw.), um einerseits die beruhigenden und entspannenden „RUHE-QUALITÄTEN" von Grünvarianten zu nutzen und andererseits ihre anregenden, belebenden, dynamisierenden und vitalisierenden „FRISCHE-QUALITÄTEN" zu erschließen. Beides vermag die Selbstregulations- und Selbstheilungskräfte, die schöpferischen *Potentiale*, die Intensivierung von Berührtheit und Liebe anzuregen und zu kräftigen – Natur-, Landschafts-, Heimat-, Partnerliebe. Durch G r ü n ist weiterhin die Vertiefung von Bedeutungsgehalten und

Sinnerleben bei Menschen zu fördern und das Gefühl von „leibhaftiger Zugehörigkeit" und von „Eingebettetsein in die NATUR" erlebbar zu machen. Das lässt immer wieder auch die Verbundenheit mit dem Kosmos durch „ontologische Erfahrungen" in der Meditation aufleuchten (*Albert* 1974) oder auch in „philososophischer Kontemplation" durch Geistesblitze aufscheinen (*Russel* 1964).

Ausgangspunkt der Praxis sind die in fast allen Meditationssystemen vorfindlichen Meditationsebenen der „**Besinnung** und **Betrachtung**" (*contemplatio*) sowie der „**Versunkenheit**" (*Albrecht* 1990, 105f.), aber auch der „**Erhellung**" (*Petzold* 2003a, 256). In ihnen werden „feinspürige Leiberfahrungen" und „subtile Vernunfterfahrungen" verbunden. Es werden *body and mind*, Erspüren und Erkennen, Erfahrung und Wissenschaft vernetzt. *Peng-Keller* (2012, 25) hat in seinem gehaltvollen Kontemplationsbuch für die „religiöse Kontemplation" eine ähnliche Differenzierung herausgestellt: „Die Genauigkeit des Wahrnehmens verbindet die religiöse Kontemplation mit dem naturwissenschaftlichen und dem philosophisch-phänomenologischen Blick" (ebenda S. 25). Sie werden in der GM in *Out-Door-* und *In-Door-*Erfahrungen im meditativen Sitzen, aber auch im achtsamen, meditativen Schreiten, Gehen, Laufen (*Petzold* 2023c) „auf den *WEGEN* durch die Natur", durch Feld, Wiesen und Wald erlebbar gemacht oder im alltagspraktischen Handeln in „Haus und Garten", die dann zu Orten der Meditation und des Erlebens tiefer Naturverbundenheit werden können, aus der kreative Gestaltungsprozesse mit „kreativen Medien" entfließen können wie ‚Green Writing', ‚Forest Art' o. ä. (*Petzold, Petzold-Heinz, Sieper* 1972; *Orth, Petzold* 2021a; *Klempnauer* 2017; *Kolb* 2019), die wiederum meditiert werden können. Die kreativ-mediale Praxis ist ein Charakteristikum der Integrativen Therapie (*Petzold, Orth, Sieper* 2019b; *Cubasch-König* et al. 2023). Durch regelmäßige Übung in (möglichst) täglicher Meditationspraxis wird das „Eintauchen" des Leibsubjektes in die NATUR, in das Erleben des Fließens (*flow, Csíkszentmihályi* 1975) erfahrbar und wichtiger noch im **Konflux** (*Petzold, Brühlmann-Jecklin, Orth, Sieper* 2008), so unser Konzept, als kokreatives Zusammenfließen (*Iljine, Petzold, Sieper* 1967) mit dem jeweiligen ökologischen *Kontext-Kontinuum* (*Welt*) intensiv erfahrbar. Man kann in immer prägnanterem „Gewahrsein der extendierten Gegenwart" (*durée, Bergson* 1922) eine immer breitere und tiefere „komplexe Achtsamkeit" gewinnen.

Petzold (2017f) definiert „komplexe Achtsamkeit" als „eine spezifische, im Verlauf des 20. Jahrhunderts zunehmend entwickelte ‚spätmoderne' menschliche Qualität ‚transversaler Vernunft' (*Petzold, Sieper, Orth* 2019c), die aus leibhaftigen Erfahrungen, aus exzentrisch gewonnenen Beobachtungen, aus der diskursanalytischen Untersuchung und aus metahermeneutischen Mehrebenenreflexionen des Beobachteten sowie aus der *Green Meditation* (*Petzold* 2015b) ... gespeist wird" (*Wölfle* et al. 2023, vgl. *Petzold* 2017f, 20).

> Komplexe Achtsamkeit muss auf die „Lebenswelt/Natur" und auf die eigene „Leiblichkeit" in ihrer Verletzlichkeit und in ihrer Gefährdetheit und Zerstörbarkeit

> gerichtet sein sowie auf die Verschränkung von beidem: Leib/Welt. Die Sicherheit des lebendigen Leibes – eines jeden Menschen – und die Integrität der Welt als Lebensraum des Lebendigen sind nicht voneinander abgelöst zu begreifen, zu gewährleisten und interventiv zu beeinflussen. Integrität ist ein Phänomen vielfältiger, „wechselseitiger Resonanzen“ [... ...]. Komplexe Achtsamkeit in Kontext und Kontinuum als persönliches, als interpersonales und auch intersubjektives Geschehen mit den humanen und nicht-humanen Subjekten des Lebens (der Natur, den Wäldern, Seen, Tieren, Menschen) gründet in einem spiralig voranschreitenden Prozess des Erkenntnisgewinns und des Erlebens von Zugehörigkeit. Dieser Prozess muss in ein fortschreitendes Bemühen um die Rettung, Heilung, Pflege der Natur und ihrer Geschöpfe münden, in ihre Förderung und Entwicklung aus einer fundamentalen Liebe zum Lebendigen. (*Petzold* in *Wölfle* et al. 2023; vgl. *Petzold* 2016i, 208ff.)

Mit „komplexer Achtsamkeit“ läßt sich Anschluss an „drei Ströme des Erlebens“ und zu einem „dreifachen Konflux“ finden:

I. an den Strom „eigenleiblichen Spürens“ von *exterozeptiven* (*Milz* 2019) und *interozeptiven* (*Craig* 2015) Leibwahrnehmungen (*Petzold, Orth* 2017a);
II. an den Strom „mentalen Fließens“ von Gedanken, Erinnerungen, Szenen und Szenen-Geschichten;
III. an den Strom „kreativer Phantasien“ bildlicher, akustischer, olfaktorischer, synästhetischer usw. Art, deren Grundlage *multisensorische* Erfahrungen und *multimnestische* Erinnerungen sind. Sie ermöglichen *schöpferische mentale Gestaltungen,* ein Schaffen von Neuem über schon Vorhandenes hinaus (Pläne, Entwürfe, mentale Kreationen/Ko-Kreationen, Visionen aus antizipatorischer Kompetenz), wie sie für kreative Menschen, Künstler, Visionäre charakteristisch sind.

Die „drei Ströme des Erlebens“ fließen oft auch zusammen, bilden Synergien. Dabei können bestimmte Bilder, Szenen, Atmosphären[2] von einem „grünen Ort“, einem grünen Geschehen – reale oder phantasiegeschaffene – aufkommen als „safe places“: „mein grüner Ort“, oder als „grünes Strömen“: „mein grüner Flow“ – zuweilen „green flames“, Visionen flammenden Grüns (*Petzold* 2018k). Über den Prozess der Übung werden Naturerfahrungen, Grünerleben so *interiorisiert,* dass sie auch in den verschiedensten „ungrünen“ Lebenssituationen abgerufen und aktualisiert werden könne: Im überfüllten Wartesaal, in der stressigen Konferenz können dann GM-Erfahrungen aufgerufen werden, um zu entstressen, zu beruhigen, zu entspannen, aber auch um anzuregen und zu *kreativieren.*

3. Meditationspraxis als „interozeptive und exterozeptive Leiberfahrung“ – „Feeling Alive als Naturerfahrung von „vitaler Evidenz“

Grüne Meditation hat eine hohe Alltagstauglichkeit, weil die Übungspraxis beständig Prozesse „**komplexen Lernens**“ einleitet (*Sieper, Petzold* 2002) mit dem Ziel, immer wieder Erfahrungen von „**vitaler Evidenz**“ zu vermitteln, darunter verstehen wir folgendes:

> Vitale Evidenz (**VE**) ist die leibliche Konvergenz bzw. die Synergie von *körperlichem Erleben, emotionaler Erfahrung* und *kognitiver/metakognitiver Einsicht*[3] in einer *affilialen Bezogenheit* mit bedeutsamen Anderen und in substantiellem Naturkontakt, d. h. ein leiblich-zwischenleibliches Geschehen in Kontext und Kontinuum. **VE** ist ein zentraler Erkenntnismodus „transversaler Vernunft“ und trägt zur Steigerung der **Zentriertheit** und **Exzentrizität** des personalen Leib-Subjekts in der Lebenswelt bei. Sie ermöglicht „komplexes Lernen“, vertieftes und umfassenderes Selbst- und Weltverstehen (oikeiosis). (Vgl. *Petzold* 2003a, 633, 695, 751; 2017f; *Petzold, Sieper, Orth* 2019c)

Derartige komplexe Lernprozesse kommen bei allen menschlichen Aktivitäten, Wahrnehmungs- und Handlungsprozessen zum Tragen, und natürlich auch in der Grünen Meditation, etwa auf den unterschiedlichen Ebenen des meditativen Geschehens mit verschiedenen Graden von kognitiver, emotionaler oder somato-sensumotorischer Intensität, abhängig von der Tiefe der Meditationserfahrung.

GM hat in ihren Prozessen zwei mögliche **Praxismodalitäten**:

1. *aktiv selbstinduzierte* Meditationspraxis. Bei ihr entscheidet der Meditierende sich aktiv, in einen „meditative state“ zu begeben, indem er durch eine bestimmte Sitzposition oder Bewegungssequenz, durch Atemtechniken und Aufmerksamkeitsfokussierung o. ä. versucht, in einen meditativen körperlich-seelischen bzw. leiblichen Zustand zu gelangen.
2. *rezeptiv kontextinduzierte* Meditationspraxis. Hier wird durch die ökologischen Kontexteinwirkungen ein „meditative state“ ausgelöst, ein lauschiger Platz unter einem Baum, an einem Quellgrund, auf einem Sitz am Gipfel, in einem Hain, vor einem Felsmassiv etc. – Landschaften und Orte, die „überwältigen“, „gefangen nehmen“, ins Staunen bringen oder Ehrfurcht aufkommen lassen. Solche „Orte der Kraft“ gibt es in allen Kulturkreisen. Es können aber auch besondere Dinge, faszinierende Objekte sein – eine Blüte, ein besonderer Stein, ein Kristall, ein Wurzelstock etc. –, die in den Bann schlagen, verzaubern. Solche Dinge und/oder Orte „ergreifen“ die Menschen emotional, ja ganzleiblich mit ihren „***Atmosphären***“, die *Hermann Schmitz* auf poetische Weise treffend als „ergreifende Gefühlsmächte, die randlos in den Raum ergossen sind“ bezeichnet hat (*Schmitz* 1990, 2014). Sie eröffnen an solchen

verzaubernden Orten und mit solchen bezaubernden Gegenständen einen „natürlichen meditativen Raum", der durch „multiple Stimulierung" auf den Leib wirkt (*Petzold* 1988f, 2003a, 1074ff.) und Menschen sagen lässt: „Der Ort hat eine besondere Atmosphäre, der man sich nicht entziehen kann". Wir definieren *Atmosphären* auch in einer naturwissenschaftlichen Weise:

> **Atmosphären** entstehen aus einem Zusammenwirken von subliminalen und supraliminalen Sinneseindrücken, die das t o t a l e S i n n e s o r g a n L e i b aufnimmt und die durch [subliminale und supraliminale mnestische] Resonanzen aus dem Leibgedächtnis angereichert werden. (*Petzold* 2003a, 864, 549f., 642ff.)

Man kann jeweils mit einer *Modalität* arbeiten, sie können auch beide zusammenwirken, und mit solchen Synergien wird dann auch in der Grünen Meditation gearbeitet, indem man besondere Plätze in der Natur aufsucht.

In beiden *Modalitäten* sind nachstehende Fokusbildungen möglich, die auf unterschiedlichen Meditationsebenen wirksam werden und auf je spezifische Qualitäten gerichtet sind. Auch diese Fokusse können immer wieder verbunden werden:

[1.] *Besinnung → Betrachtung → Versunkenheit* (Blick nach innen in die *abskonditive* Tiefe, *Zentrizität* durch *Hinabsteigen/Loten*: Tiefenentspannung des Leibes, Seelenruhe/Seelenfrieden, Tiefe der Naturverbundenheit und des Selbsterlebens, Vertiefung des Sinnerlebens, Gelöstheit und Gelassenheit des Geistes.

Diesen ersten Fokus gilt es zunächst einmal vertiefend zu entwickeln durch ein immer neues, übendes Eintauchen in die meditative Erfahrung. Dann kommt oft ganz spontan die zweite Qualität als Fokus auf:

[2.] *Besinnung → Betrachtung → Erhellung* (Blick nach Außen in die Weite und *luzide* Höhe, *Exzentrizität* durch *AUFSTEIGEN/Erklimmen*: Angeregtheit, Frische/Vitalisierung des Leibes, Intensivierung der Berührtheit, des Empfindens/Mitempfindens, Erhebung/Beglückung der Seele, Kreativierung für mentale Höhenflüge und Erhellung des Sinnerlebens, Funkeln kreativen, sprühenden Geistes.

Auch dieser zweite Fokus kann durch übende Praxis meditativen Sitzens oder Gehens bzw. Bewegens oder alltäglichen Tuns entwickelt und solide gebahnt werden. In der zweiten Modalität der „kontextinduzierten Meditationserfahrung" geschieht das Üben durch wiederholtes Aufsuchen des „ergreifenden Ortes", so dass sich eine Verstetigung ergibt. Die Fokusbildungen stehen im Einklang mit der integrativen Theorie des „komplexen Bewusstseins" bzw. dem Modell des „Bewusstseinsspektrums" (*Petzold* 1988m, 2003a, 256ff.; *Grund* et al. 2004), das Erfahrungen abskonditiver **TIEFE** bis zum Erleben lichter **HÖHE** auszumessen versucht.

Im ersten Fokus beginnen wir in der Green Meditation mit dem „eigenleiblichen Spüren" (meist im Sitzen, zuweilen im Gehen oder Bewegen), richten das phänomenale Spürbewusstsein (*awareness*) *achtsam* auf den Leib und warten, was an *Empfindungen* (das, was man in sich findet) und das, was an Gefühlen, Stimmungen, Gedanken als *Resonanz* aufkommt. Dieses leibphänomenologische Vorgehen ist der Ausgangspunkt der Arbeit von *Hermann Schmitz* (2011), der sich auf das „Feld der leiblichen Regungen“ zentriert, wenn er Hunger, Durst, Schmerz, Ekel, Lust als zusammenhängende Gruppe von „Befindlichkeiten im Fluss“ untersucht. Dieses Feld der *leiblichen Regungen* ist beständig präsent. Man ist nie ohne irgendwelche Empfindungen. Das sind auch die Befunde der modernen neurobiologischen Interozeptionsforschung (*Craig* 2015), die wir im Integrativen Ansatz mit leibphänomenologischen Konzepten verbinden (*Petzold, Orth* 2017a, b). Wir erleben dann, was *Bud Craig* (2015) als „interoceptiv Moment with Your Neurobiological Self“ genannt hat. In der Tat ist unser *Selbst* oder besser *„Leibselbst“* (*Petzold* 1988n, 2009c) ein „empfindendes Selbst“, ein „sentient Self“ (*Craig* 2010), das maßgeblich durch seine Interozeptionen und durch seine inneren Resonanzen auf seine Außenwahrnehmungen (Exterozeptionen) bestimmt ist. Diese höchst bedeutsame Erkenntnis für unseren Selbstbegriff in unserer Persönlichkeitstheorie (*Petzold* 2012q) macht deutlich: mit der leibbezogenen Green Meditation setzen wir im ersten Fokus bei der Kernzone unserer personalen Existenz, bei *unserer Natur* an.

Out-door beginnt man mit der Fokussierung eines grünen Elements der umgebenden Natur. *„Sitze in Ruhe, alle Sinne offen. Lasse Dich von der Natur berühren*!“ Nach einer Viertelstunde geben wir eine vertiefende Anregung als Bild-Wort-Meditation ein: „Schlagen Sie die Augen nieder und behalten Sie ihr Bewusstsein auf die Farbe Grün gerichtet ... ... Nehmen Sie dann die folgenden Worte in sich auf ... ... **Ich bin Natur ... ...** Überlassen Sie sich diesem Gedanken!“ Nach etwa 7-10 Minuten folgt die nächste Instruktion. „Vertiefen sie ihr Empfinden mit dem Mantra: **Natur-Sein**!“ (vgl. *Petzold* 2019e). Die Ich-Zentrierung („Ich bin Natur“) wird damit aufgehoben. Nach ca. weiteren 15 Minuten: „Ausklingen lassen, wieder zurückkommen!“ Das ist eine Einstiegsübung, über die man sich austauscht (für In-door ohne Grünkontext holt man sich über die Vorstellung eine Wiese, ein Feld oder Waldlandschaft etc.).

In weiterer, vertiefender Arbeit werden im Bezug **Leib ↔ Natur** „Resonanzen auf Natur“ als „Leibinseln“ (*Schmitz* 2011; *Soentgen* 2000), d.h. als spürbare Erregungszonen in den meditativen Fokus genommen. Dadurch wird eine „vitale Evidenz“ von „body ownership and agency“ (*Craig* 2015, 189) vermittelt: Die Übenden werden für einen eigenen, menschenspezifischen Sinn sensibilisiert, den die Forschungen von *Craig* auffinden konnten: ein *„feeling alive“*. *„I feel my living body. I feel that I am alive“* (ebenda 195f., 294). Es ist dies auch als eine Praxis der Oikeiosis (*Petzold* 2019d) zu sehen, der fortschreitenden Selbst- und Weltaneignung.

Eine am „eigenleiblichen Spüren“ in „Ruhe und Bewegung“, *wu wei* (ders. 2017p/2020; *Fischer* 1989) als *sentienten* Explorationen orientierte Praxis Grüner Meditation mit ihren vielfältigen Übungen zur Oikeiosis, kann zu einem „differenzierten Gewahrsein der Gegenwart", zu einem LEBENSSTIL „komplexer Achtsamkeit" beitragen – und das geht über die herkömmliche Mindfulness-Praxis hinaus –, zu einer „Kultivierung transversaler Vernunft" (*Petzold, Sieper, Orth* 2019c). Menschen mit solchen Erfahrungen vermögen in „engagierter Gelassenheit" zu einer „ökologischen Intensivierung" des Lebens, einer „ökologischen Weltkultur" beitragen, die es anzustreben gilt (*Petzold* 2019d). Derartige meditative Erfahrungen können in der Übung auch gezielt „emotional getönt" werden, indem man sich für Tönungen disponiert mit Formeln wie „**Freude** an der Natur", die „**Kraft** der Natur" – sie vermittelt immer wieder erstaunliche Erfahrungen von eigenleiblich gespürter Kraft und Stärke – oder „**Demut** vor der Natur" (dem Baum, der Landschaft, dem Strom, dem Gipfel etc.), „**Trauer** um beschädigte Natur" (den abgestorbenen Wald, den verschmutzten Bach, den vermüllten Wegrain etc.). Diese *emotionalen Tönungen* können ruhig und gelassen machen, verlangen aber auch immer wieder, aus der Gelassenheit herauszutreten und sich zu **empören** (*Hessel* 2011) und darüber hinaus Mut und Kraft zu schöpfen, sich konkret zu engagieren, wenn das erforderlich ist. Und es ist erforderlich – dringend.

Green Meditation® in der Integrativen Therapie ist ein vielfältiges Instrument. Es ist strukturell im Theorie-Praxis-Corpus der Integrativen Therapie, ihrem Menschenbild (*Anthropologie*) und Weltbild (*Mundanologie*) verankert. Wenn wir den Menschen mit der integrativen „Anthropologischen Grundformel" (*Petzold* 1965, 2003e, *Petzold, Orth* 2017b) als *„Körper-Seele/Geist-Welt-Wesen im sozialen und ökologischen Kontext/Kontinuum"* sehen (ebenda), dann folgt daraus, dass eine „**Humantherapie**" (*thérapie humaine,* ders. 1965, 2) für die Körperdimension über *Somatotherapie* verfügen muss, für die Seeledimension über *Psychotherapie,* für die Geistdimension über *Nootherapie* (z. B. Green Meditation), für die soziale Dimension über *Soziotherapie* und für die ökologische Dimension über *Eco-Therapie.* Und genau dieses Modell wurde von uns in der Integrativen Therapie entwickelt (siehe *Petzold* 1974j, S. 291; 1988n, S. 188, und dieses Buch, Abb. S. 699) und kommt in „Bündeln von Maßnahmen", die wir mit den PatientInnen, vieles betrachtend *„synoptisch"* erarbeiten und *„synergetisch"* komplexen therapeutischen Prozessen umsetzen (*Petzold* 1988n, S. 74, Abb. III, auf S. 228, 344f.; ders. 1974j, 302f., Abb. III). Es dient der persönlichen Selbsterfahrung und Selbstentwicklung, ermöglicht einen ausgeglichenen und dennoch intensiven meditativen Lebensstil, es erschliesst vertiefendes Sinnerleben (*Petzold, Orth* 2005a) und bietet Möglichkeiten der Gesundung und der Unterstützung von Heilungsprozessen (*Petzold* 2018k). GM kann aber auch als Instrument „kritischer Kulturarbeit" (*Petzold, Orth, Sieper* 2013a, 2014a) eingesetzt werden. In unserer komplexen Lebenswelt ist vieles nur schwer überschaubar geworden und vieles bleibt auch unüberschaubar. Hier wird es notwendig werden, im eigenen Selbst und in der Natur auszuloten, was stimmig ist, um sich darüber mit besonnenen Menschen in *Ko-respondenzen* und *POLYLOGEN* auszutauschen (*Petzold* 1978c, ders. 2005ü) und zu ethischen Positionen und engagiertem Handeln „im Dienste des Lebendigen“ zu finden (*Leitner, Petzold* 2010).

Green Meditation so verstanden, geübt und gemeinschaftlich im Leben umgesetzt, führt in eine Praxis des *„caring for people and caring for nature“*, und die ist kostbar, eine Praxis „konvivialer Ethik“. Die werden wir zunehmend brauchen. Sie kann durch keine künstliche Intelligenz ersetzt werden, denn die vermag nicht zu meditieren und wahrhaftes „caring“ oder „loving kindness“[4] hervorzubringen.

Literatur

Albert, K. (1974): Die ontologische Erfahrung. Ratingen: Henn; Neuaufl. (1986): Baden Baden: Academia Verlag.

Albrecht, C. (1990): Psychologie des mystischen Bewußtseins. Mainz: Grünewald.

Alloa, E. (2012): Maurice Merleau-Ponty: Fleisch und Differenz in Leiblichkeit. Geschichte und Aktualität eines Konzepts, Tübingen: UTB/Mohr Siebeck.

Bergson, H. (1922): Durée et simultanéité. A propos de la théorie d'Einstein. Paris: Alcan.

Craig, A. D. (2010): The sentient self. Brain Struct. Funct. 214, 563-577.

Craig, A. D. (2015): How do you feel?: an interoceptive moment with your neurobiological self. Princeton: Princeton University Press.

Csikszentmihalyi, M. (1975): Beyond Boredom and Anxiety: Experiencing Flow in Work and Play, San Francisco: Jossey-Bass; dtsch ()2008: Das Flow-Erlebnis. Jenseits von Angst und Langeweile im Tun aufgehen. 8. Aufl. Stuttgart: Klett-Cotta.

Cubasch-König, C., Jobst, A., Böckle, M. (Hg.) (2023): Kreative Medien in der Psychotherapie. Perspektiven für die Praxis. Göttingen: Vandenhouk & Ruprecht.

Dürckheim, K. Graf (1987): Der Alltag als Übung: vom Weg zur Verwandlung. Bern: Huber.

Fischer, T. (1989): Wu Wei. Die Lebenskunst des Tao. Güllesheim: Silberschnur.

Heller, E. (2006): Wie Farben wirken. Farbpsychologie, Farbsymbolik, Kreative Farbgestaltung. 3. Aufl. Reinbek bei Hamburg: Rowohlt.

Hessel, F. S. (2010): Indignez-vous! Montpellier: Indigène éditions, collection „Ceux qui marchent contre le vent“; dtsch.: 2011: Empört Euch! Berlin: Ullstein.

Iljine, V. N., Petzold, H. G, Sieper, J. (1990/1967): Kokreation – die leibliche Dimension des Schöpferischen – Aufzeichnungen aus gemeinsamen Gedankengängen [1967-1970]. In: *Petzold, H. G., Orth, I.,* (1990a): Die neuen Kreativitätstherapien. Handbuch der Kunsttherapie, 2 Bde. Paderborn: Junfermann, S. 203-212. 3. Aufl. 2002: Bielefeld: Edition Sirius, Aisthesis Verlag. http://www.fpi-publikation.de/polyloge/alle-ausgaben/17-2012-iljine-v-n-petzold-h-g-sieper-j-orpha-ii-kokreation-leibliche-dimension.html.

Klempnauer, E. (2017): Green Writing – Schreiben in der Natur und von Naturerfahrungen – Ein Integrativer Ansatz kreativen und biographischen Schreibens. In: Grüne Texte. http://www.fpi-publikation.de/artikel/gruene-texte/2.html.

Kolb, M. (2019): Die Farben des Waldes – das schönste Kleid der Erde, eine unendliche Liebesgeschichte. *Grüne Texte* 06/2019, https://www.fpi-publikation.de/gruene-texte/06-2019-kolb-m-die-farben-des-waldes-das-schoenste-kleid-der-erde-eine-unendliche-liebes/.

Leitner, E., Petzold, H. G. (2005/2010): Dazwischengehen – wo Unrecht geschieht, Integrität gefährdet ist, Würde verletzt wird. Ein Interview mit Hilarion Petzold zum Thema

„Engagement und Psychotherapie" und Integrativen Positionen. Hückeswagen: Europäische Akademie für psychosoziale Gesundheit. Erw. in *Petzold, H. G., Orth, I. Sieper, J.* (2010a): Gewissensarbeit, Weisheitstherapie, Geistiges Leben – Themen und Werte moderner Psychotherapie. Wien: Krammer, S. 279-366; 2015 Neuaufl. Bielefeld: Aisthesis und Polyloge, Ausgabe 10/2010, http://www.fpi-publikation.de/images/stories/downloads/polyloge/leitneri-petzold_dazwischengehen_polyloge_10_2010a.pdf.

Lutz, A., Greischar, L. L., Rawlings, N. B., Davidson, R. C., Ricard, M. (2004): Long-term meditators self-induce high-amplitude gamma synchrony during mental practice. PNAS 2004: 101, no. 46. doi:10.1073/pnas.0407401101.

Merleau-Ponty, M. (1964): Le Visible et l'invisible, suivi de notes de travail. Hrsg. *Claude Lefort.* Paris: Gallimard; dtsch. (1994): Das Sichtbare und das Unsichtbare. Übers. von *Regula Giuliani* und *Bernhard Waldenfels*. München: Fink.

Merleau-Ponty, M. (1995): La Nature. Notes de Cours de Collège de France. Hrsg. D. Seglard. Paris: Edition du Seuil (Dtsch.: Die Natur. München: Fink 2000).

Milz, H. (2019): Der EIGEN-SINNIGE Mensch. Körper, Leib und Seele im Wandel. Aarau/ München: Edition Zeitblende, AT Verlag.

Orth, I., Petzold, H. G. (1993/2015a): „Zum Thema Integration" – Integration als persönliche Lebensaufgabe (Ilse Orth) – Leben als Integrationsprozeß und die Grenzen des Integrierens (H.G. Petzold) *POLYLOGE* 10/2015. http://www.fpi-publikation.de/polyloge/alle-ausgaben/10-2015-orth-i-petzold-h-g-zum-thema-integration-persoenliche-lebensaufgabe-grenzen.html.

Orth, I., Petzold, H. G. (1993c/2015): Zur „Anthropologie des schöpferischen Menschen". In: *Petzold, H. G., Sieper, J.*(1993a): Integration und Kreation, 2 Bde., Paderborn: Junfermann, 93-116. http://www.fpi-publikation.de/polyloge/alle-ausgaben/04-2015-orth-i-petzold-h-g-1993c-zur-anthropologie-des-schoepferischen-menschen.html

Orth, I., Petzold, H. G. (2021a): NatureArts und ForestArt Therapy. *GREEN CARE* 2/2021 und *Grüne Texte* 12/2021 https://www.fpi-publikation.de/polyloge/20-2021-orth-i-petzold-h-g-2021-nature-arts-forest-art-natur-heilend-erleben-und-gestalten/.

Peng-Keller, S. (2012): Kontemplation: Einübung in ein achtsames Leben. Freiburg: Kreuz Verlag.

Petzold, H. G. (1965): Géragogie – nouvelle approche de l'éducation pour la vieillesse et dans la vieillesse. Publications de L'Institut St. Denis 1, 1-19; https://www.fpi-publikation.de/downloads/?doc=textarchiv-petzold_petzold-1965-gragogie-nouvelle-approche-de-lducation-pour-la-vieillesse-et-dans-la-vieillesse.pdf; dtsch. (1972i): Geragogik ein neuer Weg der Bildungsarbeit für das Alter und im Alter, als Vortragsversion von idem 1965 auf dem „Studientag Marie Juchacz", 2. Mai 1972. Fachhochschule für Sozialarbeit, Düsseldorf Eller, Altenheim Eller repr. in: *Petzold, H.* G., 1985a. Mit alten Menschen arbeiten. Bildungsarbeit, Psychotherapie, Soziotherapie, Pfeiffer, München, S. 11-30; erw. Neuaufl., Pfeiffer, Klett-Cotta 2004a, 86-107; http://www.fpi-publikation.de/images/stories/downloads/textarchiv-petzold/petzold-1985b-angewandte-gerontologie-als-bewaeltigungshilfe-fuer-das-altwerden-das-alter-im-alter.pdf.

Petzold, H. G. (1974j/1994): Psychotherapie und Körperdynamik, 7. Aufl. 1994, Paderborn: Junfermann.*Petzold, H. G.,* (1983d): Psychotherapie, Meditation, Gestalt, Paderborn: Junfermann.

Petzold, H. G. (1978c/1991e): Das Ko-respondenzmodell in der Integrativen Agogik. Integrative Therapie 1, 21-58; revid. und erw. als 1991e in: (1991a) 19-90/2003a, 93-140. http://www.fpi-publikation.de/supervision/alle-ausgaben/07-2017-petzold-h-g-1978c-1991e-2017-das-ko-respondenzmodell-als-grundlage-integrativer.html.

Petzold, H. G. (1983d): Psychotherapie, Meditation, Gestalt, Paderborn: Junfermann.

Petzold, H. G. (1983e): Nootherapie und „säkulare Mystik“ in der Integrativen Therapie. In: Petzold, H. G., (1983d): Psychotherapie, Meditation, Gestalt, Paderborn: Junfermann. S. 53-100; https://www.fpi-publikation.de/artikel/textarchiv-h-g-petzold-et-al-/petzold-h-g-1983e-nootherapie-und-saekulare-mystik-in-der-integrativen-therapie.html.

Petzold, H. G. (1988f): „Multiple Stimulierung“ und „Erlebnisaktivierung“. In: Petzold, H. G., Stöckler, M., 1988 (Hrsg.). Aktivierung und Lebenshilfen für alte Menschen. Aufgaben und Möglichkeiten des Helfers. Integrative Therapie Beiheft 13, Junfermann, Paderborn 1988,S. 65-86. In: Grüne Texte 17/2018, http://www.fpi-publikation.de/artikel/gruene-texte/17-2018-petzold-h-g-1988f-multiple-stimulierung-erlebnisaktivierung-alte-menschen.html.

Petzold, H. G. (1988m): Das Bewußtseinsspektrum und das Konzept „komplexen Bewußtseins“. *Integrative Therapie* 4, 362-364; Auszug aus (1975h); auch in Integrative Therapie Bd. I, 1 (1996a [S. 278-281]) und Neuaufl. (2003a) Bd. I, 256. Paderborn: Junfermann.

Petzold, H. G. (1988n/1996a): Integrative Bewegungs- und Leibtherapie. Ausgewählte Werke Bd. I, 1 und I, 2 Paderborn: Junfermann, 3. revid. und überarbeitete Auflage 1996a. Als e-book: https://www.fpi-publikation.de/e-books/petzold-h-g-1988n3-integrative-bewegungs-und-leibtherapie-ein-ganzheitlicher-weg-leibbezogener-psychotherapie/.

Petzold, H. G. (1998a): Integrative Supervision, Meta-Consulting & Organisationsentwicklung. Modelle und Methoden reflexiver Praxis. Paderborn: Junfermann. 2. erw. Aufl. Wiesbaden: Verlag für Sozialwissenschaften 2007a. Norweg. Übers. (2008): Integrativ supervisjon og organisasjonsutvikling -filosofiske- og sosialvitenskapelige perspektiver. Oslo: Conflux.

Petzold, H. G. (1999q): Das Selbst als Künstler und Kunstwerk – Rezeptive Kunsttherapie und die heilende Kraft „ästhetischer Erfahrung“. Düsseldorf/Hückeswagen: FPI/EAG. Und in: Kunst & Therapie 1-2/1999, 105-145, Integrative Therapie 3/2004, 267-299; auch in: Düsseldorf/Hückeswagen. Bei www. FPI-Publikationen.de/materialien.htm – POLYLOGE: Materialien aus der Europäische Akademie für psychosoziale Gesundheit – 07/2001. http://www.fpi-publikation.de/polyloge/alle-ausgaben/07-2001-1999q-petzold-h-g-das-selbst-als-kuenstler-und-als-kunstwerk.html.

Petzold, H. G. (2002j): Das Leibsubjekt als „informierter Leib“ – embodied and embedded. Leibgedächtnis und performative Synchronisationen. Düsseldorf/Hückeswagen. Bei www. FPI-Publikationen.de/materialien.htm – POLYLOGE: Materialien aus der Europäischen Akademie für Psychosoziale Gesundheit 07/2002 http://www.fpi-publikation.de/polyloge/alle-ausgaben/07-2002-petzold-h-g-der-informierte-leib.html und in Petzold (2003a): Integrative Therapie, Paderborn: Junfermann, 2. Aufl. Bd. III, 1051-1092.

Petzold, H. G. (2003a): Integrative Therapie. 3 Bde. Paderborn: Junfermann, überarb. und ergänzte Neuauflage von 1991a/1992a/1993a.

Petzold, H. G. (2003e): Menschenbilder und Praxeologie. 30 Jahre Theorie- und Praxisentwicklung am „Fritz Perls Institut für Integrative Therapie, Gestalttherapie und Kreativitätsförderung“ (1972-2002). Teil I, Gestalt 46 (Schweiz) 3-50. Bei www. FPI-Publikationen. POLYLOGE: Materialien aus der Europäischen Akademie für psychosoziale Gesundheit 2/2011 als: Integrative Therapie als „angewandte Anthropologie“ in einer „transversalen Moderne“ – Menschenbild und Praxeologie. http://www.fpi-publikation.de/polyloge/alle-ausgaben/02-2011-petzold-h-g-2006k-update2011-integrative-therapie-anthropologie-menschenbild-u.html.

Petzold, H. G. (2005ü): P*OL*YLO*G*E II: die Dialogzentrierung in der Psychotherapie überschreiten – eine Sicht Integrativer Therapie und klinischer Philosophie. Hommage an Mikhail M. Bakhtin. (Updating von 2002c). www. FPI-Publikationen.de/materialien.htm – *POLYLOGE: Materialien aus der Europäischen Akademie für psychosoziale Gesundheit*8/2006 – http://

www.fpi-publikation.de/downloads/download-polyloge/download-nr-08-2006-petzold-h-g-upd-von-2002c.html.

Petzold, H. G. (2009c): Körper-Seele/Geist-Welt-Verhältnisse in der Integrativen Therapie. Der „Informierte Leib", das „psychophysische Problem" und die Praxis. Psychologische Medizin 1 (Graz) 20-33. http://www.fpi-publikation.de/artikel/textarchiv-h-g-petzold-et-al-/petzold-h-g-2009c-koerper-seele-geist-welt-verhaeltnisse-der-informierte-leib-das-psychoph.html.

Petzold, H. G. (2011g, Hrsg.): Going Green: Die heilende Kraft der Landschaft. Integrative Naturtherapie, *Integrative Therapie* 3, Wien: Krammer. https://www.fpi-publikation.de/downloads/?doc=IT-2011-3-petzold-heilende-kraft-der-landschaft-integrative-naturthera-pie-green-activity-meditation.pdf.

Petzold, H. G. (2015b): „Green Meditation" – Ruhe, Kraft, Lebensfreude.*Green Care* 2, 2-5; http://www.fpi-publikation.de/artikel/textarchiv-h-g-petzold-et-al-/index.php und erw. POLYLOGE Ausgabe 05/2015. http://www.fpi-publikation.de/polyloge/alle-ausgaben/05-2015-petzold-hilarion-g-2015b-green-meditation-ruhe-kraft-lebensfreude.html.

Petzold, H. G. (2016i): Die „Neuen Naturtherapien", engagiertes „Green Care", waldtherapeutische Praxis. In: Niels Altner (2016): Rieche das Feuer, spür den Wind. Wie Achtsamsein in der Natur uns und die lebendige Welt stärkt. Netzversion des Artikels in http://www.fpi-publikation.de/images/stories/downloads/grueneTexte/petzold-2016i-neue-naturtherapien-engagiertes-green-care-waldtherapeutische-praxis-gruene-texte-25-2016.pdf.

Petzold H. G. (2017f/2018): Intersubjektive, „konnektivierende Hermeneutik", Transversale Metahermeneutik, „multiple Resonanzen" und die „komplexe Achtsamkeit" der Integrativen Therapie und Kulturarbeit. POLYOGE 19/2017. http://www.fpi-publikation.de/polyloge/alle-ausgaben/19-2017-petzold-h-g-2017f-intersubjektive-konnektivierende-hermeneutik-transversale.html und in Petzold, H. G., Leeser, B., Klempnauer, E. (2018): Wenn Sprache heilt. Handbuch für Poesie- und Bibliotherapie, Biographiearbeit, Kreatives Schreiben. Festschrift für Ilse Orth. Bielefeld: Aistheis. S. 131-184. Petzold, H. G. (2017m): Was hat „religiöse Spiritualität" in professioneller Beratungsarbeit und Therapie zu suchen? Psychotherapeutische Medizin 1, 30-58 und Polyloge 19/2018; http://www.fpi-publikation.de/downloads/download-polyloge/download-nr-19-2018-petzold-h-g.html.

Petzold, H. G. (2018k): Episkript: „... in a flow of green" – Green Meditation als Hilfe in belastenden Lebenssituationen und bei schwierigen Wegerfahrungen. In. *Petzold, H. G., Ellerbrock, B., Hömberg, R.* (2018): Die neuen Naturtherapien. Handbuch der Garten-, Landschafts-, Waldtherapie und Tiergestützten Therapie, Green Care und Green Meditation. Bd. I. Bielefeld: Aisthesis. S. 897-940. *Grüne Texte* Jg. 21/2019 – https://www.fpi-publikation.de/gruene-texte/21-2019-petzold-h-g-2018k-episkript-in-a-flow-of-green-green-meditation-als-hilfe-in-belastenden-lebenssituationen-und-bei-schwierigen-wegerfahrungen/.

Petzold, H. G. (2019d/2020c): Notizen zur „Oikeiosis", Selbstfühlen und Naturfühlen. Transversale Selbst-, Natur-, Welterkenntnis, „Green Meditation", „Green Writing", „Grünes Handeln" – anthropologische und mundanologische Konzepte der Integrativen Therapie. Grüne Texte 14/2019 https://www.fpi-publikation.de/downloads/?doc=petzold-2019d-2020c-oikeiosis-selbstfuehlen-naturfuehlen-transversal-gruene-texte-14-2019.pdf.

Petzold, H. G. (2023c): PRAXEOLOGISCHES: Supervision „auf dem Weg" – Zur Out-Door-Praxis supervisorischer Arbeit: Feldentwicklung, Walk & Talk, Green Exercises Embedded in Nature and Time. Ein erläutertes Interview mit Hilarion G. Petzold zu Problemen von Praxeologie, Ökologie, Zeit und mehr in der Supervision, SUPERVISION 3/2023 https://www.fpi-publikation.de/supervision/03-2023-petzold-h-g-2023c-praxeologisches-supervision-auf-dem-weg-zur-out-door-praxis-supervisorischer-arbeit-feldentwicklung-walk-talk-green-exercises-embedded-in-n/.

Petzold, H. G., Brühlmann-Jecklin, E., Orth, I., Sieper, J. (2008): „Methodenintegrativ“ und „multimodal“ – kokreative Strategien in den Konfluxprozessen der „Integrativen Therapie“. Zur Geschichte und Bedeutung der Begriffe. Bei: www.FPI-Publikationen.de/materialien.htm – *POLYLOGE: Materialien aus der Europäischen Akademie für Psychosoziale Gesundheit* – 33/2008 – http://www.fpi-publikation.de/downloads/download-polyloge/download-nr-33-2008-petzold-bru-hlmann-jecklin-orth-sieper.html.

Petzold, H. G., Leitner, A., Sieper, J., Orth, I. (2008): Materialien und Konzepte zu Lehrtherapien und Selbsterfahrung in der Psychotherapie.

Petzold, H. G., Napoli, G., Mathias-Wiedemann, U. (2021): Multisomnisches Arbeiten mit Träumen – neue Perspektiven der Integrativen Therapie in der „Dritten Welle“ – ein Arbeitsbericht. POLYLOGE Jg. 2021. https://www.fpi-publikation.de/downloads/?doc=petzold-napoli-mathias-multisomnisches-arbeiten-traeume-neue-perspektiven-dritte-welle-polyl-21-2021pdf.pdf.

Petzold, H. G., Orth, I. (2004b): „Unterwegs zum Selbst“ und zur „Weltbürgergesellschaft“ – „Wegcharakter“ und „Sinndimension“ des menschlichen Lebens – Perspektiven Integrativer „Kulturarbeit“ – Hommage an Kant, Europäische Akademie für Psychosoziale Gesundheit, Hückeswagen 2004b, mimeogr. ergänzt in: Petzold, H. G., Orth, I. (2005a): Sinn, Sinnerfahrung, Lebenssinn in Psychologie und Psychotherapie. 2 Bände. Bielefeld: Edition Sirius beim Aisthesis Verlag. S. 689-791. http://www.fpi-publikation.de/polyloge/alle-ausgaben/09-2009-orth-i-petzold-h-g-2004b-unterwegs-zum-selbst-und-zur-weltbuergergesellschaft.html.

Petzold, H. G., Orth, I. (2005a): Sinn, Sinnerfahrung, Lebenssinn in Psychologie und Psychotherapie. 2 Bände. Bielefeld: Edition Sirius beim Aisthesis Verlag.

Petzold, H. G., Orth, I. (2014): Wege zum „Inneren Ort persönlicher Souveränität“ – „Fundierte Kollegialität“ in Beratung, Coaching, Supervision und Therapie. In: www.FPI-Publikationen.de/materialien.htm Supervision: Theorie – Praxis – Forschung. Eine interdisziplinäre Internet-Zeitschrift – Jg. 2014. http://www.fpi-publikation.de/supervision/alle-ausgaben/06-2014-petzold-h-g-orth-i-1998-2014-wege-zum-inneren-ort-persoenlicher-souveraenitaet.html.

Petzold, H. G., Orth, I. (2017a): Interozeptivität/Eigenleibliches Spüren, Körperbilder/Body Charts – der „Informierte Leib“ öffnet seine Archive: „Komplexe Resonanzen“ aus der Lebensspanne des „body-mind-world-subject“. Hückeswagen: Europäische Akademie für biopsychosoziale Gesundheit. POLYLOGE 22/2018; http://www.fpi-publikation.de/polyloge/alle-ausgaben/22-2018-petzold-h-g-orth-i-2017a-interozeptivitaet-eigenleibliches-spueren-koerperbilder.html.

Petzold, H. G., Orth, I. (2017b): Epitome. POLYLOGE IN DER INTEGRATIVEN THERAPIE: „Mentalisierungen und Empathie“, „Verkörperungen und Interozeption“ – Grundkonzepte für „komplexes Lernen“ in einem intermethodischen Verfahren „ko-kreativen Denkens und Schreibens“. In: Petzold, H. G., Leeser, B., Klempnauer, E. (2017): Wenn Sprache heilt. Handbuch für Poesie- und Bibliotherapie, Biographiearbeit, Kreatives Schreiben. Festschrift für Ilse Orth, Bielefeld: Aistheis. S. 885-971. Auch in POLYLOGE. Polyloge 31/2017. http://www.fpi-publikation.de/polyloge/alle-ausgaben/31-2017-petzold-h-g-orth-i-2017b-epitome-polyloge-in-der-integrativen-therapie.html.

Petzold, H. G., Orth, I. (2020b/2021c): Green Meditation und Oikeiosis: Wege zu ökologischem Selbstverstehen und Naturbezug, zu „ökophiler Lebenspraxis“ und aktiver „ökologischer Kultur“ – Gedanken und Materialien. Hückeswagen: Europäische Akademie für biopsychosoziale Gesundheit. *Grüne Texte* 10/2021. https://www.fpi-publikation.de/downloads/?doc=petzold-orth-2021a-green-meditation-oikeiosis-oekophile-lebenspraxis-arbeitsversion-gruene-texte-10-2021pdf.pdf.

Orth, I., Petzold, H. G. (2021a): NatureArts und ForestArt Therapy. GREEN CARE 2/2021 und Grüne Texte 12/2021 https://www.fpi-publikation.de/polyloge/20-2021-orth-i-petzold-h-g-2021-nature-arts-forest-art-natur-heilend-erleben-und-gestalten/.

Petzold, H. G., Orth, I., Sieper, J. (2013a): Manifest der Integrativen Kulturarbeit 2013. In: und in: *Petzold, Orth, Sieper* (2014): „Mythen, Macht und Psychotherapie". Therapie als Praxis kritischer Kulturarbeit. Bielefeld: Aisthesis. S. 671-688. https://www.fpi-publikation.de/polyloge/24-2013-petzold-h-orth-i-sieper-j-2013a-manifest-der-integrativen-kulturarbeit-2013/.

Petzold, H. G., Orth, I., Sieper, J. (2014a): „Mythen, Macht und Psychotherapie". Therapie als Praxis kritischer Kulturarbeit. Bielefeld: Aisthesis.

Petzold, H. G., Orth, I., Sieper, J. (2019b): Kreative Medien" in der „InTegrativen Therapie". Begriff, Konzept und Methodologien 1965-2008. Hückeswagen: Europäische Akademie für psychosoziale Gesundheit. *Polyloge* 22/2019. https://www.fpi-publikation.de/polyloge/22-2019-petzold-h-g-orth-i-sieper-j-2008-2010-2019b-integrative-therapie-mit-kreativen/.

Petzold, H. G., Petzold-Heinz, I., Sieper, J. (1972): Naturverbundenheit schaffen, Natur-Sein erfahren: Grün Erleben, Grüne Übungen, Grün Erzählen – ökologische Lebenspraxis. Projektkonzept. Büttgen: Volkshochschule Büttgen. http://www.fpi-publikation.de/artikel/gruene-texte/05-2019-petzold-h-g-petzold-heinz-i-sieper-j-1972-naturverbundenheit-schaffen-gruen.html.

Petzold, H. G., Sieper, J. (2012a): „Leiblichkeit" als „Informierter Leib"embodied and embedded – Körper-Seele-Geist-Welt-Verhältnisse in der Integrativen Therapie. Quellen und Konzepte zum „psychophysischen Problem" und zur leibtherapeutischen Praxis. In: *Petzold, H. G.* (2012f): Die Menschenbilder in der Psychotherapie. Interdisziplinäre Perspektiven und die Modelle der Therapieschulen. Wien: Krammer, **243-321**. http://www.fpi-publikation.de/images/stories/downloads/polyloge/petzold-sieper-2012a-leiblichkeit-informierter-leib-embodied-embedded-konzepte-polyloge-21-2012.pdf.

Petzold, H. G., Sieper, J., Orth, I. (2019c): TRANSVERSALE VERNUNFT. Leitidee für eine moderne Psychotherapie und Supervision, Kernkonzept „Integrativer Humantherapie und Kulturarbeit. Forschungsbericht aus der Europäische Akademie für biopsychosoziale Gesundheit, Hückeswagen. Updating von 2014e, ersch. auch Polyloge Jg. 2019, https://www.fpi-publikation.de/polyloge/.

Ricard, M. (2009): Meditation. München: Nymphenburger.

Russel, B. (1964): Probleme der Philosophie. Frankfurt/Main: Suhrkamp.

Schmitz, H. (1965): System der Philosophie, Bd. II, 1. Teil: Der Leib. Bonn: Bouvier.

Schmitz, H. (1990): Der unerschöpfliche Gegenstand. Grundzüge der Philosophie. Bonn: Bouvier.

Schmitz, H. (2011): Der Leib, Berlin: De Gruyter.

Schmitz, H. (2014): Atmosphären. Freiburg/Br.: Karl Alber.

Sieper, J. (2019): INTEGRATIVE THERAPIE als „Life Span Developmental Therapy", in: Waibel, M.J. (2019), Waibel Martin J.: In Bewegung. Integrative Humantherapie „auf dem Wege" – liber amicorum –. Festgabe für Univ.-Prof. Dr. mult. Hilarion G. Petzold zum 75. Geburtstag. Ein bewegtes Leben in die Tiefen des „homo absconditus". **Integrative Bewegungstherapie** 1/2019 https://www.fpi-publikation.de/downloads/?doc=waibel-festgabe-fuer-univ-prof-dr-mult-hilarion-g-petzold-75-geburtstag-homo-absconditus-IBT-01-2019-1.pdf.

Sieper, J., Petzold, H. G. (2002/2011): Der Begriff des „Komplexen Lernens" und seine neurowissenschaftlichen und psychologischen Grundlagen – Dimensionen eines „behavioralen Paradigmas" in der Integrativen Therapie. Lernen und Performanzorientierung, Behaviourdrama, Imaginationstechniken und Transfertraining. Düsseldorf/Hückeswagen. Bei www.FPI-Publikationen.de/materialien.htm – POLYLOGE: Materialien aus der Europäischen Akademie für psychosoziale Gesundheit – 10/2002 und http://www.fpi-publikation.de/supervision/

alle-ausgaben/04-2011-sieper-j-petzold-h-g-komplexes-lernen-in-der-integrativen-therapie-und-supervision.html. Gekürzt in Leitner, A. (2003): Entwicklungsdynamiken der Psychotherapie. Wien: Kramer, Edition Donau-Universität. S. 183-251.

Singer, W., Ricard, M. (2008): Hirnforschung und Meditation. Ein Dialog. Frankfurt/Main: Edition Unseld.

Soentgen, J. (2000): Phänomenologie auf neuen Wegen – Das Werk des Hermann Schmitz. https://opus.bibliothek.uni-augsburg.de/opus4/frontdoor/deliver/index/docId/1575/file/Soentgen_Hermann_Schmitz.pdf.

Wölfle, C. F., Petzold, H. G., Mathias-Wiedemann, U. (2023): Unterwegs zu „komplexer Achtsamkeit“- Integrative Perspektiven auf die mindfulness-based cognitive therapy (MBCT) und Achtsamkeitsmeditation.*olyoge* 03/2023. https://www.fpi-publikation.de/gruene-texte/03-2023-woelfle-c-f-petzold-h-g-mathias-w-u-unterwegs-zu-komplexer-achtsamkeit-integrative-perspektiven-auf-die-mindfulness-based-cognitive-therapy/.

Xianglong Zeng, et al. (2015): The effect of loving-kindness meditation on positive emotions: a meta-analytic review. In: *Frontiers in Psychology* 6, 3. 2015; doi:10.3389/fpsyg.2015.01693.

Integrative Therapie – anthropologische und therapeutische Grundpositionen

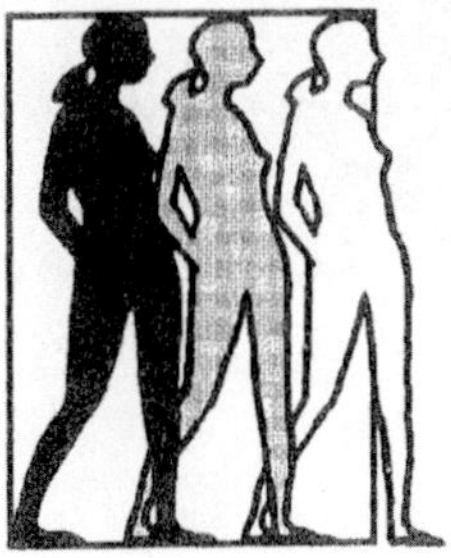

Der MENSCH ist ein	BEREICHE	INSTRUMENTE	ZIELE
KÖRPER-	Körpertherapie	Integrative Bewegungs- u. Tanztherapie, thymopraktische Leib- und Atemtherapie, Expression Corporelle, Diäthetik	*Integrierte Leiblichkeit* Gewinn von Mitte, Gesundheit, Sensibilität, Spannkraft, Anmut, Kongruenz innerer und äußerer Haltung – body awareness
SEELE-	Psychotherapie	aktive Analyse, narrative Praxis, Gestalttherapie, Psychodrama, intermediale Kunstpsychotherapie	*Integrierte Emotionalität* Gewinn an Selbstregulation, Selbstverwirklichung, Spontaneität, Kreativität, Empathie, emotionale Flexibilität u. Differenziertheit – complex awareness & consciousness
GEIST- WESEN (= *Leib – Subjekt*) im	Nootherapie	Meditative Wege der Besinnung, Betrachtung, Versenkung, dialogisches Sinngespräch, kreative Medien	*Integrierte Existenz* Gewinn von Positionen zu den Fragen nach Lebenssinn u. -zielen, nach Werten, der Liebe, dem Tod, der Transzendenz – ontological awareness & consciousness
SOZIALEN und	Soziotherapie	Netzwerktherapie, Soziodrama, Familientherapie, Selbsthilfegruppen, Wohngemeinschaften, Projektarbeit	*Integrierte soziale Bezüge* Gewinn von tragfähigen sozialen Netzwerken, Freundschaften, Familien, von vielfältigen „social worlds“, Reduktion von Entfremdung – social awareness & consciousness
ÖKOLOGISCHEN KONTEXT UND KONTINUUM (= *Lebenswelt*)	Ökotherapie	Interventionen auf der Mikro-, Meso-, Makro- u. Megaebene, environmental modelling, Projektarbeit	*Integrierte ökologische Bezüge* Bewahrung und Gestaltung des Wohn- und Lebensraumes – ecological awareness & consciousness

Menschenbild der Integrativen Therapie, aus *Petzold* 1974j/1988n

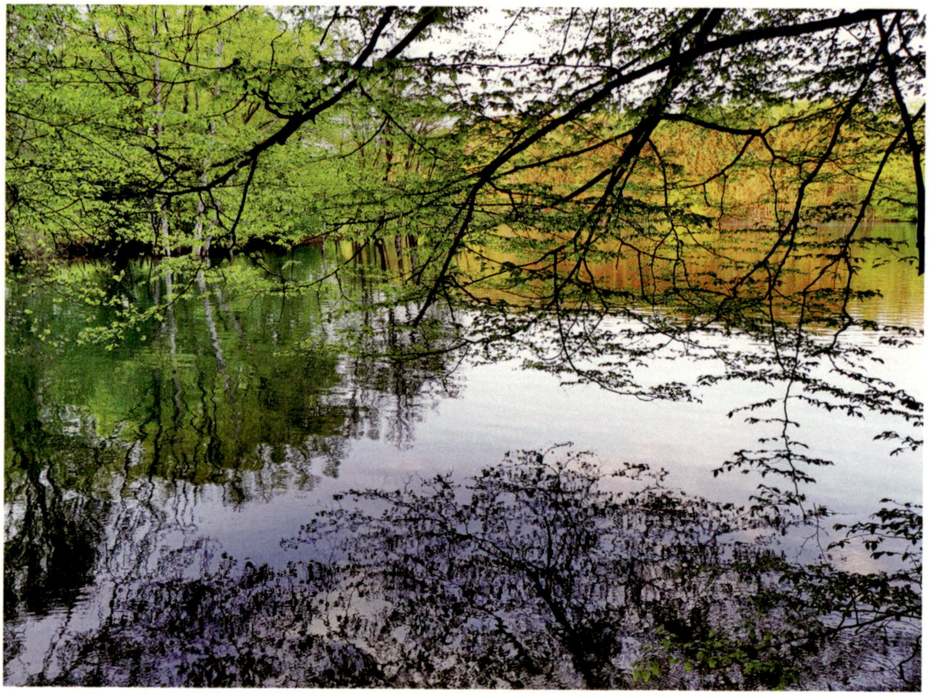

Epitome

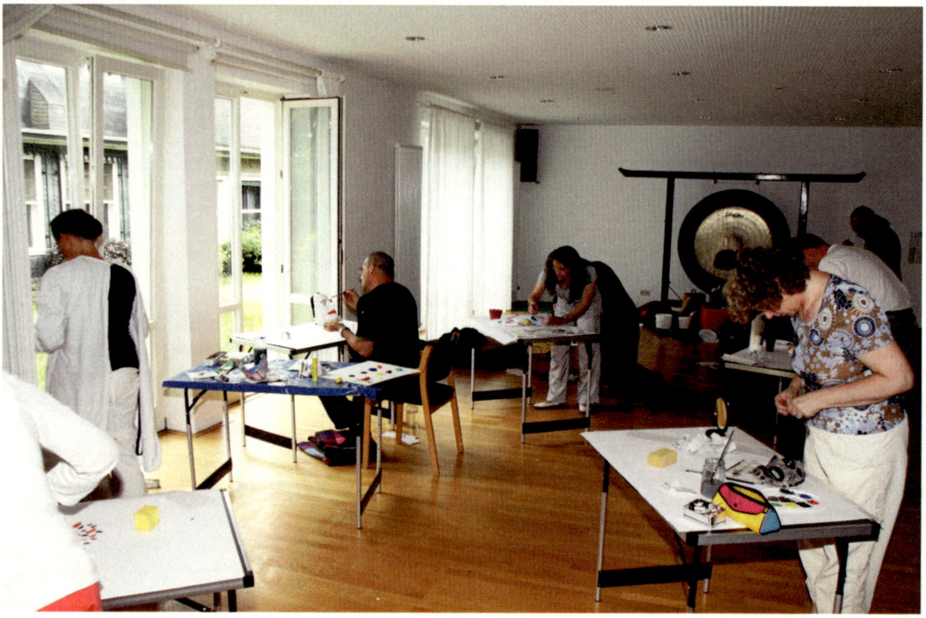

Freude am Schöpferischen, gelebte Ko-kreativität

Integrative Überlegungen zu Lebenskunst, Lebensgestaltung und OIKEIOSIS

Ilse Orth

> ÄSTHETISCHE ERFAHRUNGEN regen an zu ÄSTHETISCHER GESTALTUNG – beides hat heilende und entwicklungsfördernde Potentiale. Sie stärken Gesundung und Gesundheit, unterstützen das SELBST in der Lebensbewältigung, sie wecken eine Freude am Schöpferischen und fördern Prozesse der Lebenskunst, in denen das Selbst ‚zugleich Künstler und Kunstwerk' ist.
>
> *Petzold, Orth, Sieper* 2002

Inhalt

1. Der Kontext – Lehren und Lernen zu Integrativer Therapie, Supervision und Kulturarbeit

Ich konnte die **„Integrative Therapie"**, dieses *differentielle, integrative* und *kreative* Verfahren einer **„bio-psycho-sozial-ökologischen Humantherapie"** (*Petzold* 1965[5]), die Psychotherapie, Beratung, Supervision, Bildungs- und Kulturarbeit, Öko-Care umfasst[6], seit den frühen 1970er Jahren mit *Hilarion Petzold, Johanna Sieper* und dann auch mit anderen KollegInnen **ko-kreativ**[7] mitentwickeln und mitgestalten. Ich berichte deshalb von gemeinsamen Konzepten und gemeinsamer ko-kreativer Arbeit, zu deren Verständnis ich als Zeitzeugin und Mitgestalterin mit diesem Text beitragen will. Als *Spiritus Rector* (https://de.wikipedia.org/wiki/Spiritus_rector) des **Integrativen Ansatzes**, d. h. der Integrativen Therapie, Agogik, das ist Bildungs- und Kulturarbeit und auch eines Eco-Care gilt *Hilarion Gottfried Petzold,* *1944 (*Geuter*, dieses Buch; *Schuch*, dieses Buch). Nicht zuletzt durch seine weit ausgreifenden Inspirationen, sein vernetzendes Denken und sein ko-kreatives Handeln in der Praxis – er ist der „Erfinder" der meisten kreativen Interventionstechniken und Behandlungsmethoden der IT – sowie durch seine verbindende Kohäsionskraft konnten wir den **„bio-psycho-sozial-ökologischen Ansatz" integrativer Hilfeleistung, Therapie, Entwicklungs- und Bildungsarbeit** mit seiner Bildungsstätte, der „Europäischen Akademie für bio-psycho-soziale Gesundheit" am Beversee, Hückeswagen, als ein **„Gemeinschaftswerk"** von MitbegründerInnen entwickeln: wir, das sind *Hilarion Petzold, Johanna Sieper,* ich selbst, *Ilse Orth* und *Hildegund Heinl.*

Es wurde für uns ein viele Wissensfelder und Praxisbereiche einbeziehendes, **transversales Projekt** und wuchs aus unserem viele Menschen, Kolleginnen, PatientInnen, Studierende einbeziehenden Miteinander in einem **„Ko-kreativen Konflux"** (*Petzold, Brühlmann-Jecklin, Orth, Sieper* 2007), das heißt in einem schöpferischen Zusammenwirken all unserer Ressourcen und Potentiale. **Konflux** war seit den 1960er Jahren unser Begriff für diese vielfältigen theoretischen, methodischen, praktischen und forschenden Prozesse, in denen sich zunehmend eine Qualität **„transversaler Vernunft"** herausgebildet hat. Wir haben sie wie folgt umschrieben (*Petzold, Sieper, Orth* 2022[8]):

> **Transversale Vernunft** ist eine sinnsuchende, *wissenshungrige Vernunft,* die in dem menschlichen Grundantrieb der ‚explorativen Neugierde' wurzelt und alle Domänen des Wissens durchquert. Sie ist zugleich eine *konkret gestaltende, ko-kreative Vernunft,* die der ‚Poiesis', der Schaffensfreude, entspringt und im Suchen und Gestalten immer neue Beiträge zu den Lebensprozessen und zu den Materialien der Welt leistet. Sie trägt damit zur Weltkomplexität bei und zugleich wieder zur Transversalität. (ebd. 16).

Auch künftig muss der Integrative Ansatz in einem solchen Zusammenfließen von Fähigkeiten/Kompetenzen und Fertigkeiten/Performanzen, von Ressourcen und Potentialen unter der Ägide **Transversaler Vernunft** weiterentwickelt werden. Mit ihrem breiten Repertoire an kreativen und ökologischen/naturtherapeutischen Methoden wurde unser Ansatz ein komplexes, modernes Therapieverfahren mit originellen, differentiellen Interventionsmethoden auf dem Boden einer **bio-psycho-sozio-ökologischen** Grundausrichtung und ihrer integrativen, klinischen Praxeologie, Praxis, Bildungs- und Kulturarbeit. Wir verwenden in schöpferischen Prozessen der *Behandlung* vielfältiger Störungen sowie bei der *Beratung* von *Lebensgestaltung* und *Hilfeleistungen* in der Praxis *„kreative Medien und künstlerische Methoden"* (*Petzold, Brühlmann-Jecklin* et al. 2008), um Gesundheit, Wohlbefinden, Heilung und nicht zuletzt konstruktives, konviviales Miteinander zu fördern.

Das alles haben wir unter einem aktualisierten bzw. modernisierten Begriff von **„Oikeiosis"** gefaßt. Das ist ein wichtiges Konzept aus der jüngeren Stoa (*Epiktet, Hierokles, Marc Aurel, Seneca* u. a.). Es umschließt **„Selbstverstehen, Mitmenschen- und Weltverstehen und das Verbinden von all dem"**. Realisiert werden soll es in einer persönlichen und gemeinschaftlich-kollektiven

Kooperation und **Lebenskunst** – so *Hilarion Petzold* (2019d/2020c) mit Bezug auf *Gretchen Reydams-Schils* (2005, 2018), *Maximilian Forschner* (1981, 2008) und *Christoph Horn* (2004)[9]. *Horn* fasst „Oikeiosis" wie folgt:

> Der Begriff steht in der Philosophie der Stoa für eine biologische, psychologische und moralphilosophische Konzeption, nach der die Tendenz zur Selbsterhaltung ... den primären natürlichen Impuls jedes Lebewesens bildet. Speziell beim Menschen schließt sich als zweite Stufe eine rationale Selbstaffirmation sowie eine vernünftige Akzeptanz aller anderen Menschen an. Der Ausdruck οἰκείωσις ist eine Ableitung aus οἰκεῖος (eigen) bzw. οἰκειοῦν (sich aneignen). Wörtlich bezeichnet er den Umstand, daß sich ein Lebewesen mit sich selbst prozeßförmig bekannt macht und sich selbst in Besitz nimmt. (*Horn* 2004)

Wir betonen mit der Stoa, dass der Mensch sich dabei die anderen Menschen und Lebewesen, die er aufnimmt, vertraut macht, ja dass er die Welt insgesamt einbezieht. Das „entspricht der **Natur**" und damit auch der Natur des Menschen (*Forschner* 1981, 2008). *Petzold* (2019d) sieht das als ein **fundamentales „embodiment":** Selbst aus der **„embeddedness"** in Welt/Natur hervor gegangen, ist der Mensch ein Wesen, das beständig Welt verkörpert/einleibt, ob er will oder nicht, weil eben das „seine Natur" ist.

Das moderne OIKEIOSIS-Konzept (deshalb in Kapitälchen geschrieben) macht eine wichtige Qualität des „Integrativen Ansatzes" aus und kennzeichnet unsere gemeinschaftliche, integrative und kreative Sicht auf unser **bio-psycho-sozial-ökologisches Verfahren**, wie wir es über die Jahre und Jahrzehnte entwickeln konnten. Es hat in diesen Prozessen stets meiner persönlichen Art, meiner Lebensweise, meinen Talenten entsprochen, und so ist es wohl auch den vielen anderen Menschen ergangen, die das Verfahren aufgenommen haben, denn es eröffnet einen Raum, in dem eine **„Freude am Schöpferischen"** möglich ist[10]. Das hat uns als BegründerInnen verbunden und so ist auch dieser Text Ausdruck gemeinsamen Denkens und schöpferischer, ko-kreativer Zusammenarbeit. Auch der Begriff der **Ko-Kreativität** stammt von *Hilarion Petzold* und wird als Basisqualität der **Konvivialität** gesehen, zu der die IT beitragen will (*Iljine, Petzold, Sieper* 1967).

In der Integrativen Therapie sehen wir mit *Moreno* (1931)[11] **Kreativität** als eine **Grundqualität eines jeden Menschen**. Deshalb ist eine subtile Polarisierung, wie sie sich bei *Betty Friedan* in der „zweiten Welle" des Feminismus findet, unseres Erachtens nicht notwendig. *Friedan* schrieb: „Wie für einen Mann führt auch für eine Frau der einzige Weg zu sich selbst über schöpferische Arbeit."[12] Wir sehen hier eine Grundqualität alles Menschlichen, aller Hominität: Menschen sind als solche v i e l f ä l t i g kreativ in all ihrer Vielfalt. Das ist von uns eine anthropologische Aussage, formuliert mit Blick auf alle Genderdiskurse[13]. Kreativität/Ko-kreativität kennzeichnet Menschen in übergreifender

Weise. Wir schrieben deshalb: „Der Königsweg der Menschen zu sich selbst ist schöpferische Arbeit als ko-kreativer Prozess, in dem das jeweilige Leibsubjekt in seiner Eigenheit und Verbundenheit Künstler und Kunstwerk zugleich wird"[14]. **Ko-kreativität** wurde als Begriff von *Hilarion* 1967 eingeführt für Prozesse schöpferischer, *interpersonaler* Gemeinschaftsarbeit und zugleich für ingeniöse, *intrapersonale* Synergien im persönlichen Lebenswerk. **Ko-kreativität** und Konflux sind seitdem Kernkonzepte des Integrativen Ansatzes geblieben[15].

Integrative Therapie ist ein *herakliteischer* Ansatz, der sich permanent entwickelt hat und weiterentwickelt und zu dem jeder immer wieder beigetragen hat und beizutragen vermag. *Johanna Sieper*[16] hat den sich in nonlinearen, spiraligen Bewegugen fortschreibenden Entwicklungsstrom des „alles fließt" (*Heraklit*) – auch die Entwicklung der Integrativen Therapie (*Petzold, Sieper* 1988b) – in konsistenter Weise in **„drei Wellen"** unterteilt: die **erste Welle** der Anfänge und des Aufbaus 1965-1982, die **zweite Welle** der Konsolidierung 1982-2000 und die **dritte Welle** transversaler Ausarbeitung und Überschreitung seit 2000 und nicht nur, weil das eine symbolträchtige Jahrtausendwende war, sondern weil hier tatsächlich substantielle Weiterentwicklungen auf dem Boden des schon Geschaffenen stattgefunden haben und noch stattfinden. Das sind Prozesse, an denen alle teilhaben, die an der Entwicklung des Ansatzes kokreativ mitgearbeitet haben und noch mitarbeiten. Dafür bedarf es „Freiräume", „Räume der Ko-Kreativität", die der **Integrative Ansatz** zu schaffen bemüht war und ist[17]. Ich selbst spreche in diesem Beitrag von einigen Entwicklungen in der **„dritten Welle"**, in der – wie in den vorausgehenden Wellen – *Hilarion Petzold* wesentliche Anstösse gegeben hat, dabei immer aber unsere Anregungen und Impulse aufgenommen hat und in ***Ko-respondenz,*** in ***Polylogen*** mit uns ausführen konnte. So ist immer wieder ein „Gemeinsames" entstanden. Das kennzeichnet *seinen/unseren* „Integrativen Ansatz", und dieses „gemeinsame Werk" zeichnet die Integrative Therapie aus. Sie ist nicht, wie *Hilarion* und wir immer wieder betont haben[18], das Werk eines „Gründervaters", wie so viele paternal geprägten Therapieverfahren (*Adler, Freud, Jung, Perls, Rogers* usw.), sondern eine sich *entwickelnde **ko-kreative Gemeinschaftsarbeit*** der BegründerInnen und ihrer wachsenden KollegInnenschaft.

Viele Bewegungen und Verfahren werfen, wenn sie sich entwickeln „Wellen". So spricht man von einer „Dritten Welle", ja einer „Vierten Welle" der feministischen Bewegungen[19]. In der Verhaltenstherapie wird von einer „Dritten Welle" gesprochen[20], was natürlich nicht nur für diesen Mainstream gilt, sondern auch für andere therapeutische Richtungen gelten muss, wenn sie sich *im Strom des Heraklit* durch **Differenzierungs-** und **Integrationsprozesse** signifikant weiterentwickeln. Es ist für jede eigene **Integrationsarbeit** wichtig, solche Entwicklungen und ihre **Zeitgeistkontexte** zu verstehen[21].

2. Räume der Ko-kreativität und persönliche Souveränität

Ein solcher Raum, der Kreativität und innovatorische **Ko-Kreativität** ermöglicht, kann in verschiedenen Bereichen und mit unterschiedlichen Qualitäten geschaffen werden: Oft waren es besondere Landschaften und besondere Orte, Treffpunkte, an den Menschen zusammenkamen, um miteinander – inspiriert vom *genius loci* – schöpferisch aktiv zu werden, *kreativ/ko-kreativ* zu sein in Kontext/Kontinuum. Seit den Anfängen der IT wurde deshalb eine ökologische und **spatiotemporale, zukunftsorientierte** Sicht vertreten. Zukunftsorientierung und Ökologiebezug, Therapie, soziotherapeutische Hilfeleistung, Bildungs- und Kulturarbeit ist ein Charakteristikum der IT. In sich entwickelnden Prozessen *gemeinschaftlicher Hermeneutik* und *wechselseitiger Inspiration* haben Menschen über die Hominisation hin wieder und wieder begonnen, sich im *ko-kreativen Wahrnehmen* der Wirklichkeit neu zu *erfassen*, zu *verstehen* und zu *erklären* und dann handlungsmächtig neu zu *gestalten* – wir sprechen in der IT von Prozessen in einer „hermeneutischen Spirale" als Grundlage des Handelns, der Selbst- und Weltgestaltung. Kultstätten aus der Frühzeit der Menschheit dokumentieren das genauso wie die Philosophenschulen der Antike. Ich erinnere an die Schule von *Plato* im Hain des attischen Heros Akademos bei Athen oder an den Kepos, den Garten bei Athen, in dem *Epikur* seine Schule gründete. In ihr konnten auch Frauen, Familien, Paare, Hetären in Prozessen kollektiver Hermeneutik, Kreativität bzw. Ko-kreativität mitwirken und das „Leben als Integrationsarbeit" gestalten im F l u s s kollektiver, schöpferischer Impulse. Dazu passt sehr gut das Bild des *Heraklit* vom „fließenden Strom", der „immer neues Wasser heranführt", und in den wir „niemals zweimal hineinsteigen", wie der *Weise von Ephesus* sagte. In der Integrativen Therapie haben wir deshalb seit ihren Anfängen von einem „**Konflux**" gesprochen[22], von einem Zusammenfließen der Kreativität, wenn Menschen miteinander **ko-kreativ** schöpferisch werden. Man kann Beispiele für solche Orte und Gruppen, in denen ko-kreative Synergien möglich wurden, durch die gesamte Menschheitsgeschichte finden bis in die Gegenwart. Oft waren sie an wechselnde Leitfiguren gebunden, meist an bestimmte Ideen oder Formen der Lebensführung. Immer wieder starben solche Ströme kreativen Fließens auch wieder ab, andere entstanden und entstehen neu in allen möglichen Feldern der menschlichen Gemeinschaft und natürlich auch in einigen Bereichen der Psychotherapie. Für uns war wichtig zu verstehen, dass dieses Zusammenwirken von Menschen, das über die menschliche Kulturgeschichte – und ich spreche vielleicht besser von „Kulturgeschichten" – zu beobachten ist, offenbar ein Grundphänomen des „Gruppenwesens" Mensch zu sein scheint. Es zeigt sich: Wann immer man einen ko-kreativen und inspirierenden **Freiraum** schaffen kann, wachsen in ihm **souveräne Menschen**. Wir haben von einem „**R a u m des Ko-Kreativen**" und einer „**Z e i t der Ko-kreationen**" gesprochen und von einem „**Fluss gemeinsamer Ko-Kreation**", von „**Konflux**". Im Integrativen Ansatz sprechen wir also von einem *transversalen, ko-kreativen*

Strom, der „**Kontext und Kontinuum**" durchströmt. In diesem *Raum-Zeit-Gefüge* muss jeder Mensch mit dem **K o n v o i**[23] seiner bedeutsamen Mitmenschen lernen, sicher im Hergebrachten und offen für Neues zu navigieren.

Winnicott hat über einen „potential space", über einen „Möglichkeitsraum" und über „fördernde Umwelt" geschrieben[24] und der russische Kulturphilosoph, *Michail Michailowitsch Bachtin*, ein Referenztheoretiker unseres Verfahrens[25], schrieb von einem „**Chronotopos**"[26], von dem „Zeit-raum" der schöpferischen Prozesse zwischen Menschen. *J.L. Moreno*, Begründer des Psychodramas und ein weiterer Quellautor unserer Arbeit, sieht den Menschen als schöpferisches Gruppenwesen auf der „Bühne des Lebens" und greift damit die alte Theatermetaphorik vom „Spiel des Lebens"[27] auf, das Menschen zu gestalten haben. Dieses spielerische Moment, das auch *Schiller* betont hat, dieses Gestalten des *homo ludens*, birgt die Chance, dass uns dabei ein „Lebenskunstwerk" gelingen kann. „Und das Leben des Menschen, könnte es nicht ein Kunstwerk sein?" – so fragte *Michel Foucault* mit dem Blick auf die Idee der „**Lebenskunst**" in der Antike und mit dem Ziel einer Ästhetik der eigenen Existenz[28]. Im Integrativen Ansatz wurde diese Idee vollauf bejaht. *Hilarion Petzold* hat dazu seinen inzwischen klassischen Text „Das Selbst als Künstler und Kunstwerk" geschrieben[29], und wir haben die damit verbundene Theorie und Praxeologie der „**Persönlichen Souveränität**" entwickelt[30]. Bei der gilt es zu sehen, dass sie niemals nur das Ergebnis der Bemühungen eines Einzelnen, des Individuums, ist, sondern sie ist das Ergebnis von **Ko-kreativität**. An meiner **Souveränität** und an Ihrer, liebe LeserInnen, letztlich an den Qualitäten jeder schöpferischen Persönlichkeit, haben andere mitgewirkt: als Vorbilder oder Unterstützer, als Anreger oder auch als Widerpart, gegen den man sich durchsetzen muss. Es gibt auch kreative Konflikte! Das, was wir in der Integrativen Therapie und Supervision, der integrativen Bildungs- und Kulturarbeit geschaffen haben, ist immer wieder auch durch Konflikte gegangen, die kreativ gelöst werden konnten. „Kreativität und Konflikte"[31] so lautet der Titel eines frühen Buches von 1973 aus unserer Bewegung.

3. Integrative und ko-kreative Kulturarbeit als Oikeiosis in der Lebensspanne – zukunftsgerichtet

Unsere Idee eines **Kontinuums** schöpferischer, ko-kreativer Möglichkeiten steht also selbst in einer Tradition „**ko-kreativer Kulturarbeit**", der wir 2014 ein großes Werk zur „**Integrativen Kulturarbeit**"[32] gewidmet haben, das heißt auch dem Kommenden, denn das **Leben anschauen bedeutet immer wieder auch „Zukunft entwerfen und gestalten"**. Die Integrative Therapie ist das Verfahren im Konzert der Therapierichtungen, das eine solche starke Zukunftsorientierung hat (*Petzold, Orth* 2024)[33] und affirmiert, dass Psychotherapie *strukturell* zukunftsgerichtet ist. Ich gehe heute in die Therapie, um **künftig wieder**

gesund zu werden und mich als Persönlichkeit weiterzuentwickeln. Das will auch die Weiterbildung von Menschen, LehrtherapeutInnen, TherapeutInnen, PatientInnen vermitteln[34], denn Therapie ist immer auch ein Bildungsprozess, und wir haben deshalb schon früh Modelle einer „Integrativen Agogik in der Lebensspanne" und Methoden mit „kreativen Medien" zu intermedialer Arbeit in Therapie und Agogik entwickelt[35].

Es ist immer wieder wichtig, das Leben zu betrachten, um **Positionen** zu bestimmen, im Rückblick durchmessene Strecken auszuwerten und in der Vorausschau *WEG*verläufe und Ziele anzuvisieren, zu überdenken und dann mit neuem Impetus anzugehen. Der Mensch als *„homo viator"* (*G. Marcel*) ist über seine gesamte Lebensspanne hin „unterwegs auf der Lebensstraße" und hat durch den „aufrechten Gang" Zeitbewusstsein und die Fähigkeit der „Überschau" entwickelt. In der Integrativen Therapie wurden mit den Methoden der „bilanzierenden Lebensüberschau" und der „antizipatorischen Zukunftsprojektion" Instrumente erarbeitet, mit denen unter Verwendung „komplexer Imagination" und „kreativer Medien" (*I. Orth, H. Petzold, J. Sieper*) solche Prozesse der Bilanzierung, des Entwurfs, der Gestaltung genutzt werden können, um sein Leben schöpferisch zu realisieren. Man „soll nie aufhören Bildhauer der eigenen Existenz" zu sein, meinte *Epiktet.* Und in der Tat: „Des Menschen Leben, könnte es nicht ein Kunstwerk sein?" so *Michel Foucault* – und der „Menschheit Aufgabe, müsste sie nicht auf ingeniöse Naturbewahrung gerichtet sein" aus einer **oikeiotischen Zugehörigkeit** und Liebe zum Lebendigen, einer **Ökophilia?**", so unsere Position (*Petzold, Orth, Sieper*[36]).

Unsere integrative Praxis ist eine „**kritische Kulturarbeit**", denn griechisch *„krinein"* heißt unterscheiden, differenzieren, und das bietet eine Basis dazu, zu integrieren und auch Neues kreieren, eine neue **OIKEIOSIS** zu schaffen, so nannte die jüngere Stoa die Idee einer umfassenden Verbundenheit, die wir für die Gegenwart zu aktualisieren versuchen (*Petzold* 2019a) und in die **Zukunft** stellen zu können. Es sei noch einmal unterstrichen: Integrative Therapie ist mehr als andere Therapieverfahren **zukunftsorientiert** – so ihre Zeittheorie[37], was heute mit Blick auf die laufenden und sich verschärfenden ökologischen Probleme unabdingbar ist

Auch in der Praxis kommt das zum Tragen. Integrative Supervision, Therapie, Beratung sind immer auf Kommendes gerichtet: Hilfen, Veränderungen, Verbesserungen, Gesundung, Lösungen. Es muss dabei immer auch auf eine Qualität „weiterführender Kritik" und konstruktiver Problemlösung zentriert werden. Nur das stiftet nachhaltigen *SINN*[38], konsensuell, weiterführend, *sustainable*, weil er durch ko-kreative Konsens-Dissens-Prozesse gegangen ist und damit einen gemeinsamen Boden für neue Räume und Zeiten des „KO-KREATIVEN" geschaffen hat, der auch die Lebensbedingungen kommender Generationen im Blick hat und konstruktiv sichern will.

Die meisten LeserInnen haben solche Prozesse des KON-STRUKTIVEN erlebt und sind durch sie geprägt worden. Viele von Ihnen mussten auch durch

Erfahrungen von DE-STRUKTIVEM gehen. Auch sie gehören zum Leben und werden am besten durch ko-kreatives Handeln von Menschen in konstruktiven sozialen Netzwerken gemeistert. BeraterInnen, TherapeutInnen, „Menschenarbeiter"[39] im Feld der Hilfeleistung, Bildungs- und Kulturarbeit leisten hierzu tagtäglich ihren Beitrag, **gestalten Zukunft**. Es sind schöpferische Beiträge zu einer „Kultur der Humanität und Ökologizität", menschen- und ökologiegerecht[40], die wir wollen, die wir entwickeln müssen, die nicht ungefährdet ist – unsere Zeit zeigt das gegenwärtig wieder einmal. Sie ruft uns damit auch wieder auf, KO-KREATIV an besseren Verhältnissen zu arbeiten.

Jede und jeder ist durch ko-kreative Prozesse zu dem Menschen geworden, der er jetzt ist, und er wird sein Leben in guter Weise gestalten in einem *„successful ageing"*, wie *Paul Baltes*[41] das in seiner longitudinalen Entwicklungspsychologie benannte, wenn er weiter in ko-kreativen sozialen Bezügen durchs Leben gehen kann und nicht belastet bzw. überlastet, beschädigt wird. In unserer **„Entwicklungspsychologie und Entwicklungstherapie der Lebensspanne"**[42] sprechen wir von *„lifelong co-creation"*, *gemeinsamer lebenslanger, schöpferischer Wirklichkeitsgestaltung*. Das kennzeichnet den Integrativen Ansatz, wie wir – *Hilarion, Johanna* und ich – ihn vertreten und wir ihn in der Gemeinschaft integrativer Kolleginnen und Kollegen weitergeben in Prozessen des *„life long learning"* und einer „éducation *permanente*", Bewegungen, an deren Anfängen wir standen und die wir mitentwickelt haben[43].

Wir stehen damit **mitten im Leben** und blicken dabei mit einer **salutogenetischen** Perspektive **zukunftsgerichtet**, mit „antizipatorischer Kompetenz" auf das Leben. Damit meine Aussage nicht nur als abstrakter Gedanke im Raum steht, schlage ich vor, ihn in integrativ-kreativer Weise zu konkretisieren.

Stellen Sie sich als LeserInnen einmal in ihrer Imagination den „Fluß des Heraklit" vor, der ja auch Ihr Leben bestimmt. Wir stehen von Kinderzeiten an in einem solchen Lebensstrom, werden von Leben durchströmt, fließen im Strom der Zeit. Lassen Sie einfach Erinnerungen aufkommen an ihren Quellen ...., an Szenen kreativen Miteinanders in Kindheit und Jugend, aber auch in ihrer Zeit als Erwachsener .... von Kindergartenzeiten an bis zum familialen Miteinander heute oder zur beruflichen Teamarbeit. Da hat es Situationen, Momente, Ereignisse der KO-KREATIVITÄT gegeben ... ... Auf die möchte ich mit dieser Imaginationsübung fokussieren, auf die konstruktiven Impulse, die sie von Menschen erfahren haben .... Versuchen Sie, die „Atmosphären des Schöpferischen", die Angeregtheit, Faszination, Begeisterung, wieder in sich aufkommen zu lassen .....

Ich möchte jetzt einige wichtige Konzepte durchgehen, die uns in der IT am Herzen liegen, Kerngedanken unseres integrativen Ansatzes, Triviales vielleicht, das in komplexer Erlebnisaktivierung – und um die geht es – immer wieder zu neuer **„Frische des Erlebens"** führt.

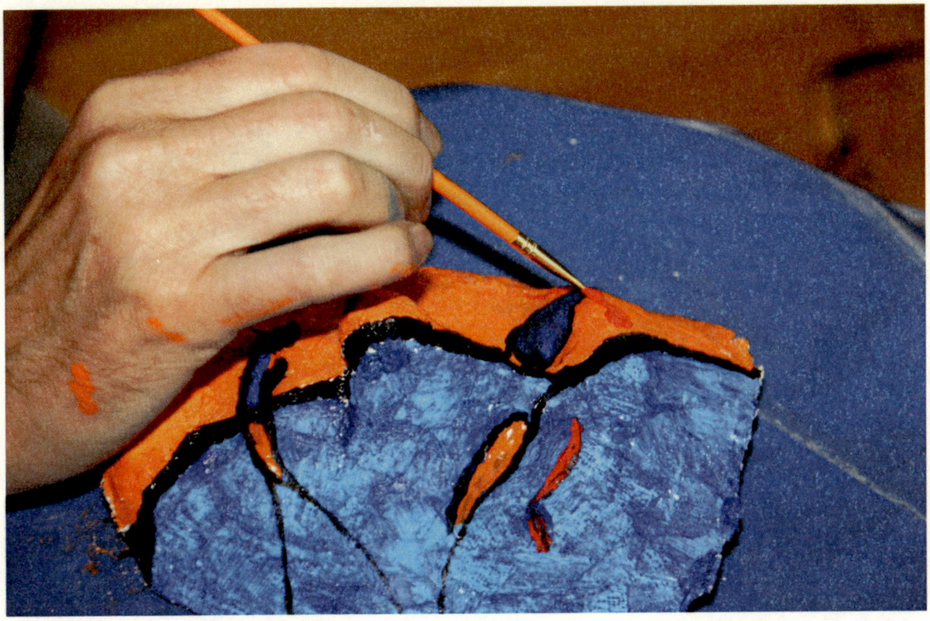

Frische (körperliche/leiblich-vitale Frische, seelische Frische der Gefühle, z. B. der Liebe, geistige Frische des Interesses, soziale Frische der Beziehungen) ist eine bedeutsame *Empfindungsqualität* und Zeichen von Gesundheit, die *Hilarion Petzold*[44] für unseren Integrativen Ansatz herausgestellt gestellt hat. In der Psychotherapie hatte man sie bislang nicht beachtet.

4. Leiblichkeit und Zeitlichkeit

In unserer „**Anthropologie des Schöpferischen Menschen**" (*Orth, Petzold*)[45] – ja, Sie, liebe LeserInnen, sind „schöpferische Menschen", wieder und wieder – ist die Grundlage von **Selbsterkenntnis** und **Welterkenntnis** der jeweilige personale, „**multisensorische Leib in Kontext/Kontinuum**":

Sehen und Hören ist nicht alles. Spüren Sie jetzt hin, wie Sie sich gegen die Schwerkraft aufrichten ... in jeder Sekunde ein Gleichgewicht aufrechterhalten, leicht ausbalanciert, locker ... oder angespannt. Wer möchte, kann kurz aufstehen ... eine Balanceleistung ... und damit verändert sich der Blick, er wird weiträumiger, *orientierend*. Wir realisieren nun noch klarer: wir sind immer **Leib** im **Raum**, den wir im „aufrechten Gang"[46] durchschreiten können. Im Blick zurück auf durchschrittenen Weg und nach vorn auf noch zu durchmessende Strecken erschließt sich uns die **Zeit**[47]. Und nun richten sie den inneren Blick auf die nähere Zukunft, was sie nachher oder morgen oder übermorgen tun wollen oder müssen, dann kommen sie mit der *„antizipatorischen Kompetenz"* unseres Gehirns in Kontakt, mit Zeiträumen als Gestaltungsräumen. Nicht nur das „**Hier-und-Jetzt**"[48], ein vielfach überschätztes Konzept, ist wichtig, sondern der **Zukunftsraum als Gestaltungsraum** ist bedeutsam. Noch einmal: Ich gehe h e u t e in die Therapie, damit es mir übermorgen besser geht, komme h e u t e zur Supervision, um morgen meinen Klienten besser zu beraten. Ich habe für den Winter vorgesorgt oder richte mich auf das Frühjahr aus, um die Frühlingszeit für mich und mit meinen Nahraumpersonen zu gestalten, aktiv und bewusst und nicht nur von Programmen, von Festlegungen gezwungen, die ich mir oder andere mir auferlegt haben. Auf den zweiten Blick gibt es immer Gestaltungsfreiräume.

Proaktive Antizipationsarbeit ist wahrscheinlich wichtiger als einseitige Vergangenheitsorientierung oder Hier-und-Jetzt-Zentrierung in Therapie und Beratung – in Supervision und Coaching ohnehin!

Und jetzt richten Sie sich auf den „inneren Horizont" – ist er hell und offen mit einem guten Zukunftsgefühl verbunden? Den **Zeitgefühlen** wird oft nicht die notwendige Aufmerksamkeit gewidmet, obwohl vielen PatientInnen der Zukunftshorizont verdunkelt ist. Durch depressive Überschattungen wird das freie Gefühl der Offenheit durch Empfindungen der Enge, Beengung, Beklommenheit, Niedergeschlagenheit, No-Future-Erleben eingeschränkt, so dass sich kein kreativer Schwung in einem frischen Wind entfalten kann – deshalb sind hier auch die Naturtherapien indiziert, das spazieren in Wald und Feld etwa[49]. Schenken Sie sich jetzt in der Imagination eine Drehung in einem weiten Raum und noch eine … … und vielleicht noch einen beschwingten Schritt oder Sprung ….

Ich habe gerade Ihr „kinästhetisches GEDÄCHTNIS" angesprochen, das so wesentlich in der Leiborientierung unseres Ansatzes ist und in der Bewegungswahrnehmung gründet. Die aber ist in fast jedem ***„multisensorischen*** **Synergem"** wichtig, denn unser WAHRNEHMEN ist immer ein multisensorisches – sie nehmen gerade ja auch die Raumtemperatur wahr, zumindest vorbewusst, die Raumhelle ohnehin. Und deshalb ist auch unser GEDÄCHTNIS, wie *Hilarion* immer betont, ein ***multimnestisches*** **Gedächtnis** mit vielen Gedächtnisarealen und beides ist dann Grundlage dafür, dass wir ***multisensorische*** und ***multiexpressive*** Wesen sind, bis in unsere ***multisomnischen*** Träume hinein[50]. Wir sprechen, singen, tanzen, malen, erleben mit allen Wahrnehmungsmöglichkeiten und äußern uns mit allen Ausdrucksmöglichkeiten. Die Kinder in ihren *multiexpressiven* Aktionen und die Künste in all ihrer Vielfalt sind Zeugnis für diese grundsätzlich *ko-kreativ* verfasste leibliche Natur des Menschen, die damit natürlich auch der Boden für gemeinsame Kreationen, **kollektive Ko-kreativität** ist. Wir sind ja nicht allein auf der Welt, werden in **Zwischenleiblichkeit** gezeugt, wachsen in Zwischenleiblichkeit auf, leben und arbeiten in zwischenleiblicher Bezogenheit, unsere ganze Nonverbalität zeigt das[51].

In unserer hochtechnisierten, spätmodernen Zeit, in der viele Menschen von ihrer **Leiblichkeit** und von der **Natur** entfremdet sind, und wir auch in unserer Alltags- und Arbeitswelt die reichen sensorischen und expressiven Möglichkeiten unserer Leiblichkeit nur wenig nutzen, die doch Quelle all unserer Kreativität ist, ist es gut, wie *Hilarion* immer wieder betont, sich die grundlegende neurowissenschaftliche Erkenntnis von *Marian Diamond* ins Gedächtnis zu rufen, die sie für jede Funktion unserer Leiblichkeit herausgestellt hat: **„Use it or lose it."**[52]

Hilarion hat *Diamonds* Prinzip für die IT **salutogeneseorientiert** umformuliert:

> **„Use it, enjoy it, and improve it – together" – „Nutze es, genieße es und verbessere es – gemeinsam"**, was prinzipiell, aber auch besonders für die übungszentrierte Modalität der Integrativen Therapie gilt und darauf abzielt, die Neuroplastizität des Konnektoms systematisch zu nutzen. Alles Lernen und alle Kreativität gründen in cerebraler Neuroplastizität (siehe dazu Anhang am Ende des Textes, S. 720).

Auch Kreativität und Ko-kreativität müssen in unsern Lebens- und Arbeitsvollzügen genügend Raum oder wieder mehr Raum gewinnen, um sich zeigen zu können, ja sie müssen **„geübt"** werden und gewinnen dadurch, besonders wenn das Üben Spaß macht (*enjoy it*), und man dabei dopaminerge Belohnungen erhält (*Petzold, Orth* 2024).

Wir setzen in unserer Arbeit immer wieder bei der **eigenleiblich gespürten Phänomenwahrnehmung** an, in der Perzeptives, aber auch Gedankliches, das „getriggert", „evoziert", „aufgerufen" wurde, aus dem Unbewussten und Vorbewussten ins Bewusstsein treten kann[53]. Wir können das auch hier tun mit der Frage:

„Was ist von diesem Text bis hierher für Sie wichtig geworden, was hat sie berührt, was ist angeklungen, wo haben Sie Dissens gespürt, auch der kann wichtig sein, wo hatten sie ein Konsensgefühl? Gehen sie diesen Phänomenen nach und machen sich Ihre Resonanzen bewusst!" ... „Geben Sie sich dazu etwas Zeit!" Fachsprachlich hätte ich auch fragen können: **„Was haben Sie gelernt?"** Denn wir lernen von Millisekunde zu Millisekunde. Viele Leute haben mit dieser Frage nach dem „Lernen" Probleme. Sie fühlen sich „aufgerufen", wie einst im Klassenzimmer – „An die Tafel!" Aber um eine Prüfungssituation geht es nicht, sondern darum, sich bewusst zu werden, wo man angesprochen worden ist. Lassen sie das Wort „Danke" einmal aufkommen und schauen sie: Wie hat mich der Begriff, das Wort, der Inhalt angesprochen, welche Gedanken, Gefühle, Empfindungen, welche Szenen, Ereignisse sind mit ihm verbunden.

5. Biographisches Gewordensein und persönliche Lebensentwürfe

Diese Fragen führen immer in biographische Hintergründe, in vorgängige Lebensereignisse und (Lern)Erfahrungen oder zu schon geleisteter Gedankenarbeit zu solchen Erfahrungen, also zu bestimmten Themenkomplexen, die auf der Sprach- und Handlungsebene immer wieder in **„Implikaten"** erkennbar werden. **Implikate** sind Äußerungen, die erkennbar machen: dahinter steht noch eine andere, weitere Geschichte[54]. Wir treten damit in den Bereich der **„Biographiearbeit"**[55]. Nichts ist ohne Biographie! Hier gilt das Prinzip **Integrativer Hermeneutik**[56]: **„Von den Phänomenen zu den Strukturen zu den Entwürfen"**. Das „Dort und Dann", ragt – aufgerufen – in die Gegenwart hinein, ins „Hier und Heute", in Österreich kann man sogar „heuer sagen", „in diesem Jahr", denn alles hat Geschichte, die sich indes immer wieder in die **Zukunft** fortschreibt, ja entwirft: Von den **Phänomenen**, zu den **Strukturen**, den Mustern, die sich in der Vergangenheit gebildet haben, zu den **Entwürfen** (vgl. *Petzold, Josić* (2024b/2007): „Wir sind Erinnerung", sagte *Daniel Schacter*[57], der bedeutende Gedächtnisforscher. Aber genau deshalb können wir auch mit *Jean Paul Sartre* sagen: „Wir sind Entwurf". In jedes Planen, in jeden Entwurf, in jedes Setzen von Zielen hier und heute gehen die Erfahrungen unserer Geschichte ein, die wir in Selbigkeit und Monotonie fortschreiben können oder unter deren Bürde, etwa einer psychischen Krankheit – einer Depression zum Beispiel – wir fortschreiten müssen, oder die wir neu zu konfigurieren vermögen. Das geschieht, wenn wir uns selbst ... „bewusst" zu gestalten beginnen, uns *selbstbewusst* gestalten. Dann werden wir kreativ, werden ko-kreativ „auf dem Weg zu einer souveränen Persönlichkeit". Das Sich-Bewegen im Zeitstrom, in dem unser Bewusstsein Vergangenheit, Gegenwart und Zukunft verbindet, vernetzt, ist ein genuin ko-kreatives Geschehen in uns selbst, in dem unsere emanzipatorischen Prozesse **„persönliche Souveränität"** entstehen lassen.

Wir können unsere kleine Übung fortsetzen. Sie waren ja gerade bei dem, was Sie angesprochen hat, und vielleicht haben Sie dabei schon Spuren im biographischen Hintergrund gefunden, die ihnen gezeigt haben:

Hier sind Verbindungen, hier sind Quellen und jetzt können Sie beginnen, noch weiter in sich hineinzuspüren und die **„Archive des Informierten Leibes"**[58] zu durchforschen – wir nennen diesen Prozess **„Loten"** oder **„Ausloten"** – in sich hineinzuloten, Gefühle, Gedanken, persönliche Themen auszuloten[59] ... ... Es ist eine Fülle von Eindrücken, die man in sich finden kann, weil das Leben unendlich viele Eindrücke hinterlassen hat. Das ist ein kostbares Material, nicht nur für **wachsende Selbsterkenntnis**, sondern mehr noch: **für aktive Selbstgestaltung**, mit dem man **„an sich selbst arbeiten"** kann. Welche Möglichkeiten sehe ich für mich, was steckt noch in mir im Naheliegenden und im Entfernten, im Kleinen und in Größerem. Man kann sich dabei von seinen Phantasien tragen lassen: *Phantasien über sich selbst, zu sich selbst, für sich selbst und für andere*, um dann in die Gedankenspiele zwischen dem Möglichen, dem Unmöglichen, dem Ersehnten, und den Realitäten – sie müssen immer als Plural gedacht werden – einzutreten.

Das Spielerische erlaubt uns, das **„Realitätsprinzip"** – ein Konzept, das von *Pierre Janet* stammt, *Freud* übernahm es von ihm – für die Zeit kreativen Phantasierens einmal auszusetzen, für eine Weile zu suspendieren. Die Qualität der Zensur, die *Freud* so nach vorne gebracht hat, wird zurückgeschraubt, so dass man die „Scheren aus dem Kopf nimmt" und frei phantasieren kann. Das unzensierte Material kann man dann ja reflektieren, metareflektieren, mit Freunden und Kolleginnen ko-reflektieren, und auch das sind *ko-kreative Prozesse, die differenzieren und vernetzen, die systematisch strukturieren oder leichtgefügt collagieren* – der Gestaltungsmöglichkeiten sind viele in der therapeutischen Arbeit.

6. Vier grundlegende Handlungsprinzipien im Integrativen Ansatz

Und damit kommen wir in den Bereich der **„Entwürfe"**, der im Integrativen Ansatz in einem ersten der „vier Handlungsprinzipien" Niederschlag gefunden hat. Diese Prinzipien hat *H. Petzold* in der Suchttherapie der 1970er Jahre entwickelt. Sie werden heute aber in allen Bereichen des Integrativen Ansatzes eingesetzt[60].

Das erste Prinzip lautet: **„Mache Dich Selbst zum Projekt!"** – Solche Selbst-Projekte muss man immer wieder in Angriff nehmen. Man muss mit

Teilprojekten, Unterprojekten beginnen mit Lust an der Selbstgestaltung, und die läuft nie solipsistisch, sie läuft immer wieder in Kooperationen, in Partnerschaft, Freundschaft, Gruppenerfahrungen und -aktionen – ko-kreativ also! Dabei gilt ein zweites Handlungsprinzip: **„Nutze Gelegenheiten als Chance!"** – wie viele Chancen vergeben Menschen, die oft leicht zu realisieren wären. Das Erkennen von Chancen, kann man üben, aber auch sich Chancen zu schaffen kann, ja es sollte geübt werden – möglichst kooperativ. Wir sind hier mitten in das Thema der RESSOURCEN und der POTENTIALE gekommen[61]. Seine Potentiale kann man nur zu einem Teil in sich selbst entdecken. Sie werden oft durch einschränkende Routinen verdeckt, die man mit sich selbst entwickelt hat, in die man hineingeraten ist, ja manchmal geradezu eingesponnen ist. Und dann muss man auf ein drittes Handlungsprinzip zurückgreifen: **„Frage um Hilfe, wenn Du sie brauchst (und gib sie, wenn Du gefragt wirst)!"** Viele Menschen fragen nicht oder zu spät um Hilfe, erleben es als beschämend, als eine Schande. Das ist ein schwerwiegendes kulturelles Problem. Wenn Menschen sich Mühe geben und etwas nicht gemeistert wird, dann ist es wichtig und richtig, um Hilfe zu fragen, wie schon *Marc Aurel* betont hat. Und dann kann „Hilfe geben" und „Hilfe annehmen" zu einem ko-kreativen Geschehen gemeinschaftlicher Problemlösung und Aufgabenbewältigung werden. Es werden „Überwindungserfahrungen" und **„Creating-Prozesse"** möglich, von denen beide HILFE-GEBER und HILFE-NEHMER Gewinn haben. Beide können dabei kompetenter für die Bewältigung von Problemen werden, in die ein jeder geraten kann. Die Kompetenz zu schöpferischer MEISTERSCHAFT von Lebensprozessen, die schon *Michel Montaigne*[62] pries, wächst beim Helfen. So kann das Leben ein „Meisterstück" werden, wie der Autor der „Essays" beim ständigen Weiterschreiben seiner Gedanken und Gefühle auch seine eigene *Selbstentwicklung* vorangetrieben hat: im Buch der Natur lesend, aber auch in sich selbst **lotend** und suchend. Man muss in sich selbst zurückkehren, sich selbst erkennen, so seine Devise, höchst modern! Aber man muss sich auch der Begegnung und dem Gespräch, der Korespondenz zu gemeinsamer *SINN*-findung widmen, um zu KONSENS zu finden[63]. In diesen *reflexiven* und *metareflexiven* Prozessen, die sich immer wieder auch *ko-reflexiv* vollziehen, gewinnen wir uns selbst, durchlaufen wir fortwährend emanzipatorische Prozesse und lernen in ihnen und durch sie das vierte Handlungsprinzip kennen und immer besser nutzen:

„Vertraue deinem Gehirn und deiner Vernunft – Trust your Brain and Mind!" – Jeder, der jetzt sitzt und diese Zeilen liest, kann das tun, weil er seinem Gehirn traut, das beständig treu und zuverlässig arbeitet, Tag und Nacht, und dafür kaum einmal bewussten D a n k erhält. Es steht da gegenüber dem Herzen etwas benachteiligt da, denn das Herz wird manchmal bedauert – „Mein armes Herz!"

Das GEHIRN und die VERNUNFT – sie sind miteinander unlösbar verbunden – führen uns durchs Leben und lenken auch das **Herz**, dem man gemeinhin in den Psychotherapien wenig Beachtung schenkt, obwohl seine „sanften Gefühle", die „Herzensgefühle", so wichtig und heilsam sind (*Petzold, Sieper*[64]).

In der Integrativen Therapie wissen wir das, und wir arbeiten therapeutisch mit den Herzensgefühlen, und zwar in ihrer Verbindung mit der Vernunft.

Durch die Verbindung von „Denken und Fühlen", von **„Herz und Vernunft"** (ebenda) ist ein menschliches **Leibsubjekt** weder kalte Rationalität noch bloßer Sachverstand, sondern es umfasst *„basale Kognitionen"* wie einfache Problemlösungen und *„höhere Kognitionen"*, wie Werte, Ethik, Ästhetik. Das Leibsubjekt *verkörpert* u n d *mentalisiert* all diese Qualitäten in der *ko-kreativen Konfluenz* von Verarbeitungsprozessen auf der *neurozerebralen* **und** *mentalen* Basis. Das Gehirn bzw. das neurozerebrale System erhält die zu verarbeitenden Informationen aus den soziokulturellen und ökologischen Räumen, in die ein Mensch eingebettet ist (*embeddedness*) und seine Verarbeitungspozesse bewirken zugleich **embodiment** und **mentalization.** Das ist eine typische Sicht der „dritten Welle" in der IT, die schon vorweggenommen hat, was heute in den „4 E-Cognition", wir sprechen weitergreifend von 4 E-Perspectives[65] (vgl. *Stefan*, dieses Buch), auch wichtige behandlungsmethodische Konsequenzen hat und von uns in neuen Formen der Selbsterfahrung und Praxis vermittelt wird[66].

Unsere LEIBLICHKEIT stellt uns das neurozerebrale Potential[67] bereit, genau genommen wird es von der NATUR bereitgestellt, in die der LEIB eingewurzelt ist. *Maurice Merleau-Ponty*, einer der Leitphilosophen des Integrativen Ansatzes, wird nicht müde, das zu betonen und integrative TherapeutInnen sollten diesem Referenzphilosophen besondere Aufmerksamkeit schenken[68].

7. Die „neue Hinwendung zur Welt" – Schutz der Integrität des Lebens

Wir gehören der Welt zu, sind „être-*au-monde*" (*Merleau-Ponty*) und mit dieser Zugehörigkeit stehen wir in einem Raum des Schöpferischen, partizipieren an der schöpferischen Generativität unserer Welt, wie *Vladimir Iljine, Hilarion Petzold* und *Johanna Sieper* das 1967 in einem frühen Aufsatz zur „Ko-Kreativität" beschrieben haben. Dieser Weltbezug kennzeichnet den Integrativen Ansatz seit seinen Anfängen. Die **„Freude am Lebendigen"**[69] und die **„Freude am Schöpferischen"** mit ihren beglückenden und heilsamen Qualitäten[70] gehen Hand in Hand, weil das Lebendige schöpferisch ist und wir durch Leiblichkeit, Natur und Ökologie in existenzieller „Zugehörigkeit" zum Lebendigen gehören (*Petzold, Petzold-Heinz, Sieper* 1972)[71]. Damit ist natürlich auch eine Verantwortung für die Lebenswelt, die Welt des Lebens und der Lebensformen verbunden, weil wir lebend auch Leben gestalten. Die Menschen haben, seit sie in ihren Frühformen in der Evolution vor circa sechs Millionen Jahren auftauchten, „Welt gestaltet", und in den letzten beiden Jahrhunderten in einem Maße, dass sie das Antlitz der Erde verändert haben – bis zur devolutionären Gefährdung[72] der Erde in unserer Gegenwart. Die Humankreativität hat überbordende Formen angenommen und bedroht die Erde. Die sich abzeichnenden und schon aufgebrochenen ökologischen Katastrophen dokumentieren das in bedrohlicher Weise und zwingen uns, uns ökologischen Fragen zuzuwenden, weil sie so lange vernachlässigt worden sind. Das ist die Aufgabe unserer Zeit der „Spätmoderne", damit nicht alles „zu spät" wird. Im **„bio-psycho-sozio-ökologischen"** Integrativen Ansatz war die **Natur** schon immer sehr präsent[73] und wurde im dialektischen Verhältnis mit der **Kultur** stehend gesehen. **Menschenbild** und **Weltbild**, anthropologische und mundanologische Perspektiven waren stets verschränkt. In der **„Dritten Welle"** der Integrativen Therapie, die *Johnna Sieper* bei der Millenniumswende mit dem Jahr 2000 angesetzt hat[74], haben wir den Naturbezug besonders betont und auch die „neuen Naturtherapien"[75] (garten-, wald- und tiergestützte Therapie, Green Meditation[76]) stärker in der Lehre ausgebaut. Die **Lebenswelt** ist Teil der anthropologischen Grundformel der IT von 1965, und auch naturtherapeutische Aktivitäten gab es schon in dieser Zeit, besonders in der Arbeit mit Drogenabhängigen, Vorstadtkindern und AltenheimpatientInnen (vgl. *Scheiblich,* dieses Buch; *Bubolz,* dieses Buch). *Hilarion Petzold* und *Johanna Sieper* hatten sich seit den Anfängen ihrer Arbeit Menschen in benachteiligten und belasteten Situationen zugewandt, und dem sind sie in ihrer Lebensarbeit treu geblieben, wenngleich sie ihr Themenspektrum auf den gesamten Bereich psychosozialer Praxis ausgeweitet haben.

Die Thematiken haben sich, blickt man aus einer *„superviso"* auf die gesellschaftlichen Diskurse über die Jahrzehnte, verändert. Neben die Fragen zu **Menschenbildern**[77] sind die Fragen nach dem **Weltbild** (*Petzold* 2015k; *Welsch* 2015)[78] getreten und nach der ökologischen Stimmigkeit persönlichen und kollektiven Handelns. Wir haben angefangen, die Welt nicht mehr nur aus der Perspektive des Menschen zu sehen, sondern versuchen, sie von der Welt her zu denken[79]. Im Bereich von Integrativer Therapie und Supervision mehren sich Arbeiten zu ökologischen Fragen, wie das auch in anderen gesellschaftlichen Bereichen der Fall ist, denn wir müssen „unser Leben ändern", wie *Sloterdijk* betont hat[80], **müssen** aufhören, Raubbau an der Natur zu betreiben und diesen an menschlicher Übernutzung „kranken Planeten" – so der Ökologiewissenschaftler und Mahner *James Lovelock*[81] – weiter zu belasten. Wir haben uns bei diesen Themen engagiert und im Feld der Psychotherapie eine Vorreiterposition übernommen[82], und das ist gut und richtig so, weil der Integrative Ansatz von einer grundsätzlichen **„Sorge für die INTEGRITÄT von Menschen, Gruppen, Lebensräumen"**[83] ausgeht, einem „generalisierten Caring" für das Lebendige. **Integrität** und **Dignität** des Lebendigen – nicht nur des Menschen – steh auf der Agenda, denn geht es der Natur gut, so die zwingende Logik, geht es auch den Menschen gut, die Teil der Natur sind.[84] Die neue Ausrichtung auf die Welt und auf die Natur findet sich in der Philosophie etwa bei *Wolfgang Welsch*[85], *Peter Sloterdijk*[86] und *Hilarion Petzold*[87] u. a.. Auch in der Biologie, der Ökologiewissenschaft sowie in vielen anderen Disziplinen haben wir diesen *ecological turn.*

8. Integrative Therapie als Praxis „komplexer Achtsamkeit" und „Liebe zum Lebendigen"

Wir haben hier das Konzept der „**komplexen Achtsamkeit**" entwickelt, in dem ein „**caring for people**" mit einem „**caring for nature**" verbunden ist. Unsere Aufgabe als „**Menschenarbeiter**", als SupervisorInnen, TherapeutInnen, Kulturschaffende sehen wir darin, solche **komplexe Achtsamkeit** zu vermitteln, die geschärfte Phänomenwahrnehmung mit vertiefter Metareflexivität und konkreten Projektaktivitäten verbindet. In unserem „Kulturtheoretischen Manifest"[88] haben wir von der „**Wächterfunktion**" der psychosozialen Berufe gesprochen, weil sie die Auswirkungen der „**multiplen Entfremdung**", so unser Begriff, besonders unmittelbar an ihren Klienten und Patienten und in dem gegenwärtigen „**Zeitgeist kollektiver Beunruhigung**"[89] insgesamt wahrnehmen. Sie können und müssen deshalb auch unmittelbar in engagierter Praxis handeln. Auch bei dieser so wichtigen Aufgabe sind ko-kreative Aktivitäten unverzichtbar, die sich *proaktiv* den Problemen zuwenden, wie wir es in den helfenden Berufen können. Für das Ideologem von den „hilflosen Helfern" gibt es bislang keine empirischen Belege. Statt solcher Stigmatisierungen sollten wir von „kompetenten, ko-kreativen HelferInnn" sprechen, die aus der „**Freude am Schöpferischen**", aus einer konkreten „Ökophilie", einer „**Liebe zum Lebendigen**"[90], aus „**persönlicher Souveränität**" und aus einer „**konvivialen Ethik**"[91] Kraft und Zuversicht für ihre Arbeit des „**Caring for Nature und Caring for people**" erhalten. Das ist unsere Position[92] im Integrativen Ansatz! Das ist die Position, die ich persönlich mit *Hilarion* vertrete und die mir in all den Jahren meiner Praxis als Therapeutin, Kulturarbeiterin, Supervisorin eine starke Motivation war und ist, eine Grundhaltung, die ich stets engagiert weiterzugeben bemüht war, und von der ich hoffe, dass auch die integrativen Leserinnen dieses Textes diesen Ansatz so vertreten und weitertragen werden. Man braucht die Ko-Kreativität aller – auch in den verschiedenen regionalen Gruppen der Integrativen TherapeutInnen, die sich in kooperativem Miteinander um die Weiterentwicklung unseres Ansatzes bemühen. Das geschieht wachsend[93]. Bislang kommt noch sehr viel aus dem Gründerkreis, der Entwicklungslinien vorgezeichnet hat und immer wieder in Zwischenbilanzen verdeutlichen[94] konnte, wohin konsistente, transversale Entwicklungsarbeit in Theorie, Methodik und Praxis geleistet werden kann und wo es möglich ist, neue, weiterführende „Positionen" zu finden[95] oder alte erneut zu bestätigen. Eine neue Erzählung steht immer in der **Intertextualität**, steht in ***POLYLOGEN***[96], im **Strom der Erzählungen/Narrationen**, so unsere „**Position**" mit Blick auf *Bachtin*, *Derrida*, *Ricœur* und auf die Integrative „Theorie der Sprache[97]", der „Poetik"[98] und der „Metahermeneutik"[99]: Das sind zentrale Theorien in der zweiten und dritten Welle, deren Verständnis wichtig ist, will man Theorie und Praxis der Integrativen Therapie verstehen, ausüben und lehren.

Wir Menschen sind in den „Erzählungen der Welt" verwurzelt und zugleich gestalten wir sie mit. „La prose du monde" (*Merleau-Ponty*), die Prosa der Welt, die sich in einer vertiefenden Reflexion als Quelle aller Kreativität erweist, zeigt die **NATUR** als eine große *Kreation* und eine große *Creatrice* zugleich. An ihrer Ko-kreativität aus **„emanzipatorischem Engagement"** konstruktiv mitzuarbeiten aus einer **„Ethik des konvivialen Zusammenlebens"** ist unsere Aufgabe, um das **„Gesamtkunstwerk dieses Planeten"** und seiner **NATUR** sowie seine konstruktiven Anteile in der menschlichen **KULTUR** zu erhalten. In dieser unserer Welt liegt eine *„grandeur"*, schrieb *Charles Darwin*, eine unfassbare Großartigkeit, mit all den *„endless forms most beautiful and wonderful"*, die „sich entwickelt haben und entwickelt werden" – so der Schlussakkord seines Menschheitswerks „The Origin of Species" (*Darwin* 1859/1998,369)[100]. Er schreibt das in einer unverrückbaren Überzeugung, *die für uns heute nicht mehr so völlig sicher ist.* Deshalb müssen wir in **ko-kreativer Verantwortung** sehr viel in den Schutz dieser Erde und ihrer Lebewesen, die Menschen eingeschlossen, investieren, damit Prozesse schöpferischer **Ko-evolution** weitergehen und *Gustav Mahler*s „Lied von der Erde" nicht verstummt, sondern weiterklingen kann und wir mit ihm:

„Still ist mein Herz und harret seiner Stunde!
Die liebe Erde allüberall
Blüht auf im Lenz und grünt aufs neu!
Allüberall und ewig blauen licht die Fernen!
Ewig... ewig..."[101]

Anhang: Neuroplastizität nutzen im Integrativen Verfahren

„Die Integrative Therapie und ihre erlebnisaktivierenden Methoden verfügen wie wenig andere Therapieverfahren in ihrer Praxeologie über sehr breite Möglichkeiten, die **zerebrale Neuroplastizität** zu nutzen. Neuroplastizität ist die Grundlage aller Lernprozesse im menschlichen Gehirn und seinem Konnektom (*Sporns* 2009, 2011). Sie kommt in allen Wahrnehmungs- und Handlungsprozessen, in jeder Kommunikation/Interaktion und in allem kreativen Geschehen zum Tragen, ja auch im meditativen Üben wie etwa in der „Green Meditation" (vgl. *Orth*, dieses Buch, S. 681ff.). Dazu einige kurze Hinweise aus *Petzold, Orth* (2024a):

Jeff A. Kleim und *Theresa A. Jones* (2008) haben in einer breiten Auswertung der Forschungsliteratur **„Principles of Experience-Dependent Neural Plasticity"** herausgearbeitet und damit Prinzipien gefunden und formuliert, die z. T. immer schon Teil unserer Praxis waren, etwa in der „Integrativen leib- und bewegungsorientierten Therapie", in den „neuen Körpertherapien" (*Petzold* 1977n) bzw. in unserer „Integrativen und intermedialen Psychotherapie mit kreativen Medien" in den „neuen Kreativitätstherapien" und schließlich in den Ansätzen „integrativer Naturtherapie“. Werden diese Methoden dann in der Kombination von „übungszentrierter und erlebnisorientierter Modalität“ (*Petzold* 1974k/1981, 333) eingesetzt, gewinnen sie besondere Wirksamkeit. Die integrative Maxime lautet hier: **Use it, enjoy it, and improve ist – together!** Freude beim Üben triggert dopaminerge Belohnungen, und gemeinsames Tun intensiviert die Prozesse. Wir haben deshalb die Arbeit von *Kleim* und *Jones* aufgenommen und führen sie in der integrativen Praxis weiter.

Principles of experience-dependent plasticity
(*Kleim, Jones* 2008; *Petzold, Orth* 2024a)

Principle **Description**

1. Use It or Lose It: Failure to drive specific brain functions can lead to functional degradation.
2. Use It and Improve It: Training that drives a specific brain function can lead to an enhancement of that function.
3. Specificity: The nature of the training experience dictates the nature of the plasticity.
4. Repetition Matters: Induction of plasticity requires sufficient repetition.
5. Intensity Matters: Induction of plasticity requires sufficient training intensity.
6. Time Matters: Different forms of plasticity occur at different times during training.
7. Salience Matters: The training experience must be sufficiently salient to induce plasticity.
8. Age Matters: Training-induced plasticity occurs more readily in younger brains.
9. Transference: Plasticity in response to one training experience can enhance the acquisition of similar behaviors.
10. Interference: Plasticity in response to one experience can interfere with the acquisition of other behaviors.
Wir (HP, IO) fügen hinzu:
11. Co-creation Matters: Acting together in co-creative connectedness strengthens effects of using and promoting plasticity.
12. Deepening Meditation: Plasticity is anchored through accompanying meditative exercises.
13. Willwork Matters: Conscious use of willpower promotes plasticity.
14. Physical Activity Matters: Plasticity is always connected with physical activity that has to be detected and carefully attuned.

Diese Prinzipien schaffen für neuronale, soziale und ökologische **Ko-kreativität** Raum. Sie bieten Grundlagen für neuromotorische Performanz, für eine umfassende Kreativitätsförderung von Menschen (*Sieper* 1971), für das Training kognitiver, emotionaler und volitionaler Kompetenzen und Performanzen, für schöpferische Phantasiearbeit usw. Für all das machen diese Prinzipien Sinn und verdienen deshalb in Therapie und Agogik bewußt ein- und umgesetzt zu werden – schulenübergreifend!

Das Moment positiver Motivierung, z. B. durch Erlebnisaktivierung vermittels „kreativer Medien" und durch die stimulierende, intermediale Arbeit im **Konflux**, im wechselseitigen **„flow"** unterstützen Lernen und Kreieren. Ko-kreative Bewegungs- und Naturerfahrungen (creative running, green meditation, nature arts usw., *Petzold, Petzold-Heinz, Sieper* 1972; *Orth, Petzold* 2021a etc.) ermöglichen in „Zonen nächster Entwicklung" (*Vygotsky*1934/2000, 326; *Jantzen* 2006) Lehren und Lernen in Therapie und Agogik auf dem Boden fungierender Neuroplastizität. Es sind immer multifaktorielle Gesamtwirkungen, die in **Ko-kreationen** zum Tragen kommen und die **„Freude am Lebendigen und am Schöpferischen Tun"** ausmachen. Neurobiologie und subjektives Erleben, Neuroplastizität und personale Kreativität wirken in Synergien, in Evidenzerlebnissen (*Petzold* 1988n, 2003a), in Fulgurationen zusammen (*Lorenz* 1973). Die „Anthropologie des schöpferischen Menschen" (*Petzold* 1974j; *Orth, Petzold* 1993) versucht immer wieder naturwissenschaftliche, human- und kulturwissenschaftliche Sichtweisen und Praxen zu verbinden. Das ist eine wichtige Grundlage der integrativen Sicht und Praxis von **Ko-kreativität,** die vom Vorgeburtlichen über die Lebensspanne hin bis in die letzten Lebensstunden wirksam ist. Sie stiftet Sinn, fördert Gesundheit, ermöglicht Heilungsprozesse und macht immer wieder deutlich: **Integrative Therapie ist kreative Therapie!**

Literatur zum Anhang

Jantzen, W. (2006b): Die „Zone der nächsten Entwicklung" – neu betrachtet. In: *Stechow, E. von, Hofmann, C* (Hrsg.): Sonderpädagogik und Pisa. Kritischkonstruktive Beiträge. Bad Heilbrunn: Klinkhardt, 2006, 251-264.

Kleim, J.A., Jones, T.A. (2008): Principles of experience-dependent neural plasticity: implications for rehabilitation after brain damage. *J Speech Lang Hear Res* 5, 225-S239. DOI: 10.1044/1092-4388(2008/018)

Lorenz, K. (1973): Die Rückseite des Spiegels. München: Piper.

Petzold, H.G., (1977n): Die neuen Körpertherapien, Paderborn: Junfermann,

Petzold, H.G., Orth, I. (2024a): Integrative Therapie als Zukunftsarbeit. Integrative Multimethodik, Intermedialität, „Bündel von Maßnahmen" fördern das „Konnektom" komplexer Leiblichkeit in Kontext/Kontinuum. Hückeswagen: EAG-Forschungsbericht.

Sieper, J. (1971): Kreativitätstraining in der Erwachsenenbildung, *Volkshochschule im Westen* 2, 220-221. https://www.fpi-publikation.de/textarchiv-petzold/sieper-johanna-1971-kreativitaetstraining-in-der-erwachsenenbildung-art-therapy-und/

Sporns, O. (2009): Connectome. *Scholarpedia.* (2) S. 5584; http://www.scholarpedia.org/article/Connectome

Sporns, O. (2011): Networks of the Brain. Cambridge: MIT Press.

Anmerkungen

1 Vgl. http://scienceline.ucsb.edu/getkey.php?key=500. Grün schützt die Zellen vor übermäßiger Sonneneinstrahlung. „All plants on Earth, even the single-celled plants that grow in the ocean, contain chlorophyll-a as their main light-absorbing pigment. Plants have other pigments for absorbing light as well, including chlorophyll-b, chlorophyll-c and pigments known as *carotenoids*, but *chlorophyll-a remains the main light-absorbing pigment*. ... Grünpigmente dienen dabei als „a form of protection. Chlorophyll-a and other pigments are easily destroyed by too much energy, and when the pigments break down and stop absorbing light entering the plant, that energy can cause damage to other plant tissues as well, including the plants' DNA. Think of it as a sort of ***plant sunburn***" (ebenda).

2 Zu dem naturtherapeutische so wichtigen Atmosphärenbegriff vgl. *Hermann Schmitz* 2014; *G. Böhme* 2013.

3 Zur Erinnerung: Jeder Mensch wird in der integrativen Anthropologie (*Petzold* 2003e) als personales „**Leib-Subjekt**" gesehen, d. h. als ein Synergem, als ein Ensemble/Gesamt, von „Körper-Seele/Geist-Welt" – subject embodied and embedded (*Petzold. Orth* 2017a, b). – Das heißt „**L e i b**" (im Sinne von *Merleau-Ponty*): eine Verschränkung von ***materieller***, organismischer und ***transmaterieller***, emergenter seelisch/geistiger Wirklichkeit als „Leib-Subjekt in Kontext/Kontinuum" (*Petzold* 2002j, 2009c, *Petzold, Siepe*r 2012a). Seele/Geist werden mit / *slash* geschrieben, weil beides Emergenzphänomene aus der materiellen Basis des lebendigen Körpers/Organismus sind. Emotionales/Kognitives, d. h. Mentales sind in diesem Modell des emergenten Monismus körpergegründet. Ähnlich: Leib ist der „beseelte/geisterfüllte Körper", ein *Resonanzgeschehen* auf die „Welt *innen*/Köper, Organe" und die „Um- und Mitwelt *außen*/ Lebewesen, Gegenstände".

4 Im Buddhismus ist die Karaniya Metta Sutta. The Buddha's Words on Loving-kindness besonders bedeutsam. Ihre Praxis, so die Forschung (*Xianglong Zeng* et al. 2015) förder positive Emotionen.

5 *Petzold, H. G.* (1965): Géragogie – nouvelle approche de l'éducation pour la vieillesse et dans la vieillesse. *Publications de L'Institut St. Denis* 1, 1-19; https://www.fpi-publikation.de/downloads/?doc=textarchiv-petzold_petzold-1965-gragogie-nouvelle-approche-de-lducation-pour-la-vieillesse-et-dans-la-vieillesse.pdf; dtsch. (1972i): http://www.fpi-publikation.de/images/stories/downloads/textarchiv-petzold/petzold-1985b-angewandte-gerontologie-als-bewaeltigungshilfe-fuer-das-altwerden-das-alter-im-alter.pdf. – – *Orth, I., Petzold, H. G.* (2000): Integrative Therapie: Das „biopsychosoziale" Modell kritischer Humantherapie. *Integrative Therapie* 2/3, 131-144. http://www.fpi-publikation.de/polyloge/alle-ausgaben/08-2000-orth-i-petzold-h-g-2000-integrative-therapie-das-biopsychosoziale-modell.html; vgl. *Petzold, H. G.* (2004m): KERNKONZEPTE UND ZENTRALE MODELLE DER „INTEGRATIVEN THERAPIE" II – Ein „biopsychosozialökologischer" Ansatz. Europäische Akademie für psychosoziale Gesundheit. Überarbeitete Neueinstellung: *POLYLOGE* http://www.fpi-publikation.de/polyloge/alle-ausgaben/01-2011-petzold-h-g-upd-2011e-integrative-therapie-kompakt-2011-definitionen-und-kondensate.html.

6 Vgl. *Petzold, H. G.* (2003a): Integrative Therapie. 3 Bde. Paderborn: Junfermann, überarb. und ergänzte Neuauflage von 1991a/1992a/1993a; – – *Sieper, J., Orth, I., Schuch, H. W.* (2007) (Hrsg.): Neue Wege Integrativer Therapie. Klinische Wissenschaft, Humantherapie, Kulturarbeit – Polyloge – 40 Jahre Integrative Therapie, 25 Jahre EAG – Festschrift für Hilarion G. Petzold. Bielefeld: Edition Sirius, Aisthesis Verlag; – – *Petzold, H. G., Orth, I.* (1990a/2007): Die neuen Kreativitätstherapien. Handbuch der Kunsttherapie, 2 Bde., Junfermann, Paderborn. 3. Aufl. Bielefeld: Aisthesis 2007. – *Petzold, H. G., Sieper, J.* (1993a): Integration und Kreation, 2 Bde., Paderborn: Junfermann, 2. Auflage 1996.

7 Das entspricht dem integrativen Verständnis von Lehren und Lernen. *Sieper, J.* (2007c): Agogische Bildungsarbeit, pädagogische Perspektiven. In: *Sieper, J., Orth, I., Schuch, H. W.* (2007) (Hrsg.): Neue Wege Integrativer Therapie. Klinische Wissenschaft, Humantherapie, Kulturarbeit – Polyloge – 40 Jahre Integrative Therapie, 25 Jahre EAG – Festschrift für Hilarion G. Petzold. Bielefeld: Edition Sirius, Aisthesis Verlag. S. 449-456. – *Lukesch, B., Petzold, H. G.* (2011): Lernen und Lehren in der Supervision – ein komplexes, Ko-kreatives Geschehen. *Supervision: Theorie – Praxis – Forschung. Eine interdisziplinäre Internet-Zeitschrift* – 5/2011 http://www.fpi-publikation.de/downloads/download-supervision/download-05-2011-lukesch-b-petzold-h-g.html.

8 *Petzold, H. G.,Sieper, J., Orth, I.* (2022): TRANSVERSALE VERNUNFT und ZUKUNFTSSICHERUNG Leitidee für eine moderne Psychotherapie und Supervision, Kernkonzept „Integrativer Humantherapie und prospektiver Kulturarbeit". https://www.fpi-publikation.de/polyloge/10-2022-petzold-h-g-sieper-j-orth-i-2019c-2022-transversale-vernunft-und-zukunftssicherung-leitidee-fuer-eine-moderne-psychotherapie/ – – *Petzold, H. G., Brühlmann-Jecklin, E., Orth, I., Sieper, J.* (2008): „Methodenintegrativ" und „multimodal" – Ko-kreative Strategien in den Konfluxprozessen der „Integrativen Therapie". Zur Geschichte und Bedeutung der Begriffe. Bei: www.FPI-Publikationen.de/materialien.htm – *POLYLOGE: Materialien aus der Europäischen Akademie für Psychosoziale Gesundheit* – 33/2008 – http://www.fpi-publikation.de/downloads/download-polyloge/download-nr-33-2008-petzold-bru-hlmann-jecklin-orth-sieper.html; – – Zur phiosophischen Diskussion vgl. *Welsch, W.* (1996): Vernunft. Frankfurt/Main: Suhrkamp; *Welsch, W.* (2012): Menschen und Welt. Eine evolutionäre Perspektive der Philosophie.München: Beck.

9 *Petzold, H. G.* (2019d/2020c): Notizen zur „Oikeiosis", Selbstfühlen und Naturfühlen. Transversale Selbst-, Natur-, Welterkenntnis, „Green Meditation", „Green Writing", „Grünes Handeln" – anthropologische und mundanologische Konzepte der Integrativen Therapie. *Grüne Texte* 14/2019 https://www.fpi-publikation.de/downloads/?doc=petzold-2019d-2020c-oikeiosis-selbstfuehlen-naturfuehlen-transversal-gruene-texte-14-2019.pdf; Ohne Vorspann: *POLYLOGE* 5/2020, https://www.fpi-publikation.de/downloads/?doc=petzold-2019d-oikeiosis-selbstfuehlen-naturfuehlen-transversal-polyloge-05-2020.pdf. – – *Horn, C.* (2004): Zueignung (Oikeiosis). In: Historisches Wörterbuch der Philosophie 12, Sp. 1403-1408. – – *Reydams-Schils, G.* (2005): The Roman Stoics. Self, responsibility, and affection. Chicago, London: Univ. of Chicago Press; – – *Reydams-Schils, G.* (2018): Hierokles. In: *Christoph Riedweg* u. a. (2018): Philosophie der Kaiserzeit und der Spätantike. Basel: Schwabe, S. 174-177. – – *Forschner, M.* (1981): Die stoische Ethik. Über den Zusammenhang von Natur-, Sprach- und Moralphilosophie im altstoischen System, Stuttgart 81981, Darmstadt 1995^2; ders. (2008): Oikeiosis. Die stoische Theorie der Selbstaneignung. In *B. Neumeyr* et al.: Stoizismus in der europäischen Philosophie, Literatur, Kunst und Politik. Berlin-New York: De Gruyter, Bd. 1, S. 169-192.

10 Vgl. *Petzold, H. G.* (1999q): Das Selbst als Künstler und Kunstwerk – *POLYLOGE* 07/2001. http://www.fpi-publikation.de/polyloge/alle-ausgaben/07-2001-1999q-petzold-h-g-das-selbst-als-kuenstler-und-als-kunstwerk.html – *Petzold, H. G., Orth, I.* (1990a/2007): Die neuen Kreativitätstherapien. Handbuch der Kunsttherapie, 2 Bde., Junfermann, Paderborn. 3. Aufl. Bielefeld: Aisthesis 2007. – – *Orth, I., Petzold, H. G.*(1990c/2015): Metamorphosen – Prozesse der Wandlung in der intermedialen Arbeit der Integrativen Therapie. In: *Petzold, H. G., Orth, I.,* 1990a. Die neuen Kreativitätstherapien. Handbuch der Kunsttherapie, 2 Bde., Paderborn: Junfermann; 3. Aufl. 2002: Bielefeld: Edition Sirius, Aisthesis Verlag S. 721-773. http://www.fpi-publikation.de/polyloge/alle-ausgaben/03-2015-orth-i-petzold-h-1990c-metamorphosen-prozesse-der-wandlung-in-der-intermedialen.html – – *Petzold, H. G., Orth, I.* (1994c): Integrative Kunsttherapie – ein kreativer Ansatz der Kulturarbeit

und der Krankenbehandlung. In: *Faust, J., Marburg, F.* (1994) (Hrsg.): Zur Universalität des Schöpferischen. Münster: Lit Verlag. 196-215.

11 *Moreno, J. L.* (1931): Ave Creator, *Impromptu* 1, 4-5.

12 *Friedan, B.* (1970): Der Weiblichkeitswahn oder Die Selbstbefreiung der Frau. Ein Emanzipationskonzept. Reinbek: Rowohlt TB,1 S. 226.

13 *Petzold, H. G., Orth, I,* (2011): „Genderintegrität" – ein neues Leitparadigma für Supervision und Coaching in vielfältigen Kontexten. In: *Abdul-Hussain, S.* (2011): Genderkompetente Supervision. Mit einem Beitrag von Ilse Orth und Hilarion Petzold zu „Genderintegrität". Wiesbaden: Springer VS Verlag. 195-299. http://www.fpi-publikation.de/supervision/alle-ausgaben/04-2014-petzold-h-g-orth-i-genderintegritaet-als-neues-leitparadigma-fuer-supervision.html.

14 Vgl. *Petzold, H. G.* (1999q): Das Selbst als Künstler und Kunstwerk – Rezeptive Kunsttherapie und die heilende Kraft „ästhetischer Erfahrung". Düsseldorf/Hückeswagen: FPI/EAG. Und in: *Kunst & Therapie* 1-2/1999, 105-145, *Integrative Therapie* 3/2004, 267-299; auch in: Düsseldorf/Hückeswagen. Bei www. FPI-Publikationen.de/materialien.htm – *POLYLOGE: Materialien aus der Europäische Akademie für psychosoziale Gesundheit* – 07/2001. http://www.fpi-publikation.de/polyloge/alle-ausgaben/07-2001-1999q-petzold-h-g-das-selbst-als-kuenstler-und-als-kunstwerk.html.

15 *Iljine, V. N., Petzold, H. G, Sieper, J.* (1967/2012): Kokreation – die leibliche Dimension des Schöpferischen, Arbeitspapiere. Seminar Prof. Dr. Iljine, Institut St. Denis, Paris. Auswahl in: *Sieper, J.,* Weiterbildungsmaterialien der Volkskochschule Dormagen, Dormagen 1972 in: *Petzold, H. G., Orth, I.* (1990a/2007): Die neuen Kreativitätstherapien. Handbuch der Kunsttherapie, 2 Bde., Junfermann, Paderborn. 3. Aufl. Bielefeld: Aisthesis. 2007; (1990a), Bd. I, 203-212. http://www.fpi-publikation.de/images/stories/downloads/textarchiv-petzold/iljine-petzold-sieper-1967-orpha-2-kokreationdie-leibliche-dimension-des-schoepferischen.pdf.

16 *Sieper, J.* (2000): Ein neuer „POLYLOG" und eine „Dritte Welle" im „herakliteischen Fluß" der INTEGRATIVEN THERAPIE – Transgressionen III. Polyloge 03/2000. http://www.fpi-publikation.de/polyloge/alle-ausgaben/03-2000-sieper-j-ein-neuer-polylog-und-eine-dritte-welle-im-herakliteischen-fluss.html – – *Petzold, H. G., Sieper, J.*(1988b): Die FPI-Spirale – Symbol des „heraklitischen Weges". *Gestalttherapie & Integration, Gestalt-Bulletin* 2, 5-33, auch in idem Integrative Therapie, Bd.I, 2003a, 351-374. Paderborn: Junfermann. http://www.fpi-publikation.de/downloads/download-polyloge/download-nr-24-2017-petzold-h-g-sieper-j.html.

17 *Petzold, H. G., Sieper, J., Orth, I.* (2002/2020): Eine „Dritte Welle" der Integrativen Therapie im neuen Millennium – vertiefende Projekte und ko-kreative Polyloge zu Natur, Kunst/Kultur und Ökologie integrativ-humantherapeutischer Theorie und Praxis – Transgressionen II. Auch in: *POLYLOGE: Materialien aus der Europäischen Akademie für psychosoziale Gesundheit* – 5/2002. https://www.fpi-publikation.de/heilkraft-der-sprache/10-2020-petzold-h-g-sieper-j-orth-i-2002-2020-eine-dritte-welle-der-integrativen-therapie-im-neuen-millennium-vertiefende/ – – – Dieser Beitrag bietet auch eine Programmatik für die Entwicklungsarbeit an der Integrativen Therapie, die wir unternommen haben und die unternommen werden muss.

18 Vgl. *Sieper, J., Orth, I., Petzold, H. G., Mathias-Wiedemann, U.* (2021): Psychotherapieverfahren entwickeln sich – Zwanzig Jahre *POLYLOGE* Entwicklungen der *Integrativen Therapie* seit 1965 zu ihrer „Dritten Welle" 2000-2020. *POLYOGE* 24/2020, https://www.fpi-publikation.de/polyloge/24-2020-sieper-j-orth-i-petzold-h-g-2020-psychotherapieverfahren-entwickeln-sich-zwanzig-jahre-polyloge/ – – Typische Beispiele für die Arbeit in der „dritten Welle" und ihre weiterführenden Denk- und Praxismodelle sind: *Petzold, H. G.*

(2009k/2011): Transversale Erkenntnisprozesse der Integrativen Therapie für eine Ethik und Praxis „melioristischer Humantherapie und Kulturarbeit" durch Multi- und Interdisziplinarität, Metahermeneutik und „dichte Beschreibungen". *POLYLOGE: Materialien aus der Europäischen Akademie für psychosoziale Gesundheit* – 15/2009; http://www.fpi-publikation.de/images/stories/downloads/polyloge/petzold-transversale-erkenntnisprozesse-integrativen-therapie-altruistische-ethik-polyloge-15-2009.pdf. – – *Petzold, H. G., Orth, I., Orth-Petzold, S.* (2009): Integrative Leib- und Bewegungstherapie – ein humanökologischer Ansatz. Das „erweiterte biopsychosoziale Modell" und seine erlebnisaktivierenden Praxismodalitäten: therapeutisches Laufen, Landschaftstherapie, Green Exercises. *Integrative Bewegungstherapie* 1, 4-48, http://www.fpi-publikation.de/artikel/gruene-texte/27-2016-petzold-h-g-orth-i-orth-petzold-s-2009-integrative-leib-und-bewegungstherapie.html; – – *Petzold, H. G., Orth, I.* (2017b): Epitome. POLYLOGE IN DER INTEGRATIVEN THERAPIE: „Mentalisierungen und Empathie", „Verkörperungen und Interozeption" – Grundkonzepte für „komplexes Lernen" in einem intermethodischen Verfahren „ko-kreativen Denkens und Schreibens". In: *Petzold, H. G., Leeser, B., Klempnauer, E.* (2017): Wenn Sprache heilt. Handbuch für Poesie- und Bibliotherapie, Biographiearbeit, Kreatives Schreiben. Festschrift für Ilse Orth, Bielefeld: Aistheis. S. 885-971. Auch in *POLYLOGE. Polyloge* 31/2017. http://www.fpi-publikation.de/polyloge/alle-ausgaben/31-2017-petzold-h-g-orth-i-2017b-epitome-polyloge-in-der-integrativen-therapie.html.

19 Vgl. https://en.wikipedia.org/wiki/Feminism; *Krolokke, C., Sorensen, A. S.* (2005): „Three Waves of Feminism: From Suffragettes to Grrls". *Gender Communication Theories and Analyses: From Silence to Performance*. Thousand Oaks: Sage.

20 *Heidenreich, Th., Michalak, J.* (2013): Die „dritte Welle" der Verhaltenstherapie. Grundlagen und Praxis. Weinheim: Beltz.

21 Vgl. zu diesem wichtigen Konzept „**Integration**": *Orth, I., Petzold, H. G.* (1993/2015): „Zum Thema Integration" – „Integration als persönliche Lebensaufgabe, Leben als Integrationsprozeß und die Grenzen des Integrierens", https://www.fpi-publikation.de/downloads/?doc=polyloge_orth-petzold-thema-integration-persoenliche-lebensaufgabe-integrationsprozess-grenzen-10-2015.pdf. – – Zum Fluss-Gedanken des *Heraklit* und zur herakliteischen Spirale siehe *Petzold, H. G., Sieper, J.*(1988b): Die FPI-Spirale – Symbol des „heraklitischen Weges". Gestalttherapie & Integration, *Gestalt-Bulletin* 2, 5-33, auch in idem Integrative Therapie, Bd.I, 2003a, 351-374. http://www.fpi-publikation.de/downloads/download-polyloge/download-nr-24-2017-petzold-h-g-sieper-j.html; – – Differenzierungen und Integrationen vollziehen sich immer in Zeitgeistkontexten: *Petzold, H. G.* (2016l): Zeitgeist und kollektive Beunruhigung als Krankheitsursache – therapeutische Arbeit mit Atmosphären und Zeitgeisteinflüssen, *POLYOGE* 30/2016, http://www.fpi-publikation.de/images/stories/downloads/polyloge/petzold-2016l-1989f-zeitgeist-kollektive-beunruhigung-krankheitsursachen-sozialisationsklima-polyl-30-2016.pdf.

22 *Petzold, H. G., Orth, I.* (1996b): Das Konflux-Modell und die Arbeit mit Ko-kreativen Prozessen in Teamsupervision und Organisationsberatung. Düsseldorf:Fritz Perls Institut. Erw. *Kunst & Therapie* 1 (1997) 1-46. Erw. in: *Petzold,* integrative Supervision, Paderborn: Junfermann (1998a) 255-304. – *Petzold, H. G., Brühlmann-Jecklin, E., Orth, I., Sieper, J.* (2007): „Methodenintegrativ" und „multimodal" – Ko-kreative Strategien in den Konfluxprozessen der „Integrativen Therapie". Zur Geschichte und Bedeutung der Begriffe. Mitgliederrundbrief der Deutschen Gesellschaft für Integrative Therapie 2, 24-36 http://www.fpi-publikation.de/downloads/download-polyloge/download-nr-33-2008-petzold-bru-hlmann-jecklin-orth-sieper.html.

23 *Brühlmann-Jecklin, E., Petzold, H. G.* (2004): Die Konzepte ‚social network' und ‚social world' und ihre Bedeutung für Theorie und Praxis der Supervision im Integrativen Modell.

Bei www. FPI-Publikationen.de/materialien.htm – *SUPERVISION: Theorie – Praxis – Forschung. Eine interdisziplinäre Internet-Zeitschrift* – 5/2005 und in *Gestalt* 51(Schweiz) 37-49 und *SUPERVISION: Theorie – Praxis – Forschung. Eine interdisziplinäre Internet-Zeitschrift* – 5/2004; http://www.fpi-publikation.de/downloads/download-supervision/download-05-2005-bruehlmann-jecklin-e-petzold-h-g.html.

24 *Winnicott, D. W.* (1964): The Maturational Processes and the Faciliating Environment. Studies in the Theory of Emotional Development. New York: International Universities Press.

25 Vgl. *Reisecker-Schaufler, B.* (2021): Der Einfluss der russischen Psychologie und Philosophie auf die Integrative Therapie. *POLYLOGE* 7/2021; https://www.fpi-publikation.de/downloads/?doc=reisecker-schaufler-einfluss-russische-psychologie-philosophie-auf-integrative-therapie-polyl-07-2021.pdf.

26 *Bachtin, M.* (1989): Formen der Zeit im Roman. Untersuchungen zur historischen Poetik. Hrsg. von *Edwald Kowalski* und *Michael Wegner*., Frankfurt/Main: Fischer; Neuausgabe (2008): Chronotopos. Frankfurt/Main: Suhrkamp.

27 *Petzold, H. G.* (1982o): Welttheater. In: *Petzold, H. G.*, 1982a. Dramatische Therapie. Neue Wege der Behandlung durch Psychodrama, Rollenspiel, therapeutisches Theater, Stuttgart: Hippokrates. S. 22-37. http://www.fpi-publikation.de/downloads/download-polyloge/download-nr-17-2015-hilarion-g-petzold-1982o-neueinst-2015.html.

28 *Foucault, M.* (2007): Ästhetik der Existenz. Hg. v. *D. Defert, F. Ewald*. Frankfurt/Main: Suhrkamp.

29 *Petzold, H. G.* (1999q): Das Selbst als Künstler und Kunstwerk – Rezeptive Kunsttherapie und die heilende Kraft „ästhetischer Erfahrung". Düsseldorf/Hückeswagen: FPI/EAG. Und in: *Kunst & Therapie* 1-2/1999, 105-145, *Integrative Therapie* 3/2004, 267-299; auch in: Düsseldorf/Hückeswagen. Bei www. FPI-Publikationen.de/materialien.htm – *POLYLOGE: Materialien aus der Europäische Akademie für psychosoziale Gesundheit* – 07/2001. http://www.fpi-publikation.de/downloads/download-polyloge/download-1999q-update-2006-07-2002-petzold-h-g.html.

30 *Petzold, H. G., Orth, I.* (2014): Wege zum „Inneren Ort persönlicher Souveränität" – „Fundierte Kollegialität" in Beratung, Coaching, Supervison und Therapie. In: www.FPI-Publikationen.de/materialien.htm Supervision: Theorie – Praxis – Forschung. Eine interdisziplinäre Internet-Zeitschrift – Jg. 2014. http://www.fpi-publikation.de/supervision/alle-ausgaben/06-2014-petzold-h-g-orth-i-1998-2014-wege-zum-inneren-ort-persoenlicher-souveraenitaet.html.

31 *Petzold, H. G.* (1973c): Kreativität & Konflikte. Psychologische Gruppenarbeit mit Erwachsenen, Paderborn: Junfermann.

32 *Petzold, H. G., Orth, I., Sieper, J.* (2014a): „Mythen, Macht und Psychotherapie". Therapie als Praxis kritischer Kulturarbeit. Bielefeld: Aisthesis.

33 *Petzold, H. G., Orth, I.* (2024): Integrative Therapie 2024 als „Zukunftsarbeit" – transversale Konzeptologie, Multimethodik und Intermedialität fördert das „Konnektom" komplexer Leiblichkeit in Kontext/Kontinuum in: *POLYLOGE* Jg. 2024.

34 *Petzold, H. G., Leitner, A., Sieper, J., Orth, I.* (2008): Materialien und Konzepte zu Lehrtherapien und Selbsterfahrung in der Psychotherapie – Perspektiven der Integrativen Therapie Bei: www.FPI-Publikationen.de/materialien.htm *POLYLOGE: Materialien aus der Europäischen Akademie für psychosoziale Gesundheit* – 24/2008. http://www.fpi-publikation.de/downloads/download-polyloge/download-nr-24-2008-petzold-leitner-sieper-orth.html.

35 *Petzold, H. G.* (1971l): Das menschliche Leben als lebenslanger Entwicklungsprozeß. Entwicklungspsychologie des Lebenslaufes als Grundlage des „life long learning" und der „éducation permanente" in Erwachsenenbildung/Andragogik und Altenbildung/Geragogik. Vortrag auf der Arbeitstagung „Lebenslanges Lernen als Entwicklung im Lebensverlauf", VHS Dormagen und Büderich 12.11.1971; VHS Büderich; – – *Petzold, H. G.* (1972i):

Geragogik ein neuer Weg der Bildungsarbeit für das Alter und im Alter, dtsch. von idem 1965, als Vortrag auf dem „Studientag Marie Juchacz", 2. Mai 1972. Fachhochschule für Sozialarbeit, Düsseldorf Eller, Altenheim Eller repr. in: *Petzold, H. G.,* 1985a. Mit alten Menschen arbeiten. Bildungsarbeit, Psychotherapie, Soziotherapie, Pfeiffer, München, S. 11-30; erw. Neuaufl., Pfeiffer, Klett-Cotta 2004a, 86-107. http://www.fpi-publikation.de/artikel/textarchiv-h-g-petzold-et-al-/petzold-h-g-1965-1972i-1985b-angewandte-gerontologie-als-bewaeltigungshilfe-fuer-das.html; – – *Petzold, H. G.*(1977c/2012): Die Rolle der Medien in der integrativen Pädagogik. In: *Petzold, H. G., Brown, G.,* 1977. (Hrsg.) Gestaltpädagogik. Konzepte der integrativen Erziehung. München: Pfeiffer, S. 101-123 http://www.fpi-publikation.de/polyloge/alle-ausgaben/19-2012-petzold-h-g-1977c-2012-die-medien-in-der-integrativen-paedagogik-und-therapie.html.

36 *Petzold, H. G., Sieper, J., Mathias-Wiedemann, U.* (2022): Aktuelle Positionen und neue „bio-psycho-sozial-ökologische" Perspektiven der „Integrativen Therapie" zu Ökologie, Politik, Bioökonomie, Psychotherapie und Kulturarbeit von 1965 – 1972 – 1982 bis 2022. EAG-Forschungsmanuskript, Hückeswagen. *Polyloge* 15/2022, https://www.fpi-publikation.de/gruene-texte/15-2022-petzold-h-g-sieper-j-mathias-w-u-transversale-reflexionen-ueber-multiple-entfremdungen-in-einer-prekaeren-moderne-bio-psycho-sozio-oekologische/.

37 Vgl. *Petzold, H. G.* (1991o/2018): Zeit, Zeitqualitäten, Identitätsarbeit und biographische Narration – Chronosophische Überlegungen, In: Integrative Therapie, Paderborn: Junfermann, Bd. II, 1 (1991a) S. 333-395; (2. Aufl. 2003a) S. 299-340. http://www.fpi-publikation.de/polyloge/alle-ausgaben/02-2018-petzold-h-g-1991o-zeit-zeitqualitaeten-identitaetsarbeit-und-biographische-narration.html; – – *Petzold, H. G., Orth, I.* (2024): Integrative Therapie 2024 – zukunftszentriert. Multimethodische und intermediale Praxis für das „Konnektom": „Use it, enjoy it, improve it – together!" EAG-Forschungsbericht. Hückeswagen: EAG ersch. POLYLOGE 1/2024.

38 *Petzold, H. G.* (2000k): Sinn – Sinnerfahrung – Sinnstiftung als Thema der Psychotherapie heute. *Integrative Therapie* 4, 403-414. – *Petzold, H. G., Orth, I.* (2005a): Sinn, Sinnerfahrung, Lebenssinn in Psychologie und Psychotherapie. 2 Bände. Bielefeld: Edition Sirius beim Aisthesis Verlag. – – *Petzold, H. G.* (2001k): Sinnfindung über die Lebensspanne: Collagierte Gedanken über Sinn, Sinnlosigkeit, Abersinn – integrative und differentielle Perspektiven zu transversalem, *polylogischem* SINN. Düsseldorf/Hückeswagen, bei www. FPI-Publikationen.de/materialien.htm – *POLYLOGE: Materialien aus der Europäische Akademie für psychosoziale Gesundheit* – 03/2001 http://www.fpi-publikation.de/downloads/download-polyloge/download-2001k-03-2001-petzold-h-g.html. Erg. in: *Petzold, Orth* (2005a) 265-374. http://www.fpi-publikation.de/polyloge/alle-ausgaben/14-2012-petzold-h-g-2005b-sinnfindung-ueber-die-lebensspanne-collagierte-gedanken-ueber-sinn.html.

39 *Sieper, J., Petzold, H. G.* (2001c): „Eingreifende Wissenschaft" für „Menschenarbeiter". *Integrative Therapie* 1, 208-209.

40 *Petzold, H. G., Orth, I., Sieper, J.* (2019d/2022): Noch einmal Positionen zu über 50 Jahren Integrativer Therapie, transversaler Kulturarbeit und ökotherapeutischer Praxis. Einige Überlegungen zu „Hominität und Ökologizität, Integrität und Engagement" aus der „Dritten Welle" unserer Arbeit. Hückeswagen: Europäische Akademie für biopsychosoziale Gesundheit. https://www.fpi-publikation.de/polyloge/02-2022-orth-i-petzold-h-g-sieper-j-2016-2022-positionen-50-jahre-inthttps://en.wikipedia.org/wiki/Alexei_Ukhtomskyegrative-therapie-und-kulturarbeit-einige-ueberlegungen/; – – *Petzold, H. G.* (2022o): Das „Summen des Lebens" am Rande ökologischer Desaster: mutiges Eintreten für das Lebendige – Heilsames Nature Embodiment, Arbeit mit Honigbienen in tiergestützter Integrativer Therapie *POLYLOGE* 17/2022. https://www.fpi-publikation.de/

downloads/?doc=petzold-2022o-summen-des-lebens-nature-embodiment-heilsame-arbeit-honigbienen-gruene-texte-17-2022.pdf.

41 *Baltes, P. B., Mayer, K. U., Helmchen, H., Steinhagen-Thiessen,* E. (2010): Die Berliner Altersstudie (BASE): Überblick und Einführung. In *U. Lindenberger, J. Smith, K. U. Mayer, & P. B. Baltes* (Eds.): Die Berliner Altersstudie (3rd ext. ed., S. 25-58). Berlin: Akademie-Verlag.

42 *Petzold, H. G.* (1999b): Psychotherapie in der Lebensspanne. *Gestalt* (Schweiz) 34, 43-46. http://www.fpi-publikation.de/images/stories/downloads/polyloge/petzold-1999b-psychotherapie-in-der-lebensspanne-polyloge-23-2016.pdf; – – *Sieper, J.* (2007b/2011): Integrative Therapie als „Life Span Developmental Therapy" und „klinische Entwicklungspsychologie der Bezogenheit" mit Säuglingen, Kindern, Adoleszenten, Erwachsenen und alten Menschen, *Gestalt & Integration,* Teil I 60, 14-21, Teil II 61 (2008) 11-21; www. FPI-Publikationen.de/materialien.htm – POLYLOGE: Materialien aus der Europäischen Akademie für Psychosoziale Gesundheit – 5/2011 http://www.fpi-publikation.de/downloads/download-polyloge/download-nr-05-2011-sieper-johanna.html.

43 *Petzold, H. G.* (1971l): Das menschliche Leben als lebenslanger Entwicklungsprozeß. Entwicklungspsychologie des Lebenslaufes als Grundlage des „life long learning" und der „éducation permanente" in Erwachsenenbildung/Andragogik und Altenbildung/Geragogik. Vortrag auf der Arbeitstagung „Lebenslanges Lernen als Entwicklung im Lebensverlauf", VHS Dormagen und Büderich 12.11.1971; VHS Büderich. – – *Petzold, H. G., Petzold-Heinz, I., Sieper, J.* (1972/2019): Naturverbundenheit schaffen, Natur-Sein erfahren: Grün Erleben, Grüne Übungen, Grün Erzählen – ökologische Lebenspraxis. Projektkonzept. Büttgen: Volkshochschule Büttgen. http://www.fpi-publikation.de/artikel/gruene-texte/05-2019-petzold-h-g-petzold-heinz-i-sieper-j-1972-naturverbundenheit-schaffen-gruen.html; – – *Petzold, H. G.* (1973c): Kreativität & Konflikte. Psychologische Gruppenarbeit mit Erwachsenen, Paderborn: Junfermann.

44 *Petzold, H. G.* (2010b): Gesundheit, Frische, Leistungsfähigkeit – Potentialentwicklung in der Lebensspanne durch „Integratives Gesundheitscoaching". In: *Ostermann, D.*, Gesundheitscoaching. Wiesbaden VS Verlag für Sozialwissenschaften, S. 9-26 und *POLYLOGE* 11/2010. http://www.fpi-publikation.de/artikel/textarchiv-h-g-petzold-et-al-/petzold-h-g-2010b-gesundheit-frische-leistungsfaehigkeit.html.

45 *Orth, I., Petzold, H. G.* (1993c/2015): Zur „Anthropologie des schöpferischen Menschen". In: *Petzold, H. G., Sieper, J.*(1993a): Integration und Kreation, 2 Bde., Paderborn: Junfermann, 93-116. http://www.fpi-publikation.de/polyloge/alle-ausgaben/04-2015-orth-i-petzold-h-g-1993c-zur-anthropologie-des-schoepferischen-menschen.html.

46 *Petzold, H. G., Orth, I.* (2004b): „Unterwegs zum Selbst" und zur „Weltbürgergesellschaft" – „Wegcharakter" und „Sinndimension" des menschlichen Lebens – Perspektiven Integrativer „Kulturarbeit" – Hommage an Kant, Europäische Akademie für Psychosoziale Gesundheit, Hückeswagen 2004b, mimeogr. ergänzt in: *Petzold, Orth* (2004/2005a) 689-791. http://www.fpi-publikation.de/polyloge/alle-ausgaben/09-2009-orth-i-petzold-h-g-2004b-unterwegs-zum-selbst-und-zur-weltbuergergesellschaft.html.

47 *Petzold, H. G.* (1981h): Leibzeit. *Integrative Therapie* 2/3, S. 167-178; auch in: *Kamper, D., Wulf, Ch.,* Die Wiederkehr des Körpers, Suhrkamp, Frankfurt/Main 1982, 68-81. http://www.fpi-publikation.de/polyloge/alle-ausgaben/20-2012-petzold-hilarion-g-1981h-leibzeit.html.

48 *Petzold, H. G.* (1991o): Zeit, Zeitqualitäten, Identitätsarbeit und biographische Narration – Chronosophische Überlegungen, Integrative Therapie Bd. II, 1 (1991a) S. 333-395; (2003a) S. 299-340.

49 *Petzold, H. G.* (2014h): Depression ist grau! – die Behandlung grün: Die „neuen Naturtherapien". Green Exercises & Green Meditation in der integrativen Depressionsbehandlung.

Green Care 4/2014 Textarchiv 2014. http://www.fpi-publikation.de/images/stories/downloads/textarchiv-petzold/petzold-2014h-depression-ist-grau-therapie-gruen-neue-naturtherapien-in-der-depressionsbehandlung.pdf.

50 *Petzold, H. G., Napoli, G., Mathias-Wiedemann, U.* (2021): Multisomnisches Arbeiten mit Träumen – neue Perspektiven der Integrativen Therapie in der „Dritten Welle" – ein Arbeitsbericht. *Polyloge* 21/2021. https://www.fpi-publikation.de/downloads/?doc=petzold-napoli-mathias-multisomnisches-arbeiten-traeume-neue-perspektiven-dritte-welle-polyl-21-2021pdf.pdf.

51 *Petzold, H. G.* (2004h): Der „informierte Leib im Polylog" ein integratives Leibkonzept für die nonverbale/verbale Kommunikation in der Psychotherapie. In: *Hermer, M.,Klinzing, H. G.*(Hrsg.) (2004): Nonverbale Kommunikation in der Psychotherapie. Tübingen: dgtv. 107-156. Textarchiv 2004: http://www.fpi-publikation.de/artikel/textarchiv-h-g-petzold-et-al-/petzold-hilarion-g-2004h-der-informierte-leib-im-polylog-ein-integratives-leibkonzept.html.

52 *Diamond, M. C., Krech, D., Rosenzweig, M. R.* (1964): „The effects of an enriched environment on the histology of the rat cerebral cortex". *The Journal of Comparative Neurology* 1, 111-119.

53 Vgl. *Petzold, H. G.* (1988m): Das Bewußtseinsspektrum und das Konzept „komplexen Bewußtseins". *Integrative Therapie* 4; Auszug aus (1975h); auch in Bd. I, 1 (1996a [S.278-281]) und (2003a) Bd. I, 256; – – *Grund, O., Richter, K., Schwedland-Schulte, G., Petzold, H. G.* (2004): Das Modell „komplexen Bewusstseins" der Integrativen TherapieBeispiele der Anwendung in verschiedenen Tätigkeitsfeldern. Bei: www. FPI-Publikationen.de/materialien.htm – *POLYLOGE: Materialien aus der Europäischen Akademie für psychosoziale Gesundheit* – 14/2004 und in *Integrative Therapie* 3, 327-341. http://www.fpi-publikation.de/downloads/download-polyloge/download-14-2004-grund-o-richter-k-schwedland-schulte-g-petzold-h-g.html.

54 Zum Beispiel ist in der Äußerung „In diesem Seminar möchte ich etwas passiver sein und mich erholen!" das **Implikat:** „Ich habe Erholung nötig, denn ich hatte Stress". Die hohe Kunst, mit Implikaten zu arbeiten kennzeichnet die Praxis integrativer Hermeneutik bzw. hermeneutischer Therapeutik.

55 *Petzold, H. G.* „et al." (2016f): NARRATIVE BIOGRAPHIEARBEIT & BIOGRAPHIE-ERARBEITUNG in der Integrativen Therapie, Integrativen Poesie- & Bibliotherapie und in Schreibwerkstätten mit „kreativem Schreiben" Praxeologisches Material zur Vor- u. Nachbereitung biographischen Arbeiten Hückeswagen: Europäische Akademie für biopsychosoziale Gesundheit und im Interent-Archiv *„Heilkraft der Sprache"* 2/2016 http://www.fpi-publikation.de/images/stories/downloads/sonstiges/petzold-2016f-narrative-biographiearbeit-biographieerarbeitung-2017-heilkraft-sprache-02-2016.pdf.

56 *Petzold, H. G.* (2017f): Intersubjektive, „konnektivierende Hermeneutik", Transversale Metahermeneutik, „multiple Resonanzen" und die „komplexe Achtsamkeit" der Integrativen Therapie und Kulturarbeit. *POLYOGE* 19/2017. http://www.fpi-publikation.de/polyloge/alle-ausgaben/19-2017-petzold-h-g-2017f-intersubjektive-konnektivierende-hermeneutik-transversale.html.

57 *Schacter, D. L.* (1996): Wir sind Erinnerung. Gedächtnis und Persönlichkeit. Reinbek: Rowohlt.

58 Vgl. zu diesem zentralen Konzept *Petzold, H. G.* (2002j): Das Leibsubjekt als „informierter Leib" – embodied and embedded. Leibgedächtnis und performative Synchronisationen. Düsseldorf/Hückeswagen. Bei www. FPI-Publikationen.de/materialien.htm – *POLYLOGE: Materialien aus der Europäischen Akademie für Psychosoziale Gesundheit* 07/2002 http://www.fpi-publikation.de/polyloge/alle-ausgaben/07-2002-petzold-h-g-der-informierte-leib.

html und in *Petzold* (2003a): Integrative Therapie Bd. III, 1051-1092. – – *Petzold, H. G.* (2009c): Körper-Seele-Geist-Welt-Verhältnisse in der Integrativen Therapie. Der „Informierte Leib", das „psychophysische Problem" und die Praxis. *Psychologische Medizin* 1 (Graz) 20-33. http://www.fpi-publikation.de/artikel/textarchiv-h-g-petzold-et-al-/petzold-h-g-2009c-koerper-seele-geist-welt-verhaeltnisse-der-informierte-leib-das-psychoph.html.

59 Das ist eine typische, alte IT-Technik, die in der „Dritten Welle" auf dem Boden der **Interozeptionsforschung** theoretisch neu begründet und praxeologisch neu vertieft wenden konnte. Vgl. *Petzold, H. G., Leeser, B., Klempnauer, E.* (2017): Wenn Sprache heilt. Handbuch für Poesie- und Bibliotherapie, Biographiearbeit, Kreatives Schreiben. Festschrift für Ilse Orth. Bielefeld: Aistheis. S. 144ff, 900f.

60 Vgl. *Petzold, H. G., Trummer, A.* (2017): „Lernen ein SELBST zu werden" – SUBJEKTLERNEN – „Lernen die Menschen und die Welt zu verstehen" – und WELTLERNEN – „Pro Juventute Österreich Workshop" – Weiterbildung und Organisationsentwicklung, *POLYLOGE* 34/2017. http://www.fpi-publikation.de/polyloge/alle-ausgaben/34-2017-petzold-h-g-trummer-a-2017-lernen-ein-selbst-zu-werden-subjektlernen.html.

61 *Petzold, H. G.* (1997p/2007a): Das Ressourcenkonzept in der sozialinterventiven Praxeologie und Systemberatung. *Integrative Therapie* 4 (1997) 435-471 und in: *Petzold, H. G.* (1998a/2007a): Integrative Supervision. Wiesbaden: VS Verlag, S. 353-394. http://www.fpi-publikation.de/artikel/textarchiv-h-g-petzold-et-al-/petzold-h-g-1997p-das-ressourcenkonzept-in-der-sozialinterventiven-praxeologie-und-system.html.

62 *Montaigne, M. de* (1998/1580): Essais. Frankfurt/Main: Eichborn Verlag. Vgl. *Jung, M.* (2007): Das Leben als Meisterstück: Unterwegs auf dem Weg zu einer philosophischen Therapeutik. In: *Sieper, J., Orth, I., Schuch, H. W.* (2007) (Hrsg.): Neue Wege Integrativer Therapie. Klinische Wissenschaft, Humantherapie, Kulturarbeit – Polyloge – 40 Jahre Integrative Therapie, Festschrift für Hilarion G. Petzold. Bielefeld: Edition Sirius, Aisthesis Verlag. 225-237.

63 *Petzold, H. G.* (1991e): Das Ko-respondenzmodell als Grundlage der Integrativen Therapie und Agogik, überarbeitet und erw. von (1978c); in Integrative Therapie, Paderborn: Junfermann (1991a) 19-90; (2003a) S. 93-140. http://www.fpi-publikation.de/supervision/alle-ausgaben/07-2017-petzold-h-g-1978c-1991e-2017-das-ko-respondenzmodell-als-grundlage-integrativer.html.

64 *Petzold, H. G., Sieper, J.* (2012e): Über sanfte Gefühle, Herzensregungen, „euthyme Erfahrungen" und „komplexe Achtsamkeit" in der „Integrativen Therapie". Überlegungen anlässlich 40 Jahre FPI und 30 Jahre EAG. *Gestalt und Integration* 73, 23-43. http://www.fpi-publikation.de/downloads/download-polyloge/28-2012-petzold-h-sieper-j-2012e-ueber-sanfte-gefuehle-herzensregungen-euthyme-erfahrung.html – – *McDermott-Ferber, I.* (2024): Das Einsetzen von Poesie-und Bibliotherapie als Therapieform zur Behandlung von Broken-Heart Syndrom / tako-tsubo Kardiomyopathie nach dem Verlust des Kindes. In: *POLYLOGE* Jg. 2024. https://www.fpi-publikation.de/polyloge/.

65 *Petzold, H. G., Orth, I., Sieper, J.* (2019a): Zwischen Embodiment, Embeddedness und Mentalisierung, innovative Impulse für das Feld integrativer Psychotherapie und Humantherapie – die 4E-Perspektiven. Forschungspapier aus Europäischen Akademie für biopsychosoziale Gesundheit, Hückeswagen. Auch als Nachwort zu *Stefan:, R.* (2020): Zukunftsentwürfe des Leibes. Grundlagen, Theorien und Begriffe der Integrativen Therapie und deren Bezugspunkte zu den Grundlagenwissenschaften. Wiesbaden: Springer. S. 139-182.

66 *Petzold, H. G., Orth, I.* (2017a): Interozeptivität/Eigenleibliches Spüren, Körperbilder/Body Charts – der „Informierte Leib" öffnet seine Archive: „Komplexe Resonanzen" aus der Lebensspanne des „body-mind-world-subject". Hückeswagen: Europäische Akademie für biopsychosoziale Gesundheit.

67 *Sieper, J.* (2007d): Neurowissenschaften und Therapie. In: *Sieper, J., Orth, I., Schuch, H. W.* (2007): Neue Wege Integrativer Therapie. Klinische Wissenschaft, Humantherapie, Kulturarbeit – Polyloge – 40 Jahre Integrative Therapie, 25 Jahre EAG – Festschrift für Hilarion G. Petzold. Bielefeld: Edition Sirius, Aisthesis Verlag, S. 531-548.

68 Vgl. Dazu in einer modernen Lesart, aus der man die Integrative Arbeit erst in voller Tiefe erfassen und verstehen kann: *Mogorovich, B.* (2017a): Zur Revision der modernen, menschzentrierten Denkform durch Wolfgang Welsch – Bezüge zum Integrativen Ansatz der Supervision, Therapie, Naturtherapie, Supervision 1/2017, http://www.fpi-publikation.de/supervision/alle-ausgaben/01-2017-mogorovic-b-zur-revision-moderner-menschzentrierter-denkform-welsch-naturtherapie.html und grundlegend: *Bischlager, H.* (2016): Die Öffnung der blockierten Wahrnehmung. Merleau-Pontys radikale Reflexion. Bielefeld: Aisthesis.

69 *Petzold, H. G., Orth-Petzold, S., Orth, I.* (2013): Freude am Lebendigen und weiser Umgang mit Natur. Die Frische, Kraft und Weisheit integrativer Garten- und Landschaftstherapie – Naturtherapeutische Gedanken, „Green Meditation", „Therapeutic Guerilla Gardening". *POLYLOGE* 20/2013. http://www.fpi-publikation.de/downloads/download-polyloge/download-nr-20-2013-petzold-h-orth-petzold-s-orth-i.html.

70 *Petzold, H. G.* (1992m): Die heilende Kraft des Schöpferischen. *Orff-Schulwerk-Informationen* 50, 6-9, repr. in: *Integrative Bewegungstherapie* 1, 1993, 10-14. http://www.dgib.net/?x=zeitschrift&y=online-archiv#a1994; – http://www.fpi-publikation.de/artikel/textarchiv-h-g-petzold-et-al-/petzold-h-g-1992m-die-heilende-kraft-des-schoepferischen.html.

71 *Petzold, H. G., Petzold-Heinz, I., Sieper, J.* (1972): Naturverbundenheit schaffen, Natur-Sein erfahren: Grün Erleben, Grüne Übungen, Grün Erzählen – ökologische Lebenspraxis. Projektkonzept. Büttgen: Volkshochschule Büttgen. http://www.fpi-publikation.de/artikel/gruene-texte/05-2019-petzold-h-g-petzold-heinz-i-sieper-j-1972-naturverbundenheit-schaffen-gruen.html.

72 *Petzold, H. G.* (1986h/2016): Zur Psychodynamik der Devolution. *Gestalt-Bulletin* 1, 75-101; *POLYLOGE* 1/2017. http://www.fpi-publikation.de/artikel/gruene-texte/14-2017-petzold-h-g-1986h-2016-zur-psychodynamik-der-devolution-26-april-1986.html.

73 *Petzold, H. G., Orth, I., Orth-Petzold, S.* (2009): Integrative Leib- und Bewegungstherapie – ein humanökologischer Ansatz. Das „erweiterte biopsychosoziale Modell" und seine erlebnisaktivierenden Praxismodalitäten: therapeutisches Laufen, Landschaftstherapie, Green Exercises. *Integrative Bewegungstherapie* 1, 4-48, http://www.fpi-publikation.de/artikel/gruene-texte/27-2016-petzold-h-g-orth-i-orth-petzold-s-2009-integrative-leib-und-bewegungstherapie.html.

74 *Sieper, J.* (2000): Ein neuer „POLYLOG" und eine „Dritte Welle" im „herakliteischen Fluß" der INTEGRATIVEN THERAPIE – Transgressionen III. Polyloge 03/2000. http://www.fpi-publikation.de/polyloge/alle-ausgaben/03-2000-sieper-j-ein-neuer-polylog-und-eine-dritte-welle-im-herakliteischen-fluss.html.

75 *Petzold, H. G., Hömberg, R.* (2014): Naturtherapie – tiergestützte, garten- und landschaftstherapeutische Interventionen. *Psychologische Medizin* 2, 40-48. In: www.FPI-publikationen.de/materialien.htm – POLYLOGE: Materialien aus der Europäischen Akademie für psychosoziale Gesundheit – 11/2014; http://www.fpi-publikation.de/downloads/download-polyloge/download-nr-11-2014-hilarion-g-petzold-ralf-hoemberg.html.

76 *Petzold, H. G.* (2015b): „Green Meditation" – Ruhe, Kraft, Lebensfreude.*Green Care* 2, 2-5; und erw. POLYLOGE Ausgabe 05/2015. http://www.fpi-publikation.de/polyloge/alle-ausgaben/05-2015-petzold-hilarion-g-2015b-green-meditation-ruhe-kraft-lebensfreude.html.

77 *Petzold, H. G.* (2003e/2006k/2011): Menschenbilder und Praxeologie. 30 Jahre Theorie- und Praxisentwicklung am „Fritz Perls Institut für Integrative Therapie, Gestalttherapie und

Kreativitätsförderung" (1972-2002). Teil I, Gestalt 46 (Schweiz) 3-50. Teil II, Gestalt 47, 9-52, Teil III, Gestalt 48, 9-64. Updating 2006k als: Integrative Therapie als „angewandte Anthropologie" in einer „transversalen Moderne" – Menschenbild und Praxeologie. Bei www. FPI-Publikationen. POLYLOGE: Materialien aus der Europäischen Akademie für psychosoziale Gesundheit 2/2011. http://www.fpi-publikation.de/polyloge/alle-ausgaben/02-2011-petzold-h-g-2006k-update2011-integrative-therapie-anthropologie-menschenbild-u.html – – *Petzold, H. G.* (2012f): Die Menschenbilder in der Psychotherapie. Interdisziplinäre Perspektiven und die Modelle der Therapieschulen. Wien: *Krammer*, http://www.fpi-publikation.de/images/stories/downloads/polyloge/petzold-sieper-2012a-leiblichkeit-informierter-leib-embodied-embedded-konzepte-polyloge-21-2012.pdf.

78 *Petzold, H. G.* (2015k): Integrative Therapie aktuell 2000-2015. Transversale und mundane Hominität. Den Menschen „von der Welt und der Natur her" denken – Klinische Kompetenz & soziales Engagement, ökologischer Naturbezug & kritische Kulturarbeit. http://www.fpi-publikation.de/downloads/download-polyloge/download-nr-20-2015-hilarion-g-petzold.html; – – *Welsch*, W. (2015): Homo Mundanus. Jenseits der anthropischen Denkform der Moderne. 2. Aufl. Weilerswist: Velbrück Wissenschaft.

79 *Petzold, H. G.* (2015k): Integrative Therapie aktuell 2000-2015. Transversale und mundane Hominität. Den Menschen „von der Welt und der Natur her" denken – Klinische Kompetenz & soziales Engagement, ökologischer Naturbezug & kritische Kulturarbeit. http://www.fpi-publikation.de/downloads/download-polyloge/download-nr-20-2015-hilarion-g-petzold.html.

80 *Sloterdijk, P.* (2009): Du musst dein Leben ändern. Frankfurt/Main: Suhrkamp.

81 *Lovelock, J. (2005): Gaia: Medicine for an Ailing Planet.* New York: Oxford University Press.

82 *Petzold, H. G., Sieper, J., Orth, I.* (2002): Eine „Dritte Welle" der Integrativen Therapie im neuen Millennium – vertiefende Projekte und ko-kreative Polyloge zu Natur, Kunst/Kultur und Ökologie in integrativ-humantherapeutischer Theorie und Praxis. Hückeswagen: Europäische Akademie für Psychosoziale Gesundheit. Auch in: *POLYLOGE: Materialien aus der Europäischen Akademie für psychosoziale Gesundheit* – 5/2002. http://www.fpi-publikation.de/polyloge/alle-ausgaben/226.html.

83 *Petzold, H. G.* (1978c/1991e): Das Ko-respondenzmodell in der Integrativen Agogik. Integrative Therapie 1, 21-58; revid. und erw. als 1991e in: (1991a) 19-90/2003a, 93-140; http://www.fpi-publikation.de/supervision/alle-ausgaben/07-2017-petzold-h-g-1978c-1991e-2017-das-ko-respondenzmodell-als-grundlage-integrativer.htm; – – *Sieper, J., Orth, I. Petzold, H. G.* (2010): Warum die „Sorge um Integrität" uns in der Integrativen Therapie wichtig ist – Überlegungen zu Humanität, Menschenwürde und Tugend in der Psychotherapie. In: *Petzold, H. G., Orth, I. Sieper, J.* (2010a): Gewissensarbeit, Weisheitstherapie, Geistiges Leben – Themen und Werte moderner Psychotherapie. Wien: Krammer. S. 367-460. http://www.fpi-publikation.de/images/stories/downloads/textarchiv-petzold/sieper-orth-petzold_sorge-um-integritaet_2010.pdf.

84 *Petzold, H. G., Orth, I., Sieper, J.* (2015a): Die „Neuen Naturtherapien". Going Green in der Integrativen Therapie – Ökologische Bewusstheitsarbeit „hin zur Natur": salutogenes Naturerleben, Landschafts-, Garten- und tiergestützte Therapie. *Grüne Texte*, Ausgabe 06/2015 http://www.fpi-publikation.de/images/stories/downloads/sonstiges/petzold-orth-sieper-2014d-naturtherapien-going-green-oekologische_bewusstheitsarbeit-gruene-texte-06-2015.pdf.

85 *Welsch, W.* (2011): Immer nur Mensch? Entwürfe zu einer anderen Anthropologie. Berlin: Akademie-Verlag; – – *Welsch, W.* (2012): Mensch und Welt. Eine evolutionäre Perspektive der Philosophie. München: Beck; – – *Welsch W.* (2015): Homo Mundanus. Jenseits der anthropischen Denkform der Moderne. 2. Aufl. Weilerswist: Velbrück Wissenschaft.

86 *Sloterdijk, P.* (2013): Der globale Schutz des Klimas und der Umwelt erträgt keine weitere Verzögerung mehr. *Tagesanzeiger* (Zürich), 2. März 2013, 29, 31.

87 *Petzold, H.G.* (2006p): Ökosophie, Ökophilie, Ökopsychosomatik Materialien zu ökologischem Stress- und Heilungspotential Bei www. FPI-Publikationen.de/materialien.htm – *POLYLOGE: Materialien aus der Europäischen Akademie für psychosoziale Gesundheit* – 16/2006 und *Integrative Therapie* 1 (2006) 62-99. http://www.fpi-publikation.de/downloads/download-polyloge/download-nr-16-2006-petzold-hilarion-g.html – – *Petzold, H.G.* (2016i): Die „Neuen Naturtherapien", engagiertes „Green Care", waldtherapeutische Praxis. In: *Niels Altner* (2016): Rieche das Feuer, spür den Wind. Wie Achtsamsein in der Natur uns und die lebendige Welt stärkt. Netzversion des Artikels in http://www.fpi-publikation.de/images/stories/downloads/grueneTexte/petzold-2016i-neue-naturtherapien-engagiertes-green-care-waldtherapeutische-praxis-gruene-texte-25-2016.pdf.

88 *Petzold, H.G., Orth, I., Sieper, J.* (2013a): Manifest der Integrativen Kulturarbeit 2013. In: http://www.fpi-publikation.de/images/stories/downloads/polyloge/petzold-orth-sieper-2013a-manifest-der-integrativen-kulturarbeit-2013-polyloge-24-2013.pdf und in: *Petzold, Orth, Sieper* (2014): „Mythen, Macht und Psychotherapie". Therapie als Praxis kritischer Kulturarbeit. Bielefeld: Aisthesis. S. 671-688.

89 *Petzold, H.G.* (2016l): Zeitgeist und kollektive Beunruhigung als Krankheitsursache – therapeutische Arbeit mit Atmosphären und Zeitgeisteinflüssen, *POLYOGE* 30/2016, http://www.fpi-publikation.de/images/stories/downloads/polyloge/petzold-2016l-1989f-zeitgeist-kollektive-beunruhigung-krankheitsursachen-sozialisationsklima-polyl-30-2016.pdf; – – *Petzold, H.G.*(1987d/2017). Kunsttherapie und Arbeit mit kreativen Medien – Wege gegen die „multiple Entfremdung" in einer verdinglichenden Welt. Vortrag beim Studientag „Entfremdung und Kreativität" an der EAG 1.03.1987, Hückeswagen. *POLYLOGE* Jg. 2016; gekürzte in: *Richter, K.* (Hrsg.), Psychotherapie und soziale Kulturarbeit – eine unheilige Allianz? *Schriftenreihe des Instituts für Bildung und Kultur,* Bd. 9, Remscheid, 38-95; repr. in: *Matthies, K.,* Sinnliche Erfahrung, Kunst, Therapie, Bremer Hochschulschriften, Univ. Druckerei, Bremen 1988. http://www.fpi-publikation.de/images/stories/downloads/polyloge/petzold-1987d-2017-kunsttherapie-kreative-medien-gegen-multiple-entfremdung-polyloge-06-2017.pdf.

90 *Petzold, H.G., Orth-Petzold, S., Orth,* I. (2013): Freude am Lebendigen und weiser Umgang mit Natur. Die Frische, Kraft und Weisheit integrativer Garten- und Landschaftstherapie – Naturtherapeutische Gedanken, „Green Meditation", „Therapeutic Guerilla Gardening". *POLYLOGE* 20/2013. http://www.fpi-publikation.de/downloads/download-polyloge/download-nr-20-2013-petzold-h-orth-petzold-s-orth-i.html.

91 *Schneider, M.*(1994): Die Natur integrieren, Gedanken zu einer konvivialen Ethik, *Integrative Therapie* 1-2, 43-67; http://www.fpi-publikation.de/artikel/gruene-texte/06-2018-schneider-manuel-die-natur-integrieren-gedanken-zu-einer-konvivialen-ethik.html.

92 Ein zentraler Text hierzu: *Petzold, H.G., Orth, I., Sieper, J.* (2017): POSITIONEN – 50 Jahre Integrative Therapie und transversale Kulturarbeit. Einige Überlegungen zu „Hominität, Integrität und Engagement" zum Jahreswechsel 2016/2017; https://www.eag-fpi.com/wp-content/uploads/2016/12/Weihnachtsbrief.pdf.

93 Vgl. *Cubasch-König, C., Jobst, A., Böckle, M.* (2023): Kreative Medien in der Psychotherapie. Perspektiven für die Praxis. Göttingen: Vandenhoeck & Ruprecht; – – *Waibel, M.J.* (2023): Körperpsychotherapie bei chronischen Schmerzen. Integrative Leib- und Bewegungstherapie (IBT). Stuttgart: Klett-Cotta.

94 *Petzold, H.G.* (2005x): Übergänge und Identität, Wandlungen im Feld. Ein Rückblick auf 30 Jahre der Zeitschrift „Integrative Therapie". Editorial. Integrative Theapie 4 (2005) 349-373. – – *Petzold, H.G., Orth, I., Sieper, J.* (2006): Erkenntnistheoretische, entwicklungspsychologische, neurobiologische und agogische Positionen der „Integrativen Therapie" als „Entwicklungstherapie". In: Petzold, H.G., Schay, P., Scheiblich, W. (2006): Integrative Suchtarbeit. Wiesbaden: Verlag für Sozialwissenschaften. 627-713. http://www.fpi-publikation.de/downloads/download-polyloge/download-02-2005-petzold-h-g.html.

95 Grundlegend: *Petzold, H. G., Sieper, J., Orth, I.* (2002): Eine „Dritte Welle" der Integrativen Therapie im neuen Millennium – vertiefende Projekte und ko-kreative Polyloge zu Natur, Kunst/Kultur und Ökologie integrativ-humantherapeutischer Theorie und Praxis – Transgressionen II; Auch in: *POLYLOGE: Materialien aus der Europäischen Akademie für psychosoziale Gesundheit* – 5/2002.
Petzold, H. G. (2005x): Übergänge und Identität, Wandlungen im Feld. Ein Rückblick auf 30 Jahre der Zeitschrift „Integrative Therapie". Editorial. Integrative Theapie 4 (2005) 349-373. – – *Petzold, H. G., Orth, I., Sieper, J.* (2006): Erkenntnistheoretische, entwicklungspsychologische, neurobiologische und agogische Positionen der „Integrativen Therapie" als „Entwicklungstherapie". In: Petzold, H. G., Schay, P., Scheiblich, W. (2006): Integrative Suchtarbeit. Wiesbaden: Verlag für Sozialwissenschaften. 627-713. http://www.fpi-publikation.de/downloads/download-polyloge/download-02-2005-petzold-h-g.html; – – *Petzold, H. G., Orth, I., Sieper, J.* (2008a): Der lebendige „Leib in Bewegung" auf dem WEG des Lebens – Chronotopos – Über Positionen, Feste, Entwicklungen in vielfältigen Lebensprozessen. Zum Jubiläum: 25 Jahre EAG – 40 Jahre Integrative Therapie. *Integrative Therapie* 3, 255-313. http://www.fpi-publikation.de/artikel/textarchiv-h-g-petzold-et-al-/petzold-h-g-orth-i-sieper-j-2008a-der-lebendige-leib-in-bewegung-auf-dem-weg-des-lebens.html. – – Und zehn Jahre weiter: *Petzold, H. G., Orth, I., Sieper, J.* (2017): POSITIONEN – 50 Jahre Integrative Therapie und transversale Kulturarbeit. Einige Überlegungen zu „Hominität, Integrität und Engagement" zum Jahreswechsel 2016/2017; https://www.eag-fpi.com/wp-content/uploads/2016/12/Weihnachtsbrief.pdf.

96 *Petzold, H. G.* (2002c): POLYLOGE: die Dialogzentrierung in der Psychotherapie überschreiten. Perspektiven „Integrativer Therapie" und „klinischer Philosophie". Hommage an Mikhail Bakhtin. Düsseldorf/Hückeswagen. Bei www. FPI-Publikationen.de/materialien.htm – *POLYLOGE: Materialien aus der Europäischen Akademie für psychosoziale Gesundheit* – 04/2002, http://www.fpi-publikation.de/images/stories/downloads/polyloge/Petzold-Dialog-Polylog-Polyloge-04-2002.pdf.

97 *Petzold, H. G.* (2010f): „Sprache, Gemeinschaft, Leiblichkeit und Therapie". Materialien zu polylogischen Reflexionen, intertextuellen Collagierungen und melioristischer Kulturarbeit – Hermeneutica. Bei www.FPI-publikationen.de/materialien.htm – *POLYLOGE: Materialien aus der Europäischen Akademie für psychosoziale Gesundheit* – 7/2010. http://www.fpi-publikation.de/downloads/download-polyloge/download-nr-07-2010-petzold-h-g-2010f.html.

98 *Petzold, H. G., Orth, I.*(1985a/2005): Poesie und Therapie. Über die Heilkraft der Sprache. Poesietherapie, Bibliotherapie, Literarische Werkstätten, Paderborn: Junfermann. Neuausgabe: Bielefeld: Edition Sirius beim Aisthesis Verlag 2005.

99 *Petzold, H. G.* (2017f): Intersubjektive, „konnektivierende Hermeneutik", Transversale Metahermeneutik, „multiple Resonanzen" und die „komplexe Achtsamkeit" der Integrativen Therapie und Kulturarbeit. POLYOGE 19/2017. http://www.fpi-publikation.de/polyloge/alle-ausgaben/19-2017-petzold-h-g-2017f-intersubjektive-konnektivierende-hermeneutik-transversale.html.

100 *Darwin, C.* (1859): On the Origin of Species by Means of Natural Selection, or the Preservation of Favoured Races in the Struggle for Life. 1. Aufl.; 6. Aufl.1872. London: John Murray.

101 Text aus *Hans Bethge* (2007): Die chinesische Flöte. Nachdichtungen chinesischer Lyrik. Neuausgabe. 21. Auflage, Kelkheim: YinYang Media Verlag; vgl. *Duser, H.* (1986): Meisterwerke der Musik. Gustav Mahler: Das Lied von der Erde. München: Wilhelm Fink.

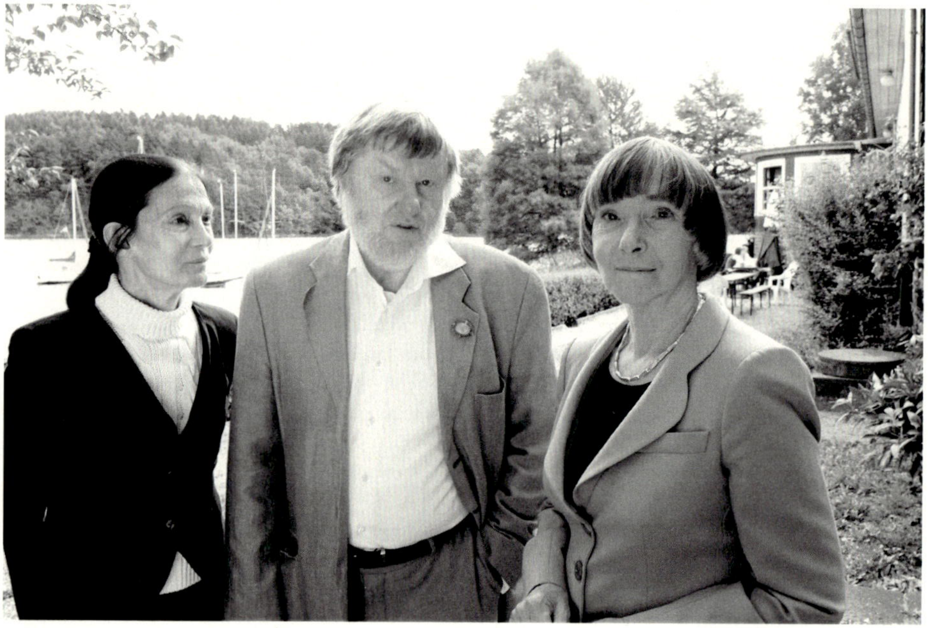

Die BegründerInnen der Integrativen Therapie:
Ilse Orth, Hilarion Petzold, Johanna Sieper

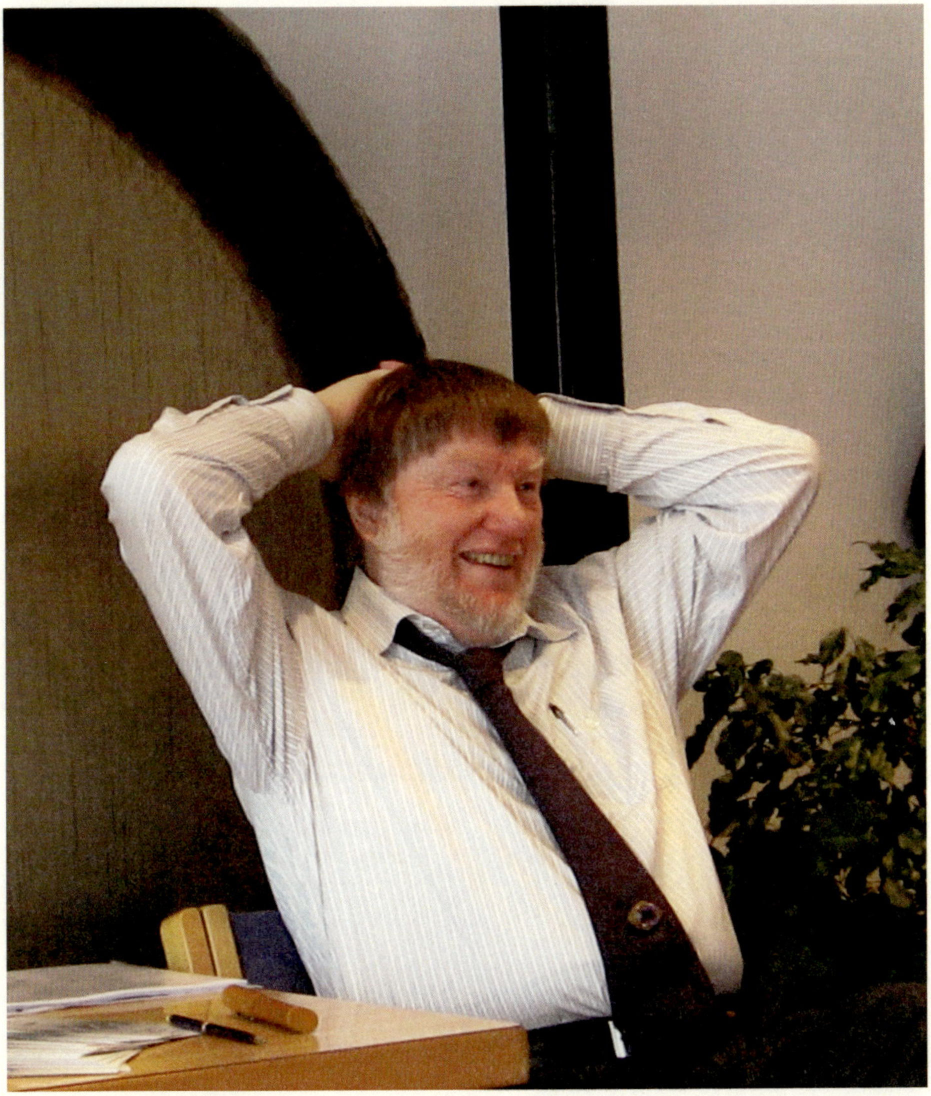

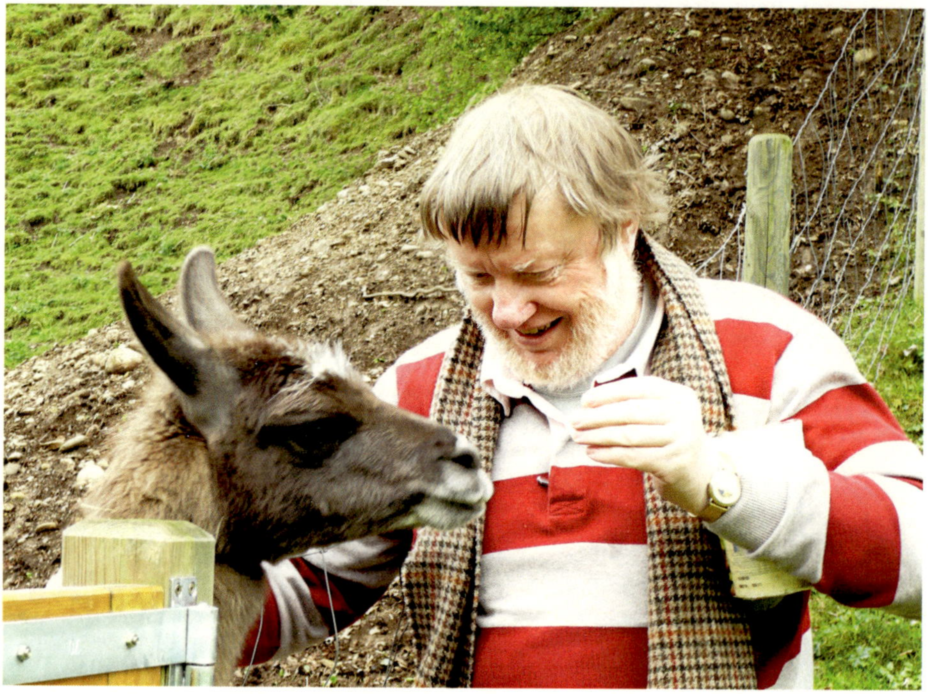

Literatur zur Einführung

Abdul-Hussain, S. (2011): Genderkompetente Supervision. Mit einem Beitrag von Ilse Orth und Hilarion Petzold zu „Genderintegrität". Wiesbaden: Springer VS Verlag.

Antonovsky, A. (1979). „Health, Stress and Coping" San Francisco: Jossey-Bass Publishers.

Apfalter, I. et al. (2021): Grundbegriffe der Integrativen Therapie. Ein Nachschlagewerk. Wien: Facultas Verlag.

Aurel, Mark (1998): *Écrits pour lui-même.* éd. et tr. *Pierre Hadot,* avec la collab. de *Concetta Luna.* Paris: Les Belles Lettres; dtsch. (1949): Selbstbetrachtungen. *Albert Wittstock.* Stuttgart: Reclam, Nachdruck 1995.

Bloem, J., Moget, P., Petzold, H. G. (2004): Budo, Aggressionsreduktion und psychosoziale Effekte: Faktum oder Fiktion? – Forschungsergebnisse Modelle psychologische und neurobiologische Konzepte. Integrative Therapie 1-2, 101-149. – http://www.fpi-publikation.de/images/stories/downloads/textarchiv-petzold/bloem-moget-petzold-2004-budo-forschungsergebnisse-psychologische-neurobiologische-konzepte-modelle.pdf.

Blom, P. (2022): Die Unterwerfung. Anfang und Ende der menschlichen Herrschaft über die Natur. München: Hanser.

Blühdorn, I. (2024a): Transformationspolitik in der Falle. Vorabdruck aus „Unhaltbarkeit. Auf dem Weg in eine andere Moderne" von Ingolfur Blühdorn. *Soziopolis Essay* 04.04.2024, https://www.soziopolis.de/transformationspolitik-in-der-falle.html.

Blühdorn, I. (2024b): Unhaltbarkeit. Auf dem Weg in eine andere Moderne. Berlin: Suhrkamp.

Bostrom, N. (2013): Superintelligence. Paths, Dangers, Strategies. Oxford: Oxford University Press;deutsch (2014): Superintelligenz – Szenarien einer kommenden Revolution. Berlin: Suhrkamp.

Bostrom, N. (2019): The Vulnerable World Hypothesis. In: *Global Policy.* 10, 455-476, doi:10.1111/1758-5899.12718.

Bostrom, N., Tegmark, M. (2005): „How Unlikely is a Doomsday Catastrophe?" Nature 438 *(7069): 754.* arXiv:astro-ph/0512204.

Breithaupt, F. (2017). Die dunklen Seiten der Empathie. 2. Auflage. Frankfurt/Main: Suhrkamp Verlag.

Brühlmann-Jecklin, E., Petzold, H. G. (2004): Die Konzepte ‚social network' und ‚social world' und ihre Bedeutung für Theorie und Praxis der Supervision im Integrativen Modell. Bei www.FPI-Publikationen.de/materialien.htm – SUPERVISION: Theorie – Praxis – Forschung. Eine interdisziplinäre Internet-Zeitschrift – 5/2005 und in Gestalt 51(Schweiz) 37-49 und SUPERVISION: Theorie – Praxis – Forschung. Eine interdisziplinäre Internet-Zeitschrift – 5/2004; http://www.fpi-publikation.de/downloads/download-supervision/download-05-2005-bruehlmann-jecklin-e-petzold-h-g.html.

Cubasch-König, C., Jobst, A., Böckle, M. (2023): Kreative Medien in der Psychotherapie.Perspektiven für die Praxis. Göttingen: Vandenhoeck & Ruprecht.

Dauber, H. (2003): Gindlertradition und Gestaltpädagogik. In: *Integrative Bewegungstherapie.* 1, (2003), S. 4ff.; https://www.fpi-publikation.de/integrative-bewegungstherapie/01-2003-dauber-heinrich-gindlertradition-und-gestaltpaedagogik/.

Dürckheim, K. Graf (1978): Erlebnis und Wandlung. Grundfragen der Selbstfindung. Bern: Scherz. Erweiterte Auflage, Frankfurt a. M.: Suhrkamp.

Dürckheim, K. Graf (1987): Der Alltag als Übung: vom Weg zur Verwandlung [1964]. Bern: Huber.

Ehrenfried, L. (1956): De l'éducation du corps à l'équilibre de l'esprit. Paris: Aubier; dtsch. (1967): Körperliche Erziehung zum seelischen Gleichgewicht. Somato-Therapie, ein vergessener

Heilfaktor. Berlin: Westliche Berliner Verlagsgesellschaft Heenemann, 2., überarbeitete und erweiterte Auflage 1967.

Ehrhardt, J., Petzold, H. G. (2011): Wenn Supervisionen schaden – explorative Untersuchungen im Dunkelfeld „riskanter Supervision" Integrative Therapie 1-2, 137-192. Auch in: Jg. 3/2014 SUPERVISION – http://www.fpi-publikation.de/supervision/alle-ausgaben/03-2014-ehrhardt-j-petzold-h-wenn-supervisionen-schaden-explorative-untersuchungen-im.html.

Freitas-Magalhães, A. (2009, 2010): Emotional Expression: The Brain and the Face. Bd. I (2009), Bd. II (2010). Porto: Ediçõnes Universidade Fernando Pessoa.

Frétigny, R., Virell, A. (1968): L'imagerie mentale. Introduction à l'onirothérapie. Lausanne: Editions du Mont-Blanc.

Frohne-Hagemann, I. (1996): Dokumentation der Entwicklung der Integrativen Musiktherapie als Zweig der Psychotherapieausbildung an FPI und EAG. In: *Petzold, H. G., Sieper, J.: Integration und Kreation*, Bd. 2, 549-555. Paderborn: Junfermann.

Frohne-Hagemann, I. (2004): Rezeptive Musiktherapie. Theorie und Praxis. Wiesbaden: Reichert-Verlag.

Frühmann, R., Petzold, H. G. (1993a): Lehrjahre der Seele. Paderborn: Junfermann.

Geuter, U. (2015*):* Körperpsychotherapie. Grundriss einer Theorie für die klinische Praxis, Wiesbaden: Springer Verlag.

Grawe, K. (1998): Psychologische Therapie, Göttingen: Hogrefe.

Grawe, K. (2004): Neuropsychotherapie. Göttingen: Hogrefe.

Grawe, K. (2005): (Wie) kann Psychotherapie durch empirische Validierung wirksamer werden? *Psychotherapeutenjournal* 1, 4-11.

Grawe, K., Donati, R., Bernauer, F. (1994): Psychotherapie im Wandel: Von der Konfession zur Profession. Göttingen: Hogrefe.

Hadot, P. (1992): La Citadelle intérieure. Introduction aux Pensées de Marc Aurèle. Paris: Fayard.

Hadot, P. (1999): Wege zur Weisheit oder Was lehrt uns die antike Philosophie? Frankfurt/Main: Eichborn Verlag.

Hass, W., Petzold, H. G. (1999/2011): Die Bedeutung der Forschung über soziale Netzwerke, Netzwerktherapie und soziale Unterstützung für die Psychotherapie – diagnostische und therapeutische Perspektiven. In: *Petzold, H. G., Märtens, M.* (1999a) (Hrsg.): Wege zu effektiven Psychotherapien. Psychotherapieforschung und Praxis.: Modelle, Konzepte, Settings. Opladen: Leske + Budrich, S. 193-272. Bei: http://www.fpi-publikation.de/artikel/textarchiv-h-g-petzold-et-al-/hass-w-petzold-h-g-1999-neueinst-2011-die-bedeutung-der-forschung-ueber-soziale-netzwerke.html.

Häusle-Paulmichl, G. (2023): Resonanzen: Die heilsamen Klänge der Natur in der Integrativen Musiktherapie. *POLYLOGE* 22/2023, https://www.fpi-publikation.de/polyloge/22-2023-haeusle-paulmichl-g-resonanzen-die-heilsamen-klaenge-der-natur-in-der-integrativen-musiktherapie/.

Heule, S. (2020): Therapie in und mit der Natur – Vom Tanz mit erlebbaren Metaphern. *Grüne Texte* 12/2020, https://www.fpi-publikation.de/gruene-texte/12-2020-heule-susanne-therapie-in-und-mit-der-natur-vom-tanz-mit-erlebbaren-metaphern/.

Höhmann-Kost, A. (2018): Integrative Leib- und Bewegungstherapie (IBT). Bern: Hogrefe Verlag.

Janet, P. (1886): Les actes inconscients et le dédoublement de la personnalité, *Revue Philosophique* 22, 577-592.

Janet, P. (1909): Les névroses, Paris: Flammarion.

Janet, P. (1919): Les médications psychologiques, 3 Bde., Paris: Alcan.

Kanfer, F., Reinecker, H., Schmelzer, D. (1998): Selbstmanagement-Therapie. 2. Überarb. Aufl. Berlin: Springer.

Lange-Böhm, A. (2022): KINOMICHI: Moderne Synthese fernöstlicher Budokunst und westlicher Bewegungslehren. *Integrative Bewegungstherapie* 01/2022, https://www.fpi-publikation.de/downloads/?doc=lange-boehm-kinomichi-moderne-synthese-fernoestlicher-budokunst-westlicher-bewegungslehren-IBT-02-2022.pdf.

Leitner, A. Höfner, C. (2020): Handbuch der Integrativen Therapie. 2. Auflage. Wien: Springerverlag, Wien/New York.

Leitner, Egon, Petzold, H. G. (2005/2010): Dazwischengehen – wo Unrecht geschieht, Integrität gefährdet ist, Würde verletzt wird. Ein Interview mit Hilarion Petzold zum Thema „Engagement und Psychotherapie" und Integrativen Positionen. Hückeswagen: Europäische Akademie für psychosoziale Gesundheit. Erw. in *Petzold, H. G., Orth, I. Sieper, J.* (2010a): Gewissensarbeit, Weisheitstherapie, Geistiges Leben – Themen und Werte moderner Psychotherapie. Wien: Krammer, S. 279-366; 2015 Neuaufl. Bielefeld: Aisthesis und *POLYLOGE,* Ausgabe 10/2010, http://www.fpi-publikation.de/images/stories/downloads/polyloge/leitneri-petzold_dazwischengehen_polyloge_10_2010a.pdf.

Lesch, H., Kamphausen, K. (2018a): Die Menschheit schafft sich ab. Die Erde im Griff des Anthropozän. München: Knauer.

Lesch, H., Kamphausen, K. (2018b): Wenn nicht jetzt, wann dann? München: Penguin.

Ludwig, S. (2002): Elsa Gindler – von ihrem Leben und Wirken. Wahrnehmen, was wir empfinden. Hamburg: Christians.

Meller, H., Michel, K., van Schaik, C. (2024): Die Evolution der Gewalt. München dtv.

Möller, H., Märtens, M. (1999): Evaluation von Supervision wohin? In: *Harald Pühl* (Hrsg.): Supervision und Organisationsentwicklung – Handbuch 3. Opladen: Leske + Budrich, S. 104-122.

Moser, J. Levin, I. (2018): Selbstwirksamkeit, Selbstkompetenz und Kontrolltheorien: ihre Bedeutung in der Musiktherapie und in der Supervision von MusiktherapeutInnen. fpi-publikation.de/downloads/?doc=supervision_moser-levin-selbstwirksamkeit-selbstkompetenz-kontrolltheorien-musiktherapeutinnen-supervision-15-2018.pdf.

Moser, T. (1994): Zu viele Therapien, zu wenig Integration: Vortrag zum Kongreß „Integrative Therapie – 20 Jahre Theorie und Praxis", 25.-28.02.1993 in München. In: *Integrative Therapie* 1-2 (1994) 5-22.

Müller, L. (1997): Integrative Musiktherapie in der Behandlung eines Kindes mit schwerer, früher Entwicklungs- und Persönlichkeitsstörung. In: *Müller, Petzold* (1997): Musiktherapie in der klinischen Praxis. Stuttgart: G. Fischer, 137-167.

*Müller, L. (*2008): Engagiert für alte Menschen – Hilarion G. Petzold und die Gerontotherapie. 30 Jahre gerontologischer Weiterbildung, Supervision und Forschung in Österreich. *Psychologische Medizin* (Graz) 1, 29-41. https://www.fpi-publikation.de/downloads/?doc=textarchiv-petzold_mueller-2007-engagiert-fuer-alte-menschen-petzold-und-die-gerontotherapie-30-jahre-weiterbildung.pdf.

Neuberger, K. (2011): Ansätze zu einer Integrativen Gartentherapie – Zur Geschichte, Verbreitung, integrativem Gedankengut, Methoden, Praxis und Literatur. in: *Integrative Therapie* Vol. 37, 4-2011, S. 407-464. https://www.fpi-publikation.de/integrative-therapie/2011-4-neuberger-k-ansaetze-zu-einer-integrativen-gartentherapie-zur-geschichte-verbreitung-zu-integrativem-gedankengut-methoden-praxis-und-literatur/.

Neuenschwander, B., Sieper, J., Petzold, H. G. (2018): Gerechtigkeit in der Integrativen Therapie – Gerechtigkeit für das Lebendige. *Polyloge* 25/2018. http://www.fpi-publikation.de/polyloge/alle-ausgaben/25-2018-neuenschwander-b-sieper-j-petzold-h-g-gerechtigkeit-in-der-integrativen-therapie.html.

Nitsch-Berg, H., Kühn, H. (2000): Kreative Medien und die Suche nach Identität. Methoden Integrativer Therapie und Gestaltpädagogik für Psychosoziale Praxisfelder. 2 Bde. Köln: EHP.

Orth, I. (1994a): Der domestizierte Körper: Die Behandlung beschädigter Leiblichkeit in der Integrativen Therapie. In: *Gestalt* [Schweiz] 21, 22-36. http://www.fpi-publikation.de/images/stories/downloads/polyloge/orth-domestizierte-koerper-die-behandlung-beschaedigter-leiSblichkeit-in-der-it-polyloge-02-2015.pdf.

Orth, I., Petzold, H. G. (1993c/2015): Zur „Anthropologie des schöpferischen Menschen". In: *Petzold, H. G., Sieper, J.* (1993a): Integration und Kreation, 2 Bde., Paderborn: Junfermann, 93-116. http://www.fpi-publikation.de/polyloge/alle-ausgaben/04-2015-orth-i-petzold-h-g-1993c-zur-anthropologie-des-schoepferischen-menschen.html.

Orth I., Petzold H. G. (2008): Leib und Sprache. Über die Poiesis integrativer und kreativer Psychotherapie – Zur Heilkraft von „Poesietherapie" und „kreativen Medien". Hommage an Johann Christian Reil. Integrative Therapie 1, 99-132. http://www.fpi-publikation.de/artikel/textarchiv-h-g-petzold-et-al-/orth-i-petzold-h-g-2008-leib-sprache-geschichte-in-einer-integrativen-und-kreativen.html.

Orth, I., Petzold, H. G. (2015b): Kreatives Schreiben als WEG der Kokreativität Heilkraft der Sprache 03/2015, http://www.fpi-publikation.de/heilkraft-der-sprache/heilkraft-der-sprache/09-2016-orth-ilse-petzold-hilarion-g-2014-kreatives-schreiben-als-weg-der-kokreativitaet.html.

Orth, I., Petzold, H. G. (2021a): NatureArts und ForestArt Therapy. *GREEN CARE* 2/2021 und *Grüne Texte* 12/2021 https://www.fpi-publikation.de/polyloge/20-2021-orth-i-petzold-h-g-2021-nature-arts-forest-art-natur-heilend-erleben-und-gestalten/.

Osten, P. (2024): Integrative Psychotherapeutische Diagnostik (IPD). Stuttgart: UTB.

Petzold, H. G. (1965): Géragogie – nouvelle approche de l'éducation pour la vieillesse et dans la vieillesse. Publications de L'Institut St. Denis 1, 1-19; https://www.fpi-publikation.de/downloads/?doc=textarchiv-petzold_petzold-1965-gragogie-nouvelle-approche-de-lducation-pour-la-vieillesse-et-dans-la-vieillesse.pdf; dtsch. (1972i): Geragogik ein neuer Weg der Bildungsarbeit für das Alter und im Alter, als Vortragsversion von idem 1965 auf dem „Studientag Marie Juchacz", 2. Mai 1972. Fachhochschule für Sozialarbeit, Düsseldorf Eller, Altenheim Eller repr. In H. G. Petzold 1985a. Mit alten Menschen arbeiten. Bildungsarbeit, Psychotherapie, Soziotherapie. München: Pfeiffer, S. 11-30; erw. Neuaufl., Pfeiffer, Klett-Cotta 2004a, 86-107; http://www.fpi-publikation.de/images/stories/downloads/textarchiv-petzold/petzold-1985b-angewandte-gerontologie-als-bewaeltigungshilfe-fuer-das-altwerden-das-alter-im-alter.pdf.

Petzold, H. G. (1972a): Angewandtes Psychodrama in Therapie, Pädagogik, Theater und Wirtschaft, 2. Aufl. überarbeitet und erweitert 1977h. Paderborn: Junfermann.

Petzold, H. G. (1972e): Komplexes Kreativitätstraining mit Vorschulkindern. Schule und Psychologie 3, 146-157. http://www.fpi-publikation.de/artikel/textarchiv-h-g-petzold-et-al-/petzold-h-g-geibel-chr-1972-komplexes-kreativitaetstraining-in-der-vorschulerziehung.html.

Petzold, H. G. (1974b): Drogentherapie – Methoden, Modelle, Erfahrungen, Paderborn: Junfermann/Hoheneck; 3. Aufl. Frankfurt/Main: Fachbuchhandlung für Psychologie, D. Klotz, 1983, 4. Aufl. 2003.

Petzold, H. G. (1974j): Psychotherapie und Körperdynamik, 7. Aufl. 1994, Paderborn: Junfermann.

Petzold, H. G. (1974k/1996a/2021): Integrative Bewegungstherapie. In: *Petzold, H. G.*, 1974j. (Hrsg.) Psychotherapie und Körperdynamik, 7. Aufl. 1994, Paderborn: Junfermann, S. 285-404; revid. In Petzold, H. G. (1996a): Integrative Bewegungs- und Leibtherapie. Ein ganzheitlicher Weg leibbezogener Psychotherapie. Ausgewählte Werke Bd. I, 1 und Bd. I, 2, 3. revidierte und überarbeitete Auflage von 1988n. Paderborn: Junfermann. S. S.59-172. 2021 als e-book in Polyloge. https://www.fpi-publikation.de/e-books/petzold-h-g-1988n3-integrative-bewegungs-und-leibtherapie-ein-ganzheitlicher-weg-leibbezogener-psychotherapie/.

Petzold, H. G. (1975a): Integrative Therapie. Zeitschrift für Verfahren Humanistischer Psychologie und Pädagogik. Begründet von *Charlotte Bühler* und *Hilarion Petzold* 1975ff.; ab 1991 mit dem geänderten Untertitel: Zeitschrift für vergleichende Psychotherapie und Methodenintegration. https://www.fpi-publikation.de/integrative-therapie/; 1. Editorial: https://www.fpi-publikation.de/downloads/?doc=textarchiv-petzold_petzold-1975k-1975l-editorials-gruendung-abschluss-zeitschrift-integrative-therapie.pdf.

Petzold, H. G. (1977n). Die neuen Körpertherapien, Paderborn: Junfermann; gekürzte 2. Auf. dtv, München 1992s, 3. Aufl. 1993.

Petzold, H. G. (1979f/2019): Die Technik der Zukunftsprojektion – Zur Zeitstrukturierung im Psychodrama. In: *Petzold, H. G.* (1979k): Psychodrama-Therapie. Theorie, Methoden, Anwendung in der Arbeit mit alten Menschen. „Beihefte zur Integrativen Therapie" 3, Paderborn: Junfermann, S. 198-250. https://www.fpi-publikation.de/polyloge/31-2019-petzold-h-g-1971j-2019-die-technik-der-zukunftsprojektion-zur-zeitstrukturierung-im-psychodrama/.

Petzold, H. G. (1981h): Leibzeit. Integrative Therapie 2/3, S. 167-178; auch in: Kamper, D., Wulf, Ch., Die Wiederkehr des Körpers, Suhrkamp, Frankfurt/Main 1982, 68-81. http://www.fpi-publikation.de/polyloge/alle-ausgaben/20-2012-petzold-hilarion-g-1981h-leibzeit.html.

Petzold, H. G. (1982): Methodenintegration in der Psychotherapie, Paderborn: Junfermann.

Petzold, H. G. (1983e): Nootherapie und „säkulare Mystik" in der Integrativen Therapie. In: *Petzold, H. G.* (1983d): Psychotherapie, Meditation, Gestalt, Paderborn: Junfermann. S. 53-100; https://www.fpi-publikation.de/artikel/textarchiv-h-g-petzold-et-al-/petzold-h-g-1983e-nootherapie-und-saekulare-mystik-in-der-integrativen-therapie.html.

Petzold, H. G. (1984a): Wege zum Menschen. Methoden und Persönlichkeiten moderner Psychotherapie. Ein Handbuch. 2 Bde., Paderborn: Junfermann.

Petzold, H. G. (1986a/2020). Psychotherapie und Friedensarbeit. Paderborn: Junfermann. Als e-book 2020: https://www.fpi-publikation.de/downloads/?doc=petzold-hrsg-1986-Psychotherapie-und-Friedensarbeit.pdf.

Petzold, H. G. (1986b): Was nicht mehr vergessen werden kann. Psychotherapie mit politisch Verfolgten und Gefolterten. *Integrative Therapie* 3/4, 268-280. Heilkraft der Sprache 18/2017 http://www.fpi-publikation.de/images/stories/downloads/HeilkraftSprache/petzold-1986b-2017-nicht-vergessen-psychotherapie-politisch-verfolgte-gefolterte-heilkraft-sprache-18-2017.pdf.

Petzold, H. G. (1988n/1996a): Integrative Bewegungs- und Leibtherapie. Ausgewählte Werke Bd. I, 1 und I, 2 Paderborn: Junfermann, 3. revid. und überarbeitete Auflage 1996a. Als e-book: https://www.fpi-publikation.de/e-books/petzold-h-g-1988n3-integrative-bewegungs-und-leibtherapie-ein-ganzheitlicher-weg-leibbezogener-psychotherapie/.

*Petzold, H. G.(*1991e): Das Ko-respondenzmodell als Grundlage der Integrativen Therapie und Agogik, überarbeitet und erw. von (1978c); in Integrative Therapie, Paderborn: Junfermann (1991a) 19-90; (2003a) S. 93-140. http://www.fpi-publikation.de/supervision/alle-ausgaben/07-2017-petzold-h-g-1978c-1991e-2017-das-ko-respondenzmodell-als-grundlage-integrativer.html.

Petzold, H. G. (1992g): Das „neue" Integrationsparadigma in Psychotherapie und klinischer Psychologie und die „Schulen des Integrierens" in einer „pluralen therapeutischen Kultur", Integrative Therapie, Bd. II, 2 (1992a), 927-1040; (2003a, Neuauflage), 701-1037. Paderborn: Junfermann. https://www.fpi-publikation.de/downloads/?doc=petzold-1992g-neueinst2019-neue-integrationsparadigma-psychotherapie-klinische-psychologie-polyl-27-2019.pdf.

Petzold, H. G. (1993a): Integrative Therapie. Ausgewählte Werke Bd. II, 3: Klinische Praxeologie, Paderborn: Junfermann. Überarbeite Neuauflage (2003a).

Petzold, H. G. (1993c): Frühe Schäden, späte Folgen? Psychotherapie und Babyforschung, Bd. I, Paderborn: Junfermann.

Petzold, H. G. (1993m): „Kontrollanalyse" und Gruppensupervision in „Kompetenzgruppen" – zwei unverzichtbare, aber unterschiedliche Methoden der psychotherapeutischen Weiterbildung in einer integrativen Perspektive. In: *Frühmann, R., Petzold, H. G.*: Lehrjahre der Seele. Paderborn: Junfermann, S. 479-616. https://www.fpi-publikation.de/supervision/02-2015-petzold-h-1993m-2015-kontrollanalyse-u-gruppensupervision-in-kompetenzgruppen/.

Petzold, H. G. (1993p/2003a/2012h): Integrative fokale Kurzzeittherapie (IFK) und Fokaldiagnostik – Prinzipien, Methoden, Techniken. In: *Petzold, Sieper* (1993a) 267-340; repr. In: *Integrative Therapie*, Bd. II, 3 (2003a) 985-1050. http://www.fpi-publikation.de/downloads/download-polyloge/download-nr-25-2012-petzold-h-g-1993p.html.

Petzold, H. G. (1994b): Mut zur Bescheidenheit. In: *Standhardt, R., Löhmer, C.* (1994): Zur Tat befreien: Gesellschaftspolitische Perspektiven der TZI-Gruppenarbeit. Mainz: Matthias Grünewald. S. 161-169.

Petzold, H. G. (1994j): Die Kraft liebevoller Blicke. Psychotherapie und Babyforschung Bd. 2. Paderborn: Junfermann.

Petzold, H. G. (1995a): Weggeleit und Schutzschild: Arbeit mit protektiven Prozessen und sozioökologische Modellierungen in einer entwicklungsorientierten Kindertherapie. In: *Metzmacher, B., Petzold, H. G., Zaepfel, H.* (1995): Therapeutische Zugänge zu den Erfahrungswelten des Kindes. Integrative Kindertherapie in Theorie und Praxis. Bd. 1. Paderborn: Junfermann. S. 169-280. In Textarchiv 1995: http://www.fpi-publikation.de/artikel/textarchiv-h-g-petzold-et-al-/petzold-h-g-1995a-weggeleit-schutzschild-und-kokreative-gestaltung-von-lebenswelt.html.

Petzold, H. G. (1996j): Identitätsvernichtung, Identitätsarbeit, „Kulturarbeit" – Werkstattbericht mit persönlichen und prinzipiellen Überlegungen aus Anlaß der Tagebücher von Victor Klemperer, dem hundertsten Geburtstag von Wilhelm Reich und anderer Anstöße. Integrative Therapie 4, 371-450. *Textarchiv* 1997: http://www.fpi-publikation.de/artikel/textarchiv-h-g-petzold-et-al-/petzold-hilarion-g-1996j-identitaetsvernichtung-identitaetsarbeit-kulturarbeit.html.

Petzold, H. G. (1996k): Der „Andere" – das Fremde und das Selbst. Tentative, grundsätzliche und persönliche Überlegungen für die Psychotherapie anläßlich des Todes von Emmanuel Levinas (1906-1995). *Integrative Therapie* 2-3, 319-349; auch Textarchiv 1996: http://www.fpi-publikation.de/images/stories/downloads/textarchiv-petzold/petzold-1996k-der-andere-das-fremde-das-selbst-tentative-persoenliche-ueberlegungen-emmanuel-lvinas.pdf und in: *Petzold, H. G., Orth, I.* (1999a): Die Mythen der Psychotherapie. Ideologien, Machtstrukturen und Wege kritischer Praxis. Paderborn: Junfermann. S. 337-360. – 2. erw. Aufl. als *Petzold, Orth, Sieper*, Bielefeld Aisthesis (2013).

Petzold, H. G. (1998a/2007a): Integrative Supervision, Meta-Consulting & Organisationsentwicklung. Modelle und Methoden reflexiver Praxis. Paderborn: Junfermann. 2. erw. Aufl. Wiesbaden: Verlag für Sozialwissenschaften 2007a. Norweg. Übers. (2008): Integrativ supervisjon og organisasjonsutvikling -filosofiske- og sosialvitenskapelige perspektiver. Oslo: Conflux.

Petzold, H. G. (1998h): Identität und Genderfragen in Psychotherapie. Soziotherapie und Gesundheitsförderung. Bd. 1 und 2, Sonderausgabe von *Gestalt und Integration*. Düsseldorf: FPI-Publikationen. fpi-publikation.de/downloads/?doc=petzold-1998h-identitaet-genderfragen-psychotherapie-soziotherapie-gesundheitsfoerderung-bd-1-2-e-book.pdf.

Petzold, H. G. (1999q): Das Selbst als Künstler und Kunstwerk – Rezeptive Kunsttherapie und die heilende Kraft „ästhetischer Erfahrung". Düsseldorf/Hückeswagen: FPI/EAG. Und in: Kunst & Therapie 1-2/1999, 105-145, Integrative Therapie 3/2004, 267-299; auch in: Düsseldorf/Hückeswagen. Bei www.FPI-Publikationen.de/materialien.htm – POLYLOGE: Materialien aus der Europäische Akademie für psychosoziale Gesundheit – 07/2001. http://www.fpi-publikation.de/polyloge/alle-ausgaben/07-2001-1999q-petzold-h-g-das-selbst-als-kuenstler-und-als-kunstwerk.html.

Petzold, H. G. (2000a): Eine „Grundregel“ für die Integrative Therapie als Verpflichtung zur Transparenz und Anstoß, „riskanter Therapie“, Fehlern und Ungerechtigkeiten in der Psychotherapie entgegenzuwirken. Vortrag an der EAG, Düsseldorf/Hückeswagen Mai 2000. Bei Polyloge: Materialien aus der Europäischen Akademie für psychosoziale Gesundheit – 1/2000. http://www.fpi-publikation.de/images/stories/downloads/polyloge/petzold_2000a_grundregel_polyloge_01_2000.pdf. – Ergänzt 2006 um weitere Ethik-Texte: Updating 04/2005. http://www.fpi-publikation.de/downloads/download-polyloge/download-nr-01-2006-petzold-h-g-2000a-upd-2006.html und in: *Petzold, H. G., Orth, I. Sieper, J.* (2010a): Gewissensarbeit, Weisheitstherapie, Geistiges Leben – Themen und Werte moderner Psychotherapie. Wien: Krammer, 2015 Neuaufl. Bielefeld: Aisthesis.

Petzold, H. G. (2001k/2012): Sinnfindung über die Lebensspanne: Collagierte Gedanken über Sinn, Sinnlosigkeit, Abersinn – integrative und differentielle Perspektiven zu transversalem, polylogischem SINN. Düsseldorf/Hückeswagen, bei www.FPI-Publikationen.de/materialien.htm – POLYLOGE: Materialien aus der Europäische Akademie für psychosoziale. Erg. in: *Petzold, Orth* (2005a) 265-374. https://www.fpi-publikation.de/polyloge/14-2012-petzold-h-g-2001k-2005b-2012-sinnfindung-ueber-die-lebensspanne-collagierte-gedanken-ueber-sinn/.

Petzold, H. G. (2001p/2004/2012q): „Transversale Identität und Identitätsarbeit“. Die Integrative Identitätstheorie als Grundlage für eine entwicklungspsychologisch und sozialisationstheoretisch begründete Persönlichkeitstheorie und Psychotherapie – Perspektiven „klinischer Sozialpsychologie“. Düsseldorf/Hückeswagen, bei www.FPI-Publikationen.de/materialien.htm – *POLYLOGE: Materialien aus der Europäische Akademie für psychosoziale Gesundheit* – 10/2001 http://www.fpi-publikation.de/polyloge/alle-ausgaben/10-2001-2001p-petzold-h-g-transversale-identitaet-und-identitaetsarbeit.html.

Petzold, H. G. (2002a): Integrative Therapie in Kontext und Kontinuum – Beginn einer „Dritten Welle“ der Entwicklung. Düsseldorf/Hückeswagen, FPI-Publikationen. www.FPI-Publikationen.de/materialien.htm: POLYLOGE: Materialien aus der Europäischen Akademie für psychosoziale Gesundheit – 11/2002, http://www.fpi-publikation.de/polyloge/alle-ausgaben/11-2002-petzold-h-g-2002a-integrative-therapie-in-kontext-und-kontinuum-beginn-einer.html; als „Einführung“ in: Petzold 2003a: Integrative Therapie. 3 Bde. Paderborn: Junfermann, (überarb. und ergänzte Neuauflage von 1991a/1992a/1993a) S. 25-85.

Petzold, H. G. (2003e/2006k/2011): Menschenbilder und Praxeologie. 30 Jahre Theorie- und Praxisentwicklung am „Fritz Perls Institut für Integrative Therapie, Gestalttherapie und Kreativitätsförderung“ (1972-2002). Teil I, Gestalt 46 (Schweiz) 3-50. Teil II, Gestalt 47, 9-52, Teil III, Gestalt 48, 9-64. Updating 2006k als: Integrative Therapie als „angewandte Anthropologie“ in einer „transversalen Moderne“ – Menschenbild und Praxeologie. Bei www.FPI-Publikationen. POLYLOGE: Materialien aus der Europäischen Akademie für psychosoziale Gesundheit 2/2011. http://www.fpi-publikation.de/polyloge/alle-ausgaben/02-2011-petzold-h-g-2006k-update2011-integrative-therapie-anthropologie-menschenbild-u.html.

Petzold, H. G. (2004h): Der „informierte Leib im Polylog“ ein integratives Leibkonzept für die nonverbale/verbale Kommunikation in der Psychotherapie. In: *Hermer, M.,Klinzing, H. G.* (Hrsg.) (2004): Nonverbale Kommunikation in der Psychotherapie. Tübingen: dgtv. 107-156. Textarchiv 2004: http://www.fpi-publikation.de/artikel/textarchiv-h-g-petzold-et-al-/petzold-hilarion-g-2004h-der-informierte-leib-im-polylog-ein-integratives-leibkonzept.html

Petzold, H. G. (2005q): Auf dem Wege zu einer „Allgemeinen Psychotherapie“ und zur „Neuropsychotherapie“. Zum Andenken an Klaus Grawe. Integrative Therapie 4 (2005) 416-428. http://www.fpi-publikation.de/images/stories/downloads/textarchiv-petzold/petzold-2006q-auf-dem-wege-zu-einer-allgemeinen-psychotherapie-und-zur-neuropsychotherapie.pdf.

Petzold, H. G. (2006v): Mentalisierung und die Arbeit mit der „Familie im Kopf". Die „repräsentationale Familie" als Grundlage integrativer sozialpädagogischer und familientherapeutischer Praxis. Bei www.FPI-Publikationen.de/materialien.htm – POLYLOGE: Materialien aus der Europäischen Akademie für psychosoziale Gesundheit – 06/2006. Überarbeitet und wesentlich erw. 2009h, Integrative Therapie 2, 2010, 161-250. – http://www.fpi-publikation.de/images/stories/downloads/textarchiv-petzold/petzold-2009h-mentalisierung-und-arbeit-mit-der-familie-im-kopf-integrativ-systemische-humantherapie.pdf.

Petzold, H. G. (2006w): Sándor Ferenczi – ein Pionier moderner und integrativer Psychotherapie und Traumabehandlung. *Integrative Therapie* 3-4 (2006) 227-272. Textarchiv 2006: http://www.fpi-publikation.de/images/stories/downloads/textarchiv-petzold/petzold-2006w-sandor-ferenczi-pionier-moderner-integrativer-psychotherapie-klinisches-tagebuch.pdf.

Petzold, H. G. (2006x): In memoriam Klaus Grawe (1943-2005). *Psychotherapie Forum* 14 (2006) 54-56. https://www.springermedizin.de/in-memoriam-klaus-grawe-1943-2005/8656360.

Petzold, H. G. (2007b): Pierre Janet (1855-1947) Ideengeber für Freud, Referenztheoretiker der Integrativen Therapie *Integrative Therapie* 1, 59-86 und erw. in *Leitner, A., Petzold, H. G.* (2009): Sigmund Freud heute. Der Vater der Psychoanalyse im Blick der Wissenschaft und der psychotherapeutischen Schulen. Wien: Edition Donau-Universität – Krammer Verlag Wien, S. 369-397; In: Textarchiv 2007, https://www.fpi-publikation.de/textarchiv-petzold/petzold-h-g-2007b-2009-pierre-janet-1855-1947-ideengeber-fuer-freud-referenz/; gekürzt in: *Psychologische Medizin* 2 (2007) 11-16.

Petzold, H. G. (2007d): „Mit Jugendlichen auf dem WEG ..." Biopsychosoziale, entwicklungspsychologische und evolutionspsychologische Konzepte für „Integrative sozialpädagogische Modelleinrichtungen". Bei www.FPI-Publikationen.de/materialien.htm – POLYLOGE: Materialien aus der Europäischen Akademie für Psychosoziale Gesundheit – Jg. /2007. http://www.fpi-publikation.de/polyloge/alle-ausgaben/09-2007-petzold-h-g-mit-jugendlichen-auf-dem-weg.html.

Petzold, H. G. (2007h/2018): „Randgänge der Psychotherapie – polyzentrisch vernetzt" Einführung zur Gesamtbibliographie updating 2007. Bei www.FPI-Publikationen.de/materialien.http://www.fpi-publikation.de/artikel/textarchiv-h-g-petzold-et-al-/petzold-h-g-2007h-randgaenge-der-psychotherapie-polyzentrisch-vernetzt.html und POLYLOGE: Materialien aus der Europäischen Akademie für Psychosoziale Gesundheit – 1/2009 und in *Sieper, J., Orth, I., Schuch, H. W.* (2007) (Hrsg.): Neue Wege Integrativer Therapie. Klinische Wissenschaft, Humantherapie, Kulturarbeit – Polyloge – 40 Jahre Integrative Therapie, 25 Jahre EAG – Festschrift für Hilarion G. Petzold. Bielefeld: Edition Sirius, Aisthesis Verlag. S. 677-697. http://www.fpi-publikation.de/polyloge/alle-ausgaben/13-2018-petzold-h-g-2007a-2018-integrative-psychotherapie-tree-of-science-wissen.html.

Petzold, H. G. (2007k): Alexander R. Lurija – zum 30. Todestag – Biopsychosoziale Therapie als Integrativer Ansatz. Schwerpunktheft *Integrative Therapie* 4 (2007). In Buchform: *Petzold, Michailowa* 2008. https://www.fpi-publikation.de/downloads/?doc=integrative-therapie_it-2007-4-alexander-romanowitsch-lurija-neuropsychologie-biopsychosoziale-therapie-integrative-ansaetze.pdf.

Petzold, H. G. (2010d): Integrativ-Systemische Arbeit mit Familien – Quellen und Ausrichtung: Schwerpunktheft *Integrative Therapie* 2/3, Wien: Krammer Verlag. In: Textarchiv 2010, Familientherapie 2010d: https://www.fpi-publikation.de/downloads/?doc=textarchiv-petzold_petzold-2010g-hrsg-integrativ-systemische-arbeit-familien-systemische-entwicklungs-netzwerktherapie.pdf und http://www.fpi-publikation.de/artikel/integrative-therapie/2010-2-3-integrativ-systemische-arbeit-mit-familien-integrativ-systemische-entwicklungs-und.html.

Petzold, H. G. (2010f): „Sprache, Gemeinschaft, Leiblichkeit und Therapie". Materialien zu polylogischen Reflexionen, intertextuellen Collagierungen und melioristischer Kulturarbeit – Hermeneutica. Bei www.FPI-publikationen.de/materialien.htm – *POLYLOGE: Materialien aus der*

Europäischen Akademie für psychosoziale Gesundheit – 7/2010. http://www.fpi-publikation.de/downloads/download-polyloge/download-nr-07-2010-petzold-h-g-2010f.html.

Petzold, H. G. (2011h): Heilende Gärten. Integrative Gartentherapie und Euthyme Praxis – Heilkunst und Gesundheitsförderung. Schwerpunktheft Integrative Therapie 4, Wien: Krammer.

Petzold, H. G. (2012a): Identität. Ein Kernthema moderner Psychotherapie – interdisziplinäre Perspektiven Wiesbaden: Springer VS Verlag.

Petzold, H. G. (2012f): Die Menschenbilder in der Psychotherapie. Interdisziplinäre Perspektiven und die Modelle der Therapieschulen. Wien: Krammer. 2. Auf. Bielfeld: Aisthesis 2015.

Petzold, H. G. (2013b/2014v): Infernalisches Schreien von „Rechts" – Mythotrophe und mythopathische Dimensionen des „National Socialist Black Metal", des „Black Metal" and „Death Metal". Forschungspaper, Europäische Akademie für biopsychosoziale Gesundheit, Hückeswagen. Als 2014v in: Petzold, H. G., Orth, I., Sieper, J. (2014): „Mythen, Macht und Psychotherapie". Therapie als Praxis kritischer Kulturarbeit. Bielefeld: Aisthesis S. 619-670. In Textarchiv 2014: http://www.fpi-publikation.de/images/stories/downloads/textarchiv-petzold/petzold-2014v-infernalisches-schreien-rechtsextreme-musikszene-mythotroph-mythopathisch-death-metal.pdf.

Petzold, H. G. (2013g): Naturtherapie in der „Dritten Welle" Integrativer Therapie – ein „Bündel" tiergestützter, garten- und landschaftstherapeutischer Interventionen. www.FPI-publikationen.de/materialien.htm – POLYLOGE: Materialien aus der Europäischen Akademie für psychosoziale Gesundheit – 25/2012; http://www.fpi-publikation.de/polyloge/alle-ausgaben/25-2013-petzold-h-g-2013g-naturtherapie-in-der-dritten-welle-integrativer-therapie-ein.html. Auch Integrative Therapie 4, 2012, 409-424.

Petzold, H. G. (2014j): Fritz Perls – ein neuer Prometheus? „Être juste avec Fritz Perls". Theorie-, metaphern- und mythenkritische Anmerkungen. In: Textarchiv 2014: http://www.fpi-publikation.de/artikel/textarchiv-h-g-petzold-et-al-/petzold-h-g-2014j-fritz-perls-ein-neuer-prometheus-perls-gerecht-werden-tre-juste.html.

Petzold, H. G. (2015b): „Green Meditation" – Ruhe, Kraft, Lebensfreude. Green Care 2, 2-5; http://www.fpi-publikation.de/artikel/textarchiv-h-g-petzold-et-al-/index.php und erw. POLYLOGE Ausgabe 05/2015. https://www.fpi-publikation.de/downloads/?doc=polyloge_petzold-2015b-green-meditation-ruhe-kraft-lebensfreude-polyloge-05-2015.pdf.

Petzold, H. G. (2015c): Plädoyer für eine ökologisch fundierte Gesundheit – Manifest für „GREEN CARE Empowerment" – Transdisziplinäre Überlegungen zu einer Ökologie der Verbundenheit *Z. Psychologische Medizin* 2, 2015, 56-68. Und *Grüne Texte* 5/2015; https://www.fpi-publikation.de/downloads/?doc=sonstiges_petzold-2015c-green-care-oekologisch-fundierte-gesundheit-transdisziplinaer-gruene-texte-05-2015.pdf.

Petzold, H. G. (2015k): Integrative Therapie aktuell 2000 – 2015. Transversale und mundane Hominität. Den Menschen „von der Welt und der Natur her" denken – Klinische Kompetenz & soziales Engagement, ökologischer Naturbezug & kritische Kulturarbeit. http://www.fpi-publikation.de/downloads/download-polyloge/download-nr-20-2015-hilarion-g-petzold.html.

Petzold, H. G. (2015l): Wie gefährlich sind Religionen und wie riskant sind ihre Fundamentalismuspotentiale? POLYLOGE 21/2015, http://www.fpi-publikation.de/images/stories/downloads/polyloge/petzold-2015l-wie-gefaehrlich-religionen-wie-riskant-fundamentalismuspotentiale-polyloge-21-2015.pdf.

Petzold, H. G. (2016i): Die „Neuen Naturtherapien", engagiertes „Green Care", waldtherapeutische Praxis. Komplexe Achtsamkeit" und „konkrete Ökophilie" für eine extrem bedrohte Biosphäre- In: *Niels Altner* (2016): Rieche das Feuer, spür den Wind. Wie Achtsamsein in der Natur uns und die lebendige Welt stärkt. Essen: KVC Verlag. Netzversion des Artikels in http://www.fpi-publikation.de/artikel/textarchiv-h-g-petzold-et-al-/petzold-h-g-2016i-die-neuen-naturtherapien-engagiertes-green-care-waldtherapeutische.html.

Petzold, H. G. (2016m): Lehrsupervision, Verantwortung, Forschung – Anmerkungen zu Zukunftsperspektiven der Supervision. Europäische Akademie für biopsychosoziale Gesundheit. Hückeswagen. Ergänzte Fassung von 2015n. http://www.fpi-publikation.de/images/stories/downloads/supervision/petzold-2016m-lehrsupervision-verantwortung-forschung-anmerkungen-zukunftsperspektiven-07-2016pdf.pdf.

Petzold, H. G. (2016q): Kulturtheoretische und neuropsychologische Überlegungen zu Fundamentalismusproblemen, Migration und prekärer Identitätsbildung in „unruhigen Zeiten" am Beispiel dysfunktionaler neurozerebraler Habitualisierung durch Burka, Niqab, Genital Mutilation POLYLOGE 21/2016, http://www.fpi-publikation.de/polyloge/alle-ausgaben/21-2016-petzold-h-g-2016q-kulturtheoretische-und-neuropsychologische-ueberlegungen-zu.html.

Petzold, H. G. (2017e): Waldtherapie: eine ökopsychosomatische, ökosalutogene und humanökologische Methode der „Neuen Naturtherapien" – Perspektiven Integrativer Therapie. *Polyloge* 24/2018; http://www.fpi-publikation.de/polyloge/alle-ausgaben/24-2018-petzold-h-g-2017d-waldtherapie-oekopsychosomatisch-humanoekologisch-perspektiven.html.

Petzold H. G. (2017f): Intersubjektive, „konnektivierende Hermeneutik", Transversale Metahermeneutik, „multiple Resonanzen" und die „komplexe Achtsamkeit" der Integrativen Therapie und Kulturarbeit. *POLYOGE* 19/2017. http://www.fpi-publikation.de/polyloge/alle-ausgaben/19-2017-petzold-h-g-2017f-intersubjektive-konnektivierende-hermeneutik-transversale.html.

Petzold, H. G. (2017m): Was hat „religiöse Spiritualität" in professioneller Beratungsarbeit und Therapie zu suchen? Psychotherapeutische Medizin 1, 30-58 und Polyloge 19/2018; http://www.fpi-publikation.de/downloads/download-polyloge/download-nr-19-2018-petzold-h-g.html.

Petzold, H. G. (2018e): Naturtherapeutische Überlegungen zu offenen Fragen in der „tiergestützten Therapie": Mensch-Hund-Beziehung, Menschenbild, Tierbild und andere Entwicklungsaufgaben. Grüne Texte 9/2018. http://www.fpi-publikation.de/artikel/gruene-texte/09-2018-petzold-h-g-2018e-naturtherapeutische-ueberlegungen-offene-fragen-tiergestuetzte.html.

Petzold, H. G. (2018k): Episkript: „... in a flow of green" – Green Meditation als Hilfe in belastenden Lebenssituationen und bei schwierigen Wegerfahrungen. In: *Petzold, H. G., Ellerbrock, B., Hömberg, R.* (2018): Die neuen Naturtherapien. Handbuch der Garten-, Landschafts-, Waldtherapie und Tiergestützten Therapie, Green Care und Green Meditation. Bd. I. Bielefeld: Aisthesis. S. 897-940. Grüne Texte Jg. 21/2019 – https://www.fpi-publikation.de/gruene-texte/21-2019-petzold-h-g-2018k-episkript-in-a-flow-of-green-green-meditation-als-hilfe-in-belastenden-lebenssituationen-und-bei-schwierigen-wegerfahrungen/.

Petzold, H. G. (2020f): Der „INTEGRATIVE ANSATZ" des „Selbst- und Weltverstehens" (Oikeiosis) – Weltkomplexität offen halten und mitgestalten: ein nicht-reduktionistischer, transversaler Blick für Menschenarbeiter12/2020 Polyloge https://www.fpi-publikation.de/polyloge/12-2020-petzold-h-g-2020f-der-integrative-ansatz-des-selbst-und-weltverstehens-oikeiosis-weltkomplexitaet/ und in Groz, POLYLOGE 11/2020 – https://www.fpi-publikation.de/polyloge/11-2020-groz-j-verortung-zentraler-konzepte-der-integrativen-therapie-in-den-tree-of-science-vorbemerkung-h-g-petzold-2020f/.

Petzold, H. G. (2019g): Nachgedanken zum Forschungsbericht. Qualitätssicherung, Qualitätsentwicklung und Qualitätskultur in Supervision und supervisorischer Weiterbildung durch Theorieentwicklung und Forschung – Perspektiven „weiterführender Kritik". Forschungsbericht aus der Europäischen Akademie für biopsychosoziale Gesundheit, Hückeswagen. Gekürzt in: *Schigl, B., Höfner, C., Artner, N., Eichinger, K., Hoch, C. B., Petzold, H. G.* (2020): Supervision auf dem Prüfstand – Wirksamkeit, Forschung, Anwendungsfelder, Innovation. Wiesbaden: Springer. S. 217-282.

Petzold, H. G. (2020f): Der „INTEGRATIVE ANSATZ" des „Selbst- und Weltverstehens" (Oikeiosis) – Weltkomplexität offen halten und mitgestalten: ein nicht-reduktionistischer, transversaler Blick für Menschenarbeiter, 12/2020, *POLYLOGE* https://www.fpi-publikation.

de/polyloge/12-2020-petzold-h-g-2020f-der-integrative-ansatz-des-selbst-und-weltverstehens-oikeiosis-weltkomplexitaet/ und in *Groz, POLYLOGE* 11/2020 – https://www.fpi-publikation.de/polyloge/11-2020-groz-j-verortung-zentraler-konzepte-der-integrativen-therapie-in-den-tree-of-science-vorbemerkung-h-g-petzold-2020f/.

Petzold, H. G. (2021f/2023): Verschwörungsmythen: Satanistische Rituale, ritueller Kindsmissbrauch auch in der Schweiz 2021? – Kulturtheoretische, neuropsychologische und integrativtherapeutische Anmerkungen zu Phänomenen und Folgen. Hückeswagen: Europäische Akademie für biopsychosoziale Gesundheit. POLYLOGE 26/2023 https://www.fpi-publikation.de/polyloge/26-2023-petzold-h-g-2021f-2023-beunruhigter-zeitgeist-satanistische-rituale-rituel-ler-kindsmissbrauch-auch-in-der-schweiz-2021-kulturkritische-neuropsychologische/.

Petzold, H. G. (2022d): Erinnerungskultur im Bannkreis des Extremen" – Überlegungen und Hintergründe zu kritischer Kultur- und Friedensarbeit in der Integrativen Therapie. POLYLOGE 5/2022, https://www.fpi-publikation.de/downloads/?doc=petzold-sieper-2015c-2022d-erinnerungskultur-bannkreis-extreme-kultur-friedensarbeit-IT-polyl-05-2022.pdf.

Petzold, H. G. (2022j): Ökologische Bedrohungen und die heilende Kraft von Natur und Gärten – 50 Jahre „ökopsychosomatischer" Sicht der Integrativen Therapie auf oikeiotische „Orte und Prozesse des Wachsens", *Grüne Texte* 8/2022, https://www.fpi-publikation.de/downloads/?doc=petzold-2022j-oekologische-bedrohung-heilende-natur-50-jahre-oekopsychosomatische-sicht-gruene-texte-08-2022.pdf.

Petzold, H. G. (2022o): Das „Summen des Lebens" am Rande ökologischer Desaster: mutiges Eintreten für das Lebendige – Heilsames Nature Embodiment, Arbeit mit Honigbienen in tiergestützter Integrativer Therapie *POLYLOGE* 17/2022. https://www.fpi-publikation.de/downloads/?doc=petzold-2022o-summen-des-lebens-nature-embodiment-heilsame-arbeit-honigbienen-gruene-texte-17-2022.pdf.

Petzold, H. G. (2023e): Bücher sind Schlüssel zur Welt. Ko-aktive „komplexe Kulturarbeit" und „differentielle Bewusstseinsarbeit" für eine „transversale Bewusstseinskultur" in unserer „unipluralen WELT" – auch eine Sache von Büchern, Bücherorten, Bibliotopen. Persönliche Bemerkungen. Hückeswagen: Materialien aus der Europäischen Akademie für biopsychosoziale Gesundheit, Naturtherapien und Kreativitätsförderung. Auch: POLYLOGE 2572023. https://www.fpi-publikation.de/downloads/?doc=petzold-2023e-buecher-sind-schluessel-zur-welt-ko-aktive-komplexe-kulturarbeit-polyloge-25-2023.pdf.

Petzold, H. G., Berger, A. (1974a): Integrative Bewegungserziehung. In: *Petzold, H. G.* (1974k/1994): Integrative Bewegungstherapie. In: *Petzold, H. G.*, 1974j. (Hrsg.) Psychotherapie und Körperdynamik, 7. Aufl. 1994, Paderborn: Junfermann S. 403-433. https://www.fpi-publikation.de/downloads/?doc=petzold-berger-1974a-integrative-bewegungserziehung-polyloge-17-2019.pdf.

Petzold, H. G., Berger, A. (1977/2021): Integrative Bewegungstherapie in der Arbeit mit psychiatrischen Patienten. In: *Petzold* (1977n) 457-477. Gekürzt auch in: Gezondheit Symposiumsbundel. Interfaculteit Lichnamelijke Opvoeding. Vrije Universiteit Amsterdam, De Vrieseborch, Haarkin.; revid. Bd. I, 2 (1996a [S.493-518]). Neueinstellung POLYLOGE 11/2021. https://www.fpi-publikation.de/polyloge/11-2021-petzold-h-g-berger-a-1977-integrative-bewegungstherapie-in-der-arbeit-mit-psychiatrischen-patienten/.

Petzold, H. G., Bloem, J., Moget, P. (2004): Budokünste als „Weg" und therapeutisches Mittel in der körper- und bewegungsorientierten Psychotherapie, Gesundheitsförderung und Persönlichkeitsentwicklung – transversale und integrative Perspektiven. Integrative Therapie 1-2, 24-100. http://www.fpi-publikation.de/artikel/textarchiv-h-g-petzold-et-al-/petzold-h-g-bloem-j-moget-p-c-m-2004-budokuenste-als-weg-und-therapeutisches.html.

Petzold, H. G., Brühlmann-Jecklin, E., Orth, I., Sieper, J. (2008): „Methodenintegrativ" und „multimodal" – kokreative Strategien in den Konfluxprozessen der „Integrativen Therapie". Zur Geschichte und Bedeutung der Begriffe. Bei: www.FPI-Publikationen.de/materialien.

htm – POLYLOGE: Materialien aus der Europäischen Akademie für Psychosoziale Gesundheit – 33/2008 – http://www.fpi-publikation.de/downloads/download-polyloge/download-nr-33-2008-petzold-bru-hlmann-jecklin-orth-sieper.html.

Petzold, H. G., Bubolz, E. (1979/2019): Psychotherapie mit alten Menschen, Paderborn: Junfermann. https://www.fpi-publikation.de/e-books/petzold-h-g-bubolz-e-1979-psychotherapie-mit-alten-menschen-paderborn-junfermann/.

Petzold, H. G., Ellerbrock, B. (2017): Du Mensch – Ich Tier? „Gefährtenschaft" und „Begegnungsevidenz" in der ‚Tiergestützten Therapie im Integrativen Verfahren' (ITGT). Erschienen in GREEN CARE – Die Fachzeitschrift für naturgestützte Intervention, Ausgabe 3/2017, Hochschule für Agrar- und Umweltpädagogik, Wien und in Grüne Texte Ausgabe 29/2017 http://www.fpi-publikation.de/artikel/gruene-texte/29-2017-petzold-h-g-ellerbrock-b-2017-du-mensch-ich-tier-gefaehrtenschaft-tgt.html.

Petzold, H. G., Ellerbrock, B., Hömberg, R. (2018a): Die neuen Naturtherapien. Handbuch der Garten-, Landschafts-, Waldtherapie und Tiergestützten Therapie, Green Care und Green Meditation. Bd. I. Bielefeld: Aisthesis.

Petzold, H. G., Ellerbrock, B., Hömberg, R. (2018b): Einführung. In: *Petzold, H. G., Ellerbrock, B., Hömberg, R.* (2018a): Die neuen Naturtherapien. Handbuch der Garten-, Landschafts-, Waldtherapie und Tiergestützten Therapie, Green Care und Green Meditation. Bd. I. Bielefeld: Aisthesis. S. 15-30.

Petzold, H. G., Feuchtner, C., König, G. (2009): Für Kinder engagiert – mit Jugendlichen auf dem Weg. Wien: Krammer. https://www.fpi-publikation.de/downloads/?doc=integrative-therapie_it-2009-2-3-fuer-kinder-engagiert-mit-jugendlichen-auf-dem-weg.pdf.

Petzold, H. G., Goffin, J. J. M., Oudhof, J. (1993): Protektive Faktoren und Prozesse – die „positive" Perspektive in der longitudinalen, „klinischen Entwicklungspsychologie" und ihre Umsetzung in die Praxis der Integrativen Therapie. In: *Petzold, H. G.*, 1993c. Frühe Schäden, späte Folgen? Psychotherapie und Babyforschung, Bd. I, Paderborn: Junfermann und und in: *Petzold, H. G., Sieper, J.* (1993a): Integration und Kreation, 2 Bde., Paderborn: Junfermann, 2. Auflage 1996,S. 173-266. http://www.fpi-publikation.de/images/stories/downloads/polyloge/petzold-goffin-oudhof-1993-protektive-faktoren-entwicklungspsychologie-praxis-polyloge-08-2013.pdf.

Petzold, H. G., Horn, E., Müller, L. (2010): Hochaltrigkeit. Wiesbaden: VS Verlag.

Petzold, H. G., Josić, Z. (2003): Integrative Traumatherapie – ein leibtherapeutischer Ansatz. Bei www.FPI-Publikationen.de/materialien.htm. POLYLOGE: Materialien aus der Europäischen Akademie für psychosoziale Gesundheit – 09/2003 http://www.fpi-publikation.de/downloads/download-polyloge/download-nr-09-2003-petzold-h-g-zorica-j.html.

Petzold, H. G., Leeser, B., Klempnauer, E. (2018): Wenn Sprache heilt. Handbuch für Poesie- und Bibliotherapie, Biographiearbeit, Kreatives Schreiben. Festschrift für Ilse Orth. Bielefeld: Aisthesis.

Petzold, H. G., Leitner, A., Orth, S., Sieper, J., Telsemeyer, P. (2004): Mythos Supervision? – Zur Notwendigkeit von „konzeptkritischen" Untersuchungen im Hell- und Dunkelfeld zu Risiken, Nebenwirkungen und Rechtsverletzungen in der supervisorischen Praxis. Düsseldorf/Hückeswagen. In: www.FPI-Publikationen.de/materialien.htm – SUPERVISION: Theorie – Praxis – Forschung. Eine interdisziplinäre Internet-Zeitschrift – 02/2004 http://www.fpi-publikation.de/supervision/alle-ausgaben/02-2004-petzold-leitner-orth-sieper-telsemeyer-mythos-supervision-zur-notwendigkeit-von.html.

Petzold, H. G., Leitner, A., Sieper, J., Orth, I. (2008). Materialien und Konzepte zu Lehrtherapien und Selbsterfahrung in der Psychotherapie – Perspektiven der Integrativen Therapie Bei: www.FPI-Publikationen.de/materialien.htm POLYLOGE: Materialien aus der Europäischen Akademie für psychosoziale Gesundheit – 24/2008. http://www.fpi-publikation.de/downloads/download-polyloge/download-nr-24-2008-petzold-leitner-sieper-orth.html.

Petzold, H. G., Mathias, U. (1982): Rollenentwicklung und Identität. Die sozialpsychiatrische Rollenteorie von J.L. Moreno. Paderborn: Junfermann. Als e-book: https://www.fpi-publikation.de/e-books/petzold-h-g-mathias-u-1982-rollenentwicklung-und-identitaet-von-den-anfaengen-der-rollentheorie-zum-sozialpsychiatrischen-rollenkonzept-morenos/.

Petzold, H. G., Mathias-Wiedemann, U. (2019a/2020): Das integrative Modell „komplexer, wechselseitiger Empathie" und „zwischenleiblicher Mutalität" als Grundlage melioristischer Lebenspraxis, Therapie und Supervision. Forschungsbericht aus der Europäischen Akademie für biopsychosoziale Gesundheit, Hückeswagen. *POLYLOGE* 3/2019, https://www.fpi-publikation.de/downloads/?doc=petzold-mathias-2019a-integrative-modell-wechselseitige-empathie-zwischenleiblich-polyloge-03-2019.pdf.

Petzold, H. G., Michailowa, N. (2008a): Alexander Lurija – Neurowissenschaft und Psychotherapie. Integrative und biopsychosoziale Modelle. Wien: Krammer. https://www.fpi-publikation.de/downloads/?doc=integrative-therapie_it-2007-4-alexander-romanowitsch-lurija-neuropsychologie-biopsychosoziale-therapie-integrative-ansaetze.pdf.

Petzold, H. G., Müller, L. (2004c): Integrative Kinder- und Jugendlichenpsychotherapie – Protektive Faktoren und Resilienzen in der diagnostischen und therapeutischen Praxis. Psychotherapie Forum 4, 185-196. http://www.fpi-publikation.de/images/stories/downloads/textarchiv-petzold/petzold-mueller-2004c-integrative-kinder-und-jugendlichenpsychotherapie-protektive-faktoren.pdf.

Petzold, H. G., Müller, L. (2005b): Proaktives Handeln für das Alter „über die Lebensspanne hin" – ein Paradigmenwechsel in Therapie und feldkompetenter Supervision von der Vergangenheits- zur Zukunftsorientierung wird erforderlich. *Integrative Therapie* 1-2 (2005) 3-6. https://www.fpi-publikation.de/polyloge/03-2018-petzold-h-g-mueller-l-2005b-proaktives-handeln-fuer-das-alter-ueber-die-lebensspanne/.

Petzold, H. G., Müller, L., Meier-Holzknecht, A., De Peri, N. (2020): Die „Grundregel der Integrativen Therapie" (2000a) – Fundierende Konzepte, eine kompakte Zusammenfassung und Erläuterung nach zwanzig Jahren der Anwendung 2020. In POLYLOGE Jg. 2020. https://www.fpi-publikation.de/downloads/?doc=petzold-mueller-et-al-2020-grundregel-der-integrativen-therapie-2000a-kompakt-polyloge-19-2020.pdf.

Petzold, H. G. & Orth, I. (1985a/2005). Poesie und Therapie. Über die Heilkraft der Sprache. Poesietherapie, Bibliotherapie, Literarische Werkstätten, Paderborn: Junfermann. 3.Aufl.: Bielefeld: Edition Sirius beim Aisthesis Verlag 2005.

Petzold, H. G., Orth, I. (1990a/2007): Die neuen Kreativitätstherapien. Handbuch der Kunsttherapie, 2 Bde., Junfermann, Paderborn. 3. Aufl. Bielefeld: Aisthesis 2007.

Petzold, H. G., Orth, I. (1994a/2012): Kreative Persönlichkeitsdiagnostik durch „mediengestützte Techniken" in der Integrativen Therapie und Beratung. *Integrative Therapie* 4 (1994) 340-391. http://www.fpi-publikation.de/polyloge/alle-ausgaben/03-2012-petzold-h-orth-i-1994a-kreative-persoenlichkeitsdiagnostik-durch-mediengestuetzte.html.

Petzold, H. G., Orth, I. (2004b): „Unterwegs zum Selbst" und zur „Weltbürgergesellschaft" – „Wegcharakter" und „Sinndimension" des menschlichen Lebens – Perspektiven Integrativer „Kulturarbeit" – Hommage an Kant, Europäische Akademie für Psychosoziale Gesundheit, Hückeswagen 2004b, mimeogr. ergänzt in: *Petzold, H. G., Orth, I.* (2005a): Sinn, Sinnerfahrung, Lebenssinn in Psychologie und Psychotherapie. 2 Bände. Bielefeld: Edition Sirius beim Aisthesis Verlag. S. 689-791. http://www.fpi-publikation.de/polyloge/alle-ausgaben/09-2009-orth-i-petzold-h-g-2004b-unterwegs-zum-selbst-und-zur-weltbuergergesellschaft.html.

Petzold, H. G., Orth, I. (2005a): Sinn, Sinnerfahrung, Lebenssinn in Psychologie und Psychotherapie. 2 Bände. Bielefeld: Edition Sirius beim Aisthesis Verlag.

Petzold, H. G., Orth, I. (2011): „Genderintegrität" – ein neues Leitparadigma für Supervision und Coaching in vielfältigen Kontexten. In: *Abdul-Hussain, S.* (2011): Genderkompetente

Supervision. Mit einem Beitrag von Ilse Orth und Hilarion Petzold zu „Genderintegrität". Wiesbaden: Springer VS Verlag. 195-299. http://www.fpi-publikation.de/supervision/alle-ausgaben/04-2014-petzold-h-g-orth-i-genderintegritaet-als-neues-leitparadigma-fuer-supervision.html.

Petzold, H. G., Orth, I. (2017b): Epitome. POLYLOGE IN DER INTEGRATIVEN THERAPIE: „Mentalisierungen und Empathie", „Verkörperungen und Interozeption" – Grundkonzepte für „komplexes Lernen" in einem intermethodischen Verfahren „ko-kreativen Denkens und Schreibens". In: *Petzold, H. G., Leeser, B., Klempnauer, E.* (2018): Wenn Sprache heilt. Handbuch für Poesie- und Bibliotherapie, Biographiearbeit, Kreatives Schreiben. Festschrift für Ilse Orth, Bielefeld: Aistheis. S. 885-971. Auch in POLYLOGE. Polyloge 31/2017. http://www.fpi-publikation.de/polyloge/alle-ausgaben/31-2017-petzold-h-g-orth-i-2017b-epitome-polyloge-in-der-integrativen-therapie.html.

Petzold, H. G., Orth, I. (2020a): She was so bright and engaged. Ein Nachruf für Prof. Dr. phil. Johanna Sieper *21.9.1940 – †26.9.2020; Polyloge 25/2020; https://www.fpi-publikation.de/polyloge/25-2020-petzold-h-g-orth-i-she-was-so-bright-and-engaged-ein-nachruf-fuer-prof-dr-phil-johanna-sieper-21-9-1940-26-9-2020/

Petzold, H. G., Orth, I. (2023): Prospektive Biographiearbeit – mit der „ganzen Lebenszeit" in Beratung, Therapie, Supervision differentiell umgehen lernen. Hückeswagen: Materialien aus der Europäischen Akademie für biopsychosoziale Gesundheit, Naturtherapien und Kreativitätsförderung.

Petzold, H. G., Orth, I. (2024a): Integrative Therapie als Zukunftsarbeit. Integrative Multimethodik, Intermedialität, „Bündel von Maßnahmen" fördern das „Konnektom" komplexer Leiblichkeit in Kontext/Kontinuum. EAG-Forschungsbericht. Hückeswagen: EAG. POYOGE Jg. 2024.

Petzold, H. G., Orth, I. (2024b): Integrative Therapie 2023/24 in der „Dritten Welle" als Zukunftsarbeit – Überlegungen zu vernetzendem Denken – Zum Jahreswechsel 2023/2024 im Dezember 2024. Heilkraft der Sprache Jg. 2024.

Petzold, H. G., Orth, I., Sieper, J. (2009): Psychotherapie und „spirituelle Interventionen"? – Differentielle Antworten aus integrativer Sicht für eine moderne psychotherapeutische Praxeologie auf „zivilgesellschaftlichem" und „emergent-materialistisch monistischem" Boden. Integrative Therapie 1, 87-122. http://www.fpi-publikation.de/polyloge/alle-ausgaben/24-2010-petzold-h-g-sieper-j-orth-i-psychotherapie-und-spirituelle-interventionen.html.

Petzold, H. G., Orth, I., Sieper, J. (2013a): Manifest der Integrativen Kulturarbeit 2013. In: *Petzold, Orth, Sieper* (2014): „Mythen, Macht und Psychotherapie". Therapie als Praxis kritischer Kulturarbeit. Bielefeld: Aisthesis. S. 671-688. https://www.fpi-publikation.de/polyloge/24-2013-petzold-h-orth-i-sieper-j-2013a-manifest-der-integrativen-kulturarbeit-2013/.

Petzold, H. G., Orth, I., Sieper, J. (2014a): „Mythen, Macht und Psychotherapie". Therapie als Praxis kritischer Kulturarbeit. Bielefeld: Aisthesis.

Petzold, H. G., Orth, I., Sieper, J. (2019b): Kreative Medien" in der „Integrativen Therapie". Begriff, Konzept und Methodologien 1965-2008. Hückeswagen: Europäische Akademie für psychosoziale Gesundheit. *Polyloge* 22/2019. https://www.fpi-publikation.de/polyloge/22-2019-petzold-h-g-orth-i-sieper-j-2008-2010-2019b-integrative-therapie-mit-kreativen/.

Petzold, H. G., Petzold-Heinz, I., Sieper, J. (1972/2019): Naturverbundenheit schaffen, Natur-Sein erfahren: Grün Erleben, Grüne Übungen, Grün Erzählen – ökologische Lebenspraxis. Projektkonzept. Büttgen: Volkshochschule Büttgen. http://www.fpi-publikation.de/artikel/gruene-texte/05-2019-petzold-h-g-petzold-heinz-i-sieper-j-1972-naturverbundenheit-schaffen-gruen.html.

Petzold, H. G., Ramin, G. (1987): Schulen der Kindertherapie, Paderborn: Junfermann. Ungar. Übers. (2002): Gyermek-pszichoterápia. Budapest: Osiris Kiadó.

Petzold, H. G., Regner, F. (2005): Integrative Traumatherapie – Grundlagen einer engagierten therapeutischen Praxis für Gerechtigkeit und Menschenrechte. Bei www.FPI-Publikationen.de/materialien.htm – POLYLOGE: Materialien aus der Europäischen Akademie für psychosoziale Gesundheit – 08/2005, http://www.fpi-publikation.de/polyloge/alle-ausgaben/08-2005-petzold-h-g-erg-2006-integrative-traumatherapie-engagierte-praxis-fuer-gerechtigkeit.html; und erg. als (2006): Integrative Traumatherapie – engagierte Praxis für Gerechtigkeit – Menschenrechte. Ein Interview mit Hilarion Petzold durch Freihart Regner. *Psychologische Medizin* 4 (2006) 33-55.

Petzold, H. G., Schigl, B., Fischer, M. Höfner, C. (2003): Supervision auf dem Prüfstand. Wirksamkeit, Forschung, Anwendungsfelder, Innovation. Leske + Budrich, Opladen, Springer, VS Verlag Wiesbaden.

Petzold, H. G., Sieper, J. (1970): Zur Verwendung des Psychodramas in der Erwachsenenbildung, *Zeitschrift f. prakt. Psychol.* 8, 392-447; repr. In: *Petzold, H. G.* (1973c): Kreativität & Konflikte. Psychologische Gruppenarbeit mit Erwachsenen, Paderborn: Junfermann, 56-85. http://www.fpi-publikation.de/images/stories/downloads/textarchiv-petzold/petzold-sieper-1970-1972-psychodrama-in-der-erwachsenenbildung.pdf.

Petzold, H. G., Sieper, J. (1988b): Die FPI-Spirale – Symbol des „heraklitischen Weges". Gestalttherapie & Integration, Gestalt-Bulletin 2, 5-33, auch in idem Integrative Therapie, Bd.I, 2003a, 351-374. Paderborn: Junfermann. http://www.fpi-publikation.de/downloads/download-polyloge/download-nr-24-2017-petzold-h-g-sieper-j.html.

Petzold, H. G., Sieper, J. (1993a/2019): Integration und Kreation. Der Integrative Ansatz in der Weiterbildung von Angehörigen helfender und psychosozialer Berufe. Festschrift 20 Jahre Bildungsarbeit an FPI und EAG, 2 Bde., Paderborn: Junfermann, 2. Auflage 1996; 2019. Als e-buch: https://www.fpi-publikation.de/e-books/petzold-h-g-sieper-j-hrsg-1996-integration-und-kreation-modelle-und-konzepte-der-integrativen-therapie-agogik-und-arbeit-mit-kreativen-medien-band-1/; – https://www.fpi-publikation.de/e-books/petzold-h-g-sieper-j-hrsg-1996-integration-und-kreation-strukturen-methoden-organisation-band-2/.

Petzold, H. G., Sieper, J. (2003a): Wille und Wollen. Psychologische Modelle und Konzepte. 2 Bde. Göttingen: Vandenhoek & Ruprecht.

Petzold, H. G., Sieper, J. (2008a): Der Wille, die Neurobiologie und die Psychotherapie. 2 Bände. Bielefeld: Aisthesis, Sirius.

Petzold, H. G., Sieper, J., Mathias-Wiedemann, U. (2022): Aktuelle Positionen und neue „bio-psycho-sozial-ökologische" Perspektiven der „Integrativen Therapie" zu Ökologie, Politik, Bioökonomie, Psychotherapie und Kulturarbeit von 1965 – 1972 – 1982 bis 2022. EAG-Forschungsmanuskript, Hückeswagen. Polyloge 15/2022, https://www.fpi-publikation.de/gruene-texte/15-2022-petzold-h-g-sieper-j-mathias-w-u-transversale-reflexionen-ueber-multiple-entfremdungen-in-einer-prekaeren-moderne-bio-psycho-sozio-oekologische/.

Petzold, H. G., Sieper, J., Orth, I. (2002/2020): Eine „Dritte Welle" der Integrativen Therapie im neuen Millennium – vertiefende Projekte und ko-kreative Polyloge zu Natur, Kunst/Kultur und Ökologie in integrativ-humantherapeutischer Theorie und Praxis. **Transgressionen II**. Hückeswagen: Europäische Akademie für Psychosoziale Gesundheit. Auch in: POLYLOGE: Materialien aus der Europäischen Akademie für psychosoziale Gesundheit – 5/2002. http://www.fpi-publikation.de/downloads/download-polyloge/download-nr-05-2002-petzold-h-g-sieper-j-orth-i.html; erg. Heilkraft der Sprache und Kulturarbeit 10/2020: https://www.fpi-publikation.de/heilkraft-der-sprache/10-2020-petzold-h-g-sieper-j-orth-i-2002-2020-eine-dritte-welle-der-integrativen-therapie-im-neuen-millennium-vertiefende/.

Petzold, H. G., Sieper, J., Orth, I. (2005/2006): Erkenntniskritische, entwicklungspsychologische, neurobiologische und agogische Positionen der „Integrativen Therapie" als „Entwicklungstherapie" Grundlagen für Selbsterfahrung in therapeutischer Weiterbildung, Supervision und

Therapie – Theorie, Methodik, Forschung. Hückeswagen: Europäische Akademie für Psychosoziale Gesundheit. – *POLYLOGE*: Materialien aus der Europäischen Akademie für psychosoziale Gesundheit – 02/2005; http://www.fpi-publikation.de/polyloge/alle-ausgaben/02-2005-petzold-h-g-sieper-j-orth-i-erkenntniskritische-entwicklungspsychologische.html und in: Petzold, H. G., Schay, P., Scheiblich, W. (2006): Integrative Suchttherapie. Bd. II. Wiesbaden: VS Verlag für Sozialwissenschaften. 627-765.

Petzold, H. G., Sieper, J., Orth, I. (2019c/2022): TRANSVERSALE VERNUNFT und ZUKUNFTSSICHERUNG Leitidee für eine moderne Psychotherapie und Supervision, Kernkonzept „Integrativer Humantherapie und prospektiver Kulturarbeit". – Forschungsbericht aus der Europäischen Akademie für biopsychosoziale Gesundheit, Hückeswagen. Vgl. dieselben 2013b, erg. SUPERVISION 6/2022, https://www.fpi-publikation.de/supervision/06-2022-petzold-h-g-sieper-j-orth-i-2019c-2022-transversale-vernunft-und-zukunftssicherung-leitidee-fuer-eine-moderne/.

Petzold, H.G, Wolf, H.-U., Landgrebe, B., Josić, Z. (2002): Das Trauma überwinden. Integrative Modelle der Traumatherapie. Paderborn: Junfermann. https://www.fpi-publikation.de/downloads/?doc=petzold-wolf-landgrebe-josic-Das%20Trauma%20%c3%bcberwinden-9.4.20.pdf.

Prieger, A., Schwinn, E. (1988): Im Knast Therapie – Das schafft ihr nie! – Gestalttherapie hinter Gittern. Frankfurt/Main: dipa.

Rapp, Ch. (2007): Vorsokratiker. 2. Auflage. München: C. H. Beck Verlag, S. 67-72.

Reil, J. Ch. (1803): Rhapsodieen über die Anwendung der psychischen Curmethode auf Geisteszerrüttungen. Halle: Curt.

Schigl, B. (2018): Psychotherapie und Gender. Konzepte. Forschung. Praxis. Wiesbaden: Springer.

*Schigl, B., Höfner, C., Artner, N., Eichinger, K., Hoch, C. B., Petzold, H. G. (*2020): Supervision auf dem Prüfstand – Wirksamkeit, Forschung, Anwendungsfelder, Innovation. Wiesbaden: Springer.

Schreyögg, A. (1992): Supervision – Ein integratives Modell. Lehrbuch zu Theorie und Praxis. Paderborn: Junfermann. Neuaufl. (2004): Wiesbaden: VS-Verlag, Springer.

Schreyögg, A. (1993): Der Supervisionszweig an FPI und EAG. In: *Petzold, H. G., Sieper, J.* (1993a/2019): Integration und Kreation. Der Integrative Ansatz in der Weiterbildung von Angehörigen helfender und psychosozialer Berufe. Festschrift 20 Jahre Bildungsarbeit an FPI und EAG, 2 Bde., Paderborn: Junfermann, 2. Auflage 1996, 593-504; 2019. Als e-buch: https://www.fpi-publikation.de/e-books/petzold-h-g-sieper-j-hrsg-1996-integration-und-kreation-modelle-und-konzepte-der-integrativen-therapie-agogik-und-arbeit-mit-kreativen-medien-band-1/; – https://www.fpi-publikation.de/e-books/petzold-h-g-sieper-j-hrsg-1996-integration-und-kreation-strukturen-methoden-organisation-band-2/.

Seiderer, U. (1999): Panta rhei. Der Fluß und seine Bilder. Ein kulturgeschichtliches Lesebuch. Leipzig: Reclam.

Seung, S. (2013): Das Konnektom – Erklärt der Schaltplan des Gehirns unser Ich? Heidelberg: Springer Spektrum.

Sieper, J. (2000): Ein neuer „POLYLOG" und eine „Dritte Welle" im „herakliteischen Fluß" der INTEGRATIVEN THERAPIE – **Transgressionen III**. Polyloge 03/2000. http://www.fpi-publikation.de/polyloge/alle-ausgaben/03-2000-sieper-j-ein-neuer-polylog-und-eine-dritte-welle-im-herakliteischen-fluss.html.

*Sieper, J. (*2006): „Transversale Integration": Ein Kernkonzept der Integrativen Therapie – Einladung zu ko-respondierendem Diskurs. Integrative Therapie, 3-4, 393-467 und erg. in: *Sieper, J., Orth, I., Schuch, H. W.* (2007) (Hrsg.): Neue Wege Integrativer Therapie. Klinische Wissenschaft, Humantherapie, Kulturarbeit. Bielefeld: Edition Sirius, Aisthesis Verlag, S. 64-151. https://www.fpi-publikation.de/downloads/?doc=sieper-orth-schuch-hrsg-2007-neue-wege-integrativer-therapie-klinische-wissenschaft-humantherapie-kulturarbeit-e-book-gesamt-pdf.

pdf. -. In: POLYLOGE 14/2010. http://www.fpi-publikation.de/polyloge/alle-ausgaben/14-2010-sieper-johanna-transversale-integration-ein-kernkonzept-der-integrativen-therapie.html.

Sieper, J. (2007b/2011): Integrative Therapie als „Life Span Developmental Therapy" und „klinische Entwicklungspsychologie der Bezogenheit" mit Säuglingen, Kindern, Adoleszenten, Erwachsenen und alten Menschen, Gestalt & Integration, Teil I 60, 14-21, Teil II 61 (2008) 11-21. Update 2011, in: www.FPI-Publikationen.de/materialien.htm – POLYLOGE: Materialien aus der Europäischen Akademie für Psychosoziale Gesundheit – 5/2011 http://www.fpi-publikation.de/downloads/download-polyloge/download-nr-05-2011-sieper-johanna.html.

Sieper, J. (2019): „Eine Leitfigur in der Psychotherapie und Leibtherapie". Prof. Hilarion Petzold ist 75 geworden. – Integrative Therapie als „Life Span Developmental Therapy" und „klinische Entwicklungspsychologie der Bezogenheit" mit Säuglingen, Kindern, Adoleszenten, Erwachsenen, alten Menschen Johanna Sieper. In: *Waibel, M.* (2019): Liber Amicorum für Hilarion Petzold. Integrative Bewegungstherapie, Jg. 2019. https://www.fpi-publikation.de/downloads/?doc=waibel-festgabe-fuer-univ-prof-dr-mult-hilarion-g-petzold-75-geburtstag-homo-absconditus-IBT-01-2019-1.pdf.

Sieper, J., Orth, I., Petzold, H. G., Mathias-Wiedemann, U. (2021): Psychotherapieverfahren entwickeln sich – Zwanzig Jahre POLYLOGE Entwicklungen der Integrativen Therapie seit 1965 zu ihrer „Dritten Welle" 2000-2020. POLYOGE 24/2020, https://www.fpi-publikation.de/polyloge/24-2020-sieper-j-orth-i-petzold-h-g-2020-psychotherapieverfahren-entwickeln-sich-zwanzig-jahre-polyloge/.

Sieper, J., Orth, I., Schuch, H. W. (2007/2019) (Hrsg.): Neue Wege Integrativer Therapie. Klinische Wissenschaft, Humantherapie, Kulturarbeit – Polyloge – 40 Jahre Integrative Therapie, 25 Jahre EAG – Festschrift für Hilarion G. Petzold. Bielefeld: Edition Sirius, Aisthesis Verlag. 2019 als e-book: https://www.fpi-publikation.de/downloads/?doc=sieper-orth-schuch-hrsg-2007-neue-wege-integrativer-therapie-klinische-wissenschaft-humantherapie-kulturarbeit-e-book-gesamt-pdf.pdf.

Sieper, J., Petzold, H. G. (2002/2011): Der Begriff des „Komplexen Lernens" und seine neurowissenschaftlichen und psychologischen Grundlagen – Dimensionen eines „behavioralen Paradigmas" in der Integrativen Therapie. Lernen und Performanzorientierung, Behaviourdrama, Imaginationstechniken und Transfertraining. Düsseldorf/Hückeswagen. Bei www.FPI-Publikationen.de/materialien.htm – POLYLOGE: Materialien aus der Europäischen Akademie für psychosoziale Gesundheit – 10/2002 und http://www.fpi-publikation.de/supervision/alle-ausgaben/04-2011-sieper-j-petzold-h-g-komplexes-lernen-in-der-integrativen-therapie-und-supervision.html. Gekürzt in Leitner, A. (2003): Entwicklungsdynamiken der Psychotherapie. Wien: Kramer, Edition Donau-Universität. S. 183-251.

Sieper, J., Petzold, H. G. (2011a): Soziotherapie. In: *Stumm, G.*, Psychotherapie. Schulen und Methoden. Wien: Falter, S. 446-450.

Sieper, J., Petzold, H. G. (2011b): Soziotherapie/Sozialtherapie – ein unverzichtbares Instrument gegen soziale Exklusion und für die psychosoziale Hilfeleistung in „prekären Lebenslagen". Bei www.FPI-publikationen.de/materialien.htm – *POLYLOGE*: Materialien aus der Europäischen Akademie für psychosoziale Gesundheit – 3/ 2011, http://www.fpi-publikation.de/downloads/download-polyloge/download-nr-03-2011-sieper-j-petzold-h-g-2011a.html.

Sieper, J., Schmiedel, I. (1993): Innovatorische Aktivitäten von Hilarion G. Petzold im Bereich der Psychotherapie, psychosozialen Arbeit und Agogik – ein Überblick. In: *Petzold, H. G., Sieper, J.* (1993a): Integration und Kreation. Band 1. Paderborn: Junfermann. 421-437; Textarchiv 1993; http://www.fpi-publikation.de/images/stories/downloads/textarchiv-petzold/sieper-schmiedel-1993-innovatorische-aktivitaeten-petzold-in-psychotherapie-psychosoziale-arbeit-agogik.pdf.

Spiegel-Rösing, I., Petzold, H. G. (1984/2019): Die Begleitung Sterbender – Theorie und Praxis der Thanatotherapie. Ein Handbuch. Paderborn: Junfermann. Als e-book: EAG (2019): https://

www.fpi-publikation.de/e-books/spiegel-roesing-i-petzold-h-g-hrsg-1984-die-begleitung-sterbender-theorie-und-praxis-der-thanatotherapie/.

Stefan, R. (2020): Zukunftsentwürfe des Leibes. Integrative Psychotherapiewissenschaft und kognitive Neurowissenschaften im 21. Jahrhundert. Integrative Modelle in Psychotherapie, Supervision und Beratung. Wiesbaden: Springer.

Tomasello, M. (2010): Warum wir kooperieren. Frankfurt/Main: Edition Unseld, Suhrkamp.

Tomasello, M. (2016): Eine Naturgeschichte der menschlichen Moral, Berlin: Suhrkamp.

Tomasello, M. (2019/2020): Becoming Human. A Theory of Ontogeny. Cambridge, MA: Belknap Press, Havard Univ. Press; dtsch. (2020): Mensch werden. Eine Theorie der Ontogenese. Berlin: Suhrkamp.

Ulsperger, L., Petzold, H. G. (2024): Angst ist eine Empfindung und ein Gefühl? – Mut ist eine Entscheidung und ein Gefühl! Gedanken zu einem alten Tugendkonzept in der Integrativen Therapie. Materialien aus der Europäischen Akademie für biopsychosoziale Gesundheit. Hückeswagen: EAG. In *POLYLOGE* Jg. 2025; https://www.fpi-publikation.de/polyloge/02-2025-ulsperger-l-petzold-h-g-2025-angst-ist-eine-empfindung-und-ein-gefuehl-mut-ist-eine-entscheidung-und-ein-gefuehl-gedanken-zu-einem-alten-tugendkonzept-in-der-integrativen-the/.

Waibel M.J. (2019): In Bewegung. Integrative Humantherapie „auf dem Wege“ – liber amicorum –. Festgabe für Univ.-Prof. Dr. mult. Hilarion G. Petzold zum 75. Geburtstag. Ein bewegtes Leben in die Tiefen des „homo absconditus“. https://www.fpi-publikation.de/downloads/?doc=waibel-festgabe-fuer-univ-prof-dr-mult-hilarion-g-petzold-75-geburtstag-homo-absconditus-IBT-01-2019-1.pdf.

Waibel, M.J. (2023): Körperpsychotherapie bei chronischen Schmerzen. Integrative Leib- und Bewegungstherapie (IBT). Stuttgart, New York: Schattauer.

Waibel, M.J., Jakob-Krieger, C. (2009): Integrative Bewegungstherapie. Störungsspezifische und ressourcenorientierte Praxis. Stuttgart: Schattauer.

Waibel, M.J., Jacob-Krieger, C. (2018): Integrative Bewegungstherapie. Störungsspezifische und ressourcenorientierte Praxis. Stuttgart: Schattauer.

Willke, E., Hölter, G., *Petzold, H. G.* (1991): Tanztherapie – Theorie und Praxis. (Dance/Movement Therapy – Theory and Practice) Paderborn: Junfermann; 6. Neuaufl. 2014. Frankfurt/Main: Reichert.

Willke, E. (2007): Tanztherapie. Theoretische Kontexte und Grundlagen der Intervention. Bern: Hans Huber.

Willke, E. (2020): Tanztherapie Theoretische Kontexte und Grundlagen der Intervention. Frankfurt/Main: Reichert.

Wölfle, C.F., Petzold, H.G., Mathias-Wiedemann, U. (2023): Unterwegs zu „komplexer Achtsamkeit“- Integrative Perspektiven auf die mindfulness-based cognitive therapy (MBCT) und Achtsamkeitsmeditation. *Polyoge* 03/2023. https://www.fpi-publikation.de/gruene-texte/03-2023-woelfle-c-f-petzold-h-g-mathias-w-u-unterwegs-zu-komplexer-achtsamkeit-integrative-perspektiven-auf-die-mindfulness-based-cognitive-therapy/.

Zundel, R. (1987/1993): Ein Gang durch viele Landschaften: Hilarion Petzold – sein Schlüsselwort für die moderne Therapie heißt Integration. In: *Petzold, H. G., Sieper, J.* (1993a): Integration und Kreation. Band 1. Paderborn: Junfermann. 407-419, aus: *Zundel, R.*, „DIE ZEIT“ 17.04.1987 https://www.zeit.de/1987/17/ein-gang-durch-viele-landschaften/komplettansicht, auch in: *Zundel, E., Zundel, R.*, Leitfiguren der Psychotherapie. München: Kösel. 191-214.

Gesamtbibliographie H. G. Petzold

https://www.fpi-publikation.de/polyloge/01-2025-petzold-h-g-2025-wissenschaftliche-gesamtbibliografie-1965-2024/

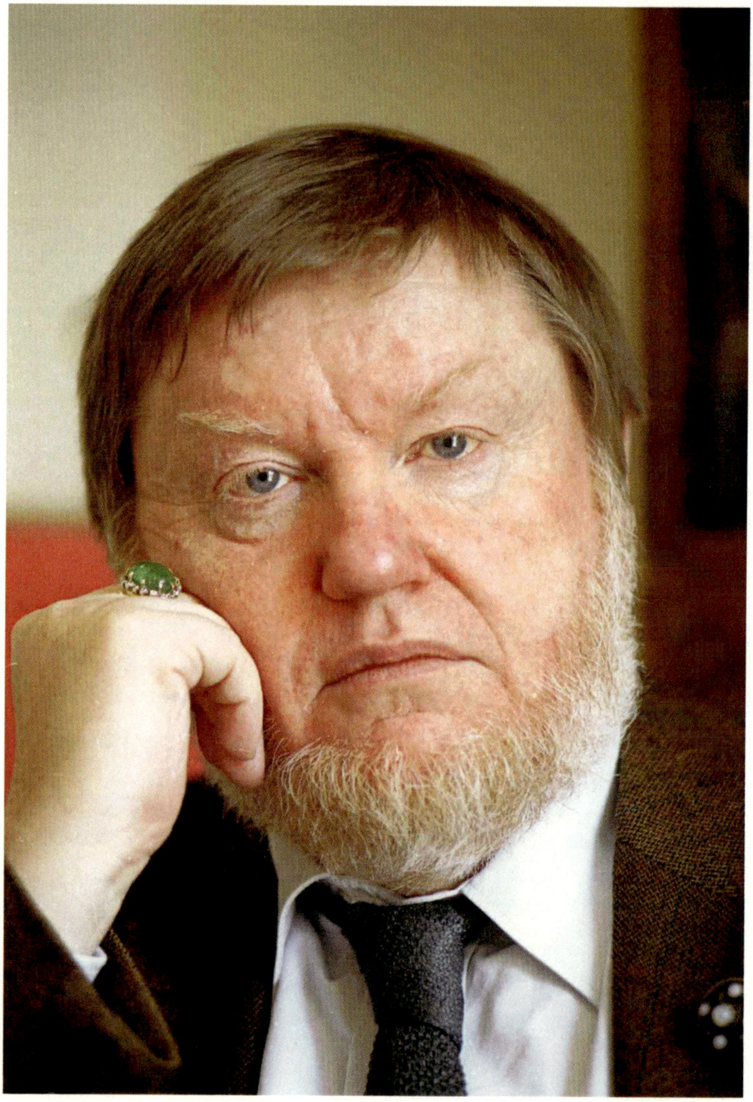

Verzeichnis der Autorinnen und Autoren

Bubolz-Lutz, Elisabeth, Prof. Dr., außerplanmäßige Professorin an der Universität Duisburg-Essen für „Geragogik/Altersbildung". War in zahlreichen sozialgerontologischen/ geragogischen Bildungs- und Forschungsprojekten leitend tätig. Mitglied das Fachbeirates „Digitalisierung und Bildung für ältere Menschen" beim BMFSFJ.
Monheim am Rhein (D) / eblgeragogik@gmail.com

Cerea, Marina Raffaella, Integrative Kunst- und Kreativitätstherapeutin, Integrative Garten- und Landschaftstherapeutin, Arbeit mit Kindern und Jugendlichen in freier Praxis, Lehrbeauftragte EAG, Supervisorin
Bad Nauheim (D) / m.cerea@web.de

Dauber, Heinrich, *1944, Schwerpunkte in Forschung und Lehre: Erziehungs- und Schultheorie, interkulturelle Pädagogik/ Erwachsenenbildung, Gestalttherapie/ Integrative Bewegungstherapie, Playbacktheater, Basiskompetenzen im Lehrerberuf. Publ.: Grundlagen Humanistischer Pädagogik, 2009.
Immenhausen (D) / Heinrich.Dauber@gmail.com

Du Bois, Andrea, Dipl. Päd., Integrative Tanztherapeutin, Heilpraktikerin für Psychotherapie, Supervisorin (BTD), Tanztherapeutin und stellvertretende Leitung der Kreativtherapien in der Klinik Hohe Mark, Oberursel, in eigener Praxis Einzel-, Gruppentherapien, Supervision für einzelne MitarbeiterInnen wie auch für Teams in Kliniken
Oberursel (D) / www.andrea-dubois.de

Dülberg, Dorothea, Dr. phil. (Musikwissenschaft), Master of Arts (Musiktherapie), Integrative Musiktherapeutin, Lehrtherapeutin EAG/FPI, Lehrmusiktherapeutin der DMtG, Supervisorin DGsV, Klinische Tätigkeit in der Erwachsenenpsychiatrie und in eigener Praxis, Fachbereichsleitung Integrativ-intermediale Musiktherapie an der EAG/FPI.
Soest (D) / dorotheaduelberg@helimail.de

Egger, Josef W. Univ.-Prof. Dr., em. Professor für Biopsychosoziale Medizin an der Medizinischen Universität Graz, Univ.-Klinik f. Medizinische Psychologie & Psychotherapie LKH-Univ.-Klinikum Graz, Verhaltensmedizin & Gesundheitspsychologie:
Graz (A) / josef.egger@medunigraz.at

Eichert, Hans-Christoph, Dr. päd. Dr. phil. Dipl.-Psych., ist Psychologischer Psychotherapeut und Professor für berufliche Rehabilitation und Soziale Integration an der Pädagogischen Hochschule Heidelberg.
Heidelberg (D) / eichert@ph-heidelberg.de

Flammer, August (1938) studierte in St. Gallen, Paris, Zürich und Freiburg/ Schweiz, war 1975-2003 Prof. für Psychologie in Freiburg (Allgemeine und Pädagogische Psychologie) und Bern (Entwicklungspsychologie). Seine Publikationen galten erst der Gedächtnis- und der Differentiellen Ps. und später den Entwicklungstheorien, der Adoleszenz und Themen der Selbstwirksamkeit. Emeritiert seit 2003.
Bolligen (CH) / august.flammer@unibe.ch

Frambach, Ludwig, Dr. theol., Nürnberg, Studium der ev. Theologie, Philosophie, Pädagogik, Pfarrer i. R., Ausbildung in Gestalttherapie, Integrativer Therapie (Symbolon-Insitut; FPI), Lehrtherapeut (DGIK/DVP), Psychotherapie (HPG), Pastoralpsychologe/ Supervisor (DGfP), Ausbildung in Qigong, Kontemplationslehrer,
Nürnberg (D) / l.frambach@gmx.de

Fuchs, Thomas, Prof. Dr. Dr., Psychiater und Philosoph, Karl-Jaspers-Professor für philosophische Grundlagen der Psychiatrie an der Universität Heidelberg. Forschungsschwerpunkte: Phänomenologische Psychologie, Psychopathologie und Anthropologie, Theorien der Verkörperung und der Neurowissenschaften.
Heidelberg (D) / thomas.fuchs@urz.uni-heidelberg.de

Geuter, Ulfried, Prof. Dr., Psychologischer Psychotherapeut, Körperpsychotherapeut und Psychoanalytiker, Lehranalytiker, Supervisor und Dozent, Institut für Psychotherapie Potsdam, Leiter des Instituts für körperpsychotherapeutische Weiterbildung in Berlin, 2010-2023 a.pl. Prof. für Körperpsychotherapie, Universität Marburg.
Berlin (D) / info@ulfriedgeuter.de

Höfner, Claudia, Mag.ª Dr.in MSc, Psychotherapeutin, Lehrtherapeutin und Ausbildungsleitung für Integrative Therapie beim Österreichischen Arbeitskreis für Gruppentherapie und Gruppendynamik (ÖAGG), Supervisorin, Klinische, Gesundheits- und Arbeitspsychologin, Soziologin, Sozialwissenschaftlerin im Bereich Psychotherapie, Supervision und Genderstudies.
Wien (A) / praxis@claudiahoefner.at

Hömberg, Ralf, Dr. med. Facharzt für Psychosomatische Medizin und Psychotherapie. Integrativer Leib- und Bewegungstherapeut, Integrativer Supervisor, Metaconsulting, EAG. Fortbildungstätigkeit für ÄrztInnen und PsychotherapeutInnen.
Senden (D) / ralf.hoemberg@dgn-infocenter.de

Kokarnig, Hildegard Mag. Dr. phil. (Deutsch, Geographie, Ethik, Kreatives Schreiben) Universität Graz. Auslandslektorin in VR China/Wuhan. Leiterin von Schreibwerkstätten für Jugendliche und Erwachsene. Lehrbeauftragte Poesie- und Bibliotherapie (EAG/FPI). Im Vorstand der Deutschsprachigen Gesellschaft für Poesie- und Bibliotherapie.
Graz (A) / hildegard.kokarnig@hotmail.com

Kreidner Salahshour, Klara, Integrative Leib- und Bewegungstherapeutin, im Rahmen einer Allgemeinpsychiatrie insbesondere langjährige Erfahrung im integrierten Maßregelvollzug und in einer Tagesklinik, seit 22 Jahren nebenberufliche Lehr- und Referententätigkeit in der Erwachsenenbildung.
Ascheberg (D) / klara.kreidner@googlemail.com

Kriz, Jürgen, Emeritus für Psychotherapie und Klinische Psychologie an der Universität Osnabrück. Er ist Ehrenmitglied etlicher psychotherapeutischer Fachverbände, war Gastprofessor in Wien, Zürich, Berlin, Moskau, Riga und den USA und wurde u.a. mit dem Viktor-Frankl-Preis, dem Egnér-Preis und dem Bundesverdienstkreuz ausgezeichnet.
Osnabrück (D) / kriz@uos.de

Leeser, Brigitte, M.A. Literaturwissenschaft/Kunstgeschichte (J.W. Goethe Universität) Integrative Poesietherapeutin, Lehrbeauftragte an EAG-FPI. Vorstand der Deutschsprachigen Gesellschaft für Poesie- und Bibliotherapie. Klinische Poesietherapeutin (Asklepios Westklinikum). Kurse an der Hamburger Kunsthalle und i.R. der Enrichment Projekte der Hamburger Schulbehörde.
Hamburg (D) / brigitteleeser@aol.com

Mogorovic, Bettina, M. Sc., freiberufliche integrative Supervisorin, freie Mitarbeit bei EAG/FPI: Betreuung von Abschlussarbeiten, Mitglied des Prüfungsausschusses, Mitarbeit an Veröffentlichungen. Arbeits- u. Interessenschwerpunkte: Neue Naturtherapien, Phänomenologie, Geschichte der gesellschaftlichen Entwicklungen
Bochum (D) / mogorovic@t-online.de

Müller, Lotti, lic.phil. Psychologie, eidg. anerkannte Psychotherapeutin, Integrative Supervisorin MSc, Lehrbeauftragte Integrative Psychotherapie und Musiktherapie, Gerontopsychologin , Stiftungsrätin und Studienleitung des Lehrgangs Integrative Psychotherapie an der SEAG (CH). Mitherausgeberin der Festschrift.
Speicher (CH) / mueller.lotti@bluewin.ch

Or Yari, Prof.'in Dr.'in, Ph.D. in Learning Sciences, Professorin für Soziale Arbeit der Frankfurt University of Applied Sciences. Arbeits- und Forschungsschwerpunkte: Transformative Methoden in der Sozialen Arbeit, Mensch-Natur-Verbindung, Community-based Transformation.
Frankfurt (D) / yari.or@fb4.fra-uas.de

Orth, Ilse, MSc Psychotherapeutin (MSc) und Supervision (Dipl.Sup.) in eigener Praxis, Mitbegründerin der Integrativen Therapie und Integrativen Poesie- und Bibliotherapie, Protagonistin der Bewegung der künstlerischen Therapieformen in den deutschsprachigen Ländern, Internationale Lehrtätigkeit an verschiedenen Universitäten (FU Amsterdam, DUK, Krems) und Institutionen (EAG).
Erkrath (D) / ilse.orth@t-online.de

Osten, Peter, MSc, Praxis für Psychotherapie, Paartherapie, Supervision, Coaching und Weiterbildung seit 1992; Lehr-/Kontrolltherapeut und Supervisor für Integrative Therapie in Deutschland (FPI/EAG) und Österreich (ÖAGG); Lehrbeauftragter an der SEAG (CH). 13jährige Tätigkeit in der Akutpsychiatrie der Ludwig-Maximilian-Universität, München (LMU).
München (D) / mail@peterosten.de

Petzold, Hilarion G., Dr. mult., Prof. emer. für Psychologie, FU Amsterdam, v. Prof. für Supervision, Donau-Univ. Krems. Approb. Psychotherapeut und K&J-Psychotherapeut. Wissenschaftlicher Leiter der „Europäischen Akademie für biopsychosoziale Gesundheit, Naturtherapie und Kreativitätsförderung" (EAG) sowie der SEAG. Begründer der Integrativen Therapie. Zahlreiche wissenschaftliche Veröffentlichungen (dieses Buch, S. 741-752 und S. 754).
Erkrath (D)

Plüss Staubli, Susan, lic. phil. I, Psychologie, Zürich, eidg. anerkannte Psychotherapeutin, Integrative Psychotherapie (EAG/SEAG); zurzeit tätig als Kinder- und Jugendtherapeutin im Therapieangebot TUKAN für Kinder und Jugendliche aus suchtbelasteten Familien; frühere sozial- und schulisch-heilpädagogische Tätigkeiten;
Zürich (CH) / susan.pluess@fgznet.ch

Pörtl, Daniela, Dr. med. Fachärztin für Psychiatrie und Psychotherapie, Tiefenpsychologie. In eigner psychotherapeutischer Praxis bei Leipzig tätig, in der sie auch hundegestützt arbeitet. Aufgewachsen mit Hunden. Seit 2012 wissenschaftliche Arbeit zum Thema der Hund-Mensch-Beziehung sowohl im therapeutischen Kontext als auch zu epigenetischen Grundlagen.
Leipzig (D) / dpoertl@t-online.de

Sanders Rudolf, Dr. phil., Dipl. Päd., Integrativer Paartherapeut (FPI/EAG), Lehr- und Forschungstätigkeit im Bereich der Ehe- und Paarberatung, Begründer der Partnerschule als Paartherapie im Integrativen Verfahren, 25 Jahre Leiter der Ehe- und Familienberatungsstelle Hagen & Iserlohn, Mitglied im Vorstand der DAJEB, Deutsche Arbeitsgemeinschaft für Jugend- und Eheberatung.
Dortmund (D) / Dr. Sanders@partnerschule.de

Scheiblich Wolfgang, *1949, Diplom-Theologe und Diplom-Sozialarbeiter, 1972 bis 2015 Tätigkeit in der Suchthilfe als Berater, Therapeut, Enrichtungsleiter, Weiterbildung an der EAG/FPI ab 1985, eigene Lehrtätigkeit am FPI seit 1993 und an der Katholischen Hochschule NW, Supervisionstätigkeiten im Suchtbereich
Köln (D) / wolfgang.scheiblich@koeln.de

Schigl, Brigitte Prof.in Dr.in MSc., Klinische und Gesundheitspsychologin, Psychotherapeutin, Supervisorin & Coach, Lehrgangsleitung für das Studium Supervision & Coaching, Universität für Weiterbildung, Krems, Lehrtherapeutin in der Ausbildung zur Integrativen Therapie, Tätigkeit an der Karl Landsteiner Privatuniversität, Forschung und Publikationen zu Supervision und Psychotherapie
Wien und *Krems* (A) / brigitte.schigl@aon.at

Schiepek, Günter, Univ.-Prof. Dr. Dr.; Institut für Synergetik und Psychotherapieforschung, Universitätsklinik für Psychiatrie, Psychotherapie und Psychosomatik; Leiter des Instituts für Synergetik und Psychotherapieforschung an der Paracelsus Medizinischen Privatuniversität (PMP), Salzburg. Professor an der PMP sowie an der Ludwig-Maximilians-Universität München. Lehrtherapeut und Supervisor der DGSF.
Salzburg (A) / guenter.schiepek@ccsys.de

Schmalbach, Stefan, Dipl. Psych. Fachpsychologe für Rechtspsychologie und Psychotherapie FSP, Zertifizierter Forensischer Psychologe SGFP (Strafrecht, Zivilrecht, Psychotherapie), Bereichsleitung, Psychiatrisch-Psychologischer Dienst, Justizvollzug und Wiedereingliederung Zürich
Zürich (CH) / stefan.schmalbach@ji.zh.ch

Schuch, Hans Waldemar, Prof. Dr. paed., M. A. (Politik, Philosophie, Psychoanalyse), Vis. Prof. im Department für Psychotherapie und biopsychosoziale Gesundheit, Donau-Universität, Krems, Psychotherapeut (ÖBVP/ÖAGG), Lehrtherapeut für Integrative Therapie (EAG), Supervisor (DGSv), zahlreiche Publikationen u. a. zur Integrativen Therapie und Ethik der Psychotherapie.
Krems (A) *Herscheid* (D) / mail@hwschuch.de

Siegele, Frank MSc, Integrativer Psychotherapeut, appr. Kinder- und Jugendlichenpsychotherapeut, Integrativer Budōtherapeut und Lauftherapeut. Dipl.-Sozialpädagoge, Dipl.-Supervisor, Lehrtherapeut und Lehrsupervisor an EAG-FPI. Praxis in Zen-Karatedō (2. Dan), Judō und Aikidō.
Hannover (D) / siegele@budotherapie.de

Skrzypek, Hanna, Dr. phil. (Musiktherapie), Lehrmusiktherapeutin DMtG, Integrative Therapeutin EAG/FPI, Integrative Leib- und Bewegungspsychotherapeutin EAG/FPI, Diplom-Musiktherapeutin, -Musikpädagogin und -Musikerin, Lehrbeauftragte an EAG/FPI (D) und FMWS (CH), klinische Tätigkeit in Akutpsychiatrie und eigener Praxis, Akutpsychosomatik
Bad Wildungen (D) / hanna.skrzypek@icloud.com

Stefan, Robert, Dr. BA MA MSc ist Psychotherapeut (Integrative Therapie), Philosoph und Psychotherapiewissenschaftler in Wien, Leiter der Fachsektion Integrative Therapie und Mitglied des Forschungsbeirates beim ÖAGG, Lehrbeauftragter bei Universität Wien und ÖAGG und Mitherausgeber des psychotherapeutischen Fachjournals „Feedback".
Wien (A) / robert.stefan@integrative-therapie.wien

Stürm, Matthias, Lic.phil. I Fachpsychologe für Rechtspsychologie und Psychotherapie FSP, Zertifizierter Forensischer Psychologe SGFP (Psychotherapie), Hauptabteilungsleitung, Psychiatrisch-Psychologischer Dienst, Justizvollzug und Wiedereingliederung Zürich
Zürich (CH) / matthias.stuerm@ji.zh.ch

Tschacher, Wolfgang, Prof. em. Dr., ist Psychologe und emeritierter Professor der Univ. Bern, bis 2021 Abteilungsleiter in der Forschung der Univ.klinik für Psychiatrie und Psychotherapie. Frühere Tätigkeiten: Forschungsarbeit am Institute for Advanced Studies (FRIAS) der Univ. Freiburg; Forschungsschwerpunkte: Embodiment und nonverbale Synchronie; Psychotherapieforschung.
Bern (CH) / wolfgang.tschacher@unibe.ch

Wehrbold, Theres, MSc Klinische und Forensische Psychologie, Fachdienstleitung, Psychiatrisch-Psychologischer Dienst, Justizvollzug und Wiedereingliederung Zürich.
Zürich (CH) / theres.wehrhold@ji.zh.ch